S. Brunnhuber / S. Frauenknecht / K. Lieb

Intensivkurs Psychiatrie und Psychotherapie

Stefan Brunnhuber
Sabine Frauenknecht
Klaus Lieb

Intensivkurs Psychiatrie und Psychotherapie

unter Mitarbeit von
Ch. Wewetzer

5. Auflage

Mit 113 Abbildungen und 218 Tabellen

ELSEVIER
URBAN & FISCHER

URBAN & FISCHER
München · Jena

Zuschriften und Kritik an:

Elsevier GmbH, Urban & Fischer Verlag, Lektorat Medizinstudium, Karlstraße 45, 80333 München;
E-Mail: Medizinstudium@elsevier.de

Anschrift der Verfasser:

Dr. med. Dr. rer. soc. MA phil.
Stefan Brunnhuber
Oberarzt am Institut für Psychotherapie
und Med. Psychologie
Universität Würzburg
Klinikstraße 3
97070 Würzburg

Dr. med. Sabine Frauenknecht
Fachärztin für Psychiatrie und
Psychotherapie
Zasiusstraße 26
79102 Freiburg

PD Dr. med. Klaus Lieb
Leitender Oberarzt der Abteilung für Psychiatrie
und Psychotherapie
Universität Freiburg
Hauptstr. 5
79104 Freiburg

Prof. Dr. Christoph Wewetzer
Klinik und Poliklinik für Kinder- und
Jugendpsychiatrie und Psychotherapie
Universität Würzburg
Füchsleinstraße 15
97080 Würzburg

Wichtiger Hinweis für den Benutzer:

Die Erkenntnisse in der Medizin unterliegen laufendem Wandel durch Forschung und klinische Erfahrungen. Herausgeber und Autoren dieses Werkes haben große Sorgfalt darauf verwendet, dass die in diesem Werk gemachten therapeutischen Angaben (insbesondere hinsichtlich Indikation, Dosierung und unerwünschten Wirkungen) dem derzeitigen Wissensstand entsprechen. Das entbindet den Nutzer dieses Werkes aber nicht von der Verpflichtung, anhand der Beipackzettel zu verschreibender Präparate zu überprüfen, ob die dort gemachten Angaben von denen in diesem Buch abweichen, und seine Verordnung in eigener Verantwortung zu treffen.

Bibliografische Information Der Deutschen Bibliothek

Die Deutsche Bibliothek verzeichnet diese Publikation in der Deutschen Nationalbibliografie; detaillierte bibliografische Daten sind im Internet unter http://dnb.ddb.de abrufbar.

1. Auflage 1993
4. Auflage 2000
5. Auflage 2005
1. bis 4. Auflage erschienen unter dem Titel S. Brunnhuber, K. Lieb: Kurzlehrbuch Psychiatrie.

Um den Textfluss nicht zu stören, wurde bei Patienten und Berufsbezeichnungen die grammatikalisch maskuline Form gewählt. Selbstverständlich sind in diesen Fällen immer Frauen und Männer gemeint.

Programmleitung: Dr. med. Dorothea Hennessen
Lektorat: Isabella de la Rosée, Dr. med. Konstanze Spring, Nathalie Blanck (Teamleitung)
Redaktion: Dr. med. Katja Heusler, Dr. med. Matthias Reiss
Herstellung: Peter Sutterlitte
Zeichnungen: Stefan Elsberger
Satz: abc.Mediaservice
Druck und Bindung: Printer Trento, Italien
Umschlaggestaltung: SpieszDesign, Neu-Ulm
Titelbild: Manfred Wildprett

ISBN 3-437-42131-X

Aktuelle Informationen finden Sie im Internet unter www.elsevier.de

Vorwort

Der vorliegende Intensivkurs Psychiatrie und Psychotherapie ist die 5. Auflage des bewährten Kurzlehrbuchs Psychiatrie und Psychotherapie, das sich an Medizinstudenten in der Prüfungsvorbereitung und während des praktischen Jahrs sowie an junge Ärzte in der Facharztweiterbildung wendet.

Der Intensivkurs Psychiatrie und Psychotherapie ist nicht nur äußerlich neu gestaltet, sondern auch inhaltlich völlig überarbeitet und auf den neuesten Wissensstand gebracht. So sind beispielsweise die Krankheitsbilder nach den Kriterien der modernen Klassifikationsysteme ICD-10 und DSM-IV dargestellt, und es werden Kenntnisse über die neuesten Diagnostik- und Therapieverfahren vermittelt.

Aus didaktischen Gründen orientiert sich das Buch nicht mehr am veralteten Gegenstandskatalog, sondern an der modernen Klassifikation der ICD-10. Gleichwohl sind alle geforderten Prüfungsinhalte im Buch enthalten und die Inhalte der IMPP-Fragen der letzten 10 Examina durch farbige Balken am Rand markiert.

Um den praktischen Bezug herzustellen und das für manche Studenten etwas trocken und theoretisch empfundene Fach Psychiatrie und Psychotherapie lebendig werden zu lassen, wurden eine Vielzahl von Kasuistiken sowie Praxistipps mit aufgenommen. Dadurch und auch durch anschauliche Abbildungen und Tabellen, beispielsweise zu Medikamentendosierungen, eignet sich das Buch auch für die Ausbildung im Praktischen Jahr und für junge Ärzte in der Facharztweiterbildung.

Wir danken Dr. J. Angenendt, Drs. H. und E. Barz, Prof. Dr. M. Berger, Dr. D. Blocher, Dr. N. Bornhauser, Prof. Dr. Dr. D. van Calker, Prof. Dr. Dr. H. Faller, Dr. J. Gross, PD Dr. B. Heßlinger, PD Dr. M. Hüll, Frau Dr. K. Koepsell, Prof. Dr. Dr. H. Lang, Prof. Dr. A. Schmidtke, PD Dr. J. Spreer, PD Dr. U. Voderholzer, Prof. Dr. M. Wolfersdorf und den Studierenden der Universitäten Würzburg und Freiburg für ihre Beiträge und Kommentare zum Gelingen dieses Buches sowie unseren PartnerInnen und Familien für ihre Geduld, Rückendeckung und Unterstützung.

Den Lesern wünschen wir viel Freude und gute Erfahrungen bei der Begegnung mit der Psychiatrie und Psychotherapie sowie viel Erfolg bei den schriftlichen und mündlichen Prüfungen im Staatsexamen.

Freiburg und Würzburg 2004 — Die Autoren

Inhaltsverzeichnis

1 Einführung

Klaus Lieb

1.1 Psychiatrie und Psychotherapie

Das Fach Psychiatrie und Psychotherapie umfasst die **Diagnostik, Therapie und Prävention psychischer Erkrankungen** sowie deren Erforschung und Lehre. Da bei ihrer Entstehung immer **psychische, somatische und soziale Faktoren** in unterschiedlichem Ausmaß beteiligt sind, bedarf es gerade in diesem Fach einer **multidimensionalen Betrachtungsweise** des Patienten und seiner Krankheitsgeschichte. Eine besondere Herausforderung ist es dabei, trotz dieser Einzelbetrachtungen unterschiedlicher psychischer, physischer oder sozialer Dimensionen den **Ganzheitscharakter** des psychisch kranken Menschen nicht aus dem Auge zu verlieren und den Patienten und seine Erkrankung als Einheit zu betrachten.

Zu Beginn dieses Buches sollen einige Begriffe definiert werden, die für das weitere Verständnis wichtig sind:

- **Psychopathologie:** Die Psychopathologie beschäftigt sich mit der Beschreibung abnormen Erlebens, Befindens und Verhaltens. Der psychopathologische Befund, in dem die psychopathologische Symptomatik beschrieben und klassifiziert wird, ist Kernstück der psychiatrischen Diagnostik.
- **Psychopharmakotherapie:** Damit ist die medikamentöse Behandlung psychischer Störungen gemeint.
- **Psychotherapie:** Diese bezeichnet die Behandlung von psychisch kranken Menschen durch Gespräche oder übende Verfahren. Die am weitesten verbreiteten Therapieverfahren sind die Verhaltenstherapie und die tiefenpsychologische Behandlung.
- **Biologische Psychiatrie:** Dieses Teilgebiet der Psychiatrie befasst sich mit biologischen Dimensionen psychischer Erkrankungen. Die biologische Psychiatrie bedient sich beispielsweise neurobiologischer, biochemischer, physiologischer oder genetischer Ansätze.
- **Sozialpsychiatrie:** Die Sozialpsychiatrie behandelt die Epidemiologie und Soziologie psychischer Störungen und untersucht insbesondere die Zusammenhänge zwischen psychischen Erkrankungen und gesellschaftlichen Faktoren.
- **Forensische Psychiatrie:** Die forensische Psychiatrie beschäftigt sich mit rechtlichen Fragen bei psychischen Erkrankungen und schätzt z. B. im Rahmen von Gerichtsprozessen die strafrechtliche Verantwortlichkeit ein oder beurteilt die Geschäftsfähigkeit psychisch kranker Patienten.
- **Neurologie:** Die Neurologie befasst sich mit der Diagnostik, Therapie, Prävention, Erforschung und Lehre von organischen Erkrankungen des zentralen, peripheren und vegetativen Nervensystems, sofern eine psychische Symptomatik nicht im Vordergrund der Störung steht. Früher waren Psychiatrie und Neurologie zum Fach „Nervenheilkunde“ vereint, heute handelt es sich um weitgehend getrennte Fachgebiete.

Stigmatisierung psychisch Kranker

Für viele Patienten wird der Kontakt mit der „Psychiatrie“ zum **Stigma**. Damit ist gemeint, dass Menschen, die wegen psychischer Erkrankungen in psychiatrischen Krankenhäusern oder von niedergelassenen psychiatrischen Fachärzten behandelt werden, mit Vorurteilen anderer konfrontiert werden, sie seien verrückt, in der „Klapse“ würden nur Idioten und Unzurechnungsfähige behandelt, und wer einmal in der Psychiatrie gewesen sei, würde zum Dauerpatient. Dazu kommen selbststigmatisierende Kognitionen, die etwa dazu führen, dass sich die Patienten aufgrund der Erkrankung nichts mehr zutrauen, sich für wertlos halten o. Ä.

Solche Stigmatisierungen können die Versorgungssituation psychisch kranker Menschen erheblich verschlechtern, weshalb es ein besonderes Anliegen dieses Buches ist, stigmatisierenden Tendenzen entgegenzuarbeiten. Um auch in der Begrifflichkeit Stigmatisierungen keinen Vorschub zu leisten, wurde in diesem Buch auf die Begriffe „psychiatrisch“ oder „Psychiatrie“ wenn immer möglich verzichtet und von psychischen Erkrankungen oder Störungen und deren Diagnostik und Therapie gesprochen.

1.2 Systematik psychischer Erkrankungen

Beim Erstellen einer Krankheitssystematik stößt das Fach Psychiatrie und Psychotherapie auf größere Schwierigkeiten als andere medizinische Disziplinen. Das liegt zum einen daran, dass die Ätiologie vieler psychischer Erkrankungen bis heute nicht geklärt ist, zum anderen in der geringen Spezifität psychopathologischer Symptome und Syndrome. Dennoch ist eine Systematik psychischer Erkrankungen nötig, um sich orientieren zu können und die gerade für Studenten oft unübersichtliche Fülle an einzelnen Krankheitsbildern überschaubar und lernbar zu machen.

Im Folgenden sollen folgende Klassifikationssysteme psychischer Erkrankungen vorgestellt werden: das **triadische System**, das psychische Erkrankungen nach deren angenommener **Ätiologie** einteilt. Das Triadische System hat viele didaktische Vorteile und kann gerade im ersten Kontakt mit dem Fach eine hilfreiche Struktur liefern. Deshalb soll es hier auch erwähnt werden, obwohl sich die modernen Klassifikationssysteme psychischer Erkrankungen, die **„International Statistical Classification of Diseases“ der WHO** in ihrer 10. Auflage von 1992 **(ICD-10)** sowie das amerikanische System, das **„Diagnostic and Statistical Manual of Mental Disorders“** der American Psychiatric Association (APA) in seiner 4. Auflage **(DSM-IV, 1994),** weitgehend von dieser ätiologisch orientierten Klassifikation abgewandt haben. Die modernen Klassifikationssysteme erstellen eine Krankheitssystematik im Wesentlichen **anhand phänomenologischer Kriterien** wie z. B. Symptomatik, Verlauf oder Schweregrad.

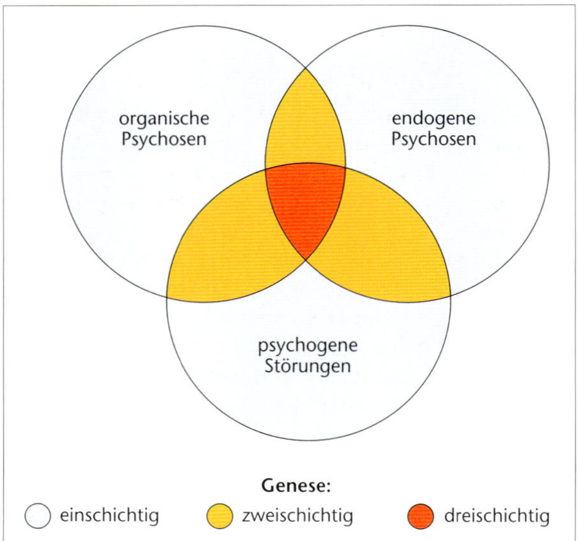

Abb. 1-1 Das Triadische System der Psychiatrie

1.2.1 Klassische Systematik: das triadische System

Ein wichtiger Klassifikationsansatz im 20. Jahrhundert unterschied psychische Erkrankungen nach ihrer Ätiologie. So unterschied man eine Gruppe von Erkrankungen, die im Wesentlichen **psychogenen Ursprungs** sind (sog. **psychogene Störungen**), von einer zweiten Gruppe von Erkrankungen, die hauptsächlich als **Folge einer somatischen Erkrankung** angesehen wurden, die sog. **Psychosen.**

Die Gruppe der Psychosen wurde nun weiter unterteilt in Psychosen, deren somatische Ursachen bekannt sind (sog. **organische Psychosen**), und Psychosen, bei denen eine somatische Ursache zwar angenommen wird, bis heute aber nur bruchstückhaft aufgeklärt ist (sog. **endogene Psychosen**), zu denen die affektiven Störungen und die Schizophrenien gerechnet wurden.

Diese Dreiteilung führte zum sog. **triadischen System** (s. Abb. 1-1), das von Kurt Schneider entwickelt wurde.

Merke
Entsprechend der triadischen Einteilung unterscheidet man **nach der Ätiologie:**
- **Psychogene Störungen** (abnorme Erlebnisreaktionen, Neurosen, Persönlichkeitsstörungen)
- **Organische Psychosen** oder körperlich begründbare Psychosen
- **Endogene Psychosen** oder (noch) nicht körperlich begründbare Psychosen (Schizophrenie und affektive Störungen).

Hauptgruppen des triadischen Systems

Organische oder körperlich begründbare Psychosen
Den organischen oder körperlich begründbaren Psychosen liegt eine definierte körperliche Erkrankung zugrunde, die das Gehirn primär oder sekundär schädigen kann. Dabei werden **zwei Gruppen** unterschieden:
- **Akute** körperlich begründbare Psychosen: Hier handelt es sich meist um körperliche Allgemeinerkrankungen, die das Gehirn sekundär in Mitleidenschaft ziehen. Sie sind in der Regel voll reversibel. Ihr Leitsymptom ist die **Bewusstseinsstörung** mit der einen Ausnahme des **Durchgangssyndroms** nach Wieck, bei dem eine Bewusstseinsstörung fehlt.

- **Chronische** körperlich begründbare Psychosen: Ihnen liegen meist primäre, seltener sekundäre Hirnerkrankungen zugrunde, die zu irreversiblen Psychosen mit den Leitsymptomen **organische Wesensänderung** und **Demenz** führen.

Endogene Psychosen

Mit dem Begriff der „endogenen" Psychosen bezeichnete man früher die **Schizophrenien** und die **affektiven** oder manisch-depressiven Erkrankungen. Bei den „endogenen" Psychosen handelt es sich um Erkrankungen, die weder der Gruppe der körperlich begründbaren Psychosen noch der Gruppe der psychogenen Störungen zugeordnet werden können. Die organische Ursache dieser Erkrankungen ist bis heute nur teilweise bekannt.

Obwohl der Begriff „endogen" heute noch oft zu hören ist, sollte auf ihn wegen seiner Unschärfe verzichtet werden.

Psychogene Störungen

Der früher verwendete Begriff der „psychogenen Störungen" implizierte, dass die hierunter subsumierten Krankheitsbilder rein psychogenen Ursprungs seien. Zu diesen „psychogenen Störungen" rechnete man:

- Abnorme Erlebnisreaktionen (z. B. akute Belastungsreaktion nach einem traumatischen Erlebnis)
- Neurosen (z. B. Angst-, Zwangs- und Konversionsneurose oder neurotische, reaktive Depression)
- Psychopathien (alter Begriff für Persönlichkeitsstörungen).

Heute weiß man, dass, wie bei allen psychischen Erkrankungen, auch bei diesen somatische und soziale Faktoren in entscheidendem Maße von Bedeutung sind, so dass auf den Begriff „psychogene Störungen" heute ganz verzichtet wird. Die „psychogenen Störungen" werden in der ICD-10 (↗ 1.2.2) jetzt eingeteilt in:

- Belastungs- und Anpassungsstörungen
- Angst- und Zwangsstörungen
- Konversionen und dissoziative Störungen
- Somatoforme Störungen
- Persönlichkeitsstörungen.

Wegen seiner Unschärfe, der uneinheitlichen Verwendung und der stark divergierenden Therapiekonzepte wird auf den Begriff der „Neurose" heute ebenfalls verzichtet.

Diagnosestellung nach der Schichtenregel

Basierend auf der ätiologischen Klassifikation psychischer Erkrankungen erfolgte die Diagnosestellung im triadischen System nach der sog. **Schichtenregel.**

In der Reihenfolge neurotisch-psychopathisch, manisch-depressiv, schizophren, organisch gab jeweils die tiefste erreichte „Schicht" den diagnostischen Ausschlag. Traten also z. B. im Verlauf einer Psychose zunächst psychopathische Symptome, dann depressive und schließlich schizophrene Symptome auf, lautete die Diagnose Schizophrenie, auch wenn später wieder psychopathische oder depressive Symptome auftraten. Die Schichtenregel wurde in den modernen Klassifikationssystemen durch das sog. Komorbiditätsprinzip ersetzt (↗ Kap. 2.6.1).

1.2.2 Moderne Systematik: Diagnostik nach ICD-10 und DSM-IV

Die modernen Klassifikationssysteme psychischer Erkrankungen (ICD-10 und DSM-IV) klassifizieren psychische Erkrankungen im Wesentlichen nach **phänomenologischen Gesichtspunkten** wie z. B. Symptomatik, Schweregrad und Verlauf (↗ Kap. 2.6).

> **Merke**
> Die Klassifikationssysteme ICD-10 und DSM-IV haben das triadische System abgelöst. Sie teilen psychische Erkrankungen im Wesentlichen nach phänomenologischen Gesichtspunkten ein.

Am deutlichsten wird dies am **Beispiel depressiver Erkrankungen**: Diese werden heute nicht mehr nach ätiologischen Gesichtspunkten (früher Unterscheidung in endogene und reaktive Depression), sondern nur noch nach phänomenologischen Gesichtspunkten (Symptomatik, Schweregrad, Krankheitsdauer, Rückfallrisiko) eingeteilt und als depressive Episoden bezeichnet. Unverändert beibehalten wurde jedoch die Abgrenzung von den organischen psychischen Störungen (z. B. organische Depression, etwa im Rahmen einer schweren Hypothyreose, im Gegensatz zu einer depressiven Episode).

Tabelle 1-1 gibt eine Übersicht über die diagnostischen Hauptgruppen der ICD-10.

Einige der Krankheitsgruppen sollen hier kurz definiert werden:

Unter **Belastungs- und Anpassungsstörungen** versteht man psychische Reaktionen auf akute oder chronische Stressoren, die über das normal zu erwartende Maß hinausgehen.

Zu den **Angststörungen** gehören die Phobien, die panikartig auftretende Angst (Panikstörung) und die generalisierte Angststörung.

Bei den **dissoziativen Störungen** kommt es zu einer Desintegration der normalerweise intakten Funktionen des Bewusstseins, Gedächtnisses, des Identitätserlebens oder der Wahrnehmung der Umwelt. Beispiele sind dissoziative Lähmungen oder dissoziative Bewusstseinsstörungen.

Die **somatoformen Störungen** im allgemeinen Sinne bezeichnen körperliche Beschwerden ohne nennbare organische Ursache. Hierzu zählen die Somatisierungsstörungen unter Beteiligung verschiedener Organsysteme, die Hypochondrie sowie die somatoforme Schmerzstörung.

Tab. 1-1 Diagnostische Hauptgruppen der ICD-10

F 0	Organische einschließlich somatischer psychischer Störungen
F 1	Psychische und Verhaltensstörungen durch psychotrope Substanzen (Suchterkrankungen)
F 2	Schizophrenie, schizotype und wahnhafte Störungen
F 3	Affektive Störungen (Depression, Manie, bipolare Störung)
F 4	Neurotische, Belastungs- und somatoforme Störungen • Angststörungen • Anpassungsstörungen • Somatoforme Störungen • Dissoziative Störungen
F 5	Verhaltensauffälligkeiten in Verbindung mit körperlichen Störungen oder Faktoren • Essstörungen (Anorexie und Bulimie) • Schlafstörungen
F 6	Persönlichkeits- und Verhaltensstörungen
F 7	Intelligenzminderung
F 8	Entwicklungsstörungen
F 9	Verhaltens- und emotionale Störungen mit Beginn in der Kindheit und Jugend

Bei den **Persönlichkeitsstörungen** liegen tief verwurzelte, anhaltende und weitgehend zeitüberdauernde Verhaltens- und Erlebnismuster vor, die sich in starren Reaktionen auf unterschiedliche persönliche und soziale Lebenslagen manifestieren. Meist gehen diese Störungen mit persönlichem Leiden und gestörter sozialer Funktionsfähigkeit einher. Neben zahlreichen eher syndromorientierten Unterformen gehören die Borderline-Störung und die narzisstische Störung zu den Persönlichkeitsstörungen.

1.3 Epidemiologie psychischer Erkrankungen

1.3.1 Häufigkeit psychischer Erkrankungen

Merke
Der Erwerb von psychiatrisch-psychotherapeutischem Wissen ist für jeden in der Krankenversorgung tätigen Arzt wichtig, da psychische Erkrankungen zu den **häufigsten Erkrankungen** überhaupt gehören. Eine Vielzahl der Patienten wird von Ärzten anderer Disziplinen behandelt oder zumindest initial von ihnen gesehen.

Neuere Untersuchungen (Tab. 1-2) zeigen:
- Die Lebenszeitprävalenz psychischer Erkrankungen, d.h. der Prozentsatz der Normalbevölkerung, der innerhalb des gesamten Lebens mindestens einmal eine psychische Störung entwickelt, liegt bei ca. 43%.
- Die 12-Monats-Prävalenz psychischer Erkrankungen, d.h. der Prozentsatz an Personen, der mindestens eine ICD-10-Diagnose im Laufe von 12 Monaten aufweist, beträgt ca. 31 %.
- Die 1-Monats-Prävalenz liegt bei ca. 20%.

Wie Abbildung 1-2 zeigt, stehen dabei Angsterkrankungen, Depressionen und somatoforme Störungen im Vordergrund.

1.3.2 Beeinträchtigung der Lebensqualität

Psychische Erkrankungen führen zu einer erheblichen Einschränkung der Lebensqualität. Als ein

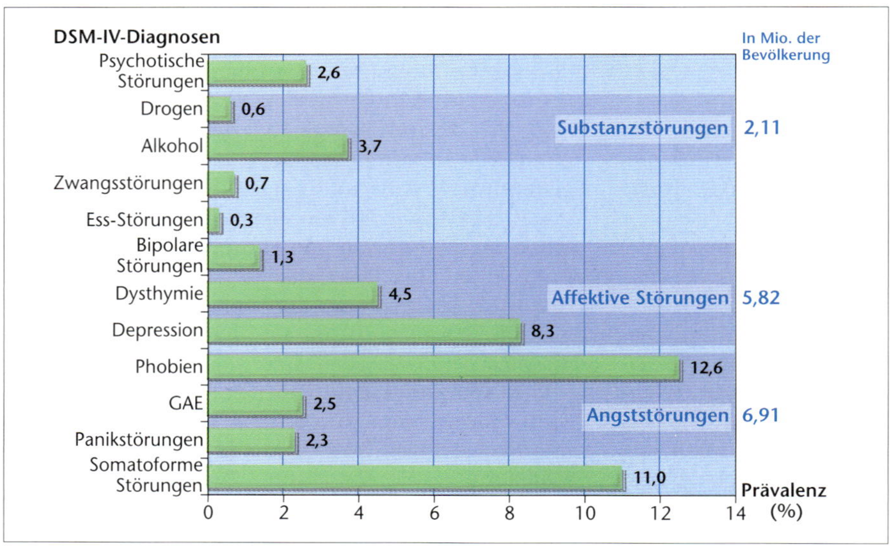

Abb. 1-2 12-Monats-Prävalenz verschiedener psychischer Störungen [2]
GAE = generalisierte Angsterkrankungen

Tab. 1-2 Prävalenzraten psychischer Erkrankungen [1]

	Gesamt (%)	Frauen (%)	Männer (%)
Lebenszeitprävalenz	42,6	48,9	36,8
12-Monats-Prävalenz	31,1	37,0	25,3
1-Monats-Prävalenz	19,8	23,9	15,8

Maß der eingeschränkten Lebensqualität kann die Anzahl der durch eine Erkrankung bzw. Behinderung beeinträchtigten Lebensjahre, bezogen auf die gesamte Lebensspanne (YLL = years of life lived with disability), herangezogen werden. Basierend auf dieser Berechnung stellt die WHO in ihrem World Health Report 2001 fest, dass in der Gruppe der 15–44-Jährigen unter den zehn Erkrankungen, die zur stärksten Beeinträchtigung der Lebensqualität führen, vier psychische Erkrankungen rangieren (Abb. 1-3): die unipolaren Depressionen, die Alkoholerkrankungen, die Schizophrenien und die bipolaren Erkrankungen. Diese Erkrankungen machen etwa ein Viertel aller durch Behinderung beeinträchtigten Lebensjahre in dieser Altersgruppe aus.

Entsprechend ergaben Berechnungen der Weltbank und der Harvard University zum „global burden of disease“, dass im Jahre 2020 fünf psychische Störungsbilder unter den zehn wichtigsten Erkrankungen rangieren werden. Diese für die Weltbevölkerung erhobenen Daten spiegeln sich auch in den epidemiologischen Daten der Bundesrepublik Deutschland wider.

1.4 Zur Versorgungssituation psychisch Kranker

Etwa 80% aller Patienten mit psychischen Erkrankungen werden nicht von Fachärzten für Psychiatrie und Psychotherapie, sondern von den ca. 50 000 Hausärzten in Deutschland behandelt. In den Hausarztpraxen ist also ca. jeder vierte Fall (d. h. 25%) ein Patient mit einer psychischen Erkrankung, wobei auch hier wieder Depressionen, Angststörungen, Alkoholerkrankungen und somatoforme Störungen ganz vorne liegen (Abb. 1-4).

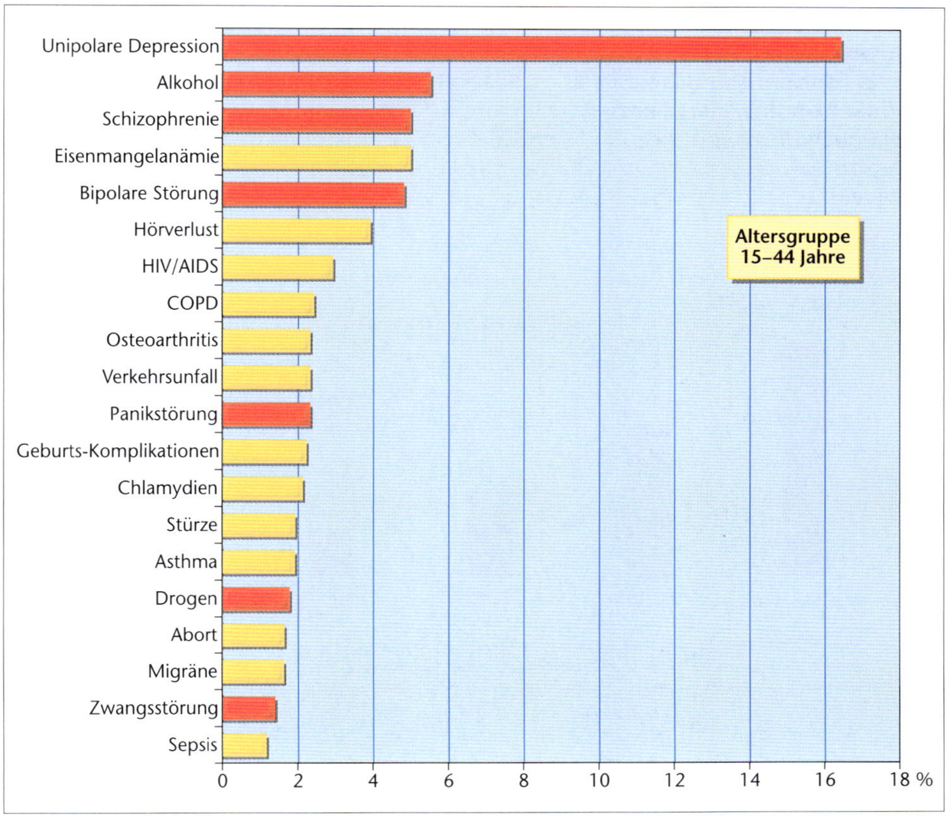

Abb. 1-3 Weltweit führende Ursachen (%) der durch Behinderung beeinträchtigten Lebensjahre in der Altersgruppe 15–44 Jahre [3]

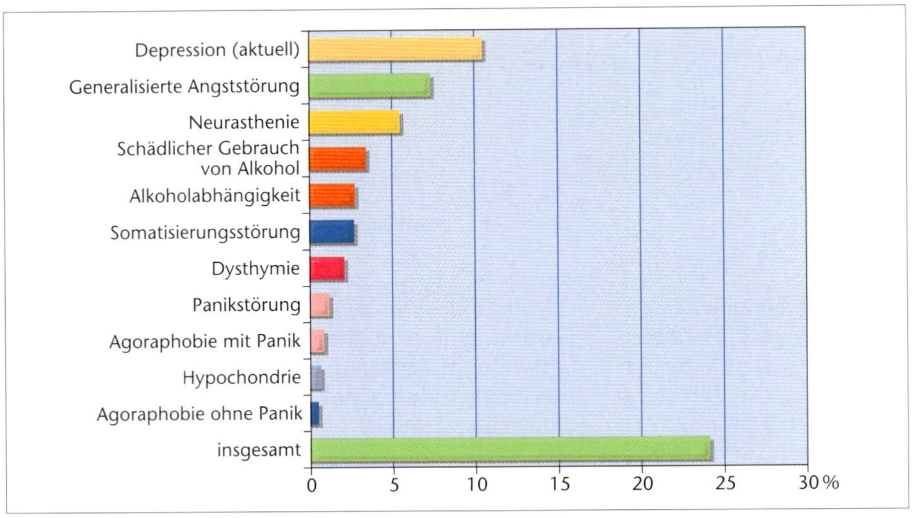

Abb. 1-4 Psychische Erkrankungen in hausärztlichen Praxen [4]

Merke
25% der Patienten einer Hausarztpraxis leiden an einer psychischen Erkrankung. Im Vordergrund stehen dabei depressive Erkrankungen, Angst- und Alkoholstörungen sowie somatoforme Störungen.

Gerade deshalb ist es für jeden Arzt und insbesondere für jeden Allgemeinarzt wichtig, gute Kenntnisse im Fachgebiet Psychiatrie und Psychotherapie zu erwerben. Wie Abbildung 1-5 zeigt, besteht gerade im Bereich der primärärztlichen Versorgung erheblicher Handlungsbedarf. So werden beispielsweise in hausärztlichen Praxen nur ca. 50% aller Depressionen richtig diagnostiziert und nur ca. 10% adäquat behandelt.

Facharzt für Psychiatrie und Psychotherapie

In Deutschland gibt es zur Zeit ca. 5000 Fachärztinnen und Fachärzte für Psychiatrie bzw. für Psychiatrie und Psychotherapie, die ca. 2,5 Mio. Patienten pro Jahr behandeln. Den Ärzten für Psychiatrie und Psychotherapie kommt nach den Hausärzten in der ambulanten Versorgung psychischer Erkrankungen die zweitgrößte Bedeutung zu. Das Verhältnis von Fachärzten zu Einwohnern beträgt ca. 1 : 17 000.

Die Einzelheiten der Inhalte der Weiterbildung zum Facharzt für Psychiatrie und Psychotherapie sind auf Länderebene geregelt. Die Fachweiterbildung umfasst vier Jahre Weiterbildung in Psychiatrie und Psychotherapie sowie eine einjährige Weiterbildung in Neurologie.

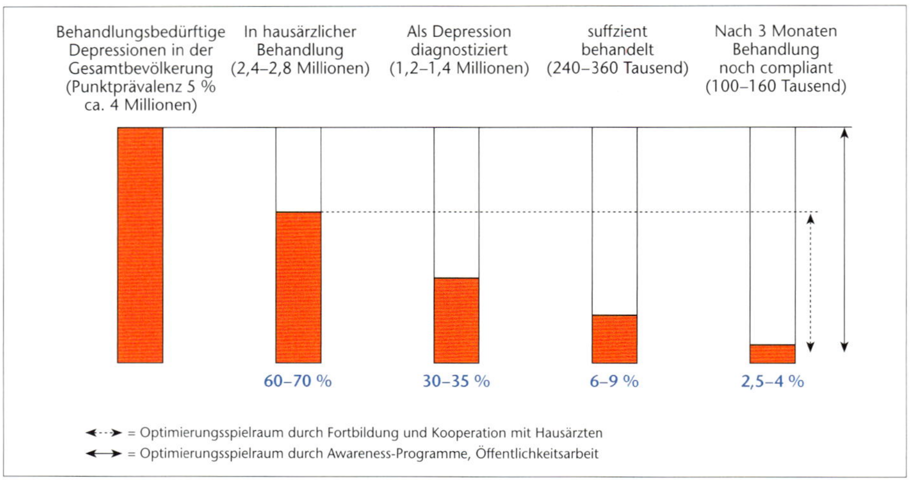

Abb. 1-5 Anteil richtig diagnostizierter und behandelter Depressionen in der hausärztlichen Versorgung [37]

2 Psychiatrisch-psychotherapeutische und apparative Diagnostik

Klaus Lieb, Stefan Brunnhuber

2.1 Einführung

Dieses Kapitel beschäftigt sich mit den Grundlagen der psychiatrisch-psychotherapeutischen Diagnostik. Es behandelt folgende Aspekte:

- das psychiatrisch-psychotherapeutische Erstgespräch,
- den psychopathologischen Befund,
- die Möglichkeiten der Objektivierung und Quantifizierung psychopathologischer Befunde,
- die Prinzipien der klassifikatorischen Diagnostik,
- die Befunddokumentation und
- die apparative Zusatzdiagnostik.

Tabelle 2-1 gibt einen Überblick über die Inhalte einer vollständigen psychiatrischen Untersuchung. Sie beginnt im Normalfall immer mit einem ausführlichen Erstgespräch zwischen Untersucher und Patienten. Auf das Erstgespräch folgt gegebenenfalls ein Gespräch mit Angehörigen zur Erhebung der Fremdanamnese, für das grundsätzlich das Einverständnis des Patienten notwendig ist.

Teil der Diagnostik ist immer auch der Ausschluss körperlicher Ursachen, welche die psychische Symp-

Tab. 2-1 Inhalt einer vollständigen psychiatrischen Untersuchung

Anamnese	• Aktuelle Krankheitsgeschichte (Vorgeschichte und gegenwärtige Beschwerden) • Psychische und somatische Vorgeschichte • Drogen und Medikamentenanamnese • Biographie (körperliche und psychische Entwicklung, beruflicher und sozialer Werdegang, Lebensgewohnheiten, Freizeitgestaltung, chronische Konflikte, Traumata) • Familienanamnese (soziale, allgemein medizinische, psychische und neurologische Familienvorgeschichte) • Fremdanamnese
Befund	• Psychischer (psychopathologischer) Befund • Körperlicher Befund • Apparative Diagnostik • evtl. testpsychologischer Befund
Diagnose und Differentialdiagnose	

tomatik erklären könnten (z. B. Ausschluss einer Hypothyreose bei Depression). Dies erfolgt durch die körperliche Untersuchung und die Anwendung apparativer Diagnoseverfahren wie z. B. Labordiagnostik und bildgebender Verfahren. In besonderen Fällen kann eine testpsychologische Untersuchung (z. B. Intelligenz-, Leistungs- oder Persönlichkeitstests) notwendig werden.

Basierend auf diesen Untersuchungsergebnissen kann dann über die Beschreibung der **Symptome** (↗ 2.3) eine erste **syndromale Zuordnung** (↗ 2.4) erfolgen, welche grundsätzlich unspezifisch bleibt und schließlich in eine **diagnostische Einschätzung** mündet und durch differentialdiagnostische Überlegungen ergänzt wird (↗ 2.5.–2.8).

2.2 Das psychiatrisch-psychotherapeutische Erstgespräch

Dem Gespräch mit dem Patienten kommt in der Psychiatrie und Psychotherapie in Diagnostik und Therapie besondere Bedeutung zu. Im Rahmen des Erstgesprächs hat es folgende Funktionen:

- die Erhebung der Anamnese
- die Erhebung des psychischen (psychopathologischen) Befundes
- die Herstellung einer vertrauensvollen Beziehung.

2.2.1 Aufbau und Ziel des Erstgesprächs

Das Erstgespräch lässt sich in drei Teile gliedern: Während des ersten Teils lässt der Untersucher den Patienten über seine aktuellen Beschwerden berichten, überlässt die Wahl des Themas dem Patienten und nimmt selbst eine eher passive Rolle ein (**unstrukturierter Teil** i.S. eines Interviews). Im zweiten, mehr **strukturierten Teil** (i.S. einer Exploration) erfragt der Arzt gezielt psychopathologische Phänomene, sofern sie sich noch nicht aus dem ersten Teil des Gesprächs ergeben haben. Das Gespräch sollte mit einem dritten, wieder offenen Teil enden, in dem der Patient die Möglichkeit hat, Fehlendes zu ergänzen und Fragen zu stellen.

Voraussetzung für ein Gespräch ist natürlich ein bewusstseinsklarer Patient, der zur Mitarbeit fähig und bereit ist.

Spricht der Patient etwa nicht, sperrt er sich oder bleibt er nicht beim Thema, ist eine Gesprächsführung nicht möglich, man muss sich also auf die Beschreibung des aktuellen Zustandsbildes und die Erhebung der Fremdanamnese beschränken. Dies ist oft bei organischen psychischen Störungen oder akuten Schizophrenien der Fall.

Äußert sich der Patient nicht spontan oder verstummt er schon nach kurzer Zeit, ist schon von Anfang an die gezielte Exploration notwendig. Dies ist z. B. oft der Fall bei schwer depressiven Patienten.

Merke
Ein bewusstseinsklarer und mitteilsamer Patient sollte zunächst immer Gelegenheit haben, von sich aus über sich, seine Vorgeschichte und Beschwerden zu berichten. Im Laufe des Gesprächs wird der Untersucher dann mehr und mehr aktiv und gezielt fragen und dem Gespräch eine bestimmte Richtung geben.

Die Selbstschilderungen des Patienten müssen immer auf ihre **Zuverlässigkeit** und **Verwertbarkeit** hin geprüft werden. Eine wichtige Rolle spielt dabei die Tendenz mancher Patienten, Erlebnisse zu verschweigen **(Dissimulation).** Beispielsweise schweigt ein schizophrener Patient über seinen Wahn aus Angst, man könne ihn für verrückt halten. Die Dissimulation ist häufiger als die bewusste Vortäuschung **(Simulation)** einer psychischen Störung. Auch können die Patienten unfähig sein, Erlebnisse zu verbalisieren, oder sie möchten sich „von ihrer besten Seite" zeigen. Außerdem ist es wichtig, äußere oder innere Erlebnisse des Patienten von seinen Deutungen dieser Erlebnisse zu unterscheiden.

Das erste Gespräch mit dem Patienten gibt darüber hinaus Aufschluss über das **äußere Erscheinungsbild** des Patienten (z. B. Kleidung, gepflegt/ungepflegt, übergewichtig), seine **Gestik, Mimik und Sprache.** Zusätzlich gewinnt man Informationen über seinen Kontakt zum Untersucher, seine Gesprächsbereitschaft und sein Verhalten als Ganzes (z. B. freundlich, zugewandt/abweisend, offen/verschlossen, situationsangepasst, zielgerichtet).

Schweigepflicht

Gerade in der Psychiatrie und Psychotherapie kommt der Schweigepflicht eine besondere Bedeutung zu, da psychische Symptome von der Bevölkerung häufig stigmatisiert werden und für die Patienten mit Schamgefühlen verbunden sind. Es ist daher sinnvoll, die Patienten bei der ersten Kontaktaufnahme explizit auf die Einhaltung der Schweigepflicht aller an der Behandlung Beteiligten hinzuweisen.

Merke
In der Psychiatrie ist es wegen der immer noch verbreiteten Stigmatisierung psychisch Kranker besonders wichtig, den Patienten auf die geltende Schweigepflicht hinzuweisen.

2.2.2 Anamneseerhebung

Der Klinikkasten zeigt, welche Inhalte im Rahmen der Anamneseerhebung erfasst werden sollen:

Klinik: Inhalt der psychiatrischen Anamnese
- Soziodemographische Daten
- Aktuelle Krankheitsanamnese
- Weitere Vorgeschichte
- Körperliche Anamnese
- Drogen und Medikamentenanamnese
- Familienanamnese
- Biographie und aktuelle soziale Situation.

Soziodemographische Daten

Bei der Erhebung der soziodemographischen Daten sollten Name, Geschlecht, Geburtsdatum, Geburtsort, Adresse, telefonische Erreichbarkeit von Angehörigen, Familienstand, berufliche Situation und schulischer Werdegang/Berufsausbildung erfasst werden.

Aktuelle Krankheitsanamnese und weitere Vorgeschichte

Tabelle 2-2 stellt zusammen, welche Elemente zur Erhebung der aktuellen Krankheitsanamnese gehören. Besonders zu beachten ist, dass:
- alle beobachtbaren Phänomene erfasst werden und nicht nur die, die für die vermutete Diagnose von Relevanz sein könnten,
- Beginn und Verlauf detailliert beschrieben werden,
- Umstände wie z. B. kritische Lebensereignisse, die mit der Entwicklung der Symptomatik in Verbindung stehen, erfasst werden,
- der Grad der Beeinträchtigung durch die Symptome erfasst
- und das Krankheitskonzept des Patienten verstanden wird.

Die weitere Vorgeschichte umfasst alle früheren psychischen und somatischen Erkrankungen, die chronologisch erfasst werden sollen. Dazu gehört auch die Erfassung des Ersterkrankungsalters, der Ersthospitalisierung und der bisherigen Behandlungsversuche, v. a. der bisherigen medikamentösen und psychotherapeutischen Behandlungen.

Ein sehr bewährtes Hilfsmittel zur Erfassung der Vorerkrankungen und Vorbehandlungen ist ein **Phasenkalender**. Abbildung 5-3 in Kap. 5 zeigt einen solchen Phasenkalender bei einer rezidivierenden bipolar-affektiven Störung.

Familienanamnese

Da viele psychische Erkrankungen eine **familiäre Häufung** aufweisen, ist die Erfassung psychosozialer und krankheitsrelevanter Aspekte aus der Herkunftsfamilie des Patienten wichtig (s. Klinikkasten). Insbesondere sollten Erkrankungen der Großeltern, Eltern, Geschwister und Kinder erfragt werden. Hier kann die Erstellung eines Familienstammbaums hilfreich sein.

Folgende Angaben gehören zu einer umfassenden Familienanamnese:
- Psychosoziale Situation der Eltern und Großeltern (Alter, Beruf, finanzielle Verhältnisse, ggf. Todesdaten und -ursachen)
- Geschwister (Anzahl, Alter, Geschlecht, Familienstand etc.)
- Familienatmosphäre
- Art der Beziehung zu primären Familienangehörigen, Erziehung, Sexualität etc.
- Familiäre Belastung mit psychischen und somatischen Erkrankungen (Diagnosen und Behandlungen, Suizide, Suizidversuche etc.)

Tab. 2-2 Inhalt der Krankheitsanamnese

Aktuelle Krankheitsanamnese	Entwicklung der aktuellen Beschwerden und Symptome
	Subjektive Gewichtung der Symptome, Beurteilung und Erleben der Erkrankung
	Auslösefaktoren, die insbesondere folgende Problemfelder betreffen: • Persönliche Bindungen, Beziehungen und Familienleben • Herkunftsfamilie (z.B. Ablösung von der Primärfamilie) • Berufsprobleme, Arbeitsstörungen und Lernschwierigkeiten • Besitzerleben und -verhalten • Soziokulturelle Rahmenbedingungen
	Art und Erfolg bisheriger psychopharmakologischer, psychotherapeutischer und anderer Behandlungsversuche
	Therapiemotivation, Erwartung an die Behandlung
	Komplikationen wie z.B. delinquentes Verhalten, Selbstverletzungen oder Gebrauch psychotroper Substanzen
Frühere psychiatrische und somatische Erkrankungen	Entwicklung und Art der Erkrankungen, Diagnosen
	Dauer und Verlauf dieser Erkrankungen, ambulante und stationäre Vorbehandlungen, psychosoziale Konsequenzen

Merke
Die Erfassung der Familienanamnese spielt in der psychiatrischen Anamnese wegen der familiären Häufung vieler psychischer Erkrankungen eine wichtige Rolle.

Biographie und aktuelle soziale Situation

Die Erfassung der Biographie ist im Fach Psychiatrie und Psychotherapie besonders bedeutsam, da bei vielen psychischen Erkrankungen lebensgeschichtliche Faktoren und die Persönlichkeitsstruktur eine wichtige Rolle spielen. Ebenso kann die biographische Situation bei Erkrankungsbeginn einen besonderen Einfluss haben. So stehen Schwellenereignisse wie etwa Heirat, Studienbeginn oder die Einberufung zum Wehrdienst häufig am Anfang einer psychischen Erkrankung.

Die Erhebung biographischer Daten und der aktuellen sozialen Situation sollte anhand von Themenbereichen erfolgen (s. Klinikkasten). Ein einfaches Hilfsmittel kann sein, den Patienten um einen handgeschriebenen Lebenslauf zu bitten.

Klinik: Angaben zur Biographie und aktuellen sozialen Situation
Schwangerschafts- und Geburtsumstände, frühkindliche Entwicklung, vorschulische und schulische Entwicklung, Pubertät und frühes Erwachsenenalter, berufliche Entwicklung, Partnerschaften, Ehe, Familie und Kinder, erlebte Traumata, sozioökonomische Besonderheiten, Freizeit und Angaben zu den Lebensgewohnheiten

2.3 Symptomatologische Diagnostik: der psychopathologische Befund

Die Erhebung des psychischen (psychopathologischen) Befundes stellt das Kernstück der psychiatrischen Untersuchung dar. Der folgende Klinikkasten gibt eine Übersicht über die Inhalte des psychopathologischen Befundes.

Klinik: Bestandteile des psychopathologischen Befundes
- Äußeres Erscheinungsbild
- Verhalten in der Untersuchungssituation
- Bewusstsein
- Orientierung
- Aufmerksamkeit und Gedächtnis
- Formales und inhaltliches Denken
- Wahrnehmungsstörungen
- Ich-Störungen
- Antrieb und Psychomotorik
- Affektivität
- Zirkadiane Besonderheiten
- Suizidalität, Fremdgefährlichkeit

Bei der Erhebung des psychischen Befundes sollte beachtet werden, dass psychopathologische Symptome für sich **allein** genommen **nie schlechthin krankhaft** sind, sondern in bestimmten Situationen auch beim Gesunden vorkommen können, z.B. Wahrnehmungsstörungen bei Übermüdung. Daher sollten die einzelnen Symptome immer **im Kontext des Gesamtbefundes** interpretiert werden. Außerdem sind die meisten psychopathologischen Symptome **unspezifisch**, d.h. es besteht bei keinem Symptom eine enge Korrelation zu einer gleich bleibenden Ursache.

Der psychische Befund muss immer **vollständig** erhoben werden, d.h. auch das Fehlen von z.B. Ich-Störungen oder inhaltlichen Denkstörungen sollte vermerkt werden. Bezeichnende Äußerungen des Patienten können wörtlich wiedergegeben werden.

Merke
Nur die Interpretation der psychopathologischen Einzelbefunde im Kontext des Gesamtbefundes erlaubt eine diagnostische Einordnung. Einzelne Symptome sind unspezifisch und können in bestimmten Situationen auch bei Gesunden auftreten.

Als hilfreiches Mittel zur Befunderhebung haben sich strukturierte Interviewleitfäden bewährt. Ein Beispiel ist das AMDP(Arbeitsgemeinschaft für Methodik und Dokumentation in der Psychiatrie)-System, bei dem Anamnese, körperlicher Befund und der gesamte psychopathologische Befund im Rahmen eines semistrukturierten Interviews erfasst werden.

Im Folgenden werden die einzelnen psychopathologischen Symptome ausführlich beschrieben.

2.3.1 Bewusstseinsstörungen

Definition

Der Begriff des Bewusstseins wird nicht nur in der Psychiatrie sehr verschieden gebraucht. Hier soll die Definition von Scharfetter wiedergegeben werden:

Der Begriff Bewusstsein umfasst folgende drei Bereiche:
- die **Vigilanz** (Wachheit) als Voraussetzung des klaren Bewusstseins,
- die **Bewusstseinsklarheit**, d.h. die Intaktheit perzeptiver und kognitiver Funktionen und
- das Selbst-(Ich-)Bewusstsein.

Der Grad der **Vigilanz** lässt sich klinisch aus der Verhaltensbeobachtung und Befragung erfahren.

Die **Bewusstseinsklarheit** ist eng mit dem Grad der Vigilanz verbunden, d.h. wenn der Patient z.B.

somnolent ist, sind entsprechend auch seine perzeptiven und kognitiven Funktionen gestört.

Klinik: Prüfung der Bewusstseinsklarheit durch Beurteilung der
- Funktion der Sinne,
- Orientierung,
- Gedächtnis- und Erinnerungsfunktionen,
- Aufmerksamkeits-, Konzentrations- und Auffassungsfähigkeit,
- Möglichkeit zu sprachlicher Verständigung und situationsangepasstem Verhalten.

Es lassen sich **quantitative** und **qualitative** Bewusstseinsstörungen unterscheiden (Abb. 2-1).

Quantitative Bewusstseinsstörungen

Sie kommen bei den verschiedensten Formen zerebraler Funktionsstörungen vor. Man unterscheidet **nach zunehmendem Grad der Bewusstseinsstörung:**

Benommenheit

Leichte Beeinträchtigung von Vigilanz und Bewusstseinsklarheit. Der Patient ist schläfrig, aber durch **Ansprechen** oder Anfassen leicht weckbar. Er ist meist gut orientiert, zeigt aber nur geringe spontane sprachliche Äußerungen, das Verhalten ist verlangsamt. Reflexe und Muskeltonus sind ungestört.

Somnolenz

Der Patient ist sehr apathisch und so schläfrig, dass er nur durch **lautes Ansprechen** oder Anfassen weckbar ist. Daraufhin ist er oft sehr erstaunt, meist aber noch einigermaßen orientiert. Oft liegen keine spontanen sprachlichen Äußerungen mehr vor, falls doch, dann sind sie kaum verständlich (Murmeln). Die Reflexe sind erhalten, der Muskeltonus etwas vermindert, die Reaktion auf Schmerzreize erfolgt gezielt.

Sopor

Der Patient ist nur durch **starke Weckreize** wie Schütteln oder Zwicken erweckbar, ist nicht mehr orientiert und zeigt keine sprachlichen Äußerungen. Abwehrbewegungen auf Schmerzreize sind ungezielt, die Reflexe sind erhalten, der Muskeltonus ist herabgesetzt.

Präkoma und Koma

Der Patient ist auch durch stärkste Weckreize **nicht erweckbar**. Es erfolgen keine Abwehrbewegungen. Die physiologischen Reflexe sind erloschen, es treten in der Folge pathologische Reflexe auf. Zusätzlich besteht eine Störung zentraler vegetativer Funktionen wie Atmung, Kreislauf und Temperaturregulation.

Sonderform: Coma vigile oder apallisches Syndrom

Das apallische Syndrom kommt bei schwersten Schädigungen bzw. Funktionsausfall der Großhirnrinde, z.B. nach schwerem Schädel-Hirn-Trauma, vor. Der Patient erscheint, obwohl er stumm und reglos ist, wach: Sein Blick starrt geradeaus oder wandert umher, fixiert aber nicht. Weder verbal noch reflektorisch sind Reaktionen zu erzielen. Die vegetativen Elementarfunktionen wie Herzrhythmus, Atmung und Schlaf-wach-Rhythmus sind erhalten.

Qualitative Bewusstseinsstörungen

Qualitative Bewusstseinsstörungen weichen weniger dem Grad als der Art nach von normalen Bewusstseinszuständen ab. Neben einer meist geringen quantitativen Bewusstseinsstörung liegen hier produktiv-psychotische (wahnhafte oder halluzinatorische) Symptome vor. Man rechnet dazu:

Delir

Als Delir bezeichnet man eine organische psychotische Störung mit Verwirrtheit und häufig vegetativen Symptomen. Sie tritt gewöhnlich akut auf und zeigt einen fluktuierenden Verlauf.

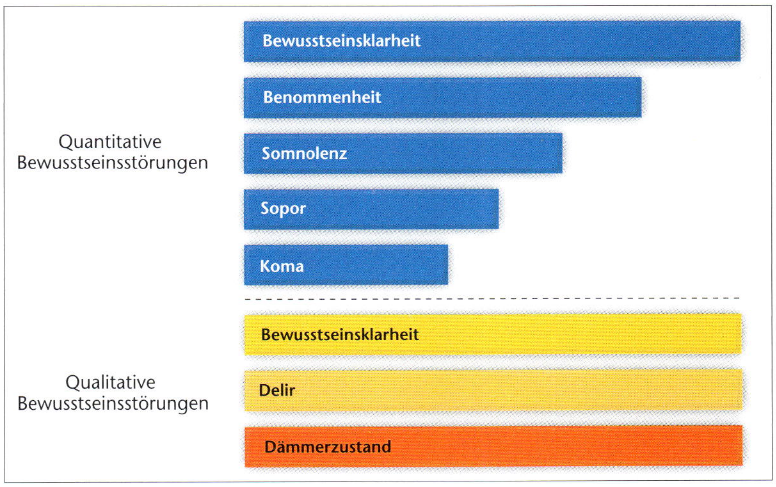

Abb. 2-1 Quantitative und qualitative Bewusstseinsstörungen

Typische Krankheitszeichen sind:

- Störungen des Bewusstseins, der Konzentration, der Auffassung und des Gedächtnisses
- psychomotorische Störungen in Form von Agitiertheit
- Wahrnehmungsstörungen vor allem in Form optischer Halluzinationen
- Wahnerleben
- Störungen des Schlaf-wach-Rhythmus
- Angst, Reizbarkeit
- vegetative Störungen (z. B. Blutdruckerhöhung, Tachykardie, Schwitzen).

Höheres Lebensalter und zerebrale Vorschädigung (z. B. Demenz) stellen **Risikofaktoren** für delirante Zustände dar.

Die **Ursachen** für Delirien können vielfältig sein. Am häufigsten sind alkoholinduzierte Delirien, die meist als Alkoholentzugsdelir und seltener als Kontinuitätsdelir (hoher Alkoholspiegel!) auftreten. **Entzugsdelirien** treten auch nach Absetzen von z. B. Sedativa und Hypnotika auf. Aber auch **Medikamentenintoxikationen,** z. B. mit Anticholinergika, Sedativa und Hypnotika, Lithium und Antibiotika, können zu Delirien führen. Weitere Ursachen für Delirien sind Infektionskrankheiten (z. B. Enzephalitis, Sepsis), metabolische Erkrankungen (z. B. Störungen des Wasser- und Elektrolythaushaltes, Hypo-, Hyperthyreose, Leber- oder Nierenversagen), Tumoren und Schädel-Hirn-Traumen oder kardiovaskuläre Erkrankungen (z. B. zerebraler Infarkt, Vaskulitis).

Merke

Unter einem Delir versteht man eine akute organische Psychose, die mit Desorientiertheit, Störungen der Konzentration und des Gedächtnisses, des Antriebs und des Vegetativums einhergeht. Zusätzlich können – vor allem beim Entzugsdelir – Nesteln, optische Halluzinationen, Angst und Suggestibilität auftreten. Besonders gefährdet sind ältere Menschen mit zerebraler Vorschädigung. Es gibt zahlreiche mögliche Ursachen für ein Delir. Ein Delir ist eine Notfallsituation.

Dämmerzustand

Der Dämmerzustand ist relativ selten und kommt z. B. bei Schädel-Hirn-Traumen vor, nach epileptischen Anfällen, im pathologischen Rausch sowie als dissoziativer Dämmerzustand.

Kann man **keine** quantitative Bewusstseinsstörung feststellen, spricht man auch von **geordneten** oder **orientierten** Dämmerzuständen.

Im Dämmerzustand erscheinen die Patienten nach außen hin orientiert und geordnet und können auch scheinbar besonnen ihre Handlungen ausführen. Jedoch ist das Bewusstsein auf das innere Erleben eingeengt, durch das es unter Umständen auch ganz gesteuert wird. Die Vorgänge in der Umwelt werden vermindert wahrgenommen, und die Patienten erscheinen wie in einem traumwandlerischen Zustand. Illusionäre Verkennungen der Umgebung sind häufig, auch Halluzinationen kommen vor. Ein Dämmerzustand beginnt und endet meist innerhalb kurzer Zeit. Er geht vielfach in Schlaf über und hinterlässt eine partielle oder komplette Amnesie. Zusammenfassend sind **drei Merkmale** entscheidend:

- Eingeengte Aufmerksamkeit
- „Verschobene" Bewusstseinslage
- Amnesie.

2.3.2 Orientierungsstörungen

Definition

Unter **Orientierung** versteht man das Bescheidwissen und Sichzurechtfinden in der jeweiligen zeitlichen, örtlichen, situativen und persönlichen Gegebenheit. Beim Vorliegen von Orientierungsstörungen muss man immer an eine organische Genese der psychischen Störung denken.

Man unterscheidet folgende **Orientierungsstörungen**:

Desorientiertheit zur Zeit

Der Patient weiß Datum, Wochentag, Monat oder Jahr nicht. Die zeitliche Orientierung ist labil und am leichtesten störbar. Relativ stabil ist das Wissen um die Tages- und Jahreszeit.

Desorientiertheit zur Situation

Ein situativ desorientierter Patient kann die augenblickliche Situation in ihrem Sinn- und Bedeutungszusammenhang für seine eigene Person nicht erfassen. Da die situative Orientierung ein sehr komplexes Geschehen darstellt, ist sie leicht störanfällig. So glaubt ein deliranter Patient, nicht in der Klinik bei der Untersuchung durch den Arzt zu sein, sondern zu Hause beim Besuch der Nachbarn.

Desorientiertheit zum Ort

Der Patient weiß nicht, an welchem Ort er sich befindet. Die Orientierung an vertrauten Orten ist relativ stabil, während sie in einer neuen Umgebung erst erworben werden muss und relativ instabil ist.

Desorientiertheit zur eigenen Person

Bei dieser Form der Orientierungsstörung weiß der Patient nicht mehr, wer und was er ist. Er hat seinen Namen, sein Geburtsdatum, sein Herkommen und seinen Beruf vergessen. Diese schwere Art der Störung ist praktisch immer mit einer Störung der anderen Orientierungsqualitäten verbunden.

Orientierungsstörungen müssen nicht alle Qualitäten gleichermaßen betreffen. Je nach dem Grad der Funktionsstörung des Gehirns sind meist zunächst die zeitliche und situative Orientierung betroffen, dann die Orientierung zum Ort und zuletzt zur eigenen Person.

2.3.3 Störungen von Aufmerksamkeit und Gedächtnis

Aufmerksamkeits-, Konzentrations- und Auffassungsstörungen

Wichtigste Voraussetzungen für eine ungestörte Aufmerksamkeit, Konzentration und Auffassung sind Wachheit und Bewusstseinsklarheit.

Bei einem bewusstseinsgestörten Patienten ist beispielsweise die Aufmerksamkeit herabgesetzt, die Konzentration vermindert und die Auffassung z. B. von Fragen des Untersuchers nur erschwert möglich.

Diese wichtigen Funktionen sind aber nicht nur im Rahmen einer Bewusstseinsstörung eingeschränkt, sondern z. B. auch bei Übermüdung, unter dem Einfluss von Drogen sowie bei affektiven Störungen und Schizophrenien.

Aufmerksamkeits-, Konzentrations- und Auffassungsstörungen sind demnach **keine spezifischen oder typischen Symptome einer psychischen Störung.** Sie haben daher kaum pathognomonisches Gewicht.

Klinik: Prüfung von Aufmerksamkeit, Konzentration und Auffassung
Eine orientierende Untersuchung lässt sich leicht durch folgende klinische Tests durchführen.
- **Prüfung von Aufmerksamkeit und Konzentration:**
  - Von 100 fortlaufend 7 oder auch 3 abziehen lassen
  - Wochentage oder Monatsnamen rückwärts aufzählen lassen
  - Längere Worte buchstabieren lassen
- **Prüfung der Auffassung:**
  - Den Sinn von Sprichwörtern erklären lassen
  - Eine Fabel erzählen und diese reproduzieren lassen.

Gedächtnisstörungen

Gedächtnis und Erinnerung bezeichnet man auch als **mnestische Funktionen**. Sie ermöglichen es uns, Erfahrenes zu behalten und es wieder zu vergegenwärtigen, also zu erinnern.

Demzufolge beruhen **Merkstörungen** auf einer mangelhaften oder gar nicht stattfindenden Speicherung (Engrammbildung) von Wahrnehmungsinhalten, **Erinnerungsstörungen** dagegen auf einer Störung der Mobilisierung (Wiedererinnerung) von im Gedächtnis bereits gespeicherten Inhalten. Man findet sie v. a. bei organischen Psychosen, z. B. den Demenzen, aber auch im normalpsychischen Bereich, z. B. bei mangelnder Aufmerksamkeit.

Kurzzeit- und Langzeitgedächtnis und deren Prüfung
Man kann unterscheiden:
- **Ultrakurzzeitgedächtnis:** Speicherung und Reproduktionsmöglichkeit von Gedächtnisinhalten für 10–30 Sekunden
- **Kurzzeitgedächtnis** (ca. 20 Minuten)
- **Langzeitgedächtnis** (stabil).

Klinisch genügt jedoch die grobe Differenzierung in **Merkfähigkeit, Frisch- und Altgedächtnis,** über die man sich schon während der Exploration ein Bild machen kann. Eine genauere Prüfung ist mittels folgender einfacher Tests (s. Klinikkasten) möglich.

Klinik: Klinische Prüfung des Gedächtnis bei der Exploration
- 3 Begriffe (z. B. Uhr, Pfennig, Boot) vorsprechen und diese sofort und einige Zeit später reproduzieren lassen (Kurzzeitgedächtnis)
- Abfragen biographischer Inhalte (Langzeitgedächtnis).

Bei Gedächtnisstörungen z. B. im Rahmen einer dementiellen Erkrankung gehen zunächst neuere Gedächtnisinhalte verloren. Inhalte des Langzeitgedächtnisses verliert der Patient dagegen erst, wenn die Erkrankung sehr weit fortgeschritten ist. Ebenso verschwinden eher abstrakte Kenntnisse als konkrete Ereignisse aus dem Gedächtnis.

Korsakow-Syndrom (amnestisches Syndrom)
Von einem Korsakow-Syndrom spricht man beim Vorliegen der **Trias:**
- **Desorientiertheit,**
- **Merkfähigkeitsstörung,** „Sekundengedächtnis", d. h. eine schwere Störung des Kurzzeitgedächtnisses, sowie
- **Konfabulationen,** vom Patienten für echte Erinnerungen gehaltene Lückenfüller für Erinnerungsausfälle, die dem Patienten zur Wiederherstellung der amnestischen Kontinuität dienen. Bsp.: Ein Patient berichtet flüssig und überzeugend, was er am gestrigen Tag gemacht hat. Bei genauerer Prüfung stellt sich heraus, dass die Inhalte erfunden sind.

Einem Korsakow-Syndrom liegt eine **schwere Hirnschädigung** zugrunde, die **verschiedenster Ätiologie** sein kann, z. B. lang andauernde ausgeprägte Alkoholabhängigkeit mit Z.n. schweren Alkoholdelirien, Kohlenmonoxidvergiftung oder schwere Schädel-Hirn-Traumen. Üblicherweise bezeichnet man mit dem Korsakow-Syndrom einen chronischen, irreversiblen Zustand; es gibt aber auch ein sog. „akutes Korsakow-Syndrom" im Sinne eines amnestischen Durchgangssyndroms, das reversibel ist (↗ Kap. 4.1.3 Durchgangssyndrom).

Paramnesien
Darunter versteht man **Gedächtnisstörungen mit verfälschter Erinnerung bei wechselnder Bewusst-**

seinsklarheit. Sie können bei verschiedenen psychiatrischen und neurologischen Erkrankungen auftreten, physiologischerweise im Traum. Man rechnet dazu:

- **„Déjà-vu"** („schon gesehen") und **„Déjà-vecu"** („schon erlebt"): Gefühl, etwas, das gerade vorgeht, schon einmal gesehen oder erlebt zu haben
- **Ekmnesie**: Störung des Zeiterlebens – die Vergangenheit wird als Gegenwart erlebt
- **Hypermnesie**: gesteigerte Erinnerungsfähigkeit

Amnesien

Als Amnesie bezeichnet man im Allgemeinen eine **zeitlich oder inhaltlich begrenzte Erinnerungslücke**, die **total oder partiell** sein kann.

Amnesien kommen u.a. vor bei Schädel-Hirn-Traumen, bei zerebralen Infarkten des Basilaris- bzw. Posterior-Stromgebietes, bei der Herpesenzephalitis, beim Wernicke-Korsakow-Syndrom und bei der transienten globalen Amnesie. Des Weiteren treten Amnesien bei hypoxischen Schädigungen des Hippokampus (z.B. durch CO-Vergiftung, Strangulation, rezidivierende Hypoglykämien) und als dissoziative Amnesie (↗ Kap. 8.4) auf.

Bei der **retrograden Amnesie** besteht eine Erinnerungslücke, die meist Minuten oder Stunden, längstens Tage oder Wochen der Zeit **vor dem Hirnschaden** betrifft.

Bei der **anterograden Amnesie** besteht eine Erinnerungslücke für die Zeit **nach dem Hirnschaden** bzw. nach dem Wiedererlangen des Bewusstseins.

Da jedoch oft nicht festgestellt werden kann, wann die Bewusstlosigkeit beendet war, werden die Bewusstlosigkeit und die laut Definition eigentlich erst nach Wiedererlangen des Bewusstseins einsetzende anterograde Amnesie von einigen Autoren als anterograde Amnesie zusammengefasst. Vorkommen: häufig bei der Commotio cerebri.

Als **kongrade Amnesie** bezeichnet man die Erinnerungslücke für die Dauer der Bewusstlosigkeit.

Merke
Bei keiner Amnesieform kann von der Länge der Erinnerungslücke auf die Dauer der Bewusstlosigkeit geschlossen werden.

Transiente globale Amnesie

Die sog. **transiente globale Amnesie** (TGA) wird auf Zirkulationsstörungen im Bereich der A. basilaris zurückgeführt. Es handelt sich um episodische Dämmerzustände, die eine Amnesie für diesen Zeitraum hinterlassen. Dabei sind die Patienten kaum bewusstseinsgetrübt und können Routineaufgaben fortsetzen. Die Betroffenen wirken jedoch auffällig ratlos, irritiert und beunruhigt und wiederholen ständig die gleichen Fragen. Die Rückbildung erfolgt innerhalb von 24 Stunden.

2.3.4 Denkstörungen

Definition

Unter **Denken** versteht man einen Vorgang, in dessen Verlauf ein Gegenstand, eine Situation, ein Problem oder Aspekte davon erfasst und verarbeitet werden. In den Prozess des Denkens gehen Vorgänge wie Vorstellen, Überlegen, Abstrahieren, in Begriffe fassen, Beurteilen, Schlussfolgerungen ziehen und Antizipieren mit ein.

Art und Weise des Denkens wie Tempo, Inhaltsreichtum oder Beweglichkeit geben nicht nur Auskunft über die rational-logische Denkbefähigung eines Menschen, sondern auch über sein Wesen und seine augenblickliche Stimmung. Daher sind Denkstörungen auch nie isoliert zu betrachten, sondern immer als Ausdruck der Gesamtbetroffenheit eines Menschen.

Die **Sprache** ist Medium und Ausdruck des Denkens. Erst durch sie erschließt sich dem Untersucher im Gespräch das Denken des Patienten.

Bei den **Denkstörungen** unterscheidet man inhaltliche und formale Denkstörungen. Im Gegensatz zu den inhaltlichen Denkstörungen, bei denen das inhaltliche Ergebnis des Denkprozesses abnorm verändert ist und zu denen der Wahn, Zwänge und überwertige Ideen gerechnet werden, sind formale Denkstörungen Störungen des Gedankenablaufs.

Merke
Zu den **inhaltlichen Denkstörungen** gehören der Wahn, überwertige Ideen und Zwänge. Hier ist das inhaltliche Ergebnis des Denkprozesses abnorm verändert. Im Gegensatz dazu sind **formale Denkstörungen** Störungen des Gedankenablaufs.

Tabelle 2-3 nennt formale und inhaltliche Denkstörungen.

Formale Denkstörungen

Formale Denkstörungen sind Störungen des Gedankenablaufs.

Verlangsamtes Denken

Der Gedankengang im Ganzen ist mühsam, schleppend und zäh.

Vorkommen z.B. bei organischen Psychosen oder gehemmt-depressiven Syndromen.

Gehemmtes Denken

Der Denkvorgang ist unregelmäßig, gebremst, mühsam und schleppend, was der Patient im Gegensatz zum verlangsamten Denken auch **selbst** als **störend empfindet** und was er auch durch offensichtliches Bemühen nicht verhindern kann. Zur Denkhemmung wird auch die Einengung des Denkens gerechnet.

Tab. 2-3 Übersicht über die Denkstörungen

Formale Denkstörungen	• Denkverlangsamung, -hemmung, eingeengtes Denken • Grübeln • Gedankensperrungen, -abreißen • Umständliches, weitschweifiges Denken • Perseveration des Denkens, Verbigerationen, Neologismen • Gedankendrängen und Ideenflucht • Zerfahrenes oder inkohärentes Denken, Vorbeireden
Inhaltliche Denkstörungen	• **Wahn:** z.B. Beziehungswahn, Beeinträchtigungswahn, Verfolgungswahn, hypochondrischer Wahn, Größenwahn, Schuld- oder Versündigungswahn • **Überwertige Ideen:** z.B. Ideen, besondere Schuld auf sich geladen zu haben • **Zwänge:** z.B. Zwangsgedanken, -einfälle, Zwangsimpulse und Zwangshandlungen

Klinik: Praktisches Vorgehen zur Unterscheidung von Denkverlangsamung und Denkhemmung

„Haben Sie den Eindruck, dass Ihr Denken langsamer, mühsamer oder schleppender geworden ist?"

↓

Ja → **Denkverlangsamung**

„Fällt es Ihnen schwerer, einen Gedanken zu Ende zu denken?"

„Müssen Sie sich zwingen, einem Gedankengang zu folgen?"

„Verspüren Sie einen inneren Widerstand gegen das eigene Denken?"

↓

Ja → **Denkhemmung**

Das subjektive Empfinden eines Widerstandes unterscheidet zwischen einer Denkhemmung und der Denkverlangsamung.

Eingeengtes Denken

Das Denken verhaftet hier an einem oder wenigen Themen, ist auf wenige Denkinhalte fixiert. Der Patient hat im Gespräch Mühe, von einem Thema auf ein anderes überzuwechseln. Eingeengtes Denken bezeichnet man auch als **inhaltliche Perseveration.**

Vorkommen z. B. bei der Depression, wo die Gedanken um ein Thema kreisen. Hier besteht ein fließender Übergang zum Grübeln.

Grübeln

Unablässiges Beschäftigtsein mit meist unangenehmen Gedankengängen aus der aktuellen Lebenssituation.

Gedankensperrungen/Gedankenabreißen/Gedankenabbrechen

Der sonst flüssige Gedankengang bricht plötzlich ohne erkennbaren Grund ab, der Patient stockt mitten im Gespräch, er hat den „roten Faden" verloren. Nach einer kurzen Pause nimmt der Patient das Gespräch unter Umständen mit einem neuen Thema wieder auf.

Vorkommen typischerweise bei der Schizophrenie.

Umständliches, weitschweifiges Denken

Der Patient kann hier nicht das Wesentliche vom Unwesentlichen trennen, sondern verliert sich weitschweifig oder pedantisch kleinkrämerisch in unwichtigen Einzelheiten. Während des Gesprächs fällt es dem Patienten schwer, einer straffen Zielvorstellung zu folgen bzw. an einem Thema zu bleiben.

Vorkommen z. B. bei der Schizophrenie oder der Manie.

Perseveration des Denkens, Verbigeration und Neologismen

Haftet der Patient an Worten und Gedanken, die vorher gebraucht, aber jetzt nicht mehr sinnvoll sind, spricht man von einer **Perseveration** des Denkens.

Wiederholt er sie dann sinnlos immer wieder, spricht man von einer **Verbigeration**. Dabei werden gelegentlich nicht unmittelbar verständliche Wortneubildungen **(Neologismen)** geschaffen, z. B. schildert ein Patient seine Angst, die in seine Stirn aufsteige, mit den Worten: Die Angst „auffümt zur Bastur".

Vorkommen z. B. bei der Schizophrenie.

Gedankendrängen und Ideenflucht

Dem Patienten drängen sich Gedanken, Einfälle oder Ideen unwillkürlich auf. Das kann sich steigern bis zur Ideenflucht, bei der das Denken ständig sein Ziel wechselt und der Gedankengang durch immer dazwischenkommende Assoziationen abgelenkt und unterbrochen wird.

Bei der **Ideenflucht**, die typisch für die **Manie** ist, ist der Zusammenhang der sprachlichen Äußerungen jedoch nur gelockert, so dass der Untersucher den flüchtigen Ideen (im Gegensatz zum inkohärenten Denken) noch folgen kann.

Zerfahrenes oder inkohärentes Denken

Das Denken ist hier zerrissen bis in einzelne, scheinbar zufällig durcheinander gewürfelte Sätze, die ohne verständlichen oder nachvollziehbaren Sinnzusammenhang nebeneinander stehen. Bei leichten Formen ist der Satzbau noch intakt **(Paralogik),** bei schwereren ist er zerstört **(Paragrammatismus)** bis hin zum unverständlichen Wortsalat **(Begriffs-, Sprachzerfall, Schizophasie).**

Zerfahrenes Denken ist typisch für die Schizophrenie, kann aber auch z. B. bei organischen Psychosen auftreten.

Klinik: Beispiele aus dem Lehrbuch „Allg. Psychopathologie" von Scharfetter:
„Sehr wahrscheinlich haben sie gehört, wie sie das Gehirn abziehen ... man will probieren, mir den Weltuntergang zu stoppen ... Himmelwind und Wetter und dass die Leute in andere Stimmung kommen, das nenne ich absegmentieren. Auch der Hauswind, das Kraftsegmentierung ... ich sag das Morden, ich hätte Hypnose produzieren sollen ..." Hier ist der Satzaufbau zerstört (Paragrammatismus).

Im folgenden Beispiel ist der Satzbau noch einigermaßen intakt (Paralogik): *„Früher sind die Leute aus blauäugigen Menschen bestanden und wie die Hirne schaffen. Die mit den blauen Augen schaffen anders im Hirn als die mit den braunen, und dann kommen noch die Gelben, die Chinesen ..."*

Vorbeireden

Der normale intentionale Bogen zwischen Frage und Antwort geht hier verloren. Der Patient versteht zwar die Frage, gleitet aber in der Beantwortung ab. Das Vorbeireden ist ein psychopathologisches Symptom, das darauf hinweist, dass sich Ich-Strukturen des Patienten auflösen bzw. destabilisieren.

Vorkommen bei der Schizophrenie.

Inhaltliche Denkstörungen

Bei den inhaltlichen Denkstörungen ist nicht der Gedankenablauf gestört, sondern das Ergebnis des inhaltlichen Gedankenprozesses abnorm verändert (s. Tab. 2-3).

Wahn

Lange Zeit galt der Wahn-sinn (von mittelhochdeutsch wan = leer, also leer von Sinnen oder ohne Verstand) als das Kennzeichen von Geistesstörungen schlechthin. Wahnphänomene findet man z. B. bei den Schizophrenien und wahnhaften Störungen, bei den psychotischen („wahnhaften") Depressionen und Manien und bei organischen Psychosen (z. B. Wahnerleben im Rahmen eines Alkoholentzugssyndroms, einer Demenz oder als Eifersuchtswahn bei chronischer Alkoholabhängigkeit).

Definition

Wahn ist eine inhaltlich falsche, krankhaft entstandene und die Lebensführung behindernde Überzeugung, an der der Patient trotz Unvereinbarkeit mit dem bisherigen Erfahrungszusammenhang und der objektiv nachprüfbaren Realität unbeirrbar festhält. Oder kürzer gefasst: Wahn ist eine unkorrigierbar falsche Beurteilung der Realität.

Merke
Unter dem Begriff Wahn versteht man eine unkorrigierbar falsche Beurteilung der Realität. Wahnphänomene treten bei schizophrenen Psychosen, aber auch bei wahnhaften Depressionen oder organischen Psychosen (z. B. im Rahmen einer Demenz) auf.

Wahnkriterien

Folgende Charakteristika kennzeichnen genauer, was mit Wahn gemeint ist:

- **Wahn ist eine inhaltlich falsche und starre Überzeugung:** Auf dem Höhepunkt der Wahnerkrankung ist der Wahn für den Patienten apriorische Evidenz, unmittelbare Realitätsgewissheit (nicht Glaube!), die er nicht zu überprüfen braucht. Weil er sich der Sache ganz gewiss ist, spricht man von einem mangelhaften Bedürfnis nach Realitätsüberprüfung. Diese Gewissheit kann auch nicht durch rationale Gegenargumente in Zweifel gezogen werden. Am Anfang des Wahns und im Abbau treten jedoch auch Zweifel an der Realität des Wahninhaltes auf.
- **Wahn ist lebensbestimmende Wirklichkeit:** Der Patient hat nicht nur einen Wahn, sondern sein ganzes Fühlen und Denken wird vom Wahn bestimmt, so dass der Patient seine Lebensaufgaben nicht mehr in gewohnter Weise bewältigen kann.
- **Wahn ist eine private und isolierende Wirklichkeitsüberzeugung:** Die Wahnwirklichkeit ist die Wirklichkeit des Patienten, die nicht mit der von den Mitgliedern einer Gruppe geteilten Wirklichkeit, der Realität, übereinstimmt. Dabei kann die Wahnwirklichkeit die einzige Wirklichkeit des Patienten darstellen oder ununterscheidbar mit ihr verfließen. Häufiger jedoch stehen Wahnwirklichkeit und Realität nebeneinander, so dass der Patient in anderen Bereichen, die nicht seinen Wahn betreffen, ganz klar denken, erinnern und empfinden kann und zu kritischen Urteilen fähig ist.
  Im Wahn ist der Patient aus der gemeinsamen Wirklichkeitswelt entrückt und damit isoliert, für sich alleine; er fällt aus der intersubjektiv bestehenden Wirklichkeit heraus. Für die Umwelt ist der Wahn letztendlich unverstehbar und unableitbar.
- **Wahn ist krankhafte Ich-Bezogenheit:** „Es geht immer um mich." Auch wenn im Wahn vordergründig die Umwelt verändert zu sein scheint, so dreht sich doch immer alles um das krankhaft veränderte Selbst des Patienten. Entscheidend ist also nicht der Inhalt des Wahns, sondern seine Bedeutung innerhalb des Erlebens, seine Ich-Bezogenheit. So erscheint dem ängstlich gestimmten Ich die Welt bedrohlich, feindlich und vergiftend, dem

schwermütig gestimmten Ich bedrückend und nicht bewältigbar.

- **Wahn ist unvereinbar mit einem Standpunktwechsel:** Gesunde Menschen können innerhalb der mit den Mitmenschen geteilten Realität ihren Standpunkt, ihre Meinung und ihre Überzeugungen wechseln, können sie korrigieren und sich anpassen. Das ist dem Wahnkranken nicht möglich, er kann die „kopernikanische Wende“ nicht vollziehen. Er ist im Wahn aus der Realität in eine Privatwirklichkeit ver-rückt, in der er gefangen und isoliert ist und in der es nur eine Wahrheit, nämlich die des Patienten, gibt. Diese Ver-rückung in die nur für den Wahnkranken geltende Wirklichkeit bezeichnet der Psychiater Bleuler als Autismus.

Formen des Wahns (Tab. 2-4)

- **Wahnstimmung:** Die Wahnstimmung (Wahnspannung) geht meist dem manifesten Wahn voraus. In ihr erscheint dem Patienten die Welt unheimlich verändert und bedrohend. Der Patient ist davon überzeugt, dass etwas Unheilvolles in der Luft liegt, dass etwas „im Gange ist“, ohne genau sagen zu können, was es ist. Nur selten werden positive Erfahrungen wie Beglückung oder Leichtigkeit geschildert.
- **Wahnwahrnehmung:** Eine Wahnwahrnehmung liegt vor, wenn einer objektiv „richtigen“ Wahrnehmung eine abnorme, wahnhafte Bedeutung, meist im Sinne einer übersteigerten Ich-Bezogenheit, zugemessen wird.
  Die Wahnwahrnehmung ist also zweigliedrig, z. B. nimmt der Patient richtig wahr, dass die Autos auf der Straße Licht anhaben, ist aber davon überzeugt, damit wolle man ihm etwas Bestimmtes mitteilen.
- **Wahneinfall = Wahngedanke = Wahnidee:** Wahneinfälle entstehen plötzlich in der Vorstellung des Patienten ohne vorausgehende objektiv-richtige Sinneswahrnehmung. Wahneinfälle sind also eingliedrig. Typisch für die Schizophrenie sind wahnhafte Einfälle der Verfolgung, Beeinträchtigung oder Berufung. **Bsp.:** Ein Patient hat den Wahneinfall, er werde von einer Geheimdienstorganisation verfolgt.
- **Wahnerinnerung:** Bei der Wahnerinnerung wird ein Ereignis aus früheren gesunden Zeiten wahnhaft umgedeutet. **Bsp.:** Ein Patient interpretiert eine Begegnung vor 5 Jahren als erstes Zeichen dafür, dass man mit seiner Verfolgung begonnen habe.
- **Wahnarbeit:** Unter Wahnarbeit versteht man den gesamten Prozess der Ausgestaltung, d. h. der sekundären Verknüpfung, Begründung und Erklärung der verschiedenen Wahninhalte, der letztendlich zu einem **Wahnsystem** mit in sich geschlossener Struktur führen kann. Von besonderer Bedeutung ist dabei der sog. **Erklärungswahn**, unter dem man einen rationalen Erklärungsversuch versteht, durch den normales, z. B. tatsächliche Anfeindungen, oder psychotisches Erleben, z. B. Halluzinationen, erklärt werden sollen. **Bsp.:** Ein Patient ist davon überzeugt, dass die Träger der Stimmen, die er hört, ihn mit einer Fernsehantenne überwachen.
- **Wahnhafte Personenverkennung:** Hier werden Personen, die dem Patienten eigentlich bekannt sein müssten, wahnhaft als andere Personen „verkannt“. **Bsp.:** Der Vater eines Patienten wird als „verteufelnde Horrorfigur“ verkannt.
- **Symbiotischer Wahn (Folie à deux):** Unter einem symbiotischen Wahn versteht man einen **induzierten Wahn** bei nahen Bezugspersonen von Wahnkranken, der schizophrenieähnlich aussehen kann, bei Trennung von dem Wahnkranken aber meist wieder verschwindet.

Tab. 2-4 Wahnformen

- Wahnstimmung
- Wahnwahrnehmung
- Wahneinfall = Wahngedanke = Wahnidee
- Wahnerinnerung
- Wahnarbeit
- Wahnhafte Personenverkennung
- Symbiotischer Wahn (Folie à deux)

Wahnthemen (Tab. 2-5)

Wenn auch das Thema des Wahns oft aus der Betrachtung der Biographie des Patienten oder aus seinem jetzigen Zustand heraus verständlich wird – der streng religiös erzogene Patient wird z. B. eher einen Versündigungswahn entwickeln als der nicht religiös erzogene Patient – , so ist doch kein Wahnthema beweisend für eine bestimmte Diagnose. Die thematische Ausgestaltung des Wahns ist von soziokulturellen Einflüssen abhängig; so tritt z. B. der religiöse Wahn heutzutage immer mehr in den Hintergrund.

Im Folgenden sollen die wichtigsten Wahnthemen beschrieben werden.

- **Beziehungswahn:** Der Beziehungswahn ist das **häufigste Wahnthema**. Der Kranke ist der festen Überzeugung, dieses oder jenes, was in seiner Umgebung geschieht, ereigne sich nur seinetwegen. Er bezieht z. B. den Blick der Passanten, die Anzeige in der Zeitung, die Fahrweise des Autos auf sich, als solle ihm dadurch etwas mitgeteilt werden. Wird der Wahn weiter ausgebaut, wähnt er, dass fremde Leute hinter seinem Rücken über ihn sprechen oder sich über ihn lustig machen.
  Vorkommen: häufig bei der Schizophrenie.
- **Beeinträchtigungswahn:** Im Beeinträchtigungswahn sieht der Kranke nicht nur wie im Beziehungswahn alles auf sich bezogen, sondern auch **gegen** ihn gerichtet. Er wähnt, man wolle ihn schädigen, demütigen oder ruinieren.
  Vorkommen: häufig bei der Schizophrenie.

Tab. 2-5 Wahnthemen

Wahnthema	Vorrangiges Vorkommen
Beziehungswahn	Schizophrenie
Beeinträchtigungswahn	Schizophrenie
Verfolgungswahn	Schizophrenie
Dermatozoenwahn	Organische Psychosen, Schizophrenie
Hypochondrischer Wahn	Wahnhafte Depressionen
Schuld- oder Versündigungswahn	Wahnhafte Depressionen
Verarmungswahn	Wahnhafte Depressionen
Größenwahn	Schizophrenie, psychotische Manie
Kleinheitswahn, Nichtigkeitswahn	Wahnhafte Depressionen
Liebeswahn	Wahnhafte Störungen v.a. bei Frauen
Eifersuchtswahn	Schizophrenien, chronische Alkoholabhängigkeit

- **Verfolgungswahn:** Der Verfolgungswahn stellt eine **Steigerung** des Beeinträchtigungswahns dar. Harmlose Ereignisse der Umwelt werden vom Patienten als Zeichen dafür angesehen, man schmiede ein Komplott gegen ihn oder warte nur auf die günstige Gelegenheit, ihn umzubringen; Autos und Polizei seien unterwegs, was zweifellos ihm gelte. Der Patient fühlt sich ständig von Verfolgern, Drahtziehern und deren Helfershelfern umgeben. Eine Sonderform stellt der **Vergiftungswahn** dar.
  Vorkommen: häufig bei der Schizophrenie.
- **Dermatozoenwahn:** Damit bezeichnet man die wahnhafte Vorstellung, an einer Hauterkrankung durch in die Haut eingedrungene tierische Erreger zu leiden. Der Dermatozoenwahn tritt v.a. bei älteren Menschen und häufiger bei Frauen auf.
  Vorkommen: bei verschiedenen psychischen Erkrankungen, v.a. bei organischen Psychosen, aber auch bei Schizophrenien.
- **Hypochondrischer Wahn:** Der Patient ist wahnhaft davon überzeugt, an einer Krankheit wie Krebs, Schwindsucht, Syphilis oder AIDS zu leiden und an dieser zugrunde zu gehen. Jedes kleine körperliche Symptom wird sofort als Indiz dafür angesehen, dass es nur noch eine Frage der Zeit sei, bis er an dieser Krankheit sterbe.
  Vorkommen: v.a. bei wahnhaften Depressionen.
- **Schuld- oder Versündigungswahn:** Hier ist der Patient wahnhaft davon überzeugt, nichts geleistet, alles versäumt und seine Familie im Stich gelassen zu haben. Damit habe er unermessliche Schuld auf sich geladen, die die Ursache für das Unheil in der Welt sei.
  Vorkommen: v.a. bei wahnhaften Depressionen.
- **Verarmungswahn:** Der Patient wähnt zu verarmen und seine Familie in die Armut zu stürzen. Er ist davon überzeugt, die Krankenhausrechnung könne nicht bezahlt werden, weil kein Geld da sei, oder er habe nichts mehr zum Anziehen, obwohl der Kleiderschrank ganz gefüllt ist, usw.
  Vorkommen: v.a. bei wahnhaften Depressionen.
- **Größenwahn:** Der Patient überschätzt wahnhaft die Bedeutung, Fähigkeit und Leistung seiner Person. Er hält sich für sehr reich **(Reichtumswahn),** von besonderer Abstammung **(Abstammungswahn),** für einen genialen Erfinder oder als von Gott berufen, das Böse der Welt zu besiegen **(Berufungswahn).** Die Umgebung kann in den Wahn mit einbezogen werden, so dass Mitpatienten als hohe Würdenträger angesehen werden.
  Vorkommen: bei der Schizophrenie und bei der psychotischen Manie.
- **Kleinheitswahn oder Nichtigkeitswahn:** Er ist das Gegenstück zum Größenwahn.
  Vorkommen: v.a. bei wahnhaften Depressionen.
- **Liebeswahn:** Er wird auch als **erotischer Beziehungswahn** bezeichnet und tritt z.B. im Rahmen wahnhafter Störungen (↗ Kap. 6.2) v.a. bei Frauen auf. Eine Patientin gibt dann etwa an, von einem bestimmten Mann geliebt zu werden, der diese Liebe aber nicht zulassen könne. Sie ist sich dieser Sache ganz sicher, auch wenn sie den Mann nur flüchtig kennt und kaum mit ihm gesprochen hat. Durch seine Blicke und Gesten gebe er ihr zu verstehen, dass er sie liebe. Der Liebeswahn kann sich zu einem Verfolgungswahn entwickeln, der Mann wolle sie sexuell belästigen oder vergewaltigen.
- **Eifersuchtswahn:** Er tritt häufiger bei Männern als bei Frauen auf. Die betroffenen Männer sind unkorrigierbar von der Untreue ihrer Ehefrauen überzeugt, für die es aber keine objektiven Anhaltspunkte gibt.
  Die Patienten machen absurde Behauptungen über das ausschweifende Leben ihrer Partnerinnen und führen als „Beweise" an, ihre Frauen hätten sich beim Einkaufen verdächtig lange umgesehen oder seien zu spät von der Arbeit zurückgekehrt usw.
  Vorkommen: bei Schizophrenien, aber auch bei chronischer Alkoholabhängigkeit.

Merke
Wahnähnliche Erlebnisse können aus motivierter angstvoller Erregung heraus entstehen oder durch Verarbeitung nichtpsychotischen Erlebens, z.B. realer Anfeindungen oder traumatischer Erlebnisse (Inhaftierungen).

Auch Beeinträchtigungen mitmenschlicher Beziehungen (z. B. durch Schwerhörigkeit) können wahnähnliche Reaktionen auslösen.

Überwertige Ideen

Als überwertige Ideen bezeichnet man emotional stark besetzte Erlebnisse oder Gedanken meist negativer Art, welche die gesamte Person in unangemessener Weise beherrschen. In Abgrenzung zu wahnhaften Ideen bestehen eine **intakte Realitätskontrolle** (d. h. die Patienten können sich zumindest zeitweise auch wieder von den Ideen distanzieren), eine **größere logische Konsistenz der Inhalte** und eine **geringere Ichbezogenheit.**

Überwertige Ideen kommen z. B. vor im Rahmen schwerer depressiver Episoden.

Zwänge

Definition

Von einem Zwang spricht man, wenn sich ichfremde Gedanken oder Handlungsimpulse immer wieder aufdrängen. Diese können aber **nicht unterdrückt oder verdrängt** werden, obwohl der Patient sie als **unsinnig und unangenehm** erlebt. Wird den Gedanken oder Handlungsimpulsen nicht nachgegeben, resultieren oft Angst und Unbehagen.

Leichtere Zwangsphänomene trifft man auch im normalpsychischen Bereich an. Man beobachtet z. B. bei sich selbst, wie man immer wieder die Glockenschläge oder Treppenstufen mitzählen muss oder noch einmal nachschaut, ob der Herd auch abgestellt ist. Zwanghafte Rituale finden sich häufig auch beim Essen, Waschen und Schlafen.

Diese Zwangsphänomene sind erst dann als pathologisch anzusehen, wenn der Patient unfähig ist, sich von ihnen freizumachen, weil er bei ihrer Unterlassung unerträgliche Angst verspürt. Gleichzeitig nimmt der Zwang zur Wiederholung der Zwangshandlungen so an Intensität zu, dass es zu einer erheblichen Beeinträchtigung im Freiheitserleben und im täglichen Lebensablauf des Patienten kommt.

Einteilung der Zwänge

- **Zwangsgedanken, Zwangsvorstellungen oder Zwangseinfälle:** Darunter versteht man das zwanghafte Auftreten von Gedanken und Vorstellungen, oft als Gegenimpuls zu einer Situation: z. B. zwanghaftes Aufdrängen gotteslästerlicher Worte in der Kirche. Auch Zwangsgrübeln und **Zwangsbefürchtungen,** beispielsweise die Angehörigen könnten dauernd in großer Gefahr schweben, gehören dazu.
- **Zwangsimpulse:** Hierbei kommt es zu zwanghaft sich aufdrängenden Impulsen zu bestimmtem, oft aggressivem Tun, das aber charakteristischerweise nicht ausgeführt wird. Die Patienten leben dann z. B. in einer ständigen Angst, sich selbst oder andere Menschen impulsiv zu verletzen oder sonst zu schädigen.
- **Zwangshandlungen:** Zwangshandlungen sind meist aufgrund von Zwangsimpulsen oder Zwangsbefürchtungen vorgenommene Handlungen mit Zwangscharakter. Typisch sind der Zählzwang, Kontrollzwang, der Ordnungszwang, der Putzzwang und der Waschzwang.
  Zwangshandlungen werden oft in Form eines **Zwangsrituals** oder **Zwangszeremoniells** vorgenommen, welches in bestimmter Form und Häufigkeit ausgeführt werden muss. Nach dessen Verrichtung bestehen oft Zweifel, ob es auch in der richtigen Art und Weise durchgeführt wurde, was wieder Anlass zur Wiederholung gibt. Durch Zwangshandlungen wird das Leben der Betroffenen oft erheblich beeinträchtigt.

Klinik: Vorkommen von Zwängen

Zwangsphänomene sind **unspezifisch**, d. h. sie können im Rahmen verschiedener Erkrankungen auftreten. Sie treten auf bei:

- Zwangsstörungen,
- zwanghafter Persönlichkeitsstörung
- depressiven Erkrankungen (z. B. als Zwangsgrübeln)
- Schizophrenien (bizarre Zwänge)
- verschiedenen neurologischen Erkrankungen (z. B. Gilles-de-la-Tourette-Syndrom).

Differentialdiagnose

Der Zwang muss gegen das **Fremdbeeinflussungserleben** bei Schizophrenien abgegrenzt werden. Im Gegensatz dazu empfindet der Patient den Zwang als von sich selbst ausgehend und unsinnig. Beim Zwang bleibt also die Ich-Verbundenheit (Meinhaftigkeit) der Denk- und Willensvorgänge erhalten (der Zwang spielt sich innerhalb des eigenen Ichs ab, der Zwang ist immer „mein Zwang").

Die **Sucht**, die oft zwangsähnlich erscheint, wird zumindest teilweise subjektiv als sinnvoll empfunden.

2.3.5 Wahrnehmungsstörungen

Definition

Scharfetter definiert **Wahrnehmung** als die Kenntnisnahme von sinnlichen Gegebenheiten unserer Welt, unserer Umwelt und des eigenleiblichen Bereiches.

Wahrnehmung setzt sich dabei aus zwei künstlich getrennten Funktionen zusammen: dem Sinnesreiz und dessen Wahrnehmung durch die Sinnesorgane und der weiteren kognitiven Verarbeitung dieses Reizes, d. h. der Auffassung dessen. Daraus ergibt sich, dass **Wahrnehmungsstörungen** durch Störungen **auf zwei Ebenen** bedingt sein können:

- Störungen auf der Ebene der Sinnesorgane, z. B. Ausfall des Sinnesorgans, des afferenten Nervs

oder von Teilen des Großhirns aus organischen oder psychischen Gründen
- Störungen auf der Ebene der Auffassung oder Interpretation der Sinneswahrnehmung.

Die Auffassung der Sinneswahrnehmung hängt dabei in besonderem Maße von dem Gesamtzustand des Wahrnehmenden ab. Das bedeutet, sie ist beispielsweise abhängig von seiner Stimmung und Affektlage (Zusammengehörigkeit von kognitivem und affektivem Bereich!), von seiner Lebenserfahrung, von seinem sozialen Umfeld und damit von der Bedeutung, die der Wahrnehmende einer Sinneswahrnehmung beimisst.

Gerade bei der Wahrnehmung wird ganz deutlich, von wie vielen Faktoren eine einzelne psychische Funktion beeinflusst werden kann und wie wichtig es ist, dies bei der Beurteilung von Störungen psychischer Funktionen zu beachten.

Im Einzelnen lassen sich **drei** große Gruppen von Wahrnehmungsstörungen unterscheiden, die in Tabelle 2-6 zusammengefasst sind.

Vorkommen

Wahrnehmungsstörungen kommen bei Schizophrenien (v.a. akustische Halluzinationen) und organischen Psychosen (v.a. optische Halluzinationen) vor, jedoch **auch bei nicht-psychotischen Zuständen,** z.B. Illusionen bei ängstlicher Erregung oder Halluzinationen beim Einschlafen, sog. hypnagoge Halluzinationen.

Halluzinationen

Definition

Halluzinationen sind Wahrnehmungen **ohne** entsprechenden Sinnesreiz von außen. Das heißt, es wird etwas gehört, gesehen, gefühlt, geschmeckt oder gerochen, was „der mittels seiner eigenen intakten Sinnesfunktionen und durch seine Situationsteilnahme zur Nachprüfung befähigte Mitmensch nicht bestätigen kann" (Scharfetter).

Tab. 2-6 Formen von Wahrnehmungsstörungen

Halluzinationen	• Akustische • Optische • Olfaktorische und gustatorische Halluzinationen • Taktile oder haptische Halluzinationen • Zönästhesien • Leibliche Beeinflussungserlebnisse
den Halluzinationen nahe stehende Phänomene	• Pseudohalluzinationen • Illusionen oder illusionäre Verkennungen • Pareidolien
Einfache Wahrnehmungsveränderungen oder sensorische Störungen	• Intensitätsminderung oder Intensitätssteigerung der Wahrnehmung • Verschwommensehen, Farbigsehen • Mikropsie, Makropsie • Metamorphopsie/Dysmegalopsie

Das Urteil des Patienten über die Realität der Halluzinationen reicht von der absoluten Gewissheit bis hin zum Urteil „zweifelhaft" oder „nicht wirklich" und zeigt damit fließende Übergänge zu den Pseudohalluzinationen.

Eine Sonderform stellen die sog. **funktionellen Halluzinationen** dar, bei denen es nur zu Halluzinationen kommt, wenn gleichzeitig eine wirkliche Wahrnehmung erfolgt. Die Patienten hören dann z.B. das Zwitschern eines Vogels und Stimmen synchron, d.h., die reale Wahrnehmung besteht im Gegensatz zur Illusion neben der Halluzination unverändert weiter. Hört das Zwitschern auf, verschwinden auch die Halluzinationen wieder.

> **Merke**
> Halluzinationen sind Wahrnehmungen **ohne** entsprechenden Sinnesreiz von außen. Sie können auf allen Sinnesgebieten in Form akustischer, optischer, olfaktorischer, gustatorischer und taktiler Halluzinationen auftreten.

Akustische Halluzinationen

Akustische Halluzinationen können sich äußern als ungeformte elementare Geräusche wie z.B. Knallen, Zischen oder Heulen (sog. **Akoasmen**) oder als Wörter, Sätze oder Stimmen (sog. **Phoneme**). Stimmenhören in Form von Rede und Gegenrede (dialogisch) sowie Stimmen, welche die eigenen Handlungen mit Bemerkungen begleiten (kommentierend) bzw. Befehle geben (imperativ), und das Gedankenlautwerden sind typisch für die **Schizophrenie.** Aber auch bei verschiedenen organischen Psychosen wie der Alkoholhalluzinose, dem Alkoholdelir oder der epileptischen Aura treten akustische Halluzinationen auf.

Akustische Halluzinationen können zu einer Unterbrechung des Gedankenganges des Patienten führen, was dann klinisch als Gedankenabbrechen imponiert.

Optische Halluzinationen

Sie äußern sich als elementare optische Erlebnisse wie Blitze, Lichter oder Farben (sog. Photome, bei Erkrankungen des Auges, der Sehbahn usw.) oder als Gestalten, Figuren, Szenen (eigentliche optische Halluzinationen).

Optische Halluzinationen sind weniger typisch für die Schizophrenie als für **organische Psychosen:** Im Alkoholentzugsdelir etwa sieht der Patient weiße Mäuse über die Bettdecke huschen oder eine ganze Blaskapelle vor dem Krankenzimmer spielen. Andere Beispiele sind optische Halluzinationen im Rahmen drogeninduzierter Psychosen (z. B. durch LSD) oder Halluzinationen bei Läsionen des Okzipitallappens.

Olfaktorische und gustatorische Halluzinationen

Man beobachtet sie bei Tumoren in der Area olfactoria oder in der Aura epileptischer Anfälle. Sie treten aber auch auf bei Schizophrenien mit wahnhaften Verfolgungs- und Vergiftungsängsten (die Patienten geben z. B. an, Gift zu riechen) oder bei depressiven Erkrankungen (die Patienten nehmen z. B. Leichen- oder Fäulnisgeruch wahr).

Taktile oder haptische Halluzinationen

Diese Halluzinationen beziehen sich auf Hautempfindungen. Die Patienten fühlen sich z. B. festgehalten, angeblasen, durchstochen, gewürgt oder sind der festen Überzeugung, auf ihrer Haut krabbelten kleine Tiere wie Käfer oder Würmer **(Dermatozoenwahn oder chronische taktile Halluzinose).** Solche Halluzinationen treten in erster Linie **bei älteren Patienten mit organischen Psychosen** auf.

Zönästhesien

Mit fließenden Übergängen zu den taktilen Halluzinationen handelt es sich bei den Zönästhesien um mannigfaltige, z.T. bizarre **Störungen des Leibempfinden**s (den Patienten ist es, „als ob" sie versteinert, vertrocknet, verfault, leer oder inwendig aus Gold wären) oder um eine erlebte Leibentstellung (der Körper verändert sich, wächst, schrumpft, einzelne Körperteile wechseln Lage und Form, der Körper schwebt oder bewegt sich usw.).

Sonderformen sind das Gefühl, zu schweben (vestibuläre Halluzinationen) oder bewegt zu werden (kinästhetische Halluzinationen).

Leibhalluzinationen oder zönästhetische Halluzinationen

Von Leibhalluzinationen oder zönästhetischen Halluzinationen spricht man, wenn die Leibgefühlsstörungen den Charakter des **von außen Gemachten** haben: Die Patienten fühlen sich dann im Körper magnetisch aufgeladen, von elektrischen Strömen durchflutet oder im Körperinneren durch Suggestion oder Hypnose verändert. Dadurch unterscheiden sich die Leibhalluzinationen oder leiblichen Beeinflussungserlebnisse von den Zönästhesien, die den Charakter des „Gemachten" vermissen lassen. Typischerweise treten Leibhalluzinationen und Zönästhesien bei **Schizophrenien** auf.

Den Halluzinationen nahe stehende Phänomene

Pseudohalluzinationen

Im Gegensatz zu den echten Halluzinationen, die der Patient ähnlich wie Sinneswahrnehmungen erlebt, handelt es sich hierbei um **bildhafte** und **mehr im subjektiven Raum wahrgenommene Sinnestäuschungen.** Ihr Trugcharakter wird erkannt und darüber das Urteil „nicht wirklich" gefällt. Sie sind oft Vorstufen der echten Halluzinationen, zu denen ein fließender Übergang besteht.

Bsp.: Ein Patient mit einer Depression sieht eine Hand oder einen Totenkopf, die er aber sogleich als „Bilder" entlarvt.

Illusionen oder illusionäre Verkennungen

Hier wird etwas tatsächlich gegenständlich Vorhandenes für etwas anderes gehalten als es wirklich ist, d.h. es wird **verkannt**. Illusionäre Verkennungen werden begünstigt durch erschwerte Wahrnehmungsbedingungen auf Seiten des Gegenstandes (z. B. Dunkelheit) oder des Wahrnehmenden (Übermüdung oder affektive Anspannung, daher auch Affektillusion genannt).

Das ängstliche Kind hält z. B. den Busch am Wegrand für einen Räuber. Im Gegensatz zur Pareidolie werden aber nicht Busch und Räuber gleichzeitig wahrgenommen, sondern der Busch als Räuber und nur als solcher.

Vorkommen: Illusionen treten für sich genommen auch im normalpsychischen Bereich auf und sind daher niemals als schlechthin krankhaft zu bewerten, z. B. deutet jemand, der Besuch erwartet, ein beliebiges Geräusch als Klopfen an der Tür. Bei Schizophrenen treten sie bevorzugt auf akustischem Gebiet auf – ein Patient hört z. B. aus Äußerungen fremder Menschen auf der Straße herabsetzende Bemerkungen über sich heraus –, bei organischen Psychosen eher auf optischem Gebiet.

Pareidolien

Bei den Pareidolien wird **in wirklich Vorhandenes Nichtvorhandenes hineingesehen** (z. B. Gesichter in Wolken oder in die Tapete) oder Wörter aus unklaren Geräuschen herausgehört. Im Gegensatz zur illusionären Verkennung, in die eine Pareidolie z. B. bei ängstlicher Anspannung übergehen kann, bestehen Gegenstand und Phantasiegebilde **nebeneinander**.

Einfache Wahrnehmungsveränderungen

Bei den einfachen Wahrnehmungsveränderungen wird die Realität zwar richtig erkannt, jedoch hinsichtlich Intensität und Qualität in gewisser Weise verändert, entstellt oder verzerrt wahrgenommen.

Einfache Wahrnehmungsveränderungen betreffen meist das visuelle System, können aber auch auf akustischem, olfaktorischem und gustatorischem Gebiet vorkommen. Man unterscheidet:

- **Intensitätsminderung** der Wahrnehmung: alles erscheint farblos, fade und grau, der Wahrnehmungscharakter ist weniger lebendig als sonst, bei der Depression häufig mit Derealisationserleben verbunden

- **Intensitätssteigerung** der Wahrnehmung: z. B. bei der Manie oder unter Drogeneinfluss
- **Verschwommensehen**
- **Farbigsehen**
- **Mikropsie**: Gegenstände erscheinen kleiner, als sie sind
- **Makropsie**: Gegenstände erscheinen größer, als sie sind
- **Metamorphopsie/Dysmegalopsie**: Gegenstände werden in Farbe und Form verändert oder verzerrt wahrgenommen.

Vorkommen: Einfache Wahrnehmungsstörungen können bei allen psychischen Erkrankungen vorkommen, aber auch bei organischen Erkrankungen des entsprechenden Sinnessystems (z. B. Tumoren im Bereich der Sehbahn oder des Schläfenlappens) oder anderen Störungen wie z. B. Epilepsien.

2.3.6 Ich-Störungen

Das Ich-Bewusstsein ist die Gewissheit des bewusstseinsklaren Menschen: „Ich bin ich selbst." Abweichungen von diesem „Selbstverständnis" werden als Ich-Störungen bezeichnet, sie sind in Tabelle 2-7 dargestellt.

Psychotische Ich-Störungen

Ich-Störungen oder **Störungen der Meinhaftigkeit** gehören nach K. Schneider zu den Erstrang-Symptomen der **Schizophrenie** (↗ Kap. 6.1) und bestehen darin, dass eigene seelische Vorgänge und Zustände nicht mehr als zum eigenen Ich zugehörige, sondern als von außen und von anderen gemachte, gelenkte und beeinflusste erlebt werden. Betreffen sie das Denken, spricht man von Gedankeneingebung, Gedankenentzug oder Gedankenausbreitung. Erlebt der Schizophrene seine Handlungen als von außen gemacht oder gelenkt, spricht man von Willensbeeinflussung.

Es kommt hier also zu einer „Durchlässigkeit der Ich-Umwelt-Schranke", zu einem Verlust der „Ich-Demarkation", d. h. der Abgrenzung der Realität von dem, was den eigenen Gedanken und dem eigenen Willen entspringt. Ich-Abgrenzung steht somit in engem Zusammenhang mit der sog. **Realitätskontrolle.**

Bsp.: Ein schizophrener Patient klagt darüber, dass er nicht so denken und fühlen könne, wie er wolle, und Handlungen ausführen müsse, die er nicht wolle, dass man ihm ständig fremde Gedanken eingebe, die eigenen wegnehme und dass andere Menschen seine Gedanken wüssten.

Auch das Erlebnis, die eigenen Gedanken würden laut und damit für andere hörbar **(Gedankenlautwerden),** kann man zu den Ich-Störungen rechnen. Von K. Schneider wird es jedoch in die Gruppe der Wahrnehmungsstörungen eingeordnet.

Schizophrene Patienten versuchen häufig, psychotische Ich-Störungen für sich zu erklären, indem sie dieses Erleben z. B. auf Suggestion, Hypnose oder Fernsteuerungs-Apparate zurückführen (man spricht dann von einem Erklärungswahn).

Tab. 2-7 Einteilung der Ich-Störungen

Psychotische Ich-Störungen	Gedankeneingebung Gedankenentzug Gedankenausbreitung Willensbeeinflussung
Entfremdungserleben	Depersonalisations-erleben Derealisationserleben

Entfremdungserleben

Die sog. Entfremdungserlebnisse stehen den Ich-Störungen nahe. Kennzeichnend ist der Charakter der Fremdheit und Unwirklichkeit. Kommt der Patient sich selbst fremd, schattenhaft und unvertraut vor, spricht man von einem **Depersonalisationserleben**. Dieses ist kaum von dem Gefühl der **Derealisation** zu trennen, bei dem Patienten die Umwelt entfremdet vorkommt.

Bsp.: Beschreibung einer Patientin mit einer Depression: „Ich bin nur noch ein Schatten, ich spüre mich nicht mehr, alles ist fern und weit von mir gerückt – wie im Nebel." Ein Patient mit einer posttraumatischen Belastungsstörung berichtet, dass er sich „wie unter eine Glocke" erlebe, die Umwelt sei „wie Watte" für ihn.

Vorkommen: Typischerweise lassen diese Entfremdungserlebnisse das Gefühl des Gemachten vermissen, d. h. sie werden nicht auf einen Außeneinfluss zurückgeführt. Daher sind sie nosologisch unspezifisch. Sie treten im normalpsychischen Bereich (z. B. bei Übermüdung oder in der Adoleszenz) und bei verschiedensten psychischen Erkrankungen wie Persönlichkeitsstörungen, Depressionen, Schizophrenien, posttraumatischen Belastungsstörungen, dissoziativen Störungen sowie bei Drogenkonsum (z. B. nach LSD-Einnahme) auf.

2.3.7 Störungen der Affektivität und Angst

Definition

Mit dem Begriff Affektivität bezeichnet man das gesamte Gefühlsleben eines Menschen nach dessen Grundstimmung, Intensität, Ansprechbarkeit und Dauer. Die Affekte dagegen bezeichnen die Gestimmtheit im Augenblick.

Merke

Affektivität: beschreibt die Gesamtheit des Gefühlslebens eines Menschen nach dessen Grundstimmung, Intensität, Ansprechbarkeit und Dauer.

Affekt: bezeichnet die Gestimmtheit im Augenblick.

Störungen der Affektivität

Affektverarmung, affektive Verflachung

Unter Affektarmut versteht man den **Mangel oder Verlust an emotionaler Schwingungsfähigkeit** und **affektiver Ansprechbarkeit.** Der Verlust der Fähigkeit, Freude zu empfinden, wird auch als **Anhedonie** bezeichnet. Wenn der Patient selbst darunter leidet, spricht man auch vom **Gefühl der Gefühllosigkeit.** Die Patienten klagen darüber, die Gefühle seien abgestorben, sie könnten für niemanden und nichts mehr etwas empfinden oder durch nichts mehr erschüttert werden, alles sei einerlei.

Vorkommen: Affektverarmung findet man bei affektiven und organischen Psychosen, das Gefühl der Gefühllosigkeit v.a. bei Depressionen. Affektverarmung bei schizophrenen Psychosen bezeichnet man auch als Affektverflachung.

Affektstarre

Im Gegensatz zur Affektarmut hat der affektstarre Patient zwar Affekte, verharrt aber in diesen unabhängig von der äußeren Situation oder dem Gesprächsgegenstand. Man spricht auch vom **Verlust** der **affektiven Modulationsfähigkeit**.

Vorkommen: bei organischen Psychosen, bei Schizophrenien und Depressionen.

Inadäquater Affekt oder Parathymie

Man spricht auch von paradoxen Affekten: Gefühlsausdruck und Erlebnisinhalt stimmen nicht überein.

Vorkommen: häufig bei Schizophrenien.

Bsp.: Ein Patient lacht dabei, wenn er erzählt, sein Körper sei innerlich verfault.

Affektinkontinenz

Hierunter versteht man eine mangelnde Affektsteuerung. Die Affekte springen übermäßig schnell an, haben eine oft übermäßige Stärke und können nicht beherrscht werden. Man spricht auch von Affekteinbrüchen.

Vorkommen: bei organischen Psychosen, z.B. vaskulären ZNS-Erkrankungen.

Bsp.: Frägt man einen Patienten nach dem Namen seiner Frau, fängt er an bitterlich zu weinen.

Affektlabilität

Hier wechselt die Stimmung des Patienten während des Gesprächs schnell, und die Affekte haben meist eine kurze Dauer. Beispielsweise ist ein Patient bei einem Thema zu Tode betrübt, beim nächsten erheitert.

Vorkommen: v.a. bei organischen Psychosen.

Ambivalenz

Hier bestehen nebeneinander positive und negative Gefühle, Stimmungen oder Strebungen. Es handelt sich also nicht um ein schnelles Alternieren zwischen beiden Extremen, sondern um ein **gleichzeitiges Nebeneinander:** Der Patient empfindet z.B. gleichzeitig Liebe und Hass für eine Person oder will zugleich essen und nicht essen.

Vorkommen: im normalpsychischen Bereich, bei Depressionen, Zwangsstörungen und Schizophrenien.

Störung der Vitalgefühle

Diese treten typischerweise bei affektiven Störungen wie der Depression und der Manie auf. Bei der Depression sind depressive Vitalgefühle oft untrennbar mit sog. Vitalstörungen oder leiblichen Missempfindungen verbunden. Man spricht dann auch von einer **vitalen Traurigkeit**, unter der man ein **eigenartiges Leibgefühl** versteht, das der Patient während einer depressiven Phase als **Druck, Schwere oder Schmerz** erlebt und oft in der **Herz- oder Brustgegend oder im Hals („Globusgefühl")** lokalisiert; die Patienten sagen dann beispielsweise, die Traurigkeit sitze ihnen in der Brust. In einem strengen definitorischen Sinne hat die vitale Traurigkeit nichts mit vegetativen Symptomen (wie etwa Schlafstörungen, Zittern, Schweißneigung) zu tun, die natürlich bei einer Depression auch häufig zu finden sind (↗ Kap. 5.3.1). Stehen Vitalstörungen und vegetative Symptome im Vordergrund, während die depressive Verstimmung in den Hintergrund tritt, spricht man auch von sog. **larvierten** oder **maskierten Depressionen**. Bei der Manie sind die Vitalgefühle gehoben.

> **Merke**
> Bei einer **larvierten Depression** steht nicht die depressive Verstimmung, sondern die Störung der Vitalgefühle und vegetative Störungen im Vordergrund.

Depressive und manische Verstimmung

(↗ Kap. 5.3.1, 5.3.2)

Angst

Definition

Unter Angst versteht man ein gegenstandsloses, qualvolles, unbestimmtes und individuell sehr unterschiedlich ausgeprägtes Gefühl der Beengung, Bedrohung und des Ausgeliefertseins.

Angst geht meistens mit vegetativen Symptomen wie z.B. Herzrasen, Schweißausbrüchen oder Zittern einher.

Vorkommen

- Im normalpsychischen Bereich als **Realangst** (Examen, unbekannte Situation, Trauma)
- Vor bestimmten Situationen oder Gegenständen als **Phobie** (z.B. Tierphobie oder Agoraphobie)
- In Form von isolierten **Panikattacken** (Panikstörung) und als **generalisierter Angst** (generalisierte Angststörung)

- Bei affektiven Störungen und schizophrenen Psychosen (z. B. ängstlich-agitiertes depressives Syndrom)
- Bei organischen Erkrankungen (z. B. Angina pectoris, Asthma).

Phobien

Phobien haben viele Gemeinsamkeiten mit den Zwängen. Man kann sie definieren als zwanghafte Befürchtungen, die sich angesichts bestimmter Situationen oder Objekte aufdrängen, wobei solche Ängste nicht für jedermann verständlich oder rechtfertigbar sind.

Von der gegenstandslosen, frei flottierenden Angst unterscheidet sich die Phobie dadurch, dass sie **an bestimmte Situationen und Objekte gebunden** ist, von den gewöhnlichen Angstsymptomen dadurch, dass die Betroffenen intellektuell die Unbegründetheit ihrer Angst – vom Gegenstand her – einsehen, aber dennoch gegen ihren inneren Widerstand zwangartig von der Angst überwältigt werden. Typischerweise führen Phobien zu einem **Vermeidungsverhalten**, d. h. der angstauslösenden Situation wird aus dem Weg gegangen.

Bsp.: Ein Patient mit einer Hundephobie geht nicht mehr in Parkanlagen spazieren und benutzt nur noch das Auto; ein Patient mit einer Agoraphobie meidet Fahrstühle, enge Räume und Menschenmengen (↗ Kap. 8.1).

Panikattacken

Unter Panikattacken versteht man **abgrenzbare Perioden intensiver Angst oder intensiven Unbehagens, welche meist schlagartig auftreten.** Diese treten
- unerwartet auf, d. h. unabhängig von einer angstauslösenden Situation, und werden
- nicht durch Situationen ausgelöst, in denen die Person im Mittelpunkt der Aufmerksamkeit anderer steht.

> **Klinik**
> Während einer **Panikattacke** müssen **mindestens vier der folgenden Symptome** auftreten: Atemnot, Benommenheit, Palpitationen oder Tachykardie, Zittern oder Beben, Schwitzen, Erstickungsgefühl, Übelkeit, Entfremdungserleben, Parästhesien, Hitzewallungen oder Kälteschauer, Schmerzen oder Unwohlsein in der Brust, Furcht zu sterben und Furcht, verrückt zu werden, oder Angst vor Kontrollverlust.

2.3.8 Antriebsstörungen und psychomotorische Störungen

Definition

Als Antrieb bezeichnet man die Grundaktivität des Menschen, eine hypothetisch angenommene Kraft für alle psychischen und physischen Leistungen.

So unterhält der Antrieb z. B. Lebendigkeit, Schwung, Initiative, Tatkraft und Aufmerksamkeit. Der Antrieb ist zunächst nicht zielgerichtet, sondern wird erst durch Motivation, Bedürfnisse oder den Willen auf ein Ziel ausgerichtet. Der Antrieb ist individuell verschieden und stark umweltabhängig. Der Antrieb zeigt sich in erster Linie am Ausdrucksverhalten des Patienten, an der **Psychomotorik**.

Der Antrieb kann herabgesetzt, gesteigert oder enthemmt sein, woraus sich folgende Antriebsstörungen ergeben.

Antriebsstörungen

Antriebsarmut oder Antriebsmangel

Der Mangel an Energie und Initiative wird subjektiv vom Patienten erlebt. Für den Untersucher wird dies sichtbar an der spärlichen und verlangsamten Motorik sowie der mangelnden Initiative und Spontaneität im Gespräch.

Vorkommen: z. B. bei organischen Psychosen sowie affektiven Störungen und Schizophrenien.

Antriebshemmung und Antriebsschwäche

Bei der **Antriebshemmung** werden Initiative und Energie nicht an sich als vermindert erlebt, vielmehr fühlt sich der Patient gebremst – er möchte etwas erreichen, schafft es jedoch nicht, bricht ab, rafft sich wieder auf usw. Im Gegensatz dazu ist die **Antriebsschwäche** dadurch gekennzeichnet, dass ein zunächst vorhandener Antrieb rasch erlahmt oder nur bei genügender Anstrengung noch aufrechterhalten werden kann.

Vorkommen: Antriebshemmung und Antriebsschwäche bis hin zum Stupor beobachtet man typischerweise bei Depressionen.

> **Klinik: Fragen zur Antriebsminderung/Antriebshemmung**
> „Haben Sie die Lust oder Energie verloren, Aktivitäten nachzugehen, die Ihnen früher gefallen haben?“
> ↓
> Ja → **Antriebsminderung**
> „Verspüren Sie einen inneren Widerstand gegen die Verrichtung Ihrer Handlungen?“
> „Kostet es viele Mühe und Anstrengung und müssen Sie sich dazu zwingen?“
> ↓
> Ja → **Antriebshemmung**

> **Merke**
> Bei der Antriebsminderung fehlt das subjektive Interesse. Das Gewollte wird nicht durchgeführt. Bei der Antriebshemmung ist das subjektive Interesse erhalten, aber es wird ein innerer Widerstand gegen die Verrichtung des Gewollten verspürt.

Tab. 2-8 Katatone Symptome	
Hypokinesen	• **Stupor/Mutismus:** gänzliches Fehlen von Bewegung und Sprechen bei klarem Bewusstsein • **Negativismus:** Sperren gegen jede Handlung, zu der man aufgefordert wird • **Katalepsie:** passiv vorgegebene und auch noch so unbequeme Körperstellungen werden abnorm lange beibehalten • **Haltungsstereotypien:** Verharren in bestimmten Haltungen über lange Zeit, im Gegensatz zur Katalepsie auch bei äußeren Versuchen der Veränderung
Hyperkinesen	• **Psychomotorische Erregung** • **Bewegungs- und Sprachstereotypien:** fortgesetztes leeres und zielloses Wiederholen von Bewegungen, Sätzen, Wörtern oder Silben • **Echopraxie/Echolalie:** ständiges sinnloses Nachahmen von Bewegungen bzw. Nachsprechen • **Manierismen:** sonderbare verschrobene oder bizarre Abwandlungen alltäglicher Bewegungen und Handlungen (Grimassieren, wenn die Mimik betroffen ist)

Antriebssteigerung, Antriebsenthemmung
Die Patienten sind lebhafter als sonst, haben mehr Schwung und Initiative, stecken voller Ideen und sprechen mehr und rascher. Im Gegensatz zur ziellosen motorischen Unruhe zeigt sich die Antriebssteigerung meist im Rahmen einer geordneten, zielgerichteten Tätigkeit und wird erst bei einer schweren Ausprägung der Erkrankung chaotisch und ungeordnet.

Vorkommen: Antriebssteigerungen finden sich z.B. bei Manien und organischen Psychosen. Bei den Manien ist der Antrieb oft bis zur Enthemmung gesteigert.

Ebenso kann es zu einer Steigerung des Antriebs bei starker affektiver Erregung oder nach Genuss bestimmter Drogen wie Amphetaminen, Coffein oder Nikotin kommen.

Katatone Symptome

Bei den **Schizophrenien** bezeichnet man Störungen von Antrieb und Psychomotorik auch als katatone Symptome. Tabelle 2-8 listet die wichtigsten katatonen Symptome auf, die v.a. bei schizophrenen Psychosen auftreten (↗ Kap. 6.1).

2.3.9 Kontaktstörungen

Definition

Als Kontakt kann man die Fähigkeit bezeichnen, Isolation zu überwinden und die soziale Distanz zum Mitmenschen zu verringern.

Kontaktstörungen können quantitativer Art sein, z.B. als völlige Kontaktunfähigkeit des stuporösen depressiven Patienten oder als völlige Distanzlosigkeit eines Manikers, oder qualitativer Art sein, z.B. aggressiv, oberflächlich, misstrauisch, ängstlich.

Vorkommen

Beeinträchtigungen der Kontaktfähigkeit sind nicht nur bei den verschiedensten psychischen Erkrankungen zu finden, sondern auch im normalpsychischen Bereich. Hier wie dort sind sie häufig durch alters-, geschlechts- oder sozialspezifische Normen bedingt. Man denke z.B. an Kontaktstörungen zwischen Menschen verschiedener sozialer und kultureller Herkunft oder verschiedenen Alters.

> **Merke**
> Kontaktstörungen kommen bei allen Arten psychischer Erkrankungen vor: z.B. bei Persönlichkeitsstörungen, Sexualstörungen, Suchterkrankungen, organischen, affektiven und schizophrenen Störungen.

Bei der **Schizophrenie** kann die Störung des emotionalen Kontaktes für die Frühdiagnose der Erkrankung im Prodromalstadium von Bedeutung sein. Ein nach Bleuler wichtiges Symptom der Schizophrenie ist der **Autismus**, unter dem er einen sozialen Rückzug und eine Minderung des Kontaktbedürfnisses versteht.

2.4 Syndromale Diagnostik

Definition

Als **Symptome** bezeichnet man die kleinsten Einheiten zur Beschreibung psychopathologischer Phänomene, z.B. einen Zwang, einen depressiven Affekt oder eine akustische Halluzination.

Überzufällig häufig gemeinsam auftretende Komplexe von Symptomen bezeichnet man als **Syndrome**. Die Syndrome werden nach den oben aufgeführten psychopathologischen Kriterien wie z.B. Bewusstsein, Wahrnehmung, Antrieb oder Stimmung beschrieben und dann nach dem hervorstechenden Symptom benannt.

Man spricht so z.B. von einem **depressiven Syndrom**, wenn die traurige Verstimmung im Vordergrund des klinischen Bildes steht, oder von einem **ängstlichen Syndrom**, wenn die Angst Hauptmerkmal des Zustandes ist. Weitere Beispiele sind das **manische Syndrom**, das **paranoid-halluzinatorische Syndrom** oder das **psychoorganische Syndrom**. Einige der Syndrome können noch weiter differenziert werden. Beispielsweise unterscheidet man bei einem

Tab. 2-9 Standardisierte Befunderhebung mittels störungsgruppenübergreifender Verfahren

Mehrdimensionale Selbst- und Fremdbeurteilungsverfahren	**Symptom-Checkliste (SCL-90-R)**	90 Items, 9 Skalen, 3 Globalskalen
	Brief Psychiatric Rating Scale (BPRS)	18 Symptomkomplexe, Gesamtwertung, 5 Subskalen
	AMDP-System (AMDP)	140 Items, 9 Subskalen, 3 übergeordnete Skalen
	Present State Examination (PSE)	140 Items, 38 Subskalen
Störungsgruppenübergreifende Verfahren zur Erfassung von Befindlichkeit/Stimmung	**Befindlichkeitsskala (Bf-S)**	28 Items, Gesamtwert, 2 Parallelformen
	Visuelle Analogskalen (VAS)	100-mm-Skala mit 2 Ankerpunkten
Störungsgruppenübergreifende Verfahren zur Erfassung von Beschwerden	**Beschwerdenliste (BL)**	24 Items, Gesamtwert, 2 Parallelformen
	Freiburger Beschwerdenliste (FBL-R)	71 Items, 9 Subskalen, Gesamtwert, Kurz- und Langform

depressiven Syndrom ein gehemmtes und ein agitiertes depressives Syndrom.

Wichtig ist, dass Syndrome **ätiologisch unspezifisch** sind. So ist z. B. mit der Beschreibung eines depressiven Syndroms noch nichts darüber ausgesagt, ob es sich um einen depressiven Verstimmungszustand im Rahmen einer affektiven Störung, einer Anpassungsstörung oder einer organischen psychischen Störung handelt. Somit dürfen Syndrome auch nicht mit Diagnosen verwechselt werden. Bei einer Diagnose müssen die objektivierbaren Kriterien der Internationalen Klassifikationssysteme (ICD-10; DSM-IV) vorliegen (↗ 2.6).

Merke
Syndrome sind ätiologisch unspezifisch. Ein Syndrom darf deshalb nicht mit einer Diagnose verwechselt werden.

2.5 Objektivierung und Quantifizierung psychopathologischer Befunde

Wie beschrieben, werden psychopathologische Symptome im Rahmen der psychiatrisch-psychotherapeutischen Befunderhebung durch ein klinisches

Tab. 2-10 Beispiele für störungsgruppenbezogene Selbst- und Fremdbeurteilungsverfahren, geordnet nach der ICD-10

Psychische und Verhaltensstörungen durch psychotrope Substanzen (ICD-10 F1)	**CAGE-Fragebogen**	**Selbst**beurteilung, 6 Items
	Münchner Alkoholismustest (MALT)	**Selbst-** und **Fremd**beurteilung, 29 Items
Schizophrenie und andere psychotische Störungen (ICD-10 F2)	**Scale for the Assessment of Positive and Negative Symptoms (SAPS, SANS)**	**Fremd**beurteilung, 35 bzw. 19 Items
	Positive And Negative Symptoms Scale (PANSS)	**Fremd**beurteilung 30 Items
Affektive Störungen (ICD-10 F3)	**Hamilton Depressionsskala (HAMD)**	**Fremd**beurteilung 21 Items
	Beck-Depressions-Inventar (BDI)	**Selbst**beurteilung 21 Items
	Bech-Rafaelsen-Melancholie-Skala (BRMS)	**Fremd**beurteilung 11 Items
	Bech-Rafaelsen-Mania-Skala (BRMAS)	**Fremd**beurteilung 11 Items
Neurotische, Belastungs- und somatoforme Störungen (ICD-10 F4)	**Yale-Brown-Obsessive-Compulsive Scale (Y-BOCS)**	**Fremd**beurteilung von Zwangssymptomen, 19 Items
	Fragebogen zu dissoziativen Symptomen (FDS)	**Selbst**beurteilung, 44 Items
	Posttraumatic Diagnostic Scale (PDS)	**Selbst**beurteilung von Symptomen posttraumatischer Belastungsstörungen, 17 Items

Interview erhoben. In folgenden Fällen kann es aber sinnvoll sein, die Befunderhebung durch den Einsatz standardisierter Erhebungs- und Untersuchungsverfahren zu ergänzen. Dies vor allem:

- um den Verdacht des Vorliegens einer psychischen Störung zu objektivieren
- um den Schweregrad von Störungen zu quantifizieren
- um eine differenziertere Beschreibung von Beeinträchtigungen zu erreichen.

Hierzu wurden eine große Zahl von Verfahren entwickelt, bei denen man grundsätzlich störungsgruppenübergreifende Verfahren und störungsgruppenbezogene Verfahren unterscheidet. Bei beiden gibt es wiederum Fremd- und Selbstbeurteilungsverfahren.

2.5.1 Störungsgruppenübergreifende Verfahren

In Tabelle 2-9 sind einige Beispiele für mehrdimensionale Verfahren aufgeführt, mit deren Hilfe ein weites Spektrum klinisch bedeutsamer Syndrome, Befindlichkeiten und Beschwerden, **unabhängig von einer bestimmten Störungsgruppe,** abgebildet werden kann.

2.5.2 Störungsgruppenbezogene Verfahren

Störungsgruppenbezogene Selbst- und Fremdbeurteilungsverfahren werden eingesetzt, um **bestimmte Syndrome zu erfassen** und **zu quantifizieren** bzw. **Störungsgruppen genauer zu beschreiben.** Bei diesen Verfahren (Tab. 2-10) muss Folgendes beachtet werden:

- Obwohl für die meisten Skalen Normwerte oder Cut-off-Werte vorliegen, dienen diese Skalen nicht der Diagnosestellung, sondern lediglich einer Quantifizierung des Beschwerdebildes.
- Für die Anwendung von Fremdbeurteilungsverfahren müssen die Anwender geschult werden.

Tabelle 2-11 zeigt einen Ausschnitt aus der Hamilton-Depressionsskala (HAMD), der am häufigsten eingesetzten Fremdbeurteilungsskala zur Erfassung depressiver Syndrome aus dem Jahr 1960. Diese fokussiert mehr auf somatische Symptome der Depression, während die am häufigsten eingesetzte Selbstbeurteilungsskala, das Beck-Depressions-Inventar (BDI, Tab. 2-12), mehr auf kognitive Symptome der Depression abhebt.

Tab. 2-11 Fremdbeurteilungsskala aus der Depressionsdiagnostik: Hamilton-Depressionsskala (HAMD) (Auszug)

1 Depressive Stimmung	
Keine	0
Nur auf Befragen geäußert	1
Vom Patienten spontan geäußert	2
Aus dem Verhalten zu erkennen (z. B. Gesichtsausdruck, Körperhaltung, Stimme, Neigung zum Weinen)	3
Patient drückt fast ausschließlich diese Gefühlszustände in seiner verbalen und nicht verbalen Kommunikation aus	4
2 Schuldgefühle	
Keine	0
Selbstvorwürfe; glaubt, Mitmenschen enttäuscht zu haben	1
Schuldgefühle oder Grübeln über frühere Fehler und „Sünden"	2
Jetzige Krankheit wird als Strafe gewertet, Versündigungswahn	3
Anklagende oder bedrohende akustische oder optische Halluzinationen	4
3 Suizidalität	
Keine	0
Lebensüberdruss	1
Todeswunsch, denkt an den eigenen Tod	2
Suizidgedanken oder entsprechendes Verhalten	3
Suizidversuche (jeder ernste Versuch = 4)	4
4 Durchschlafstörung	
Keine	0
Patient klagt über unruhigen oder gestörten Schlaf	1
Nächtliches Aufwachen bzw. aufstehen (falls nicht nur zur Harn- oder Stuhlentleerung)	2
5 Schlafstörungen am Morgen	
Keine	0
Vorzeitiges Erwachen, aber nochmaliges Einschlafen	1
Vorzeitiges Erwachen ohne nochmaliges Einschlafen	2

2.5.3 Testpsychologische Diagnostik

Bei der testpsychologischen Diagnostik werden die Reaktionen des Patienten gegenüber einem vorgegebenen „Reizmaterial" untersucht. Damit sind diese Tests, abgesehen von offensichtlichem Mangel an Kooperativität, schwerer verfälschbar als die oben beschriebenen Selbst- und Fremdbeurteilungsverfahren. Diese „objektiven" Tests dienen meist der **Analyse bestimmter Leistungsaspekte psychi-**

Tab. 2-12 Selbstbeurteilungsskala aus der Depressionsdiagnostik: Beck-Depressions-Inventar (BDI) (Auszug)

Name:	Geschlecht
Geburtsdatum:	Ausfülldatum:
Dieser Fragebogen enthält 21 Gruppen von Aussagen. Bitte lesen Sie jede Gruppe sorgfältig durch. Suchen Sie dann die eine Aussage in jeder Gruppe heraus, die am besten beschreibt, wie Sie sich in dieser Woche einschließlich heute gefühlt haben, und kreuzen Sie die dazugehörige Ziffer (0, 1, 2 oder 3) an. Falls mehrere Aussagen einer Gruppe gleichermaßen zutreffen, können Sie auch mehrere Ziffern markieren. Lesen Sie auf jeden Fall alle Aussagen in jeder Gruppe, bevor Sie Ihre Wahl treffen.	
A	
0	Ich bin nicht traurig.
1	Ich bin traurig.
2	Ich bin die ganze Zeit traurig und komme nicht davon los.
3	Ich bin so traurig oder unglücklich, dass ich es kaum noch ertrage.
B	
0	Ich sehe nicht besonders mutlos in die Zukunft
1	Ich sehe mutlos in die Zukunft.
2	Ich habe nichts, worauf ich mich freuen kann.
3	Ich habe das Gefühl, dass die Zukunft hoffnungslos ist und dass die Situation nicht besser werden kann.
C	
0	Ich fühle mich nicht als Versager.
1	Ich habe das Gefühl, öfter versagt zu haben als der Durchschnitt.
2	Wenn ich auf mein Leben zurückblicke, sehe ich bloß eine Menge Fehlschläge.
3	Ich habe das Gefühl, als Mensch ein völliger Versager zu sein.

scher Funktionen wie Wahrnehmung, Konzentration, Merkfähigkeit oder Motorik.

Die Messung von Gedächtnisleistungen und Leistungen anderer „höherer kognitiver Funktionen" dient vor allem der Intelligenzmessung und der Beurteilung organisch bedingter Hirnfunktionsstörungen.

Am häufigsten wird die testpsychologische Diagnostik in der Psychiatrie zur Messung der Intelligenz und zur Beurteilung von Konzentration und Aufmerksamkeit eingesetzt.

Intelligenzmessung

Der am weitesten verbreitete Test zur Messung von Intelligenz ist der **Hamburg-Wechsler-Intelligenz-Test für Erwachsene** (**HAWIE**, Tab. 2-13). Kritisch ist bei diesem Test anzumerken, dass die Testleistung wegen seiner verbalen Orientierung sehr von sozialen Faktoren, insbesondere der Schulleistung, mitgeprägt ist. Weniger abhängig von Sprachleistungen und weitgehend unabhängig von Kultur- und Bildungseinflüssen ist der **Standard-Progressive-Matrices-Test,** der sich als Alternative anbietet.

Eine relativ einfache Möglichkeit der orientierenden Erfassung von Intelligenz stellt der sog. Mehrfachwahl-Wortschatz-Intelligenztest dar (Tab. 2-14).

Messung von Konzentrationsleistungen

Auch Tests zur Messung von Konzentrationsleistungen sind in der psychiatrischen Diagnostik sehr verbreitet. Eingesetzt werden z. B. der so genannte **Pauli-Test,** der **Konzentrations-Leistungs-Test** und der **d2-Aufmerksamkeitsbelastungs-Test.**

Bei vielen psychischen Erkrankungen sind die Leistungen in diesen Tests gegenüber einer Normalpopulation herabgesetzt. Differentialdiagnostisch ist allerdings keiner der Tests hilfreich.

Ein weiterer Test zur Beurteilung v. a. der visuellen Merkfähigkeit ist der sog. **Benton-Test**. Dieser wird allgemein als ein relativ sensibler Test für das Erkennen organisch bedingter Hirnfunktionsstörungen angesehen. Differentialdiagnostische Validität besitzt aber auch dieser Test wahrscheinlich nicht.

2.6 Klassifikatorische Diagnostik

Bisher wurde die Diagnostik auf der Symptomebene (psychopathologischer Befund) und der Syndromebene besprochen. Unter einer **Klassifikation** versteht man nun die Einordnung klinisch bedeutsamer Phänomene (z. B. Symptome) in ein nach Klassen eingeteiltes System, das sog. Klassifikationssystem. In diesen Klassifikationssystemen wird versucht, Störungen nach bestimmten Prinzipien einzuteilen. Beispiele für solche Einteilungsprinzipien sind etwa das Erscheinungsbild (z. B. affektive Störungen), die Ätiologie (z. B. organisch bedingte psychische Störungen), der Verlauf von Erkrankungen (z. B. rezidivierende depressive Störung) oder auch psychosoziale Faktoren (z. B. Schichtzugehörigkeit, Bildungsstand).

2.6.1 Aktuelle Klassifkationssysteme: ICD-10 und DSM-IV

In der Psychiatrie und Psychotherapie haben sich weltweit 2 Klassifikationssysteme psychischer Erkrankungen durchgesetzt, mit deren Hilfe versucht

Tab. 2-13 Untertests des Hamburger-Wechsler-Intelligenztest für Erwachsene (HAWIE)

Untertest	Geprüfte Funktion	Beispiele, die den HAWIE-Testaufgaben ähneln
Verbalteil (sechs Untertests zu sprach- und bildungsabhängigen intellektuellen Leistungen)		
Allgemeines Wissen	Allgemeinbildung, Interesse an der Umwelt	Wo geht die Sonne unter? Wie heißt der deutsche Bundeskanzler?
Allgemeines Verständnis	Verständnis sozialer und ethischer Normen	Warum muss man Steuern zahlen?
Wortschatz	Verbale Ausdrucksfähigkeit, Fähigkeit, Wortbedeutungen zu erläutern	Was ist ein Pelz? Ein Mandant?
Zahlennachsprechen	Zahlenspanne, Konzentrationsfähigkeit	Sprechen Sie bitte die Zahlen „4-9-6-8" rückwärts nach!
Rechnerisches Denken	Rechenfähigkeit, logisches Denken, Konzentration	2 Bananen kosten 56 Cent. Wie viel müssen sie für ein Dutzend Bananen bezahlen?
Gemeinsamkeiten finden	Konzeptbildung, sprachliche Abstraktionsfähigkeit	Was ist das Gemeinsame an Luft und Wasser?
Handlungsteil (fünf Untertests zu geschwindigkeitsabhängigen und handlungsbezogenen intellektuellen Leistungen)		
Zahlen-Symbol-Test	Visuomotorische Geschwindigkeit	Symbole müssen unter Zeitdruck Zahlen zugeordnet werden
Bilderordnen	Erfassen komplexer Handlungszusammenhänge in ihrer zeitliche Abfolge, logisches Denken	Eine Serie von Bildern muss in die richtige Reihenfolge gebracht werden
Bilderergänzen	Wahrnehmungsgenauigkeit, Unterscheidung zwischen wichtigen und unwichtigen Details	Fehlende Details sollen auf Bildvorlagen erkannt werden
Mosaiktest	Visuell-analytische Wahrnehmung	Mit verschiedenen farbigen Würfeln müssen geometrische Muster nachgelegt werden
Figurenlegen	Bildhafte Vorstellungsfähigkeit, Gestalterfassung	Figuren müssen ohne Vorlage aus Einzelteilen zusammengelegt werden

wird, eine internationale Verständigung und Vereinheitlichung in Diagnostik, Therapie und Erforschung psychischer Erkrankungen zu erzielen:

1. Die „International Statistical Classification of Diseases, Injuries and Causes of Death (ICD)" der WHO, derzeit in der 10. Version: **ICD-10.**
2. Das „Diagnostic and Statistical Manual of Mental Disorders" der American Psychiatric Association, derzeit in der 4. Fassung: **DSM-IV.**

Merke
Die derzeit weltweit gültigen psychiatrischen Klassifikationssysteme sind die ICD-10 und das DSM-IV.

Kennzeichen der Klassifikationssysteme

Beide Klassifikationssysteme sind durch drei wesentliche Kennzeichen zu beschreiben.

Tab. 2-14 Auszug aus dem Mehrfachwahl-Wortschatz-Intelligenztest

Anweisung: Sie sehen mehrere Reihen mit Wörtern. In jeder Reihe steht höchstens ein Wort, das Ihnen vielleicht bekannt ist. Wenn Sie es gefunden haben, streichen Sie es bitte durch.

1. Nale-Sahe-Nase-Nesa-Sehna
2. Funktion-Kuntion-Finzahm-Tuntion-Tunkion
3. Struk-Streik-Struk-Strek-Kreik
4. Kulinse-Kulerane-Kulisse-Klubihle-Kubistane
5. Kenekel-Gesonk-Kelume-Gelenk-Gelerge
6. siziol-salzahl-sozihl-sziam-sozial
7. Sympasie-Symmofeltrie-Symmantrie-Symphonie-Symplanie
8. Umma-Pamme-Nelle-Ampe-Amme
9. Krusse-Sruke-Krustelle-Kruste-Struke
10. Kirse-Sirke-Krise-Krospe-Serise
11. Tinxur-Kukutur-Fraktan-Tinktur-Rimsuhr
12. Unfision-Fudision-Infusion-Syntusion-Nuridion
13. Feudasmus-Fonderismus-Föderalismus-Födismus-Föderasmus
14. Redor-Radium-Terion-Dramin-Orakium

1. Operationalisierte Diagnostik
Für jede psychische Erkrankung sind diagnostische Kriterien (Ein- und Ausschlusskriterien) explizit vorgegeben, so z. B. die Kriterien für eine depressive Episode oder eine Schizophrenie (Tab. 2-15)

2. Komorbiditätsprinzip
Damit wurde die Schichtenregel (s. o.) aufgegeben. Komorbidität bedeutet das gleichzeitige Auftreten verschiedener psychischer Erkrankungen bei einer Person. Häufige komorbide Erkrankungen sind z. B. Depressionen und Persönlichkeitsstörungen oder Persönlichkeitsstörungen und Alkohol-/Drogenabhängigkeit. Liegen neben einer oder mehreren psychischen Störungen auch noch zusätzliche körperliche Erkrankungen vor, spricht man von **Multimorbidität.**

3. Multiaxiale Diagnostik
Ziel ist hier, der Komplexität klinischer Bedingungen eines Patienten im Sinne eines bio-psycho-sozialen Ansatzes Rechnung zu tragen, indem man den Patienten und seine Störung anhand von klinisch als bedeutsam angesehenen Merkmalen, den sog. Dimensionen oder Achsen, beschreibt.

In der **ICD-10** werden drei Achsen unterschieden (Tab. 2-16).

Das **DSM-IV** unterscheidet fünf Achsen (Tab. 2-17).

Tab. 2-15 ICD-10-Diagnosekriterien einer depressiven Episode

Hauptsymptome	depressive Verstimmung
	Verlust von Freude und Interesse
	erhöhte Ermüdbarkeit
Nebensymptome	verminderte Konzentration und Aufmerksamkeit
	vermindertes Selbstwertgefühl und Selbstvertrauen
	Schuldgefühle und Gefühle der Wertlosigkeit
	negative und pessimistische Zukunftsperspektiven
	Suizidgedanken oder erfolgte Selbstverletzung/Suizidhandlung
	Schlafstörungen
	verminderter Appetit

Anmerkung: Um die Diagnose einer depressiven Episode stellen zu können, müssen die Patienten mindestens zwei Wochen unter mindestens zwei der genannten Hauptsymptome und unter mindestens zwei Nebensymptomen leiden. Die Einstufung des Schweregrades nach ICD-10 wird abhängig von der Anzahl der Nebensymptome vorgenommen: Bei zwei Nebensymptomen wird eine leichte depressive Episode, bei drei eine mittelschwere und bei mindestens vier Nebensymptomen eine schwere depressive Episode diagnostiziert.

Tab. 2-16 Multiaxialer Ansatz der ICD-10

Achsen	Operationalisierung der Achsen
I. Klinische Diagnosen	Psychiatrische Diagnosen (Kapitel V) Somatische Diagnosen (aus den anderen Kapiteln der ICD-10)
II. Soziale Funktionseinschränkungen	Disability Assessment Scale der WHO • Individuelle soziale Kompetenzen • Berufliche Funktionsfähigkeiten • Familiäre Funktionsfähigkeiten • Soziales Verhalten
III. Abnorme psychosoziale Situationen	• Entwicklung in der Kindheit • Erziehungsprobleme • Schwierigkeiten in der sozialen Umgebung • Besondere berufliche Probleme • Juristische und andere psychosoziale Schwierigkeiten • Familienanamnese psychiatrischer Störungen usw.

Tab. 2-17 Multiaxialer Ansatz im DSM-IV

Achsen	Operationalisierung der Achsen
I. Klinische Störungen andere klinisch relevante Probleme	Psychiatrische Diagnosen nach DSM-IV
II. Persönlichkeitsstörungen geistige Behinderung	Persönlichkeitsstörungen und geistige Behinderung nach DSM-IV
III. Medizinische Krankheitsfaktoren	Ohne Operationalisierung
IV. Psychosoziale oder umgebungsbedingte Probleme	9-stufige Skala
V. Globale Beurteilung des Funktionsniveaus	Globale Assessment of Functioning Scale (GAF)

Die ICD-10

Tabelle 2-18 gibt einen Überblick über alle diagnostischen Hauptgruppen des psychiatrischen Teils der ICD-10.

Änderungen in der ICD-10 gegenüber der ICD-9
Gegenüber ihrer Vorgängerin, der ICD-9, gibt es in der ICD-10 einige Änderungen, die hier angespro-

Tab. 2-18 Die diagnostischen Hauptgruppen der ICD-10

F0	**Organische, einschließlich symptomatische psychische Störungen**
F00	Demenz bei Alzheimer-Krankheit
F01	Vaskuläre Demenz
F02	Demenz bei sonstigen andernorts klassifizierten Erkrankungen
F03	Nicht näher bezeichnete Demenz
F04	Organisches amnestisches Syndrom
F05	Delir
F06	Sonstige psychische Störungen aufgrund einer Schädigung oder Funktionsstörung des Gehirns oder einer körperlichen Krankheit
F07	Persönlichkeits- und Verhaltensstörungen aufgrund einer Krankheit, Schädigung oder Funktionsstörung des Gehirns
F1	**Psychische und Verhaltensstörungen durch psychotrope Substanzen**
F10	Störungen durch Alkohol
F11	Störungen durch Opioide
F12	Störungen durch Cannabinoide
F13	Störungen durch Sedativa oder Hypnotika
F14	Störungen durch Kokain
F15	Störungen durch sonstige Stimulanzien einschließlich Koffein
F16	Störungen durch Halluzinogene
F17	Störungen durch Tabak
F18	Störungen durch flüchtige Lösungsmittel
F19	Störungen durch multiplen Substanzgebrauch und Konsum sonstiger psychotroper Substanzen
F2	**Schizophrenie, schizotype und wahnhafte Störungen**
F20	Schizophrenie
F21	Schizotype Störung
F22	Anhaltende wahnhafte Störung
F23	Akute vorübergehende psychotische Störungen
F24	Induzierte wahnhafte Störung
F25	Schizoaffektive Störungen
F3	**Affektive Störungen**
F30	Manische Episode
F31	Bipolare affektive Störung
F32	Depressive Episode
F33	Rezidivierende depressive Störungen
F34	Anhaltende affektive Störungen
F38	Sonstige affektive Störungen
F4	**Neurotische, Belastungs- und somatoforme Störungen**
F40	Phobische Störung
F41	Sonstige Angststörungen
F42	Zwangsstörung
F43	Reaktionen auf schwere Belastungen und Anpassungsstörungen
F44	Dissoziative Störungen (Konversionsstörungen)
F45	Somatoforme Störungen
F48	Sonstige neurotische Störungen
F5	**Verhaltensauffälligkeiten in Verbindung mit körperlichen Störungen oder Faktoren**
F50	Ess-Störungen
F51	Nicht organische Schlafstörungen
F52	Nicht organische sexuelle Funktionsstörungen
F53	Psychische und Verhaltensstörungen im Wochenbett
F54	Psychische Faktoren und Verhaltensstörungen im Wochenbett
F55	Missbrauch von nicht abhängigkeitserzeugenden Substanzen
F6	**Persönlichkeits- und Verhaltensstörungen**
F60	Persönlichkeitsstörungen
F61	Kombinierte und sonstige Persönlichkeitsstörungen
F62	Andauernde Persönlichkeitsstörungen
F63	Abnorme Gewohnheiten und Störungen der Impulskontrolle
F64	Störungen der Geschlechtsidentität
F65	Störungen der Sexualpräferenz
F66	Psychische und Verhaltensprobleme in Verbindung mit der sexuellen Entwicklung und Orientierung
F68	Sonstige Persönlichkeits- und Verhaltensstörungen
F7	**Intelligenzminderung**
F70	Leichte Intelligenzminderung
F71	Mittelgradige Intelligenzminderung
F72	Schwere Intelligenzminderung
F73	Schwerste Intelligenzminderung
F8	**Entwicklungsstörungen**
F80	Umschriebene Entwicklungsstörungen des Sprechens und der Sprache
F81	Umschriebene Entwicklungsstörungen schulischer Fertigkeiten
F82	Umschriebene Entwicklungsstörungen der motorischen Funktionen
F83	Kombinierte umschriebene Entwicklungsstörungen
F84	Tief greifende Entwicklungsstörungen
F9	**Verhaltens- und emotionale Störungen mit Beginn in der Kindheit und Jugend**
F90	Hyperkinetische Störungen
F91	Störungen des Sozialverhaltens
F92	Kombinierte Störungen des Sozialverhaltens und der Emotionen
F93	Emotionale Störungen des Kindesalters
F94	Störungen sozialer Funktionen mit Beginn in der Kindheit und Jugend
F95	Ticstörungen
F98	Sonstige Verhaltens- und emotionale Störungen mit Beginn in der Kindheit und Jugend

chen werden sollen, da die klassische Einteilung psychischer Störungen nach der ICD-9 (Triadisches System) noch von vielen Psychiatern benutzt wird (↗ Kap. 1):

- Die ICD-10 verpflichtet sich generell einem **deskriptiven, atheoretischen Ansatz,** was bedeutet, dass die Störungen mehr nach phänomenologischen Kriterien wie Symptomatik, Verlauf etc. als nach ätiologischen Kriterien eingeteilt werden. So wurden die Begriffe endogene und psychogene/reaktive Depression der ICD-9 in der ICD-10 völlig fallen gelassen.

- Die ICD-10 gibt **genaue operationalisierte Diagnosekriterien und Algorithmen zur Diagnosestellung** vor, während in der ICD-9 die Krankheitsbilder nur relativ unscharf beschrieben wurden.
- Die Begrifflichkeit wurde in der ICD-10 geändert, was sich insbesondere im Verlassen ätiologisch definierter oder uneinheitlich gebrauchter Begriffe wie Neurose, Psychose, endogen oder psychogen zeigt. Für Krankheit wird in der ICD-10 allgemein der Begriff **Störung** verwendet.
- Die ICD-10 verwendet ein **offenes alphanumerisches System,** das die Möglichkeit bietet, es jederzeit zu ergänzen, ohne das ganze Klassifikationssystem reformieren zu müssen.

Erweiterung der ICD-10: Operationalisierte Psychodynamische Diagnostik (OPD)

Ein Nachteil der genannten Klassifikationssysteme liegt in der meist fehlenden Relevanz der meisten diagnostischen Kategorien für therapeutische Interventionen. Zwar lässt sich aus der Diagnosestellung einer schizophrenen Störung oder einer schweren depressiven Episode die Notwendigkeit einer neuroleptischen bzw. antidepressiven Therapie ableiten, differenziertere therapeutische Handlungsanweisungen machen jedoch eine erweiterte psychiatrisch-psychotherapeutische Diagnostik notwendig. Der Vorteil ist, dass nicht nur beobachtungsnahe und deskriptive Merkmale, sondern persönlichkeitsgetragene, sprich „strukturelle" Merkmale berücksichtigt werden.

Von einer deutschsprachigen Arbeitsgruppe wurde vor diesem Hintergrund ein multiaxiales System zur **„Operationalisierten Psychodynamischen Diagnostik (OPD)"** entwickelt, mit dem sich auf 5 Achsen therapeutisch und prognostisch relevante Aspekte erfassen lassen.

In Tabelle 2-19 sind die verschiedenen Achsen aufgeführt.

2.6.2 Erhebungsinstrumente der klassifikatorischen Diagnostik

Diagnosen werden im klinischen Alltag im Anschluss an ein psychiatrisch-psychotherapeutisches Gespräch und ggf. eine erweiterte organische Diagnostik gestellt. Empirische Untersuchungen haben jedoch gezeigt, dass die Interrater-Reliabilität solcher auf einem klinischen Interview basierender Diagnosestellungen eher gering ist. Obwohl mit der Einführung operationalisierter Diagnosesysteme hier eine Besserung erreicht werden konnte, ist, insbesondere auch für Forschungszwecke, eine reliablere Diagnosestellung wünschenswert.

Merke
Reliabilität beschreibt die Zuverlässigkeit oder Genauigkeit mit der ein Verfahren genau das misst, was es vorgibt zu messen, unabhängig vom Inhalt. Die Interrater-Reliabilität misst die Genauigkeit, mit der zwei oder mehrere Untersucher mit dem gleichen Messinstrument zu einem gleichen oder ähnlichen Ergebnis kommen.

Zu diesem Zweck wurden Erhebungsinstrumente zur Hilfestellung bei der Diagnosestellung entwickelt, wobei man folgende Arten von Instrumenten unterscheidet:

- **Checklisten:** Sie enthalten in der Regel nur die für die einzelnen diagnostischen Kategorien

Tab. 2-19 Das multiaxiale System der „Operationalisierten Psychodynamischen Diagnostik (OPD)"

Achse I Krankheitserleben und Behandlungsvoraussetzungen		19 Items, z. B. Beurteilung des Schweregrades der psychischen Erkrankung, Leidensdruck, Beeinträchtigung des Selbsterlebens, Einsichtsfähigkeit, Motivation zur Psychotherapie etc. (4-stufige Fremdeinschätzung von 1 = niedriger bis 4 = hoher Ausprägungsgrad)
Achse II		Beziehung (dysfunktionelles habituelles Beziehungsverhalten; Fremdeinschätzung von jeweils 4 nach Relevanz gewichteten Merkmalen je Perspektive und Dimension)
Achse III		Konfliktformen (Fremdeinschätzung mit 4-stufigem Rating von 0 (= nicht vorhanden) bis 3 (= hoch) für jeden definierten Konflikt, z. B. Abhängigkeit versus Autonomie, Kontrolle versus Unterwerfung etc.
Achse IV		Psychische und psychosomatische Störungen entsprechend Kapitel F der ICD-10
Achse V	**Va**	Psychische Störungen mit Zusatzcodierung der Kategorie F 54 Psychische und Verhaltenseinflüsse bei anderenorts klassifizierten Erkrankungen nach Art der psychischen Symptomatik
	Vb	Persönlichkeitsstörungen
	Vc	Körperliche Erkrankungen

enthaltenen Kriterien, es ist dem Untersucher überlassen, wie er die Fragen stellt. Beispiele sind:
- ICD-10-Checklisten,
- Internationale Diagnosen-Checklisten für Persönlichkeitsstörungen nach ICD-10 (ICDL-P).

- **Strukturierte Interviews:** Hier sind die Fragen des Untersuchers genau vorgegeben, die Bewertung und Gewichtung der Antworten wird aber mehr oder weniger dem Untersucher überlassen. Bei einigen Interviews werden hierzu auch Hilfestellungen mitgegeben. Beispiele sind:
  - Diagnostisches Interview bei psychischen Störungen (DIPS)
  - Strukturiertes Klinisches Interview für DSM-IV Achse I (SKID-I; Tab. 2-20)
  - Strukturiertes Interview für die Diagnose von Demenzen (SIDAM)
  - Strukturiertes Interview für anorektische und bulimische Essstörungen
  - International Personality Disorder Examination (IPDE)
- **Standardisierte Interviews:** Hier sind alle Ebenen des diagnostischen Prozesses inklusive der Kodie-

Tab. 2-20 Ausschnitt aus dem Strukturierten Klinischen Interview für DSM-IV, Achse I (SKID-I)

Sektion A: Affektive Syndrome

In der Sektion A werden depressive, manische sowie andere affektive Syndrome beurteilt. Diagnosen werden jedoch z.T. erst in Sektion D abgeleitet. Wenn kein Hinweis auf eine derzeitige depressive Stimmungslage besteht, kreuzen Sie hier an und gehen Sie zu A38 (frühere Episoden eines depressiven Syndroms).

Derzeitige Major Depression Episode (MDE)

	MDE-Kriterien Ich möchte Ihnen zunächst einige Fragen zu Ihrer Stimmung stellen.	**A.** Mindestens 5 der folgenden Symptome haben während des gleichen 2-wöchigen Zeitraums durchgehend bestanden und stellen eine Veränderung gegenüber der bisherige Leistungsfähigkeit dar: mindestens 1 Symptom ist 1) depressive Verstimmung oder 2) Verlust von Interesse oder Freude	
	Während der letzten 4 Wochen ...		
A1	... gab es da eine Zeitspanne, in der Sie sich fast jeden Tag nahezu durchgängig niedergeschlagen oder traurig fühlten? (Können Sie das genauer beschrieben?) **Wenn ja:** Wie lange hielt dies insgesamt an? (2 Wochen lang?)	1) Depressive Verstimmung fast den ganzen Tag lang, fast täglich, entweder nach subjektivem Ermessen (fühlt sich z. B. traurig oder leer) oder für andere beobachtbar (erscheint z. B. weinerlich). Beachten Sie: Bei Kindern und Jugendlichen kann es sich auch um reizbare Stimmung handeln!	? 1 2 3
A2	... haben Sie das Interesse oder die Freude an fast allen Aktivitäten verloren, die Ihnen gewöhnlich Freude machten? **Wenn ja:** War dies fast jeden Tag der Fall? Wie lange hielt das an? (2 Wochen lang?)	2) Erheblicher Verlust von Interesse oder Freude an allen oder fast allen Aktivitäten nahezu jeden Tag (entweder nach subjektivem Ermessen oder für andere beobachtbar).	? 1 2 3

Beziehen Sie sich bei den folgenden Fragen auf die schlimmsten 2 Wochen während des vergangenen Monats. (Kodieren Sie 1, wenn es sich eindeutig um einen allgemeinen medizinischen Krankheitsfaktor, stimmungsinkongruente Wahnvorstellung oder Halluzinationen handelt.)

A3	**Während dieser Zeit ...** ... haben Sie da ab- oder zugenommen? (Wie viel? Haben Sie versucht abzunehmen?) **Wenn nein:** Wie war Ihr Appetit? (Im Vergleich zu sonst? Mussten Sie sich zum Essen zwingen? Haben Sie mehr/weniger als sonst gegessen?)	3) Erheblicher Gewichtsverlust ohne Diät oder Gewichtszunahme (mehr als 5% des Körpergewichts/Monat) oder veränderter/gesteigerter Appetit fast täglich. **Bei Kindern die zu erwartende Gewichtszunahme beachten!** **Kreuzen Sie an** ☐ Gewichtsverlust/verminderter Appetit ☐ Gewichtszunahme/gesteigerter Appetit	? 1 2 3
A4	... hatten Sie irgendwelche Schlafprobleme? (Ein- oder Durchschlafprobleme, häufiges oder zu frühes Erwachen, vermehrter Schlaf? Wie viele Stunden im Vergleich zu sonst? War dies fast täglich der Fall?	4) Schlaflosigkeit oder vermehrter Schlaf fast täglich ☐ Insomnia ☐ Hypersomnia	? 1 2 3

rung der Antworten genau festgelegt. Die Diagnosestellung erfolgt meist computerisiert. Ein Beispiel ist das Composite International Diagnostic Interview (CIDI).

Bei den genannten Untersuchungsinstrumenten muss beachtet werden, dass die reliable Anwendung trainiert werden muss, wobei der Trainingsaufwand bei den strukturierten Interviews am höchsten ist. Weiterhin ist der Zeitaufwand relativ hoch; so benötigt man beispielsweise für die Durchführung eines kompletten IPDE oder SKID-I je nach Patient 60 bis 120 Minuten.

Die notwendige klinische Erfahrung des Untersuchers ist vom Strukturierungsgrad des angewendeten Instruments abhängig: So sollte sie bei den Checklisten am höchsten sein, während bei den standardisierten Interviews die Anforderungen an die klinische Erfahrung des Untersuchers gering sind.

2.7 Befunddokumentation

Alle Untersuchungsergebnisse (Anamnese, psychischer Befund und körperliche Untersuchung) werden in der **Krankengeschichte (Krankenakte)** als „**Anamnese und Befund**" schriftlich niedergelegt und mit einer vorläufigen Diagnose sowie differentialdiagnostischen Erwägungen abgeschlossen.

Die Inhalte der Anamnese und des psychischen Befunds sollen dem Leser eine wirklichkeitsnahe Vorstellung des Patienten vermitteln. Dazu dienen z. B. die Wiedergabe der Anamnese in indirekter Rede sowie das wörtliche Festhalten von Selbstschilderungen des Patienten.

Während des Krankenhausaufenthaltes oder der ambulanten Behandlung des Patienten muss die Krankengeschichte regelmäßig weitergeführt werden (**„Verlauf"**), und auch die Ergebnisse weiterführender Untersuchungen wie Labor, EEG, CT usw. sind hier zu vermerken. Bei der Entlassung wird die Krankenakte dann mit der „endgültigen Diagnose" und der **„Epikrise"** vervollständigt und abgeschlossen. Unter der Epikrise versteht man einen zusammenfassenden kritischen Bericht über den Ablauf einer Erkrankung nach Abschluss des Falles einschließlich der endgültigen Feststellung der Diagnose und Besprechung der Differentialdiagnosen. Die Epikrise wird meist im **Arztbrief** niedergelegt, der an den weiterbehandelnden Arzt versandt wird.

Grundsätzlich hat der Patient ein **Einsichtsrecht** in die Krankenunterlagen. Das gilt aber nur insoweit, als sie objektive Befunde (z. B. Laborbefunde) und Berichte über Behandlungsmaßnahmen (z. B. Medikation oder Operation) betreffen. Da im Bereich der Psychiatrie und Psychotherapie aber in besonderem Maße subjektive Beurteilungsmomente mit einbezogen werden, besteht hier keine grundsätzliche Verpflichtung zur Gewährung der Einsicht in Krankenunterlagen. Die Entscheidung darüber bleibt hier also dem Ermessen des Arztes vorbehalten.

Klinik

Wenn ein Patient den Wunsch nach Einsicht in die Krankenunterlagen äußert, sollte man ihm diesen nicht grundsätzlich verwehren. Praktikabel ist häufig, dem Patienten anzubieten, die Unterlagen wie Arztbriefe oder Laborbefunde gemeinsam anzuschauen. Dies ermöglicht auch, Missverständnissen auf Seiten des Patienten durch entsprechende Erklärungen vorzubeugen.

2.8 Apparative Zusatzdiagnostik

Im Wesentlichen stützt sich die psychiatrische Diagnostik auf die Erhebungen des psychiatrisch-psychotherapeutischen Gesprächs. Zur weiteren Diagnostik und insbesondere zum Ausschluss organischer Ursachen einer psychischen Symptomatik kommen jedoch zusätzlich apparative Verfahren zur Anwendung. Dazu gehören im Einzelnen:

- das Elektrokardiogramm (EKG)
- das Elektroenzephalogramm (EEG)
- die Polysomnographie (PSG)
- die Labordiagnostik
- die Diagnostik mittels bildgebender Verfahren.

2.8.1 EKG, EEG und Polysomnographie

Elektrokardiographie (EKG)

Im Rahmen der somatischen Ausschlussdiagnostik gehört das Elektrokardiogramm (EKG) zu den **Basisuntersuchungen** in der Psychiatrie.

Darüber hinaus ist zu beachten, dass eine Vielzahl von **Psychopharmaka** unerwünschte kardiale Nebenwirkungen haben, so dass auch vor dem Beginn einer psychopharmakologischen Therapie immer ein EKG abgeleitet werden sollte. Im Verlauf der Therapie müssen Kontrolluntersuchungen durchgeführt werden. Bei folgenden Psychopharmakaklassen ist mit EKG-Veränderungen zu rechnen:

- **trizyklische Antidepressiva:** Erregungsausbreitungsstörungen wie Verlängerungen des PR-, QRS- oder QT-Intervalls.
- **Neuroleptika:** Störungen der Erregungsbildung und Erregungsleitung. Für mehrere Neuroleptika sind auch Verlängerungen der QTc-Zeit bekannt, was mit einem erhöhten Risiko maligner Rhythmusstörungen einhergeht. Unter dem atypischen Neuroleptikum Clozapin wurden Myokarditiden beschrieben, die ebenfalls mit EKG-Veränderung einhergehen können.
- **Lithium und Carbamazepin:** auch sie können zu Erregungsbildungs- und Erregungsleitungsstörungen führen.

Merke
Besondere Vorsicht ist bei der gleichzeitigen Gabe von Psychopharmaka und internistischen Medikamenten wie z. B. Betablockern und Digitalispräparaten geboten, die ebenfalls die Erregungsleitung stören können.

Zusätzlich ist zu beachten, dass einige Psychopharmaka über eine Hemmung der Cytochrom-P450-Isoenzyme der Leber den Abbau bestimmter internistischer Medikamente hemmen können, so dass verstärkt Nebenwirkungen auftreten können (↗ Kap. 3).

Elektroenzephalographie (EEG)

Grundlagen des EEG

Das Elektroenzephalogramm (EEG), das 1929 von Berger entwickelt wurde, zeichnet an der Oberfläche der Hirnrinde abgeleitete Potentialschwankungen auf, die Feldpotentialänderungen von Nervenzellverbänden der oberflächlichen Schichten der Hirnrinde reflektieren.

Die elektrische Aktivität tiefer gelegener Hirnregionen kann also im Regelfall nicht erfasst werden. Dazu können jedoch intrazerebrale Elektroden angebracht werden, wie sie in der Epileptologie zunehmend eingesetzt werden.

Zur Registrierung des EEG beim Menschen werden in einer bestimmten topographischen Anordnung Elektroden an der Schädeloberfläche angebracht. Als Bezugspunkte für die Elektrodenposition dienen dabei die Nasenwurzel (Nasion), ein Knochenpunkt am Hinterhaupt (Inion) sowie knöcherne Vertiefungen vor den Ohren (präaurikuläre Punkte). Wie in Abbildung 2-2 gezeigt, werden die EEG-Elektroden nach einer internationalen Norm, dem „10-20-Elektrodensystem", angebracht.

Die spontan auftretenden EEG-Wellen werden in bestimmte Frequenzbänder eingeteilt, die folgendermaßen gekennzeichnet sind (Abb. 2-2): **Beta-Wellen** (Frequenz 14–30 Hz), **Alpha-Wellen** (Frequenz 8–13 Hz), **Theta-Wellen** (Frequenz 4–7 Hz) und **Delta-Wellen** (Frequenz 0,5–3 Hz).

Beim gesunden Erwachsenen treten im aktiven Wachzustand bei geschlossenen Augen Alpha-Wellen auf, die beim Öffnen der Augen in Beta-Wellen übergehen **(sog. Alphablockade).** Beim Übergang in den Schlafzustand treten dann zunehmend langsamere Wellen vom Theta- und Deltatyp auf.

Klinik: Für die Beschreibung des EEG sind folgende Kriterien wichtig:
- Amplitude und Frequenz der Wellen
- Verteilung der Rhythmen über den verschiedenen Hirnregionen
- Auftreten abnormer Potentialschwankungen bzgl. Form, Steilheitsgraden und Polungsrichtungen
- Seitendifferenzen und Herdbefunde.

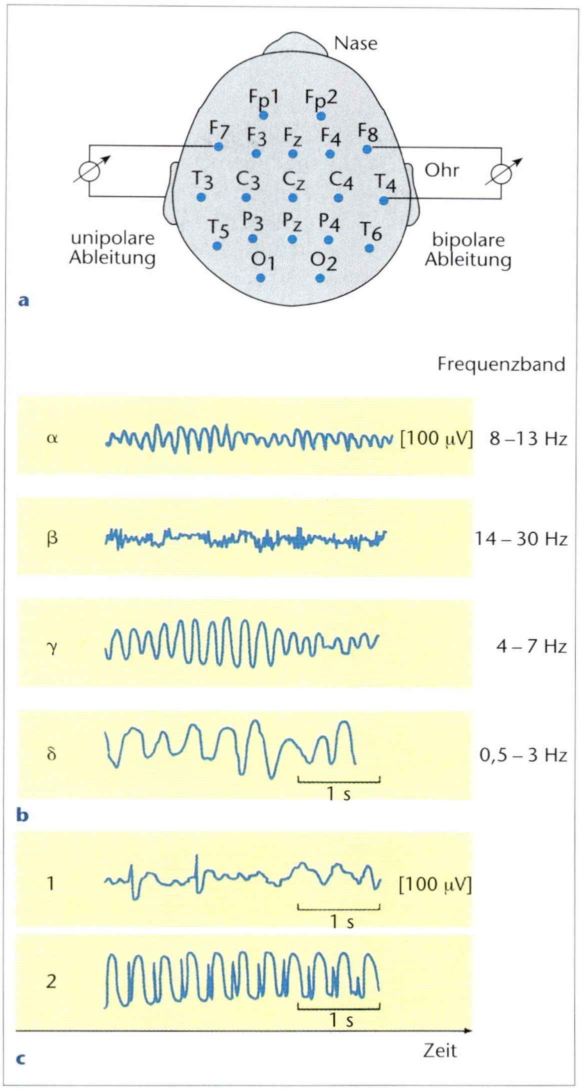

Abb. 2-2 Ableitung des EEG beim Menschen [5]
a) Ableitungsschema,
b) Frequenzbänder des EEG,
c) EEG bei epileptischer Aktivität, 1= scharfe Wellen 2 = Spitze-Welle-Komplexe (spikes and waves)

Neben der Ableitung eines Ruhe-EEG können verschiedene **Provokationsmethoden** eingesetzt werden, die über eine Steigerung des kortikalen Erregungsniveaus insbesondere der Provokation epileptischer Potentialschwankungen dienen. Zu diesen gehören:
- **Hyperventilation:** forcierte Mehratmung über 3–5 Min. mit ca. 25 tiefen Atemzügen pro Minute
- **Fotostimulation:** Applikation hochfrequenter Flimmerreize

- **Schlafentzugs-EEG:** Ableitung eines EEG nach komplettem Schlafentzug.

Bedeutung des EEG in der Psychiatrie

Seit der Entwicklung bildgebender Verfahren hat die Bedeutung des EEG in der Psychiatrie gegenüber früher abgenommen. Dennoch spielt die Ableitung eines EEG in der Psychiatrie bei folgenden Indikationen noch immer eine wichtige Rolle:

- **EEG bei Epilepsien:** Für Einzelheiten bzgl. der EEG-Diagnostik bei Epilepsien wird auf die Lehrbücher der Neurologie verwiesen. Für die Psychiatrie sind relevant:
  - **Forcierte Normalisierung:** Einige Epilepsiepatienten, bei denen durch eine effektive antiepileptische Behandlung die Häufigkeit epileptischer Anfälle reduziert wurde, entwickeln ein psychotisches Zustandsbild, das gleichzeitig mit einer deutlichen Normalisierung des EEG-Befundes einhergeht. Dies bezeichnet man als forcierte Normalisierung bzw. als Alternativpsychose.
  - **Status einfach-fokaler Anfälle:** Zustandsbilder eines paranoid-halluzinatorischen Syndroms mit Desorientiertheit und Angstzuständen können ihre Ursache in einer fokalen epileptischen Aktivität im Bereich des Temporallappens haben.
  - **Epileptischer Anfall im Rahmen eines Alkohol- oder Benzodiazepinentzugs:** Während des Entzugs von z. B. Alkohol oder Benzodiazepinen besteht eine erhöhte Anfälligkeit für das Auftreten epileptischer Anfälle.
- **EEG zur Diagnostik organischer Hirnerkrankungen:** Obwohl das EEG in neuerer Zeit durch die differenzierten neuroradiologischen Methoden der Diagnostik von Hirntumoren, entzündlichen Hirnerkrankungen und anderen zerebralen Störungen zunehmend an Bedeutung eingebüßt hat, zeigen einige Hirnerkrankungen charakteristische EEG-Auffälligkeiten. Zu nennen sind:
  - **Jakob-Creutzfeldt-Erkrankung:** Diese Prionenerkrankung geht mit einer zunehmenden Frequenzverlangsamung des EEG einher, die in der Folge zu einer desorganisierten Delta-Aktivität mit charakteristischen repetitiven triphasischen Wellen führt (↗ Abb. 4.10, Kap. 4).
  - **Enzephalitiden:** Diese entzündlichen Hirnerkrankungen zeigen entsprechend dem Hirnbefall Grundrhythmusverlangsamungen über den betroffenen Hirnregionen. Charakteristisch sind langsame Wellen über der Temporallappenregion z. B. bei der Herpesenzephalitis.
- **EEG unter Therapie mit Psychopharmaka:** Praktisch alle Psychopharmaka können auch in therapeutischen Dosen zu Veränderungen des EEG führen, wobei diese von den Eigenschaften der Substanz, der Höhe und Dauer der Dosierung, dem Verlauf der Grunderkrankung und dem Ausgangs-EEG abhängig sind. Grundsätzlich sollte vor Beginn jeder Pharmakotherapie ein EEG abgeleitet werden.

  Folgende Änderungen im EEG unter Psychopharmakotherapie sind zu erwarten:
  - **Grundrhythmusverlangsamung** und Amplitudenanstieg des Alpharhythmus: bei verschiedenen Antidepressiva und Antipsychotika
  - **Induktion epileptischer Aktivität:** Viele Antidepressiva und Antipsychotika, v. a. Clozapin (Leponex®). Hierbei ist zu beachten, dass aus dem Auftreten paroxysmaler epileptischer EEG-Aktivität nicht sicher auf die Gefahr des Auftretens epileptischer Anfälle geschlossen werden kann.
  - **Vermehrte Beta-Aktivität:** Diese ist insbesondere unter Gabe von Benzodiazepinen zu beobachten.

Merke

Das EEG wird zur Diagnostik von Epilepsien und organischen Hirnerkrankungen eingesetzt. Auch im Verlauf einer Psychopharmakotherapie wird es zur Erfassung von möglichen Änderungen der Hirnstromaktivität verwandt.

Polysomnographie

Die Polysomnographie (PSG) wird zur Diagnostik von Schlafstörungen eingesetzt. Dabei werden während des Schlafes gleichzeitig das EEG, das Elektrookulogramm (EOG) und das Elektromyogramm (EMG) der Kinnregion aufgezeichnet. Anhand charakteristischer Veränderungen im EEG, EOG und EMG werden verschiedene Schlafstadien unterschieden (Tab. 2-21).

Dabei dient das Elektrookulogramm insbesondere zur Identifizierung des REM-Schlafs, der durch schnelle konjugierte Augenbewegungen gekennzeichnet ist. Darüber hinaus können mit Hilfe des EOG auch Lidschläge im Wachzustand und langsam rollende Augenbewegungen im leichten Non-REM-Schlaf (Stadium 1) aufgezeichnet werden. Mit dem EMG werden phasische Muskelaktivitäten im REM-Schlaf erfasst. Darüber hinaus können auch periodische nächtliche Beinbewegungen mit Spezialableitungen erfasst werden (zur Diagnostik eines so genannten Restless-legs-Syndroms ↗ Kap. 11.1.2).

Weitere spezialisierte Diagnoseverfahren sind die Messung nächtlicher Erektionen beim Mann und die Registrierung bestimmter atmungsphysiologischer Parameter.

Die folgende Abbildung 2-3 zeigt ein Polysomnogramm einer gesunden Versuchsperson und eines depressiven Patienten. Besonders zu beachten sind bei der Depression die Verlängerung der REM-Latenz, das vermehrte Auftreten von REM-Phasen und die verminderte Schlaftiefe (↗ Kap. 5.3).

Tab. 2-21 Polysomnographische Charakteristika im EEG, EOG und EMG

	EEG	EOG	EMG
Wach	Alpha-Aktivität	Lidschläge	Hoher Tonus
Non-REM 1	Theta-Aktivität; Vertexzacken	Langsame Augenbewegungen	Abnahme des Muskeltonus
Non-REM 2	Theta-Aktivität; K-Komplexe, Schlafspindeln	Keine Augenbewegungen	Abnahme des Muskeltonus
Non-REM 3	Hohe Delta-Wellen	Keine Augenbewegungen	Abnahme des Muskeltonus
Non-REM 4	Hohe Delta-Wellen	Keine Augenbewegungen	Abnahme des Muskeltonus
REM	Theta-Aktivität; Sägezahnwellen	Konjugierte, schnelle Augenbewegungen	Niedriger Tonus

2.8.2 Labordiagnostik

Neben der ausführlichen Erhebung der körperlichen Anamnese und Medikamentenanamnese sowie der körperlichen Untersuchung gehört die Labordiagnostik, bestehend aus Blut-, Harn- und ggf. Liquoruntersuchung, zu den zentralen Bausteinen der psychiatrischen Ausschluss- und Zusatzdiagnostik.

Klinik
Eine gründliche Anamneseerhebung kann eine den Patienten belastende und unnötige Kosten verursachende ungezielte Diagnostik in vielen Fällen vermeiden. Fragen Sie daher immer genau nach organischen Vorerkrankungen, körperlichen Beschwerden, der Sexual-, Medikamenten-, Drogenanamnese sowie nach Auslandsaufenthalten. Eine genaue internistisch-neurologische Untersuchung kann eine fokussierte weiterführende Diagnostik ermöglichen.

Routinelabor

Folgende Basisparameter sollten bei jedem Patienten bestimmt werden:
- Blutkörperchensenkungsgeschwindigkeit (BSG)
- Blutbild incl. Differentialblutbild
- Elektrolyte (v. a. Na, K, Ca)
- Kreatinin
- GOT, GPT und Gamma-GT
- Blutzucker

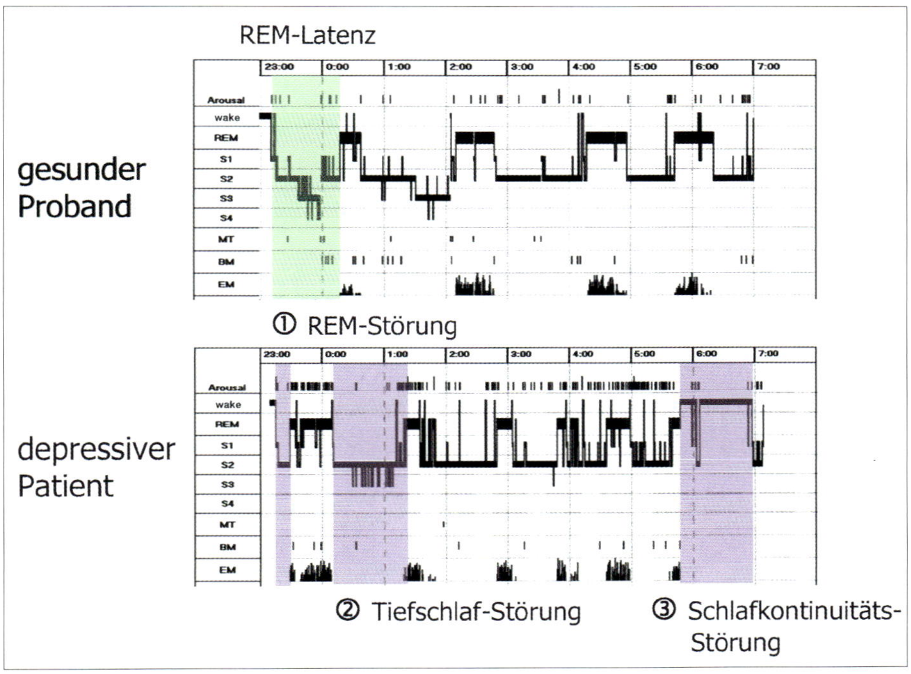

Abb. 2-3 Polysomnogramm eines Gesunden und eines depressiven Patienten

- Schilddrüsenparameter (TSH als Screeningparameter i.d.R. ausreichend)
- Urinstatus.

Neben einer möglichen Diagnostik körperlicher Erkrankungen dienen diese Parameter auch als Ausgangswert für Verlaufskontrollen unter der medikamentösen Therapie.

Vor und während der Behandlung mit **Neuroleptika** sollte auch die Creatinphosphokinase (CK) bestimmt werden, bei atypischen Neuroleptika, die mit Gewichtszunahme und diabetischer Stoffwechsellage einhergehen können, sollten die Blutzuckerwerte bzw. das HBA_{1C} kontrolliert werden.

Bei Patientinnen im gebährfähigen Alter sollte vor medikamentöser Therapie ein **Schwangerschaftstest** durchgeführt werden, um teratogene Auswirkungen von Psychopharmaka im ersten Trimenon zu verhindern.

Weitere laborchemische Untersuchungen müssen entsprechend den Ergebnissen aus der körperlichen Anamnese und Befunderhebung erfolgen.

Drogenscreening

Viele psychische Störungen können durch die Einnahme von Drogen hervorgerufen werden. Daher ist der differentialdiagnostische Ausschluss einer drogeninduzierten Störung wichtig. Mit den gängigen Drogenscreeningverfahren können im Ausgangsmaterial (Blut oder Urin) meist die folgenden Substanzen bestimmt werden:

- Alkohol
- Amphetamine
- Barbiturate
- Benzodiazepine
- Cannabis
- Halluzinogene
- Kokain
- LSD
- Opiate.

Klinik
Meist werden zum Drogennachweis Schnellnachweisverfahren verwendet, die nicht nur teuer sind, sondern auch oft eine zu geringe Sensitivität oder Spezifität aufweisen. So werden etwa bestimmte Benzodiazepine nicht erfasst oder es kommt zu falsch positiven Befunden aufgrund von Kreuzreaktionen. Im Regelfall kann bei Anwendung dieser Tests also ein positives Drogenscreening nicht als Beweis für einen Suchtmittelgebrauch dienen. Hierzu sind explizite Stoffnachweise, wie sie z.B. in der Rechtsmedizin durchgeführt werden, erforderlich.

Liquordiagnostik

Eine Liquordiagnostik sollte dann durchgeführt werden, wenn die Anamnese bzw. internistisch-neurologische Untersuchung und apparative Zusatzdiagnostik den Verdacht auf einen entzündlichen oder tumorösen ZNS-Prozess ergibt. Nach Ausschluss eines erhöhten Liquordrucks (Bildgebung oder Augenhintergrundspiegelung) und Ausschluss einer Gerinnungsstörung (Kontraindikation bei mit Marcumar® behandelten Patienten!) werden folgende Parameter bestimmt:

- Farbe und Klarheit des Liquors
- Leukozytenzahl
- Zelldifferenzierung
- Glukose- und Proteinkonzentration
- Liquor/Serum-Quotient für Albumin als Hinweis auf eine Störung der Blut-Hirn-Schranke.

Bei pathologischer Veränderung dieser Basisparameter können evtl. weitere Untersuchungen, wie z.B. eine quantitative Bestimmung von Immunglobulinen, der Nachweis oligoklonaler Banden oder Antikörpernachweise bestimmter Erreger erfolgen.

2.8.3 Bildgebende Verfahren

Bei den bildgebenden Verfahren unterscheidet man die strukturellen von den funktionellen Verfahren.

Zu den **strukturellen Verfahren** gehören:

- die Computertomographie (CT)
- die Magnetresonanztomographie (MRT).

Zu den **funktionellen Verfahren** gehören:

- Single-Photon-Emissions-Computer-Tomographie (SPECT)
- Positronen-Emissions-Tomographie (PET)
- Funktionelle Magnetresonanztomographie (fMRT).

Vor allem die strukturellen Verfahren dienen heute hauptsächlich zum Ausschluss organischer Ursachen psychischer Erkrankungen. Bei allen genannten Verfahren wurden in wissenschaftlichen Untersuchungen der letzten Jahre jedoch auch auffällige Befunde bei verschiedenen psychischen Störungen nachgewiesen. Diese zeigten sich jedoch meist nur im statistischen Gruppenvergleich, so dass die Auffälligkeiten im Einzelfall meist nur geringe klinische Relevanz besitzen. Ein „positiver" Nachweis einer psychischen Erkrankung mittels Bildgebung ist heute also noch nicht möglich.

Strukturelle Verfahren (CT und MRT)

Bei jeder Erstmanifestation einer psychischen Erkrankung oder bei Verdacht auf das Vorliegen einer organischen psychischen Störung ist ein strukturelles bildgebendes Verfahren durchzuführen. Abbildung 2-4 zeigt einige wichtige anatomische Strukturen auf einer MRT-Aufnahme.

In der Regel wird eine **Computertomographie (CT)** des Schädels durchgeführt, mit deren Hilfe insbesondere Tumoren, Blutungen, ältere Hirninfarkte, Abszesse, Fehlbildungen, Atrophien und Knochenanomalien nachgewiesen werden können. Abbildung 2-5 zeigt ein Falxmeningeom, nachgewiesen im CT.

Durch die überlegene Kontrastdiskriminierung verschiedener Gewebe erlaubt die **Magnetresonanztomographie (MRT)** eine sensitivere Darstellung zerebraler Strukturen, so dass die MRT zunehmend das CT in der Ausschlussdiagnostik psychischer Störungen verdrängt. Insbesondere feinste zerebrovaskuläre Läsionen, entzündliche Erkrankungen und demyelinisierende Prozesse sowie kleine Metastasen und Neurinome können sensitiver mittels MRT erfasst werden. Da knochenbedingte Artefakte nicht auftreten, ist die MRT insbesondere an der Schädelbasis und der hinteren Schädelgrube dem CT überlegen. Die Auflösung liegt bei wenigen mm im Vergleich zu nahezu 1 cm bei der Computertomographie. Abbildung 2-6 zeigt ein Falxmeningeom in einer MRT-Aufnahme.

Das Tragen eines Herzschrittmachers stellt eine **Kontraindikation** dar, metallische Fremdkörper je nach Lage eine relative Kontraindikation.

Tabelle 2-22 stellt Vor- und Nachteile von CT und MRT gegenüber.

Mittels der so genannten **Magnetresonanzspektroskopie (MRS)** ist eine nichtinvasive Quantifizierung von Stoffwechselprodukten im ZNS möglich, so dass

Tab. 2-22 Gegenüberstellung der Vorteile von CT und MRT

Vorteile CT	Vorteile MRT
Niedrigere Kosten	Höhere Sensitivität
Schneller durchzuführen	Funktionelle Diagnostik möglich (z.B. Liquorflussmessungen)
Metall keine Kontraindikation	Keine Strahlenbelastung
Notfalldiagnostik einfacher	Wahl verschiedener Schichtrichtungen möglich
Durchführung auch bei sehr adipösen und begrenzt kooperativen Patienten durch kurze Dauer	Bessere Darstellung von basalen Hirnregionen, Hirnstamm und Temporallappen
Nachweis von Verkalkungen und Knochenveränderungen	

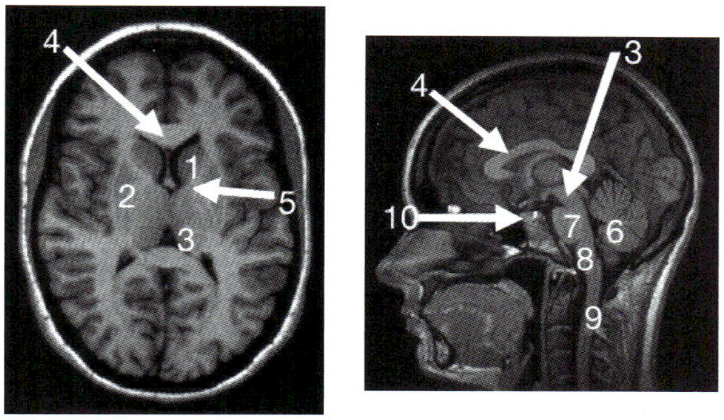

1 Caput nuclei caudati
2 Ncl. lentiformis
3 Thalamus
4 Corpus callosum
5 Capsula interna
6 Cerebellum
7 Pons
8 Medulla oblongata
9 Rückenmark
10 Hypophyse

Abb. 2-4 Magnetresonanztomographie (MRT) des Gehirns: Markierung wichtiger anatomischer Strukturen

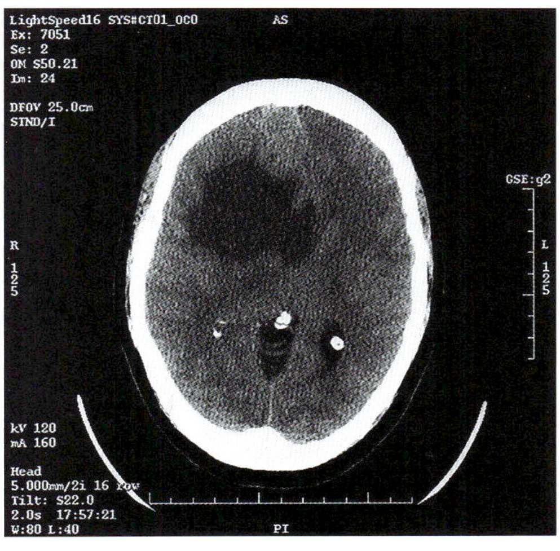

Abb. 2-5 CT eines Falxmeningeoms. Man erkennt nur das massive Hirnödem als hypodense Zone in der rechten Großhirnhemisphäre und die Verdrängung der Mittellinie. [6]

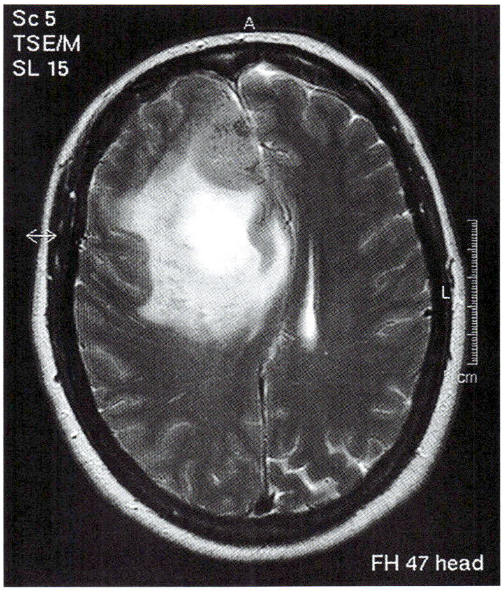

Abb. 2-6 MRT (axiale Schichtführung) eines Falxmeningeoms. Der Tumor ist nur andeutungsweise erkennbar; deutlich hyperintens (weiß) stellt sich das Hirnödem dar, das den Tumor umgibt. [6]

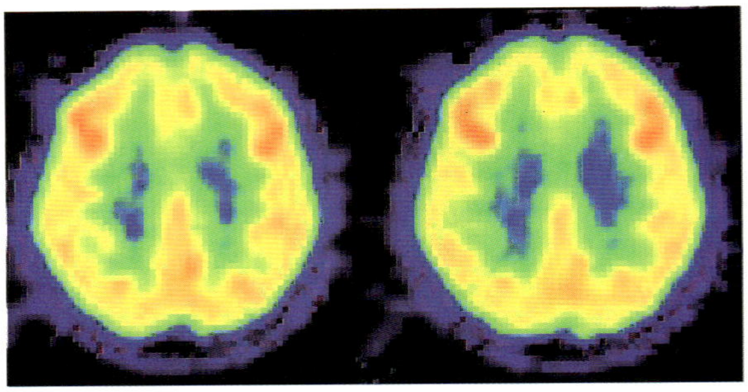

Abb. 2-7 Positron-Emissions-Tomographie (PET) des Gehirns
Leichte parietookzipitale Minderbelegung (18F-Deoxyglukose-PET) bei beginnender Alzheimer-Demenz (MMS 27). Symptomprogression während der folgenden zwei Jahre.

Rückschlüsse auf neurochemische Stoffwechselprozesse in verschiedenen Hirnregionen möglich sind. Die MRS stellt somit ein Bindeglied zwischen den strukturellen und funktionellen Verfahren dar. Häufigster gemesser Parameter stellt das N-Acetyl-Aspartat (NAA) dar, dessen Erniedrigung auf eine neuronale Funktionsstörung hinweist.

Funktionelle Verfahren (SPECT, PET und fMRT)

Die funktionellen Verfahren dienen dem Nachweis physiologischer und pathophysiologischer Prozesse im Gehirn.

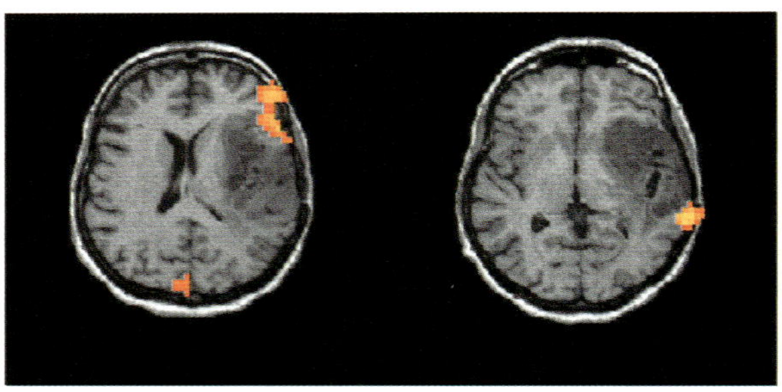

Sprach-fMRT: Inseltumor links; Li-Händerin
Broca + Wernicke angrenzend an Tumor

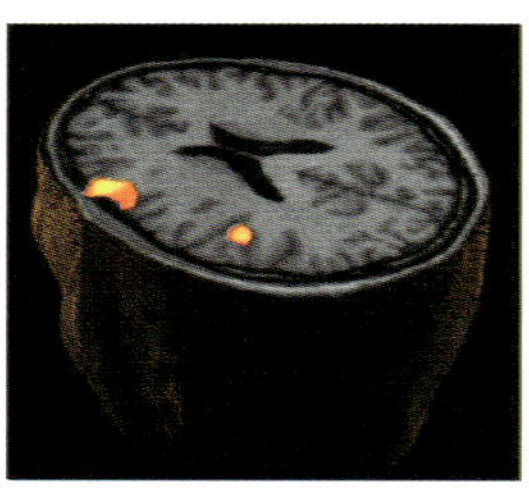

Sprach-fMRT
Broca + Wernicke

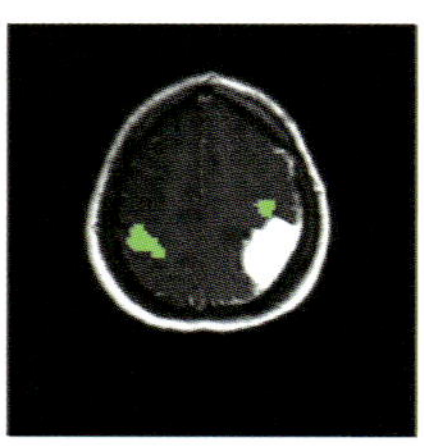

Motorik-fMRT; bds. Faustschluss
Meningeom verschiebt Sulcus centralis

Abb. 2-8 Beispiel für ein fMRT des Gehirns

Single-Photon-Emissions-Computer-Tomographie (SPECT)

Die Single-Photon-Emissions-Computer-Tomographie (SPECT) wurde erstmals 1963 beschrieben, also 10 Jahre vor der Einführung des CT. Die SPECT ist ein szintigraphisches Verfahren, bei dem radioaktiv markierte Substanzen intravenös appliziert werden. Dabei kommen Gammastrahler wie z. B. ^{99m}Technetium oder ^{123}Jod zum Einsatz. Diese Gammastrahler werden dann an spezielle Trägersubstanzen gekoppelt, deren Gewebeverteilung bzw. Bindung an Rezeptoren mittels einer Gammakamera gemessen werden kann. Die Untersuchungsdauer liegt bei 20–60 Min. Als Radiopharmaka werden beispielsweise eingesetzt:

- ^{99m}Technetium-HMPAO zur zerebralen Blutflussmessung
- ^{123}Jod-IBZN zur Darstellung zerebraler Dopaminrezeptoren
- ^{123}Jod-Jomazenil zur Darstellung von Benzodiazepinrezeptoren.

Zwar ist die räumliche und zeitliche Bildauflösung schlechter als beim PET, beim SPECT sind jedoch die Halbwertszeiten der verwendeten Substanzen länger, so dass kein Zyklotron am Untersuchungsort zur Verfügung stehen muss.

Positronen-Emissions-Tomographie (PET)

Bei der Positronen-Emissions-Tomographie (PET) werden Gammaquanten aufgezeichnet, die durch den Zerfall von Positronenstrahlern emittiert werden (Abb. 2-7). Aufgrund der Kurzlebigkeit der Substanzen muss ein Zyklotron am Untersuchungsort zur Verfügung stehen. Folgende Positronenstrahler kommen zur Anwendung:

- ^{15}O-Sauerstoff-markiertes Wasser zur Messung der Hirndurchblutung: $[H_2O^{15}]$-PET
- ^{18}F-Fluordeoxyglukose zur Quantifizierung des Energiestoffwechsels: [^{18}FDG]-PET
- ^{18}F-Fluordopa zur Darstellung der dopaminergen Neurotransmission: [^{18}F-DOPA]-PET

Die Positronen-Emissions-Tomographie wird klinisch am häufigsten zur erweiterten Diagnostik der Demenz vom Alzheimer-Typ eingesetzt, bei der sich eine temporoparietale Minderutilisation von Glukose im [^{18}FDG]-PET zeigt.

Funktionelle Magnetresonanztomographie (fMRT)

Während die MRT ein rein strukturelles Verfahren ist, verbindet die fMRT strukturelle und funktionelle Verfahren. Prinzip der fMRt ist, dass in aktivierten Hirnregionen sich gegenüber dem Ruhezustand die Blutzufuhr erhöht. Diese zeigt sich in einem Anstieg der Sauerstoffkonzentration in den von dort abfließenden venösen Blutgefäßen, die in der fMRT nachgewiesen wird (sog. BOLD-Effekt). In Abbildung 2-8 zeigt sich beispielsweise eine Aktivierung von je nach Funktion aktivierten Hirnregionen.

Vorteile des Verfahrens sind, dass keine Strahlenbelastung besteht und Anatomie sowie Funktion simultan erfasst werden können. Die räumliche Auflösung liegt im Bereich von 1–2 mm, die zeitliche Darstellung erfolgt in Echtzeit.

Dieses Verfahren wird bisher nur in der psychiatrischen Forschung eingesetzt und hat noch keinen Eingang in die psychiatrische Diagnostik erlangt.

3 Therapie psychischer Erkrankungen

Sabine Frauenknecht, Klaus Lieb, Stefan Brunnhuber

3.1 Einführung

Entsprechend der Bedeutung biologischer, psychischer und sozialer Faktoren in der Pathogenese psychischer Erkrankungen ist auch deren Behandlung nicht eindimensional ausgerichtet, sondern umfasst in den meisten Fällen eine multimodale, d. h. kombinierte psychopharmakologische, psychotherapeutische und psychosoziale Behandlung.

Merke
Unter multimodaler Therapie versteht man die kombinierte Anwendung psychopharmakologischer, psychotherapeutischer und soziotherapeutischer Behandlungsmethoden in der Therapie psychischer Erkrankungen.

Interessanterweise haben sich in den letzten Jahren bei Erkrankungen, die früher als rein psychogen angesehen wurden und damit als Domäne der psychotherapeutischen Behandlung galten, auch psychopharmakologische Therapieverfahren als wirksam erwiesen. So sprechen beispielsweise Angststörungen nicht nur gut auf eine kognitive Verhaltenstherapie, sondern auch auf eine Behandlung mit serotonerg wirksamen Antidepressiva an. Auf der anderen Seite haben psychotherapeutische Verfahren zunehmend an Bedeutung gewonnen in der Behandlung von Störungen, deren Ursache ursprünglich als klassischerweise biologisch angesehen wurde und die als Domäne der Pharmakotherapie galten. So ist beispielsweise eine psychotherapeutische Behandlung chronisch schizophrener Patienten in der Rückfallprophylaxe nicht mehr wegzudenken. Ähnliches kann auch für die Soziotherapie gesagt werden.

In den folgenden Kapiteln sollen nun die Grundlagen folgender therapeutischer Interventionen besprochen werden:

- Psychopharmakotherapie
- Nicht-pharmakologische biologische Verfahren
- Psychotherapeutische Verfahren

- Soziotherapie
- Psychoedukation.

In der Darstellung der einzelnen psychischen Störungen und deren Behandlung in den weiteren Kapiteln wird immer wieder auf diese Grundlagen Bezug genommen, dann werden aber die eher spezifischen Behandlungsaspekte der Erkrankungen besprochen. Dass diese Abtrennung des Therapie-Kapitels sinnvoll ist, wird beispielsweise daran deutlich, dass Antidepressiva nicht nur bei Depressionen und Antipsychotika nicht nur bei Schizophrenien, sondern bei vielen anderen psychischen Störungen eingesetzt werden. Damit wäre eine Abhandlung der entsprechenden Substanzen nur im jeweiligen Kapitel wenig zweckmäßig.

3.2 Psychopharmakotherapie

Definition

Als Psychopharmaka bezeichnet man Substanzen, die einen psychotropen Effekt auf das zentrale Nervensystem ausüben und die zur Behandlung psychischer Erkrankungen eingesetzt werden.

In diesem Kapitel werden folgende Gruppen von Psychopharmaka genauer behandelt:

- Antidepressiva
- Stimmungsstabilisierer („Phasenprophylaktika")
- Antipsychotika (Neuroleptika)
- Anxiolytika und Hypnotika
- Antidementiva
- Psychopharmaka zur Behandlung der Alkoholabhängigkeit
- Psychostimulanzien.

Darüber hinaus werden einige besondere Aspekte der Psychopharmakotherapie im Alter sowie während der Schwangerschaft und Stillzeit besprochen.

3.2.1 Antidepressiva (AD): Grundlagen

Definition

Antidepressiva (früher auch Thymoleptika genannt) sind Psychopharmaka, die stimmungsaufhellend und mit verschiedener Schwerpunktbildung antriebssteigernd oder psychomotorisch dämpfend wirken. Toleranzentwicklung und Abhängigkeit sind nicht zu befürchten.

Indikationen

Antidepressiva werden nicht nur zur Behandlung depressiver Störungen, sondern auch bei einer Vielzahl anderer psychischer Störungen eingesetzt. Dazu gehören:

- Angsterkrankungen (v. a. SSRIs und MAO-Hemmer)
- Zwangsstörungen (v. a. SSRIs)
- Posttraumatische Belastungsstörungen (v. a. SSRIs)
- Schlafstörungen (v. a. sedierende trizyklische Antidepressiva wie Amitriptylin und Doxepin sowie Trimipramin)
- Entzugssyndrome (v. a. Doxepin)
- Chronische Schmerzzustände (v. a. Amitriptylin).

Klassifikation (Tab. 3-1)

Die erste antidepressiv wirksame Substanz war das von dem Schweizer Psychiater Kuhn 1957 per Zufall entdeckte trizyklische Antidepressivum Imipramin. Etwa zur gleichen Zeit wurden auch antidepressive Eigenschaften des in der Tuberkulose-Behandlung eingesetzten Monoaminooxidase-Hemmers Iproniazid beschrieben. Auf der Basis dieser Substanzen wurden in der Folgezeit weitere tri- und tetrazyklische Antidepressiva und Monoaminooxidase-Hemmer entwickelt.

Basierend auf der Annahme, dass dem Wirkmechanismus der trizyklischen Antidepressiva eine Hemmung der präsynaptischen Wiederaufnahme von Serotonin zugrunde liegt, wurden in den 1980er Jahren die sog. selektiven Serotonin-Wiederaufnahme-Hemmer (SSRIs) entwickelt, die selektiv die Serotonin-Wiederaufnahme hemmen und bei gleicher Wirksamkeit im Regelfall besser verträglich sind als die trizyklischen Antidepressiva, die über eine Bindung an verschiedene weitere Rezeptoren eine Vielzahl von Nebenwirkungen entfalten. Später folgten dann weitere Neuentwicklungen wie die dualen Serotonin- und Noradrenalin-Wiederaufnahme-Hemmer, die alpha2-Antagonisten und die selektiven Noradrenalin-Wiederaufnahme-Hemmer (Abb. 3-1).

Kielholz-Schema: Hinsichtlich der eher **sedierenden** oder eher **aktivierenden Wirkung** der tri- und tetrazyklischen Antidepressiva nahm **Kielholz** folgende **Einteilung nach der Wirkqualität** vor, die als Klassifikationskriterium weiterhin im klinischen Gebrauch ist. In dieses Klassifikationsschema können auch die neueren Antidepressiva eingeordnet werden:

- Eher sedierende Antidepressiva vom **Amitriptylin-Typ:**
  Beispielsubstanzen: Amitriptylin, Doxepin, Trimipramin, Mianserin, Mirtazapin
- Antidepressiva vom **Imipramin-Typ:**
  Diese Substanzen nehmen eine Mittelstellung ein. Beispiel: Imipramin
- Eher antriebssteigernde Antidepressiva vom **Desipramin-Typ:**
  Beispielsubstanzen: Desipramin, Nortriptylin, alle SSRIs, Venlafaxin, Monoaminooxidase-Hemmer

Merke
Die tri- und tetrazyklischen Antidepressiva werden nach **Kielholz** wie folgt eingeteilt: eher sedierende Antidepressiva vom **Amitriptylin-Typ** und eher antriebssteigernde Antidepressiva vom **Desipramin-Typ.** Die Antidepressiva vom **Imipramin-Typ** nehmen eine Mittelstellung ein.

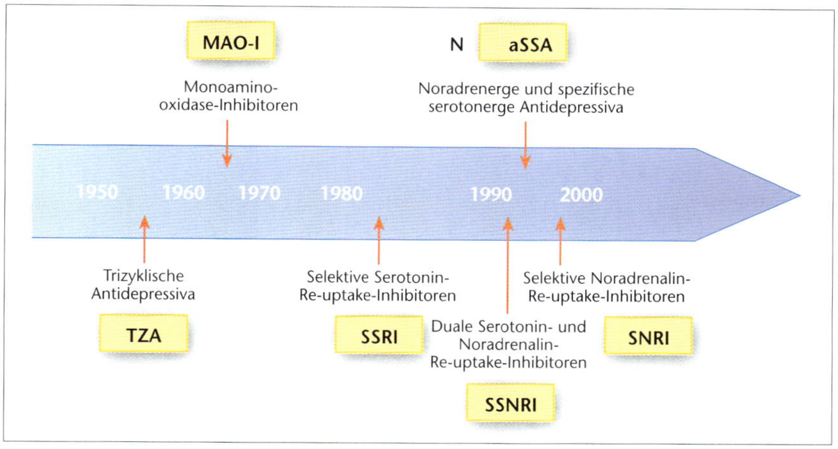

Abb. 3-1 Zeitverlauf der Markteinführung von Antidepressiva-Klassen

Kasuistik: Auswahl des Antidepressivums nach Zielsymptomatik

Fall 1: Ein 58-jähriger Patient stellt sich mit einem ängstlich-agitierten depressiven Syndrom bei einem niedergelassenen Psychiater vor. Nach Ausschluss organischer Ursachen und Diagnosesicherung einer ersten mittelschweren depressiven Episode beginnt der Arzt eine Behandlung mit dem sedierenden trizyklischen Antidepressivum Amitriptylin. Da es jedoch nach einer Woche zu einer Verlängerung der Überleitungszeit kommt, beginnt er eine Therapie mit dem ebenfalls sedierend wirkenden neueren Antidepressivum Mirtazapin (Remergil®), bei dem anticholinerge Nebenwirkungen und kardiale Überleitungsstörungen nicht zu erwarten sind. Innerhalb von 4 Wochen kommt es zu einer kompletten Remission der Depression.

Fall 2: Eine 39-jährige Patientin leidet seit 3 Monaten an einem antriebsarmen depressiven Syndrom, das bisher unter 200 mg Opipramol (Insidon®) erfolglos therapiert war. Wegen der im Vordergrund stehenden Antriebsarmut wird auf eine Therapie mit dem antriebssteigernd wirkenden selektiven Serotonin-Wiederaufnahme-Hemmer Citalopram (z.B. Cipramil®) umgestellt. Infolge der Umstellung kommt es vorübergehend zu leichter Unruhe und Übelkeit, die sich innerhalb von 10 Tagen zurückbilden. Innerhalb von 2 Wochen kommt es zu einer Antriebssteigerung und nach drei Wochen zu einer deutlichen Stimmungsaufhellung. Die Vollremission des depressiven Syndroms erfolgt nach 6 Wochen.

Vergleichende Wirksamkeit der Antidepressiva

Die Erfolgsquote von Antidepressiva in der Behandlung depressiver Störungen liegt bei einer 3–6-wöchigen Therapiedauer im Allgemeinen bei ca. 65–75%. Viele placebokontrollierte Studien konnten eine Überlegenheit der Substanzen gegenüber einer Placebogabe nachweisen, wobei zu beachten

Tab. 3-1 Klassen von Antidepressiva und deren wichtigste Vertreter

Klassische Antidepressiva	
Trizyklische Antidepressiva	Imipramin (z.B. Tofranil®), Amitriptylin (z.B. Saroten®), Nortriptylin (z.B. Nortrilen®), Doxepin (z.B. Aponal®)
Tetrazyklische Antidepressiva	Maprotilin (z.B. Ludiomil®)
Monoaminooxidase-Hemmer	Tranylcypromin (z.B. Jatrosom®) Moclobemid (z.B. Aurorix®)
Neuere Antidepressiva	
Selektive Serotonin-Wiederaufnahme-Hemmer (SSRI)	Fluoxetin (z.B. Fluctin®), Paroxetin (z.B. Seroxat®), Fluvoxamin (z.B. Fevarin®), Citalopram (z.B. Cipramil®), Sertralin (z.B. Zoloft®), Escitalopram (Cipralex®)
Selektive Noradrenalin-Wiederaufnahme-Hemmer (SNRI)	Reboxetin (Edronax®)
Duale Serotonin- und Noradrenalin-Wiederaufnahme-Hemmer (SSNRI)	Venlafaxin (Trevilor®)
Alpha2-Antagonisten	Mianserin (Tolvin®), Mirtazapin (Remergil®)
Duale Serotonin-2a-Antagonisten und Serotonin-Wiederaufnahme-Hemmer	Trazodon (Thombran®)
Substanzen mit anderem Wirkmechanismus	Trimipramin (z.B. Stangyl®)
Pflanzliche Präparate	
	Johanniskraut-Extrakte (z.B. Jarssin®)

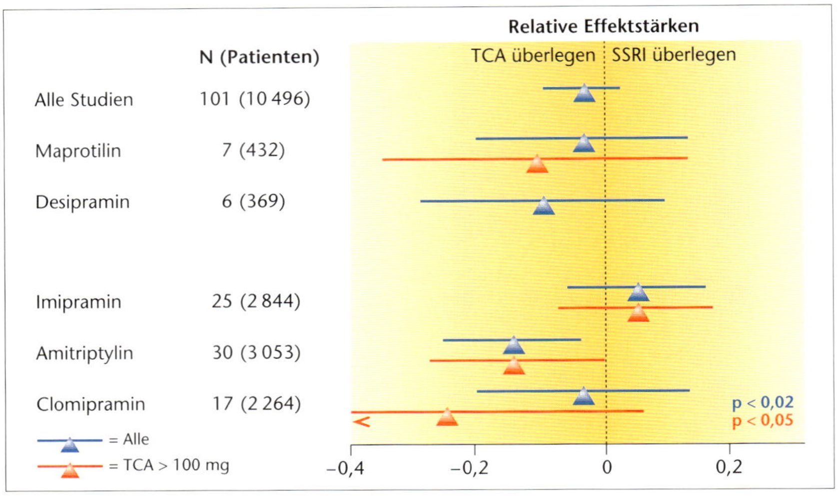

Abb. 3-2 Vergleichende Wirksamkeit einzelner trizyklischer Antidepressiva und SSRIs [7]

ist, dass die Placeboresponse-Rate bei der Behandlung depressiver Erkrankungen bei bis zu 50% liegt! Trotz der unterschiedlichen Wirkmechanismen auf synaptischer Ebene unterscheiden sich die verschiedenen Antidepressiva in ihrer klinischen Wirksamkeit unterm Strich nicht oder nur gering.

Merke
Bis zum Ansprechen auf eine antidepressive Therapie kann es bis zu sechs Wochen dauern. Der Patient muss darüber informiert werden. Umstellungsversuche sind wegen der z.T. langen Ansprechdauer erst nach ausreichend langer und hoher Dosierung zu erwägen.

Wie aus Abbildung 3-2 beispielhaft zu entnehmen ist, haben sich viele Metaanalysen von Therapiestudien mit der Frage der differentiellen Wirksamkeit von Antidepressiva beschäftigt. Aufgrund dieser umfangreichen Datenanalysen kann man folgende Aussagen treffen:

- **Trizyklische Antidepressiva** und **SSRIs** wirken in der Behandlung depressiver Erkrankungen vergleichbar gut, wobei Amitriptylin (wahrscheinlich infolge seines dualen Wirkprinzips) in der Behandlung schwerer Depressionen den SSRIs überlegen ist.
- Einige Studien weisen darauf hin, dass die **neueren Antidepressiva Mirtazapin** (Remergil®) und **Venlafaxin** (Trevilor®) evtl. zu einer höheren Zahl an Vollremissionen führen als die anderen Antidepressiva (wahrscheinlich aufgrund ihrer dualen Wirkmechanismen).
- Die **neueren Antidepressiva** sind in der Regel besser verträglich – in Metaanalysen unterscheiden sich die Abbruchraten aber nicht signifikant von denen der klassischen Antidepressiva.

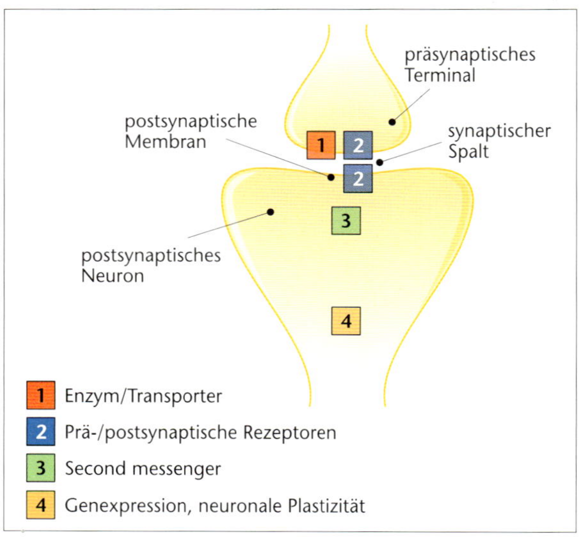

Abb. 3-3 Wirkmechanismen von Antidepressiva auf verschiedenen Ebenen (Übersichtsschema)

Wirkmechanismen

Seit der Entdeckung der antidepressiven Effekte von Imipramin wurden die neurobiologischen Wirkmechanismen von Antidepressiva intensiv untersucht, ohne dass bisher der Wirkmechanismus der Antidepressiva bis ins letzte Detail geklärt werden konnte. Abbildung 3-3 gibt eine Übersicht über die Ebenen, auf denen Antidepressiva ihre Wirkung entfalten.

Wirkung von Antidepressiva auf Enzym- bzw. Transporterebene

Von besonderer Bedeutung für das Verständnis der Wirkmechanismen von Antidepressiva war die Beobachtung, dass das Antihypertensivum Reserpin bei 10–20 % der behandelten Patienten zu depressiven Syndromen führte. Da Reserpin zu einer Entleerung noradrenerger Speicher führt, konzentrierten sich die Überlegungen zum Wirkmechanismus von Antidepressiva in der Anfangsphase auf die Bedeutung der monoaminergen Synapsen (vor allem serotonerge und noradrenerge) im zentralen Nervensystem.

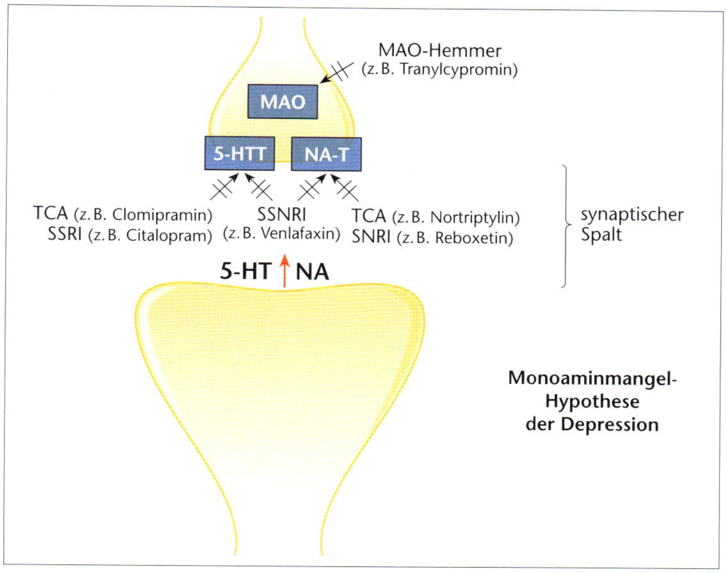

Abb. 3-4 Wirkmechanismen von Antidepressiva auf Enzym- bzw. Transporterebene
MAO = Monoaminooxidase; NA = Noradrenalin; NA-T = Noradrenalin-Transporter; SNRI = selektive Noradrenalin-Wiederaufnahme-Hemmer; SSNRI = duale Serotonin- und Noradrenalin-Wiederaufnahme-Hemmer; SSRI = selektive Serotonin-Wiederaufnahme-Hemmer; TCA = trizyklisches Antidepressivum; 5-HT = Serotonin; 5-HTT = Serotonin-Transporter

Auf diesen Beobachtungen zum Reserpin basierend wurde in den 60er Jahren die so genannte **Monoaminmangel-Hypothese der Depression** aufgestellt. Demnach wurde angenommen, dass depressiven Syndromen ein Mangel an Serotonin und/oder Noradrenalin zugrunde liegt. Der Wirkmechanismus von Antidepressiva im Gegenzug wurde darauf zurückgeführt, dass Antidepressiva in der Regel präsynaptische Wiederaufnahmehemmer von Serotonin und/oder Noradrenalin darstellen bzw. Hemmer des Enzyms Monoaminooxidase sind, wodurch der Abbau von Noradrenalin und Serotonin inhibiert wird (Abb. 3-4).

Wie in Tabelle 3-2 dargestellt, wirken viele Antidepressiva in der Tat als Hemmer der präsynaptischen Wiederaufnahme von Serotonin und Noradrenalin. Wird primär die Wiederaufnahme von Serotonin gehemmt, spricht man von **selektiven Serotonin-Wiederaufnahme-Hemmern (SSRI),** während bei den **selektiven Noradrenalin-Wiederaufnahme-Hemmern (SNRI)** präferentiell die Noradrenalin-Wiederaufnahme gehemmt wird. **Duale Serotonin- und Noradrenalin-Wiederaufnahme-Hemmer (SSNRI)** wie Venlafaxin hemmen die Wiederaufnahme von Noradrenalin und Serotonin. Dies ist auch der Fall für viele trizyklische Antidepressiva. So hemmt z. B. Amitriptylin stark die Wiederaufnahme von Serotonin und Noradrenalin, weshalb auch dieses Medikament als dualer Serotonin- und Noradrenalin-Wiederaufnahme-Hemmer bezeichnet werden kann.

Obwohl diese Monoaminmangel-Hypothese in vielen Aspekten zutreffend ist, sprechen dennoch im Wesentlichen folgende Aspekte gegen die Annahme, dass Antidepressiva allein über einen Ausgleich dieses monoaminergen Defizits wirken:
- Nicht alle wirksamen Antidepressiva sind Serotonin- und/oder Noradrenalin-Wiederaufnahme-Hemmer: wie in Tabelle 3-2 zu sehen, entfaltet z. B. Mirtazapin keine Noradrenalin- und Seroto-

Tab. 3-2 Bindungsprofile verschiedener Antidepressiva an den Noradrenalin- (NA-T) bzw. Serotonintransporter (5-HTT) sowie prä- und postsynaptische Rezeptoren.
K_i = Bindungsaffinität in nM*, A_2-AR = präsynaptischer alpha2-Autorezeptor, 5-HT_2-R = postsynaptischer Serotonin-Typ-2-Rezeptor

Medikament	NA-T	5-HTT	A_2-AR	5-HT_2-R
Amitriptylin (TCA)	14	84	1000	18
Citalopram (SSRI)	>1000	1	>1000	>1000
Reboxetin (SNRI)	8	1000	>1000	>1000
Venlafaxin (SSNRI)	210	39	>1000	>1000
Mirtazapin	>1000	>1000	1	5

* Je niedriger der K_i-Wert, desto stärker die Bindung

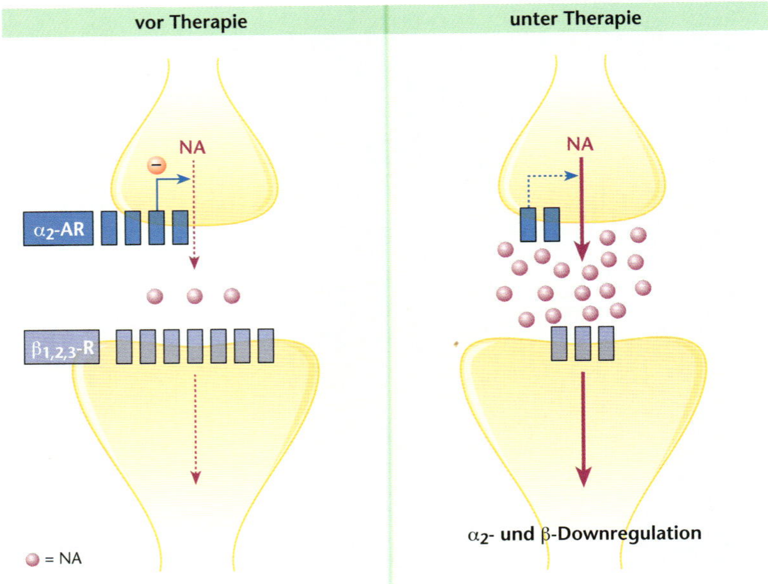

Abb. 3-5 Wirkmechanismen von Antidepressiva – α_2- und β-Downregulation
AR = Autorezeptor; R = Rezeptor; NA = Noradrenalin

nin-Wiederaufnahme-Hemmung. Dasselbe gilt für das Antidepressivum Trimipramin.
- Die Hemmung der Serotonin-/Noradrenalin-Wiederaufnahme ist ein Effekt, der innerhalb von Minuten bis Stunden eintritt. Die Wirklatenz von Antidepressiva beträgt aber in der Regel mindestens zehn Tage.

Daher nimmt man heute an, dass die initialen Prozesse wie die Noradrenalin/Serotonin-Wiederaufnahme-Hemmung, aber auch andere Kurzzeitwirkungen langfristig zu Veränderungen auf der Ebene der prä- und postsynaptischen Rezeptoren, der Second-Messenger-Systeme und letztendlich der Genexpression führen, die enger mit der Wirksamkeit der Antidepressiva korreliert sind.

Merke
Die Wirksamkeit von Antidepressiva beinhaltet neben der kurzfristigen Wiederaufnahmehemmung von Monoaminen (Noradrenalin und Serotonin) langfristige Veränderungen auf der Ebene der prä- und postsynaptischen Rezeptoren, der Second-Messenger-Systeme und letztendlich der Genexpression.

Wirkung von Antidepressiva auf der Ebene der prä- und postsynaptischen Rezeptoren
Die Beobachtung, dass sich durch längere Anwendung von Antidepressiva die Dichte von einzelnen prä- und postsynaptischen Rezeptoren verändert, führte zu der Annahme, dass das Herunterregulieren der präsynaptischen Alpha2-Rezeptoren und der postsynaptischen Betarezeptoren mit der Wirksamkeit von Antidepressiva korreliert ist. Wie Abbildung 3-5 zeigt, geht diese Hypothese davon aus, dass während einer Depression durch den Mangel an Monoaminen im synaptischen Spalt die präsynaptischen Alpha2- und die postsynaptischen Betarezeptoren hochreguliert sind. Im Laufe der Therapie mit monoaminergen Wiederaufnahmehemmern kommt es dann zu einer Erhöhung der Monoamine im synaptischen Spalt, was zu einer Herunterregulation der entsprechenden Rezeptoren führt. Da die präsynaptischen Alpha2-Autorezeptoren einen inhibitorischen Tonus auf die noradrenerge bzw. serotonerge präsynaptische Aktivität darstellen, wird dadurch der monoaminerge Tonus zusätzlich erhöht.

Obwohl das Herunterregulieren von Rezeptoren vom Zeitverlauf her eher mit der Wirklatenz von Antidepressiva korreliert, wird diese Hypothese dadurch in Frage gestellt, dass einige der Antidepressiva nicht mit den genannten adaptativen Rezeptorveränderungen einhergehen.

Dass Antidepressiva auch über eine direkte Beeinflussung prä- und postsynaptischer Rezeptoren wirken können, soll am Beispiel von Mirtazapin genauer dargestellt werden (Abb. 3-6). Wie bereits erläutert (vgl. Tab. 3-2), führt Mirtazapin nicht zu einer Wiederaufnahmehemmung von Noradrenalin oder Serotonin, jedoch zu einer starken Antagonisierung des präsynaptischen Alpha2-Autorezeptors und des postsynaptischen Serotonin-Typ-2-Rezeptors ($5\text{-}HT_2$-R, s. Tab. 3-2). Diese Rezeptorantagonisierung tritt bei den selektiven Serotonin- und/oder Noradrenalin-Wiederaufnahme-Hemmern nicht auf, wird jedoch bzgl. des Serotonin-Typ-2-Rezeptors für Amitriptylin beobachtet. Der präsynaptische Alpha2-Autorezeptor entfaltet einen inhibitorischen Effekt auf die präsynaptische noradrenerge und serotonerge Neurotransmission, während der postsynaptische $5\text{-}HT_2$-Rezeptor die postsynaptische serotonerge Neurotransmission inhibiert. Durch Blockade beider Rezeptoren durch Mirtazapin wird die serotonerge und noradrenerge Neurotransmission verstärkt. Am Beispiel von Mirtazapin wird daher deutlich, dass die Wiederaufnahmehemmung von Serotonin und/oder Noradrenalin nicht den zentralen Wirkmechanismus der Antidepressiva darstellen kann.

Wirkung von Antidepressiva auf der Ebene der Second Messenger und der Genexpression

Man nimmt heute an, dass die oben beschriebenen initialen synaptischen Veränderungen durch Antidepressiva zu postsynaptischen Änderungen auf der Ebene der Second Messenger und der Genexpression führen, die letztendlich für den antidepressiven Effekt verantwortlich sind (Abb. 3-7). So weiß man heute, dass die postsynaptischen Rezeptoren an eine Vielzahl von Signaltransduktionswegen gekoppelt sind, die zu einer Veränderung von Genexpressionsmustern führen.

Am bekanntesten sind die Untersuchungen zur Veränderung des Second Messenger cycloAMP (cAMP), die infolge einer Erhöhung des Transkriptionsfaktors CREB z.B. zu einer Hochregulation von Wachstumsfaktoren wie Brain Derived Neurotrophic Factor (BDNF) führen. Durch diese veränderte Genexpression können Prozesse in Gang gesetzt werden, die man als neuronale Plastizität bezeichnet. Ein anderes Beispiel ist die Modulation calciumabhängiger Kinasen oder von so genannten mitogenaktivierten Proteinkinasen.

Eine sehr aktuelle Hypothese beschäftigt sich mit der Frage, ob Antidepressiva über eine Beeinflussung der **zerebralen Neuroneogenese** wirken. Man weiß heute, dass, entgegen früheren Annahmen, auch im adulten Gehirn und vornehmlich im Hippokampus Nervenneubildungen stattfinden. In aktuellen Untersuchungen wurde gezeigt, dass im Tierversuch die antidepressive Wirksamkeit eng an eine intakte Neuroneogenese gebunden war.

Merke
Zusammengefasst konzentrieren sich die wissenschaftlichen Untersuchungen zum Wirkmechanismus von Antidepressiva derzeit auf die postsynaptischen Prozesse, wobei der Veränderung von Second-Messenger-Systemen und der differentiellen Genexpression durch Antidepressiva besondere Aufmerksamkeit geschenkt wird.

Pharmakokinetik und Wechselwirkungen

Antidepressiva werden in der Regel **oral** verabreicht, wobei einzelne Substanzen wie verschiedene trizyklische Antidepressiva und Mirtazapin (Remergil®) auch parenteral verabreicht werden können. Die Bioverfügbarkeit ist bei den meisten Substanzen aufgrund eines starken First-Pass-Effektes in der Leber eingeschränkt. Maximale Plasmaspiegel werden in der Regel nach 1–6 Stunden gemessen und die Eliminationshalbwertszeit liegt mit wenigen Ausnahmen bei ca. 10–40 Stunden (Ausnahme: sehr lange Halbwertszeit von 2–7 Tagen bei Fluoxetin), so dass ein **Steady-State** bei den meisten Substanzen **nach ca. 5–10 Tagen** erreicht wird. Die Ausscheidung der Antidepressiva und ihrer Metaboliten erfolgt nach Oxidation und Konjugation mit Glukuronsäure in der Leber hauptsächlich über die Nieren.

Cytochrom-P450-System

Fast alle Psychopharmaka werden über das so genannte **Cytochrom-P450**-Enzymsystem der Leber

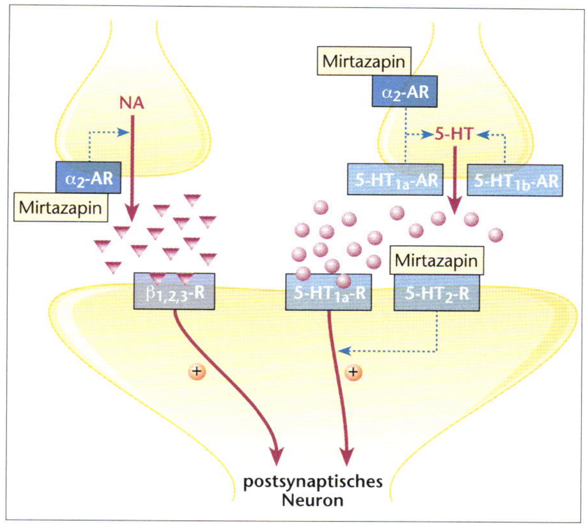

Abb. 3-6 Wirkmechanismen von Antidepressiva auf der Ebene der prä- und postsynaptischen Rezeptoren am Beispiel von Mirtazapin
AR = Autorezeptor; R = Rezeptor; NA = Noradrenalin; 5-HT = Serotonin

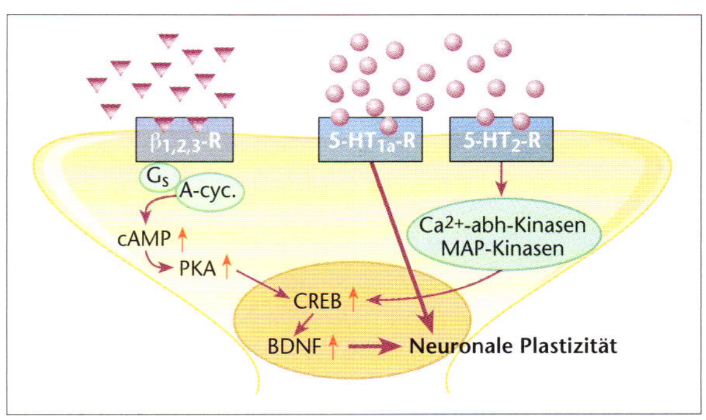

Abb. 3-7 Wirkmechanismen von Antidepressiva auf der Ebene der Second Messenger und der Genexpression
A-cyc. = Adenylatcyclase; Ca^{2+}-abh-Kinasen = calciumabhängige Kinasen; BDNF = Brain Derived Neurotophic Factor; CREB = Transkiptionsfaktor; G_s = stimulierende G-Proteine; MAP-Kinasen = mitogenaktivierte Proteinkinasen; PKA = Proteinkinase A; R = Rezeptor; 5-HT = Serotonin

Tab. 3-3 Beispiele für Antidepressiva, die durch die Cytochrom(CYP) 450-Enzyme 2D6, 2C9, 2C19 und 3A3/4 metabolisiert werden

Enzym	Substrat
CYP2D6	z. B. Amitriptylin, Maprotilin, Nortriptylin, Imipramin, Paroxetin, Mirtazapin
CYP2C9	z. B. Amitriptylin
CYP2C19	z. B. Amitriptylin, Clomipramin, Imipramin, Citalopram, Moclobemid
CYP3A3/4	z. B. Amitriptylin, Clomipramin, Imipramin, Venlafaxin, Sertralin, Mirtazapin

verstoffwechselt. Man kennt heute mehrere solcher Enzyme, wobei für die Verstoffwechslung von Psychopharmaka v. a. die Enzyme CYP2C9, CYP2C19, CYP2D6 und CYP3A4 von Bedeutung sind (Tab. 3-3). Bei bis zu 10% der Normalbevölkerung treten in den Enzymen CYP2A6, CYP2C9, CYP2C19 und CYP2D6 genetische Polymorphismen (Genvarianten) auf, die dazu führen, dass diese Gruppe von Enzymen entweder besonders stark oder besonders schwach arbeitet. Insgesamt sind bisher mehr als 50 verschiedene Genvariationen identifiziert worden. Aufgrund dieser Genvarianten können Medikamente sehr schnell bzw. sehr langsam abgebaut werden. Man unterscheidet basierend darauf:

- **„ultra-rapid metabolizer":** Bei diesen Menschen werden die Medikamente so schnell abgebaut, dass oft keine ausreichenden Plasmakonzentrationen aufgebaut werden.
- **„poor-metabolizer":** Bei diesen Personen werden die Medikamente so langsam abgebaut, dass bereits bei kleinen Dosen ausgeprägte Nebenwirkungen auftreten können.
- **„extensive metabolizer":** Diese Menschen zeigen eine normale Verstoffwechslung (hier liegen also keine Genvariationen vor).

Die genetischen Polymorphismen können in spezialisierten Labors mittels Polymerase-Kettenreaktion (PCR) diagnostisch nachgewiesen werden. Wie Tabelle 3-4 zeigt, können unterschiedliche genetische Variationen zu unterschiedlichen Effekten führen. Dabei ist zu beachten, dass z. B. das CYP2D6-Gen bei ca. 5 bis max. 10% der Normalbevölkerung in Europa mehrfach vorliegt, wobei bis zu 13 Kopien des Gens gefunden wurden. Durch solche Genduplikationen kann es zu einem verstärkten Abbau von Medikamenten und damit zum „ultra-rapid metabolizer"-Status kommen.

Die Cytochrom-P450-Isoenzyme sind nicht nur bzgl. des Abbaus der Medikamente, sondern auch bzgl. **Medikamenteninteraktionen** relevant. Manche Antidepressiva wie z. B. die älteren selektiven Serotonin-Wiederaufnahme-Hemmer (SSRIs) Paroxetin, Fluoxetin und Fluvoxamin können hemmend auf P450-Isoenzyme einwirken. Dadurch kann es beispielsweise bei gleichzeitiger Gabe von Paroxetin und dem tetrazyklischen Antidepressivum Maprotilin zu erhöhten Plasmakonzentrationen von Maprotilin kommen.

Auf der anderen Seite gibt es Medikamente wie z. B. Carbamazepin (z. B. Tegretal®), die die Aktivität bestimmter P450-Isoenzyme (CYP3A3/4) aktivieren können. Dadurch können nicht nur die Plasmaspiegel von Carbamazepin selbst durch Selbstinduktion erniedrigt, sondern auch die Plasmakonzentrationen von anderen Medikamenten wie z. B. Amitriptylin bei Co-Medikation gesenkt werden. Weitere Beispiele für Medikamenteninteraktionen auf der Ebene der CYP450-Isoenzyme nennt Tabelle 3-5.

Bestimmung der Plasmakonzentration

Die Messung der Plasmakonzentration von Psychopharmaka ist heute in vielen Kliniken möglich. Bedeutung hat die Messung der Plasmakonzentration v. a. bei der Behandlung mit Antidepressiva und Stimmungsstabilisierern, also Medikamenten zur Phasenprophylaxe affektiver Erkrankungen (z. B. Lithium, Carbamazepin, Valproinsäure und Lamotrigin).

Plasmakonzentrationsbestimmungen können folgende praktische **Bedeutung** haben:

- Überprüfung der Compliance des Patienten
- Überprüfung der Richtigkeit der gewählten Dosis bei Nichtansprechen auf ein Medikament oder

Tab. 3-4 Beispiele für polymorphe Cytochrom-P450-Isoenzyme

Enzym	Varianten (Bsp.)	Funktion	Häufigkeit in der Bevölkerung
CYP-2A6	• Leu160His • Deletion	• Inaktives Enzym • Kein Enzym	1–3% 1%
CYP-2C9	• Arg144Cys • Ile359Leu	• Erniedrigte Affinität • Andere Substratspezifität	8–13% 6–9%
CYP-2D6	• Duplikation • Deletion • Defektes Splicing • Pro34Ser	• Superaktives Enzym • Kein Enzym • Inaktives Enzym • Instabiles Enzym	1–5% 2–7% 12–21% 1–2%

Tab. 3-5 Beispiele für Medikamenteninteraktionen auf der Ebene der CYP450-Isoenzyme

Enzym	Substrat	Induktoren	Inhibitoren	Bsp. Für Konsequenz
1A2	Trizyklische AD Clozapin	Rauchen Omeprazol	Fluvoxamin Cimetidin	Erhöhte Plasmaspiegel für Fluvoxamin bei Kombination mit Clozapin
2C9	Phenytoin Phenprocoumon	Phenobarbital	Cimetidin Fluoxetin	Änderung der Gerinnungswerte bei Kombination von Phenprocoumon mit Fluoxetin
2C19	Diazepam	Rifampicin	Omeprazol Ketoconazol	Verlängerung der Diazepam-Halbwertszeit bei Kombination mit Inhibitor
2D6	Trizyklische AD Neuroleptika	Ethanol	Fluoxetin Paroxetin Fluvoxamin	Erhöhte Spiegel von trizyklischen AD und Neuroleptika durch Kombination mit SSRIs
3A3/4	Trizyklische AD Clozapin Carbamazepin	Carbamazepin Phenobarbital Phenytoin	Fluoxetin Fluvoxamin Cimetidin Grapefruitsaft	Erhöhte Spiel von TZA und Neuroleptika bei Kombination mit alten SSRIs, erniedrigte bei Kombination mit Carbamazepin

beim Auftreten überdurchschnittlich stark ausgeprägter Nebenwirkungen.

Merke
Liegt der Plasmaspiegel eines ausreichend dosierten Antidepressivums unterhalb der empfohlenen Konzentration, kann ein Einnahmefehler oder die beschleunigte Metabolisierung über das Cytochrom-P450-System in der Leber vorliegen.

Die Möglichkeit der Kontrolle von Plasmaspiegeln darf allerdings nicht dazu verleiten, „Spiegelkosmetik" zu betreiben, d. h. die Therapie nur nach dem gemessenen Plasmaspiegel auszurichten. Entscheidend für jede medikamentöse Intervention bleibt immer noch das klinische Zustandsbild des Patienten, und das umso mehr, als bei praktisch allen Medikamenten kein eindeutiger Zusammenhang zwischen therapeutischer Wirksamkeit und Plasmakonzentration besteht.

Klinik
Eine Plasmaspiegelbestimmung von Antidepressiva macht i.d.R. frühestens 5 Tage nach der letzten Dosisänderung Sinn, da meist erst frühestens nach 5 Tagen ein Steady State erreicht ist. Es lassen sich hier unnötige Kosten sparen, wenn man nicht zu früh nach einer Dosisänderung den Plasmaspiegel misst!

Wechselwirkungen
Antidepressiva können in vielfältiger Weise mit anderen Medikamenten interagieren. Folgende Wechselwirkungen sind von besonderer Bedeutung:

- **Hemmung von Cytochrom-P450-Isoenzymen durch ältere SSRIs:** vor allem ältere SSRIs wie Fluoxetin, Fluvoxamin oder Paroxetin können die Wirkung einer Komedikation verstärken, indem sie ihren Abbau inhibieren (Tab. 3-5)
- **Kombination von MAO-Hemmern und SSRI:** durch diese kontraindizierte Kombination kann ein Serotoninsyndrom ausgelöst werden (s. u.). Auch durch eine Kombination von SSRIs und Lithium kann ein Serotoninsyndrom ausgelöst werden.

Nebenwirkungen und Nebenwirkungsmanagement

Neben den erwünschten antidepressiven Wirkungen zeigen Antidepressiva auch unterschiedlich stark ausgeprägte Nebenwirkungen, die sich aus der Beeinflussung des cholinergen, adrenergen, serotonergen und histaminergen Systems ableiten lassen. Diese Nebenwirkungen treten vor der antidepressiven Wirkung ein und können besonders zu Beginn der Therapie sehr störend sein, bilden sich aber bei längerer Therapie oft wieder zurück. Teilweise muss wegen Nebenwirkungen die Therapie abgebrochen und auf ein anderes Medikament umgestellt werden.

Die Art der Nebenwirkung lässt sich von der entsprechenden Rezeptorblockade ableiten:

- Blockade von **Histamin(H_1)-Rezeptoren:** Sedierung
- Blockade von **cholinergen Rezeptoren:** Mundtrockenheit, Schwitzen, Sinustachykardie, Obstipation, Miktionsbeschwerden, Sehstörungen
- Blockade von **adrenergen Rezeptoren:** Hypotension, Orthostase, reflektorische Tachykardie
- Blockade von **Serotonin(5-HT_2)-Rezeptoren:** Reduktion von sexuellen Funktionsstörungen
- Blockade von **Serotonin(5-HT_3)-Rezeptoren:** Reduktion von Übelkeit und Erbrechen

Aus Tabelle 3-6 lässt sich beispielsweise ablesen, dass Amitriptylin und Mirtazapin, nicht aber z.B. Citalopram sedierend wirken und dass Amitriptylin im Gegensatz zu den SSRIs und SNRIs anticholinerge Nebenwirkungen mit sich bringt. Aus den genannten Bindungskonstanten lässt sich darüber hinaus ableiten, dass Mirtazapin über eine Blockade postsynaptischer 5-HT_2-Rezeptoren seltener mit sexuellen Funktionsstörungen einhergeht (was insbesondere bei den SSRIs ein großes Problem darstellt!) und dass es durch die Blockade von 5-HT_3-Rezeptoren Übelkeit und Erbrechen, ausgelöst z.B. durch SSRIs, reduzieren kann. Auch aufgrund dessen kann eine Kombinationsbehandlung aus SSRIs und Mirtazapin sinnvoll sein.

Absetzphänomene

Antidepressiva führen im Prinzip nicht zu einer Abhängigkeitsentwicklung. Das bedeutet aber nicht, dass nicht auch Entzugssyndrome beim Absetzen auftreten können. So kann das schnelle Absetzen von trizyklischen Antidepressiva und SSRIs oder auch von z.B. Venlafaxin zu Unruhe, Schweißausbrüchen, Erbrechen und Schlafstörungen führen. Antidepressiva sollten daher immer über einen Zeitraum von mehreren Wochen ausschleichend abgesetzt werden.

Merke

Eine Therapie mit Antidepressiva führt nicht zu einer Abhängigkeit! Trotzdem soll das Absetzen immer ausschleichend erfolgen, da beim schnellen Absetzen Symptome wie z.B. Unruhe, Schweißausbrüche, Erbrechen oder Schlafstörungen auftreten können.

Syndrom der inadäquaten ADH-Sekretion (SIADH)

In sehr seltenen Fällen kann unter trizyklischen Antidepressiva und SSRI ein SIADH ausgelöst werden. Durch eine vermehrte Sekretion von antidiuretischem Hormon (ADH) kommt es zu einer verminderten Flüssigkeitsausscheidung, was sich klinisch in einer konzentrierten Harnausscheidung und laborchemisch in Form einer Verdünnungshyponatriämie und verminderter Serumosmolalität äußert. Klinische Symptome sind körperliche Schwäche, Lethargie, Gewichtszunahme, Kopfschmerzen bis hin zu Verwirrtheit, Krampfanfälle und Koma. Im Verdachtsfall muss das Antidepressivum abgesetzt werden. Anschließend muss unter engmaschiger Kontrolle der Elektrolyte ein Präparatewechsel stattfinden.

Kasuistik: Syndrom der inadäquaten ADH-Sekretion

Eine 60-jährige Patientin wird im Rahmen einer schweren rezidivierenden Depression seit einer Woche mit dem trizyklischen Antidepressivum Doxepin (Aponal®) behandelt. Im Verlauf von 2 Tagen treten körperliche Schwäche, Lethargie, Kopfschmerzen, Gangstörung, Somnolenz und Verwirrtheit auf. In der zerebralen Bildgebung finden sich keine Auffälligkeiten. In den Laboruntersuchungen fallen eine Serumnatriumkonzentration von 119 mmol/l und eine verminderte Serumosmolalität auf. Die körperliche Untersuchung ist unauffällig, Ödeme bestehen nicht. Aufgrund der Symptomatik in Verbindung mit einer Hyponatriämie und verminderter Serumosmolalität wird die Verdachtsdiagnose eines Syndroms der inadäquaten ADH-Sekretion (SIADH) gestellt und das Antidepressivum abgesetzt. Vorübergehend erfolgt nur eine Therapie mit niedrig dosierten Benzodiazepinen auf einer geschützten Intensivpflegestation. Da die Serumnatriumkonzentration bei Aufnahme im (unteren) Normbereich lag, legt der Zeitverlauf einen Kausalzusammenhang mit der Gabe von Doxepin nahe. Andere Ursachen für ein SIADH (schwere ZNS-Erkrankung, Pneumonie, kleinzelliges Bronchialkarzinom) konnten ausgeschlossen werden. Nach Absetzen von Doxepin kommt es innerhalb von 3 Tagen zu einer Rückbildung des Syndroms. Anschließend erfolgt eine Weiterbehandlung mit Mirtazapin (Remergil®).

Tab. 3-6 Das Nebenwirkungsprofil von Antidepressiva ergibt sich aus deren Rezeptorbindungsprofil. Die Zahlenwerte sind Ki-Werte, die die Bindungsaffinität in nM angeben*

Medikament	H_1-R	ACh-R	α_1-R	5-HT_2-R	5-HT_3-R
Amitriptylin (TCA)	1	10	24	18	
Citalopram (SSRI)	470	>1000	>1000	>1000	
Reboxetin (NARI)	>1000	>1000	>1000	>1000	
Venlafaxin (SNRI)	>1000	>1000	>1000	>1000	
Mirtazapin (atyp. AD)	0,5	500	500	5	5

* Je niedriger der Ki-Wert, desto stärker die Bindung

Therapie von Nebenwirkungen

Viele Nebenwirkungen werden toleriert, wenn der Patient über deren mögliches Auftreten vor Therapiebeginn aufgeklärt wurde, der Patient im Sinne einer „partizipativen Entscheidungsfindung“ der Gabe des Antidepressivums unter Abwägung des Nutzens und der in Kauf zu nehmenden Nebenwirkungen und Risiken zugestimmt hat und er durch den Arzt darauf aufmerksam gemacht wurde, dass es sich größtenteils nur um vorübergehende Begleiterscheinungen der Therapie handelt.

Klinik

Folgende allgemeine Maßnahmen zur Reduzierung unangenehmer Nebenwirkungen sind möglich:

- Langsame Dosissteigerung
- Zwischenzeitliche Dosisreduzierung bei Intoleranz von Nebenwirkungen
- Kombination von SSRIs mit Mirtazapin.

Kontrolluntersuchungen im Therapieverlauf

Aufgrund der relativ häufigen Nebenwirkungen der **trizyklischen Antidepressiva** sind bei diesen Medikamenten in regelmäßigen Abständen Kontrolluntersuchungen erforderlich, die in Tabelle 3-7 aufgeführt sind. Diese Richtlinien sind im Prinzip auch auf die neueren Antidepressiva anwendbar, wobei beachtet werden muss, dass aufgrund der höheren Inzidenz von Leukopenien bei Mianserin im ersten Monat wöchentlich ein Differentialblutbild erstellt werden muss.

3.2.2 Antidepressiva: Substanzen

Klassische Antidepressiva

Tri- und tetrazyklische Antidepressiva

Die trizyklischen Antidepressiva wie **Imipramin (z.B. Tofranil®), Amitriptylin (z.B. Saroten®), Nortriptylin (z.B. Nortrilen®)** sowie **Doxepin (z.B. Aponal®)** und die tetrazyklischen Antidepressiva wie **Maprotilin (z.B. Ludiomil®)** gehören zu den klassischen Antidepressiva (s. Tab. 3-1). Sie hemmen je nach Substanz stärker die präsynaptische Serotonin- oder Noradrenalin-Wiederaufnahme oder beide. Da sie an eine Vielzahl von Rezeptoren binden, entfalten sie relativ viele Nebenwirkungen (s. u.), die z.T. erwünscht (z. B. Sedierung durch Blockade von Histamin-Rezeptoren) oder unerwünscht (z. B. anticholinerge Nebenwirkungen mit Mundtrockenheit und Obstipation) sind.

Nebenwirkungen

Nebenwirkungen von tri- und tetrazyklischen Antidepressiva können sein:

- **Anticholinerge Nebenwirkungen (Blockade muskarinischer Azetylcholinrezeptoren):** Mundtrockenheit, Obstipation, Miktionsbeschwerden, Sinustachykardie, Akkommodationsstörungen
- **Antiadrenerge Nebenwirkungen (Blockade α_1-adrenerger Rezeptoren):** Hypotonie, orthostatische Dysregulation, reflektorische Tachykardien, Arrhythmien, Palpitationen, Schwitzen
- **Antihistaminerge Nebenwirkungen (Blockade von Histamin-1-Rezeptoren):** Müdigkeit, Gewichtszunahme

Tab. 3-7 Kontrolluntersuchungen im Verlauf einer antidepressiven Pharmakotherapie
Die nachfolgend aufgelisteten Untersuchungen sind während stationärer und ambulanter Behandlung mit Antidepressiva durchzuführen und zu dokumentieren:

Zeitpunkt (Monate)	Vorher	1. Monat	2. Monat	3. Monat	4. Monat	5. Monat	6. Monat	Monatlich	Halbjährlich
Antidepressiva Für alle Antidepressiva:									
Kreatinin	X	X							X
GPT, Gamma-GT, Na, K	X	X	X	X			X		X
EKG	X	X		X[a]			X		X[a]
EEG	X	X		X[b]			X[b]		X[b]
Speziell: Großes Blutbild bei trizyklischen Antidepressiva	X	XX	X	X			X		X
Mianserin (Tolvin)	X	XXXX	XXXX	XXXX	X	X	X	X	
MAO-Hemmern	X	X	X	X	X	X	X		X
Anderen (z. B. SSRIs)	X	X	X	X	X	X	X		X

[a] bei Patienten über 50 Jahre mit kardiovaskulären Störungen
[b] bei Patienten mit hirnorganischen Störungen oder pathologischem Ausgangsbefund
X Häufigkeit der Kontrolle

- **Andere:** Überleitungsstörungen am Herzen mit Verlängerung der PQ- und QT-Zeiten; Myoklonien, Gewichtszunahme, allergische Exantheme.

Ernste, aber seltener auftretende Nebenwirkungen trizyklischer Antidepressiva listet der folgende Klinikkasten auf.

Klinik: ernste, aber seltene Nebenwirkungen von trizyklischen Antidepressiva
- Krampfanfälle durch Senkung der Krampfschwelle
- Anticholinerge Delirien (v.a. bei älteren Patienten und zerebraler Vorschädigung)
- Syndrom der inadäquaten ADH-Sekretion (SIADH)
- Veränderungen des weißen Blutbildes (Leukopenie) und cholestatische Hepatose
- Paralytischer Ileus
- Kardiomyopathien

Anticholinerges Syndrom: Bei Überdosierung bzw. Intoxikation mit anticholinerg wirksamen Medikamenten wie z.B. trizyklischen Antidepressiva oder dem atypischen Antipsychotikum Clozapin sowie in normalen Dosisbereichen bei Slow-Metabolizer-Status (s.u.), hohem Alter und zerebraler Vorschädigung kann es zur Entwicklung eines zentralen anticholinergen Syndroms bzw. **anticholinergen Delirs** kommen. Die Symptomatik besteht in ausgeprägten anticholinergen Symptomen wie trockener Haut, Hyperthermie, Mydriasis, Harnverhalt, Obstipation bis hin zum paralytischen Ileus, tachykarden Herzrhythmusstörungen sowie deliranter Symptomatik mit Desorientiertheit, motorischer Unruhe, Dysarthrie, Krampfanfällen, Somnolenz bis hin zum Koma. Therapeutisch muss die verursachende Substanz abgesetzt werden, bei Persistenz kann das Cholinergikum Physostigmin (Anticholium®) appliziert werden.

Tab. 3-8 Behandlung der Nebenwirkungen von trizyklischen Antidepressiva

Nebenwirkung	Therapie
Mundtrockenheit	Kaugummi, Emser Pastillen, Anetholtrithion (Mucinol®)
Hypotonie/ orthostatische	Blutdrucksenkung Dihydroergotamin (Dihydergot®) 4–6 mg täglich
Tachykardie	Dosisanpassung; evtl. niedrig dosiert Betablocker (z.B. Propranolol) unter EKG-Kontrolle
Harnverhalt	Carbachol (Doryl®) 1–4 mg p.o.; bei aktem Harnverhalt 0,25 mg = 1 Amp. i.m. oder s.c.
Obstipation	z.B. Agiolax® oder Dulcolax®

Tabelle 3-8 listet Möglichkeiten zur Behandlung der Nebenwirkungen trizyklischer Antidepressiva auf.

Kontraindikationen und Intoxikationen

Aus den oben aufgezählten Nebenwirkungen tri- und tetrazyklischer Antidepressiva lassen sich auch leicht deren Kontraindikationen ableiten: Prostatahyperplasie, Engwinkelglaukom (Glaucoma congestivum; ein Weitwinkelglaukom stellt jedoch keine Kontraindikation dar!), Pylorusstenose, schwere Schäden an Leber oder Herz, Überleitungsstörungen des Herzens und eine erhöhte Thromboseneigung.

Bei kardial vorbelasteten Patienten sollten bevorzugt nicht-trizyklische Antidepressiva (z.B. selektive Serotonin-Wiederaufnahme-Hemmer) eingesetzt werden, da hier i.d.R. keine kardiovaskulären Nebenwirkungen zu erwarten sind.

Bei **Überdosierungen** tri- und tetrazyklischer Antidepressiva, z.B. in suizidaler Absicht, muss eine intensivtherapeutische Behandlung erfolgen, da es auf Grund der anticholinergen Wirkungen zu lebensbedrohlichen Zuständen wie Arrhythmien, Hyperthermie, Delir, Koma oder Krampfanfällen kommen kann.

Monoaminooxidase-Hemmer

Auch die Monoaminooxidase(MAO-)Hemmer gehören zu den klassischen Antidepressiva, sie wirken über eine Hemmung der oxidativen Desaminierung von Noradrenalin, Dopamin und Serotonin. Auf dem Markt sind der irreversible MAO-Hemmer Tranylcypromin (Jatrosom®) und der reversible MAO-Hemmer Moclobemid (Aurorix®). Indiziert sind MAO-Hemmer einerseits zur Behandlung von depressiven Erkrankungen, insbesondere wegen der relativ starken Antriebssteigerung bei gehemmten, antriebsarmen Depressionen, bei Therapieresistenz und bei Depressionen mit sog. **atypischer Symptomatik**, die durch Hypersomnie, Gewichtszunahme, Angstsymptome und eine extrovertiert-histrionische Persönlichkeitsstruktur gekennzeichnet ist. Eine weitere Indikation ist die Therapie von Angststörungen.

Nebenwirkungen

Die wichtigsten Nebenwirkungen **irreversibler Hemmer der Monoaminooxidase A und B** wie **Tranylcypromin (z.B. Jatrosom®)** sind orthostatische Regulationsstörungen, Schwindel und Kopfschmerzen. Besonders durch den Genuss tyraminhaltiger Nahrungsmittel (z.B. Rotwein, Schokolade, fermentierter Käse, Salami) können **hypertone Blutdruckkrisen** ausgelöst werden, die gefürchtet, insgesamt jedoch sehr selten sind. Bei der Therapie mit Tranylcypromin müssen die Patienten daher eine entsprechende Diät einhalten. Unruhe- und Erregungszustände sowie eine Senkung der Krampfschwelle mit einer erhöhten Gefahr von Krampfanfällen treten gelegentlich auf.

Klinik
Nach der Therapie mit einem MAO-Hemmer muss ein therapiefreies Intervall von mindestens 2 Wochen eingehalten werden. Darüber hinaus ist zu beachten, dass eine Kombination mit dem trizyklischen Antidepressivum Clomipramin und SSRIs sowie SNRIs wegen der Gefahr eines serotonergen Syndroms kontraindiziert ist.

Bei **Moclobemid (Aurorix®)** treten die o.g. Nebenwirkungen seltener auf, da Moclobemid nur die MAO-A und diese auch nur reversibel blockiert. Daher müssen hier die Vorsichtsmaßnahmen beim Genuss tyraminhaltiger Nahrung und bei der Kombination mit üblichen Antidepressiva nicht beachtet werden.

Kontraindikationen und Intoxikationen

Kontraindiziert sind MAO-Hemmer bei Suizidalität, ängstlich-agitierten Depressionen, erhöhter Krampfbereitschaft und Leber- oder Nierenschäden. Eine Kombination mit SSRIs oder dem vornehmlich serotonerg wirkenden trizyklischen Antidepressivum Clomipramin sowie dem SSNRI Venlafaxin ist wegen der Gefahr eines serotonergen Syndroms ebenfalls kontraindiziert.

Neuere Antidepressiva

Selektive Serotonin-Wiederaufnahme-Hemmer (SSRIs)

Die selektiven Serotonin-Wiederaufnahme-Hemmer (SSRIs) wie **Fluoxetin (z.B. Fluctin®), Paroxetin (z.B. Seroxat®), Fluvoxamin (z.B. Fevarin®), Citalopram (z.B. Cipramil®), Sertralin (z.B. Zoloft®) und Escitalopram (Cipralex®)** hemmen selektiv die Serotonin-Wiederaufnahme in den synaptischen Spalt, während die Noradrenalin-Wiederaufnahme nicht oder kaum beeinflusst wird. Sie sind heute wegen der besseren Verträglichkeit und der unproblematischen Verwendung bei kardialen Erkrankungen oft Mittel der ersten Wahl in der Behandlung depressiver Störungen. Dennoch wird die Auslösung von Unruhe und Übelkeit bis hin zu Erbrechen insbesondere zu Beginn der Therapie von vielen Patienten als unangenehm erlebt, was nicht selten zum Therapieabbruch führt.

Nebenwirkungen

Die selektiven Serotonin-Wiederaufnahme-Hemmer werden im Allgemeinen besser vertragen als die trizyklischen Antidepressiva; die Abbrechrate ist allerdings nur gering niedriger als bei den Trizyklika. Das liegt daran, dass sie zwar keine nennenswerten anticholinergen und kardialen Nebenwirkungen aufweisen, jedoch initial recht häufig zu Übelkeit bis hin zum Erbrechen, zu Unruhezustände mit Schlafstörungen und im weiteren Verlauf zu sexuellen Funktionsstörungen führen. Aufgrund der Unruhezustände ist initial häufig eine Kombinationstherapie mit einem sedierenden Antidepressivum (z.B. Trazodon oder Mirtazapin), einem niederpotenten Neuroleptikum oder einem Benzodiazepinpräparat erforderlich.

Kasuistik: sexuelle Funktionsstörungen unter SSRI
Ein 32-jähriger Patient wurde seit 6 Wochen erfolglos mit dem Antidepressivum Reboxetin (Edronax®) behandelt. Wegen Therapieresistenz erfolgte mit dem Ziel der Umstellung des Wirkprinzips ein Wechsel auf den selektiven Serotonin-Wiederaufnahme-Hemmer Paroxetin (Seroxat®). Darunter beklagte der Patient eine verminderte Libido und eine verzögerte Ejakulation, die zwar seit Beginn des depressiven Syndroms in leichter Form bestanden hatten, seit der Gabe von Paroxetin jedoch deutlich zugenommen hatten. Es wurde daher die Diagnose einer durch Paroxetin induzierten sexuellen Funktionsstörung gestellt. Da sexuelle Funktionsstörungen auf eine Erhöhung der serotonergen Transmission an den 5-HT_2-Rezeptoren zurückgeführt werden, erfolgte eine Umstellung auf Mirtazapin (Remergil®), das neben der Alpha2-antagonistischen Wirkung einen zusätzlichen antagonistischen Effekt am 5-HT_2-Rezeptor besitzt und daher keine sexuellen Funktionsstörungen hervorruft. Bei unserem Patienten bildeten sich die sexuellen Funktionsstörungen zurück und es kam zu einer Remission des depressiven Syndroms innerhalb von 4 Wochen.

Besonders gefürchtet ist das Auftreten eines sog. **serotonergen Syndroms:** Dieses Syndrom tritt relativ selten bei Pharmaka bzw. Drogen mit serotonerger Wirkkomponente wie SSRI, MAO-Hemmern, trizyklischen Antidepressiva (v.a. Clomipramin), Kokain, Amphetaminen und Lithium auf. Die Gefahr eines serotonergen Syndroms ist bei Patienten mit „Poor-Metabolizer-Status" oder bei Kombination der o.g. Medikamente erhöht (wegen der Gefahr eines serotonergen Syndroms dürfen selektive oder überwiegende Serotonin-Wiederaufnahme-Hemmer auch nicht mit MAO-Hemmern kombiniert werden!)

Klinik: Symptome eines serotonergen Syndroms
- **Trias** aus **Fieber, neuromuskulären Symptomen** (Hyperrigidität, Hyperreflexie, Myoklonien, Tremor) sowie **psychopathologischen Auffälligkeiten** (Desorientiertheit, Verwirrtheit, Erregungszustände)
- Gastrointestinale Symptome: Übelkeit, Erbrechen, Diarrhö
- Vital bedrohliche Komplikationen: Krampfanfälle, Herzrhythmusstörungen, Koma, Multiorganversagen, Verbrauchskoagulopathie.

Um ein potentiell lebensbedrohliches serotonerges Syndrom frühzeitig zu erkennen, muss jeder Patient über die Symptomatik aufgeklärt werden.

Kasuistik: serotonerges Syndrom

Eine 25-jährige Patientin wird seit 3 Tagen erstmals wegen einer depressiven Episode mit dem selektiven Serotonin-Wiederaufnahme-Hemmer Fluoxetin behandelt. Nach anfänglich relativ guter Verträglichkeit entwickelt sich innerhalb von 24 Stunden ein Krankheitsbild mit gastrointestinalen Symptomen (Übelkeit, Erbrechen und Diarrhö), Fieber bis 38,5 °C, Tremor und leichtem Rigor sowie einem Erregungszustand und zeitlicher Desorientiertheit. Aufgrund des akuten Zustandsbildes wird die Patientin stationär aufgenommen. Es wird die Verdachtsdiagnose eines serotonergen Syndroms gestellt und die Medikation sofort abgesetzt. Symptomatisch erfolgt die Therapie mit Benzodiazepinen. Innerhalb von 4 Tagen bildet sich das akute Krankheitsbild komplett zurück und es erfolgt eine Weiterbehandlung mit dem selektiven Noradrenalin-Wiederaufnahme-Hemmer Reboxetin (Edronax®).

Bemerkung: Ein Absetzen der Medikation ist bei einem serotonergen Syndrom in ca. 90% der Fälle ausreichend. Bei Persistenz kann eine Behandlung mit dem Serotonin-Antagonisten Cyproheptadin (Peritol®) erfolgen.

Selektive Noradrenalin-Wiederaufnahme-Hemmer (SNRI)

Der selektive Noradrenalin-Wiederaufnahme-Hemmer (SNRI) **Reboxetin (Edronax®)** hemmt selektiv die Noradrenalin-Wiederaufnahme in den synaptischen Spalt, während die Serotonin-Wiederaufnahme nicht oder kaum beeinflusst wird. Diese Substanz kann auch zur Primärtherapie depressiver Störungen eingesetzt werden. Problematisch sind zu Beginn der Therapie insbesondere orthostatische Probleme.

Nebenwirkungen

Die Nebenwirkungen des selektiven Noradrenalin-Wiederaufnahme-Hemmers Reboxetin erklären sich im Wesentlichen aus der adrenergen Wirkung, die mit Schlafstörungen, Mundtrockenheit, Verstopfung, Miktionsstörungen und Tachykardien einhergeht.

Duale Serotonin- und Noradrenalin-Wiederaufnahme-Hemmer (SSNRI)

Der duale Serotonin- und Noradrenalin-Wiederaufnahme-Hemmer (SSNRI) **Venlafaxin (Trevilor®)** hemmt die Serotonin- und Noradrenalin-Wiederaufnahme in den synaptischen Spalt. Diese Substanz verbindet damit beide Wirkmechanismen der SSRI und der SNRI, wobei die Noradrenalin-Wiederaufnahme-Hemmung erst bei höheren Dosen erreicht wird. Voraussichtlich Anfang 2005 wird eine weitere Substanz mit dualem Wirkmechanismus zugelassen: Duloxetin soll bereits bei der Einstiegsdosis den dualen Wirkmechanismus entfalten und damit möglicherweise noch besser wirksam sein als Venlafaxin. Aufgrund des dualen Wirkmechanismus sind die SSNRI wahrscheinlich den SSRI und SNRI in der Wirksamkeit überlegen.

Nebenwirkungen

Der duale Serotonin- und Noradrenalin-Wiederaufnahme-Hemmer (SSNRI) Venlafaxin weist die Nebenwirkungen der SSRIs auf, zu denen insbesondere bei hohen Dosen über 300 mg bei ca. 13% der Patienten Blutdruckerhöhungen dazukommen.

Alpha2-Antagonisten

Die Alpha2-Antagonisten **Mianserin (Tolvin®)** und dessen Weiterentwicklung **Mirtazapin (Remergil®)** erhöhen die synaptische Konzentration von Serotonin und Noradrenalin, indem sie die präsynaptischen Autorezeptoren blockieren, die eine Hemmung der Neurotransmitter-Freisetzung bewirken (s.a. ↗ 3.2.1 Wirkmechanismen). Durch die sedierende Komponente infolge einer Blockade von Histamin-Rezeptoren werden sie gerne bei agitierten Depressionen mit Schlafstörungen gegeben. Sie antagonisieren darüber hinaus auch SSRI-Nebenwirkungen wie z.B. Übelkeit und Unruhe, so dass sie oft auch in Kombination mit SSRIs gegeben werden (v.a. auch zur Augmentierung der Wirkung).

Nebenwirkungen

Mianserin (Tolvin®) führt häufiger als andere Antidepressiva zu Leukopenien, so dass initial häufiger Kontrollen des Differentialblutbildes erforderlich sind.

Mirtazapin wird aufgrund seiner sedierenden Wirkung gerne bei agitierten Depressionen mit Schlafstörungen eingesetzt. Durch den blockierenden Effekt auf Histamin(H_1)-Rezeptoren führt Mirtazapin jedoch auch relativ häufig zu einer Gewichtszunahme.

Duale Serotonin-2a-Antagonisten und Serotonin-Wiederaufnahme-Hemmer

Die dualen Serotonin-2a-Antagonisten und Serotonin-Wiederaufnahme-Hemmer wie z.B. **Trazodon (Thombran®)** und das vom Markt genommene Nefazodon (Nefadar®) wirken als SSRIs und blockieren Serotonin-Typ-2-Rezeptoren. Da sie dadurch Nebenwirkungen der SSRIs antagonisieren können und zusätzlich sedierend wirken, werden sie häufig in Kombination oder auch als reine Schlafmittel eingesetzt.

Weitere Antidepressiva

Das Antidepressivum **Trimipramin (z.B. Stangyl®)** weist einen anderen Wirkmechanismus auf. Es hemmt nur unwesentlich die Serotonin- und Noradrenalin-Wiederaufnahme und hat einen schwachen Dopamin-antagonistischen Effekt. Trimipramin hat ausgeprägte anticholinerge Effekte.

Auch für das pflanzliche Antidepressivum **Johanniskraut (Hypericum perforatum)** wurde in kontrollierten Studien eine Wirksamkeit bei leichten bis mittelschweren Depressionen nachgewiesen. Der Wirkmechanismus liegt wahrscheinlich u.a. in einer Hemmung der Serotonin- und Noradrenalin-Wiederaufnahme.

3.2.3 Stimmungsstabilisierer („Phasenprophylaktika")

Definition

Stimmungsstabilisierer oder „Phasenprophylaktika" sind Substanzen, die primär zur Stabilisierung depressiver und/oder manischer Stimmungsschwankungen im Rahmen affektiver und schizoaffektiver Störungen eingesetzt werden. Bis auf Lamotrigin werden Stimmungsstabilisierer auch zur Akuttherapie bestimmter Formen bipolarer Störungen eingesetzt.

Im klinischen Gebrauch sind gegenwärtig folgende Stimmungsstabilisierer:

- Lithium (z.B. Quilonum®, Hypnorex®)
- Valproinsäure (z.B. Orfiril®, Ergenyl®)
- Carbamazepin (z.B. Tegretal®, Timonil®)
- Lamotrigin (z.B. Lamictal®, Elmendos®).

Bis auf Lithium handelt es sich bei den Stimmungsstabilisierern also um Substanzen, die ursprünglich nur als Antiepileptika in der Epileptologie eingesetzt wurden. Tabelle 3-9 gibt eine Übersicht über die Indikationen für verschiedene Stimmungsstabilisierer.

Tab. 3-9 Übersicht über die Indikationen von Stimmungsstabilisierern zur Behandlung affektiver Störungen

Störung	Indizierte Stimmungsstabilisierer
Rezidivprophylaxe von Depressionen im Rahmen unipolarer Depressionen	Lithium
Rezidivprophylaxe von Depressionen im Rahmen bipolarer Störungen	Lamotrigin, Lithium
Akuttherapie euphorischer Manien	Lithium, Valproinsäure
Akuttherapie dysphorischer/gereizter Manien	Valproinsäure, Carbamazepin
Therapie des Rapid Cycling	Valproinsäure, Carbamazepin

Lithium

Klinische Wirkung und Indikationen

Lithium wurde erstmals 1949 von dem australischen Psychiater Cade zur Behandlung der Manie eingesetzt. Obwohl es auch heute noch zur Akutbehandlung der Manie eingesetzt wird, besteht die **Hauptindikation** für Lithium in der **Prophylaxe bipolarer (manisch-depressiver) und unipolar depressiv verlaufender affektiver Störungen.** Weitere Indikationen sind die Behandlung und Prophylaxe schizoaffektiver Psychosen (v.a. schizomanischer Psychosen) sowie die Behandlung von Depressionen, wenn Antidepressiva allein nicht ausreichend sind (sog. Lithium-Augmentation).

Pharmakokinetik und Wechselwirkungen

Lithiumsalze werden nach oraler Gabe vollständig aus dem Magen-Darm-Trakt resorbiert und erreichen nach 1–3 Stunden maximale Serumspiegel. Lithium wird weder an Plasmaproteine gebunden noch metabolisiert, sondern unverändert über die Nieren ausgeschieden. Die Lithium-Clearance liegt bei etwa 20% der Kreatinin-Clearance. Da sie von Patient zu Patient sehr schwankt, muss Lithium individuell entsprechend dem erreichten Plasmaspiegel dosiert werden. Bei älteren Patienten sind geringere Tagesdosen zum Erreichen therapeutischer Serumspiegel notwendig, weil im Alter die glomeruläre Filtrationsrate abnimmt.

Die Halbwertszeit von Lithium beträgt ca. 24 Stunden, so dass erst nach etwa 5–6 Tagen Steady-State-Bedingungen erreicht werden. Daher sind Lithiumspiegel-Kontrollen erst 5–6 Tage nach einer Dosisänderung sinnvoll. Die **therapeutische Breite** von Lithium ist **klein,** was regelmäßige Serumspiegel-Kontrollen notwendig macht.

Merke
Wegen der geringen therapeutischen Breite von Lithium können Intoxikationssymptome (s.u.) rasch auftreten. Auch die Gefahr einer Überdosierung in suizidaler Absicht sollte in diesem Zusammenhang bedacht werden!

Lithiumsalze stehen in rasch resorbierbarer Tablettenform und in Retardform zur Verfügung. Durch Verwendung der Retardform werden gleichmäßige Serumspiegel erreicht und Serumlithiumspitzen verhindert, so dass Nebenwirkungen in der Regel geringer ausgeprägt sind.

Tabelle 3-10 listet mögliche Arzneimittelinteraktionen von Lithium auf.

Eine Kombination von Lithium mit tri- und tetrazyklischen Antidepressiva ist in der Regel unproblematisch. Allerdings besteht bei gleichzeitiger Gabe von SSRIs oder SNRIs oder auch v.a. serotonerg wirkenden trizyklischen Antidepressiva wie z.B. Clomipramin die erhöhte Gefahr eines serotonergen

Tab. 3-10 Arzneimittelinteraktionen von Lithium

Substanz	Einfluss auf Lithiumspiegel bzw. Lithium-Neurotoxizität
Thiaziddiuretika Schleifendiuretika	Intoxikationsgefahr durch verminderte Lithiumausscheidung
Kochsalzarme Diät	Intoxikationsgefahr infolge gesteigerter Resorption von Lithium mit Anstieg des Serumspiegels
Nichtsteroidale Antiphlogistika (z. B. Diclofenac, Ibuprofen, Piroxicam)	Anstieg des Lithiumspiegels infolge verminderter Lithiumausscheidung
Tetrazykline	Erhöhte Lithiumspiegel
ACE-Hemmer (z. B. Enalapril)	Verminderte Lithiumausscheidung
Calciumantagonisten (z. B. Verapamil, Diltiazem)	Erhöhte Neurotoxizität bei normalen Plasmakonzentrationen
Carbamazepin	Erhöhte Neurotoxizität bei normalen Plasmaspiegeln
Phenytoin	Erhöhte Lithiumtoxizität

Syndroms, weshalb auf entsprechende Symptome genau geachtet werden muss (s. o.).

Wirkungsmechanismus

Der Wirkungsmechanismus von Lithium ist bisher noch nicht geklärt.

Es wird diskutiert, dass Lithium über eine Beeinflussung von G-Proteinen regulierend in die Funktion verschiedener Neurotransmitter wie z. B. Serotonin, GABA, Dopamin oder Acetylcholin eingreift. Von noch größerer Bedeutung scheint jedoch der Einfluss auf Second-Messenger- und Signaltransduktionsprozesse zu sein, wie z. B. die Hemmung der Adenylatzyklase und des Phosphatidyl-Inositol-Systems oder Interaktionen mit der Proteinkinase C.

Nebenwirkungen und Kontraindikationen

Wie in Abbildung 3-8 dargestellt, muss zwischen initialen Nebenwirkungen einer Therapie mit Lithium und Nebenwirkungen bei längerer Anwendung unterschieden werden.

Am häufigsten sind folgende Nebenwirkungen:

- **Feinschlägiger Tremor.** Dieser kann mit Betablockern wie z. B. Propranolol (Dociton® 10–40 mg) behandelt werden
- **Initiale Polyurie** und **Polydipsie**
- **Gastrointestinale Nebenwirkungen** in Form von Bauchschmerzen, Übelkeit, Erbrechen, Diarrhö
- **Strumabildung**
- **Gewichtszunahme** bei längerer Therapie.

Die Compliance wird am stärksten durch den feinschlägigen Tremor, die Gewichtszunahme und gelegentlich auftretende Gedächtnisstörungen gefährdet.

Kontraindikationen für eine Therapie mit Lithium sind im folgenden Klinikkasten dargestellt.

Klinik: Kontraindikationen für Lithium

- Schwere Nierenfunktionsstörungen (Niereninsuffizienz, Glomerulonephritis, Pyelonephritis)

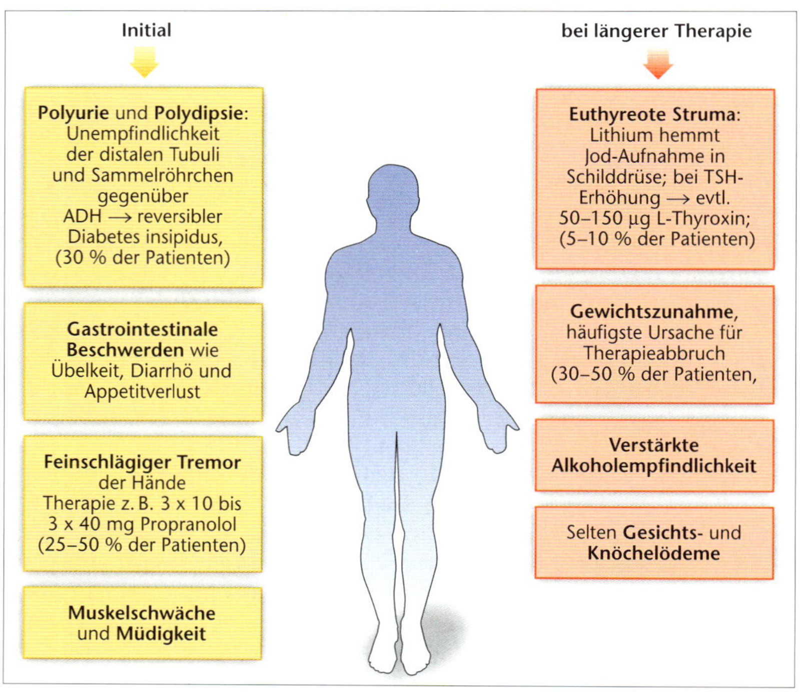

Abb. 3-8 Nebenwirkungen von Lithium

- Morbus Addison = Nebenniereninsuffizienz
- Schwere Herz- und Kreislauferkrankungen (z. B. schwere Herzinsuffizienz)
- Störungen des Na-Haushalts mit kochsalzarmer Diät
- Psoriasis
- Gravidität im 1. Trimenon: V.a. Teratogenität (kardiovaskuläre Fehlbildungen, bes. Ebstein-Anomalie)
- Stillperiode

Richtlinien der Therapie mit Lithium

Vor Therapiebeginn

Wichtig ist vor Therapiebeginn eine ausführliche Aufklärung des Patienten über mögliche Nebenwirkungen und ein bis zu 6 Monaten verzögertes Einsetzen der prophylaktischen Wirkung von Lithium. Ein Wiederauftreten von Symptomen in diesem Zeitraum darf nicht als Zeichen einer Wirkungslosigkeit von Lithium angesehen werden und zum Absetzen führen! Die antimanische Wirkung von Lithium setzt dagegen schon mit einer Latenz von ca. 5–7 Tagen ein.

Weiterhin muss das Vorliegen möglicher Kontraindikationen für eine Behandlung mit Lithium (s. Klinikkasten) geprüft werden. Im Anschluss werden einige Kontrolluntersuchungen durchgeführt (Tab. 3-11).

Tab. 3-11 Notwendige Kontrolluntersuchungen vor und während einer Behandlung mit Lithium

Vor Therapiebeginn	Während der Behandlung
Anamnese und Untersuchung • Erfassung von Kontraindikationen • Halsumfang • Körpergewicht • RR und Puls	**Anamnese und Untersuchung** • Wirkungen und Nebenwirkungen • Schilddrüse (Struma? Halsumfang) • Körpergewicht • RR
Labor • Kreatininclearance • Urinstatus • Schilddrüsenwerte • Blutbild • Elektrolyte	**Labor** • Kreatinclearance einmal jährlich • Urinstatus • Schilddrüsenwerte • Blutbild • Elektrolyte
EEG, EKG	**EKG** mindestens einmal im Jahr
	Lithiumspiegelkontrollen • im ersten Monat wöchentlich • im ersten Halbjahr monatlich • danach alle 3 Monate

Hauptphase der Therapie

- Einschleichender Beginn der Lithiumbehandlung bei Einleitung einer stimmungsstabilisierenden Therapie oder Lithiumaugmentation. Bei Therapie einer akuten Manie kann auch initial mit der Gabe einer mittleren Tagesdosis begonnen werden (z. B. 2 × 1 Tabl. Quilonum ret.®).
- Nach 1 Woche **Bestimmung** des **Serum-Lithium-Spiegels** mit einer Blutentnahme genau 12 ±½ Stunden nach der letzten Gabe. Da Lithium meist zweimal pro Tag gegeben wird (morgens und abends), empfiehlt es sich, den Serumspiegel morgens um 8.00 Uhr, d. h. 12 Std. nach der letzten Einnahme um 20.00 Uhr, zu bestimmen. Dann erfolgt eine entsprechende Anpassung der Dosis, bis der therapeutische Spiegel für die prophylaktische Wirkung mit Werten zwischen 0,6 und 0,8 mmol/l erreicht ist. Der therapeutische Spiegel für die Akutbehandlung der Manie liegt zwischen 0,8 und 1,2 mmol/l.
- Bei Werten unter 0,5 mmol/l besteht wahrscheinlich keine prophylaktische Wirkung mehr, bei Werten über 1,2 mmol/l treten verstärkt unerwünschte Nebenwirkungen auf.
- Notwendige Kontrolluntersuchungen während einer Therapie mit Lithium sind in der Tabelle 3-11 aufgeführt.

Beendigung der Therapie

Die Dauer der Therapie richtet sich nach der vorliegenden Erkrankung (↗ Kap. 5). Lithium sollte immer ausschleichend abgesetzt werden, wobei sich die Dosisreduktion i. d. R. über mehrere Monate hinziehen sollte.

Merke
Lithium darf niemals abrupt abgesetzt werden, da dann das Rezidivrisiko stark erhöht ist.

Intoxikation

Eine Lithium-Intoxikation liegt bei Serumspiegeln über 1,6 mmol/l vor, eine vitale Gefährdung des Patienten besteht ab Serumspiegeln von 3,0 mmol/l.

Wichtig ist die Kenntnis von **Initialsymptomen** einer Intoxikation, um frühzeitig therapeutische Maßnahmen ergreifen zu können. Diese umfassen Schläfrigkeit, Schwindel, verwaschene Sprache und Ataxie sowie Erbrechen, Durchfall und grobschlägigen Tremor der Hände. Später können Rigor, Reflexsteigerung und Krampfanfälle hinzukommen. Sehr hohe Lithiumspiegel führen zu Bewusstlosigkeit und Tod.

Als **Ursachen** einer Lithium-Intoxikation kommen **Suizidversuche** und unkontrolliertes Einnehmen der Lithiummedikation in Frage. Sie kann aber auch **sekundär** auftreten als **Folge einer kochsalzarmen Diät** (verminderte Lithiumausscheidung), einer Kombination mit Diuretika (verminderte Lithiumausscheidung bei verstärkter Natriurese, daher Diuretika kontraindiziert!), einer Niereninsuffizienz, eines Flüssigkeitsverlustes oder einer interkurrenten Erkrankung.

Entscheidend ist, dass Lithium die Na-Rückresorption im distalen Tubulus hemmt, wodurch es zu einer verstärkten Rückresorption von Na und Li am proximalen Tubulus kommt. Alle renalen Funktionseinschränkungen mit Na-Verlust führen also zu einer verstärkten proximalen Li-Rückresorption.

Ein spezifisches Antidot zur Behandlung der Lithium-Intoxikation ist unbekannt. Bei Auftreten einer der o.g. Symptome ist Lithium sofort abzusetzen und der Lithiumspiegel zu bestimmen. Bei hohen Lithiumspiegeln wird eine intensivmedizinische Betreuung notwendig. **Therapiemaßnahmen** umfassen forcierte Diurese sowie Peritoneal- oder Hämodialyse.

Carbamazepin

Klinische Wirkung und Indikationen

Das strukturchemisch dem Imipramin sehr ähnliche Antiepileptikum Carbamazepin (z.B. Tegretal®, Timonil®) wird nicht nur zur Behandlung von zerebralen Anfallsleiden sowie zum Anfallsschutz im Rahmen des Benzodiazepin- und Alkoholentzugs, von Schmerzsyndromen (z.B. Trigeminusneuralgie, Migräne, Clusterkopfschmerz) oder Neuropathien verwendet, sondern auch zur Behandlung bipolarer und schizoaffektiver Erkrankungen. Hier ist Carbamazepin **indiziert** zur:

- **Akutbehandlung von Manien und schizomanischen Episoden**
- **Phasenprophylaxe bipolarer und schizoaffektiver Störungen,** insbesondere wenn Lithium unwirksam ist.

Pharmakokinetik und Wechselwirkungen

Carbamazepin wird mit 2–8 Std. relativ langsam resorbiert und hat eine Bioverfügbarkeit von ca. 80 %. Zu 80 % ist Carbamazepin an Serumalbumine gebunden. Carbamazepin wird hauptsächlich zum Carbamazepin-10,11,Epoxid metabolisiert, das selbst antiepileptische Eigenschaften aufweist, andererseits wahrscheinlich aber auch für die toxischen Effekte verantwortlich ist. Bei Monotherapie besteht ein Verhältnis von Carbamazepin zum Epoxid von ca. 10 : 1.

Nachteile einer Anwendung von Carbamazepin sind insbesondere die **Arzneimittelinteraktionen.** So induziert Carbamazepin die Aktivität von Cytochrom-P450-Isoenzymen in der Leber, wodurch es nicht nur seinen eigenen Metabolismus fördert (mit der Folge eines Abfallens des Serumspiegels; daher sind anfangs **regelmäßige Dosisanpassungen** nötig), sondern auch den anderer Medikamente. Dadurch kann es z. B. zum **Wirkverlust gleichzeitig verordneter Antidepressiva oder Neuroleptika** kommen (für genauere Ausführungen s.a. Arzneimittelinteraktionen von Antidepressiva). Auch ist zu beachten, dass die **Wirkung oraler Kontrazeptiva vermindert** ist.

Auf der anderen Seite können einige Medikamente den Carbamazepinmetabolismus hemmen, so dass die Carbamazepinspiegel ansteigen. Zu nennen sind verschiedene Calciumantagonisten, Cimetidin und Erythromycin. Bei einer Kombination mit Valproinsäure können die Valproinsäurespiegel erniedrigt werden.

Wirkungsmechanismus

Der Wirkungsmechanismus von Carbamazepin ist nicht vollständig geklärt. Ein möglicher Mechanismus ist die Blockierung spannungsabhängiger Natriumkanäle bzw. calciumantagonistische Effekte. Inwieweit Carbamazepin auf noradrenerge, serotonerge oder dopaminerge Neurone wirkt, ist bisher noch nicht geklärt.

Nebenwirkungen und Kontraindikationen

- **Häufige Nebenwirkungen** sind Sedierung, Benommenheit, Schwindel, Doppelbilder, Nystagmus und Ataxie, die insbesondere zu Beginn und bei schneller Aufdosierung auftreten.
- Wichtige und nicht selten auftretende Nebenwirkungen sind **allergische Hauterscheinungen,** die gelegentlich auch das Absetzen des Präparates erfordern.

Klinik
Beim Auftreten allergischer Hautreaktionen kann ein Umstellungsversuch auf ein anderes Präparat manchmal hilfreich sein.

- Nicht selten sind **initiale Veränderungen der Leberfunktionswerte** (GOT-, GPT- und γ-GT-Erhöhung), eine Hyponatriämie und Blutbildveränderungen (Leukozytose, Eosinophilie, Leukopenie, Thrombozytopenie) sowie kardiale Überleitungsstörungen.
- Besonders zu beachten ist auch das sehr seltene Auftreten einer **Agranulozytose** (Risiko 1 : 20 000 bis 1 : 50 000). Daher sind in den ersten Wochen der Therapie wöchentliche Kontrollen des Differentialblutbildes und später monatliche Kontrollen erforderlich.

Merke
Besonders bei raschem Aufdosieren können unter Carbamazepin Sedierung, Schwindel, Doppelbilder, Nystagmus und Ataxie auftreten.

Häufige Nebenwirkungen sind allergische Hautreaktionen, Transaminasenerhöhung, Hyponatriämie und Blutbildveränderungen. Sehr selten tritt eine Agranulozytose auf.

Kontrolluntersuchungen

Wegen der o.g. Nebenwirkungen ist es notwendig, vor der Behandlung, im ersten Monat der Therapie wöchentlich und danach monatlich Leberfunktionswerte und das Blutbild einschließlich des Differentialblutbildes zu bestimmen. Auch sollten vor Therapiebeginn und im Verlauf Herzrhythmus- und Überleitungsstörungen durch ein EKG ausgeschlossen werden, da Carbamazepin kardiale Erregungsleitungsstörungen verursachen kann.

Therapeutische Richtlinien

Carbamazepin sollte **einschleichend dosiert** werden, da v.a. bei Therapiebeginn Nebenwirkungen wie Müdigkeit, Schwindel oder ataktische Störungen auftreten können. Treten Blutbildveränderungen (z.B. aplastische Anämie, Agranulozytose) oder allergische Exantheme auf, muss Carbamazepin abgesetzt werden.

Wie bei der antikonvulsiven Therapie sollten **Serumspiegel** zwischen 6 und 8 (12) µg/ml angestrebt werden, für die Dosen zwischen 400 und 1600 mg täglich benötigt werden. Um konstante Plasmaspiegel zu erhalten, werden Retardformen verwendet, die eine einmalige Gabe am Abend oder eine Gabe morgens und abends notwendig machen.

Valproinsäure (Valproat)

Klinische Wirkung und Indikationen

Valproinsäure (Valproat; z.B. Orfiril®, Ergenyl®) wird in der Behandlung verschiedener Formen der Epilepsie eingesetzt. Im psychiatrischen Fachgebiet kommt es sowohl zur **Akuttherapie** als auch zur **Rezidivprophylaxe bipolarer affektiver Störungen** zur Anwendung.

Pharmakokinetik und Wechselwirkungen

Wie auch bei Carbamazepin unterliegt die Pharmakokinetik von Valproinsäure starken individuellen Unterschieden, so dass die Dosis individuell angepasst werden muss. Die Resorptionsrate bei oraler Gabe ist fast vollständig, die Bioverfügbarkeit liegt bei beinahe 100%. Wie die anderen Antiepileptika wird Valproinsäure zum großen Teil an Plasmaproteine gebunden. Valproinsäure wird durch verschiedene Oxidations- und Konjugationsschritte metabolisiert. Der wichtigste Hauptmetabolit ist das 2-en-Valproat, das eine lange Halbwertszeit aufweist. Valproat wird auch über die Cytochrom-P450-Isoenzyme der Leber metabolisiert, was insofern von Bedeutung ist, als dass eine Komedikation mit enzyminduzierenden Substanzen wie z.B. Carbamazepin zu erniedrigten Valproinsäurespiegeln führen kann.

Wichtig ist auch, dass Valproinsäure den freien Carnitin-Plasmaspiegel reduziert, dadurch kann es in Einzelfällen zu einer Hyperammonämie und Enzephalopathie kommen. Valproinsäure kann andere Medikamente aus der Plasmaproteinbindung verdrängen. So kann eine Kombinationstherapie etwa mit Carbamazepin zu einer transienten Carbamazepinintoxikation führen.

Nebenwirkungen

Insgesamt wird Valproinsäure recht gut vertragen. Die wichtigsten Nebenwirkungen bei einer Therapie mit Valproinsäure sind:

- **Gastrointestinale Nebenwirkungen:** Sie treten meist nur initial auf und sind seltener als bei Carbamazepin oder Lithium.
- **Tremor und Ataxie:** Sie treten meist nur initial auf.
- **Sedierung:** Diese ist insbesondere bei der Akutbehandlung bipolarer Störungen zu Beginn der Behandlung erwünscht, kann aber selten fortbestehen und in der Phasenprophylaxe dann ungünstig sein.
- **Transaminasenerhöhung:** Diese ist meist reversibel und zwingt meist nicht zum Absetzen. Die Leberenzyme müssen aber engmaschig überprüft werden, da – vor allem im Kindes- und Jugendalter auftretend – toxisches Leberversagen die wichtigste Nebenwirkung von Valproat ist. Eine sehr seltene, aber bedrohliche Nebenwirkung kann auch die Induktion einer Pankreatitis sein.
- **Haarausfall:** meist nur passager und meist reversibel
- **Gewichtszunahme:** nicht selten und bezüglich der Compliance problematisch.

Valproinsäure hat teratogene Effekte, die v.a. in der Induktion von Neuralrohrdefekten (Spina bifida) bestehen.

Kontrolluntersuchungen

Blutbild, Leberwerte und Gerinnungsparameter (selten Thrombozytopenien, Koagulopathien) müssen während der Behandlung regelmäßig kontrolliert werden, Pankreasenzyme sofort bei klinischem Verdacht auf Pankreatitis.

Therapeutische Richtlinien

Beim akuten manischen Syndrom kann Valproat in einer Dosis von 20 mg/kg KG am ersten Tag (z.B. 1500 mg bei 75 kg) gegeben werden (sog. „pulse-loading"-Therapie). Der Verzicht auf das langsame Aufdosieren hat hier einen schnelleren Wirkungseintritt zur Folge.

Ansonsten wird Valproinsäure langsamer aufdosiert. Eine Plasmakonzentration von 50–125 µg/ml wird sowohl in der Akutbehandlung als auch in der Rezidivprophylaxe angestrebt.

Lamotrigin

Neben Lithium und den Antiepileptika Valproinsäure und Carbamazepin hat sich auch das Antiepileptikum Lamotrigin (z.B. Lamictal®, Elmendos®) in kontrollierten Studien insbesondere zur **Rezidivprophylaxe von Depressionen im Rahmen bipolarer affektiver Störungen** als erfolgreich erwiesen.

Demgegenüber sind die akuten antimanischen Effekte und die rezidivprophylaktischen Effekte von Manien als eher gering einzuschätzen.

Lamotrigin muss zur Vermeidung gefährlicher Haut- und Schleimhautreaktionen (exfoliative Dermatitis, Steven-Johnson- und Lyell-Syndrom) sehr langsam aufdosiert werden. In den ersten beiden Wochen müssen 25 mg pro Tag, dann für weitere zwei Wochen 50 mg gegeben werden und anschließend erfolgt eine Steigerung um 50–100 mg alle zwei Wochen. Bei Kombination mit Valproinsäure muss die Lamotrigindosis halbiert werden. Die Erhaltungsdosis liegt bei ca. 200 mg.

3.2.4 Antipsychotika (Neuroleptika): Grundlagen

Als erste antipsychotisch wirkende Substanz wurde zu Beginn der 50er Jahre von Delay und Deniker das Phenothiazinderivat Chlorpromazin beschrieben. Zu den weiteren ersten Neuroleptika gehörte das Ende der 50er Jahre eingeführte Butyrophenonderivat Haloperidol, das durch Janssen beschrieben wurde.

Definition

Der klinisch-therapeutische Effekt der Neuroleptika beruht in ihrer dämpfenden Wirkung auf psychomotorische Erregtheit, aggressives Verhalten sowie psychotische Sinnestäuschungen, Wahndenken, katatone Symptome und Ich-Störungen. Wenn ein Pharmakon dieses Wirkungsprofil besitzt, sollte es unabhängig davon, ob es extrapyramidalmotorisch wirksam ist oder nicht, als Neuroleptikum bzw. Antipsychotikum bezeichnet werden.

Indikationen

Wichtige Indikationen von Antipsychotika (Neuroleptika) sind:

- Akutbehandlung und Rezidivprophylaxe der Schizophrenien
- Behandlung der akuten Manie
- Behandlung psychotischer (wahnhafter) Depressionen
- Behandlung akuter Erregungszustände oder psychotischer Symptomatik im Rahmen verschiedener psychischer Störungen, z.B. bei organischen psychischen Störungen
- Behandlung von psychomotorischer Unruhe und Schlafstörungen im Rahmen verschiedener Erkrankungen
- Behandlung von Erbrechen und Neuroleptanalgesie.

Klassifikation

Bei den Antipsychotika (Neuroleptika) lassen sich zwei große Gruppen unterscheiden:

- **klassische Neuroleptika**, die hauptsächlich über eine Blockade von Dopamin-D_2-Rezeptoren wirken und damit extrapyramidalmotorische Nebenwirkungen verursachen
- **atypische Neuroleptika**, die sich durch einen anderen Wirkungsmechanismus auszeichnen und daher in der Regel schwache extrapyramidalmotorische Effekte zeigen.

Klassische Neuroleptika

Die klassischen Neuroleptika lassen sich hinsichtlich ihrer chemischen Struktur und ihrer neuroleptischen Potenz in verschiedene Gruppen einteilen.

- **Einteilung nach der chemischen Struktur (Tab. 3-12)**
- **Einteilung nach der neuroleptischen Potenz**
  Früher ging man davon aus, dass die antipsychotische Wirkung von Neuroleptika oberhalb einer so genannten neuroleptischen Schwelle an die Verursachung extrapyramidalmotorischer Nebenwirkungen gekoppelt ist. Dass dies eine unzureichende Versimplifizierung der komplexen Wirkmechanismen von Neuroleptika darstellt, wurde spätestens klar durch die Entdeckung des Antipsychotikums Clozapin (s.u.), das sehr gut antipsychotisch wirkt, aber keine extrapyramidalmotorischen Nebenwirkungen verursacht.
  Die sog. **neuroleptische Potenz** eines klassischen Neuroleptikums orientiert sich an der Wirkungsintensität des Chlorpromazins, dem per definitionem die neuroleptische Potenz 1 übertragen wurde. Demnach unterscheidet man Neuroleptika mit:
  - **schwacher** neuroleptischer Potenz: Potenz < 1
  - **mittelschwacher** neuroleptischer Potenz: Potenz 1–10
  - **starker** neuroleptischer Potenz: Potenz 10–50
  - **sehr starker** neuroleptischer Potenz: Potenz 50– > 400

  In Tabelle 3-13 sind die unterschiedlichen Wirkprofile nieder- und hochpotenter Neuroleptika aufgeführt.
  Aus dem unterschiedlichen Wirkprofil nieder- und hochpotenter Neuroleptika ergeben sich auch die

Tab. 3-12 Einteilung der klassischen Neuroleptika nach der chemischen Struktur

Chemie	Substanzen
Trizyklische Neuroleptika	• **Phenothiazin-Derivate:** Thioridazin, Perazin, Levomepromazin, Chlorpromazin, Perphenazin, Fluphenazin • **Thioxanthen-Derivate:** Chlorprotixen, Flupentixol
Butyrophenon-Derivate	Haloperidol, Bromperidol, Benperidol, Trifluperidol
Diphenylbutyl-piperidine	Pimozid, Fluspirilen

Tab. 3-13 Wirkprofile nieder- und hochpotenter klassischer Neuroleptika

	Niederpotent	Hochpotent
Sedation	stark	gering
Antriebshemmung	stark	gering
Antipsychotische Wirkung	gering	stark
Extrapyramidal-motorische NW	gering	stark
Anticholinerge NW	eher stark	gering
Antiemetische Wirkung	schwach	mittelstark

unterschiedlichen Einsatzbereiche der klassischen Neuroleptika (s. Klinikkasten).

Klinik: Einsatzbereiche der klassischen Neuroleptika

- Klassische Neuroleptika mit **schwacher neuroleptischer Potenz** werden vornehmlich zur **Sedierung und Dämpfung psychotischer Erregungszustände** eingesetzt
- klassische Neuroleptika mit **starker neuroleptischer Potenz** kommen bei der **Therapie produktiver psychotischer Symptome** wie Wahn, Denkstörungen und Sinnestäuschungen zur Anwendung.

Häufig werden niedrig- und hochpotente klassische Neuroleptika kombiniert eingesetzt.

Atypische Neuroleptika

Im Gegensatz zu den klassischen Neuroleptika zeichnen sich die atypischen Neuroleptika durch eine **geringe oder fehlende Auslösung extrapyramidalmotorischer Nebenwirkungen** bei guter antipsychotischer Wirkung aus.

Ein neueres, erweitertes Konzept von „Atypie" besagt, dass neben der Wirkung auf die produktiv-psychotischen Symptome (z.B. Wahn, Halluzinationen, Ich-Störungen) und den weitgehend fehlenden motorischen Nebenwirkungen noch weitere Effekte auftreten, die atypische Neuroleptika auszeichnen:

- **Wirksamkeit auf die „Negativ"-Symptomatik von Schizophrenien,** z.B. Antriebsstörung, sozialer Rückzug, Affektverflachung und kognitive Defizite (↗ Kap. 6.1.4)
- **Wirksamkeit bei Therapieresistenz**
- **Geringer oder überhaupt kein Anstieg der Prolaktinsekretion**

Bei alledem muss beachtet werden, dass es sich bei den atypischen Neuroleptika um eine pharmakologisch heterogene Gruppe von Substanzen mit unterschiedlicher Wirkstärke und sehr unterschiedlichen Nebenwirkungsprofilen (z.B. hinsichtlich Gewichtszunahme, Prolaktinsekretion oder sedierender Wirkung) handelt.

Auf pharmakologischer Ebene werden folgende **Unterscheidungskriterien zu den klassischen Neuroleptika** diskutiert:

- Blockierung von Serotonin-Typ-2-Rezeptoren bei geringerer Dopamin-D_2-Rezeptor-Blockade,
- bevorzugte Blockade mesolimbischer bei vergleichsweise geringer Blockierung nigrostriataler Dopamin-D_2-Rezeptoren,
- verstärkte Blockade von Dopamin-D_1- und D_4-Rezeptoren.

Abbildung 3-9 gibt eine Übersicht über die Rezeptor-Bindungsprofile verschiedener atypischer Neuroleptika. Aus diesen lassen sich auch die Nebenwirkungsprofile (s. dort) ableiten.

Vergleichende Wirksamkeit der Substanzen

Die antipsychotische Wirksamkeit hochpotenter klassischer und atypischer Antipsychotika in der Akutbehandlung produktiv-psychotischer Akutsymptome schizophrener Störungen ist durch Metaanalysen sehr gut belegt. Die **Besserungsraten** liegen bei **ca. 75 %** gegenüber einer Besserungsrate von 25% unter Placebo. Zwischen den einzelnen Substanzen gibt es im Wesentlichen keine Wirksamkeitsunterschiede, weshalb die **Wahl des Medikaments** nach Kriterien wie **Wirksamkeit bei früherer Behandlung** oder **Nebenwirkungsprofil** erfolgt. Die einzige Ausnahme stellt **Clozapin** dar, von dem bis zu 50 % bisher therapierefraktärer Patienten profitieren.

In der **Behandlung der Negativsymptomatik** gibt es Unterschiede zwischen den einzelnen Substanzen. Hier wirken v.a. die atypischen Neuroleptika (vor allem Clozapin, Risperidon, Quetiapin, Olanzapin), aber auch klassische Neuroleptika mit besonderer Beeinflussung des serotonergen Systems (z.B. Flupentixol) besser als andere Antipsychotika.

Merke

Zur Behandlung produktiv-psychotischer Symptomatik erfolgt die Medikamentenwahl bei fehlenden Wirksamkeitsunterschieden hauptsächlich nach Kriterien wie Wirksamkeit bei früheren Behandlungen oder Nebenwirkungsprofil.

Wirkmechanismen

Für das Verständnis der Wirkmechanismen der Neuroleptika sind zwei Neurotransmittersysteme von zentraler Bedeutung, das dopaminerge und das serotonerge System.

Im ZNS unterscheidet man im Wesentlichen **vier dopaminerge Bahnsysteme** (Abb. 3-10):

- **mesolimbisches dopaminerges System:** Es entspringt im Mittelhirn und zieht zu Teilen des limbischen Systems (Nucleus accumbens, laterales Septum, Nucleus amygdalae)

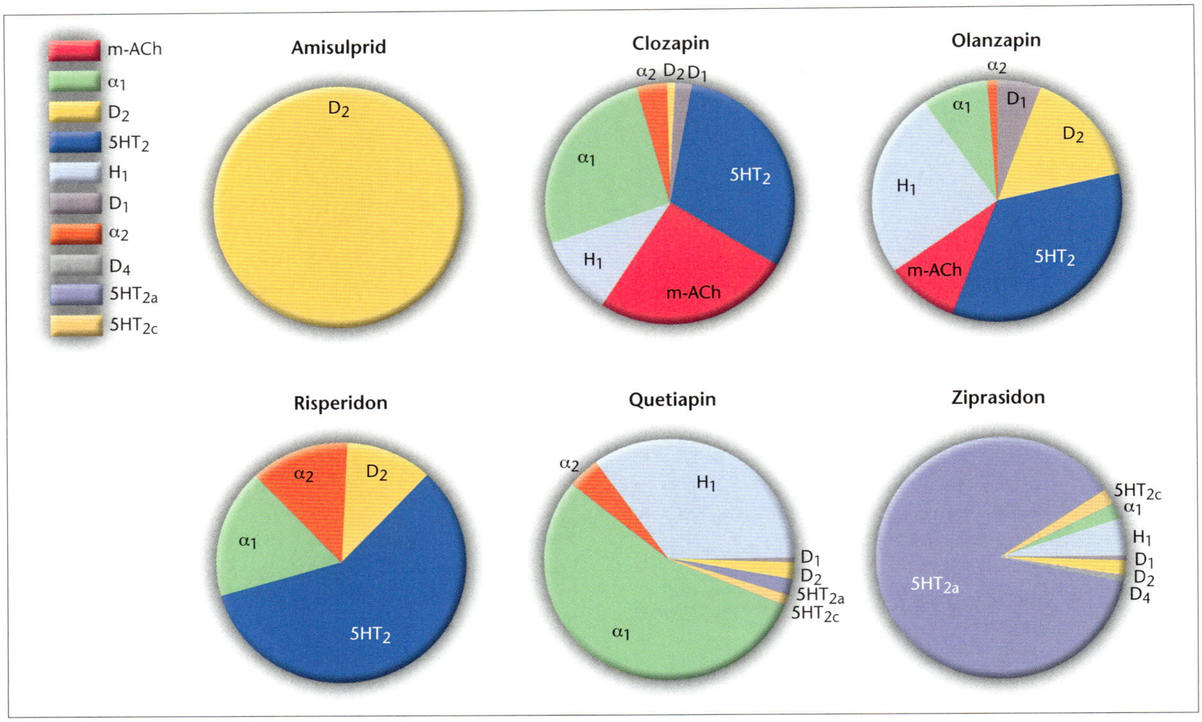

Abb. 3-9 Rezeptor-Bindungsprofile atypischer Neuroleptika an muskarinerg-cholinerge, histaminerge, adrenerge, dopaminerge und serotonerge Rezeptoren in Hirnhomogenaten. Dargestellt anhand der Dissoziationskonstanten (K_D) bzw. Inhibitionskonstanten (K_i). Berechnung als $1/K_iD_1 + 1/K_iD_2 + 1/K_i5\text{-}HT_2 + \ldots = 100\%$ [8]
α_1, $\alpha_2 = \alpha_1$-, α_2-adrenerge Rezeptoren; D_1, D_2, D_4 = Dopamin-D_1-, -D_2-, -D_4-Rezeptoren; H_1 = Histamin-Typ-1-Rezeptoren; mACh = muskarinerge Acetylcholin-Rezeptoren; $5HT_2$, $5HT_{2a}$, $5HT_{2b}$ = Serotonin-Typ-2-, -Typ-2a-, -Typ-2b-Rezeptoren

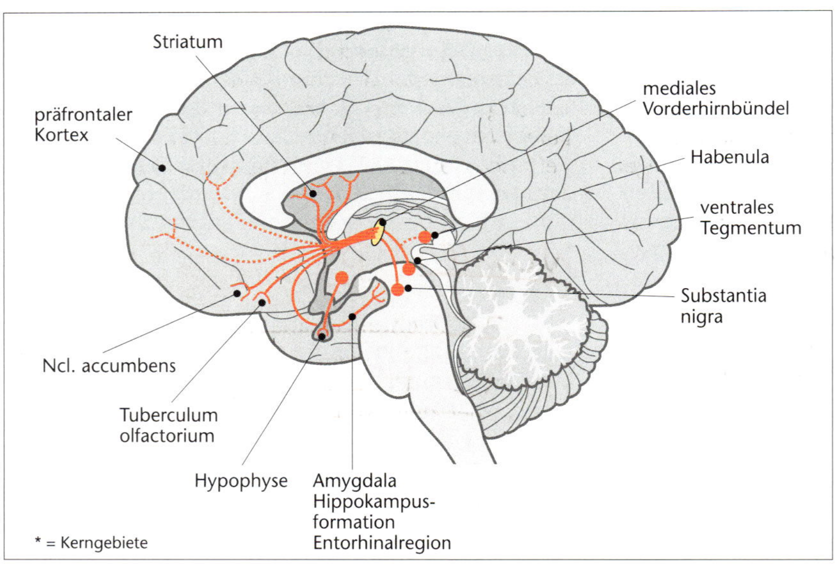

Abb. 3-10 Wichtige dopaminerge Projektionen aus dem Mittelhirn [8]

- **mesokortikales dopaminerges System:** Es zieht vom Mittelhirn in den präfrontalen Kortex, den Gyrus cinguli und die Regio entorhinalis. Sowohl die mesolimbische als auch die mesokortikale Bahn werden funktionell mit Lern- und Gedächtnis- sowie affektiven Prozessen in Verbindung gebracht und sind daher von zentraler Bedeutung für die Vermittlung antipsychotischer Wirksamkeit.
- **nigrostriatales dopaminerges System:** Es zieht von der Substantia nigra zum Striatum. Dieses System wird mit den extrapyramidalmotorischen Nebenwirkungen der Antipsychotika in Verbindung gebracht.

- **tuberoinfundibuläres dopaminerges System:** Dieses zieht vom Nucleus arcuatus des Hypothalamus zur Eminentia mediana, von wo Dopamin über Portalvenen zur Hypophyse gelangt, in der es über Dopamin-D_2-Rezeptoren die Prolaktinsekretion hemmt. Dieses System wird mit der verstärkten Freisetzung von Prolaktin durch v.a. klassische Neuroleptika mit der Folge von Galaktorrhö, Gynäkomastie und sexuellen Funktionsstörungen in Verbindung gebracht.

Vor allem die klassischen Neuroleptika hemmen unterschiedlich stark den D_2-Rezeptor, was mit deren antipsychotischer Wirksamkeit in Verbindung gebracht wird. Einige atypische Neuroleptika wie z.B. Clozapin, Quetiapin oder Ziprasidon (s. Abb. 3-9) blockieren den D_2-Rezeptor fast gar nicht, so dass eine Blockade der D_2-Rezeptoren nicht das alleinige Wirkprinzip darstellen kann. Clozapin hat auch eine antagonistische Wirkung am D_4-Rezeptor.

Neben der Wirkung auf Dopaminrezeptoren haben viele v.a. atypische Antipsychotika auch einen Effekt auf **Serotoninrezeptoren** (vor allem den 5-HT_2-Rezeptor), was insbesondere mit einer Wirkung auf die Negativsymptomatik schizophrener Erkrankungen in Verbindung gebracht wird. Die Blockade von Noradrenalin-, Histamin- und Acetylcholinrezeptoren wird weniger mit der Wirksamkeit als mit Nebenwirkungen in Verbindung gebracht.

Pharmakokinetik und Wechselwirkungen

Neuroleptika werden aus dem Magen-Darm-Trakt gut resorbiert und unterliegen einem **First-Pass-Effekt** in der Leber, der mit einer großen interindividuellen Variationsbreite zwischen 10 und 70% betragen kann. Dadurch können bei parenteraler Applikation geringere Dosen den gleichen Effekt zeigen.

Bei **oraler Gabe** werden maximale Plasmaspiegel nach ca. 1–6 Stunden erreicht, nach intramuskulärer Injektion schneller; daher sind **im Akutfall i.m. Injektionen** vorzuziehen! So werden beispielsweise bei der oralen Gabe von Olanzapin maximale Plasmaspiegel erst nach 3–5 Stunden erreicht, während bei intramuskulärer Gabe von Olanzapin (Zyprexa i.m.®) Plasmapeaks bereits nach 15 Min. erreicht sind. Aus intramuskulär injizierten Depot-Präparaten, die in der rezidivprophylaktischen Behandlung zur Anwendung kommen, erfolgt die Wirkstoff-Freigabe sehr langsam.

Merke
Im akuten Behandlungsfall zeigt die intramuskuläre Injektion deutlich schnellere Wirkung als die orale Gabe von Neuroleptika!

Die Eliminationshalbwertszeit liegt für die meisten Präparate zwischen 15 und 35 Stunden, einzelne Substanzen weisen aber Extreme auf: So hat Pimozid (Orap®) eine Eliminationshalbwertszeit von 55 Stunden und Benperidol eine von 5 Stunden. Die meisten Neuroleptika werden durch das Cytochrom-P450-System der Leber metabolisiert, wodurch es zu ähnlichen Arzneimittel-Interaktionen, wie sie für die Antidepressiva beschrieben sind (↗ 3.2.1), kommen kann.

Eine wichtige Wechselwirkung ist auch die **Verstärkung der zentral dämpfenden Wirkung,** die insbesondere bei der Kombination mit Alkohol, Hypnotika, Tranquilizern, starken Analgetika und zentral wirkenden Antihypertensiva wie z.B. Clonidin auftritt. Durch eine Kombination mit Antidepressiva können die anticholinergen Nebenwirkungen verstärkt werden.

Nebenwirkungen und Nebenwirkungsmanagement

Bei der Besprechung von Nebenwirkungen der Antipsychotika ist es sinnvoll, Nebenwirkungen der klassischen und der atypischen Neuroleptika separat zu besprechen, da sich das Nebenwirkungsspektrum dieser Klassen unterscheidet:

- Klassische Neuroleptika: Hier stellen die extrapyramidalmotorischen Nebenwirkungen das größte Problem dar (s.u.)
- Atypische Neuroleptika: Hier stellen Blutbildveränderungen (v.a. Clozapin), Gewichtszunahme (v.a. Clozapin, Olanzapin), das erhöhte Risiko eines metabolischen Syndroms und QT_c-Zeit-Verlängerungen (z.B. Ziprasidon) das größte Problem dar.

Einen Überblick über die somatischen Nebenwirkungen aller Neuroleptika gibt Abbildung 3-11.

Da es für den Langzeitverlauf der Schizophrenien entscheidend ist, dass die Patienten ihre Medikation regelmäßig einnehmen, sind eine entsprechende Aufklärung über potentielle Nebenwirkungen und ein gutes Nebenwirkungsmanagement von entscheidender Bedeutung für den langfristigen Erfolg einer Therapie.

Merke
Bei der Behandlung schizophrener Psychosen ist das Nebenwirkungsmanagement von entscheidender Bedeutung, da die Patienten Medikamente langfristig nur einnehmen, wenn der Nutzen gegenüber den Nebenwirkungen überwiegt. Der Langzeitverlauf schizophrener Erkrankungen ist sehr eng an die medikamentöse Compliance gekoppelt.

Kontrolluntersuchungen im Therapieverlauf

Die folgende Tabelle 3-14 gibt einen Überblick über notwendige Kontrolluntersuchungen während einer Medikation mit klassischen und atypischen Neuroleptika.

Kontraindikationen und Intoxikationen

Bei Antipsychotika mit ausgeprägter anticholinerger Wirkkomponente bestehen dieselben relativen

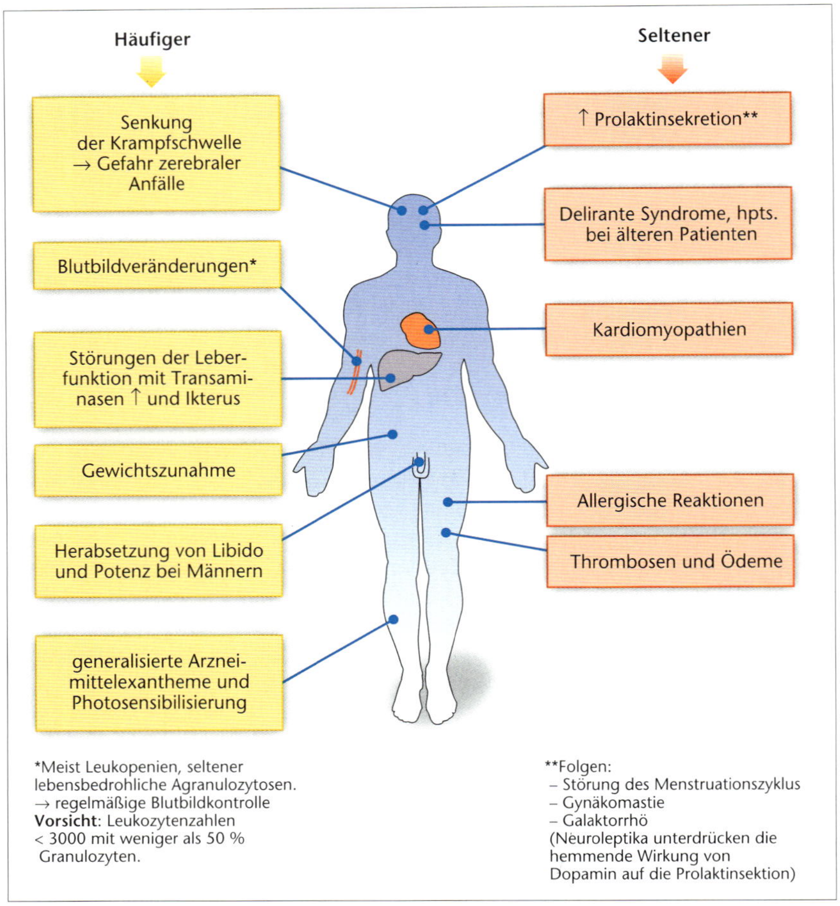

Abb. 3-11 Somatische Nebenwirkungen von Neuroleptika

Tab. 3-14 Kontrolluntersuchungen im Verlauf einer antipsychotischen Pharmakotherapie
Die nachfolgend aufgelisteten Untersuchungen sind während stationärer und ambulanter Behandlung mit Antipsychotika durchzuführen und zu dokumentieren:

Zeitpunkt (Monate)	Vorher	1. Monat	2. Monat	3. Monat	4. Monat	5. Monat	6. Monat	Monatlich	Halbjährlich
Neuroleptika Für alle Neuroleptika:									
Kreatinin	X	X		X			X		X
GPT, Gamma-GT, CK, Na, K	X	X		X			X		X
EKG	X	X		X[b]			X[a]		X[a]
EEG	X	X		X[b]			X[b]		X[b]
Speziell: Großes Blutbild bei									
trizyklischen NL	X	XX	X	X	X	X	X		X
Butyrophenonen	X	X	X	X	X	X	X		X
Clozapin, Perazin	X	XXXX	XXXX	XXXX	XXXX	XX	XX	X	
Speziell: BZ, Triglyzeride, Cholesterin bei Clozapin, Olanzapin	X		X		X		X		X

[a] bei Patienten über 50 Jahre mit kardiovaskulären Störungen
[b] bei Patienten mit hirnorganischen Störungen oder pathologischem Ausgangsbefund
X Häufigkeit der Kontrolle

Kontraindikationen wie bei den trizyklischen Antidepressiva: Glaukom, Pylorusstenose, Prostatahyperplasie und Harnverhalt.

Trizyklische Neuroleptika können Veränderungen des weißen Blutbildes (bes. Leukopenie, Agranulozytose) bewirken und sollten deshalb nicht Patienten mit entsprechender Anamnese verabreicht werden. Ein schwerer Leberschaden stellt eine relative Kontraindikation dar: Die Neuroleptika können kumulieren, und es kann so zu einer Überdosierung kommen.

Vorsicht ist geboten bei Patienten mit vorgeschädigtem Gehirn, Neigung zu Krampfanfällen oder kardiovaskulären Komplikationen. Bei akuten Intoxikationen mit zentral wirksamen Substanzen sollten Neuroleptika nicht zur Anwendung kommen.

Eine Überdosierung mit Neuroleptika ist in seltenen Fällen lebensbedrohlich, außer es wurden gleichzeitig andere zentral dämpfende Psychopharmaka wie Alkohol oder Hypnotika in hoher Dosis eingenommen. Symptome sind Schläfrigkeit bis hin zum Koma, Delirien, Dystonien und Krampfanfälle.

3.2.5 Antipsychotika (Neuroleptika): Substanzen

Klassische Neuroleptika

Tabelle 3-15 gibt einen Überblick über die wichtigsten klassischen Neuroleptika, geordnet nach deren neuroleptischer Potenz.

Einige der klassischen Neuroleptika stehen auch als Depotpräparate für die Rezidivprophylaxe zur Verfügung (Tab. 3-16). Aus diesen Depotformulierungen wird der Wirkstoff sehr langsam freigesetzt, so dass eine i.m. Applikation alle 1–4 Wochen ausreichend ist. Bei Schwierigkeiten mit der Compliance sichern sie eine ausreichende Dosierung.

Abbildung 3-12 gibt eine Übersicht über die Rezeptor-Bindungsprofile verschiedener klassischer Neuroleptika. Aus diesen lassen sich auch die Nebenwirkungsprofile (s. dort) ableiten.

Tab. 3-15 Die wichtigsten Vertreter klassischer Neuroleptika

Substanz	Handelsname
Niedrigpotente klassische Neuroleptika	
Chlorprotixen	z. B. Truxal®
Levomepromazin	z. B. Neurocil®
Melperon	z. B. Eunerpan®
Pipamperon	z. B. Dipiperon®
Thioridazin	z. B. Melleril®
Mittelpotente klassische Neuroleptika	
Perazin	z. B. Taxilan®
Sulpirid	z. B. Dogmatil®
Hochpotente klassische Neuroleptika	
Fluphenazin	z. B. Dapotum®, Lyogen®
Perphenazin	z. B. Decentan®
Haloperidol	z. B. Haldol®
Benperidol	z. B. Glianimon®
Bromperidol	z. B. Impromen®
Flupentixol	z. B. Fluanxol®
Pimozid	z. B. Orap®
Fluspirilen	z. B. Imap®

Tab. 3-16 Depot- und Langzeitneuroleptika

Generikum	Handelsname	Applikationsintervall	Dosis (mg)
Zuclopenthixol-Decanoat	Ciatyl-Z Depot®	2–3 Wochen i.m.	100–400
Zuclopenthixol-Azetat	Ciatyl-Z Acuphase®	2–3 Tage i.m. kurzwirksam, Behandlung initial akuter Psychosen, 1–2-mal wiederholbar	50–150
Flupentixol-Decanoat	Fluanxol-Depot®	2–3 Wochen i.m.	20–60
Fluphenazin-Decanoat	Lyogen-Depot®, Dapotum D®	2–4 Wochen i.m.	12,5–100
Haloperidol-Decanoat	Haldol-Decanoat®	4 Wochen i.m.	50–300
Perphenazin-Enanthat	Decentan-Depot®	2–4 Wochen i.m.	50–200
Fluspirilen	Imap®	1 Woche i.m.	2–12

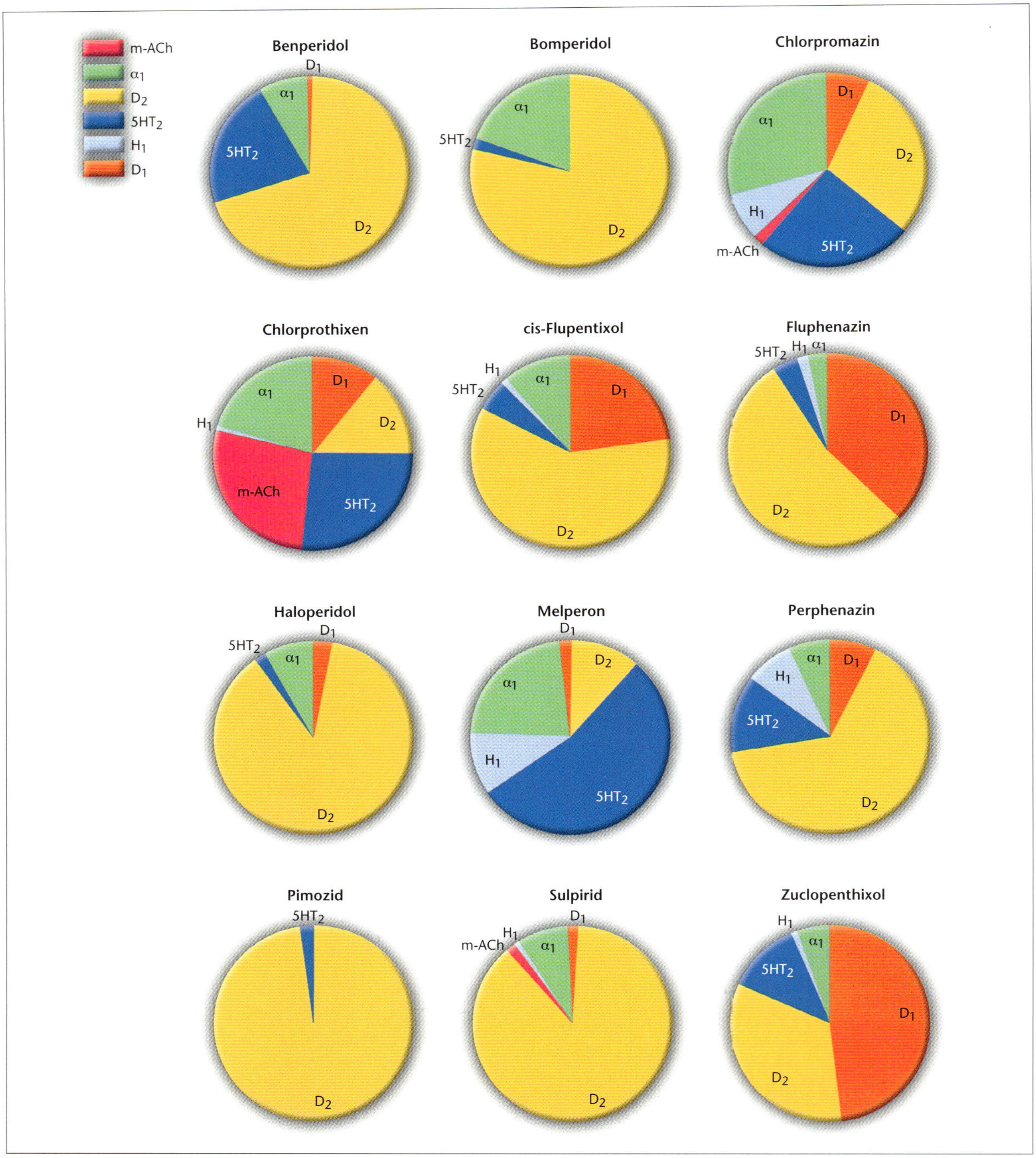

Abb. 3-12 Rezeptor-Bindungsprofile einiger klassischer Neuroleptika an muskarinerg-cholinerge, adrenerge, dopaminerge und serotonerge Rezeptoren in Hirnhomogenaten. Dargestellt anhand der Dissoziationskonstanten (K_D) bzw. Inhibitionskonstanten (K_i). Berechnung als $1/K_iD_1 + 1/K_iD_2 + 1/K_i5\text{-}HT_2 + \ldots = 100\%$ [3]

$\alpha_1 = \alpha_1$-adrenerge Rezeptoren; D_1, D_2 = Dopamin-D_1-, -D_2-Rezeptoren; mACh = muskarinerge Acetylcholin-Rezeptoren; $5HT_2$ = Serotonin Typ-2-Rezeptoren

Extrapyramidalmotorische Nebenwirkungen

Die wichtigsten Nebenwirkungen der klassischen Neuroleptika stellen die extrapyramidalmotorischen Nebenwirkungen dar. Diese treten mit umso größerer Wahrscheinlichkeit auf, je höher potent das Neuroleptikum ist. Man unterscheidet:

- Frühdyskinesien
- Parkinsonoid
- Akathisie und Tasikinesie
- Spätdyskinesien
- Malignes neuroleptisches Syndrom.

Frühdyskinesien

Zu den Frühdyskinesien, die v. a. bei der Gabe hochpotenter Neuroleptika **bei ca. 20% der Patienten vorübergehend auftreten,** werden folgende Symptome gerechnet:

Zungen-, Schlund- und Blickkrämpfe (am häufigsten), unwillkürliche Bewegungen der Gesichtsmuskulatur, Verkrampfungen der Kiefermuskulatur (Trismus), torticollisartige, choreatische, athetoide und auch torsionsdystone Bewegungsabläufe in der Muskulatur des Halses und der oberen Extremitäten.

Die Frühdyskinesien manifestieren sich fast ausschließlich zu **Behandlungsbeginn** (meist in der 1. Behandlungswoche) und korrelieren deutlich mit der Geschwindigkeit der Dosissteigerung. Später treten sie dann nur noch auf, wenn die Dosis plötzlich erhöht oder auch reduziert wird.

Klinik: Behandlung von Frühdyskinesien

- **Prophylaxe:** langsames Ein- und Ausschleichen klassischer Neuroleptika, prophylaktische Gabe des Anticholinergikums Biperiden (Akineton®) bzw. in retardierter Form (Akineton ret.®).
- **Akutbehandlung:** Beruhigung und Aufklärung des Patienten über diese in der Regel harmlose Nebenwirkung. Gabe von Biperiden (Akineton®) oral (2–4 mg) oder langsam i.v. Dosisreduktion des Neuroleptikums oder Umsetzen auf ein atypisches Neuroleptikum.

Bei der Behandlung von Frühdyskinesien ist zu beachten: Bei der langfristigen bzw. hochdosierten Gabe von Biperiden (Akineton®) bestehen aufgrund dessen euphorisierender Wirkung Suchtgefahr und die Gefahr des Auftretens deliranter Syndrome. Das Auftreten und die inkonsequente Behandlung von Frühdyskinesien ist eine häufige Ursache für spätere Noncompliance des Patienten. Aus diesem Grund ist beim Einsatz klassischer Antipsychotika eine prophylaktische Gabe von Biperiden sinnvoll.

Kasuistik: Behandlung von Frühdyskinesien

Ein 23-jähriger Patient wird wegen der Erstmanifestation einer paranoiden Schizophrenie erstmals mit dem hochpotenten Neuroleptikum Fluphenazin (Dapotum®) behandelt. Nach 3 Tagen stellt sich der Patient dem Dienst habenden Arzt in der Notfallambulanz mit folgenden Symptomen vor: krampfartiges Herausstrecken der Zunge, Blickkrampf, Trismus und torticollisartige Bewegungen. Aufgrund des charakteristischen Bildes wird die Diagnose einer Neuroleptika-induzierten Frühdyskinesie gestellt. Da zusätzlich Schluckkrämpfe bestehen, erfolgt die sofortige intravenöse Applikation von Biperiden (Akineton®) 2,5 mg. Die Dosis wird langsam intravenös appliziert und es kommt innerhalb von Minuten zu einer völligen Rückbildung der Frühdyskinesien. Die weitere Behandlung erfolgt durch orale Gabe von Biperiden (Akineton ret.®).

Parkinsonoid oder medikamentöses Parkinson-Syndrom

Symptome des medikamentösen Parkinson-Syndroms, das **v. a. bei der Verwendung hochpotenter klassischer Neuroleptika in hohen Dosierungen,** aber auch bei Risperidon in höheren Dosen bei **ca. 20–30% der Patienten** auftritt, gleichen denen des Parkinson-Syndroms: Einschränkung zunächst der Feinmotorik, dann der allgemeinen Beweglichkeit (Bewegungsarmut = Akinese), Erhöhung des Muskeltonus (Rigor), kleinschrittiger Gang, Hypo- bis Amimie und Salbengesicht sowie Tremor. Das Parkinsonoid manifestiert sich meist erst nach 1–2-wöchiger Therapie.

Klinik: Behandlung eines Parkinsonoids

- Evtl. Dosisreduktion
- Umsetzen des Neuroleptikums auf ein atypisches Antipsychotikum
- Gabe von Anticholinergika, was jedoch meist therapeutisch unbefriedigend bleibt.

Nach Absetzen des Neuroleptikums bildet sich das Parkinsonoid wieder vollständig zurück, ohne Dauerschäden zu hinterlassen.

Akathisie und Tasikinesie

Besonders bei der Verwendung **hochpotenter Neuroleptika** kommt es bei **ca. 30% der Patienten** zu einer motorischen Unruhe, die sich als Unfähigkeit, sitzen bleiben zu können (Akathisie), oder als Drang zu ständiger Bewegung (Tasikinesie) äußern kann.

Diese motorische Unruhe kann sich zu jeder Zeit der Behandlung zeigen, meist jedoch erst nach einigen Wochen und nach der Manifestation eines Parkinsonoids. Wichtig ist auch hier die Unterscheidung der Nebenwirkung von der inneren Unruhe als Zeichen der Psychose, um eine Dosiserhöhung der Neuroleptika und damit Zunahme der motorischen Unruhe zu verhindern.

Klinik: Therapie der Akathisie

- Evtl. Dosisreduktion, Ab- bzw. Umsetzen des Neuroleptikums auf ein atypisches Neuroleptikum
- β-Rezeptorenblocker (z. B. Propranolol, z. B. 3 × 10–20 mg Dociton®)
- Gabe schwach potenter Neuroleptika.

Antiparkinsonmittel helfen praktisch nicht!

Spätdyskinesien oder tardive Dyskinesien

Bei den Spätdyskinesien handelt es sich um **abnorme, unwillkürliche Bewegungen** hauptsächlich der

Muskeln des Kopfes und der Extremitäten. Am häufigsten sind Bewegungen im Bereich des Mundes wie **Herausstrecken der Zunge, Schmatzbewegungen, Seitwärtsbewegungen des Unterkiefers, rhythmischer Lippentremor** (Rabbit-Syndrom, rabbit = Kaninchen) und **Grimassieren.**

Ebenso oft kommt es zu unwillkürlichen Bewegungen der Finger und der Hände, z.B. Fäuste ballen. In schwereren Fällen treten vereinzelt Schleuderbewegungen (Ballismus), Torti- und Retrocollis sowie das Pisa-Syndrom (Schiefhaltung von Kopf, Hals und Schultern) auf. Die Symptome, welche die Patienten von allen Nebenwirkungen subjektiv am wenigsten belasten, werden durch Stress verstärkt, während des Schlafs verschwinden sie.

Spätdyskinesien **entwickeln sich meist innerhalb 3 Jahren einer Therapie** mit v.a. hochpotenten Neuroleptika und sind umso wahrscheinlicher, je länger der Patient mit klassischen Neuroleptika behandelt wurde. Etwa 20% aller chronisch mit klassischen Neuroleptika behandelten Patienten entwickeln Spätdyskinesien, wobei diese glücklicherweise nur in ca. 1% der Fälle schwer ausgeprägt und irreversibel sind. Besonders betroffen sind Patienten über 50 Jahre mit zerebralen Vorschädigungen.

Als **Ursache** der Spätdyskinesien vermutete man bisher immer eine Überempfindlichkeit postsynaptischer Dopamin-Rezeptoren in den Basalganglien. In neuester Zeit geht man jedoch von einer neuroleptikabedingten Reduktion GABAerger Neurone im Striatum, kombiniert mit einer Aktivitätsverminderung des GABA-synthetisierenden Enzyms Glutaminsäure-Decarboxylase (GAD), aus.

Es ist besonders wichtig, Frühzeichen zu erkennen. Da sich die ersten spätdyskinetischen Symptome im lingualen oder digitalen Bereich zeigen, lässt man den Patienten z.B. die Zunge herausstrecken oder die Hand vorstrecken und achtet auf feine dyskinetische Bewegungen.

Klinik: Behandlungsmöglichkeiten bei Spätdyskinesien:

- **Prävention:** Überprüfung, ob Neuroleptika indiziert sind. Wahl der niedrigsten noch wirksamen Dosis eines klassischen Neuroleptikums bzw. Einsatz atypischer Neuroleptika. **Kein** abruptes Absetzen der Neuroleptika.
- **Behandlung:** Umsetzen des klassischen Neuroleptikums auf ein atypisches Neuroleptikum wie z.B. Olanzapin oder Clozapin. Gabe schwach wirksamer Neuroleptika in niedriger Dosis; evtl. Benzodiazepine. Evtl. Gabe von Tiaprid (Tiapridex®). Antiparkinsonmittel helfen nicht, sie können sogar u.U. das Auftreten von Spätdyskinesien begünstigen.

Malignes neuroleptisches Syndrom

Ein lebensbedrohliches malignes neuroleptisches Syndrom tritt bei bis zu 1% der mit Neuroleptika behandelten Patienten auf und verläuft in 20–30% der Fälle tödlich.

Merke
Ein malignes neuroleptisches Syndrom verläuft in 20–30% der Fälle tödlich!

Es ist gekennzeichnet durch folgende **Leitsymptome**, die sich innerhalb von 1–3 Tagen entwickeln:

- Extrapyramidale Störungen, v.a. **schwerer Rigor**
- Vegetative Störungen, v.a. **hohes Fieber**, aber auch Tachykardien, Blutdruckveränderungen, vermehrtes Schwitzen und Exsikkose
- Fluktuierende Bewusstseinsveränderungen bis hin zum Koma.

Im Labor findet sich in 40–50% der Fälle eine Erhöhung der Kreatinkinase (CK), weniger oft eine Leukozytose und ein Anstieg der Leberenzyme. Eine Myoglobinurie kann zu renalen Komplikationen führen.

Klinik: therapeutische Maßnahmen bei malignem neuroleptischem Syndrom

- Sofortiges Absetzen der Neuroleptika.
- Sicherung der Vitalfunktionen und intensivmedizinische Überwachung.
- Ggf. Gabe des Hydantoinderivates Dantrolen (Dantamacrin®), evtl. in Kombination mit dem Dopaminagonisten Bromocriptin (Pravidel®). Dantrolen ist ein direkt wirkendes Muskelrelaxans, das die Kalzium-Freisetzung aus dem endoplasmatischen Retikulum hemmt. Dadurch reduziert es die Muskelzerstörung und Hyperthermie.
- Heparinisierung wegen der erhöhten Gefahr von thromboembolischen Komplikationen.

Differentialdiagnostisch kann eine **perniziöse, febrile Katatonie** schwer abgrenzbar sein, was zu einem therapeutischen Dilemma führt, da bei dieser die Neuroleptika höher dosiert, während sie beim malignen neuroleptischen Syndrom unbedingt abgesetzt werden müssen (zur Differentialdiagnose ↗ Kap. 6.1.4). Vom klinischen Bild ähnelt das maligne neuroleptische Syndrom auch einer malignen Hyperthermie, die aber nur bei Narkosen auftritt.

Kasuistik: malignes neuroleptisches Syndrom
Ein 42-jähriger Patient mit einer schizophrenen Psychose wird seit 2 Wochen erstmals mit dem hochpotenten Neuroleptikum Benperidol (Glianimon®) behandelt. Innerhalb von 24 Std. entwickelt sich ein akutes Krankheitsbild mit Rigor und Akinese, fluktuierender Bewusstseinsstörung sowie einer autonomen Funktionsstörung mit Tachykardie, Tachypnoe, Hypertonie, starkem Schwitzen und gesteigerter Speichelsekretion. Die Labordia-

gnostik zeigt eine Erhöhung der Kreatinkinase, eine Erhöhung der Transaminasen und eine Leukozytose. Aufgrund des charakteristischen klinischen Bildes und des zeitlichen Zusammenhangs mit der Behandlung mit Benperidol wird die Verdachtsdiagnose eines malignen neuroleptischen Syndroms gestellt. Der Patient wird auf eine Intensivstation verlegt, wo das Neuroleptikum abgesetzt wird, eine Überwachung der Vitalparameter sowie eine parenterale Flüssigkeitszufuhr und Thromboseprophylaxe erfolgen. Da der Patient weiterhin sehr agitiert ist, erfolgt eine sedierende Therapie mit Benzodiazepinen. Zusätzlich wird der Dopaminagonist Bromocriptin (Pravidel®) gegeben. Innerhalb von 5 Tagen bildet sich das akute Krankheitsbild komplett zurück und es erfolgt anschließend eine Weiterbehandlung mit dem atypischen Antipsychotikum Olanzapin (Zyprexa®).

Weitere Nebenwirkungen

Vegetative Nebenwirkungen werden häufiger bei niederpotenten Neuroleptika beobachtet, da bei diesen die anticholinerge Wirkkomponente stärker ausgeprägt ist als bei den hochpotenten. Die vegetativen Nebenwirkungen ähneln denen der trizyklischen Antidepressiva, sind aber meist geringer ausgeprägt.

Klinisch stehen im Vordergrund:

- Hypotonie und orthostatische Dysregulation (Therapie mit Dihydroergotamin)
- Herzfrequenzzunahme
- Mundtrockenheit

Seltener treten Akkommodationsstörungen (cave Glaukom), Miktionsstörungen, selten Harnverhalt (cave Prostatahyperplasie) sowie Störungen der Temperaturregulation (Senkung oder Steigerung der Temperatur) auf.

Starke D_2-Rezeptor-Blocker (klassische hochpotente Neuroleptika, aber auch das atypische Neuroleptikum Amisulprid) können über eine Blockade des tubero-infundibulären dopaminergen Systems zu einer **Hyperprolaktinämie** mit Galaktorrhö und Menstruationsstörungen führen.

Auch **EKG-Veränderungen** können auftreten, wobei durch eine Verlängerung der QT_c-Zeit, die für verschiedene klassische und atypische Neuroleptika beschrieben ist, maligne Herzrhythmusstörungen auftreten können.

Einige klassische Neuroleptika (v. a. aber das Atypikum Clozapin) senken die **Krampfschwelle,** so dass epileptische Anfälle unter der Therapie auftreten können.

Merke

Neuroleptika führen wie auch Antidepressiva weder zu einer psychischen noch zu einer physischen Abhängigkeit!

Atypische Neuroleptika

Bereits in den 70er Jahren wurde das erste atypische Neuroleptikum, das **Clozapin** (Leponex®), entwickelt. Wegen der Auslösung von tödlich verlaufenden Agranulozytosen wurde es in einigen Ländern vorübergehend wieder vom Markt genommen und ist seit 1979 in Deutschland unter besonderen Auflagen und kontrollierten Bedingungen wieder zugelassen (s. Nebenwirkungen von Clozapin). Es stellt den Prototyp des atypischen Neuroleptikums dar, da es keine extrapyramidalmotorischen Nebenwirkungen entfaltet. Erst seit Mitte der 90er Jahre wurden weitere atypische Neuroleptika entwickelt:

- **Risperidon** (Risperdal®), ein Benzisoxazol-Derivat
- **Olanzapin** (Zyprexa®), ein Dibenzepin-Derivat
- **Quetiapin** (Seroquel®), ein Dibenzothiazepin-Derivat
- **Amisulprid** (Solian®), ein Benzamid-Derivat und
- **Ziprasidon** (Zeldox®), ein Benzisothiazoylpiperazin-Derivat.

Das atypische Neuroleptikum **Aripiprazol (Abilify®)** ist seit 2004 zugelassen. Es handelt sich dabei um einen D_2-Rezeptor-Antagonisten mit intrinsischer D_2-agonistischer Wirkung. Durch den kombinierten Wirkmechanismus erhofft man sich eine gute Wirksamkeit auf die durch einen Überschuss von Dopamin entstehende psychotische Symptomatik sowie auf die durch einen Dopaminmangel entstehende Negativsymptomatik. Bis auf eine in bis zu 10% der Fälle auftretende Akathisie ist die Substanz sehr gut verträglich und führt nicht zu einer Hyperprolaktinämie, zu keiner QT-Zeit-Verlängerung, zu keiner Sedierung und nicht zu Gewichtszunahme. Die Dosierung erfolgt als Einmalgabe morgens mit 15 mg (10–30 mg).

Auch einige „ältere" Substanzen wie z. B. Zotepin (Nipolept®) werden nach heutigen Erkenntnissen zu den atypischen Neuroleptika gerechnet. Risperidon ist das einzige atypische Neuroleptikum, das auch als Depot-Präparat (Risperdal consta®) für die Rezidivprophylaxe zur Verfügung steht. Olanzapin (10 mg Zyprexa i.m.®) und Ziprasidon (Zeldox®) können auch parenteral (intramuskulär) in der Akuttherapie eingesetzt werden.

Tabelle 3-17 stellt die Vertreter der atypischen Neuroleptika und deren Besonderheiten zusammen.

Allgemeine Nebenwirkungen

Tabelle 3-18 gibt einen Überblick über die wichtigsten Nebenwirkungen der verschiedenen atypischen Neuroleptika. Abbildung 3-13 zeigt die mittlere Gewichtszunahme verschiedener klassischer und atypischer Neuroleptika nach zehn Wochen im Vergleich.

Nebenwirkungen von Clozapin (Leponex®)

Zu den Nebenwirkungen einer Therapie mit Clozapin gehören:

- **Agranulozytose** (s. u.)

Tab. 3-17 Atypische Neuroleptika und deren Besonderheiten

Substanz	Handelsname	Besonderheiten
Clozapin	**Leponex®**	Nachgewiesenermaßen auch wirksam bei Therapieresistenz; besondere Therapierichtlinien wg. Agranulozytosegefahr, ausgeprägte anticholinerge NW, Gewichtszunahme
Risperidon	**Risperdal®, Risperdal consta®**	In höheren Dosen auch extrapyramidalmotorische Nebenwirkungen, einziges atypisches Depotpräparat
Olanzapin	**Zyprexa®**	i.m. Gabe in Akuttherapie möglich; Gewichtszunahme
Quetiapin	**Seroquel®**	Gute sedierende Wirkung, geringe Gewichtszunahme
Amisulprid	**Solian®**	Häufig Steigerung der Prolaktinsekretion
Ziprasidon	**Zeldox®**	i.m. Gabe in Akuttherapie möglich; geringe Gewichtszunahme

- **Sedierung:** v.a. initial sehr ausgeprägt
- **vermehrter Speichelfluss,** hierbei kann ein Therapieversuch mit Pirenzepin (Gastrozepin®) unternommen werden.
- **Senkung der Krampfschwelle:** v.a. bei raschem Aufdosieren und in hoher Dosis. Daher regelmäßige EEG-Kontrollen.
- **Anticholinerge Wirkung und anticholinerges Delir:** Letzteres kann insbesondere bei zu schneller Dosissteigerung auftreten
- **orthostatische Symptome**
- **Gewichtzunahme** (s.a. Abb. 3-13)
- **Temperaturerhöhung:** Typischerweise etwa 10 Tage nach Therapiebeginn kann es zu Fieber kommen, das bei stabilem Differentialblutbild ein Absetzen nicht zwingend notwendig macht.

Weiterhin können allergische Hautreaktionen, Blasenentleerungsstörungen, gastrointestinale Nebenwirkungen (Obstipation), Transaminasenanstieg (Lebernekrosen sehr selten), Tachykardien sowie Myo- und Endokarditiden auftreten. In Einzelfällen wurden beobachtet: Stottern, Priapismus, Nephritis, Hyponatriämie und ein malignes neuroleptisches Syndrom.

Agranulozytose unter Clozapin

Agranulozytosen können prinzipiell bei allen Neuroleptika auftreten. Besonders hoch ist das Risiko

Tab. 3-18 Nebenwirkungsprofile atypischer Neuroleptika im Vergleich zum klassischen Neuroleptikum Haloperidol

Nebenwirkungen	Amisulprid	Clozapin	Olanzapin	Quetiapin	Risperidon	Ziprasidon	Haloperidol
EPS	0 / +	0	0 / +	0 / +	0 / +	0 / +	+++
Krampfanfälle	0	+++	0	0	0	0	0 / +
Anticholinerge Nebenwirkungen	0	+++	+	0 / +	0	0 / +	+ / ++
Sedation	0	+++	+	+	0 / +	+	+ / ++
Orthostatische Hypotension	0 / +	+++	0 / +	+	+	0 / +	+
Speichelfluss	0	++	0	0	0	0	0
Prolaktinanstieg	+++	0	0 / +	0 / +	+++	0 / +	++
QT-Verlängerung	0	0 / +	0	+	0 / +	+ / ++	0 / +
Agranulozytose	0	+++	0 / +	0	0	0	0

0 = nicht vorhanden oder kein signifikanter Unterschied zu Placebo
+ = leicht
++ = mäßig
+++ = ausgeprägt

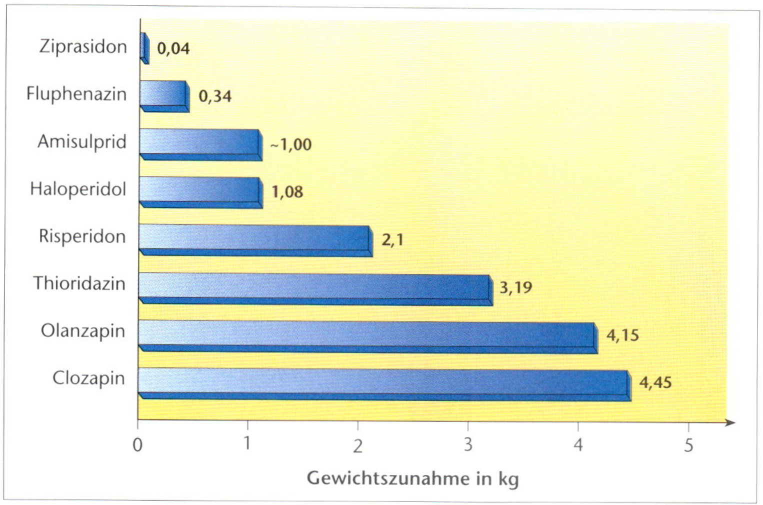

Abb. 3-13 Mittlere Gewichtszunahme bei Gabe verschiedener klassischer und atypischer Neuroleptika nach zehn Wochen [8]

unter einer Behandlung mit Clozapin (Leponex®). Hier liegt es bei 1–2 % mit einem Häufigkeitsgipfel in der sechsten bis vierzehnten Behandlungswoche.

Merke
Clozapin hat ein Agranulozytoserisiko von 1–2 %.

In Tabelle 3-19 werden die Richtlinien für Blutbildkontrollen im Rahmen einer Behandlung mit Clozapin dargestellt.

Vor Behandlungsbeginn müssen die Patienten schriftlich über die Therapie aufgeklärt werden und ihr schriftliches Einverständnis zur Behandlung geben.

Merke
Eine medikamentöse Therapie mit Clozapin ist nur nach schriftlicher Einverständniserklärung des Patienten oder ggf. seines Betreuers möglich.

Wichtig ist auch, die Patienten vor Beginn der Behandlung mit Clozapin darüber aufzuklären, bei Zeichen einer Infektion sofort einen Arzt aufzusuchen, damit eine Granulozytopenie (< 1500 Granulozyten/µl) bzw. eine Agranulozytose (< 500 Granulozyten/µl) als Ursache des Infektes ausgeschlossen werden kann.

Bei Agranulozytosen werden die Patienten einerseits isoliert, um sie vor Krankheitserregern zu schützen, andererseits kann eine Behandlung mit dem Granulozytenkolonie-stimulierenden Faktor (G-CSF) durchgeführt werden (300 µg s.c./Tag). G-CSF ist ein gentechnologisch hergestellter Wachstumsfaktor, der 1991 für die Behandlung der Neutropenie im Rahmen einer Behandlung mit Zytostatika zugelassen wurde. Ein frühzeitiger Einsatz von G-CSF kann die Dauer einer durch Clozapin ausgelösten Agranulozytose verkürzen und dadurch die Gefahr schwerer Komplikation durch Infektionen vermindern.

Eine vorausgegangene Blutbildschädigung stellt eine **Kontraindikation** für die erneute Behandlung mit Clozapin dar.

3.2.6 Anxiolytika und Hypnotika

Definition

Als **Anxiolytika** bezeichnet man Substanzen, die angst- und spannungslösende Eigenschaften auf psychischer und vegetativer Ebene zeigen.

Als **Hypnotika** (Schlafmittel) bezeichnet man dagegen alle Pharmaka, die Schlaf erzeugen.

Bei dieser Definition ist die Gruppe der Hypnotika von der Gruppe der Anxiolytika nicht eindeutig abgrenzbar, da Anxiolytika wie z. B. die Benzodiazepine in höherer Dosierung nicht nur anxiolytisch, sondern auch sedierend, hypnotisch und narkotisch wirken können. Als Hypnotika sollte man nur die Medikamente bezeichnen, die vornehmlich zur Therapie von Schlafstörungen oder in der Anästhesie zur Prämedikation bzw. Narkoseeinleitung verwen-

Tab. 3-19 Blutbildkontrollen bei Behandlung mit Clozapin

- Einsatz nur bei fehlendem Ansprechen auf andere Neuroleptika oder Unverträglichkeit von anderen Neuroleptika
- Vor Beginn der Behandlung normales Differentialblutbild und > 3500/µl Leukozyten
- In den ersten 18 Wochen der Behandlung wöchentliche Blutbild-Kontrollen, danach mindestens einmal im Monat:
- Engmaschigere Blutbild-Kontrollen und Absetzen nach den Vorgaben der aktuellen Fachinformation
- Sofort absetzen, wenn Leukozyten < 3000/µl und/oder neutrophile Granulozyten < 1500/µl
- Absetzen empfohlen bei Eosinophilie (> 3000/µl) oder Thrombozytopenie (< 50 000/µl)

det werden. Früher hat man für die Medikamentengruppe der Anxiolytika und Hypnotika auch synonym die Begriffe „Sedativa", „Tranquilizer" oder „Ataraktika" verwendet.

Merke
Unter den Medikamenten mit Missbrauchs- und Abhängigkeitspotential kommt den Anxiolytika und Hypnotika die größte Bedeutung zu.

Klassifikation

Zu den Anxiolytika und Hypnotika rechnet man insbesondere folgende **Substanzgruppen**:
- Benzodiazepine
- Die sog. „Non-Benzodiazepin-Hypnotika"
- Barbiturate
- Andere Anxiolytika (Betablocker, Buspiron, Antidepressiva)
- Andere Hypnotika (Chloralhydrat, Antihistaminika, pflanzliche Präparate).

Benzodiazepine

Die Benzodiazepine stellen die wichtigste Gruppe der Anxiolytika und Hypnotika dar.

Pharmakologische Wirkungen und therapeutische Anwendung

Benzodiazepine wirken:
- Anxiolytisch und affektiv entspannend
- Sedierend und schlafanbahnend (hypnotisch)
- Muskelrelaxierend
- Antikonvulsiv (s.a. Abb. 3-14).

Aus diesen Eigenschaften ergeben sich auch die therapeutischen Einsatzbereiche:

In der **Psychiatrie und Psychotherapie** werden Benzodiazepine zur **Akutbehandlung von Angst- und Unruhezuständen** eingesetzt. Beispiele sind:
- die Akutbehandlung von Panikattacken
- Zusatzmedikation zur antidepressiven Therapie bei schwer ängstlich-agitierten oder suizidalen depressiven Patienten
- Behandlung schwerer Angst- und Erregungszustände im Rahmen einer Schizophrenie oder Manie
- Akutbehandlung des Stupors und Mutismus (2 mg Lorazepam, Tavor® oral)
- Kurzzeitbehandlung von Schlafstörungen.

In der **Neurologie** werden Benzodiazepine zur antikonvulsiven Therapie, z.B. Clonazepam (Rivotril®) oder Diazepam (Valium®), sowie zur Muskelrelaxation, z.B. Tetrazepam (Musaril®), eingesetzt.

Auch die **Anästhesie** benutzt Benodiazepine zur Sedation in der Notfallsituation. Weiterhin sind sie ein wichtiger Bestandteil der Prämedikation und Narkoseeinleitung, v.a. Diazepam (Valium®) oder Flunitrazepam (Rohypnol®).

Leider werden Benzodiazepine z.B. bei Schlafstörungen oder Unruhezuständen oft leichtfertig verordnet, was bezüglich des hohen Abhängigkeitspotentials problematisch ist. Dennoch sollte man auf der anderen Seite auch nicht prinzipiell gegen Benzodiazepine argumentieren, sondern die Indikationsbereiche eindeutig beschreiben und eingrenzen, in denen sie von Nutzen sind.

Grundsätzlich sollten besonders bei leichten Ängsten und Schlafstörungen psychotherapeutische Maßnahmen bzw. Medikamente, die keine Abhängigkeit erzeugen, wie z.B. pflanzliche Präparate, sedierende Antidepressiva oder niederpotente Neuroleptika, im Vordergrund der Therapie stehen. Wenn allerdings eine Verordnung von Benzodiazepinen unumgänglich ist, sollte die Einnahme immer zeitlich begrenzt und ärztlich streng überwacht werden, um einer Abhängigkeitsentwicklung entgegenzuwirken.

Klassifikation und Substanzen

Benzodiazepine lassen sich nach strukturchemischen Gesichtspunkten und nach der Halbwertszeit in verschiedene Gruppen einteilen.

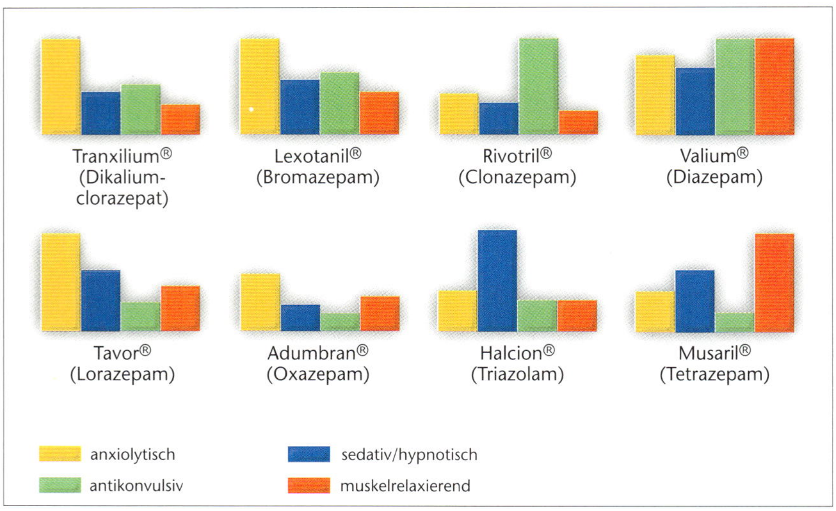

Abb. 3-14 Wirkprofil verschiedener Benzodiazepine im Vergleich

- **Einteilung nach der Struktur:** Nach ihrer chemischen Struktur lassen sich 4 Untergruppen unterscheiden
  - 1,4-Benzodiazepine, z. B. Diazepam (z. B. Valium®), Lorazepam (z. B. Tavor®) und Oxazepam (z. B. Adumbran®)
  - 1,5-Benzodiazepine, z. B. Clobazam (Frisium®)
  - Imidazol-Benzodiazepine, z. B. Midazolam (z. B. Dormicum®)
  - Triazolo-Benzodiazepine, z. B. Alprazolam (z. B. Tafil®).
- **Einteilung nach der Halbwertszeit:** Tabelle 3-20 zeigt einen Überblick über Benzodiazepine mit unterschiedlich langer Halbwertszeit.
  Besonders bei der Verwendung von Benzodiazepinen mit langer und mittellanger HWZ kann es u. U. am Tag nach der abendlichen Einnahme zu **Hangover-Effekten** mit verstärkter Tagesmüdigkeit, Einschränkung der kognitiven Leistungsfähigkeit und damit auch der Verkehrstauglichkeit kommen. Außerdem kumulieren diese Substanzen eher. Bei sehr kurz wirkenden Benzodiazepinen wie z. B. Triazolam (Halcion®) oder Midazolam (Dormicum®) besteht die Gefahr, dass bei Einmalgabe zur Nacht tagsüber Entzugssymptome (Rebound-Symptomatik) mit Angst und innerer Unruhe auftreten können.

Wirkmechanismen

Benzodiazepine verstärken die hemmende Funktion **GABAerger Neurone** durch Interaktion mit spezifischen Benzodiazepinrezeptoren (Omegarezeptoren) auf der neuronalen Zellmembran (vgl. Abb. 3-15). Durch Bindung an den Rezeptor wird die Bindungsfähigkeit von GABA an $GABA_A$-Rezeptoren erhöht, wodurch es infolge eines vermehrten Chloridioneneinstroms zu einer Hyperpolarisation und damit Mindererregbarkeit der Nervenzellen kommt. Die höchste Dichte von Benzodiazepinrezeptoren findet sich im Großhirnkortex, im limbischen System und im Kleinhirn.

Warum Benzodiazepine im Gegensatz zu Barbituraten auch in hohen Dosen relativ ungefährlich sind, lässt sich auf molekularer Ebene erklären: Benzodiazepine können die Kopplung zwischen GABA-Rezeptor und Chloridionenkanal nur bis zu einem bestimmten Grenzwert steigern. Dagegen führen Barbiturate, die durch direkten Angriff am Chloridionenkanal (also GABA-unabhängig) die GABAerge Hemmwirkung verstärken, dosisabhängig zu einer praktisch unbegrenzten Zunahme der Chloridionenleitfähigkeit.

Durch die Gabe des Benzodiazepinrezeptor-Antagonisten **Flumazenil (Anexate®)** können die Effekte

Tab. 3-20 Klassen von Benzodiazepinen mit unterschiedlich langer Halbwertszeit [9]

	Ohne aktive Metaboliten mit längerer Eliminationshalbwertszeit [h]		Mit aktiven Metaboliten, die eine längere Halbwertszeit [h] aufweisen		Metaboliten mit Halbwertszeiten [h]
Kurze Halbwertszeit	Midazolam[0]	1,8	Prazepam	0,6	(Oxazepam 8, Desmethyldiazepam 75)
			Flurazepam	1,5	(Desalkylflurazepam, Hydroxyethylflurazepam 72)
			Dikaliumclorazepat	2	(Oxazepam 8, Desmethyldiazepam 75)
	Triazolam[1]	2,5	Medazepam	2,5	(Oxazepam 8, Diazepam 35, Desmethyldiazepam 75)
	Clotiazepam[1]	4			
Mittellange Halbwertszeit	Brotizolam[1]	5,5			
	Loprazolam[1]	8			
	Oxazepam[0]	8			
	Temazepam[1]	8			
	Bromazepam[0]	12	Chlordiazepoxid	12	(Oxazepam 8, Demoxepam 45, Desmethyldiazepam 75)
	Lorazepam[0]	13			
	Lormetazepam[0]	13			
	Alprazolam[1]	13,5			
	Tetrazepam[1]	15			
	Metaclazepam[1]	15			
	Flunitrazepam	20	Clobazam	18	(Desmethylclobazam 75)
Lange Halbwertszeit	Nitrazepam[0]	30	Oxazolam	30	(Oxazepam 8, Desmethyldiazepam 75)
	Clonazepam[0]	34	Diazepam	35	(Oxazepam 8, Desmethyldiazepam 75)

[0] keine aktiven Metaboliten
[1] keine Metaboliten mit erheblich längerer Eliminationshalbwertszeit

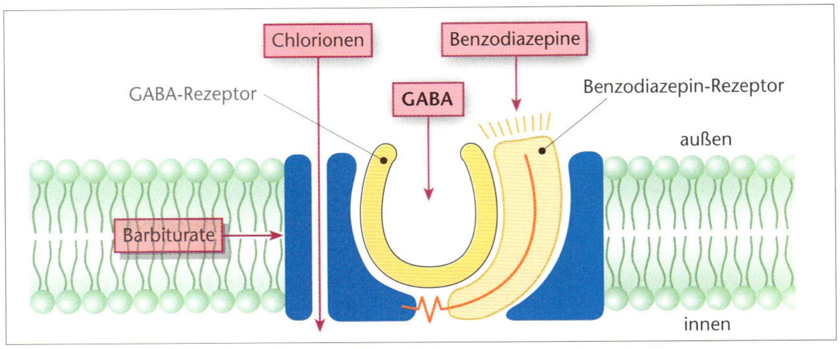

Abb. 3-15 Angriffspunkte von Benzodiazepinen und Barbituraten am GABAergen System

von Benzodiazepinen aufgehoben werden, da die Benzodiazepine aus ihren Bindungsstellen verdrängt werden. Flumazenil wird daher insbesondere zur Therapie der Benzodiazepin-Intoxikation eingesetzt.

Pharmakokinetik und Wechselwirkungen

Die Pharmakokinetik der Benzodiazepine wird bei guter Absorption im Magen-Darm-Trakt im Wesentlichen durch die je nach Substanz sehr unterschiedliche Metabolisierung bestimmt.

In der Leber läuft die **Metabolisierung** in zwei Schritten ab:

- Oxidative Demethylierung bzw. Dealkylierung und Hydroxylierung
- Konjugation mit Glucuronsäure.

Die metabolisierten Substanzen werden dann über die Nieren ausgeschieden. Man muss beachten, dass die Schritte der Demethylierung und Hydroxylierung langsam ablaufen und meist zur Bildung pharmakologisch wirksamer Metaboliten führen, die ihrerseits wieder eine lange Halbwertszeit besitzen und für Kumulationseffekte verantwortlich sein können.

Diazepam wird z.B. erst zu Nordiazepam dealkyliert, dann zu Oxazepam hydroxyliert und anschließend erst nach der Konjugation ausgeschieden. Im Gegensatz dazu können alle Benzodiazepine, die bereits eine OH-Gruppe besitzen, z.B. Lorazepam, Lormetazepam und Oxazepam, direkt glukuronidiert und damit schnell ausgeschieden werden.

Die Prozesse der Demethylierung und Hydroxylierung in der Leber zeigen im Gegensatz zur Glukuronidierung eine deutliche Abhängigkeit von der Leberfunktion und dem Alter. Daher kann bei alten Patienten und Patienten mit Leberfunktionsstörungen die Halbwertszeit von Diazepam deutlich verlängert und somit die Kumulationsgefahr erhöht sein, während die Verstoffwechslung von Lorazepam, Lormetazepam und Oxazepam nicht beeinflusst wird. Eine renale Insuffizienz hat normalerweise keinen Einfluss auf die Pharmakokinetik der Benzodiazepine.

Durch Hemmung des oxidativen Abbaus durch Cytochrom-P450-Isoenzyme der Leber können die Plasmaspiegel einiger Benzodiazepine ansteigen. Folgende Pharmaka kommen in Betracht: Cimetidin, Propranolol, Östrogene, Isoniazid und SSRIs. Durch Enzyminduktion durch beispielsweise Carbamazepin dagegen können die Plasmaspiegel gesenkt werden. Dies trifft allerdings nicht für die Benzodiazepine zu, die nicht oxidiert, sondern primär glukuronidiert werden (z.B. Lorazepam, Lormetazepam und Oxazepam).

Die einmalige Verabreichung von Benzodiazepinen hat gegenüber der Daueranwendung einen wichtigen pharmakologischen Unterschied: Bei einmaliger Gabe wird die Dauer der Wirkung nicht durch die Halbwertszeit, sondern durch das Ausmaß der Verteilung im Organismus bestimmt. Daher hat Diazepam trotz langer HWZ wegen seiner ausgeprägten Verteilung in lipidhaltigen peripheren Geweben bei einmaliger Gabe nur eine kurze Wirkdauer, während Lorazepam und Oxazepam trotz kurzer HWZ, aber schlechter Verteilung relativ lange wirken. Nach Aufdosieren und Erreichen von Steady-State-Bedingungen (nach 4 HWZ) stellt die Halbwertszeit ein geeignetes Maß für die Dauer bis zum Abklingen der Wirkung dar.

Nebenwirkungen

Benzodiazepine zeichnen sich durch **sehr gute Verträglichkeit** und eine **sehr große therapeutische Breite** aus, so dass auch eine Überdosierung in der Regel nicht lebensgefährlich ist. Aus diesem Grund sind auch vor und während der Therapie keine routinemäßigen Labor-, EEG- oder EKG-Untersuchungen notwendig. Bei Überdosierung kann die zentral dämpfende Wirkung der Benzodiazepine mit **Flumazenil (Anexate®)** antagonisiert werden.

An unerwünschten Nebenwirkungen treten besonders zu Beginn **Müdigkeit,** selten Mundtrockenheit, **Einschränkung der Konzentrationsfähigkeit** und Aufmerksamkeit sowie eine **Verlangsamung der Reaktionszeit** ein, wodurch die Fahrtüchtigkeit herabgesetzt ist.

In höherer Dosierung kann es zu Dysphorie, Dysarthrie, Ataxie und einer anterograden Amnesie kommen. Die **muskelrelaxierende Wirkung** stellt oft die unangenehmste Nebenwirkung dar. Auch Appetitzunahme, Menstruationsbeschwerden und Abnahme der sexuellen Potenz wurden beobachtet.

Bei hohen Dosen können v.a. bei älteren Menschen Paradoxphänomene auftreten, die sich in Agitiertheit, Erregungszuständen, Schlaflosigkeit und Euphorie äußern.

Bei **sehr schneller i.v. Applikation** kann es zu **Blutdruckabfall** und **Atemdepression,** in seltenen Fällen sogar zum Kreislaufstillstand kommen. Außerdem kann i.v. Applikation zu lokalen Gefäßirritationen bis hin zu Thrombophlebitiden führen.

Kontraindikationen und Intoxikationen

Benzodiazepine sind kontraindiziert bei bekannter Benzodiazepinüberempfindlichkeit, bei Myasthenia gravis (muskelrelaxierende Wirkung), beim akuten Engwinkelglaukom und bei einer akuten Vergiftung durch Alkohol, Opiate, Schlafmittel oder Psychopharmaka.

Abhängigkeitsentwicklung

Die Entwicklung einer psychischen und physischen Abhängigkeit stellt die größte Gefahr der Benzodiazepine dar.

Merke
Die Entwicklung einer psychischen und physischen Abhängigkeit stellt die größte Gefahr der Benzodiazepine dar.

Um einer Abhängigkeitsentwicklung vorzubeugen, sollten folgende **therapeutische Richtlinien** beachtet werden (s. Klinikkasten).

Klinik: Richtlinien zur Therapie mit Benzodiazepinen
- strenge Indikationsstellung und regelmäßige Überprüfung der Indikation,
- Verordnung in der Regel nicht länger als 3–4 Wochen,
- Verwendung der niedrigstmöglichen Dosierung – die anxiolytische Wirkung tritt in der Regel bei niedrigeren Dosen ein als die sedative,
- keine Benzodiazepine bei abhängigkeitsgefährdeten Patienten; hier sollten niederpotente Neuroleptika oder Antidepressiva bevorzugt werden, die keine Abhängigkeit erzeugen.

Nach längerer Behandlung mit Benzodiazepinen muss bei plötzlichem Absetzen mit Entzugssymptomen gerechnet werden, die je nach HWZ der Substanz 2–10 Tage nach Absetzen der Medikation beginnen.

Entzugssymptome sind unterschiedlich stark ausgeprägt:
- **meist leicht:** innere Unruhe, Schlaflosigkeit und Angst, Dysphorie und erhöhte Irritabilität sowie Tremor, Tachykardie, Schwitzen, Übelkeit, Erbrechen.
- **schwer, in 20% der Fälle:** paranoid-halluzinatorische Syndrome, Verwirrtheitszustände und Delirien, Krampfanfälle, aber auch einfache Wahrnehmungsveränderungen.

Benzodiazepinentzugssyndrome lassen sich durch eine schrittweise Dosisreduktion über einen Zeitraum von mindestens 4 Wochen vermeiden. Jede Woche ist die Dosis um maximal ein Viertel der vorherigen Dosis zu reduzieren. In den letzten Wochen der Dosisreduktion sollte sie besonders vorsichtig und in kleinen Schritten erfolgen **(fraktionierter Entzug).**

Nach Entzug sind erneut auftretende Angstsymptome oft nicht von Entzugserscheinungen zu unterscheiden. Dies gilt v.a. für die sog. **„low dose dependency"**. Hierbei braucht der Patient die Dosis zwar nicht zu steigern, er kann jedoch auf eine bestimmte niedrige Dosis nicht verzichten. Bei Absetzen dieser üblichen, therapeutisch verordneten Dosen, die über einen langen Zeitraum eingenommen wurden, kommt es zu Entzugssymptomen. Sie nehmen dann nach Absetzen kontinuierlich zu und können über viele Wochen fluktuieren, so dass sie von primär wieder auftretenden Angstsymptomen nicht sicher zu unterscheiden sind.

„Non-Benzodiazepin-Hypnotika"

Tabelle 3-21 stellt die Substanzen gemeinsam mit ihren Halbwertszeiten dar. Sie wirken ähnlich wie die Benzodiazepine, unterscheiden sich aber strukturell von ihnen.

Diese erst seit relativ kurzer Zeit eingeführten Substanzen sollen im Vergleich zu Benzodiazepinen **seltener zu Hangover-Effekten** führen und **beim Absetzen weniger Reboundphänomene** verursachen. Aus letzterem wurde auf ein geringeres Abhängigkeitspotential geschlossen, wobei hierzu noch zu wenige Studien vorliegen. Über Einzelfälle von Toleranzentwicklungen und Entzugssyndromen ist bereits berichtet worden. **Zopiclon** hat eine mittellange HWZ und ist bei Ein- und Durchschlafstörungen indiziert. **Zolpidem** wird aufgrund seiner kurzen HWZ nur bei Einschlafstörungen eingesetzt. Wegen der sehr kurzen Halbwertszeit von **Zaleplon** kann es bei Einschlafstörungen gegeben werden, und eine nochmalige Einnahme in der Nacht ist möglich, ohne dass es zu Hangover-Effekten kommt.

Tab. 3-21 „Non-Benzodiazepin-Hypnotika" und ihre HWZ

Substanz	Handelsname	Halbwertszeit
Zopiclon	Ximovan®	5 h
Zolpidem	Stilnox®, Bikalm®	1–3,5 h
Zaleplon	Sonata®	1 h

Barbiturate

Barbiturate wurden früher zur Behandlung von Schlafstörungen eingesetzt. Heute haben sie in der Psychiatrie keine Bedeutung mehr. Da sie jedoch bei Suizidversuchen immer wieder verwendet werden, sind Kenntnisse über diese Substanzgruppe auch für den Psychiater wichtig.

Heutige Indikationen:
- Behandlung der Epilepsie, v. a. Phenobarbital (Luminal®)
- Narkoseeinleitung in der Anästhesie.

Merke
Barbiturate dürfen zur Behandlung von Schlafstörungen nicht mehr eingesetzt werden.

Im Folgenden werden die wichtigsten **Eigenschaften** der Barbiturate beschrieben:

Barbiturate wirken dosisabhängig **zunächst sedierend, dann hypnotisch und schließlich narkotisch.** Sie sind sicher wirkende, d. h. den Schlaf erzwingende Pharmaka. Stärker als die Benzodiazepine verändern Barbiturate die Schlafarchitektur, indem sie den Tiefschlaf sowie die REM-Phasen verkürzen. Bei plötzlichem Absetzen kann es zu einem sog. REM-Rebound kommen mit Auftreten von Alpträumen. Der Wirkungsmechanismus der Barbiturate wurde schon weiter oben beschrieben. Zusätzlich soll es zu einer Interaktion mit Adenosinrezeptoren im ZNS kommen.

Man unterscheidet Barbiturate mit:
- **kurzer HWZ,** z. B. **Hexobarbital,** das früher als Einschlafmittel verwendet wurde,
- **mittellanger HWZ,** z. B. **Pentobarbital** oder Cyclobarbital, die früher bei Ein- und Durchschlafstörungen verwendet wurden,
- **langer HWZ,** z. B. **Phenobarbital** (Luminal®), das heute als Antiepileptikum zum Einsatz kommt.

Barbiturate werden nach oraler Gabe schnell und fast vollständig resorbiert. Sie sind in beträchtlichem Maße an Plasmaalbumine gebunden. In der Leber induzieren sie Cytochrom-P450-Isoenzyme, wodurch der eigene Abbau, aber auch der Abbau anderer Pharmaka beschleunigt wird. Dadurch kommt es meist schon nach 10 Tagen zu einer zunehmenden Toleranzentwicklung, die zur Dosiserhöhung zwingt, um den hypnotischen Effekt aufrechtzuerhalten. Deshalb besteht eine große Gefahr der Gewöhnung und Abhängigkeitsentwicklung.

Bei lang-, aber auch bei kurzwirksamen Barbituraten in hoher Dosierung kann es zu Kumulation und Hangover-Effekten mit verstärkter Müdigkeit und Konzentrationsschwäche am Tag kommen. Überdosierung, z. B. in suizidaler Absicht, kann letztendlich durch Atemdepression zum Tode führen. Aufgrund der Magen-Darm-Atonie kann es zu einer erheblichen Resorptionsverzögerung kommen, so dass eine Magenspülung auch noch nach 12–24 Stunden sinnvoll ist. Der Entzug von Barbituraten muss fraktioniert über 3–4 Wochen erfolgen, da sonst Unruhezustände, delirante Syndrome oder Anfälle auftreten können.

Andere Anxiolytika

β-Rezeptorenblocker

β-Rezeptorenblocker kommen vorwiegend bei der Behandlung von Ängsten zur Anwendung, die mit **ausgeprägten körperlichen Symptomen** einhergehen oder die **situationsabhängig** sind, z. B. Examensangst oder „Lampenfieber". Durch die Verminderung somatischer Angstsymptome in der Peripherie sollen hier sekundär auch psychische Angstsymptome reduziert werden. Dosierung: z. B. 10–120 mg Propranolol (Dociton®). Die β-Rezeptorenblocker führen nicht zu einer Abhängigkeitsentwicklung.

Buspiron

Der 5-HT_{1a}-Agonist Buspiron **(Bespar®)** wirkt anxiolytisch, ohne gleichzeitig zu sedieren oder eine muskelrelaxierende Wirkung zu entfalten. Es besitzt kein Abhängigkeitspotential. Aufgrund der langen Wirklatenz (14 Tage) ist es für die Akutbehandlung von Angstzuständen nicht geeignet. Indiziert ist es bei der Behandlung **generalisierter Angststörungen.** Dosierung: einschleichend auf eine Erhaltungsdosis von 15–30 mg/Tag, Höchstdosis 60 mg, Dosisverteilung auf 3–4 Einzelgaben.

Antidepressiva

Zur Behandlung von Angststörungen werden auch Antidepressiva (v. a. die selektiven Serotonin-Wiederaufnahme-Hemmer) eingesetzt. Hierzu wird auf das Kapitel 8 verwiesen.

Andere Hypnotika

In der Behandlung von Schlafstörungen gelingt es häufig, gerade bei leicht ausgeprägten Schlafstörungen mit Verhaltensänderungen und **pflanzlichen Präparaten** (Hopfen- und Baldrianpräparate) auszukommen. Zu den frei im Handel erhältlichen Hypnotika gehören auch bestimmte **Antihistaminika** wie z. B. Diphenhydramin (Dolestan®, Emesan®, Vivinox®) oder Doxylamin (Gittalun®, Sedaplus®). Deren schlafinduzierende Wirkung ist gegenüber den eigentlichen Hypnotika relativ gering und sie sind deshalb bei leichten Schlafstörungen indiziert. Hier muss allerdings mit anticholinergen Nebenwirkungen gerechnet werden.

Als Einschlafmittel kann auch das gegenüber den Barbituraten weniger gefährliche **Chloralhydrat (Chloraldurat®)** eingesetzt werden. Es handelt sich um ein Alkohol-Aldehyd-Derivat, dessen hypnotische Wirkung bei einer Dosis von 0,5–2 g einsetzt und etwa 5 Stunden anhält. Aufgrund einer Enzyminduktion tritt nach regelmäßiger Einnahme bald ein

Wirkungsverlust auf. Die therapeutische Breite ist gering, die letale Dosis liegt bei 6–10 g. Patienten mit Erkrankungen von Magen/Darm, Leber oder Herz dürfen Chloralhydrat nicht einnehmen. Sucht und Gewöhnung können auftreten.

Für andere **sedierend wirkende Psychopharmaka** gibt es bestimmte Indikationsbereiche:

- **Schlafstörungen im Rahmen einer Depression oder Schizophrenie:** Erhöhung der abendlichen Dosis sedierend wirkender Antidepressiva bzw. initial dämpfender niederpotenter Neuroleptika oder Verschiebung der Tagesmedikation zum Teil oder ganz auf den Abend
- **Abhängigkeitsgefährdete Patienten:** Niederpotente Neuroleptika (z. B. Promethazin, Melperon, Pipamperon) oder Antidepressiva, die keine Abhängigkeit erzeugen. Manche Autoren empfehlen wegen des fehlenden Abhängigkeitspotentials bei Schlafstörungen generell den Einsatz sedierender Antidepressiva wie z. B. Doxepin (Aponal®) oder Trimipramin (Stangyl®).
- Sedierung während eines Alkoholentzugssyndroms mit Clomethiazol (Distraneurin®).

3.2.7 Antidementiva

Definition

Als Antidementiva bezeichnet man eine heterogene Gruppe von Substanzen, die zur Verbesserung von Gedächtnis, Aufmerksamkeit und Konzentrationsfähigkeit im Rahmen organischer psychischer Störungen (v. a. Demenzen) eingesetzt werden.

Aus didaktischen Gründen ist es sinnvoll, in der Gruppe der Antidementiva drei Gruppen von Substanzen zu unterscheiden:

- Acetylcholinesterase-Hemmer
- Glutamatmodulatoren
- andere Nootropika.

Acetylcholinesterase-Hemmer

In mehreren kontrollierten Studien konnte die Wirksamkeit von Acetylcholinesterase-Hemmern in der Behandlung der Alzheimer-Demenz nachgewiesen werden. Folgende Medikamente stehen auf dem Markt zur Verfügung: **Donepezil** (Aricept®), **Rivastigmin** und **Galantamin** (Reminyl®).

Wirkmechanismen und Pharmakokinetik

Acetylcholinesterase-Inhibitoren hemmen den Acetylcholinabbau und erhöhen so die Konzentration dieses Neurotransmitters im synaptischen Spalt. Der Einsatz von Acetylcholinesterase-Hemmern in der Therapie der Alzheimer-Demenz basiert im Wesentlichen auf zwei Beobachtungen:

- Die cholinerge Innervation des Kortex und des Hippokampus ist für Aufmerksamkeitsprozesse und Gedächtnisleistungen von zentraler Bedeutung.

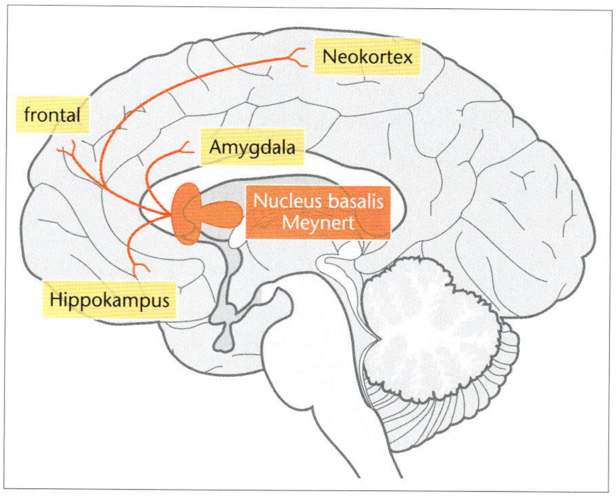

Abb. 3-16 Projektionen cholinerger Neurone aus dem Ncl. basalis Meynert [8]

- Neben den limbischen und paralimbischen Strukturen sind bei der Alzheimer-Demenz die neuropathologischen Veränderungen in den cholinergen Projektionskernen des basalen Vorderhirns (insbes. Ncl. basalis Meynert, Abb. 3-16) besonders ausgeprägt. Im Ncl. basalis Meynert findet sich ein Verlust von mehr als der Hälfte der cholinergen Nervenzellen.

Damit stellt der **Ausgleich dieses „cholinergen Defizits"** durch Acetylcholinesterase-Hemmer ein auf pathogenetisch relevanten Faktoren beruhendes Behandlungsprinzip dar.

Die Wirkmechanismen der drei auf dem Markt befindlichen Cholinesterase-Hemmer und ihre Pharmakokinetik sind in Tabelle 3-22 zusammengestellt.

Nebenwirkungen und Kontraindikationen

An wesentlichen Nebenwirkungen treten initial meist nur Durchfall, Übelkeit und Erbrechen sowie Muskelkrämpfe auf. Gelegentlich, besonders bei gleichzeitiger Gabe von Betablockern, kann es zu Bradykardien kommen (Stürze durch Synkopen!). Nur unter besonderer Vorsicht sind die Acetylcholinesterase-Hemmer bei schwerem Asthma bronchiale, bekannten Herzrhythmusstörungen (insbes. AV-Block) und Prostatahyperplasie einzusetzen. Eine aktive Ulkuserkrankung des Magen-Darm-Traktes ist eine Kontraindikation.

Glutamatmodulatoren

Eine Wirksamkeit des Glutamatmodulators **Memantin** (Ebixa®) in der Behandlung der Alzheimer-Demenz, vaskulärer Demenzen und gemischter Demenzformen konnte in kontrollierten Studien nachgewiesen werden. Ein anderer Glutamatmodulator, **Amantadin** (PK-Merz®), wird zur Behandlung des

Tab. 3-22 Wirkmechanismen und Pharmakokinetik der Acetylcholinesterase-Hemmstoffe

Substanz	Wirkmechanismus	Pharmakokinetik
Donepezil (Aricept®)	Hemmt kompetitiv die Acetylcholinesterase	Orale Bioverfügbarkeit von ca. 40%, HWZ ca. 3 Tage. Eine Einmalgabe am Morgen ist möglich.
Rivastigmin (Exelon®)	Führt durch eine pseudo-irreversible Bindung mit der Acetylcholinesterase zu einer Reduktion der Acetylcholinesterase-Aktivität. Zusätzlich hemmt es auch den Acetylcholinabbau durch die Butyrylcholinesterase.	Muss trotz kurzer Plasma-HWZ (< 2 h) nur zweimal täglich gegeben werden, da es durch eine pseudo-irreversible Bindung mit der AchE zu einer Reduktion der AchE-Aktivität für ca. 10 h führt.
Galantamin (Reminyl®)	Ist ein ursprünglich aus Schneeglöckchen isolierter kompetitiver Acetylcholinesterase-Hemmer. Zusätzlich hat Galantamin auch einen agonistischen Effekt an nikotinergen Rezeptoren.	Bioverfügbarkeit über 85 %; Plasma-HWZ 6 h, so dass eine Dosisverteilung von 2–3 Gaben pro Tag empfohlen wird.

Morbus Parkinson und bei frontalen Psychosyndromen eingesetzt.

Wirkmechanismus

Das Wirkprinzip der Glutamatmodulatoren ist, eine schädliche Überstimulation glutamaterger Neurone, die in der Pathogenese dementieller Erkrankungen angenommen wird, zu reduzieren. Memantin (Ebixa®) bindet an den NMDA-Subtyp der Glutamatrezeptoren und blockiert dadurch den Kalziumeinstrom in die Nervenzelle.

Pharmakokinetik und Nebenwirkungen

Bei einer Halbwertszeit von 60–100 Stunden werden mehr als 80 % der Substanz unverändert im Urin ausgeschieden, so dass bei höhergradiger Niereninsuffizienz eine Dosisreduktion erfolgen sollte. Die Verträglichkeit ist relativ gut, selten wurden Halluzinationen, Verwirrtheit, Schwindel, Kopfschmerzen oder Müdigkeit beobachtet.

Andere Nootropika

Vor der Entwicklung der Acetylcholinesterase-Hemmer und Glutamatmodulatoren standen zur Behandlung dementieller Erkrankungen nur Substanzen zu Verfügung, die über unterschiedliche Wirkmechanismen nur einen eher schwachen Effekt auf die Verbesserung von organisch bedingten Hirnleistungsstörungen hatten. Zu den Wirkmechanismen dieser Substanzen zählen:

- Durchblutungsförderung durch Gefäßdilatation und Verminderung der Blutviskosität
- Membranstabilisierende Effekte
- Verbesserung der Glukoseverwertung
- Radikalfänger
- Kalziumantagonismus
- Beeinflussung von Neurotransmittersystemen.

Bis auf Ginkgo-Präparate besteht für keine der Substanzen eine hinreichende Evidenz für den Einsatz zur Behandlung der Alzheimer-Demenz oder anderer Demenzformen.

Zu diesen Nootropika werden gerechnet:

- **Ginkgo-Präparate** (z.B. Tebonin®): Die Inhaltsstoffe von Ginkgo-Präparaten wirken als Radikalfänger.
- **Monoaminooxidase-B-Inhibitoren** wie z.B. Selegilin/L-Deprenyl (z.B. Movergan®): Sie erhöhen die Verfügbarkeit von Dopamin und Phenylethylamin und damit die aminerge Neurotransmission. Zusätzlich verhindern sie auch das Entstehen von potentiell schädigenden Sauerstoffradikalen.
- **Piracetam** (z.B. Nootrop®): Der Wirkmechanismus von Piracetam ist nicht genau bekannt. Bei Dosen im empfohlenen Bereich von 8–13 g pro Tag kann es zu Unruhezuständen kommen.
- **Nicergolin** (z.B. Sermion®): Dieses Alkaloid hat eine leichte vasodilatorische Komponente und eine leichte adrenolytische sowie dopaminerge Wirkung.
- **Vitamin E:** α-Tocopherol entfaltet antioxidative Wirkungen.

3.2.8 Psychopharmaka in der Behandlung der Alkoholabhängigkeit

In der Behandlung der Alkoholabhängigkeit kommen in verschiedenen Phasen der Erkrankung verschiedene Klassen von Psychopharmaka zum Einsatz:

- **in der Behandlung des Alkoholentzugssyndroms bzw. -delirs:**
  - Clomethiazol (Distraneurin®)
  - Benzodiazepine wie Diazepam und Chlordiazepoxid (↗ 3.2.6)
  - Antipsychotika zur Behandlung psychotischen Erlebens (↗ 3.2.4)
  - Antidepressiva wie z.B. Doxepin (↗ 3.2.3)
  - Clonidin, ein zentraler α_2-Agonist (s. Lehrbücher der Inneren Medizin).
- **in der prophylaktischen Behandlung der Alkoholabhängigkeit:**
  - Acamprosat (Campral®)
  - Naltrexon (Nemexin®)
  - Disulfiram (Antabus®)

Im Folgenden sollen die Medikamente ausführlicher vorgestellt werden, die spezifisch zur Behandlung der Alkoholabhängigkeit eingesetzt werden: Clomethiazol, Acamprosat, Naltrexon und Disulfiram.

Clomethiazol

Zur Behandlung des unkomplizierten Alkoholentzugssyndroms ist Clomethiazol (Distraneurin®) Mittel der 1. Wahl.

Wirkmechanismen

Clomethiazol verstärkt die Wirkung der inhibitorischen Neurotransmitter GABA und Glycin, insbesondere am $GABA_A$-abhängigen Chloridionenkanal. Die Vorteile von Clomethiazol liegen darin, dass es **sedierend, hypnotisch** sowie **antikonvulsiv** wirkt und in der Lage ist, die Entwicklung eines Delirs zu verhindern.

Wegen der Gefahr der Atem- und Kreislaufdepression darf die i.v. Gabe nur unter Intensivüberwachung erfolgen. Durch die gesteigerte Bronchialsekretion kann es zu einem Bronchospasmus kommen. Weitere Nebenwirkungen und Kontraindikationen s. u.

Pharmakokinetik und Interaktionen

Bei unkomplizierten Entzügen wird Clomethiazol **oral** gegeben, beim **Alkoholdelir** wird es **i.v.** verabreicht.

> **Merke**
> Die i.v. Gabe von Clomethiazol beim Alkoholdelir darf wegen der drohenden Nebenwirkungen wie Atem- und Kreislaufdepression nur unter intensivmedizinischer Überwachung erfolgen.

Maximale Serumspiegel werden bei Gabe einer Kapsel nach 30 Min. erreicht. Die Metabolisierung erfolgt durch die Leber, die Ausscheidung über die Nieren. Mit 3 h ist die HWZ kurz, weshalb es auch bei oraler Gabe gut steuerbar ist. Sie verlängert sich jedoch bei Vorliegen eines Leberschadens auf bis zu 8 h.

Durch die Gabe anderer sedierender Medikamente werden die sedierenden Eigenschaften von Clomethiazol verstärkt. Der H_2-Blocker Cimetidin kann den Metabolismus hemmen, so dass die Plasmaspiegel von Clomethiazol ansteigen können.

Nebenwirkungen und Kontraindikationen

Prinzipiell ist Clomethiazol, insbesondere wenn es oral verabreicht wird, sehr gut verträglich. In höheren Dosen, vor allem bei intravenöser Gabe, können aber auch schwere Nebenwirkungen auftreten wie Blutdruckabfall, Atemdepression, Steigerung der Bronchialsekretion sowie Bewusstlosigkeit. Daher setzt die intravenöse Gabe immer eine intensivmedizinische Überwachung voraus.

Clomethiazol ist **kontraindiziert** bei:
- akuten Alkoholintoxikationen (Beginn der Therapie, wenn der Alkoholspiegel < 1 Promille beträgt)
- obstruktiven Lungenerkrankungen
- Ateminsuffizienz
- Thoraxverletzungen und Pneumonie.

> **Merke**
> Da Clomethiazol selbst ein **hohes Abhängigkeitspotential** besitzt, sollte es ausschließlich stationär eingesetzt werden. Da Entzugssyndrome auftreten können, muss es ausschleichend abgesetzt werden.

Acamprosat

Zur medikamentösen **Rückfallprophylaxe der Alkoholabhängigkeit** ist in Deutschland Acamprosat (Campral®) zugelassen. Da es das Verlangen nach Alkohol, das so genannte Craving, reduziert, wird es auch als **Anticraving-Substanz** bezeichnet.

Wirkmechanismus

Acamprosat (Calciumacetylhomotaurinat) ist ein GABA-Analog, das das „Craving" wahrscheinlich durch zwei Mechanismen reduziert:
1. durch eine Steigerung des inhibitorischen GABAergen Tonus
2. durch eine antagonistische Wirkung am Glutamat-Rezeptor.

Pharmakokinetik und Interaktionen

Wirksame Acamprosat-Spiegel werden bei Gabe der vollen Tagesdosis erst nach 7 Tagen aufgebaut, weshalb früh nach der Entgiftung mit der Therapie begonnen werden sollte. Acamprosat wird nicht an Proteine gebunden und wird im Wesentlichen unverändert über die Nieren ausgeschieden. Wesentliche Medikamteninteraktionen sind nicht bekannt. Acamprosat kann mit Disulfiram und/oder Naltrexon kombiniert werden.

Nebenwirkungen

Meist wird das Medikament sehr gut vertragen, initial können aber Magen-Darm-Beschwerden oder selten allergische Reaktionen auftreten.

Disulfiram

Disulfiram (Antabus®) ist zur **Rückfallprophylaxe der Alkoholabhängigkeit** zugelassen.

Wirkmechanismus

Disulfiram hemmt die Aldehyd-Dehydrogenase, was zu einer Hemmung des Alkoholabbaus führt und mit ansteigenden Azetaldehydspiegeln einhergeht. Die Einnahme von Disulfiram bewirkt daher, dass **bei gleichzeitigem Alkoholkonsum** innerhalb von

10–30 Min. **erhebliche und sehr unangenehme Alkoholunverträglichkeitsreaktionen** auftreten. Dazu gehören Gesichtsrötung aufgrund einer Vasodilatation, Kopfschmerzen, Schwindel, Herzrasen, Übelkeit, Erbrechen, Atemnot, Blutdruckanstieg, Schwitzen und starke Angst. Das Prinzip der Wirksamkeit von Disulfiram besteht damit im Prinzip der negativen Verstärkung, indem der Patient genau über die unangenehmen Symptome aufgeklärt wird, die erneuter Alkoholkonsum zur Folge hat, mit dem Ziel, dadurch die Rückfallgefahr zu reduzieren (sog. Aversivtherapie).

Pharmakokinetik und Interaktionen

Disulfiram wird **oral** in Tablettenform oder flüssiger Form verabreicht. Da die Hemmung der Alkoholdehydrogenase irreversibel ist und der klinische Effekt etwa 7 Tage anhält, kann Disulfiram in der entsprechenden Dosis auch zweimal pro Woche verabreicht werden.

Disulfiram ist ein potenter Inhibitor der Cytochrom-P450-Isoenzyme CYP1A2 und CYP2E1. An relevanten Wechselwirkungen sind zu nennen: Hemmung des Metabolismus von Diazepam, Chlordiazepoxid und Temazepam, nicht jedoch von Oxazepam oder Alprazolam. Bei Kombination mit trizyklischen Antidepressiva können deren Spiegel um bis zu 30 % ansteigen.

Nebenwirkungen und Kontraindikationen

An Nebenwirkungen ohne gleichzeitigen Alkoholkonsum sind Sedierung, allergische Reaktionen, Sehstörungen, sexuelle Funktionsstörungen und selten Lebertoxizität beschrieben.

Disulfiram ist **kontraindiziert** bei akuten Intoxikationen mit Psychopharmaka, bei schweren Hepatopathien, floriden Ulzera, kardialen Vorerkrankungen, Epilepsien und psychotischen Störungen sowie bei Kombinationsbehandlungen mit verschiedenen Antibiotika, Metronidazol, MAO-Hemmern und Isoniazid.

Naltrexon

Nicht in Deutschland, aber in den USA ist Naltrexon (Nemexin®) zur Rückfallprophylaxe der Alkoholabhängigkeit zugelassen. Es wird in einer Dosis von 25–50 mg/Tag gegeben.

Wirkmechanismus

Naltrexon ist ein kompetitiver μ-Opioidrezeptor-Antagonist, der keine klinisch relevante intrinsische Wirkung besitzt.

Pharmakokinetik und Interaktionen

Naltrexon wird nach oraler Gabe rasch resorbiert; die Bioverfügbarkeit liegt bei 20%. Die Halbwertszeit liegt bei 4 h, für den wichtigsten aktiven Metaboliten 6β-Naltrexon bei 13 h. Allerdings beträgt die Dissoziationshalbwertszeit aus der Opioidrezeptorblockade 3–4 Tage.

Nebenwirkungen und Kontraindikationen

Naltrexon wird in der Regel gut vertragen. Selten kommt es zu Kopfschmerzen, Müdigkeit, Nervosität, Unruhe und Angstzuständen, Schlafstörungen, Exanthemen oder Gelenk- und Muskelschmerzen.

3.2.9 Psychostimulanzien

Psychostimulanzien sind eine heterogene Gruppe von Substanzen, die antriebssteigernd wirken. Zu den Psychostimulanzien gehören Substanzen, die vornehmlich als Drogen konsumiert werden, und Substanzen, die in verschiedenen psychiatrischen Indikationen (v.a. Aufmerksamkeitsdefizit-Hyperaktivitäts-Syndrom und Narkolepsie) therapeutisch eingesetzt werden. Zu letzteren gehören:

- **Methylphenidat** (Ritalin®, Concerta®)
- **Modafinil** (Vigil®)
- **Andere „Stimulanzien"** (s.u.).

Bezüglich der als Drogen konsumierten Stimulanzien wird auf das Kapitel 7 (Suchterkrankungen) verwiesen.

Methylphenidat

Methylphenidat ist zur **Behandlung des Aufmerksamkeitsdefizit-Hyperaktivitäts-Syndrom (ADHS) im Kindes- und Jugendalter** zugelassen. Auch für die Behandlung der ADHS im Erwachsenenalter stellt es bei guter Studienlage das Mittel der 1. Wahl dar, es ist jedoch in Deutschland noch nicht offiziell in dieser Indikation zugelassen.

Wirkmechanismus

Methylphenidat bewirkt durch eine Blockade des Dopamintransporters eine Rückaufnahmehemmung von Dopamin aus dem synaptischen Spalt. Der paradoxe Wirkmechanismus im Sinne von erhöhter Aufmerksamkeit und einem reduzierten Aktivitätsniveau bei der ADHS ist nicht bekannt.

Pharmakokinetik und Wechselwirkungen

Aufgrund seiner **kurzen Halbwertszeit** von wenigen Stunden muss Methylphenidat in nicht-retardierter Form mehrmals am Tag eingenommen werden. In unretardierter Form wird es am Morgen und Mittag verabreicht. Als Retard-Präparat ist Methylphenidat als Concerta® auf dem Markt, das nur einmal am Morgen gegeben werden muss. Methylphenidat unterliegt dem Betäubungsmittelgesetz, weshalb die Verschreibung mit einem Betäubungsmittel-Rezept erfolgt. An relevanten Arzneimittelinteraktionen ist zu erwähnen, dass Carbamazepin die Methylphenidat-Spiegel erheblich senken kann, während Methylphenidat die Metabolisierung von trizyklischen

Antidepressiva hemmen kann, wodurch deren Spiegel erheblich ansteigen können.

> **Merke**
> Methylphenidat unterliegt dem Betäubungsmittelgesetz.

Nebenwirkungen und Kontraindikationen

Häufige unerwünschte Wirkungen sind **Appetitminderung** und **Schlafstörungen,** daher sollte Methylphenidat nicht abends eingenommen werden. Andere, seltenere Nebenwirkungen sind z.B. arterielle Hypertonie, Tachykardie, Kopfschmerzen, Muskelkrämpfe und gastrointestinale Beschwerden. Die Gefahr einer Abhängigkeitsentwicklung wird bei Behandlung der ADHS als gering eingeschätzt. Dennoch sollte die Behandlungsindikation bei Patienten mit einer Suchtanamnese und bei Patienten mit dissozialen Verhaltensweisen vorsichtig gestellt werden.

Bei **manischen oder psychotischen Störungen** ist Methylphenidat **kontraindiziert**, da manische und depressive, selten auch psychotische Syndrome unter Behandlung mit Methylphenidat beschrieben wurden. Bei Epilepsie darf es nur unter engmaschiger neurologischer Kontrolle verabreicht werden.

Modafinil

Modafinil (Vigil®) ist zur **Behandlung der Narkolepsie** zugelassen. Die Tagesdosis liegt bei 200–400 mg.

Wirkmechanismus

Der Wirkmechanismus von Modafinil ist noch nicht vollständig aufgeklärt. Diskutiert werden eine Aktivierung postsynaptischer α_1-adrenerger Rezeptoren, eine Verminderung der GABA-Freisetzung, eine leichte Inhibierung von Dopamintransportern und eine Aktivierung orexinerger Neurone.

Pharmakokinetik und Wechselwirkungen

Modafinil wird zu ca. 60% an Plasmaproteine gebunden und hauptsächlich über die Nieren ausgeschieden. An relevanten Interaktionen ist erwähnenswert, das Modafinil den Abbau von oralen Kontrazeptiva beschleunigen kann, weshalb zur Schwangerschaftsverhütung höhere Dosen verwendet werden müssen.

Nebenwirkungen

Eine häufige Nebenwirkung sind Kopfschmerzen.

Andere „Stimulanzien"

In der Behandlung der ADHS kommen bei ungenügender Wirkung von Methylphenidat oder beim Vorliegen von Kontraindikationen als Alternativen auch **noradrenerg wirkende Antidepressiva** wie z.B. Desipramin (Pertofran®), Reboxetin (Edronax®) oder Venlafaxin (Trevilor®) zum Einsatz. Für diese Substanzen gibt es aus klinischen Studien Wirksamkeitsnachweise, eine Zulassung in der Indikation ADHS ist jedoch bisher nicht erfolgt. Falls nicht, wie in vielen Fällen, gleichzeitig eine depressive Symptomatik vorliegt, können die genannten Substanzen im Rahmen der ärztlichen Therapiefreiheit zur Behandlung einer ADHS angewendet werden, wenn der Patient über diesen Sachverhalt aufgeklärt ist und der Therapie zustimmt.

3.2.10 Psychopharmaka im Alter

Nebenwirkungen von Psychopharmaka werden bei über 70 Jahre alten Patienten mindestens doppelt so häufig beobachtet wie bei Patienten, die jünger als 50 Jahre alt sind.

Die relevantesten Nebenwirkungen dabei sind die **orthostatische Dysregulation,** z.B. bei Gabe von Antidepressiva und Antipsychotika, und eine **erhöhte Sensitivität für extrapyramidalmotorische Nebenwirkungen** von klassischen Neuroleptika. Bei der Gabe von Benzodiazepinen kommt es zu einer **ausgeprägteren Sedierung.** Unter Therapie mit trizyklischen Antidepressiva ist eine **gesteigerte Sensitivität auf anticholinerge Nebenwirkungen** zu beobachten, hier ist die **Gefahr eines anticholinergen Delirs** zu beachten.

Diese erhöhte Inzidenz von Nebenwirkungen kann u.a. auf folgende Änderungen der Pharmakokinetik und -dynamik im Alter zurückgeführt werden:

- Meist reduzierte Medikamentenmetabolisierung in der Leber
- Abnahme der Albuminkonzentration mit der Folge erhöhter freier Wirkstoffspiegel im Blut
- Verminderte renale Medikamentenclearance
- Relative Zunahme des Fettanteils mit Umverteilung fettlöslicher Medikamente
- Erhöhte Sensitivität der Zielorgane.

Tabelle 3-23 stellt das Risikoprofil einiger Psychopharmaka im Alter zusammen.

> **Klinik: Prinzipien der Psychopharmakotherapie im Alter**
> - Prinzipiell sollte die niedrigste wirksame Dosis eingesetzt werden, z.B. 1–3 mg Haloperidol (Haldol®) oder 0,5–2 mg Risperidon (Risperdal®)
> - Polypharmakotherapie sollte wenn immer möglich vermieden werden
> - Nebenwirkungen sollten besonders engmaschig kontrolliert werden
> - Um Stürze zu verhindern, sollten insbesondere Medikamente, die sedierend und hypotensiv wirken, zurückhaltend eingesetzt werden.

Tab. 3-23 Risikoprofile einiger Psychopharmaka im Alter

	Relativ niedriges Risiko	Mittleres Risiko	Hohes Risiko
Antipsychotika	Amisulprid Risperidon	Haloperidol Olanzapin Quetiapin	Clozapin
Antidepressiva	Mirtazapin Moclobemid SSRIs Venlafaxin	Nortriptylin Reboxetin	Die meisten trizyklischen Antidepressiva
Anxiolytika und Hypnotika	Lorazepam Oxazepam Zaleplon Zopiclon	Flunitrazepam Zolpidem	Langwirksame Benzodiazepine

3.2.11 Psychopharmaka in Schwangerschaft und Stillzeit

Die Behandlung psychisch kranker Frauen während Schwangerschaft und Stillzeit stellt aus mehreren Gründen eine besondere Herausforderung dar:

- Viele Psychopharmaka sind in Schwangerschaft und Stillzeit **nicht zugelassen** und müssen, wenn sie unverzichtbar sind, im Rahmen der ärztlichen Therapiefreiheit verordnet werden.
- Verschiedene Psychopharmaka, v.a. die Stimmungsstabilisierer, gehen mit einem **erhöhten teratogenen Potential** einher. Für kein Medikament kann ein teratogener Effekt sicher ausgeschlossen werden, trotzdem gibt es zwischen den einzelnen Medikamenten Unterschiede.
- **Während der Schwangerschaft** besteht häufig ein erhöhtes Risiko für ein **Wiederauftreten** der Erkrankung. Mit anderen Worten: Bei Frauen, die unter Psychopharmakotherapie psychopathologisch stabil sind, ist das Risiko des Wiederauftretens der Erkrankung häufig höher als das potentielle Risiko der Schädigung des Embryos.
- Keine Entscheidung, ob für oder gegen eine Pharmakotherapie, ist vollkommen risikofrei.

Prinzipien der Psychopharmakotherapie während der Schwangerschaft

Aus den o.g. Gründen ist immer eine individuelle Beratung und Risikoabwägung erforderlich. Dabei sollten folgende Prinzipien beachtet werden.

Bei der Behandlung vor geplanter oder ungeplanter Konzeption

- Vor jeder Behandlung mit potentiell teratogenen Substanzen sollte eine Schwangerschaft mittels **Schwangerschaftstest** ausgeschlossen werden. Während der Therapie sollte eine wirksame **Kontrazeption** erfolgen.
- Vor einer geplanten Schwangerschaft sollte eine individuelle Risikoberatung erfolgen, wobei ein potentiell schädigender Effekt auf das Kind mit dem Risiko einer Wiedererkrankung der Mutter abgewogen werden muss. Eine Schwangerschaft sollte also wenn immer möglich gut geplant werden.
- Bei Schwangerschaftswunsch und unverzichtbarer Medikation sollte auf ein Medikament mit niedrigerem schädigendem Potential umgestellt werden.
- Bei eingetretener Schwangerschaft unter Medikation sollte die Mutter vor einem **abrupten Absetzen** der Medikation gewarnt werden, da zum Zeitpunkt des positiven Nachweises der Schwangerschaft die Organogenese beim Kind schon über weite Strecken erfolgt ist.

Während der Schwangerschaft

- Prinzipiell sollten Psychopharmaka **im ersten Trimenon vermieden** werden, dies muss allerdings mit der Gefahr des Risikos einer Wiedererkrankung abgewogen werden.
- Ist eine medikamentöse Therapie erforderlich, sollte diese in der **niedrigstmöglichen Dosis** unter **regelmäßiger Überwachung** von Mutter und Kind erfolgen.
- Eine **Polypharmakotherapie** sollte wegen der möglichen Addition schädigender Effekte **vermieden** werden.
- Wegen pharmakokinetischer Veränderungen während der Schwangerschaft müssen viele Medikamente in der **Dosis** angepasst werden.
- Vor der Geburt sollten **Benzodiazepine, trizyklische Antidepressiva und SSRIs** wegen der Gefahr von Entzugssyndromen beim Neugeborenen **ausschleichend abgesetzt** oder zumindest deutlich reduziert werden.

Teratogene und andere Effekte von Psychopharmaka während der Schwangerschaft

Folgende schädigende Einflüsse auf das ungeborene Kind können von der Gabe von Psychopharmaka während der Schwangerschaft ausgehen:

- Im **ersten Trimenon** kommt es im Wesentlichen zu teratogenen Effekten, wobei die kritische Phase zwischen dem 17. und 60. Tag der Schwangerschaft liegt.
- Im **zweiten und dritten Trimenon** können Wachstumsverzögerungen und neurologische Störungen auftreten.
- Nach der **Geburt** kann es beim Kind zu Entzugssyndromen kommen.

Tabelle 3-24 gibt einen Überblick über die Substanzen, die während der Schwangerschaft als besonders problematisch anzusehen sind.

Antipsychotika

Es liegen Einzelfallberichte über Fehlbildungen der Gliedmaßen insbesondere bei der Gabe niederpotenter Neuroleptika der Phenothiazingruppe vor, während die hochpotenten klassischen Neuroleptika als eher sicher angesehen werden können. Über teratogene Effekte von atypischen Antipsychotika liegen wenige Erkenntnisse vor. Hier soll eine Folsäuresubstitution evtl. das Auftreten von Neuralrohrdefekten minimieren.

Antidepressiva

Eine Behandlung mit den trizyklischen Antidepressiva Imipramin und Amitriptylin sowie mit den selektiven Serotonin-Wiederaufnahme-Hemmern während der Schwangerschaft kann als **relativ sicher** beurteilt werden. Diese Medikamente stellen daher die Medikamente der Wahl zur Behandlung akuter depressiver Episoden während der Schwangerschaft dar. Allerdings kann es bei beiden Medikamentengruppen, insbesondere den trizyklischen Antidepressiva, zu Entzugssymptomen beim Kind kommen, wenn die Medikamente vor der Geburt nicht abgesetzt oder zumindest reduziert wurden.

Stimmungsstabilisierer

Lithium: Das Gesamtrisiko kardiovaskulärer Fehlbildungen (z. B. Ebstein-Anomalie) bei Lithiumgabe im ersten Trimenon ist erhöht. Daher sollte auf eine Lithiumtherapie im ersten Trimenon verzichtet werden. Danach ist es als relativ sicher zu bewerten. Es kann jedoch beim Kind zu kardialen Rhythmusstörungen, Strumabildung und Entstehung eines Diabetes mellitus kommen. Perinatal ist auch ein Floppy-Infant-Syndrom beschrieben.

Vor Eintritt der Geburt sollte Lithium abgesetzt werden, da infolge der absinkenden glomerulären Filtrationsrate eine Lithiumintoxikation entstehen kann.

Carbamazepin und Valproinsäure: Beide Medikamente gehen mit einem erhöhten Risiko einer Spina bifida bei Gabe im ersten Trimenon einher. Dabei liegt das Risiko für Carbamazepin bei ca. 1%, bei Valproinsäure bei 1–2%. Die Gabe von Folsäure soll das Risiko vermindern.

Lamotrigin: Hierzu liegen keine detaillierten Erkenntnisse vor.

Anxiolytika und Hypnotika

Bei Einnahme während der Schwangerschaft soll es häufiger zu Embryopathien wie Gesichtsfehlbildungen, Spaltbildungen, Strabismus, kongenitalen Vitien, Inguinalhernien und Pylorusstenosen kommen, was jedoch umstritten ist. Bei Einnahme kurz vor oder während der Geburt kann beim Kind ein sog. **Floppy-Infant-Syndrom** mit Muskelhypotonie, Lethargie und gestörten Saugreflexen auftreten. Möglicherweise zeigt sich auch ein **Benzodiazepinentzugssyndrom** mit Tremor, Irritierbarkeit, Muskeltonuserhöhung, verstärkten Saugreflexen, Durchfall und Erbrechen. In Notfallsituationen während der Schwangerschaft ist die kurzzeitige Gabe von Benzodiazepinen allerdings als relativ unproblematisch anzusehen, wobei kurzwirksame Substanzen vorgezogen werden sollten.

Effekte von Psychopharmaka während der Stillzeit

Der Klinikkasten gibt Auskunft darüber, was bei einer Psychopharmakotherapie während der Stillzeit beachtet werden muss.

Klinik: Psychopharmakotherapie während der Stillzeit

- Alle Psychopharmaka gehen in die Muttermilch über, so dass auch hier wie während der Schwan-

Tab. 3-24 Besonders problematische Medikamente während der Schwangerschaft

Substanz	Substanzgruppe	Bemerkungen
Benzodiazepine	Hypnotika	Evtl. Lippen-Kiefer-Gaumen-Spalte, Entzugssyndrome beim Neugeborenen
Lithium	Stimmungsstabilisierer	Arrhythmien, Hypotonie, Hypothyreose beim Kind, Ebstein-Anomalie
Carbamazepin	Stimmungsstabilisierer	Spina bifida
Valproinsäure	Stimmungsstabilisierer	Spina bifida

gerschaft eine Risiko-Nutzen-Abwägung erfolgen muss
- Wenn die Mutter bereits während der Schwangerschaft ein Medikament eingenommen hat, ist es nicht unbedingt notwendig abzustillen, da die Medikamentendosis, mit der das Kind ausgesetzt wird, in der Muttermilch deutlich niedriger ist als im Uterus
- Medikamente sollten bei Frühgeborenen oder bei Erkrankung des Kindes vermieden werden
- Sedierende Medikamente und Medikamente mit langer Halbwertszeit sollten vermieden werden
- Um die Medikamentenkonzentration möglichst optimal zu erniedrigen, sollte die Medikamentengabe vor der längsten Schlafperiode des Kindes erfolgen
- Auffälligkeiten beim Kind sollten genau beobachtet werden.

Bzgl. einzelner Medikamente ist Folgendes zu sagen:
- **Antipsychotika:** Die Einnahme klassischer Antipsychotika ist relativ unproblematisch, obwohl bei hohen Dosen der Säugling müde und antriebslos werden kann. Auf die Gabe atypischer Antipsychotika sollte verzichtet werden. Bei Clozapin darf die Mutter nicht stillen.
- **Antidepressiva:** Die meisten trizyklischen Antidepressiva, SSRIs und Moclobemid sind als relativ sicher zu beurteilen. Auf eine Behandlung mit tetrazyklischen Antidepressiva (Maprotilin), Reboxetin und Venlafaxin sollte verzichtet werden.
- **Stimmungsstabilisierer:** Als relativ sicher sind Carbamazepin und Valproinsäure anzusehen. Bei notwendiger Lithiumgabe sollte die Mutter abstillen, weil die Lithiumkonzentration wegen der nicht gut entwickelten Flüssigkeitsregulation des Säuglings sehr schnell in hohe Bereiche ansteigen kann. Unter Lamotrigin ist Stillen nicht zu empfehlen.
- **Anxiolytika und Hypnotika:** Kurz wirksame Benzodiazepine können verabreicht werden, wobei es beim Kind zu vorübergehender Müdigkeit, Muskelschwäche und Schluckstörungen kommen kann. Auch die Gabe von Zolpidem ist relativ unproblematisch, problematisch ist die Gabe von Zopiclon und Zaleplon.

3.3 Nicht-pharmakologische biologische Therapieverfahren

Neben der Pharmakotherapie kommen weitere biologische Therapieverfahren, insbesondere zur Behandlung affektiver Störungen, zum Einsatz:
- Schlafentzugstherapie
- Lichttherapie
- Elektrokrampftherapie.

3.3.1 Schlafentzugstherapie

Die Schlafentzugstherapie kommt bei der Behandlung von **depressiven Syndromen** zum Einsatz (↗ Kap. 5.6.1).

Erste Untersuchungen zur antidepressiven Wirksamkeit eines kompletten Schlafentzugs stammen aus dem Anfang der 1970er Jahre. Bei der Schlafentzugstherapie unterscheidet man einen **kompletten** (eine ganze Nacht) und einen **partiellen** (zweite Hälfte der Nacht) Schlafentzug, wobei letzterer in seiner Effektivität dem kompletten Schlafentzug gleichkommt. **Selektive Schlafentzüge** (Entzug nur von REM-Phasen) haben zwar die größte therapeutische Wirksamkeit, werden heute jedoch wegen des großen personellen und technischen Aufwands (Schlaf-EEG) nicht mehr durchgeführt.

Bei der **Schlafphasenvorverlagerungstherapie** werden depressive Patienten, die auf einen kompletten Schlafentzug mit einer Stimmungsaufhellung angesprochen haben (ca. 50–60% der behandelten Patienten), in der ersten nachfolgenden Nacht auf eine Schlafphase von 17.00–24.00 Uhr eingestellt. In den folgenden Nächten wird diese Schlafphase um täglich 1–2 Std. vorverlegt, d.h. in der 2. Nacht von 18.00–1.00 Uhr, in der 3. Nacht von 19.00–2.00 Uhr usw., bis nach einer Woche der normale Schlafrhythmus erreicht ist. Als Einschlafhilfe können die Patienten leicht sedierende Medikamente wie, z.B. Promethazin 25 mg oder Zopiclon 3,75 mg, erhalten. Bei bis zu 60% der Patienten kann dadurch der positive Schlafentzugseffekt für eine längere Zeit aufrechterhalten werden.

In jedem Fall ist es wichtig, dass die Patienten während der Schlafentzugstherapie **tagsüber nicht schlafen,** da Kurzschlafepisoden (Naps) insbesondere am Vormittag nach erfolgtem Schlafentzug zu einem Rückfall führen können.

Der Wirkmechanismus der Schlafentzugstherapie ist bisher nicht bekannt.

3.3.2 Lichttherapie

Dieses Therapieverfahren wird vor allem zur **Behandlung saisonaler Depressionen** angewandt (↗Kap. 5.4.1 und 5.6.1).

Die Lichttherapie wird mit hellem, weißem Licht, das bis auf den ultravioletten Anteil das gesamte Spektrum des Lichtes beinhaltet, durchgeführt. Die Beleuchtungsstärke beträgt, abhängig von der Lichtquelle, zwischen 2500 und 10 000 Lux. Dies entspricht in etwa der Lichtmenge, die ein sonniger Frühlingstag bringt. Sie ist etwa 5–20-mal so hoch wie die Beleuchtungsstärke der normalen Raumbeleuchtung. Die Lichtapplikation erfolgt durch Lichttherapiegeräte, die aus 6–8 40-Watt-Leuchtstoffröhren bestehen und die ca. 60–80 cm vom Patienten entfernt aufgestellt werden sollten. Der Patient sollte jede Minute ein paar Sekunden lang direkt ins

Licht schauen. Die Lichttherapie kann problemlos während alltäglicher Tätigkeiten wie Lesen, Schreiben, Essen und Ähnlichem durchgeführt werden.

Die Lichtapplikation sollte möglichst **morgens** erfolgen, wobei die Therapiedauer bei 10 000-Lux-Geräten 30 Min. und bei 2500-Lux-Geräten ca. 2 Std. sein sollte.

Der positive Therapieeffekt bei saisonalen Depressionen tritt oft bereits nach 3–4 Tagen ein und es besteht eine Dosis-Wirkungs-Beziehung, d.h. mit längerer Therapie werden größere Effekte erreicht.

3.3.3 Elektrokrampftherapie (EKT)

Die Elektrokrampftherapie wurde 1937 durch Bini und Cerletti eingeführt. Sie hat sich insbesondere bei **wahnhaften und therapieresistenten Depressionen** als sehr effektives und schnell wirksames Therapieprinzip erwiesen (↗Kap. 5.6.1 und 6.1.7). Obwohl bekannt ist, dass durch die EKT zahlreiche Stoffwechselvorgänge im Gehirn beeinflusst werden, ist der genaue Wirkmechanismus der EKT bis heute unbekannt.

Prinzipien der Anwendung

Bei der EKT wird durch elektrische Stimulation des temporoparietalen Schädelbereiches der **nicht-dominanten Hemisphäre** (in der Regel also rechts) ein epileptischer Krampfanfall ausgelöst, der etwa 30–60 s anhält. In der Regel werden 6–12 Sitzungen durchgeführt, wobei meist zwei bis drei Sitzungen pro Woche erfolgen. Zeigen die unilateralen Behandlungen keinen ausreichenden Erfolg, können auch einige bilaterale Stimulationen angeschlossen werden, bei denen die Elektroden meist bitemporal, evtl. auch bifrontal angesetzt werden.

Die EKT erfolgt unter **Kurznarkose** und **Muskelrelaxation**. Durch die Muskelrelaxation wird der epileptische Krampfanfall kaschiert. Vor Gabe des Muskelrelaxans (z.B. Suxamethoniumchlorid) wird ein Arm durch einen Stauschlauch abgebunden, um den arteriellen Zufluss zu verhindern. Dadurch kann in diese Extremität kein Muskelrelaxans gelangen, so dass hier die Krampfaktivität zu sehen ist. Früher wurde die EKT ohne Muskelrelaxation durchgeführt, was oft zu erheblichen Verletzungen der Patienten durch die Muskelkontraktionen führte! Moderne Geräte leiten während der Behandlung kontinuierlich ein EEG ab, das die zerebrale Krampfaktivität anzeigt.

Nebenwirkungen

Als häufige und vorübergehende Nebenwirkungen der EKT sind beschrieben:

- Kopfschmerzen
- Übelkeit
- Muskelkater
- eine anterograde und retrograde Amnesie sowie leichtere kognitive Störungen (Gedächtnis/Merkfähigkeit)

Bleibende Gedächtnisverluste können bei beidseitiger Stimulation auftreten, die dann angewandt wird, wenn die unilaterale Stimulation nicht zum gewünschten Erfolg führt. Die Mortalität bei sachgerechter Durchführung liegt bei ca. 1 : 50 000 Behandlungen, was in etwa dem allgemeinen Narkoserisiko entspricht.

Kontraindikationen

Absolute Kontraindikationen für eine EKT gibt es nicht.

Es gibt jedoch Erkrankungen, die das Risiko einer EKT erhöhen:

- zerebrale Läsionen und Raumforderungen
- erhöhter intrakranieller Druck
- Aneurysma der zerebralen Gefäße
- Retinaablösung
- kürzlich stattgehabter Myokardinfarkt
- Beckenvenenthrombose
- Phäochromozytom.

Vor der Durchführung der EKT müssen Begleiterkrankungen wie z.B. chronisch-obstruktive Lungenerkrankungen, Asthma bronchiale, arterielle Hypertonie, koronare Herzkrankheit und Herzrhythmusstörungen gut eingestellt sein. Da die EKT in Narkose durchgeführt wird, ist das Narkoserisiko zuvor abzuschätzen. Mit den Internisten und Anästhesisten muss eine Nutzen-Risiko-Abwägung erfolgen.

Es gibt inzwischen vorgefertigte Aufklärungsbögen, die genau den Ablauf der EKT schildern. Das Aufklärungsgespräch muss im Krankenblatt dokumentiert werden; überdies muss eine schriftliche Einwilligung des Patienten in die Behandlung eingeholt werden. Ist der Patient nicht einwilligungsfähig (↗Kap. 16.5.), muss unter Umständen eine Betreuung eingerichtet werden.

Pharmakotherapie während der EKT

Bei einer Benzodiazepinbehandlung ist die „Krampffähigkeit" des Gehirns und damit die Wirksamkeit der EKT eingeschränkt. Wenn immer möglich, sollten daher **Benzodiazepine** vor der EKT **ausgeschlichen** werden. Alternativ können Benzodiazepine auch kurz vor der Behandlung mit einem Benzodiazepinantagonisten (z.B. Flumazenil, Anexate®) antagonisiert werden.

Im Prinzip kann die antidepressive Pharmakotherapie während der Therapie fortgesetzt werden, wenn hinsichtlich der Narkose keine Bedenken des Anästhesisten bestehen und die Medikation nicht die Krampffähigkeit reduziert (z.B. Antikonvulsiva wie Carbamazepin oder Benzodiazepine, s.o.). Auf der anderen Seite ist es nicht sinnvoll, Medikamente, die nicht wirksam waren, beizubehalten. Daher sollte parallel zur EKT auch die Pharmakotherapie optimiert werden. Beispielsweise kann eine Lithiumaugmentierung oder eine Umstellung auf ein anderes Antidepressivum erfolgen. Bei Gabe von Lithium muss allerdings beachtet werden, dass es am Tag vor der EKT-Sitzung ab- und am Tag danach wieder angesetzt werden muss und der Lithiumspiegel auf < 0,5 mmol/l eingestellt werden sollte.

Erhaltungs-EKT-Behandlungen

Nach erfolgreichem Abschluss einer EKT-Serie ist das Risiko eines **Rückfalls** in den ersten Monaten hoch. Um dieses zu reduzieren, erhalten die Patienten eine pharmakotherapeutische Erhaltungstherapie. Eine alternative, derzeit noch in der Evaluation befindliche Therapieform besteht darin, die EKT-Serie im Sinne einer Erhaltungs-EKT in größeren Abständen fortzusetzen. So werden beispielsweise zwei bis vier Mal in einwöchigen, dann in zweiwöchigen Abständen und schließlich monatlich EKT-Behandlungen durchgeführt.

3.3.4 Repetitive transkranielle Magnetstimulation (rTMS)

Dieses Verfahren, das ebenso wie die vorhergehenden hauptsächlich der Behandlung von **Depressionen** dient (↗Kap. 5.6.1), befindet sich gegenwärtig in der Erprobungsphase und wird noch nicht routinemäßig eingesetzt. Hier werden nichtinvasiv über eine Stimulationsspule magnetische Impulse ins Gehirn appliziert und damit elektrische Reizungen induziert. Die genaue Form (Frequenz, Lokalisation, Häufigkeit), in der die Stimulation optimal zu erfolgen hat, ist derzeit Gegenstand intensiver Forschungsarbeiten.

3.4 Psychotherapeutische Verfahren

3.4.1 Einführung

Definition

Unter **Psychotherapie** versteht man die Behandlung eines komplexen emotionalen oder körperlichen Leidens und dysfunktionaler Verhaltensweisen mit **psychologischen Verfahren** auf verbaler oder nonverbaler Ebene. Die Interventionen werden dabei **bewusst, geplant und gezielt** eingesetzt. Ihre **Wirksamkeit** in Bezug auf die bestehende Symptomatik sollte wissenschaftlich überprüft sein. Ziel einer psychotherapeutischen Behandlung kann die Linderung von Leiden auf Symptomebene, die Modifizierung von Verhaltensweisen oder eine Änderung der Persönlichkeitsstruktur sein.

Eine psychotherapeutische Behandlung beeinflusst nicht nur psychische Phänomene: Mittlerweile ist belegt, dass psychologische Interventionen bei bestimmten Erkrankungen (z. B. Zwangsstörungen, Angststörungen) zu nachweisbaren neurobiologischen Veränderungen führen. Umgekehrt bewirken somatische Behandlungsformen eine Linderung psychischer Symptome (z. B. bessert die medikamentöse Therapie mit Antidepressiva Krankheitserscheinungen der Depression wie Antriebshemmung, Niedergeschlagenheit und Konzentrationsstörungen). Mittlerweile hat sich aufgrund empirisch gesicherter Erkenntnisse für einige Erkrankungen die kombinierte Behandlung mit psychotherapeutischen und somatischen Verfahren durchgesetzt (z. B. in der Therapie von depressiven Syndromen, Zwangsstörungen oder Schizophrenien).

Von einer Psychotherapie abzugrenzen sind psychotherapeutische Interventionen, die zur Bearbeitung eines umschriebenen Problembereichs in wenigen Sitzungen durchgeführt werden (z. B. in einer Beratungsstelle) oder die in der allgemeinärztlichen Praxis zur Anwendung kommen (z. B. Grundlagen der Gesprächsführung, Psychoedukation). Auch Gespräche mit Seelsorgern oder Laien können eine therapeutische Wirkung zeigen; sie ersetzen bei entsprechend komplexer Problematik jedoch nicht eine professionell durchgeführte Psychotherapie.

Rahmenbedingungen

Psychotherapie wird von **Ärzten** (Fachärzten für Psychiatrie und Psychotherapie, Fachärzten für psychotherapeutische Medizin, Ärzten mit der Zusatzbezeichnung Psychotherapie) und von **psychologischen Psychotherapeuten** durchgeführt.

Eine Psychotherapie sollte, wenn möglich, **ambulant** erfolgen, damit der Patient nicht aus seinem gewohnten sozialen Umfeld (Familie, Freunde, Berufsleben) herausgerissen wird. Die Entfremdung von wichtigen Bezugspersonen und unnötige Ausfälle am Arbeitsplatz werden auf diese Weise verhindert. Überdies wird der Transfer der in der Therapie gemachten Erfahrungen in den Alltag erleichtert. Bei schwer ausgeprägten Erkrankungen oder einem problematischen psychosozialen Umfeld (z. B. bei wiederholter häuslicher Gewalt), aber auch, wenn geeignete ambulante Therapiemöglichkeiten nicht verfügbar sind, kann eine **stationäre** oder **teilstationäre** Psychotherapie erforderlich werden.

Psychotherapie wird – abhängig von der Art der Erkrankung und den notwendigen Interventionen – als **Einzel- oder Gruppenbehandlung** oder als **Kombination beider Formen** durchgeführt. Eine Kurzzeittherapie umfasst in der Regel 20 bis 25 Sitzungen à 60 Minuten, wobei die gesetzlichen Kassen fünf „Probestunden" übernehmen, ohne dass ein entsprechender Psychotherapieantrag gestellt werden muss. Bei komplexerer Symptomatik können mit entsprechender Begründung weitere Stunden beantragt werden.

Anerkannte Verfahren, deren Kosten in Deutschland von den Krankenkassen übernommen werden, sind die kognitiv-behaviorale Therapie (Verhaltenstherapie), tiefenpsychologische Verfahren bzw. Psychoanalyse und die Gesprächspsychotherapie (vgl. unten).

Arzt-Patient-Beziehung und therapeutische Beziehung

Der Aufbau einer **vertrauensvollen Beziehung** zwischen Arzt und Patient gilt als wichtiger allgemeiner Wirkfaktor bei der Behandlung psychischer Erkrankungen. Neben dem Wissen über wichtige **Techniken der Gesprächsführung** sollte der Therapeut **Einfühlungsvermögen (Empathie)**, die Fähigkeit zur **Echtheit (Authentizität)** besitzen, **emotionale Nähe** vermitteln können und über **fachliche Kompetenz** verfügen.

Ärzte und Ärztinnen entwickeln im Laufe ihrer Ausbildung eine überwiegend defizitäre Sichtweise von Krankheit, d.h., das Augenmerk fällt vorwiegend auf pathologische Phänomene, die vom Normalzustand abgegrenzt werden. Überdies besteht oft der Anspruch, beurteilen zu können, was als „normal" und was als „pathologisch" zu einzuordnen ist. Dies mündet nicht selten in der Überzeugung, zu wissen, was für den Patienten gut, richtig und als Behandlungsziel erstrebenswert sei. Diese Sichtweise behindert jedoch den Aufbau einer tragenden, konstruktiven Arzt-Patient-Beziehung und insbesondere einer therapeutischen Beziehung in der Psychotherapie. Dem gegenüber versucht eine „salutogenetische" Betrachtungsweise die positiven Aspekte im Verhalten und Erleben des Patienten zu betonen und zu fördern.

Grundlage ärztlichen und therapeutischen Handelns ist zunächst ein solides und **umfassendes Fachwissen** über Erkrankungen, deren Symptome, Ursachen und Behandlungsmöglichkeiten, die dem Patienten Sicherheit durch Professionalität vermitteln.

In der **Beziehungsgestaltung** ist die Berücksichtigung folgender Grundprinzipien hilfreich:

- **Wertschätzung:** Eine grundsätzliche Wertschätzung für die Person des Patienten und seine Probleme drückt sich in genauem Zuhören, Einfühlungsvermögen und Mitgefühl aus.
- **Kein einseitig pathozentristisches Weltbild:** Das Verständnis für die subjektive Wirklichkeit des Patienten wird erleichtert, wenn problematische Verhaltensweisen nicht nur einseitig als pathologisch betrachtet werden. Viele in der Gegenwart dysfunktionale Verhaltensweisen oder Interaktionsmuster (z.B. bedingungslose Orientierung an Normen und Regeln) waren unter Umständen in der Kindheit erforderlich, um das emotionale Überleben der Person (d.h. die Aufrechterhaltung der Beziehung zu den primären Bezugspersonen) zu sichern, oder stellen übersteigerte Formen biologisch sinnvoller Reaktionen dar (z.B. inadäquate Angstreaktion bei Panikstörung). Während die Einordnung von Symptomen als krankhaft (d.h. durch eine Krankheit verursacht) in manchen Fällen entlastend wirken kann (z.B. die Bewertung einer Antriebshemmung als Symptom der Erkrankung Depression und nicht als Willensschwäche), werden Patienten mit anderer Problemstellung auf eine solche Zuordnung eher ablehnend reagieren (z.B. Menschen mit einer Persönlichkeitsstörung oder einer hypochondrischen Störung).
- **Respektieren von Grenzen:** Das professionelle Unterstützen und Fördern von Veränderung sollte nicht in einem „Machbarkeitswahn" oder Perfektionismus münden. Besonders wichtig für den therapeutisch Tätigen ist es, die Balance zwischen dem Fördern von Veränderung einerseits und dem Akzeptieren von dem, was ist, andererseits zu halten. Dies beinhaltet unbedingt auch den Respekt vor körperlichen, psychischen und fachlichen Grenzen in Bezug auf den Patienten oder die eigene Person.
- **Transparenz:** Wenn dem Patienten erforderliche Untersuchungen, Ergebnisse, Diagnosen und verfügbare Behandlungsmöglichkeiten verständlich gemacht werden, wird er sich sicherer fühlen und selbst mehr Verantwortung bei der Behandlung seiner Probleme übernehmen können.
- **Zielorientierung:** Zwischen Patient und Therapeut muss ein Konsens erarbeitet werden, welche Phänomene behandlungsbedürftig (z.B. Panikattacken und agoraphobisches Vermeidungsverhalten) und was die Ziele und der zeitliche Rahmen der Therapie sind (z.B. wieder alleine Bus fahren können, aber nicht: komplette Angstfreiheit).

Die Überlegung, wie man selbst als Patient gerne behandelt werden möchte oder wie man sich den Umgang von Ärzten und Therapeuten mit einem erkrankten nahe stehenden Angehörigen wünscht, sollte immer wieder als Richtschnur für das eigene Handeln und Denken dienen.

Psychotherapieverfahren

Die Geschichte der Psychotherapie war lange davon geprägt, dass sich verschiedene, voneinander getrennte Psychotherapieschulen entwickelten, die für sich jeweils in Anspruch nahmen, alle psychischen Erkrankungen behandeln zu können. Die mittlerweile zahlreichen Schulen können fünf Hauptgruppen zugeordnet werden:

- den **humanistischen (erlebnisorientierten) Therapien** (z.B. klientenzentrierte Gesprächspsychotherapie nach Rogers, Gestalttherapie, Psychodrama),
- den **psychodynamischen (tiefenpsychologischen) Therapien** (Psychoanalyse, tiefenpsychologisch fundierte Psychotherapieverfahren),
- den **kognitiv-behavioralen Therapien** („klassische" Methoden der Verhaltenstherapie, kognitive Verfahren),

- den **interpersonellen und systemischen Therapien** (interpersonelle Psychotherapie, Paar- und Familientherapie),
- **ergänzenden speziellen Therapieverfahren** (progressive Muskelrelaxation, Hypnose).

Seit einigen Jahren ist eine Entwicklung zu beobachten, die zur Lösung vom starr schulenbezogenen Denken geführt hat und sich auch auf wissenschaftlicher Basis vermehrt mit der Wirksamkeit von Psychotherapie auseinander setzt. Neben der komplexen Frage, *wie* Psychotherapie wirkt **(allgemeine Psychotherapielehre),** wird auch zunehmend der Überlegung Beachtung geschenkt, welches psychotherapeutische Vorgehen bei welchen Erkrankungen für welche Patienten wirksam ist **(störungsspezifische Psychotherapie).**

Es ist zu erwarten, dass die Zukunft der Psychotherapie noch stärker dem Druck des wissenschaftlichen Wirksamkeitsnachweises ausgesetzt ist, zudem in höherem Maße als bisher indikationsspezifisch wird (spezifische Therapien für einzelne Störungsbilder), sich an den Ergebnissen der Neurobiologie, Systemtheorie und Sozialwissenschaften ausrichten wird und sowohl an manualisierten Therapieprogrammen (standardisierte Protokolle) als auch an den individuellen Gegebenheiten des Patienten orientiert sein wird. Die rein schulspezifischen Auseinandersetzungen sollten eher der Vergangenheit angehören.

In diesem Kapitel erfolgt noch eine an den traditionellen Schulen orientierte Darstellung psychotherapeutischer Verfahren. Zum einen kann Psychotherapie ohne eine gewisse Grundkenntnis der einzelnen Schulen nicht verstanden werden; zum anderen beziehen sich die meisten Ausbildungssysteme (Medizinstudium, ärztliche Weiterbildung) und auch das bestehende Gesundheitswesen noch auf diese Einteilung. Störungsspezifische, d. h. auf bestimmte Störungsbilder zugeschnittene Psychotherapien werden im Therapie-Abschnitt der jeweiligen Erkrankung erwähnt.

Wirksamkeit

Grawe und Mitarbeiter (1994) entwickelten auf empirischer Basis eine schulenübergreifende psychotherapeutische Veränderungstheorie. Nach ihren Untersuchungen lassen sich **fünf allgemeine Wirkfaktoren** für Psychotherapie identifizieren, die in verschiedenen Psychotherapieformen wirksam sind und zu Veränderungen führen:

- Klärung
- Bewältigung
- Problemaktualisierung
- Ressourcenaktivierung
- therapeutische Beziehung.

Unter **Klärung** werden dabei alle therapeutischen Interventionen verstanden, die das Verständnis des Patienten und seine Einsicht in bestimmte Verhaltens- und Erlebensweisen fördern. Beispiele für klärungsbezogene Strategien sind psychoedukative Methoden (vgl. 3.6) oder einfache Deutungen.

Als **Bewältigung** wird die Vermittlung von Fertigkeiten bezeichnet, die den Patient befähigen sollen, mit einem bestimmten Problem besser zurechtzukommen. Das Erlernen eines Entspannungsverfahrens, von Methoden zur Stressbewältigung oder von Strategien adäquater Kommunikation fallen unter diesen Punkt.

Problemaktualisierung bedeutet die Aktivierung intrapsychischer Organisationseinheiten (sog. Schemata), die durch individuelle interpersonelle und biographische Erfahrungen, genetische Faktoren und neurobiologische Reifungsprozesse geprägt werden. Sie beinhalten bestimmte Erlebens- und Verhaltensweisen, die dem Betreffenden zumeist nicht oder nur teilweise bewusst sind (z. B. die Neigung, Angst auslösende Situationen konsequent zu vermeiden oder sich bei Kritik stets gekränkt zurückzuziehen; ↗ Kap. 9). Sie geht mit einer Aktivierung als negativ erlebter Affekte (Wut, Hass, Scham, Schuld, Furcht, Ekel, Neid, Eifersucht) einher. Eingefahrene dysfunktionale Bewältigungsstrategien können dann direkt „erfahren“ und im Verlauf der Therapie modifiziert werden. Als Beispiele zur Problemaktualisierung können Deutungen der psychoanalytischen Übertragungsbeziehung, verhaltenstherapeutische Reizkonfrontationsverfahren, Imaginationen oder körperbezogene Interventionen genannt werden.

Als **Ressourcen** werden die individuellen Fähigkeiten, Begabungen, Eigenheiten und die Motivation des Patienten verstanden, die ihn in die Lage versetzen, Probleme konstruktiv zu bewältigen, sich zu verändern und zu wachsen. Die Analyse der vorhandenen Ressourcen bzw. deren Aktivierung fördert beim Patienten Motivation, Selbstvertrauen und die Übernahme von Verantwortung. Konkret wird beispielsweise erarbeitet, in welchen Situationen der Betreffende *nicht* mit dem problematischen Verhalten reagiert (z. B. konstruktiver Umgang mit Kritik durch die Ehefrau, aber gekränkter Rückzug bei Kritik durch den Vorgesetzten) oder wann er in seiner Vergangenheit bereits schwierige Situationen erfolgreich bewältigen konnte.

Die vier bisher genannten Wirkfaktoren können noch um eine Dimension erweitert werden, nämlich um die Unterscheidung, ob sie in der Perspektive intrapersonaler oder interpersonaler Problembehandlung eingesetzt werden. Das Vorhandensein der Wirkfaktoren allein entscheidet jedoch nicht über den Erfolg einer Psychotherapie. Vielmehr ist der Einsatz der richtigen Intervention zum richtigen Zeitpunkt entscheidend.

Schließlich trägt die Qualität der **therapeutischen Beziehung** in erheblichem Maße zur Wirksamkeit einer Psychotherapie bei. Sie beeinflusst das Therapieergebnis nachhaltiger als die Unterschiede in der Art der verwendeten therapeutischen Techniken.

Therapeuten, die von ihren Patienten als verstehend und akzeptierend, empathisch, warm und unterstützend beschrieben werden, sind offenbar besser befähigt, zu einem erfolgreichen Verlauf der Therapie beizutragen.

Die verschiedenen Therapieschulen haben hinsichtlich der genannten Wirkfaktoren ihre jeweiligen Stärken und Schwächen, d.h., nicht alle Psychotherapieformen können alles gleich gut: Während nach Grawe die „Begabung" der klassischen Psychoanalyse besonders im Bereich der intrapersonalen Problemaktualisierung liegt, verfügt die klassische Verhaltenstherapie über elaborierte Strategien zur intrapersonalen (Problem-)Bewältigung. Die Familientherapie dagegen legt ihren Schwerpunkt auf die interpersonale Ebene der vier Wirkfaktoren.

Weitere Hinweise für die Wirkung und Anwendung von Psychotherapie

Unerwünschte Wirkungen

Nicht immer erzielt eine Psychotherapie nur die gewünschte positive Wirkung. Neben einer **fehlenden Wirksamkeit** kann sie auch mit **negativen Folgen** für den Patienten verbunden sein (in 10–30% aller Psychotherapien). Beispiele für negative Effekte sind die **Verschlechterung** der bestehenden Symptomatik, das Auftreten von **Suizidalität**, von **psychotischen** oder **anderen, neuen Symptomen** unter der Behandlung oder eine **Destabilisierung von Beziehungen**. Auf die Gefahr des **Missbrauchs** der therapeutischen Beziehung durch intime Übergriffe von Therapeuten auf Patienten muss an dieser Stelle ebenfalls hingewiesen werden.

Negative Effekte können insbesondere dann auftreten, wenn die Erkrankung für eine Psychotherapie **zu schwer** ausgeprägt ist (z.B. schwere depressive Episode, psychotische Symptomatik). **Unangemessene** Behandlungsstrategien oder Reizkonfrontationsverfahren können bei bestimmten Krankheitsbildern ebenfalls zu einer Verschlechterung der Symptomatik führen. Ungünstig wirken sich überdies bestimmte Persönlichkeitszüge (wenig empathisch, narzisstisch, aggressiv, sozial isoliert) und Verhaltensweisen des Therapeuten (zu viel Passivität und Schweigen, zu viele Deutungen) aus. Auch ein **fehlender Konsens** zwischen dem Therapeuten und dem Patienten hinsichtlich der behandlungsbedürftigen Probleme und der Therapieziele kann zu negativen Effekten bis zum Abbruch der Therapie führen.

Zur **Vermeidung negativer Effekte** tragen eine genaue Diagnostik und Differentialdiagnose mit Beurteilung des Schweregrades der Erkrankung(en), eine fundierte Entscheidung, mit welchen verfügbaren Mitteln die Symptomatik behandelt werden soll (psychotherapeutisch, pharmakologisch, andere, Kombinationsbehandlung), der Einsatz von psychometrischen Verfahren zu Diagnostik und Verlaufsbeurteilung sowie eine regelmäßige Supervision und Selbstreflexion des Therapeuten bei.

Aufklärung des Patienten

Analog zur Behandlung mit biologischen Verfahren sollte der Patient auch über die Durchführung der Psychotherapie **umfassend aufgeklärt** werden. Er sollte verstehen, warum ein bestimmtes therapeutisches Verfahren sinnvoll ist, mit welchen Nebenwirkungen es verbunden sein kann und welche Behandlungsalternativen zur Verfügung stehen.

3.4.2 Verhaltenstherapie und kognitive Therapie

Definition

Unter dem Begriff **Verhaltenstherapie** im engeren Sinne versteht man eine Psychotherapieform, die sich seit den fünfziger Jahren aus empirischen Untersuchungen zu Lernprozessen und der Steuerung „normalen" Verhaltens entwickelte. Sie konzentriert sich auf die Behandlung des problematischen Verhaltens und auf die Bedingungen, die es aufrechterhalten.

Mit den **kognitiven Verfahren**, die ihren Ursprung in den siebziger Jahren haben, rücken intrapsychische Aspekte menschlichen Verhaltens verstärkt in den Mittelpunkt des Verständnisses und der Therapie psychischer Erkrankungen. Verhalten umfasst somit nicht nur das *äußerlich* sichtbare Handeln und Reagieren, sondern auch den damit verbundenen individuellen *intrapsychischen* Prozess der Wahrnehmung, Bewertung, Verarbeitung und Speicherung von Informationen.

Vereinfachend werden heute oft beide Begriffe unter der Bezeichnung **Verhaltenstherapie** zusammengefasst. Sie umfasst mittlerweile eine große Anzahl verschiedener therapeutischer Techniken und Behandlungsstrategien, die einzeln oder miteinander kombiniert eingesetzt werden. Sie kann aus heutiger Sicht am besten als eine auf der empirischen Psychologie basierende psychotherapeutische Grundorientierung verstanden werden.

Entwicklung der Verhaltenstherapie

Im Gegensatz zur Psychoanalyse und zur Gesprächspsychotherapie, deren Theoriebildung sich primär auf die klinische Beobachtung und Therapie psychisch erkrankter Menschen bezog, orientierte sich die Verhaltenstherapie zunächst an **empirischen Untersuchungen**, die sich mit dem sichtbaren Verhalten als Reaktion auf Umweltreize beschäftigten. Aus den Experimenten zur Untersuchung bestimmter Verhaltensweisen wurden Modelle der Verhaltenssteuerung abgeleitet, die zur Erklärung sowohl „normalen" als auch „abnormen" Verhaltens herangezogen wurden. Die traditionellen lerntheoretischen Prozesse, mit denen menschliches Verhalten erklärt wurde, sind die Modelle des **klassischen** und **operanten Konditionierens.**

Klassische Konditionierung

Das Prinzip der **klassischen Konditionierung** beruht auf den Untersuchungen, die der russische Physiologe und Nobelpreisträger Iwan Petrowitsch Pawlow (1849–1936) zu Beginn des 20. Jahrhunderts durchführte. Er beobachtete, dass ein Hund auf das Darbieten von Futter (= **unkonditionierter Stimulus**) mit Speichelfluss (= **unkonditionierte Reaktion**) reagiert. Wird wiederholt vor der Futtergabe ein eigentlich neutraler Reiz dargeboten (z. B. Glockenton), reagiert der Hund schließlich nur auf den Glockenton (= **konditionierter Stimulus**) mit Speichelfluss, ohne dass Futter bereitgestellt wird (= **konditionierte Reaktion**) (Abb. 3-17).

Operantes (= instrumentelles) Konditionieren

Das **instrumentelle** oder **operante Konditionieren** geht auf die Tierexperimente des Amerikaners Edward Thorndike (1874–1949) zurück, die von Burrhus F. Skinner (1904–1990) in den zwanziger Jahren aufgegriffen und modifiziert wurden. Eine zentrale Erkenntnis war, dass Verhalten im Wesentlichen durch seine **Konsequenzen** bestimmt wird: Ein Verhalten, das belohnt oder erleichtert wird (das heißt, es hat angenehme Folgen für den Organismus oder führt zum Wegfall einer Bestrafung), wird zukünftig häufiger wiederholt, während Verhalten mit unangenehmen oder negativen Folgen in der Häufigkeit seines Auftretens abnimmt. Verhalten, das **intermittierend verstärkt** (also unregelmäßig, nicht jedes Mal) belohnt wird, ist besonders schwer wieder zu verlernen (= Löschungsresistenz).

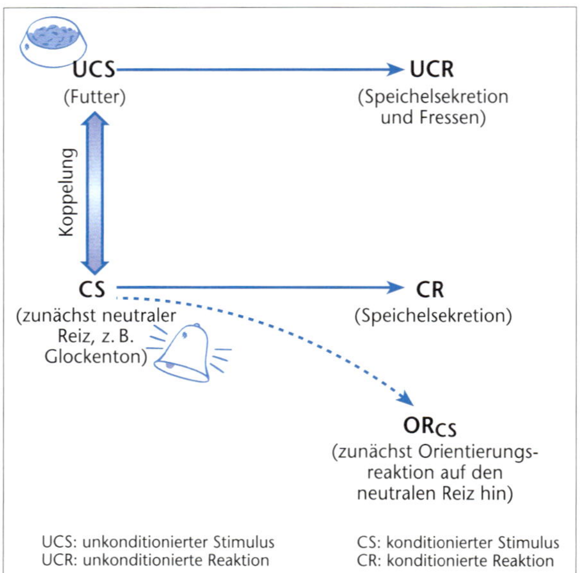

Abb. 3-17 Klassische Konditionierung [10]

> **Kasuistik**
> Die Mutter eines zweieinhalbjährigen Kindes reagiert auf dessen Betteln, Jammern, Schreien und Toben an der Supermarktkasse („Ich will jetzt die Schokolade mitnehmen!") mehrfach mit dem Kauf der gewünschten Süßigkeit. Auch wenn die Mutter später an einigen Tagen konsequent den Kauf der Schokolade ablehnt, wird das Kind schreien und toben, so dass es ihm zumindest bei einem Großteil der Einkäufe gelingt, etwas Süßes abzubekommen. Das Kind hat also gelernt, dass auf „Toben an der Kasse" meistens „Schokolade" folgt, und hat somit keinen Grund, das Verhalten wieder aufzugeben.

Grundsätzlich können fünf Formen von **Verstärkern** (d.h. Stimuli, die die Auftretenswahrscheinlichkeit eines Verhaltens beeinflussen) unterschieden werden:

- **positive Verstärkung (C+) = Belohnung, Bekräftigung:** führt zur Erhöhung der Auftretenswahrscheinlichkeit des Verhaltens (s. Beispiel);
- **negative Verstärkung (₵–) = Wegfallen einer negativen Konsequenz, Erleichterung:** erhöht die Auftretenswahrscheinlichkeit des Verhaltens (Beispiel: Vermeidungsverhalten bei Panikattacken führt zur vorübergehenden Abnahme von Angst und wird deshalb immer häufiger eingesetzt; ↗ Kap. 8.1.1);
- **indirekte Bestrafung (₵+) = Wegfall einer positiven Konsequenz, „Response Cost":** führt zur Abnahme der Auftretenswahrscheinlichkeit des Verhaltens (Beispiel: Einer stationär behandelten anorektischen Patientin wird bei erneuter Gewichtsabnahme der Zugang zu Sportgeräten wieder eingeschränkt; ↗ Kap. 11.2.2);
- **direkte Bestrafung (C–):** führt kurzfristig zur Abnahme der Auftretenswahrscheinlichkeit eines Verhaltens (aus ethischer Sicht als therapeutisches oder erzieherisches Mittel abzulehnen);
- **Löschung/Time-out:** keine (positiven) Verstärker (der Therapievertrag mit einer Patientin mit Borderline-Störung sieht eine 48-stündige Therapiepause nach selbst verletzendem Verhalten vor; vgl. unten: operante Methoden).

Klassische und operante Konditionierungsprozesse können als Erklärungsmodelle für zahlreiche dysfunktionale Verhaltensweisen herangezogen werden (vgl. Zwangsstörungen, Angststörungen, ↗ Kap. 8). Wichtige therapeutische Techniken, die aus lerntheoretischen Überlegungen entwickelt wurden, sind

- die systematische Desensibilisierung
- die operanten Verfahren
- die Expositionsverfahren

(vgl. verhaltenstherapeutische Verfahren und Techniken).

Die kognitive und sozialpsychologische Wende
Während Skinner das Individuum noch als **„Black Box"** betrachtete und sich in seinen Untersuchungen auf das offen beobachtbare Verhalten konzentrierte, wurde man sich im Laufe der Zeit zunehmend der Grenzen dieser Modelle bewusst.

In den sechziger Jahren rückte v.a. das **soziale Lernen** in den Mittelpunkt des Interesses. Eine große Bedeutung gewann dabei das Konzept des **Modell-Lernens,** das von Albert Bandura entwickelt und erforscht wurde. Er konnte zeigen, dass allein die Beobachtung von „Vorbildern" und deren Verhaltensweisen einen erheblichen Einfluss auf die Entwicklung von Verhaltensweisen bei Kindern und Jugendlichen hat.

Eine umfassende Neuorientierung der Verhaltenstherapie hat ihren Ursprung in den siebziger Jahren; zunehmend wurden bei der Entwicklung von Erklärungsmodellen und therapeutischen Interventionen **intrapsychische** Vorgänge mit einbezogen. Menschliches Verhalten wird demnach nicht nur durch äußere Stimuli, sondern durch eine Vielzahl **innerer Prozesse** beeinflusst. Diese sind wiederum Ausdruck der individuellen Lerngeschichte, biologisch-genetischer Voraussetzungen und motivationaler Faktoren, die sich in der individuellen Art eines Menschen ausdrückt, wie er Informationen (selektiv) wahrnimmt, bewertet, speichert und weiterverarbeitet (= kognitive Ebene).

Vor allem Albert Ellis und Aaron T. Beck widmeten ihre Arbeiten der Bedeutung von Kognitionen für menschliches Verhalten. Sie betrachteten **Kognitionen** als kontrollierende und steuernde Instanzen für emotionale, motivationale, physiologische und motorische Prozesse. Für die Entstehung psychischer Erkrankungen spielen Kognitionen in Form **irrationaler Überzeugungen** (Ellis) oder typischer **logischer Denkfehler** (A.T. Beck) eine wesentliche Rolle (vgl. kognitive Verfahren). Dieser Paradigmenwechsel wird daher auch als **kognitive Wende** der Verhaltenstherapie bezeichnet. Sie führte zur Entwicklung einer Vielzahl neuer Behandlungsstrategien, die zusammenfassend als **kognitive Verfahren** bezeichnet werden.

- rational-emotive Therapie (Ellis)
- kognitive Therapie (Beck)
- kognitive Techniken (z.B. Problemlösetraining, Stressbewältigungstraining, Selbstkontrollverfahren).

Viele der kognitiven Verfahren integrieren jedoch klassische verhaltenstherapeutische *und* kognitive Ansätze (z.B. Problemlösetraining, Stressbewältigungstraining).

Aus der vermehrten Beschäftigung mit den gesellschaftlichen Bedingungen für menschliches Verhalten in den siebziger Jahren (so genannte **sozialpsychologische Wende**) resultierten weitere wichtige Therapieansätze, beispielsweise:

- Eltern-Kind-Therapien
- verhaltenstherapeutische Paar- und Familientherapie
- verhaltenstherapeutische Gruppentherapien
- Strategien zur Krisenintervention, Prävention, Rehabilitation, Resozialisierung.

Auch **motivationale Faktoren** und die **therapeutische Beziehung** rückten vermehrt in den Mittelpunkt des wissenschaftlichen und klinischen Interesses.

Die moderne Verhaltenstherapie
Die verschiedenen Perspektiven verhaltenstherapeutischer Ansätze führten zur Entwicklung einer Vielzahl therapeutischer Strategien und Interventionen. Seit den 80er Jahren ist ein Trend zur **gezielten und abgestimmten Kombination** verschiedener Interventionen zur Behandlung **spezifischer psychischer Erkrankungen** zu beobachten (= störungsspezifischer Ansatz). Viele der störungsspezifischen Ansätze liegen als Manuale vor und sind mittlerweile in ihrer Wirksamkeit empirisch überprüft. Sie verstehen sich als multimodale Ansätze zur individuellen Therapie spezifischer psychischer Probleme und Erkrankungen. Beispiele für evaluierte Therapieprogramme sind die **kognitiv-behaviorale Behandlung der Panikstörung** (↗ Kap. 8.1.1), der Depression (↗ Kap. 5.6), der posttraumatischen Belastungsstörung (↗ Kap. 8.3.3) oder der psychophysiologischen Insomnie (↗ Kap. 11.1.2).

Merke
Unter dem Begriff Verhaltenstherapie werden heute eine Vielzahl verschiedener verhaltenstherapeutischer und kognitiver Techniken, Interventionen und Therapieansätze zusammengefasst. Als Verhalten werden dabei nicht nur beobachtbares Reagieren und Handeln, sondern auch intrapsychische Prozesse (Wahrnehmung, Bewertung, Speicherung, Verarbeitung von Informationen, emotionale Reaktionen) verstanden.

Grundprinzipien der Verhaltenstherapie

Allen verhaltenstherapeutischen Methoden ist nach Margraf (2000) Folgendes gemeinsam:

- Sie orientieren sich an der **empirischen Psychologie**, d.h. der wissenschaftlichen Überprüfung theoretischer Konzepte und therapeutischer Methoden. Dabei fließen auch Ergebnisse der medizinischen oder biologischen Forschung mit ein. Sie entwickeln sich somit ständig weiter.
- Verhaltenstherapie ist **problemorientiert**, aber nicht ausschließlich auf das therapeutische Setting begrenzt, d.h., sie setzt zwar am aktuell bestehenden Problemverhalten an (s. auch Verhaltensanalyse). Abhängig von individuellen Gegebenheiten und empirisch gesichertem Wissen zu störungsspezifisch wirksamen Interventionen wird ein Behandlungsplan entwickelt, der auf den Patienten

zugeschnitten ist. Angestrebt wird aber neben der Lösung des aktuellen Problems auch die Generalisierung der gemachten Erfahrungen, d.h. der Transfer der neu gewonnenen Fähigkeiten auf andere Lebensbereiche.

- Verhaltenstherapie fokussiert die **prädisponierenden, auslösenden und aufrechterhaltenden Bedingungen** eines Problembereichs, wobei die therapeutischen Interventionen v.a. den Aspekt berücksichtigen, der für eine dauerhafte Lösung des Problems am wesentlichsten ist (oft die aufrechterhaltenden Bedingungen).
- Sie ist **transparent**, d.h., der Patient wird umfassend aufgeklärt und zur aktiven Teilnahme am therapeutischen Prozess motiviert. Dazu gehört, dass der Patient über Entstehungsmodelle seiner Problematik und alle geplanten therapeutischen Interventionen ausführlich und für ihn verständlich informiert wird.
- Verhaltenstherapie ist **ziel- und handlungsorientiert**, d.h., Therapeut und Patient sind sich einig, welches Ziel durch die Behandlung erreicht werden soll und dass die aktive Teilnahme des Therapeuten und des Patienten am therapeutischen Prozess für den Erfolg der Behandlung wesentlich ist.
- Verhaltenstherapie versteht sich als **Hilfe zur Selbsthilfe**, d.h., sie fördert den Auf- und Ausbau aktiver Bewältigungsstrategien und hilft dem Patienten, selbst zum Experten seiner Störung zu werden.

Die **therapeutische Beziehung** wird als Basis für jedes therapeutische Vorgehen betrachtet, ist aber nicht zentraler Fokus der Behandlungsmethode (im Vergleich zur Psychoanalyse, s.u.). Der Therapeut nimmt zum einen eine Rolle als Experte ein, d.h. er bringt sein Fachwissen und seine Erfahrung in die Behandlung ein, fungiert aber auch immer wieder als Modell.

Der therapeutische Prozess in der Verhaltenstherapie oder das Sieben-Phasen-Modell

Das moderne verhaltenstherapeutische Vorgehen wird oft als **dynamischer Lern- und Problemlöseprozess** verstanden. Es beinhaltet eine strukturierte Vorgehensweise, die das vorliegende Erkrankungsbild und die individuellen Gegebenheiten des Patienten (Motivation, Fähigkeiten, soziale Rahmenbedingungen, frühere Lernerfahrungen) mit einbezieht.

Bewährt hat sich das Vorgehen nach dem **Sieben-Phasen-Modell nach Kanfer**. Der verhaltenstherapeutische Prozess verläuft dabei in sieben Stufen, die selbstverständlich in der Praxis oft fließend inein-

Tab. 3-25 Das Sieben-Phasen-Modell des verhaltenstherapeutischen Prozesses nach Kanfer

Phase	Inhalte und Ziele
1. Schaffung günstiger Ausgangsbedingungen, Aufbau der therapeutischen Beziehung	• Klärung organisatorischer Belange • Erwartungen des Patienten an die Therapie erarbeiten • Diagnostik und Differentialdiagnostik • Aufbau von Vertrauen • Vermitteln von Hoffnung
2. Analyse und Aufbau von Änderungsmotivation	• Beleuchten, ob Fremd- oder Eigenmotivation im Vordergrund steht • potentielle positive und negative Konsequenzen einer Veränderung erarbeiten
3. Verhaltens- und Problemanalyse	• Erarbeiten eines hypothetischen Funktions- und Bedingungsmodells, das dem Patienten transparent gemacht wird
4. Zielanalyse, Vereinbarung von Behandlungsinhalten	• konkretes Formulieren von Therapiezielen und Teilzielen • Setzen von Prioritäten • Planung gezielter therapeutischer Interventionen • Patient akzeptiert Übernahme von Verantwortung für die aktive Mitarbeit an der geplanten Therapie
5. Durchführung der spezifischen therapeutischen Interventionen	• gezielte Anwendung spezieller therapeutischer Techniken • Aufrechterhalten von Motivation und Mitarbeit des Patienten
6. Evaluation, d.h. Registrieren und Bewerten der Fortschritte	• erfolgte Veränderungen erfassen (klinisch, psychometrisch) • Entscheidung zum weiteren Vorgehen (bei Stagnation z.B. Zurückgehen zu Phase 2 oder 3 oder Bearbeiten eines weiteren Problembereichs analog Stufe 2 bis 6)
7. Generalisierung, Optimierung	• Transfer der gemachten Erfahrungen auf Alltagssituationen • Stabilisierung • Rückfallprophylaxe • adäquate Beendigung der Behandlung (z.B. Ausblenden der Kontakte)

ander übergehen und auch nicht notwendigerweise strikt nacheinander durchlaufen werden (vgl. Tab. 3-25).

Verhaltenstherapeutische Diagnostik

Kernstück der verhaltenstherapeutischen Diagnostik stellt die **detaillierte Verhaltens- und Problemanalyse** dar (vgl. oben Phase 3). Sie wird ergänzt durch die bereits im Sieben-Phasen-Modell genannten allgemeinen diagnostischen Elemente wie z. B. psychometrische Verfahren oder den psychopathologischen Befund.

Mit der **Verhaltensanalyse** werden die vom Patienten beklagten **Probleme auf Symptomebene** nach dem **SORK-Modell** (Tab. 3-26), die **Funktionalität** der Symptomatik, die **individuelle Lern- und Entwicklungsgeschichte** der aktuellen Beschwerden sowie die **Motivation**, das problematische Verhalten zu verändern, erfasst.

Dies soll anhand der Kasuistik einer Patientin mit Panikstörung und Agoraphobie verdeutlicht werden (↗ Kap. 8.1.1). Tabelle 3-26 zeigt, wie hier eine **Problemanalyse auf Symptomebene** aussehen könnte.

Die Analyse, die sich in der Regel auf Angaben des Patienten, auf Selbstbeobachtungsprotokolle und auf fremdanamnestische Informationen bezieht, verdeutlicht auch die Folgen (= Konsequenzen) der Symptomatik auf die Beziehungsgestaltung und den Verlauf der Erkrankung, (d. h. die **Funktionalität** der Erkrankung). Es werden Umstände und Konsequenzen erfasst, die als **aufrechterhaltende Bedingungen** für die Symptomatik infrage kommen.

Tab. 3-26 Beispiel für eine Problemanalyse anhand des SORK-Modells bei Agoraphobie mit Panikstörung

Situation	Kaufhäuser, Einkaufen gehen, Straßenbahn fahren, Vorlesungen besuchen, Verlassen des Hauses ohne Begleitung
Erwartung	Angst, einen Angstanfall zu bekommen, von der Panik übermannt zu werden; Überzeugung, keine Kontrolle darüber zu haben
Organismusvariablen	Schlafmangel, unregelmäßiger Schlaf-wach-Rhythmus (Kneipenjob), Koffeingenuss, belastende Lebenssituation (Partnerschaftskonflikt, Stress im Studium)
Reaktion	**physiologisch:** Herzrasen, Schwitzen, Zittern, Schwindel **kognitiv:** Mein Herz setzt gleich aus. Ich kipp' um und sterbe auf der Straße. Ich werde verrückt. **emotional:** Angst, Panik, Hilflosigkeit, Verzweiflung **motorisch:** Anspannung, Flucht, Rückzug nach Hause. Benutzen von Hilfsmitteln (Fahrrad, Betablocker) oder Begleitung durch den Freund
Konsequenzen	⊄– Vermeidung von Angst und Panikgefühlen, Auseinandersetzung mit dem Partnerschaftskonflikt wird verschoben ⊂– eingeschränkter Aktionsradius, Isolation, Abhängigkeit vom Partner, Insuffizienzerleben ⊄+ aktive Freizeitgestaltung und Kontakte zu Freundinnen und Freunden erschwert, Fortkommen im Studium behindert ⊂+ Zuwendung durch den Partner, Arbeitsentlastung

⊄–: negative Verstärkung (negative Konsequenz fällt weg),
⊂–: direkte Bestrafung (negative Konsequenz),
⊄+: indirekte Bestrafung (positive Konsequenz entfällt),
⊂+: positive Verstärkung, Belohnung (positive Konsequenz)

Merke
Die Panikstörung hat für die Patientin nicht nur negative Folgen, wie emotionales Leiden und die Einengung ihres persönlichen Aktionsradius. Gerade die Berücksichtigung „positiver" Effekte der Erkrankung wie die vermehrte Zuwendung durch den Partner in einer konflikthaften Beziehung oder die Entlastung von beruflichen Verpflichtungen sind für die erfolgreiche Behandlung der Störung unbedingt erforderlich.

Für die individuelle **Entwicklungs- und Lerngeschichte** ist relevant, unter welchen Bedingungen die Symptomatik begonnen hat und welche biographischen Ereignisse dafür eine wesentliche Rolle spielen.

Kasuistik
Die Jurastudentin (↗ Kap. 8.1.1) schildert beispielsweise zur Lerngeschichte, unter welchen Bedingungen sie die erste Panikattacke erlitten hat (im Kaufhaus, nach einem Konflikt mit dem Partner, Beeinträchtigung durch hohe Arbeitsbelastung, Schlafmangel und Koffeingenuss). In einer späteren Sitzung gibt sie an, sie habe seit längerem Zweifel, ob ein Jurastudium für sie das Richtige sei. Außerdem berichtet sie, dass ihre Großmutter einige Monate vor dem ersten Panikanfall an den Folgen eines Herzinfarktes verstorben sei.

Zur Lebensgeschichte schildert sie, dass sie schon immer eher ängstlich und zurückhaltend gewesen sei. Ihre Kindheit sei von den Konflikten der Eltern und den tätlichen Übergriffen des alkoholkranken Vaters geprägt gewesen, die sie als extrem belastend erlebt habe. Zusammen mit ihrer Schwester habe sie sich aus Angst vor dem gewalttätigen Vater oftmals unter ihrem Bett versteckt.

Die Mutter sei oft sehr streng und unnachgiebig gewesen. Sie selbst habe früh das Gefühl gehabt, für alle in der Familie verantwortlich zu sein und es der Mutter immer recht machen zu müssen, um ihre Zuneigung und Anerkennung zu erlangen.

Die eingehende **Motivationsanalyse** ist für den erfolgreichen Verlauf der Therapie unbedingt erforderlich. Sie klärt beispielsweise, ob ein Patient aus eigenem Antrieb oder nur auf Drängen anderer (Bezugspersonen, gerichtliche Auflage) eine Therapie machen möchte. Sie erarbeitet überdies, welche positiven und negativen Konsequenzen eine Veränderung des problematischen Verhaltens mit sich bringen könnte.

Kasuisik (Fortsetzung)
Die Jurastudentin kommt überwiegend aus eigenem Antrieb in psychotherapeutische Behandlung („Mit mir stimmt etwas nicht"), aber auch, weil der Partner zunehmend „genervt" reagiert. Sie gibt in einer späteren Sitzung sehr klar an, dass sie gerne die Panikattacken loswerden möchte, gleichzeitig aber große Angst hat, der Beziehungskonflikt könne dann wieder aufflackern. Sie befürchtet, dass in diesem Falle eine Trennung wahrscheinlich sei, deren Folgen sie aber nicht verkraften werde.

Merke
Das Kernstück der verhaltenstherapeutischen Diagnostik ist die Problem- und Verhaltensanalyse.
Sie beinhaltet die folgenden Aspekte:
- die Verhaltens- und Problemanalyse auf Symptomebene (nach dem SORK-Modell),
- die Funktions- und Bedingungsanalyse,
- die individuelle Entwicklungs- und Lerngeschichte,
- die Motivationsanalyse.

Verhaltenstherapeutische Verfahren und Techniken

In diesem Abschnitt werden die wichtigsten verhaltenstherapeutischen Verfahren kurz vorgestellt. Nähere Erläuterungen zu einzelnen Interventionstechniken finden sich in den Therapieabschnitten der einzelnen Störungsbilder. Zur weiteren Vertiefung sei auch auf die entsprechenden verhaltenstherapeutischen Standardwerke verwiesen (s. Literaturangaben).

Reizkonfrontation

Unter **Reizkonfrontation** versteht man Verfahren, die durch das gezielte Aufsuchen oder Darbieten typischer Stimuli die problematische Reaktion auslösen. Dies führt bei wiederholter Konfrontation zum Abbau der problematischen Verhaltensweisen und der damit verbundenen emotionalen und kognitiven Reaktionen. Sie kommen bei einer Vielzahl von Erkrankungen, aber insbesondere bei den Angst- und Zwangsstörungen zur Anwendung.

Zu den Reizkonfrontationsverfahren gehören
- die systematische Desensibilisierung,
- die Exposition in vivo und
- die Exposition in sensu.

a) Systematische Desensibilisierung
Die **systematische Desensibilisierung** ist das Älteste der Konfrontationsverfahren und ist im Vergleich zu den anderen Techniken der Reizkonfrontation heute von eher untergeordneter Bedeutung. Sie wurde in den fünfziger Jahren von Joseph Wolpe entwickelt und v.a. zur Behandlung einfacher Phobien eingesetzt. Es beruht auf dem Prinzip der **reziproken Hemmung**, d.h. der Beobachtung, dass Angst durch Entspannung antagonisiert werden kann. Der Patient erlernt zunächst ein Entspannungsverfahren und erarbeitet gemeinsam mit dem Therapeuten einen hierarchischen Stufenplan der Angst auslösenden Objekte oder Situationen. Im Zustand der Entspannung stellt sich der Patient dann ein entsprechendes Objekt (z.B. Hund auf der gegenüberliegenden Straßenseite) möglichst detailliert und lebhaft vor. Die einzelnen Situationen der Angsthierarchie werden so oft wiederholt, bis sie angstfrei visualisiert werden können.

b) Expositionsverfahren
Bei den **Expositionsverfahren** werden die gefürchteten Situationen (z.B. ein Kaufhaus) vom Patienten in der Realität (**in vivo**) oder in der Vorstellung (**in sensu**) aufgesucht, um die entsprechende Reaktion auszulösen (z.B. Panikattacke) und das die Erkrankung aufrechterhaltende Verhalten (z.B. fluchtartiges Verlassen des Kaufhauses) zu verhindern (= **Reaktionsverhinderung**).

Exposition in vivo: In der Praxis ist v.a. die Exposition in vivo von großer Bedeutung, die beispielsweise bei der Behandlung der Agoraphobie mit Panikstörung, der posttraumatischen Belastungsstörung (↗ Kap. 8.3.3), den Zwangsstörungen (↗ Kap. 8.2) oder der sozialen Phobie eingesetzt wird.

Kasuistik
Die Patientin mit Agoraphobie/Panikstörung (↗ Kap. 8.1.1) beispielsweise sucht die von ihr gefürchteten Situationen auf und versucht, in ihnen zu verbleiben, bis sie ein deutliches Nachlassen der Angstsymptomatik verspürt. Sie macht dabei die Erfahrung, dass Angst eine physiologische, zeitlich begrenzte Reaktion ist, die beim wiederholten Üben immer schneller abklingt (Habituation). Zumeist wird die Exposition in einem gestuften Vorgehen (= graduierte Exposition) durchgeführt, d.h. die Patientin erstellt eine persönliche

Hierarchie Angst auslösender Situationen (vgl. Abb. 3-18) und übt zunächst Tätigkeiten, die nur mäßige Angst auslösen. Kann sie diese Situationen gut bewältigen, schreitet sie zu einer schwierigeren Übung fort. Die Patientin erfährt dadurch eine Symptomreduktion, die sie zu weiteren Therapieschritten motivieren kann.

Eine zweite gebräuchliche Methode ist die der **massierten Reizkonfrontation** (= „Flooding"): Dabei wird die Expositionsbehandlung an mehreren aufeinander folgenden Tagen über jeweils sechs bis acht Stunden durchgeführt, wobei Situationen ausgewählt werden, die beim Betreffenden starke Angst auslösen.

In der Anfangsphase wird die massierte Reizkonfrontation immer, die graduierte Exposition wenn erforderlich therapeutenbegleitet durchgeführt. In leichteren Fällen kann auch eine durch ein Selbsthilfemanual angeleitete Konfrontationsbehandlung in Eigenregie ausreichend sein.

Exposition in sensu: Die Exposition in sensu wird beispielsweise als Therapieelement bei der Behandlung der posttraumatischen Belastungsstörung (PTBS, ↗ Kap. 8.3.3) oder von Zwangsgedanken (↗ Kap. 8.2) angewandt.

Kasuistik

Eine Patientin mit PTBS nach Vergewaltigung (vgl. Fallbeispiel in Kap. 8.3.3) wird während der Expositionsbehandlung in sensu gebeten, das Ereignis detailliert in „Ich-Form" zu schildern. Dabei wird neben dem Ablauf des Geschehnisses besonderer Wert auf Sinneseindrücke (z. B. wahrgenommene Körpergerüche, die Bekleidung des Täters, Anschreien des Opfers) und damit verbundener Emotionen (Ekel, Angst, Verwirrung, Ohnmachtsgefühle) und Gedanken („Ich bin völlig hilflos, ich bin selbst schuld") gelegt. Die Schilderung wird während einer Sitzung – je nach Länge des traumatischen Ereignisses – mehrere Male wiederholt, um eine Habituation zu ermöglichen. In späteren Therapiesitzungen wird die Patientin dazu ermutigt, besonders belastende Details (so genannte Hot Spots) des Geschehens auszusprechen (z. B. eine mit extremen Scham- und Schuldgefühlen verbundene vom Täter erzwungene Äußerung, es habe ihr „Spaß gemacht"). Von essentieller Bedeutung ist, dass die Behandlung in einem sicheren Rahmen stattfindet, um der Patientin die Differenzierung zwischen dem vergangenen traumatischen Geschehen und der relativ unbedrohlichen Situation im Hier und Jetzt zu ermöglichen.

Die **Wirksamkeit** von Expositionsverfahren ist für zahlreiche Erkrankungen sehr gut dokumentiert. Da diese Verfahren für den Patienten durchaus mit

Angsthierarchie:	
100 %	ins Kaufhaus gehen
90 %	Aufzug fahren
80 %	alleine Lebensmittel kaufen gehen
70 %	Straßenbahn oder Bus fahren
60 %	
50 %	Vorlesung besuchen
40 %	alleine aus dem Haus gehen
30 %	
20 %	alleine in die Unibibliothek gehen
10 %	
0 %	zuhause sein mit dem Partner

Abb. 3-18 Beispiel für eine Angsthierarchie bei der Expositionsbehandlung der Agoraphobie.

Schwierigkeiten und Unannehmlichkeiten verbunden sind (Auslösung unangenehmer Gefühle und Gedanken), müssen die vorbereitenden Schritte (Beziehungsaufbau und Diagnostik, vgl. Sieben-Phasen-Modell) gründlich erfolgt sein. Überdies wird vorausgesetzt, dass der Patient ein ausreichendes Verständnis vom individuellen Gefüge seiner Erkrankung und vom rationalen Hintergrund der Therapie entwickelt hat (Psychoedukation).

Kasuistik

Die Patientin mit Panikstörung/Agoraphobie sollte beispielsweise ein Verständnis der auslösenden und aufrechterhaltenden Faktoren ihrer Störung gewonnen, verschiedene Strategien zur Angstbewältigung kennen gelernt (z. B. Atemtechniken, Identifizieren und Korrigieren verzerrter Kognitionen) und den Sinn einer Expositionsbehandlung begriffen haben. Das Ziel besteht darin, das phobietypische Vermeidungsverhalten durch sinnvollere und mittelfristig erfolgreichere Strategien der Angstbewältigung zu ersetzen.

Operante Methoden

Die unter den **operanten Methoden** zusammengefassten Verfahren beziehen sich alle auf das Modell der operanten Konditionierung. Das bedeutet, dass die Veränderung eines Verhaltens durch eine Modifikation der bislang regelmäßig eingetretenen Konsequenzen herbeigeführt wird.

a) Operante Methoden zum Aufbau von Verhalten

Operante Verfahren werden vorwiegend angewandt, um ein bislang nicht vorhandenes Verhalten aufzubauen, dessen Häufigkeit zu erhöhen und um es letztendlich zu stabilisieren. Als Hilfsmittel werden gezielt **positive** und **negative Verstärkung** (vgl. oben) sowie Techniken der **Stimuluskontrolle** eingesetzt.

Ein typisches Beispiel für die Anwendung von positiven und negativen Verstärkern ist der **kontingente Gewichtsvertrag** in der Therapie einer Patientin mit Anorexie (↗ Kap. 11.2.2). Erreicht die Patientin die von ihr für eine Woche angezielte Gewichtszunahme, erhält sie die dafür im Voraus vereinbarte Vergünstigung, beispielsweise die Teilnahme am Sportprogramm der Klinik (positive Verstärkung). Fällt ihr Körpergewicht in der Folgezeit wieder unter einen bestimmten Wert ab, verpflichtet sich die Patientin, nicht mehr an den sportlichen Aktivitäten teilzunehmen (negative Verstärkung).

Stimuluskontrolle bedeutet, dass gezielt Bedingungen geschaffen werden, die das Auftreten eines bestimmten gewünschten Verhaltens fördern. So wird beispielsweise eine Patientin mit Bulimie darin unterstützt, sich regelmäßig Mahlzeiten zuzubereiten und diese am zuvor schön gedeckten Tisch in aller Ruhe einzunehmen, um ein sinnvolles Essverhalten aufzubauen (↗ Kap. 11.2.3). Oder ein Raucher wird dazu angeregt, sein Zigarettenpäckchen nicht mehr in der Hemdtasche bei sich zu tragen (sondern z. B. in einem Schrank zu deponieren) und nur noch auf dem Balkon zu rauchen.

Beim **Aufbau komplexerer Verhaltensweisen** werden Verstärkerprinzipien eingesetzt, um Einzelschritte des Zielverhaltens zu fördern. So wird einem geistig behinderten Kind, das lernen soll, sich selbstständig anzuziehen, beispielsweise zunächst gezeigt, wie es seine Unterhose anziehen kann, bis es diesen Schritt alleine beherrscht und vom Erzieher danach immer komplett angezogen. In einem weiteren Schritt erlernt es dann, zusätzlich auch das Unterhemd anzuziehen, etc. Auch direkte Hilfestellungen des Therapeuten, beispielsweise in Form von verbalen Hinweisen oder verhaltensbezogenen Anleitungen in einem Rollenspiel, werden zur Förderung erwünschten Verhaltens angewandt.

b) Operante Methoden zum Abbau von Verhalten

Zum **Abbau** von unerwünschten oder **dysfunktionalen Verhaltensweisen** werden v. a. das Prinzip der **Löschung** (Entfernung aller positiven Verstärker) oder **Time-out** (Entfernung aller Verstärker) genutzt. Das Prinzip der Löschung wird z. B. angewandt, wenn das an der Supermarktkasse schreiende und tobende Kind weder mit dem Kauf der gewünschten Süßigkeit noch mit vermehrter Zuwendung durch die Mutter „belohnt" wird. Als Beispiel für das Time-out wurde bereits die Therapiepause nach Selbstschädigung während der Behandlung der Borderline-Störung genannt.

c) Kontigenzmanagement

Darunter versteht man alle komplexeren Verfahren, die eine systematische Darbietung oder Entfernung verschiedener Verstärker beinhalten. Als wichtigste Beispiele seien hier die Vereinbarung von **Kontingenzverträgen** (z. B. ein kontingenter Gewichtsvertrag bei der Behandlung der Anorexie, ↗ Kap. 11.2.2) oder die so genannten **Token Economies** genannt. Letztere werden v. a. bei der Behandlung langzeithospitalisierter Kinder, Jugendlicher oder Erwachsener angewandt. Durch die systematische Anwendung von Tokens (Objekte mit Tauschwert wie Münzen, Punkte etc.) werden beispielsweise in einer Einrichtung für straffällige Jugendliche erwünschte Verhaltensweisen positiv (freiwilliges Helfen beim Geschirrspülen = +100 Punkte auf ein Punktekonto) und unerwünschte negativ verstärkt (z. B. Abzug von 1000 Punkten nach verbal aggressivem Verhalten gegenüber einem Erzieher). Die gesammelten Punkte können wiederum in attraktive Objekte oder Betätigungen umgetauscht werden.

Modell-Lernen

Das **Modell-Lernen** (= Beobachtungslernen = Imitationslernen) spielt bei verschiedenen verhaltenstherapeutischen Interventionen eine wichtige Rolle. Nach Bandura kann ein Individuum neue Verhaltensweisen erlernen oder bereits bestehende Verhaltensweisen erweitern und verändern, indem es das Verhalten anderer Individuen („Vorbilder") und dessen Konsequenzen beobachtet und nachahmt. Als Vorbilder können reale Personen, aber auch verbale Instruktionen oder Identifikationsfiguren in Büchern und Filmen wirksam werden.

In der verhaltenstherapeutischen Praxis kommt das Modell-Lernen insbesondere bei der **Modifizierung komplexer Verhaltens- und Reaktionsweisen** zum Tragen. Dabei sind nicht nur die Therapeuten selbst, sondern auch andere Mitglieder eines Behandlungsteams oder Mitpatienten als Modelle wirksam.

Ein Beispiel für eine Anwendung des Modell-Lernens ist das gemeinsame Kochen und Essen einer Gruppe von Patientinnen mit Essstörungen, bei dem die therapeutisch Tätigen „normales" Essverhalten demonstrieren. Im Rollenspiel des sozialen Kompetenztrainings kann der Therapeut als Modell fungieren, indem er vorspielt, wie eine bestimmte soziale Situation angemessen bewältigt werden kann. Bei der Vorbereitung einer Expositionsbehandlung zeigt der Therapeut dem Patienten, wie er sich mit der Angst auslösenden Situation konfrontieren und die darauf folgende Reaktion bewältigen kann.

Aufbau von Kompetenzen

Unter diesem Begriff werden Behandlungsstrategien zusammengefasst, die auf eine **Entwicklung** oder **Veränderung** bestimmter **defizitärer Verhaltensweisen** zielen. Sie werden häufig als ergänzende Interventionen im Therapieprozess eingesetzt, wenn deutlich wird, dass der Patient beispielsweise Schwierigkeiten hat, Probleme erfolgreich zu lösen oder seine Wünsche und Bedürfnisse gegenüber anderen adäquat auszudrücken und diese Defizite zur Aufrechterhaltung seiner Erkrankung beitragen. Als wichtigste Methoden zum Aufbau von Verhaltensfertigkeiten sollen hier kurz das **Training sozialer Kompetenz** und das **Problemlösetraining** erläutert werden.

Beim **Training sozialer Kompetenz**, das in der Einzeltherapie oder als Gruppenprogramm durchgeführt werden kann, erlernt der Patient, die für ihn problematischen zwischenmenschlichen Situationen angemessen zu bewältigen. Im Einzelnen entwickelt er beispielsweise die Fertigkeiten, Kontakt aufzunehmen, fortzuführen und zu beenden, berechtigte Forderungen zu stellen und durchzusetzen, Gefühle, Wünsche und Bedürfnisse zu äußern und auch „Nein" sagen zu können.

Das **Problemlösetraining** soll den Patienten dazu befähigen, im Alltag auftretende komplexe schwierige Situationen selbstständig und effektiv zu bewältigen. Das Problemlösetraining besteht aus einem strukturierten, schrittweisen Vorgehen, das zur Bewältigung unterschiedlichster Problemstellungen eingesetzt werden kann: Zunächst wird geklärt, **welches Problem** bearbeitet werden soll und wie es genau **definiert** ist. Als Nächstes erarbeiten Therapeut und Patient im Sinne eines Brainstormings alle **Lösungsvorschläge**, ohne dass ihre Umsetzbarkeit bewertet wird. Im Anschluss daran werden die Lösungsvorschläge umfassend **bewertet** (z. B. auf ihre Vor- und Nachteile, ihre Durchführbarkeit). Danach erfolgt eine **Entscheidung**, welche Lösungsmöglichkeiten als die Besten einzuordnen und wie sie konkret umzusetzen sind. Die entwickelte Strategie wird praktisch erprobt und anschließend in ihrer Wirksamkeit eingeschätzt.

Merke: Schritte des Problemlösetrainings
- Beschreibung des Problems
- Entwickeln von Lösungsmöglichkeiten („Brainstorming")
- Bewerten aller Lösungsmöglichkeiten
- Treffen einer Entscheidung
- Planung und Umsetzung der Strategie
- Bewertung der Lösungsstrategie

Kognitive Verfahren

Unter den kognitiven Verfahren werden sowohl verschiedene Therapieformen als auch einzelne therapeutische Techniken zusammengefasst. Von großer praktischer Bedeutung sind die **rational-emotive Therapie** nach **Ellis** und die **kognitive Therapie** nach **Beck**. Zu den kognitiven Verfahren werden auch Therapieelemente wie z. B. das **Problemlösetraining** (s. o.) und **Methoden der Selbstverbalisation** (s. u.) gerechnet.

Alle Verfahren basieren darauf, dass (kognitive) Prozesse der Informationsaufnahme und -verarbeitung eine wesentliche Rolle bei der Entstehung und Aufrechterhaltung psychischer Erkrankungen spielen. Spezifische individuelle Erwartungen, Einstellungen, Bewertungen und andere gedankliche Aktivitäten beeinflussen emotionale Reaktionen und das daraus resultierende (problematische) Verhalten. Umgekehrt bewirkt die Identifizierung und Veränderung dysfunktionaler oder „verzerrter" Kognitionen eine Veränderung des Verhaltens.

a) Die rational-emotive Therapie nach Ellis (RET)
Die von Ellis Ende der fünfziger Jahre entwickelte **rational-emotive Therapie (RET)** geht davon aus, dass psychische Störungen durch **irrationale Denkmuster** verursacht sind. Ein äußeres Ereignis (A) aktiviert ein System rationaler und irrationaler Meinungen oder Bewertungen (B), die zu den entsprechenden (problematischen) emotionalen Reaktionen und Verhaltensweisen (C) führen (vgl. Abb. 3-19). Ziel der Behandlung ist es, dem Patienten zu ermöglichen, irrationale Grundannahmen und deren Auswirkungen auf Emotionalität und Verhalten zu erkennen, damit er die verzerrten Kognitionen im Verlauf der Erkrankung durch realistischere Einstellungen ersetzen kann.

b) Die kognitive Therapie nach Beck
Die kognitive Therapie wurde von Aaron T. Beck **primär** für die Behandlung von **Depressionen** entwickelt. Ihre Wirksamkeit in der Therapie leichter und mittelschwerer depressiver Syndrome ist wissenschaftlich gut belegt. Modifikationen dieser kognitiven Therapie werden inzwischen auch bei anderen psychischen Störungen, insbesondere Angststörungen, Essstörungen, der somatoformen Schmerzstö-

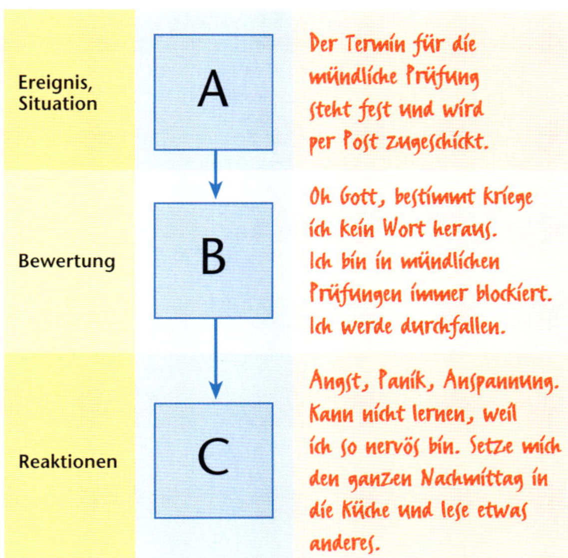

Abb. 3-19 Beispiel für die Anwendung der ABC-Theorie nach Ellis

rung, der psychophysiologischen Insomnie und den Persönlichkeitsstörungen angewandt.

Beck führte die Entstehung und Aufrechterhaltung der Depression auf **bestimmte typische Denkinhalte und -muster** zurück. Als charakteristisch gilt die so genannte **kognitive Triade**, das heißt die **negative Sichtweise** des depressiven **Menschen 1) von sich selbst, 2) von seiner Umwelt und 3) der Zukunft**. Das Erleben und Verhalten des Erkrankten ist von bestimmten **systematischen Denkfehlern** geprägt (vgl. Tab. 3-27).

Die **verzerrten Kognitionen** werden von Beck auch als **„automatische Gedanken"** bezeichnet, da sie zumeist sehr rasch und unwillkürlich im normalen Gedankenfluss auftreten und somit vom Patienten oftmals weder wahrgenommen noch kritisch hinterfragt werden. Der Patient erfährt in den Therapiesitzungen und durch Selbstbeobachtung, welche Kognitionen einem Stimmungseinbruch unmittelbar vorausgehen. Hat der Patient die entsprechenden automatischen Gedanken identifiziert, wird er vom Therapeuten im Sinne eines geleiteten Entdeckens (sog. sokratischer Dialog) dazu motiviert, die Gedanken auf ihren Realitätsgehalt zu überprüfen. Er lernt also, **Vorstellungen und Fakten** voneinander zu unterscheiden. Durch Rollenspiele oder weitere Beobachtungen im Alltag setzt der Patient die Realitätstestung fort, d.h. die Überprüfung, ob seine Interpretationen und Urteile tatsächlich gerechtfertigt sind oder nicht. Im weiteren Therapieverlauf wird es dem Patienten oft möglich, die verzerrten Gedanken durch angemessenere, realistischere Bewertungen zu verändern (vgl. Abb. 3-20) und dadurch auch sein emotionales Erleben positiv zu beeinflussen.

Tab. 3-27 Beispiele für systematische logische Denkfehler in der kognitiven Therapie nach Beck [11]

- **Alles-oder-Nichts-Denken (Synonyme: dichotomes Denken, Schwarz-Weiß-Denken):** Situationen oder Leistungen werden nur in extremen Kategorien wahrgenommen, feinere Abstufungen fehlen, z.B.: „Entweder ich halte den Vortrag absolut glänzend und souverän oder er wird die totale Katastrophe."
- **Selektive Wahrnehmung und Verallgemeinerung (Synonym: selektive Abstraktion):** Ein negativer Aspekt eines Ereignisses wird überbewertet und dafür werden andere, positive Seiten nicht berücksichtigt, z.B.: „Die Prüfung war eine einzige Katastrophe! Ich habe zwar mit ‚gut' bestanden, aber stell dir vor: ich konnte das EKG nicht vollständig befunden!"
- **Katastrophisierendes Denken:** Für die Zukunft wird eine äußerst negative Entwicklung prophezeit, ohne dass andere, wahrscheinlichere Möglichkeiten in Erwägung gezogen werden, z.B.: „Ich werde einen kompletten Blackout bekommen in der Prüfung und völlig versagen; ich werde durchfallen und dann stehe ich ohne Abschluss auf der Straße."
- **Unangemessene Verallgemeinerung (Synonym: Übergeneralisierung):** Ein negativer Aspekt einer Situation oder ein negatives Erlebnis wird pauschal auf die ganze Person oder das ganze Leben bezogen, z.B.: „Ich habe die Tasse kaputt gemacht; ich bin doch ein totaler Schussel, ich bin einfach zu blöd fürs Leben".
- **Emotionale Beweisführung:** Eine Empfindung dient als „Beweis" dafür, dass eine Überzeugung oder Vorstellung der „Wahrheit" entspricht; andere, widersprechende Beweise werden dabei vernachlässigt, z.B.: „Obwohl ich eigentlich weiß, dass meine Frau zu mir steht, kann ich es nicht glauben. Ich spüre einfach, dass sie einen Versager wie mich nicht wirklich lieben kann."
- **Befehle (Synonyme: imperative Sätze, „Sollte"- oder „Müsste"-Sätze):** Es besteht eine präzise Vorstellung von Ordnungen, Normen und Maßstäben, nach denen sich alle Menschen zu richten haben, z.B.: „Es ist absolut unverzeihlich, dass ich ihr den Gefallen nicht getan habe."

c) Methoden der Selbstverbalisation

Dem **Selbstverbalisationstraining** nach Meichenbaum liegt die Idee zugrunde, dass durch eine Veränderung des so genannten internalisierten Sprechens zu sich selbst psychische Störungen positiv beeinflusst werden können. Er entwickelte zum einen das **Selbstinstruktionstraining**, bei dem der Patient erlernt, in für ihn problematischen Situationen einen positiven, konstruktiven inneren Monolog (= Selbstinstruktion) zu führen. Dieses Verfahren, ursprünglich für kindliche Verhaltensstörungen entwickelt, kommt beispielsweise bei der Behandlung von Ängsten, chronischen Schmerzen, aber auch zur Bewältigung von Stresssituationen zur Anwendung.

Ein weiteres Therapiemodell Meichenbaums ist das **Stress-Impfungs-Training**, das die Bewältigung allgemeiner Stresssituationen erleichtert: In der initialen Instruktionsphase gewinnt der Patient ein rationales Verständnis des Themas Stress. In der darauf folgenden Übungsphase erlernt er ein Entspannungsverfahren und spezifische kognitive Bewältigungsstrategien. Diese Erfahrungen setzt er anschließend in einer Alltagssituation um (z.B. Halten eines kurzen Vortrags).

Selbstkontrollverfahren, Selbstmanagement

Allen **Methoden der Selbstkontrolle** ist gemeinsam, dass der Patient dadurch die Fähigkeit entwickelt, **selbstständig** ein bestimmtes problematisches Verhalten zu verändern und durch angemessenere Verhaltensweisen zu ersetzen. Die Strategien legen ihren Schwerpunkt auf die **aktive Beteiligung** des Patienten am therapeutischen Prozess. Sie werden als Bestandteil vieler Interventionen eingesetzt: Die **Selbstbeobachtung** problematischer Verhaltens- und Reaktionsweisen mit Hilfe eines Symptomtagebuchs spielt beispielsweise bei der Behandlung von Angststörungen, Zwangsstörungen, Essstörungen, Depressionen und vielen anderen Störungen eine wichtige Rolle. Auch die **Stimuluskontrolle** (vgl. oben) kann zu diesen Verfahren gerechnet werden. Eine weitere Methode ist die **Selbstverstärkung.** Sie beinhaltet

Datum	Situation Kurze Situationsbeschreibung	Emotion(en) Bewertung zwischen 0 und 100 %	Automatische(r) Gedanke(n) Versuchen Sie Gedanken aufzuführen: Bewerten Sie dann zwischen 0 und 100 %, inwieweit Sie von jedem Gedanken überzeugt sind	Rationale Antwort Bewerten Sie Ihre Überzeugung zwischen 0 und 100 %	Ergebnis Nochmalige Bewertung der Emotionen
5.6.	Beim Kaffeetrinken auf Station eine Tasse fallen lassen.	deprimiert, 90 % wütend, 50 % hoffnungslos, 100 %	Das ist ja wieder 'mal typisch. So 'was Blödes passiert nur mir. Alles mache ich kaputt. Sogar zum Kaffeetrinken bin ich zu blöd. Mit mir ist sowieso nichts mehr los. Ich bin ein totaler Versager.	Das kann jedem passieren und ist nicht so tragisch. Nur weil ich die Tasse kaputt gemacht habe, bin ich noch lange kein Versager. Ich habe heute auch schon einige Dinge gut erledigen können.	deprimiert, 30 % wütend, 10 % hoffnungslos, 20 %

Abb. 3-20 Protokoll automatischer Gedanken

beispielsweise, dass eine Person für eine bestimmte Zeit (z.B., bis eine für die Prüfungsvorbereitung wichtige Arbeitseinheit zu Ende durchgearbeitet ist) auf alltägliche Belohnungen (z.B. längere Arbeitspause mit Spaziergang) verzichtet und diese im Anschluss gezielt für das erwünschte Zielverhalten einsetzt (Spaziergang und längere Arbeitspause nach Beendigung der geplanten Arbeitseinheit).

3.4.3 Psychoanalyse und psychodynamisch (= tiefenpsychologisch) orientierte Verfahren

Definitionen

Mit dem Begriff **Tiefenpsychologie** bezeichnet man im heutigen Sprachgebrauch alle psychologischen Theorien, Modelle und Behandlungsverfahren, die davon ausgehen, dass unbewusste Persönlichkeitsanteile existieren, die psychodynamisch wirksam sind und die die Grundlage menschlichen Verhaltens und Erlebens darstellen. Ein besonderer Schwerpunkt der tiefenpsychologischen Arbeit liegt auf der Interaktion zwischen Patient und Therapeut. Alle tiefenpsychologischen (= psychodynamischen) Ansätze basieren letztlich auf den Theorien Sigmund Freuds, wurden jedoch im Laufe der Zeit erheblich weiterentwickelt, so dass heute verschiedene tiefenpsychologische Schulen unterschieden werden können (vgl. unten).

Unter der klassischen **Psychoanalyse** wird in der Regel ein psychologischer Denk- und Handlungsansatz verstanden, der auf die Arbeiten Sigmund Freuds zurückgeht. Seinen Ursprung hat Freuds Arbeit Ende des 19. Jahrhunderts, als er begann, sich in ausführlichen Gesprächen mit „hysterischen Patientinnen" zu beschäftigen. Aus der jahrelangen Erfahrung mit seinen Patienten entwickelte er die für die Psychoanalyse bedeutsamen Theorien (s.u.). Die Psychoanalyse kann wie ihre Fortentwicklungen (z.B. die tiefenpsychologischen Schulen C.G. Jungs oder A. Adlers) als eine spezifische Form der Tiefenpsychologie betrachtet werden.

Historische Entwicklung

Sigmund Freud (1856–1939), der nach Abschluss seines Medizinstudiums zunächst wissenschaftlich in der Physiologie und der Neuroanatomie tätig war, begann Ende des 19. Jahrhunderts sich mit psychologischen Theorien zu beschäftigen. Inspiriert durch die Untersuchungen Charcots zur „Hysterie" und deren Behandlung mit Hilfe von Hypnose setzte er sich ebenfalls mit „hysterischen" Symptomen auseinander. Er bat seine Patientinnen in inhaltlich nicht strukturierten Gesprächen, spontan und ausführlich alle Gedanken, Phantasien, Gefühle, Träume und Erinnerungen zu schildern, die sie beschäftigten. Freud versuchte, als aufmerksamer Beobachter die Problematik der Betreffenden wahrzunehmen und zu verstehen. Aus dem umfangreichen Material, das er in seinen Gesprächen gewann, entwickelte er seine Theorie zur Entstehung von Neurosen.

Ausgehend davon erarbeitete er im Laufe der Zeit ein hochabstraktes, komplexes psychologisches Modell, das sowohl Erklärungsansätze für die Persönlichkeitsentwicklung, für „normales" und für „pathologisches" menschliches Verhalten als auch Behandlungstechniken umfasst. Freud betrachtete die Psychoanalyse stets als empirische Wissenschaft, die sich nicht nur auf die Beobachtung sichtbaren Verhaltens beschränkt, sondern explizit innere Prozesse mit einbezieht. Den Zugang zum individuellen intrapsychischen Erleben erreicht der Therapeut durch empathisches Zuhören und die Vorgänge der Übertragung und Gegenübertragung (vgl. psychoanalytische Behandlungskonzepte).

Zu den **Fortentwicklungen der Psychoanalyse** gehören beispielsweise die Individualpsychologie Alfred Adlers, die analytische Psychologie C.G. Jungs, die Existenzanalyse V. Frankls und die Neopsychoanalyse mit Vertretern wie Erich Fromm oder H.S. Sullivan.

Die **Psychoanalyse** hat über viele Jahrzehnte hinweg einen wichtigen Einfluss auf die Psychologie, aber auch auf die übrigen Geisteswissenschaften sowie die bildende Kunst und die Literatur ausgeübt. Der wissenschaftliche Wert der Psychoanalyse wird kontrovers diskutiert. Kritiker bemängeln eine nicht ausreichende Orientierung an empirisch-wissenschaftlichen Grundlagen; Befürworter verstehen die Psychoanalyse als eigenständige Methodologie und Erkenntnistheorie.

Für die aus den psychoanalytischen Behandlungsverfahren entwickelten kürzeren Therapieformen (40–80 Stunden) konnte in kontrollierten Untersuchungen die Wirksamkeit der Methoden für bestimmte Störungsbilder belegt werden. Nach wie vor umstritten ist die Frage der Wirksamkeit einer lang dauernden, hochfrequenten Psychoanalyse (2–3 Stunden wöchentlich über mehrere Jahre), für die nach Grawe (1994) bislang keine kontrollierten Evaluationsstudien vorliegen. Ausgehend von dieser Situation wurde in Deutschland die **operationalisierte psychodynamische Diagnostik** entwickelt **(OPD),** ein Manual, das die für die Behandlung zentralen psychodynamischen Konzepte schärfer definieren und einer wissenschaftlichen Überprüfung zugänglich machen soll (↗ Kap. 2.6.1).

Theoretische Grundlagen der Psychoanalyse

Wesentlich für das Verständnis der Psychoanalyse sind insbesondere die folgenden theoretischen Konzepte:
- das Unbewusste
- das Strukturmodell der Persönlichkeit
- Modelle der psychoanalytischen Entwicklungspsychologie
- psychoanalytische Krankheitskonzepte und
- die Behandlungstheorie (Technik).

Das Unbewusste

Dem Unbewussten wird für das menschliche Erleben und Verhalten eine große Bedeutung zugemessen. Dabei zeigen sich unbewusste Inhalte in unterschiedlicher Form. So sind z. B. **Fehlleistungen** (Versprecher, Vergessen) Kompromissbildungen zwischen Verdrängtem und bewussten Absichten. Als andere wichtige Manifestationen werden u. a. **neurotische Symptome**, der **Wiederholungszwang** und der **Traum** betrachtet.

Das Strukturmodell der Persönlichkeit

Nach dem Persönlichkeitsmodell Freuds besteht die menschliche Psyche aus drei Strukturen oder Instanzen: dem **Es,** dem **Ich** und dem **Über-Ich.** Das **Es** ist durch unbewusste Triebe, Impulse, unlogische, nichtkausale Zusammenhänge und durch primäre emotionale Grundbedürfnisse gekennzeichnet. Die Instanz des **Über-Ich** beinhaltet die moralische Entwicklung eines Menschen, d.h. die von ihm übernommenen Wertvorstellungen, Normen und Ideale. Das **Ich** stellt eine Koordinationsinstanz dar, die zwischen Trieben, Bedürfnissen und der Moralinstanz einerseits, aber auch zwischen dem Ich und den Anforderungen der äußeren Realität andererseits vermittelt. Das Ich dient also dazu, unterschiedliche psychische Motive zu integrieren und dem Individuum eine Adaptation an die Umwelt zu ermöglichen.

Psychoanalytische Entwicklungspsychologie

Freud betrachtete den **Sexualtrieb (Libido)** als wesentlich für die psychische Entwicklung. Dabei wird unter **Libido** nicht die Äußerung von Sexualität im engeren Sinne verstanden, sondern die **psychische Energie**, die in enger Beziehung zum Unbewussten steht und „an allen seelischen Regungen beteiligt“ ist (Badura, 1982). Triebregungen werden somit als Grundlage aller psychischen Phänomene betrachtet. Sie entstehen durch organische Prozesse und äußern sich psychisch in Form von Affekten, Vorstellungen oder Impulsen und suchen nach unmittelbarer Befriedigung.

Nach Freuds **Phasenmodell der psychosexuellen Entwicklung** erlebt das Individuum Lust und Befriedigung zunächst als **Partialtriebe** an unterschiedlichen erogenen Zonen der eigenen Person (= Subjekt), in reiferen Phasen der Entwicklung als Sexualität mit genitaler Befriedigung an einem anderen Individuum (= Objekt).

Im Laufe der psychosexuellen Entwicklung des Kleinkindes stehen unterschiedliche Körperregionen im Vordergrund der autoerotischen Betätigung. In jeder der fünf Phasen kann der Entwicklungsschritt fehlgeleitet oder fixiert werden. Spätere Krisensituationen können bewirken, dass die betreffende Person auf diese früheren Entwicklungsstufen zurückfällt (**Regression**) und bestimmte phasenspezifische Verhaltensmuster zeigt.
- **Orale Phase** (erstes Lebensjahr): Mund und Haut stehen im Mittelpunkt des Erlebens. Saugen, Anklammern, Lutschen oder Weinen dienen der Befriedigung elementarer körperlicher Bedürfnisse wie Hunger, Durst oder Schmerzfreiheit. Im Laufe der Entwicklung lernt der Säugling, dass in der ursprünglich von ihm erlebten Einheit von Ich und Umwelt „Ich“ (Subjekt) von „Nicht-Ich“ (Objekt) unterschieden werden kann.
- **Anale Phase** (zweites bis drittes Lebensjahr): Als erogene Zonen werden der untere Gastrointestinaltrakt und die Muskulatur der Extremitäten betrachtet. Die Entwicklung von Motorik und Wahrnehmung ermöglicht dem Kind mehr Bewegungsfreiheit, die andererseits durch die Erziehungsper-

sonen begrenzt wird. Die Phase ist charakterisiert durch Konflikte, bei denen Themen wie Abhängigkeit und Autonomie, Macht, Einfluss oder Kontrolle berührt werden. Dieser Entwicklungsschritt befähigt das Kind letztlich, widersprüchliche Affekte besser zu steuern und seinen Platz in sozialen Strukturen zu finden. Durch die Auseinandersetzung mit Regeln, Normen und Verboten erfolgt eine Strukturierung des Über-Ich.

- **Phallische oder ödipale Phase** (viertes bis fünftes Lebensjahr): Das Genitale steht im Zentrum der Triebbefriedigung. Zunächst beschäftigt sich das Kind mit seinem eigenen Genitale, die geschlechtsspezifische Identität bildet sich heraus. Es entstehen Phantasien und Vorstellungen, die ein Rollenverständnis erlauben. Es beobachtet, dass der gegengeschlechtliche Elternteil ein anderes Genitale besitzt, und entwickelt ihm gegenüber sexuelle Wünsche. Es entsteht der so genannte Ödipuskomplex. Am Ende der Phase steht die Ausbildung der sexuellen Identifikation.
  Ödipuskomplex: Mit dieser Phase erlebt das Kind erstmals in seiner Entwicklung eine Drei-Personen-Beziehung (**Triangulierung**). Das Gefühl, sich zum gegengeschlechtlichen Elternteil hingezogen zu fühlen, führt zu einer Rivalität mit dem gleichgeschlechtlichen Elternteil. Der Konflikt wird aufgelöst, indem das Kind die Unerfüllbarkeit seiner Wünsche anerkennt und sich mit dem gleichgeschlechtlichen Elternteil identifiziert.
- **Latenzphase** (sechstes Lebensjahr bis Pubertät): Es wird angenommen, dass die Triebenergien während dieser Phase für die Entwicklung allgemeiner psychosozialer Kompetenzen genutzt werden. Die bisher erlernten Entwicklungsschritte und die Strukturierung von Ich und Über-Ich werden gefestigt. Das Kind entwickelt intellektuelle Fertigkeiten, körperliches Geschick und erweitert seine Außenkontakte.
- **Pubertäts-Adoleszenzphase**: Diese Phase ist geprägt von körperlichen Veränderungen und dem damit verbundenen Rollenwechsel. Hierbei geht es um die Auseinandersetzung mit eigenen und überlieferten Normen, Gesetzen und Rollenzuweisungen. Die Identitätssuche steht im Mittelpunkt. Bei einer günstigen Entwicklung ist das Individuum am Ende der Pubertät seiner neuen Rolle sicherer geworden und zu einer genitalen Triebbefriedigung fähig.

Eine Erweiterung dieser Phasenlehre stellt das **Modell der Objektbeziehungen** dar, das von verschiedenen Autoren wie Michael Balint, Donald Winnicott, Margaret Mahler und Otto Kernberg entwickelt und beeinflusst wurde. Sie gehen davon aus, dass für die äußere und innere Wahrnehmung wie auch für den Aufbau der eigenen Identität immer Vorstellungen von sich selbst (**Selbstrepräsentanz**), Vorstellungen von einem Objekt (**Objektrepräsentanz**) sowie der dazugehörige Affekt eine Rolle spielen.

Unter **Objekt** wird dabei die primäre Bezugsperson verstanden, die auf die kindlichen Verhaltensweisen reagiert und der gegenüber das Kind emotional reagiert (Liebe, Abhängigkeit, Hass etc.). In der Interaktion mit den Bezugspersonen entwickelt das Kind Qualitäten wie Selbstvertrauen und Selbstachtung, eine Vorstellung von sich selbst und von der Außenwelt (**Selbst- und Objektrepräsentanzen**). Diese Entwicklung verläuft nach Margaret Mahler in bestimmten Phasen, an deren Ende bei günstigem Verlauf die Ausbildung eines internen Regulationssystems steht, das ein stabiles Selbstwerterleben ermöglicht. Störungen des Interaktionsprozesses mit den Bezugspersonen können entsprechend die Ausbildung stabiler Selbst- und Objektrepräsentanzen behindern und dadurch zu psychischen Problemen führen.

Psychoanalytische Krankheitskonzepte

Für die psychoanalytische Krankheitslehre ist die Annahme wesentlich, dass **unbewusste psychische Konflikte** existieren, die zu pathologischem Erleben oder Verhalten führen können.

Als **Konflikt** wird dabei das Vorliegen einander widerstrebender oder unvereinbarer Wünsche und Intentionen zwischen den verschiedenen intrapsychischen **Strukturen** der Persönlichkeit (Es, Ich, Über-Ich) verstanden. Nach der klassischen **Neurosenlehre** können ungünstige äußere Bedingungen in entscheidenden Phasen der psychosexuellen Entwicklung (z. B. ein extrem strenger und rigider Erziehungsstil) zu einem inneren Konflikt führen. Ist das Individuum nicht in der Lage, diesen Konflikt angemessen zu bewältigen, entsteht **Angst,** die durch verschiedene **Abwehrmechanismen** beseitigt werden kann (vgl. Tab. 3-28). Es erfolgt damit die **Fixierung** auf der entsprechenden Entwicklungsstufe. Zu einem späteren Zeitpunkt kann dann ein äußeres Ereignis (z. B. ein Partnerschaftskonflikt) dazu führen, dass der Konflikt aktiviert wird, d. h., das Individuum **regrediert** in seinem Verhalten und Erleben auf die frühere, nicht „erfolgreich" durchschrittene Entwicklungsstufe und zeigt ein entsprechendes infantiles Verhaltens- und Interaktionsmuster. **Neurotische Störungen** stellen somit die **Symptome eines inadäquat bewältigten, unbewussten Konfliktes** dar (strukturelles Konfliktmodell).

Merke

Abwehrformen bzw. Abwehrmechanismen dienen dazu, unerträgliche, nicht kompatible, peinliche oder auch gefährliche Konfliktkonstellationen vom Bewusstsein fern zu halten bzw. sie dem Bewusstsein durch Symptombildung in einer erträglichen Scheinlösung zu präsentieren. Nahezu alle Verhaltensweisen, von der Tagträumerei bis hin zur getriebenen Geschäftigkeit, können zu Abwehrformen werden. Abwehrmechanismen sind also an sich nichts Pathologisches. Erst durch die Dauer und Intensität, ihre stereotype Einseitigkeit sowie ihre situative Unangemessenheit bekommen sie einen krankhaften Charakter.

Einen wesentlichen Beitrag zum Verständnis über die Entstehung so genannter **früher Störungen** oder **struktureller Ichstörungen** (z. B. Borderline-Störung, narzisstische Persönlichkeitsstörung) liefert ein Konfliktmodell, das sich auf die Theorie der Objektbeziehungen bezieht (**objektbeziehungstheoretisches Konfliktmodell**). Durch eine in der frühen Entwicklung massiv gestörte Subjekt-Objekt-Interaktion kann keine ausreichende Differenzierung von Selbst- und Objektrepräsentanzen erfolgen. **Primitive Abwehrmechanismen** wie **Spaltung** und **Projektion** werden zur Angstreduktion eingesetzt, das Individuum entwickelt dysfunktionale Konzepte von sich und seinen Beziehungen zur Umwelt. Daraus ergeben sich schwerwiegende Folgen für die Persönlichkeitsentwicklung, wie z. B. Störungen der Impulskontrolle und Affektlabilität, ein fragiles Selbstwerterleben und Interaktionsprobleme.

Psychoanalytische Behandlungskonzepte (Technik)

Psychoanalyse

Die auf Freuds Standardmethode beruhende **hochfrequente Psychoanalyse** beinhaltet eine Einzelbehandlung, die zwei- bis viermal wöchentlich über mehrere Jahre durchgeführt wird. Im **klassischen Setting** liegt der Patient auf einer Couch und assoziiert frei, während der Psychoanalytiker am Kopfende hinter dem Patienten sitzt, so dass vom Patienten zum Therapeuten kein Blickkontakt besteht.

Das **Ziel** psychoanalytischer Verfahren ist die **Aufdeckung und Bearbeitung von Konflikten** durch Introspektion und Deutung unbewusster Vorgänge. Hierbei findet die Beziehung zum Psychoanalytiker besondere Beachtung, indem der Interaktionsprozess zwischen dem Therapeuten und dem Patienten diagnostisch und behandlungstechnisch genutzt wird. Folgende **Grundbegriffe**, die alle auf die klas-

Tab. 3-28 Wichtige Abwehrmechanismen

Projektion	Eigene Probleme oder Impulse, die man bei sich selbst ablehnt, werden auf andere Menschen übertragen und dort thematisiert und kritisiert. Dieser Abwehrmechanismus bildet die Grundlage für projektive Tests (z. B. das Rorschach-Verfahren, in dem durch Interpretation und Reaktion auf Bilder unbewusste Gefühlsinhalte aufgedeckt werden sollen).
Spaltung	Gegensätzliche Gefühls- oder Erlebensqualitäten einer Interaktion (z. B. Geborgenheit und Ärger) können gegenüber einer Person nicht gleichzeitig wahrgenommen werden. Stattdessen werden sie der Person zeitversetzt zugeschrieben, was dazu führt, dass die Person dann als „nur gut" oder „nur böse" bewertet wird. Eine zeitgleiche Integration ambivalenter Gefühle gelingt nicht (= eingeschränkte Ambivalenztoleranz).
Identifikation	Durch Übernahme von Eigenschaften einer anderen Person werden eigene unerwünschte Triebe und Bedürfnisse negiert.
Projektive Identifikation	Eigene unangenehme Affekte werden auf eine andere Person (z. B. den Therapeuten) projiziert und dort wahrgenommen. Für den Therapeuten kann dies einen wichtigen Einblick in die Erlebniswelt des Patienten geben.
Verdrängung	Durch Verdrängung werden affektbesetzte Konflikte, Gedanken oder Triebe vom Bewusstsein fern gehalten. Gegen die Bewusstwerdung wird ein Widerstand aufgebaut. Aufgrund von Symptombildung oder Fehlleistungen bleiben sie allerdings für das Verhalten bzw. Kommunizieren weiterhin wirksam.
Wendung ins Gegenteil = Reaktionsbildung	Nicht akzeptierte bzw. nicht erlaubte Verhaltensweisen (z. B. Faulheit, Aggressivität) werden durch Triebumkehr aufgehoben: Statt zu einer aggressiven Reaktion kommt es beispielsweise zur überfürsorglichen Zuwendung, statt zu Faulheit zu einer übertriebenen Geschäftigkeit.
Verschiebung	Impulse werden an Ersatzobjekten ausagiert, die im Vergleich zu den primären Bedürfnissen oder Objekten weniger gefährlich oder aversiv, leichter erreichbar und akzeptiert sind.
Sublimierung	Regungen und Affekte werden auf sozial bzw. ethisch leichter zu akzeptierende oder höher stehendere Ziele verlegt und dort realisiert. Das ursprüngliche Ziel bzw. Bedürfnis wird dabei aufgegeben.
Affektisolierung	Komplexe, oft auch widersprüchliche oder schwierige Erlebnisinhalte werden von ihren affektbesetzten Komponenten getrennt und dann nur noch rational thematisiert.
Ungeschehenmachen	Ein Angst verursachender Impuls oder Gedanke wird durch eine magische Gegenhandlung oder ein Ritual neutralisiert.

sische Psychoanalyse Freuds zurückgehen, sind wichtig:

- **Abstinenzregel** – Sie besagt, dass der Therapeut im Rahmen der Arzt-Patient-Beziehung seine eigenen Beziehungskonflikte nicht thematisieren und ausagieren soll. Er darf keinen Kontakt zum Klienten außerhalb der Therapie pflegen, keine weiteren Informationen über sich selbst vermitteln und nicht verführerisch sein. Außerdem soll der Therapeut keine Kontakte zu Bezugspersonen des Klienten pflegen.
- **Gleichschwebende Aufmerksamkeit** – Sie ist eine wichtige Voraussetzung im psychoanalytischen Setting. Es geht hier um das empathische Mitfühlen des Analytikers und eine zurückhaltende, neutrale Einstellung gegenüber allen Äußerungen und Reaktionen des Patienten.
- **Freie Assoziation** – Damit ist gemeint, dass der Klient alles aussprechen soll, was ihm in den Sinn kommt, auch und ganz besonders, wenn es als sinnlos, nicht zusammenhängend, unwichtig oder nebensächlich eingestuft wird. Durch die freie Assoziation wird eine Regression auf frühkindliche Entwicklungsstufen erreicht und so traumatische Erlebnisse sichtbar gemacht.
- **Übertragung** – Nicht verarbeitete Konflikte aufgrund frühkindlicher Erlebnisse und Traumen werden in der therapeutischen Allianz aufs Neue aktualisiert. Die Übertragung als Wiederholung dieser Konflikte ist ein nicht zeit- und situationsgerechtes Verhalten und Erleben. Als therapeutisches Instrumentarium gewährt es dem Analytiker Einblick in die Konfliktsituation des Klienten.
- **Gegenübertragung** – Sie bezeichnet die neurotischen Anteile des Psychoanalytikers. Es sind die eigenen „blinden" Flecke und Widerstände, die persönlichen Anteile des Therapeuten, die durch die Reaktionen des Patienten hervorgerufen werden und den Therapieverlauf negativ beeinflussen. In einer umfassenderen Betrachtung beschreibt die Gegenübertragung die Gefühle und Impulse des Analytikers gegenüber dem Patienten. Die Ausbildung und die Selbsterfahrung des Analytikers sollen diese Anteile bewusst werden lassen.
- **Widerstand** – Allgemein wird alles, was sich dem Fortgang der therapeutischen Arbeit widersetzt und entgegenstellt, als Widerstand bezeichnet. Durch Widerstände werden gerade schwierige und schmerzhafte Ereignisse, Ängste, Scham, Peinlichkeiten oder Schuldgefühle vermieden. So kann Schweigen, Zuspätkommen, ständiges Missverstehen oder auch Zustimmung, Vergessen und in gleicher Weise die Auswahl der Themen selbst zum Widerstand werden.
- **Übertragungsneurose** – Sie beinhaltet die regressiven, frühkindlichen Anteile, die durch die Übertragungssituation aktualisiert werden und die neurotische Komponenten aufweisen, d.h. frühere Modi neurotischer Verarbeitung zeigen sich in der aktuellen Arzt-Patient-Beziehung. Statt eines situationsgerechten Erlebens und Verhaltens wiederholen sich nicht verarbeitete Verhaltensmuster.

Die klassische Psychoanalyse ist heute vorwiegend in der psychoanalytischen Ausbildung und Selbsterfahrung von Bedeutung. Aufgrund ihres hohen Zeit- und Kostenaufwands wird sie auch in ihrem eigentlichen Indikationsgebiet, den neurotischen Störungen, eher selten eingesetzt.

Tiefenpsychologisch fundierte Psychotherapie (dynamische Psychotherapie)

Bei den tiefenpsychologisch fundierten Therapieverfahren stehen die **aktuelle Symptomatik** und ihre **Bezüge zur Lebensgeschichte** des Patienten im Mittelpunkt der Behandlung. Sie findet meist im Sitzen ein- bis zweimal pro Woche statt. Die Behandlungsdauer liegt zwischen 20 und 40 Stunden. Wie in der Analyse werden Übertragungsphänomene bearbeitet; die Ausbildung einer Übertragungsneurose ist jedoch nicht das primäre Ziel der Therapie. Über die Einsicht in aktuelle und frühere Konflikte sowie neue Erfahrungen in der therapeutischen Beziehung soll die bestehende Symptomatik und Lebenssituation konstruktiv verändert werden.

Fokaltherapie: Als Fokaltherapie werden Behandlungsansätze mit einer Dauer von bis zu 30 Stunden bezeichnet, die sich auf den die aktuelle Problematik auslösenden Konflikt als Fokus begrenzen. Sie werden hauptsächlich zur Behandlung akuter Krisensituationen oder von Beziehungskonflikten angewandt.

Ein Verfahren der Fokaltherapien, dessen Wirksamkeit empirisch gut belegt ist, ist die **interpersonelle Psychotherapie** nach Klerman und Weissman. Sie wurde ursprünglich zur Behandlung von Patienten mit Depressionen entwickelt, mittlerweile existieren jedoch auch zahlreiche Modifikationen beispielsweise für die Behandlung der Bulimie oder von Ehekonflikten.

Sie erstreckt sich in der Regel über 20 bis 30 Sitzungen und ist in ihrem **Vorgehen klar strukturiert**. In der **Anfangsphase** sind der Aufbau einer tragfähigen therapeutischen Beziehung, psychoedukative Elemente und das Erheben des so genannten interpersonellen Inventars Schwerpunkte der therapeutischen Arbeit. Das **interpersonelle Inventar** umfasst eine Analyse der für den Patienten wesentlichen zwischenmenschlichen Beziehungen und deren Bedeutung für die aktuell bestehende Symptomatik. In der Regel lässt sich dabei ein **Behandlungsschwerpunkt (= Fokus)** erarbeiten, der sich einem von vier Problembereichen zuordnen lässt. Bei den vier Problembereichen handelt es sich um

- Trauer (d.h. den Verlust eines nahe stehenden Menschen durch Tod),

- Rollenwechsel oder -übergänge (z.B. Geburt eines Kindes, Berentung, Veränderungen im Rahmen des natürlichen Alterungsprozesses),
- Interpersonelle Konflikte (z.B. Partnerschaftskonflikt),
- Einsamkeit, Isolation.

Therapeut und Patient vereinbaren, welcher Problembereich für die aktuelle Symptomatik am relevantesten ist, und bearbeiten diesen in der **mittleren Phase** der Therapie. Hier stehen zunächst Strategien zur Klärung, Problemaktualisierung und Ressourcenaktivierung, später auch zunehmend zur konkreten Bewältigung der Problematik im Mittelpunkt. In der **Beendigungsphase** wird der Verlauf der Therapie zusammengefasst, eine weitere Stabilisierung angestrebt und das Ende der Therapie vorbereitet.

Wichtige psychoanalytische Schulen

Die Individualpsychologie (IP) A. Adlers

Alfred Adler (1870–1937) war Freud-Schüler und entwickelte die Psychoanalyse weiter, indem er ausgeprägt pädagogische Elemente einfließen ließ. Adler wandte sich v.a. gegen die Zersplitterung der Person in Triebe, Über-Ich und Es. Der Begriff Individualpsychologie ist unglücklich gewählt, weil es Adler gerade um den sozialen Aspekt menschlichen Handelns und Erlebens ging.

Aus den Erfahrungen der frühen Objektbeziehungen heraus entwickelt das Kind seinen individuellen **Lebensstil.** Die frühkindlich eingeübten Beziehungsmuster in der Familie und der weiteren Umwelt bilden die Grundlage für die Ausbildung einer normalen oder auch neurotischen Persönlichkeit. Hierbei spielt das **Minderwertigkeitsgefühl** bzw. das **Geltungsbedürfnis** eine zentrale Rolle.

Für Adler entwickeln sich neurotische Störungen nicht, wie bei Freud, aus der Dynamik der psychischen Instanzen Es, Ich und Über-Ich oder des Unbewussten, sondern aus der **Abwehr gegen** die **Anforderungen** und Erwartungen **der Umwelt.** Von Beginn des Lebens an erlebt sich das Neugeborene ausgeliefert und ohnmächtig gegenüber der Umwelt. Neben organisch-biologischen Mängeln (Skelett, Muskulatur, Zentralnervensystem) sind v.a. psychosoziale Defizite von Bedeutung: Das Kind fühlt sich im Vergleich zum Primärobjekt (Mutter) schwach, hilflos und ausgeliefert. Um dieses primäre und initiale Minderwertigkeitsgefühl zu kompensieren, strebt es nach Geltung und Macht. Soziale Situation, familiäre Stellung, Geschwisterreihe und Geschlechterrolle spielen bei der Ausprägung der individuellen Minderwertigkeit eine entscheidende Rolle. Um das vierte bis fünfte Lebensjahr entstehen vor diesem Hintergrund die **Grundschemata für die Auseinandersetzung mit der Gesellschaft**. Adler nannte sie den **Lebensstil.**

Im Zentrum der **Fehlentwicklung** steht das Spannungsfeld zwischen der ungenügenden Akzeptanz der eigenen Mängel bzw. Unzulänglichkeiten und den idealen, perfekten Ansprüchen vonseiten der Gesellschaft. In dieser Auseinandersetzung wird der Einzelne ständig zum Verlierer. Fiktionen, Phantasien, Verzerrungen der Realität, subjektive Überinterpretationen treten in den Vordergrund. Der Neurotiker hat eine individuelle Logik über die Welt und von seiner realen sozialen Situation. Er fragt nicht nach den Möglichkeiten des Kontakts und Austauschs mit anderen, sondern nach seinen eigenen Möglichkeiten der Überlegenheit und Macht, um sein Minderwertigkeitsgefühl zu kompensieren. Der ganze Prozess ist darüber hinaus durch die ständige Angst vor dem Scheitern geprägt.

Analytische Psychologie (C.G. Jung)

C.G. Jung (1875–1961), der ebenfalls ein Schüler Freuds war, greift das Freud'sche Libidokonzept auf und erweitert es erheblich. Libido wird bei ihm zur allgemeinen psychischen Energie und ist nicht auf sexuelle Aktivitäten begrenzt. Zum einen ging er von der Existenz des **„kollektiven Unbewussten"** aus, das symbolhaft in Inhalten von Märchen, Träumen und Geschichten enthalten ist. Zum anderen entwickelte er die Psychoanalyse mit seiner Typologie weiter. Ein weiterer zentraler Begriff Jungs ist die **Individuation.** Unter Individuation wird ein Prozess der Selbstfindung verstanden, der v.a. im Dialog mit dem persönlichen und dem kollektiven Unbewussten erfolgt.

Existenzanalyse (Logotherapie) nach V. Frankl

Die Logotherapie entwickelte sich **parallel** zur Psychoanalyse und hat ein stark anthropologisch-philosophisches Fundament. Die Frage nach dem Menschen wird mit der Frage nach dem Sinn des Lebens in Zusammenhang gebracht. Man spricht (nach S. Freud und A. Adler) auch von der dritten Wiener Schule. Viktor Frankl machte mit dem Begriff der **„noogenen Neurose"** die Entdeckung, dass sich neurotische Konfliktinhalte über die Jahrzehnte hinweg verändert haben. Während noch um die Jahrhundertwende sexuelle Probleme und hysteriforme Reaktionsmuster im Vordergrund standen, ist die heutige Situation v.a. durch ein „existenzielles Vakuum", eine innere Sinnlosigkeit geprägt.

Neopsychoanalyse (H. Schulz-Henke, E. Fromm, H.S. Sullivan, K. Horney)

Die Neopsychoanalyse versucht vor dem Hintergrund von S. Freud, C.G. Jung und A. Adler eine **allgemeine Neurosenlehre** zu konzipieren. Im Mittelpunkt der neurotischen Entwicklung steht hierbei die vitale Antriebshemmung durch die Gesellschaft bzw. durch die Umwelt. Übertriebene Bequemlichkeit, unrealistische Erwartungshaltungen, ständige Überkompensation von Minderwertigkeitsgefühlen und verwöhnende Zuwendung führen zu einer neurotischen Entwicklung. Ziel der Psychoanalyse ist die Rückgliederung und Neuanpassung an die gesellschaftliche Realität, eine Steigerung der subjektiven Erlebnisfähigkeit sowie ein Zuwachs an Autonomie und Freiheit.

3.4.4 Gesprächspsychotherapie

Die **Gesprächspsychotherapie** geht im Wesentlichen auf die Arbeiten von **Carl R. Rogers** (1902–1987) zurück, mit denen er erstmals in den vierziger Jahren des 20. Jahrhunderts an die Öffentlichkeit trat. Die Gesprächspsychotherapie ist bis heute im Vergleich zu ihrer ursprünglichen Form in vielen Aspekten modifiziert worden und in viele Therapieformen mit eingeflossen. Entsprechend existieren auch zahlreiche Synonyme zur Bezeichnung der Therapieform (z. B. klientenzentrierte, klientenbezogene oder personenzentrierte Gesprächspsychotherapie).

Definition

Bei der Gesprächspsychotherapie handelt es sich um eine Form der Psychotherapie, bei der das **Gespräch** mit der Rat suchenden Person, dem **Klienten**, den wesentlichen Bestandteil der Behandlung bildet. Der Klient wird dabei als Experte für sein eigenes Erleben, der Therapeut als Experte für das Schaffen von Bedingungen angesehen, die für eine Veränderung förderlich sind. Das Verfahren zielt darauf ab, bestimmte therapeutische Rahmenbedingungen zu schaffen, die den Patienten in der Entfaltung seiner angeborenen Tendenz zur Selbstverwirklichung unterstützen und ihm dadurch **persönliches Wachstum und Reifung** ermöglichen.

Die Gesprächspsychotherapie nimmt dabei weniger als andere Verfahren einen pathozentristischen Blickwinkel ein, d.h., sie betrachtet die Probleme des Klienten nicht von vornherein als krankhaft. Eigenaktivität und Eigenverantwortlichkeit des Klienten werden gefördert; der Therapeut verhält sich **nichtdirektiv**.

Theoretische Grundlagen der Gesprächspsychotherapie

Mit Bezug auf Rogers Persönlichkeitstheorie geht die Gesprächspsychotherapie davon aus, dass jeder Mensch über die angeborene **Tendenz zur Selbstverwirklichung** (= **Selbstaktualisierung**) verfügt. Sie ermöglicht dem Individuum, zu wachsen, sich zu verändern, sich weiterzuentwickeln und sich an seine Umgebungsbedingungen anzupassen. Persönliches Glück, Selbstvertrauen, Zufriedenheit, Kreativität und Selbstbestimmung werden dann möglich, wenn der Mensch in Übereinstimmung mit sich selbst leben kann, d.h. das Selbst sein kann, das er ist (= **Kongruenz von Selbst und Erfahrung**). Aus der Interaktion des Individuums mit seiner Umwelt, die von ihm entsprechend wahrgenommen und bewertet wird, entwickelt es eine Fülle von Einstellungen und Ansichten über sich selbst, die in ihrer Gesamtheit als **Selbst-Konzept** bezeichnet werden. Die Erfahrung von **unbedingter**, d.h. nicht an bestimmte Bedingungen geknüpfter **Akzeptanz** befähigt einen Menschen, sich selbst als Person uneingeschränkt anzunehmen.

Erlebt das Individuum bestimmte Anteile seiner Person in zwischenmenschlichen Beziehungen als „unerwünscht“, „nicht liebenswert“ oder „nicht passend“, werden diese Anteile aus dem Bewusstsein verdrängt. Damit können diese Aspekte nicht ins Selbstkonzept integriert werden; es kommt zu einer **Inkongruenz von Selbst und Erfahrung**, d.h. der Mensch lebt nicht mehr in Übereinstimmung mit sich selbst. So kann beispielsweise die kindliche Erfahrung, dass Wut und Ärger grundsätzlich „schlecht“ sind, zur Unterdrückung aggressiver Regungen führen; dies kann dann zur Folge haben, dass es der betreffenden Person schwer fällt, konstruktive Konflikte zu führen oder sich von anderen Menschen abzugrenzen. Es kommt zu einer zunehmenden Erstarrung des Selbstkonzepts, die sich schließlich in problematischen Verhaltens- und Erlebensweisen manifestiert. Die **Reintegration** verdrängter oder verzerrter Erfahrungen wird möglich, wenn eine Person diese Diskrepanz bewusst wahrnimmt und neue Lösungsmöglichkeiten für sich entwickelt.

In der Gesprächspsychotherapie sorgt der Therapeut für **Bedingungen**, die die **Einsichtsfähigkeit** des Klienten **fördern** und es ihm ermöglichen, sich über seine Bedürfnisse, Gefühle, Wünsche, Wertvorstellungen und persönliche Ziele Klarheit zu verschaffen. Wesentlich sind dafür eine **unbedingte positive Wertschätzung** des Therapeuten gegenüber der Person des Klienten und seine Fähigkeit, sich in das subjektive Erleben und die Wertvorstellungen des Klienten einzufühlen **(= Empathie).** Ziel der Therapie ist es, dem Klienten eine **positive Veränderung seines Selbstkonzeptes** zu ermöglichen, die ihn in die Lage versetzt, mit sich selbst im Einklang zu leben (**Kongruenz von Selbst und Erfahrung**).

Durchführung der Gesprächspsychotherapie

Die Gesprächspsychotherapie ist durch bestimmte Elemente charakterisiert, die zumeist als grundlegende innere Einstellung **(= therapeutische Grundhaltung)** und nicht als Techniken bezeichnet werden. Der Therapeut verhält sich **nichtdirektiv**; angestrebt ist eine partnerschaftliche Begegnung von Klient und Therapeut.

Drei **Basisvariablen** therapeutischen Verhaltens sind für einen erfolgreichen Veränderungsprozess wesentlich:

- **Akzeptanz:** Der Therapeut bemüht sich gegenüber dem Klienten um eine Haltung grundsätzlicher,

nicht an Bedingungen geknüpfter positiver Wertschätzung.
- **Empathie:** Sie beinhaltet das einfühlende Verstehen des Therapeuten für das subjektive Erleben (Emotionen, Gedanken, Körperwahrnehmungen) und das individuelle Werte- und Bezugssystem des Klienten.
- **Echtheit und Selbstkongruenz:** Der Therapeut soll durch ehrliche Rückmeldungen sowie Kongruenz in seinem Verhalten und Kommunizieren ein vertrauenswürdiges Arbeitsbündnis schaffen.

Neben diesen drei Grundvariablen gelten **weitere Eigenschaften** des Therapeuten (z. B. **innere Anteilnahme**, **aktives Bemühen** oder **Information**) als wesentlich für einen positiven Veränderungsprozess.

Diese Grundhaltung ermöglicht dem Patienten die **Selbstexploration**, d. h. das Reflektieren seiner Erfahrungen, Gedanken, Gefühle, Wertvorstellungen etc., wobei ein Schwerpunkt auf der Verbalisierung emotionaler Erlebnisinhalte liegt. Der Therapeut gibt dem Klienten immer wieder Rückmeldung, wie er und was er von dessen Äußerungen verstanden hat (sog. Spiegeltechnik).

Wirksamkeit und Anwendungsbereiche der Gesprächspsychotherapie

Die Gesprächspsychotherapie wird als Verfahren betrachtet, dessen **Wirksamkeit** empirisch gut belegt ist. Eine **Voraussetzung** für den erfolgreichen Verlauf einer Behandlung besteht jedoch darin, dass der Klient in der Lage ist, sich **selbstständig** und **aktiv** mit seinen Problemen auseinander zu setzen und über **gut entwickelte interpersonelle Fertigkeiten** verfügt.

Die Gesprächspsychotherapie wird als Verfahren mit breiter Indikation betrachtet; neuere Untersuchungen deuten jedoch insbesondere auf einen günstigen Effekt bei der Behandlung von **Ängsten** und **Depressionen** hin. Sie wird in der Regel einmal pro Woche in Sitzungen à 30–60 Minuten durchgeführt.

Für die Gesprächspsychotherapie existieren mittlerweile zahlreiche Modifikationen hinsichtlich des Settings (Gruppentherapie) oder der Zielgruppe (Paar- und Familientherapie, Kinder und Jugendliche).

In Deutschland ist die Gesprächspsychotherapie neben den tiefenpsychologischen Behandlungsformen und der Verhaltenstherapie als drittes abrechenbares Verfahren anerkannt.

3.4.5 Paar- und Familientherapie

Definition

Unter dem Begriff **Familientherapie** werden eine Vielzahl paar- und familientherapeutischer Behandlungsformen zusammengefasst. Ihnen ist gemeinsam, dass sie das Paar bzw. die Familie als **System** betrachten, das eine wesentliche Bedeutung für die Entwicklung eines Menschen hat. Die Mitglieder des Systems stehen miteinander in **dynamischen Wechselbeziehungen**, d. h. sie beeinflussen sich gegenseitig in ihren Erfahrungen und durch ihr Verhalten. Die psychische Erkrankung eines Familienmitgliedes wird nicht als individuelles Problem, sondern als Manifestation einer gestörten Interaktion innerhalb des gesamten Systems betrachtet. In ihren theoretischen Grundlagen bezieht sich die Familientherapie unter anderem auf die System- und Regeltheorie (Kybernetik) sowie auf Erkenntnisse der Informations- und Kommunikationspsychologie.

Unterschiede zwischen den verschiedenen familientherapeutischen Ansätzen bestehen in den ihnen zugrunde liegenden **theoretischen Konzepten** (z. B. psychoanalytisch oder verhaltenstherapeutisch orientierte Familientherapie) und den **äußeren Rahmenbedingungen**, unter denen die Behandlung durchgeführt wird (Setting).

In der psychiatrischen Arbeit haben familientherapeutische Ansätze in den vergangenen Jahren zunehmend an Bedeutung gewonnen (z. B. in Form von Paar- und Familiengesprächen oder der Durchführung von Angehörigengruppen). Dabei wird dem Umstand Rechnung getragen, dass die psychische Symptomatik eines Patienten aus individueller Perspektive oftmals nicht ausreichend zu verstehen ist, sondern in enger Verbindung mit den Beziehungen seines Familiensystems steht.

Familientherapie

Ansätze innerhalb der Familientherapie

In Bezug auf die ihnen zugrunde liegenden Konzepte können verschiedene familientherapeutische Schulen unterschieden werden (Tab. 3-29).

Den verschiedenen Ansätzen ist gemeinsam,
- dass der Therapeut nicht für ein bestimmtes Familienmitglied Partei ergreifen, sondern sich um ein empathisches Verständnis für die Situation jedes Einzelnen bemühen soll **(Allparteilichkeit/Neutralität);**
- dass der Therapeut eine **aktive und direktive Haltung** einnimmt, indem er gezielt bestimmte Interventionstechniken anwendet (z. B. Umdeutungen, vgl. unten);
- dass bestimmte **Kommunikationsregeln** festgelegt werden;
- dass die **positiven, unproblematischen Aspekte** im Verhalten und in der Organisation der Familie betont werden;
- dass ein Schwerpunkt der therapeutischen Arbeit darin liegt, die **Ressourcen** (= vorhandene Fähigkeiten) **der Familie** zu identifizieren und für den Veränderungsprozess zu nutzen.

Im Folgenden soll auf zwei wichtige Formen kurz eingegangen werden.
- Die **psychoanalytische Familientherapie** ist in Deutschland v. a. mit dem Namen Helm Stierlins verbunden, der in seinem Ansatz systemische und

psychodynamische Perspektiven integriert. Sie geht davon aus, dass Anteile des Ich, Über-Ich oder Es von den Eltern an ihre Kinder weitergegeben bzw. delegiert werden. **Delegation** bedeutet, dass ein heranwachsendes Kind von den Eltern den (meist nicht bewussten) Auftrag bekommt, bestimmte, nicht gelebte Bedürfnisse oder Wünsche zu leben (beispielsweise hinsichtlich der Berufswahl). Unter dem Begriff der **bezogenen Individuation** wird die Entwicklung der individuellen Identität verstanden, die in Bezugnahme und in Abgrenzung zu anderen Menschen erfolgt.

- Die **systemische Familientherapie** betrachtet die Familie als System, das sich selbst reguliert und das durch die von ihm selbst entwickelten Regeln und Gesetze gesteuert wird. Die Therapie zielt darauf ab, die Spielregeln innerhalb des Systems aufzudecken und zu modifizieren, um blockierte Entwicklungsprozesse wieder in Gang zu bringen. Spezifische therapeutische Techniken, die bei diesem Ansatz angewandt werden, sind z. B. das **Reframing, paradoxe Interventionen** oder das **zirkuläre Fragen** (vgl. Tab. 3-30).
- Bei der Behandlung bestimmter psychiatrischer Erkrankungen haben sich in zunehmendem Maße **verhaltenstherapeutisch orientierte** Formen der **Familientherapie** etabliert, die häufig auch als **psychoedukative Familienbetreuung** bezeichnet werden. Am bekanntesten ist die Anwendung dieser Ansätze, wenn es um die Behandlung von Patienten mit Schizophrenie oder bipolarer affektiver Störung geht.
  Im Mittelpunkt der Interventionen steht zum einen die Vermittlung von Informationen zur jeweiligen Erkrankung, ihren Auslösern und Therapieoptionen sowie insbesondere zu Möglichkeiten der Prävention und Früherkennung (**Psychoedukation**). Zum anderen werden basale kommunikative Fertigkeiten vermittelt (**Kommunikationstraining**) und Strategien zur Bewältigung von alltäglichen Lebensproblemen (**Problemlösetraining**, ↗ 3.4.2).
  Die Behandlung zielt letztlich darauf ab, die Fähigkeit einer Familie zu verbessern, mit den akuten und chronischen Beeinträchtigungen eines Familienmitglieds durch eine psychische Erkrankung besser zurechtzukommen und damit das Rückfallrisiko für den Patienten zu senken. Die Wirksamkeit dieser Verfahren ist empirisch gut belegt.

Diagnostik

Die Diagnostik im Rahmen der Familientherapie stützt sich auf verschiedene Informationsquellen: Einen wesentlichen Bestandteil stellt die Analyse der **innerfamiliären Interaktionsmuster** dar. Vor allem finden die dabei zutage tretenden **Gesetze** und **Regeln** besondere Beachtung. Darüber hinaus kann ein **Genogramm** weitere wichtige Erkenntnisse lie-

Tab. 3-29 Familientherapeutische Schulen und Richtungen [8]

Familientherapeutische Richtungen	Vertreter (Beispiele)
Psychoanalytisch orientiert	Bozormenyi-Nagy, Framo, Stierlin, Richter
Strukturell orientiert	Minuchin
Strategisch orientiert	Haley
Kurzzeittherapien paradoxaler Richtung und systemische Familientherapie	Selvin-Palozzoli, Watzlawick, Weakland
Entwicklungs- und erlebnisorientiert, integrative Familientherapie	Satir, Jackson, Kirschenbaum, Bosch
andere therapeutische Richtungen (Beispiele) • Verhaltenstherapeutisch • Individualpsychologisch • Gestalttherapeutisch	 Falloon, Hogarty Ackerknecht, Titze Kempler

Tab. 3-30 Beispiele für familientherapeutische Interventionen [12]

Intervention	Erläuterung
Joining	Spezifische Form des Arbeitsbündnisses zwischen Therapeut und den Familienmitgliedern Ziel: Zu jedem Familienmitglied einen emotional tragfähigen Kontakt aufzubauen, als Voraussetzung dafür, Strukturen zu verändern
Reframing	Umdeutung von Ereignissen, alternative Erklärungen zu ursächlichen Erklärungsvorstellungen der Familie geben
Paradoxe Interventionen	Kontradiktische Handlungsanweisungen Ziel: Gegenteil von dem erreichen, was scheinbar erreicht werden soll
Arbeiten an Grenzen	Grenzen als Voraussetzung der Strukturierung des familiären Systems (z. B. Stärkung einer zu schwachen Eltern-Kind-Grenze)
Zirkuläres Befragen	Aufforderung des Therapeuten an alle Familienmitglieder, Kommentare über die Beziehung der anderen zueinander abzugeben
Verschreibungen	Versuch, traditionelle Verhaltensmuster zu ändern, indem die Familie aufgefordert wird, etwas Neues zu tun (z. B. ein bestimmtes Symptom zu intensivieren)

fern. Es handelt sich dabei um die Darstellung eines Familienstammbaumes, bezogen auf mehrere Generationen, der über die biologischen Daten hinaus wichtige biographische Ereignisse, einschneidende Episoden der Familiengeschichte und Informationen zu den Beziehungen der Familienmitglieder zueinander enthält. Weitere Techniken, die zur Diagnostik eingesetzt werden und gleichzeitig bereits therapeutisch wirksam sein können, sind das **zirkuläre Fragen** und **Skulpturverfahren**. Bei den Skulpturverfahren wird ein Familienmitglied gebeten, die Beziehung der Familienmitglieder untereinander darzustellen, indem es sie im Raum aufstellt. Dem **Erstgespräch**, das oft nach einem spezifischen, vorstrukturierten Schema erfolgt, messen einige familientherapeutische Schulen eine besondere Bedeutung bei. In jüngerer Zeit haben sich auch vermehrt **standardisierte diagnostische Verfahren,** z.B. in Form von Fragebögen zur Selbstbeurteilung, etabliert.

Indikation

Eine Familientherapie kann dann als indiziert angesehen werden, wenn für die psychische Erkrankung eines Menschen **familiäre Interaktionsprozesse** einen **wesentlichen auslösenden oder aufrechterhaltenden Faktor** darstellen. Sie ist jedoch nur unter der Bedingung sinnvoll, dass sich die Familienmitglieder vom Problem des Einzelnen betroffen fühlen und zur Mitarbeit in der Therapie motiviert sind.

Zur Anwendung kommen familientherapeutische Verfahren insbesondere in der **Kinder- und Jugendpsychiatrie**; in der **Erwachsenenpsychiatrie** werden sie häufig bei der Therapie der **Anorexia nervosa** (systemischer Ansatz) und bei der Behandlung von **Schizophrenien** oder **affektiven Störungen** angewandt (verhaltenstheoretischer Ansatz).

Paartherapie

Auch in der Paartherapie haben sich wie in der Familientherapie eine Vielzahl **unterschiedlicher Ansätze** entwickelt. Empirische Untersuchungen weisen darauf hin, dass Qualität und Stabilität von Partnerschaften im Wesentlichen von drei Fähigkeiten abhängen: **angemessener Kommunikation** (insbesondere der Fähigkeit zu emotionaler Selbstöffnung), **adäquaten Problemlösestrategien** und **Möglichkeiten der individuellen und gemeinsamen Stressbewältigung**. Dementsprechend hat die Paartherapie zum **Ziel,**

- Informationen zu geben (Psychoedukation),
- Konflikte und andere Symptome abzubauen,
- die Kommunikation der Partner miteinander zu verbessern,
- Kompetenzen zur Bewältigung von Problemen und von Stress zu vermitteln.

Eine Paartherapie ist dann **indiziert**, wenn die in einer Partnerschaft aufgetretenen Probleme nicht mehr durch die bereits vorhandenen Kompetenzen und Ressourcen bewältigt werden können. Dies ist oft dann der Fall, wenn die psychische Erkrankung eines Partners zu einer schweren Belastung der Partnerschaft führt oder wenn Schwierigkeiten in der Partnerschaft zur Entstehung und Aufrechterhaltung einer psychischen Erkrankung (z.B. depressive Episode) beitragen.

3.4.6 Andere therapeutische Interventionen

An dieser Stelle werden therapeutische Interventionen vorgestellt, die als Bestandteil der Behandlung bei einer Vielzahl psychischer Erkrankungen eingesetzt werden.

Entspannungsverfahren und hypnotherapeutische Verfahren

Methoden der Entspannung und der Suggestion haben bei der Behandlung von Krankheiten eine lange Tradition. Zu den auf **wissenschaftlicher Grundlage** entwickelten Entspannungs- bzw. suggestiven Verfahren gehören die **progressive Muskelrelaxation nach Jacobson**, das **autogene Training nach Schultz**, **Biofeedback-Verfahren** und die **Hypnose**.

Progressive Muskelrelaxation nach Jacobson

Die **progressive Muskelrelaxation** wurde in den zwanziger Jahren von Edmund Jacobson entwickelt und beruht darauf, dass durch eine **muskuläre Entspannung** auch **psychische Anspannung reduziert** und eine **Abnahme von Ängsten** erreicht werden kann. Die Methode beinhaltet eine Übungsfolge, die systematisch bestimmte Muskelgruppen nacheinander anspannt und entspannt (vgl. Tab. 3-31). Die gezielte Kontraktion von Muskeln, das Halten der Anspannung, das anschließende langsame Lösen sowie die damit verbundenen Veränderungen sollen bewusst beobachtet werden. Die progressive Muskelrelaxation kann als Element der Einzeltherapie, aber auch in der Gruppe durchgeführt werden.

Indikationsgebiete sind die Behandlung von Angstsymptomen, leichteren depressiven Störungen, Schlafstörungen, somatoformen Störungen und chronischen Schmerzsyndromen. Sie wird auch als Element des Stressimpfungstrainings (↗ 3.4.2) eingesetzt. Bei akuten psychotischen Zustandsbildern und schwer ausgeprägten akuten psychischen Erkrankungen (z.B. schwere depressive Episode) ist sie **kontraindiziert**.

Autogenes Training

Beim **autogenen Training** nach Johannes H. Schulz (1884–1970) handelt es sich um eine autosuggestive Entspannungsmethode mit einer verstärkten Konzentration auf den eigenen Körper (konzentrative Selbstentspannung). Durch Wiederholung bestimmter Übungsformeln wird ein hypnoider (= hypnoseähnlicher) Zustand erreicht, über den vegetative

Tab. 3-31 Progressive Muskelrelaxation nach Jacobson in der Kurzübersicht

1. Beide Hände zu Fäusten ballen → Hände und Unterarme werden angespannt und wieder entspannt
2. Hände zur Schulter führen → Oberarme werden angespannt und wieder entspannt
3. Augenbrauen hochziehen und wieder entspannen
4. Augen zusammenkneifen, Nase rümpfen und wieder entspannen
5. Zähne aufeinander pressen, Mundwinkel nach hinten ziehen, Zunge gegen den Gaumen pressen und wieder entspannen
6. Kopf nach hinten drücken → Nacken wird angespannt und wieder entspannt
7. Kopf nach vorne auf die Brust drücken → Halsmuskeln werden angespannt und wieder entspannt
8. Schultern in die Höhe ziehen und wieder loslassen
9. Schultern in die Höhe ziehen, kreisen und wieder entspannen
10. Tief einatmen, Luft kurz anhalten → Brustmuskulatur wird angespannt und wieder entspannt
11. Bauch nach innen ziehen und wieder loslassen
12. Fersen auf den Boden pressen, Zehen nach oben richten, Unterschenkel, Oberschenkel und Gesäßmuskulatur anspannen und wieder entspannen

Prozesse in Richtung einer Entspannung beeinflusst werden. Die Methode wird im Sitzen oder Liegen angewandt und wird ein- bis mehrmals täglich geübt.

Sie ist v.a. bei chronischen Schmerzzuständen, somatoformen Störungen, leichter Angstsymptomatik und negativen Auswirkungen von Stress (Muskelverspannungen, Schlafstörungen) **indiziert**. Als **Kontraindikation** gelten insbesondere schizophrene Psychosen und schwere Depressionen.

Hypnose

Bei der Hypnose nach M. Erikson, J. Haley und P. Watzlawick spricht man auch von **Suggestion in veränderter Bewusstseinslage**. Es wird ein schlafähnlicher Zustand mit eingeengter Bewusstseinslage sowie Schwere- und Wärmegefühl induziert. Im Zustand tiefer Entspannung werden über bestimmte kurze positive, suggestive Formeln spezielle Problembereiche angesprochen und verändert (Reduktion von Angst, Schmerz, Modifikation von Verhalten). Die Hypnose wird in einer bis mehreren Sitzungen pro Woche à mindestens 30 Minuten durchgeführt.

Als **Indikation** gelten Angst- und Anspannungszustände (z.B. im Rahmen einer Anpassungsstörung), Migräne, aber auch chronische Schmerzzustände und somatoforme Störungen. Eine **Kontraindikation** besteht für akute psychotische Zustandsbilder.

Biofeedback

Die Verfahren des **Biofeedback** beruhen darauf, dass dem Patienten **vegetative Prozesse** sichtbar gemacht werden und er dadurch eine **bewussten Einfluss** auf die beobachteten Körperfunktionen nehmen kann. Gängig sind beispielsweise die Rückmeldung des Muskeltonus über EMG oder der Herzfrequenz über EKG in Form **akustischer oder optischer Signale**. Durch entsprechende Interventionen (Methoden zur Muskelentspannung, Atemtechniken etc.) lernt der Patient, die physiologischen Reaktionen zu beeinflussen und dadurch eine Entspannung zu erreichen. Das Biofeedback kommt insbesondere bei der Behandlung von Migräne, Spannungskopfschmerz und arterieller Hypertonie zur Anwendung.

3.5 Soziotherapie, psychiatrische Rehabilitation und Sozialpsychiatrie

3.5.1 Soziotherapie

Definition

Unter dem Begriff **Soziotherapie** werden alle Therapieformen zusammengefasst, die neben den biologischen und psychotherapeutischen Behandlungsansätzen bei der Therapie psychisch kranker Menschen angewandt werden. Zu den soziotherapeutischen Verfahren zählen beispielsweise die **Ergotherapie**, die **Beratung und Betreuung durch den Sozialdienst** oder **kreative Gruppenaktivitäten**.

Grundlage aller soziotherapeutischen Verfahren ist die **Interaktion des Patienten mit anderen Menschen**, wobei dies Mitpatienten, Pflegepersonal, Ärzte, Therapeuten, Angehörige oder ehrenamtliche Helfer sein können. Die Kommunikation mit und Beziehung zu anderen Menschen wird dabei als **therapeutisch wirksames Agens** betrachtet. Die Soziotherapie kann auch als eine **Anwendung sozialpsychiatrischer Behandlungsansätze** (vgl. unten) verstanden werden.

Die **Entwicklung** soziotherapeutischer Verfahren begann Mitte des 20. Jahrhunderts aus der Beobachtung heraus, dass chronisch kranke und insbesondere lange hospitalisierte Patienten Symptome wie Antriebsverlust, Passivität und Gleichgültigkeit entwickelten, die nicht allein auf ihre primär bestehende psychische Erkrankung zurückzuführen war, sondern auch auf eintönige und reizarme Umgebungsbedingungen (**Hospitalismussyndrom**).

Die Verfahren haben zum **Ziel**, dem Patienten ein **ausreichendes Maß an Anregung** auf kognitiver, emotionaler und sozialer Ebene zu bieten, **ohne ihn dabei zu überfordern** und dadurch eine Verschlechterung der Symptomatik zu verursachen.

Obwohl die Soziotherapie bei der Behandlung psychisch kranker Menschen eine äußerst wichtige Rolle einnimmt, erfährt sie bislang eine vergleichsweise geringe fachliche Wertschätzung und wissenschaftliche Beachtung.

Ergotherapie

Unter der Bezeichnung **Ergotherapie** werden therapeutische Maßnahmen im Bereich der Beschäftigungs- und Arbeitstherapie zusammengefasst.

Beschäftigungstherapie

Das Tätigkeitsfeld der **Beschäftigungstherapie** innerhalb der Psychiatrie ist sehr vielfältig. Es beinhaltet die **kreative oder handwerkliche Betätigung** (Malen, Tonen, Holzarbeiten etc.), aber auch das **Training kognitiver Fähigkeiten** (z. B. Konzentrationstraining) oder das Einüben alltagsrelevanter Aktivitäten wie z. B. Einkaufen und Kochen oder das Benutzen öffentlicher Verkehrsmittel (**Haushaltstraining, Training zur Alltagsbewältigung**). Neben der Entwicklung und Entfaltung manueller, kreativer, kognitiver oder alltagsrelevanter Fertigkeiten und der Förderung von Antrieb, Aktivität und Selbstvertrauen dient die Beschäftigungstherapie als **Beobachtungs- und Übungsfeld** für den Umgang des Patienten **mit sich selbst** (z. B. Leistungsanspruch, Perfektionismus) und **mit anderen Menschen** (Mitpatienten, Therapeuten).

Die Beschäftigungstherapie stellt ein **basales Element** stationärer psychiatrischer Arbeit dar, bildet aber auch einen Bestandteil der ambulanten Behandlung. Sie wird in der Regel als Gruppentherapie, gelegentlich aber auch als Einzelbehandlung durchgeführt.

Arbeitstherapie

Die **Arbeitstherapie** zielt darauf ab, berufliche Fähigkeiten zu fördern, um dem Patienten die **Rückkehr in den Arbeitsprozess** zu erleichtern, aber auch darauf, das **selbstständige Arbeiten** in **weiterführenden Behandlungseinrichtungen** (z. B. berufliche Rehabilitationsmaßnahmen, Arbeit in einer Behindertenwerkstatt) vorzubereiten. Der Patient arbeitet dabei – abhängig von seinem beruflichen Hintergrund und seinen Fähigkeiten – beispielsweise in der Schreinerwerkstatt oder Gärtnerei der Klinik mit, oder er übernimmt einfachere oder komplexere Tätigkeiten am PC. Als **Therapieziele** stehen dabei Aspekte wie **Konzentrationsfähigkeit, Ausdauer, Sorgfalt und Flexibilität** im Mittelpunkt.

Kreative soziotherapeutische Behandlungsformen

Im Mittelpunkt der therapeutischen Arbeit steht hier die **kreative Betätigung** in einem strukturierten Rahmen, der in der Regel von Therapeuten mit künstlerischer und (psycho)therapeutischer Ausbildung geschaffen wird. Beispiele dafür sind

- die **Musiktherapie**, die Elemente des Zuhörens und Entspannens, aber auch des Musizierens beinhalten kann
- bestimmte Formen der **Tanz- und Bewegungstherapie** (z. B. Flamenco-Gruppe), die die Aktivität und Selbsterfahrung auf körperlicher Ebene fördern, oder
- die **Gestaltungstherapie**, in der gemalt, gezeichnet wird oder andere bildnerische Aktivitäten durchgeführt werden

Alle genannten Therapieformen können als Einzel- oder Gruppenbehandlung durchgeführt werden. Ihnen ist gemeinsam, dass sie Neugier und Aktivität, den Umgang mit ungewohnten Materialien oder Instrumenten, kreatives Gestalten, das (Wieder-)Entdecken unerwarteter Fähigkeiten und die Interaktion mit anderen Menschen fördern.

Sozialtherapie

Die **Sozialtherapie** (nicht zu verwechseln mit Soziotherapie) konzentriert sich auf die **Organisation, Vermittlung, Vorbereitung und Begleitung von Maßnahmen**, die der **sozialen Reintegration** eines Patienten nach einer akuten psychischen Erkrankung oder bei chronischen sozialen Defiziten dienen. Diese Aufgabe wird sowohl in stationären Behandlungseinrichtungen als auch in gemeindenahen Institutionen häufig von **Sozialarbeitern** oder **Sozialpädagogen** übernommen.

Ein typisches Beispiel ist die organisatorische Begleitung eines Bürokaufmanns nach einer schweren depressiven Episode, der zunächst eine berufliche Belastungserprobung in einem ihm fremden Betrieb durchführt und anschließend an seinem ursprünglichen Arbeitsplatz im Rahmen einer stufenweise Wiedereingliederung in seine Berufstätigkeit zurückkehrt (vgl. Abschnitt Rehabilitation). Als weiteres Beispiel kann die Betreuung eines Patienten mit Residualsymptomatik nach Schizophrenie genannt werden, für den eine längerfristige stationäre berufliche Rehabilitationsmaßnahme geplant und Fragen der Kostenübernahme geklärt werden müssen.

3.5.2 Psychiatrisch-psychotherapeutische Rehabilitation

Definition

Der Begriff **Rehabilitation** stammt aus dem Lateinischen und bedeutet im engeren Sinne die Wiederherstellung der ursprünglichen Lage. Aus **medizinischer Perspektive** wird darunter verstanden, dass einem Patienten, der nach akuter Erkrankung weiterhin unter Symptomen oder den Folgen seiner Krankheit leidet, ermöglicht wird,

- diese Beschwerden und Folgen im Alltag zu bewältigen;
- in eine ihm entsprechende Berufstätigkeit zurückzukehren, die er eigenverantwortlich und selbstständig ausführen kann;
- seine häuslichen und familiäre Verpflichtungen wieder zu übernehmen;
- eine befriedigende Gestaltung seiner Freizeit (z. B. Pflege von Hobbys, Freundschaften, kulturellen Aktivitäten) zu entwickeln.

Man kann also eine **medizinische, berufliche und soziale Rehabilitation** unterscheiden, wobei die einzelnen Bereiche in der Praxis eng miteinander verwoben sind (s. u.).

In der psychiatrisch-psychotherapeutischen Arbeit ergibt sich das Problem, dass **kurative** und **rehabilitative Aspekte** der Behandlung oftmals nicht klar voneinander abgegrenzt werden können. Dies liegt zum einen darin begründet, dass der längerfristige Verlauf einer Erkrankung häufig nicht vorhergesehen werden kann. Eine Residualsymptomatik nach akuter Schizophrenie kann z.B. lebenslang persistieren oder auch nach einigen Jahren noch remittieren. Zum anderen bezieht eine zeitgemäße psychiatrische Behandlung bereits in der Akutphase psychosoziale bzw. rehabilitative Gesichtspunkte mit in das therapeutische Vorgehen ein.

Rehabilitationmaßnahmen und -institutionen

In der Regel wird die Rehabilitation von Patienten, die nach einer akuten Erkrankung noch unter einer **leichteren Restsymptomatik** leiden, in den folgenden Institutionen bzw. von den folgenden Fachkräften durchgeführt:

- ambulant von niedergelassenen Fachärzten (Psychiater/Psychotherapeut, Nervenarzt),
- ambulant von Psychologen,
- stationär oder teilstationär in einer psychiatrisch-psychotherapeutischen Klinik,
- stationär in einer psychosomatischen Rehabilitationsklinik.

Die Dauer der Rehabilitation bewegt sich hier in einem zeitlichen Rahmen von wenigen Wochen bis etwa sechs Monaten und umfasst zumeist eine stationäre, berufsorientierte Maßnahme.

Für Patienten mit **deutlich bis schwer ausgeprägter Residualsymptomatik** stehen in Deutschland mehrere spezifische **Rehabilitationseinrichtungen für psychisch Kranke und Behinderte (RPK)** zur Verfügung. Die rehabilitativen Maßnahmen erstrecken sich auf einen Zeitraum von sechs Monaten bis zwei Jahren.

Ist abzusehen, dass eine **psychische Restsymptomatik** und eine damit verbundene **Behinderung** nicht mehr durch die oben aufgeführten Therapieansätze zum Positiven verändert werden können, nutzt man die Angebote der **gemeindepsychiatrischen Versorgung**, die v.a. im Sinne einer sekundären und tertiären Prävention wirksam werden und sich um die soziale Integration chronisch psychisch Erkrankter und Behinderter bemühen (↗ 3.5.3).

Medizinische Rehabilitation

Die **medizinische Rehabilitation** hat die Heilung der psychischen Erkrankung zum Ziel oder möchte – wo dies nicht möglich ist – Symptome lindern und Strategien vermitteln, mit den Beschwerden besser zurechtzukommen. Sie versucht überdies, eine Verschlechterung der Erkrankung zu verhindern. Maßnahmen, die diesem Zweck dienen und im ambulanten oder (teil)stationären Setting zum Einsatz kommen, sind beispielsweise die

- ärztliche Behandlung,
- Anwendung von Heilmitteln (z.B. Medikamente, Physiotherapie),
- Psychotherapie,
- psychiatrische Krankenpflege,
- soziotherapeutische Verfahren,
- sozialpsychiatrische Beratung,
- Rehabilitationsberatung.

Berufliche Rehabilitation

Rehabilitation bedeutet hier die **Rückkehr ins Berufsleben**, die durch Verfahren wie Arbeitstherapie (s.o.), berufliche Belastungserprobungen oder eine stufenweise Wiedereingliederung erleichtert werden können. So nimmt beispielsweise ein Betriebswirt, der wegen einer schweren Depression stationär psychiatrisch behandelt wird, nach Besserung der Symptomatik bereits während des Klinikaufenthaltes an der Arbeitstherapie am PC teil. Gemeinsam mit dem klinikinternen Sozialdienst plant er, über drei Wochen täglich vier Stunden lang in einem ihm bislang unbekannten Unternehmen mitzuarbeiten, um seine berufliche Belastbarkeit zu überprüfen und eventuell zu verbessern. Nach dem erfolgreichen Abschluss dieser Phase vereinbart er mit seinem Arbeitgeber und seiner Krankenkasse, eine stufenweise Wiedereingliederung am Arbeitsplatz durchzuführen, d.h. eine langsame Steigerung der täglichen Arbeitszeit über sechs Wochen von vier auf acht Stunden.

Sind die **Leistungseinbußen so erheblich**, dass jegliche **Berufstätigkeit** in der Zukunft **ausgeschlossen** ist, bieten beispielsweise Werkstätten für Behinderte eine langfristige Beschäftigungsmöglichkeit.

Einen Überblick über Maßnahmen der beruflichen Rehabilitation gibt Tabelle 3-32.

Soziale Rehabilitation

Die **soziale Rehabilitation** stellt das **oberste Ziel des Rehabilitationsprozesses** dar, da sie alle Aspekte menschlichen Zusammenlebens, also beruflicher, familiärer, kultureller oder politischer Art, umfasst. Angestrebt ist die **Integration des Patienten in die Gesellschaft** unter Berücksichtigung seiner Fähigkeiten, Neigungen und Defizite. Die soziale Rehabi-

Tab. 3-32 Maßnahmen und Institutionen der beruflichen Rehabilitation

- Arbeitstherapie
- berufliche Belastungserprobung, stufenweise Wiedereingliederung
- längere stationäre Rehabilitationsmaßnahme in einer Rehabilitationseinrichtung für psychisch Kranke und Behinderte (RPK)
- Berufsförderungswerke/berufliche Trainingszentren
- Werkstatt für behinderte Menschen

litation kann beispielsweise beinhalten, einen Patienten bei der Tagesstrukturierung und Freizeitgestaltung zu unterstützen, ihm die Verrichtung alltäglicher Aktivitäten zu erleichtern (z.B. durch ein Haushaltstraining) oder für die Interaktionen mit Mitbewohnern und Freunden Anregungen zu geben (z.B. im betreuten Wohnen). Diese Maßnahmen sind insbesondere für Patienten mit einer chronischen Residualsymptomatik (wie bei der chronischen Schizophrenie) von allergrößter Bedeutung. Diese Form rehabilitativer Arbeit wird überwiegend von **Einrichtungen und Angeboten** der (gemeindenahen) **sozialpsychiatrischen Versorgung** (↗ 3.5.3) geleistet.

3.5.3 Sozialpsychiatrie und psychiatrische Versorgung

Der Begriff **Sozialpsychiatrie** ist nicht einfach zu definieren, da er in verschiedenen Bedeutungen verwendet wird. Im weitesten Sinne beschäftigt sich die Sozialpsychiatrie mit den **sozialen Ursachen und Folgen psychischer Erkrankungen** (v.a. unter den Aspekten der Prävention, der medizinischen Betreuung und der Rehabilitation) und den daraus resultierenden **praktischen Konsequenzen** wie der Gestaltung von präventiven, kurativen und rehabilitativen Behandlungskonzepten und -einrichtungen.

Sozialpsychiatrie kann nach Priebe und Hoffmann (2002) auf mehreren Bedeutungsebenen verstanden werden:

- als Orientierung des Denkens,
- als gesundheitspolitische Bewegung,
- als therapeutische Praxis,
- als Wissenschaftsbereich.

Sozialpsychiatrie als bestimmte **Orientierung psychiatrischen Denkens** betont die Bedeutung sozialer Prozesse für die Entstehung und Aufrechterhaltung psychischer Erkrankungen sowie für ihre Therapie. Zum einen manifestiert sich eine psychische Störung primär in der sozialen Interaktion. Zum anderen berücksichtigt die Sozialpsychiatrie die Wechselwirkungen zwischen der psychischen Erkrankung und dem sozialen Umfeld des Patienten (z.B. soziale Faktoren als Auslöser der Störung, Auswirkungen der Erkrankung auf die Interaktion des Patienten mit seinen Angehörigen). Diese sozialpsychiatrische Orientierung hat sich in verschiedenen praktischen Anwendungen (Gesundheitspolitik, therapeutische Praxis, Wissenschaft) niedergeschlagen.

Als **gesundheits- und sozialpolitische Bewegung** entstand die deutsche Sozialpsychiatrie im Deutschland der sechziger Jahre. Sie kritisierte die bislang praktizierten, überkommenen psychiatrischen Behandlungskonzepte und -methoden; sie rückte Werte wie die Achtung der Menschenwürde und die Rechte psychisch Kranker in den Mittelpunkt ihres Denkens und Handelns. Einen Meilenstein dieser Entwicklung stellt die so genannte **Psychiatrie-Enquete** von 1975 dar (Titel: Bericht über die Lage der Psychiatrie in der Bundesrepublik Deutschland – zur psychiatrischen und psychotherapeutisch/psychosomatischen Versorgung). Sie fordert die Entwicklung einer gemeindenahen, angemessenen Versorgung psychiatrisch Kranker und Behinderter, den Aufbau komplementärer Dienste, die Verkleinerung stationärer psychiatrischer Behandlungseinrichtungen sowie die Integration der Psychiatrie in andere Bereiche der Medizin. Die Forderungen zielen darauf ab, Behandlungsbedingungen zu schaffen, die der Symptomatik und den individuellen Lebensbedingungen des Erkrankten gerecht werden, Zwangsmaßnahmen so weit wie möglich einschränken und die Stigmatisierung und Ausgrenzung psychisch Kranker verringern. Dies führte zur Verkleinerung traditioneller Großkrankenhäuser, zur Einrichtung psychiatrischer Abteilungen in Allgemeinkrankenhäusern, zu einer erheblichen Verbesserung der materiellen und personellen Ausstattung psychiatrischer Kliniken und dem Aufbau einer Vielzahl komplementärer Behandlungseinrichtungen. Weitere Anstöße für Veränderungen ergaben sich durch die Arbeit einer Expertenkommission 1988 zur Reform der Versorgung im psychiatrischen und psychotherapeutisch/psychosomatischen Bereich und durch die 1999 vom Bundesministerium für Gesundheit verfasste Psychiatrie-Personal-Verordnung (Psych-PV).

Im Zentrum **sozialpsychiatrischen Handelns** steht das Interesse, psychisch Kranke langfristig in die Gesellschaft zu integrieren und ihre Lebensqualität so weit wie möglich zu optimieren. Eine Form angewandter Sozialpsychiatrie ist die **Gemeindepsychiatrie** oder **kommunale Psychiatrie**. Darunter versteht man alle Einrichtungen und Institutionen, die eine wohnortnahe, umfassende Versorgung der Patienten ermöglichen. Eine Übersicht über die **Angebote der gemeindepsychiatrischen Versorgung** findet sich in Tabelle 3-33.

Auf **wissenschaftlichen Ebene** beschäftigt sich Sozialpsychiatrie mit der empirischen Untersuchung sozialer Faktoren für die Entstehung psychischer Krankheiten oder den Erhalt psychischer Gesundheit. Sie umfasst die psychiatrische Epidemiologie, die Versorgungsforschung, die Erforschung der Organisation von Behandlungsabläufen und Rehabilitationsprogrammen sowie die Reform der psychiatrischen Versorgung. Ihre Ergebnisse spielen eine wichtige Rolle bei der Entwicklung inhaltlicher und struktureller Konzepte zur Prävention und Behandlung psychischer Krankheiten (z.B. Konzeptualisierung und Planung von Therapieeinrichtungen für chronisch psychisch Kranke).

Einige wichtige sozialpsychiatrische Daten zeigt der folgende Kasten:

Klinik: sozialpsychiatrische Daten

- Für 10000 Einwohner werden in Deutschland etwa sechs bis acht Betten in psychiatrischen

Einrichtungen für die akute und mittelfristige Behandlung als notwendig erachtet.
- Etwa ein Zehntel aller Krankenhausbetten in Deutschland entfallen auf die stationäre Behandlung psychisch Kranker.
- Für 10000–20000 Stadtbewohner steht ca. ein niedergelassener psychiatrischer bzw. psychotherapeutischer Facharzt zur Verfügung; in ländlichen Gebieten ist das Verhältnis zum Teil kleiner als 1 : 30000.
- Innerhalb eines Jahres leiden etwa 31% aller Erwachsenen an einer behandlungsbedürftigen psychischen Störung.
- 25–40% aller Patienten in Allgemeinarztpraxen leiden unter einer psychischen Störung. Nur bei etwa der Hälfte der Patienten wird die psychische Erkrankung vom Allgemeinarzt erkannt.
- Etwa 90% aller psychisch Kranken können heute ambulant behandelt werden.
- Die durchschnittliche stationäre Behandlungsdauer liegt heute bei etwa 30 Tagen.

Tab. 3-33 Angebote gemeindepsychiatrischer Versorgung [8]

Soziales Netzwerk	• Angehörige, Freunde, Nachbarn • Bekannte, Arbeitskollegen • Ehrenamtliche Helfer • Selbsthilfegruppen
Medizinische und (gemeinde-) psychiatrische Dienste	• Vollstationärer psychiatrischer Bereich • Teilstationärer psychiatrischer Bereich • Ambulanter psychiatrischer Bereich
Komplementäre Dienste	• Sozialpsychiatrischer Dienst • Integrationsfachdienst
Freizeitbereich/ Tagesstrukturierung	• Freizeit- und Kontaktclub • Tagesstätte • Sozialpsychiatrisches Zentrum
Komplementäre Versorgung im Wohnbereich	• Wohnheim • Wohngemeinschaft • Betreutes Wohnen • Familienpflege
Arbeitsbereich	• Arbeit in Selbsthilfefirmen • Arbeit in Zuverdienstprojekten • Arbeit in geschützter Werkstatt (WfbM)

3.6 Psychoedukation

Definition

Unter dem Begriff **Psychoedukation** werden alle Behandlungsansätze zusammengefasst, die zum **Ziel** haben, Patienten und Angehörigen **Informationen und Wissen** über die Entstehungsbedingungen, Auswirkungen und Behandlungsmöglichkeiten psychischer Erkrankungen zu vermitteln. Empirische Studien zeigen, dass **85–95% aller Patienten** umfassend und vollständig über die Diagnose und den Behandlungsplan informiert werden wollen. Über zwei Drittel der Patienten möchten darüber hinaus aktiv an der Behandlung mit beteiligt sein.

Die **Durchführung** psychoedukativer Interventionen bezieht sich dabei **auf psychologisch-psychotherapeutische Grundprinzipien und Konzepte** (z.B. Durchführung einer psychoedukativen Maßnahme in der Gruppe, Berücksichtigung von kommunikationspsychologischem Wissen).

Psychoedukation ist darauf ausgerichtet, Krankheitsmodelle und therapeutische Interventionen für den Patienten und seine Angehörigen verständlich und nachvollziehbar zu machen, um **Angst zu reduzieren**, **Vertrauen zu schaffen**, aber insbesondere um dem Patienten ein erhöhtes Maß an **Eigenaktivität, Verantwortlichkeit und Selbstkontrolle** in der Bewältigung seiner Erkrankung zu ermöglichen. Sie trägt damit zur **Besserung, Heilung und Rückfallprophylaxe** von psychischen Erkrankungen bei.

Psychoedukation als therapeutische Intervention stammt aus familientherapeutischen Ansätzen und spielt heute v.a. in der Verhaltenstherapie, aber auch im psychiatrischen Alltag eine wichtige Rolle. Ihre Anwendungsformen sind

- Patientenratgeber,
- Selbsthilfeprogramme,
- psychoedukative Therapieprogramme.

Psychoedukation wird manchmal irrtümlich als Maßnahme verstanden, die dem Patienten eine bestimmtes Krankheitsmodell „überstülpen" will. Es geht jedoch darum, das individuelle Krankheitsmodell (= subjektive Krankheitstheorie) des Patienten zunächst zu verstehen, um ihm dann die Möglichkeit zu bieten, es um neue Aspekte zu erweitern.

3.6.1 Anwendungsformen psychoedukativer Verfahren

Patientenratgeber

Patientenratgeber bieten grundlegende Informationen zur Entstehung, Aufrechterhaltung, Behandlung, Bewältigung und Prävention bestimmter psychischer Erkrankungen. Sie können für Patienten und Angehörige eine **erste Hilfe** vor oder zu Beginn der professionellen Therapie darstellen, indem sie neben einem Wissenszuwachs zu einer emotionalen Entlastung der Betreffenden beitragen. Problematisch ist, dass nicht alle als Ratgeber angebotenen Bücher in ihrer Qualität ausreichend hohen Standards genügen und sich damit therapeutisch auch ungünstig auswirken können. Beispiele für gängige Patientenratgeber finden sich in Tab. 3-34.

Tab. 3-34 Patientenratgeber für wichtige psychische Erkrankungen [13]

Depression	Wolfersdorf, M.: Depression. Verstehen und Bewältigen. Springer, 1994.
Bipolare affektive Störung	Helmchen, H.; Rafaelsen, O.J.; Bauer, M.: Depression, Melancholie, Manie. Ein Buch für Kranke und Angehörige. Trias, 1998.
Schizophrenie	Bäuml, J.: Psychosen aus dem schizophrenen Formenkreis. Ein Ratgeber für Patienten und Angehörige. 3. Auflage, Springer 1995.
Angststörungen	Fensterheim; H.; Baer, L.: Leben ohne Angst – Unsicherheiten, Ängste, Phobien erkennen, verstehen, beherrschen. Goldmann, 1995. Wittchen, H.-U.; Benkert, O.; Boerner, R.; Gülsdorff, B.; Philipp, M.; Szegedi, A.: Panik-Ratgeber. Was Sie schon immer über die Behandlung von Panikstörungen wissen wollten. Karger, 1997.
Zwangsstörungen	Hoffmann, N.: Wenn Zwänge das Leben einengen. Zwangsgedanken und Zwangshandlungen. Ursachen, Behandlungsmöglichkeiten und Möglichkeiten der Selbsthilfe. 5. Auflage, PAL, 1996.
Suchterkrankungen	Lindenmeyer, J.: Lieber schlau als blau. Informationen zur Entstehung und Behandlung von Alkohol- und Medikamentenabhängigkeit. PVU, 1994.
Posttraumatische Belastungstörungen	Fischer, G.: Neue Wege aus dem Trauma. Erste Hilfe bei schweren seelischen Belastungen. Patmos, 2003.
Essstörungen	Gerlinghoff, M.; Backmund, H.; Mai, N.: Magersucht und Bulimie verstehen und bewältigen. Beltz, 1999.

Selbsthilfeprogramme

Selbsthilfeprogramme in Buchform bieten zwar – wie auch die Ratgeber – Informationen zu bestimmten psychischen Erkrankungen. Ihr Hauptanliegen ist jedoch, dem Patienten in **hoch strukturierter, didaktisch sinnvoller Weise** ein bestimmtes **therapeutisches Verfahren** darzustellen, das er anschließend selbst zur Behandlung seiner Problematik anwendet. In der Regel werden Therapieverfahren und Techniken vermittelt, die bereits als manualgestützte verhaltenstherapeutische Behandlungsprogramme angewandt werden und empirisch in ihrer Wirksamkeit überprüft sind.

Bei leichter Ausprägung einer bestimmten Problematik (z.B. leichte Panikstörung/Agoraphobie mit nur geringer Beeinträchtigung der Lebensführung) kann die störungsspezifische Therapie mittels eines Selbsthilfemanuals ausreichen. Häufig werden Selbsthilfemanuale auch zur Unterstützung einer professionellen Psychotherapie eingesetzt. Eine Auswahl von Selbsthilfemanualen findet sich in Tabelle 3-35.

Tab. 3-35 Beispiele für Selbsthilfeprogramme in Buchform [13]

Depressionen	Merkle, R.: Wenn das Leben zur Last wird. Ein praktischer Ratgeber zur Überwindung seelischer Tiefs und depressiver Verstimmungen. PAL, 1991.
Panikstörung/ Agoraphobie	Mathews, A.; Gelder, M.; Johnston, D.: Platzangst. Ein Übungsprogramm für Betroffene und Angehörige. (Dt. Bearbeitung von I. Hand und C. Fisser-Wilke). Karger, 1997.
Zwangsstörungen	Baer, L.: Alles unter Kontrolle. Zwangsgedanken und Zwangshandlungen überwinden. Huber, 1995.

Psychoedukative Therapieprogramme

Unter dieser Bezeichnung werden psychoedukative Interventionen zusammengefasst, die **in Form einer Psychotherapie** oder als **Bestandteil einer psychotherapeutischen Behandlung** angewandt werden. Am häufigsten sind die so genannten **störungsspezifischen Ansätze**, d.h. Therapieelemente oder -programme, die auf die Behandlung einer bestimmten psychischen Erkrankung (z.B. Schizophrenie) ausgerichtet sind. Darüber hinaus existieren auch Ansätze, die sich auf ein bestimmtes Problem konzentrieren (z.B. die Behandlung von Interaktionsstörungen psychisch Kranker = **problemorientierter Ansatz**) oder die den Erwerb bestimmter Fertigkeiten (= **zielbezogener Ansatz**), wie zum Beispiel den angemesseneren Umgang mit Emotionen, zum Ziel haben.

Beispiele für **störungsspezifische psychoedukative Interventionen** sind das psychoedukative Training für schizophrene Patienten (PTS) von Kierserg und Hornung oder Elemente der Interpersonellen Psychotherapie (IPT) bei der Behandlung der Depression (↗ 3.4.3). Weitere Erkrankungen, in deren psychotherapeutischer Behandlung Psychoedukation einen wichtigen Stellenwert einnimmt, sind beispielsweise Angststörungen, Zwangsstörungen, Schlafstörungen und Essstörungen.

Störungsübergreifende Ansätze, die im klinischen Alltag eine weite Verbreitung gefunden haben, sind beispielsweise **Gesundheitsinformations-** und **Angehörigengruppen. Gesundheitsinformationsgruppen** werden in stationären Einrichtungen in der Regel einmal wöchentlich durchgeführt und für alle Patienten einer Station angeboten. In ihnen werden verschiedene psychische Erkrankungen oder andere krankheitsbezogene Themen behandelt, die von den Patienten selbst ausgewählt werden. Neben der Vermittlung von Wissensinhalten bietet eine solche Gruppe den Patienten die Möglichkeit, eine emotionale Entlastung zu erfahren („Den anderen geht's ja genauso! Ich bin nicht der Einzige mit diesem Problem!") und Erfahrungen auszutauschen. **Angehörigengruppen** bieten Verwandten, Partnern und Freunden von Patienten die Möglichkeit, sich über die Erkrankung des Betreffenden zu informieren und sich auszutauschen. Zusätzlich werden Wege aufgezeigt, wie Angehörige den Patienten im Alltag und bei der Behandlung seiner Erkrankung unterstützen können.

4 Organische psychische Störungen

Klaus Lieb

4.1 Einführung

Definition

Die organischen psychischen Störungen bilden die Gruppe derjenigen psychischen Störungen, denen eine **pathologisch/pathophysiologisch definierte Hirnerkrankung zugrunde liegt**. Sie werden auch als organische, hirnorganische, körperlich begründbare, somatogene, exogene oder symptomatische Psychosen, Funktionspsychosen oder hirnorganische Psychosyndrome bezeichnet.

Organische psychische Störungen können nach Symptomatik, Ätiologie und Verlauf in verschiedene Gruppen eingeteilt werden.

4.1.1 Einteilung nach der Symptomatik

In der ICD-10 werden nach den vorherrschenden Symptomen zwei Gruppen organischer psychischer Störungen unterschieden:

- **Organische psychische Störungen ersten Ranges.** Hier kann die Verdachtsdiagnose aufgrund der klinischen Symptomatik gestellt werden:
  - Demenzen
  - organisches amnestisches Syndrom
  - Delir/Verwirrtheitszustand
- **Organische psychische Störungen zweiten Ranges.** Die Symptomatik kann nicht vom Bild anderer, „nichtorganischer" psychischer Erkrankungen unterschieden werden:
  - organische Halluzinose
  - organische katatone Störung
  - organische wahnhafte (schizophreniforme) Störung
  - organische affektive Störung
  - organische Angststörung
  - organische dissoziative Störung
  - eichte kognitive Störung
  - organische Persönlichkeitsstörung.

Merke
Organische psychische Störungen ersten Ranges (Demenz, organisches amnestisches Syndrom, Delir) lassen in der Regel anhand der klinischen Symptomatik auf eine organische Ursache der Störung schließen. Organische psychische Störungen zweiten Ranges können nahezu jedes „nichtorganische" psychiatrische Krankheitsbild vortäuschen.

Entsprechend der Einteilung in der ICD-10 (Tab. 4-1) werden in diesem Kapitel zunächst die Demenzen (↗ 4.2), dann das organische amnestische Syndrom (↗ 4.3), das Delir (↗ 4.4) und zuletzt die „sonstigen psychischen Störungen aufgrund einer Schädigung oder Funktionsstörung des Gehirns oder einer körperlichen Krankheit" bzw. die organischen psychischen Störungen zweiten Ranges (↗ 4.5) besprochen.

4.1.2 Einteilung nach der Ätiologie

Organische psychische Störungen können nahezu jedes psychiatrische Krankheitsbild vortäuschen. Die spezifische Symptomatik hilft bei der Ursachenforschung also oft nicht weiter. Dies hat bereits K. Bonhoeffer in der Konzeption des **unspezifischen exogenen Reaktionstypus** beschrieben; danach weisen organische psychische Störungen unabhängig von ihrer speziellen Ätiologie gemeinsame psychopathologische Symptome auf. Mit anderen Worten: Das Gehirn reagiert relativ gleichförmig auf schädigende Einflüsse, weshalb es auch kein psychopathologisches Symptom gibt, das für eine bestimmte Grundkrankheit spezifisch wäre.

Dennoch ist es möglich, einige **Kriterien** zu nennen, die bei einer psychischen Störung dafür sprechen, dass eine organische Ursache zugrunde liegt:

- das Vorliegen relevanter pathologischer somatischer Befunde,
- das Vorliegen psychopathologischer Leitsymptome organischer psychischer Störungen wie z.B. Bewusstseins- und Orientierungsstörungen,
- ein enger zeitlicher Zusammenhang der Manifestation der psychischen Störung mit dem Auftreten der organischen Erkrankung,
- die Besserung der psychischen Symptomatik mit der erfolgreichen Behandlung der organischen Grunderkrankung.

Unter ätiologischen Gesichtspunkten werden die organischen psychischen Störungen eingeteilt in

- **Primäre organische psychische Störungen**
  Diese sind durch intrazerebrale Erkrankungen oder Verletzungen verursacht.
- **Sekundäre organische psychische Störungen**
  Diese werden durch extrazerebrale Erkrankungen hervorgerufen, die zu Hirnfunktionsstörungen führen.

In Tabelle 4-2 findet sich eine mögliche ätiologische Einteilung organischer psychischer Störungen.

Tab. 4-1 Einteilung der organischen psychischen Störungen in der ICD-10

F00 Demenz bei Alzheimer-Krankheit

F00.0 Demenz bei Alzheimer-Krankheit mit frühem Beginn
F00.1 Demenz bei Alzheimer-Krankheit mit spätem Beginn
F00.2 Demenz bei Alzheimer-Krankheit, atypische oder gemischte Form

F01 Vaskuläre Demenz

F01.0 vaskuläre Demenz mit akutem Beginn
F01.1 Multiinfarkt-Demenz
F01.2 subkortikale vaskuläre Demenz
F01.3 gemischte (kortikale und subkortikale) vaskuläre Demenz

F02 Demenz bei sonstigen andernorts klassifizierten Krankheiten

F02.0 Demenz bei Pick-Krankheit
F02.1 Demenz bei Creutzfeldt-Jakob-Krankheit
F02.2 Demenz bei Huntington-Krankheit
F02.3 Demenz bei Parkinson-Krankheit
F02.4 Demenz bei Krankheit durch HIV

F03 Nicht näher bezeichnete Demenz

F04 Organisches amnestisches Syndrom (nicht durch Alkohol oder sonstige psychotrope Substanzen bedingt)

F05 Delir (nicht durch Alkohol oder sonstige psychotrope Substanzen bedingt)

F05.0 Delir ohne Demenz
F05.1 Delir bei Demenz
F05.8 sonstiges Delir

F06 Sonstige psychische Störungen aufgrund einer Schädigung oder Funktionsstörung des Gehirns oder einer körperlichen Krankheit

F06.0 organische Halluzinose
F06.1 organische katatone Störung
F06.2 organische wahnhafte (schizophreniforme) Störungen
F06.3 organische affektive Störungen
F06.4 organische Angststörung
F06.5 organische dissoziative Störung
F06.6 organische emotional labile (asthenische) Störung
F06.7 leichte kognitive Störung

F07 Persönlichkeits- und Verhaltensstörungen aufgrund einer Krankheit, Schädigung oder Funktionsstörung des Gehirns

F07.0 organische Persönlichkeitsstörung
F07.1 postenzephalitisches Syndrom
F07.2 organisches Psychosyndrom nach Schädel-Hirn-Trauma
F07.8 sonstige organische Persönlichkeits- und Verhaltensstörung

Tab. 4-2 Ätiologische Einteilung organischer psychischer Störungen

Ätiologie	Beispiele
Hirnatrophischer degenerativer Prozess	Alzheimer-Demenz
Kardiovaskuläre Erkrankung	Ischämische Enzephalopathie, Embolien bei Myokarditis
Intoxikation oder medikamentöse Nebenwirkungen	Alkohol-, Medikamenten- bzw. Drogenabhängigkeit
Metabolische Störung	Diabetes mellitus, Hyper-/Hypothyreose, Leberversagen
Immunologische Erkrankung	Lupus erythematodes, Encephalitis disseminata
Infektion	Enzephalitis, Meningitis, AIDS, Lues
Hirntumor	Hirnmetastasen, Astrozytom, Glioblastom
Hirntrauma	Schädel-Hirn-Trauma, chronisches Subduralhämatom
Liquorzirkulationsstörung	Normaldruckhydrozephalus mit klinischer Trias: Demenz, Gangstörung, Inkontinenz
Epilepsie	Postiktaler Verwirrtheitszustand
Respiratorische oder hämatopoetische Erkrankung mit folgendem zerebralem Sauerstoffmangel	Schwere Anämie

Merke
Bei den organischen psychischen Störungen ist die Symptomatik nicht ursachenspezifisch.

4.1.3 Einteilung nach dem Verlauf

In der traditionellen Klassifikation des triadischen Systems (↗ Kap. 1) wurden bei den organischen psychischen Störungen oder organischen Psychosyndromen anhand des Verlaufs **zwei Gruppen** unterschieden:

- **Akute organische Psychosyndrome**
  Diese haben eine relativ kurze Krankengeschichte von Stunden bis Wochen. Meist handelt es sich um körperliche Erkrankungen, die das Gehirn sekundär in Mitleidenschaft ziehen. Sie sind in der Regel voll reversibel. Ihr Leitsymptom ist die **Bewusstseinsstörung** mit der einen Ausnahme des **Durchgangssyndroms** nach Wieck, bei dem eine Bewusstseinsstörung fehlt. Zu den akuten organischen Psychosyndromen gehört auch das Delir.
- **Chronische organische Psychosyndrome**
  Diese haben eine lange Krankengeschichte (Monate bis Jahre) mit schleichendem Beginn. Ihnen liegen meist primäre, seltener sekundäre Hirnerkrankungen zugrunde, die meist zu irreversiblen Störungen mit den Leitsymptomen **organische Wesensänderung** und **Demenz** führen. Eine Bewusstseinsstörung besteht nicht.

Durchgangssyndrom nach Wieck

Der Begriff des Durchgangssyndroms wird in der ICD-10 nicht mehr verwendet, soll hier aber kurz besprochen werden, da er im klinischen Alltag noch häufig zu hören ist.

Definition: Als Durchgangssyndrome bezeichnet man reversible und nicht mit einer Bewusstseinsstörung verbundene Formen organischer psychischer Störungen, die meist bei der Rückbildung z. B. einer Intoxikation oder eines Schädel-Hirn-Traumas oder auch postoperativ auftreten.

Durchgangssyndrome können sehr unterschiedliche **Erscheinungsbilder** aufweisen:

- affektive, aspontane oder hysteriforme Durchgangssyndrome
- amnestische Durchgangssyndrome („akutes Korsakow-Syndrom")
- paranoid-halluzinatorische Durchgangssyndrome.

Kasuistik
Ein 43-jähriger Bauarbeiter stürzte bei der Arbeit 5 m tief in eine Grube und zog sich dabei schwere Verletzungen zu. Neben multiplen Frakturen im Bereich der Extremitäten kam es zu Frakturen der ersten drei Halswirbelkörper mit einer inkompletten Tetraplegie und einem Schädel-Hirn-Trauma. Der Patient lag nach der Primärversorgung zunächst fünf Tage im Koma auf einer Intensivstation und wurde dann zur weiteren Behandlung auf die paraplegische Station eines Rehabilitationszentrums verlegt. Dort entwickelte der Patient Ängste, man würde ihm das Essen vergiften und ihn in eine Todeszelle bringen. Er sah riesige Spinnweben an der Zimmerdecke, die langsam immer größer wurden und ihn einzuhüllen drohten. Auch glaubte er, mit dem Hubschrauber in eine andere Klinik verlegt worden zu sein, was ein Anzeichen dafür sei, dass es sehr schlecht um ihn bestellt sei. Diese Symptomatik hielt bei voller Bewusstseinsklarheit des Patienten in wechselnder Ausprägung ca. eine Woche an. Vorübergehend behandelte man die Symptome mit 2 mg Risperidon (Risperdal®).
Diagnose: paranoid-halluzinatorisches Durchgangssyndrom.

4.2 Demenzen

Definition

Ein dementielles Syndrom umfasst nach der ICD-10 folgende drei Elemente:

- **eine Störung des Gedächtnisses:** Ein Patient kann sich z. B. gerade Besprochenes oder vereinbarte Termine nicht merken, oder er vergisst, wo er etwas soeben hingelegt hat;
- **eine Beeinträchtigung in zumindest einem weiteren neuropsychologischen Teilbereich:** z. B. eine Störung der Orientierung, des Sprachverständnisses, des Lesens, Schreibens oder Rechnens;
- **eine damit verbundene alltagsrelevante Einschränkung der Lebensführung.**

Damit die Diagnose eines dementiellen Syndroms gestellt werden kann, muss die Symptomatik für mindestens sechs Monate bestehen.

Merke
Ein dementielles Syndrom ist definiert durch eine Störung des Gedächtnisses, eine Beeinträchtigung mindestens eines weiteren neuropsychologischen Teilbereichs und eine damit verbundene alltagsrelevante Einschränkung der Lebensführung. Die Symptomatik muss für mindestens sechs Monate bestehen.

Im Gegensatz zu den Minderbegabungen (Oligophrenien) bezeichnet **Demenz** den Verlust einer zuvor einmal erreichten kognitiven Fähigkeit, während es sich bei den **Oligophrenien** um seit Geburt bestehende Störungen handelt.

Diagnose

Um eine Demenz diagnostizieren zu können, müssen die oben genannten Demenzkriterien nach der

Tab. 4-3 Screeningfragen für die Abklärung eines dementiellen Syndroms

Haben Sie das Gefühl, dass
- Sie sich weniger als früher merken können?
- Ihre Leistungsfähigkeit gegenüber früher nachgelassen hat?
- Sie in letzter Zeit häufiger nicht die richtigen Worte im Gespräch finden?
- Sie häufiger als früher nach Gegenständen wie z. B. dem Hausschlüssel oder Werkzeugen suchen?

ICD-10 erfüllt sein. Von besonderer Bedeutung ist dabei die **Feststellung kognitiver Defizite** (einerseits durch eine genaue Erhebung des psychischen Befundes, andererseits durch die Anwendung standardisierter, reproduzierbarer Tests). In Tabelle 4-3 sind einige Screeningfragen bei Verdacht auf ein dementielles Syndrom zusammengestellt, in Tabelle 4-4 Charakteristika verschiedener Demenz-Screening-Tests.

Mini-Mental-Status-Test (MMST)
Aufgrund seiner leichten Durchführbarkeit ist der Mini-Mental-Status-Test (MMST) nach Folstein (1975) immer noch das am häufigsten verwendete **testpsychologische Instrument.** Er ist insbesondere für die **Verlaufsbeurteilung** sehr gut geeignet. Ein pathologischer Test liegt bei Punktwerten unter 25 vor (Tab. 4-5).

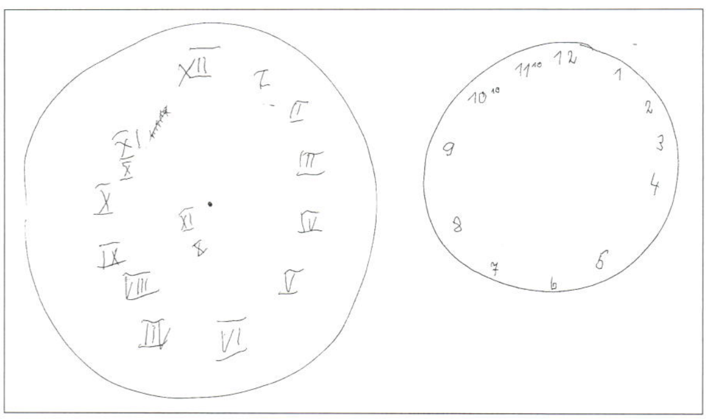

Abb. 4-1 Beispiele für pathologische Uhrzeichentests bei der Alzheimer-Demenz

Der MMST ist auch Teil des Münchner **SIDAM-Interviews** (Strukturiertes Interview für die Diagnose einer Demenz vom Alzheimer-Typ, Multiinfarkt-Demenz und Demenzen anderer Ätiologie). Dieses strukturierte Interview enthält ein Instrument zur Beurteilung der Wahrscheinlichkeit der vaskulären Demenz aufgrund von klinischen Befunden, ein Instrument zur standardisierten Erfassung des Demenzgrades (MMST) und weitere wichtige, in der Anamnese zu stellende Fragen. Die Durchführung des Tests dauert ca. 45 Minuten.

Uhren-Zeichen-Test
Auch beim Uhren-Zeichen-Test handelt es sich um einen weit verbreiteten **Demenz-Screening-Test**. Dabei werden vor allem das problemlösende Denken und die räumlich-zeichnerische Leistung erfasst. Die Aufgabe besteht darin, ein Zifferblatt aufzuzeichnen und die Zeigereinstellung 11.10 Uhr einzuzeichnen. Abbildung 4-1 zeigt zwei Beispiele für pathologische Uhren-Zeichen-Tests bei Patienten mit Alzheimer-Demenz.

Differentialdiagnose

Abbildung 4-2 zeigt die wichtigsten Demenzformen und deren prozentuale Häufigkeit.
- **Alzheimer-Demenz:** Hier finden sich meist keine wesentlichen körperlichen und psychischen (Vor-) Erkrankungen, der Verlauf ist schleichend und langsam progredient. Überdies sind die kognitiven Defizite (Gedächtnisstörung, Orientierungsstörung, Störung der Urteilsfähigkeit) relativ gleichmäßig verteilt, und es bestehen keine fokalen neurologischen Defizite. In der Positronen-Emissions-Tomographie (PET) findet sich eine temporoparietale Minderutilisation von Glukose und im Liquor oft ein erhöhtes τ-Protein.
- **Vaskuläre Demenzen:** Hier finden sich typischerweise vaskuläre Risikofaktoren wie z. B. Blutdruckerhöhung, Nikotinabusus, Hypercholesterinämie, Adipositas oder Diabetes mellitus, eine Vorgeschichte zerebraler Infarkte und eine im Verlauf oft stufenweise Verschlechterung (Abb. 4-3). Bei der Untersuchung fallen in der Regel fokale neurologische Defizite sowie eine ungleiche Verteilung kognitiver Defizite auf (z. B. ein umschriebenes

Tab. 4-4 Demenz-Screening-Tests

Instrument	Zeitbedarf	Geprüfte Funktionen
DemTect	7 Min.	Gedächtnis (verbal), Wortflüssigkeit, intellektuelle Flexibilität, Aufmerksamkeit
MMST	3–10 Min.	Aufmerksamkeit, Orientierungswissen, Sprache, Visuokonstruktion
TFDD	5–7 Min.	Gedächtnis (verbal), Wortflüssigkeit, zeitliche Orientierung, Sprachverständnis, Stimmungslage
Uhren-Zeichen-Test	5 Min.	Visuokonstruktion, Problemlösen

Tab. 4-5 Mini-Mental-Status-Test nach Folstein [14]

	Fragen	Punkte
1. Orientierung **a) zur Zeit**	Welche(n/s) • Jahr • Jahreszeit • Monat • Tag • Datum haben wir?	max. 5 Punkte
b) zum Ort	Wo befinden wir uns? • Staat • Bundesland • Stadt • Krankenhaus • Stockwerk oder Station	max. 5 Punkte
2. Nachsprechen	Sprechen Sie mir bitte nach: Uhr, Pfennig, Boot	(Der Patient erhält für jedes richtig wiederholte Wort je 1 Punkt; maximal bis fünfmal vorsagen) max. 3 Punkte
3. Aufmerksamkeit und Rechnen	Bitte ziehen Sie von 100 fortlaufend jeweils 7 ab.	(Für jede richtige Subtraktion bis 65 erhält der Patient 1 Punkt; Folgefehler werden nicht gerechnet) max. 5 Punkte
4. Gedächtnis	Erinnern Sie sich an die Wörter, die ich Ihnen eben vorgesagt habe?	max. 3 Punkte
5. Benennen	Was ist das? (Armbanduhr, Bleistift)	max. 2 Punkte
6. Nachsprechen	Bitte sprechen Sie mir nach: Die Katze sitzt auf dem Dach.	max. 1 Punkt
7. Sprachverständnis	Nehmen Sie bitte das Blatt Papier in die rechte Hand, falten Sie es in der Mitte, und legen Sie es auf den Boden!	(Der Patient erhält für jede richtig ausgeführte Aktion 1 Punkt) max. 3 Punkte
8. Lesen	Bitte lesen Sie das, und tun Sie es auch! (Auf einem separaten Blatt wird dem Patienten die Aufforderung „Schließen Sie die Augen!" vorgelegt).	max. 1 Punkt
9. Schreiben	Bitte schreiben Sie irgendeinen Satz! (vollständiger Satz mit Subjekt und Prädikat)	max. 1 Punkt
10. Zeichnen	Bitte zeichnen Sie das ab! 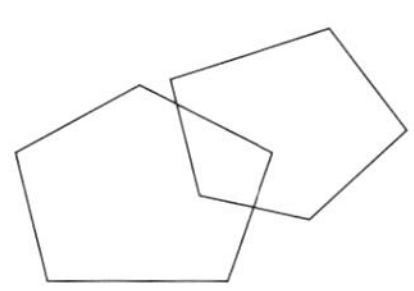	max. 1 Punkt
Gesamtwert	max. 30 Punkte	

neuropsychologisches Symptom entsprechend der vaskulären Läsionsstelle). In der Computertomographie (CT) zeigen sich Infarkte oder eine subkortikale vaskuläre Enzephalopathie, im PET ein fokaler Hypometabolismus (s.a. Tab. 4-9).

- **Frontotemporale Demenzen (Morbus Pick):** Sie verlaufen langsam progredient, wobei die Verhaltensstörungen und Persönlichkeitsveränderungen typischerweise den Gedächtnisstörungen vorangehen. Klinisch zeigt sich bei den frontotemporalen Demenzen entweder eine Apathie bis zur völligen Antriebslosigkeit oder eine Enthemmung mit ausgeprägter Störung der Urteilsfindung, Witzelsucht, Äußerung sexueller Anzüglichkeiten und/

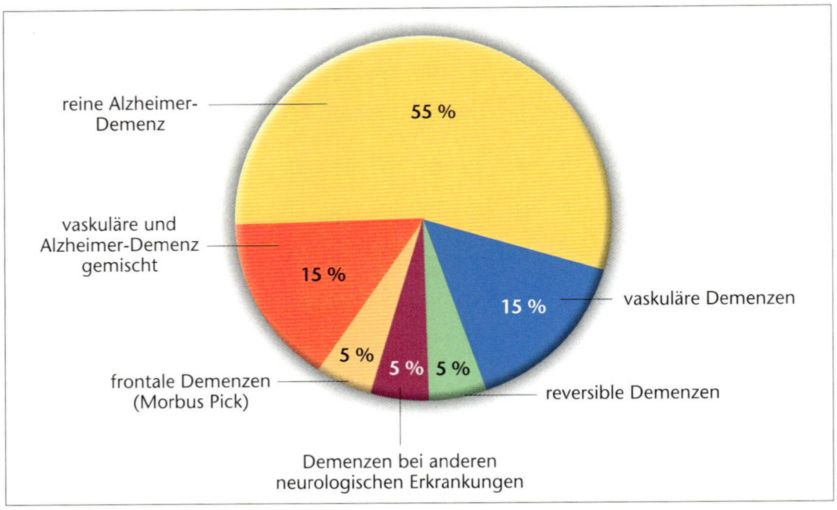

Abb. 4-2 Prozentuale Häufigkeit verschiedener Demenzursachen [15]

oder einer Vergröberung der Essenssitten (mit Hand essen, aus dem Glas fremder Personen trinken o.Ä.). Die Gedächtnisleistung ist vergleichsweise lange gut, und es bestehen in der Regel keine neurologischen Symptome. Im CT findet sich eine frontale Atrophie und im PET ein frontaler Hypometabolismus.

- **Demenzen im Rahmen anderer neurologischer Erkrankungen:** Hier finden sich spezifische Hinweise auf eine neurologische Erkrankung in der Anamnese bzw. der neurologischen Untersuchung. Beispiele sind Chorea Huntington (positive Familienanamnese, frühe optische Halluzinationen, choreatische Bewegungsstörungen), Morbus Parkinson, Creutzfeldt-Jakob-Erkrankung (schneller Verlauf, Kleinhirnsymptome, Krampfanfälle, Myoklonien) und paraneoplastische Syndrome (z.B. limbische Enzephalitis).
- **Potentiell reversible „demenzielle" Syndrome**: Beispiele sind chronische zerebrale Hypoxien bei Herzinsuffizienz oder Anämie, Autoimmunerkrankungen, zerebrale Raumforderungen, Leber- und Nierenversagen, Endokrinopathien (z.B. Schilddrüsen- oder Nebenschilddrüsenerkrankungen), Vitamin-B_{12}- oder Folsäuremangel, progressive Paralyse (Lues) und Normaldruckhydrozephalus (Trias aus Demenz, ataktischem Gangbild und Dranginkontinenz), depressive Pseudodemenz.

Zum **diagnostischen Minimalprogramm** bei der Differentialdiagnose der Demenzen gehören:

- Anamnese (einschließlich Fremdanamnese),
- Erhebung des psychischen Befundes (insbesondere Beurteilung des Alt- und Neugedächtnisses, der Orientierung und der Merkfähigkeit),
- Anwendung von Testinventaren zur Objektivierung und Quantifizierung kognitiver Defizite (z.B. Mini-Mental-Status-Test (MMST) und Hamilton-Depressions-Skala zur Abgrenzung einer Depression),
- internistische und neurologische Untersuchung,
- laborchemische Untersuchungen je nach differentialdiagnostischen Erwägungen,
- Liquordiagnostik (zum Ausschluss entzündlicher Erkrankungen, zur Messung von Neurodegenerationsmarkern (τ-Protein und β-Amyloid) sowie zur Bestimmung des Proteins 14-3-3 zur Differentialdiagnose der Creutzfeldt-Jakob-Erkrankung),

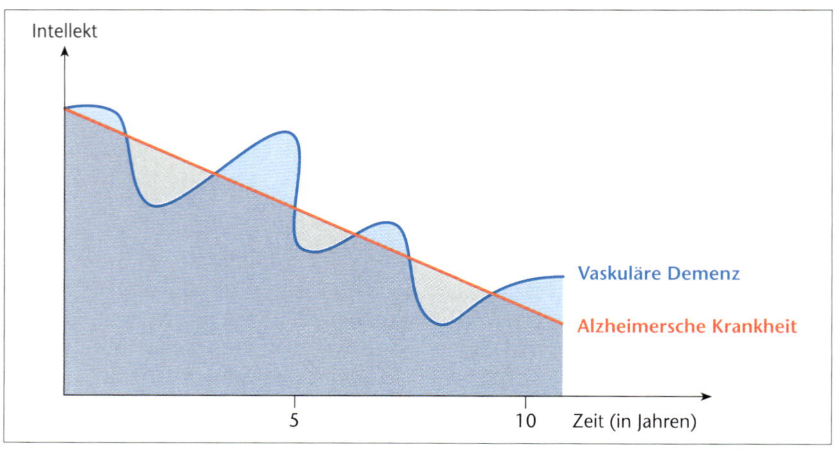

Abb. 4-3 Verlauf von Alzheimer-Demenz und vaskulären Demenzen im Vergleich

- apparative Zusatzdiagnostik (z. B. EKG, Röntgen-Thorax, EEG, CT und/oder Kernspintomographie, Positronen-Emissions-Tomographie).

Kortikale und subkortikale Demenzen
Häufig wird zwischen so genannten kortikalen und subkortikalen Demenzen unterschieden. Nicht alle Demenzformen lassen sich eindeutig in dieses Schema einordnen, und vor allem im späteren Krankheitsverlauf sind kombinierte Störungen häufig. Tabelle 4-6 listet die Unterschiede zwischen kortikalen und subkortikalen Demenzen auf.

4.2.1 Alzheimer-Demenz

Epidemiologie

Die Alzheimer-Demenz ist nach epidemiologischen und pathologischen Studien die **häufigste Ursache einer kognitiven Leistungsabnahme im Alter** und betrifft ca. 5% der über 65-Jährigen. Aufgrund der gestiegenen Lebenserwartung und der damit zunehmenden Prävalenz ist die Alzheimer-Demenz in den letzten Jahrzehnten zunehmend auch in den Blickpunkt der Therapieforschung gerückt. In Deutschland leiden zurzeit ca. 1 Million Menschen an einer Alzheimer-Demenz.

Definition

Das Krankheitsbild wurde 1906 erstmals von Alois Alzheimer beschrieben, der extrazelluläre kortikale Plaques und eine sog. neurofibrilläre Degeneration innerhalb von Nervenzellen bei einer Patientin mit einem früh beginnenden dementiellen Syndrom entdeckte.

Früher wurden Demenzen entsprechend dem Alter des Auftretens in präsenile (vor dem 65. Lebensjahr) und senile Demenzen (nach dem 65. Lebensjahr) unterteilt und mit dem Begriff Alzheimer-Krankheit nur die präsenilen Demenzen bezeichnet. Da sich jedoch später zeigte, dass sich die präsenilen und senilen Formen nicht wesentlich voneinander unterschieden, hat sich der Begriff Alzheimer-Demenz unabhängig vom Manifestationsalter durchgesetzt. Nach der ICD-10 lässt sich jedoch je nach Manifestationsalter der Zusatz **„mit frühem Beginn“** (vor dem 65. Lebensjahr; ICD-10: F00.0) und **„mit spätem Beginn“** (nach dem 65. Lebensjahr, ICD-10: F00.1) klassifizieren.

Bei den Alzheimer-Demenzen unterscheidet man:
- **sporadisch auftretende Fälle** (ca. 95%);
- **familiär gehäuft auftretende Fälle** (ca. 5%) mit mehreren Erkrankungsfällen bei Verwandten 1. Grades (bei einer kleinen Untergruppe dieser genetisch bedingten Alzheimer-Demenzen finden sich Mutationen in den Genen des Amyloidvorläuferproteins und der Präsenilingene PS-1 und PS-2 auf den Chromosomen 1, 14 oder 21).

Zwischen beiden Formen bestehen jedoch keine wesentlichen Unterschiede im Hinblick auf Symptomatik und Verlauf der Erkrankung. Bei den Patienten mit einer bekannten genetischen Ursache findet sich allerdings praktisch immer ein präseniler Erkrankungsbeginn, oft bereits vor dem 55. Lebensjahr.

Symptomatik (Abb. 4-4)

Symptomatik in der Frühphase
Die Alzheimer-Demenz beginnt **langsam, schleichend** und zunächst meist mit **Merkfähigkeitsstörungen**. Zusätzlich kommt es initial oft zu leicht ausgeprägten Verhaltensänderungen wie einer nachlassenden Aktivität oder einem sozialen Rückzug. Im Frühstadium ist die Diagnosestellung meist schwierig. Manchmal sind die Frühsymptome einer Alzheimer-Demenz nur schwer von einer affektiven Symptomatik im Rahmen einer Depression zu unterscheiden.

In Tabelle 4-7 sind einfache klinische Merkmale aufgeführt, anhand derer sich Demenzerkrankungen von einer **depressiven Pseudodemenz** (d. h. kognitive Störungen im Rahmen einer Depression) unterscheiden lassen.

Der **„typische“ Alzheimerpatient** im Frühstadium lässt sich folgendermaßen charakterisieren:
- Er klagt nicht über Vergesslichkeit.
- Er gibt sich unauffällig und weicht bei Nachfragen über kognitive Defizite aus.
- Er ist körperlich gesund und kommt nicht aus eigenem Antrieb zum Arzt.
- Er entgeht der Diagnose, wenn der Arzt nicht nachhakt.

Tab. 4-6 Unterschiede zwischen kortikalen und subkortikalen Demenzen

	Kortikale Demenzen	Subkortikale Demenzen
Beispiele	Alzheimer-Demenz, Demenz bei Morbus Pick (frontotemporale Demenz)	Subkortikale vaskuläre Demenz, Demenz bei Morbus Parkinson, Demenz bei Chorea Huntington
Lokalisation	Neokortex, Paläokortex, v. a. Hippokampus, Regio entorhinalis und Assoziationsareale	Stammganglien, Thalamus, Hirnstamm
Motorik	Unauffällig	Extrapyramidalmotorische Störungen
Kognition und Affekt	Amnesie, Aphasie, Apraxie, Agnosie	Verlangsamung, Vergesslichkeit, Verstimmtheit

Tab. 4-7 Abgrenzung einer dementiellen Erkrankung von einer depressiven Pseudodemenz

	Dementielle Erkrankung	Depressive Pseudodemenz
Ärztliches Gespräch	Patienten versuchen zu dissimulieren	Patienten beklagen die „Vergesslichkeit"
Standardisierter Test	Testleistung und Alltagsleistung entsprechen sich	Alltagsleistung besser als Testleistung
Verlauf	Schleichend-progredient	Über Tage/Wochen
Orientierung	Gestört	Verhältnismäßig intakt
Sexuelle Bedürfnisse	Eher ungestört	Eher gestört
Hygiene	Gestört	Eher unauffällig
Ansprechen auf antidepressive Therapie	Keine Verbesserung der kognitiven Leistung	Verbesserung der kognitiven Symptome

Symptomatik im weiteren Verlauf
Nach der Frühphase treten im weiteren Krankheitsverlauf die **neuropsychologischen Defizite** in den Vordergrund. Zu den Störungen des Neugedächtnisses kommen weitere **kognitive Einschränkungen** hinzu wie Apraxie, semantische Aphasie mit ausgeprägten Wortfindungsstörungen, Alexie, Agraphie, Akalkulie sowie Störungen der Visuokonstruktion und der räumlichen Orientierung. Im fortgeschrittenen Stadium können auch **neurologische Symptome** auftreten sowie eine Harn- oder Stuhlinkontinenz. Ebenso treten bei bis zu 70% aller Alzheimerpatienten Verhaltensstörungen auf, die sich in depressiver Verstimmung, vermehrter Unruhe, apathischem Rückzug, Wahnsymptomen und Halluzinationen sowie in Störungen des Schlaf-wach-Rhythmus äußern können.

Verlauf

Die **Verlaufsdauer** der Alzheimer-Demenz beträgt ab dem Zeitpunkt der Diagnose etwa **fünf bis acht Jahre**, wobei im Progressionstempo deutlich ausgeprägte individuelle Unterschiede bestehen. Im Verlauf unterscheidet man:

- ein frühes Stadium: MMST ca. 20–25 Punkte,
- ein mittleres Stadium: MMST ca. 10–20 Punkte,
- ein spätes Stadium: MMST < 10 Punkte.

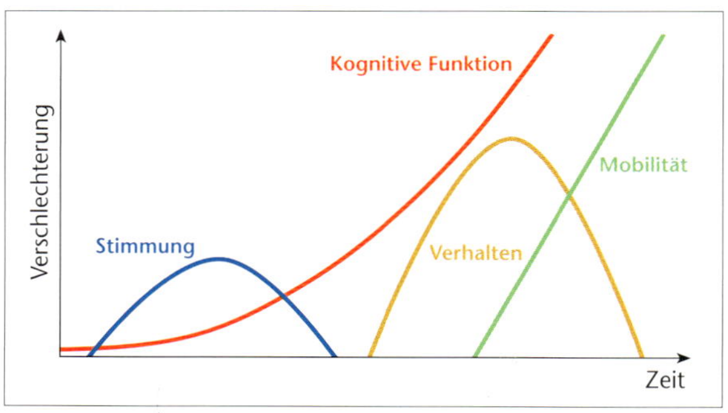

Abb. 4-4 Symptomentwicklung bei der Alzheimer-Demenz im Verlauf

Dabei zeichnet sich das frühe Stadium in der Regel durch eine relativ geringe Progression, das mittlere Stadium durch eine rasche Progression und das Spätstadium wieder durch eine langsame Progression bei bestehenden schweren Defiziten aus.

In der Regel gehen die letzten zwei Jahre der Erkrankung mit schwerer **Pflegebedürftigkeit** einher. Diese ergibt sich weniger aus den kognitiven Defiziten als aus der Unfähigkeit des Patienten, alleine zur Toilette zu gehen, Essen zu sich zu nehmen oder sich zu waschen. Auch nächtliche Unruhezustände, teilweise mit Verwirrtheit und Fremdaggressivität, können Gründe für eine Verlegung ins Pflegeheim sein.

Kasuistik
Ein 68-jähriger ehemaliger leitender Angestellter kommt zusammen mit seiner Frau in die Gedächtnissprechstunde. Er klagt, dass er so vergesslich sei und dass es ihm beim Einkaufen kaum noch möglich sei, die Preise aufzusummieren. Auch möge er nicht mehr gerne Freunde einladen, da er ihren Gesprächen nicht mehr folgen könne. Er kam sich schon richtig nutzlos vor und hatte das Gefühl, seiner gehbehinderten Frau zur Last zu fallen. Die Ehefrau bestätigte, dass sich die Vergesslichkeit schleichend entwickelt habe. Eigentlich könne sie gar nicht mehr genau sagen, wann ihr klar geworden war, dass ihr Mann nicht in Ordnung war. Erst habe er über Vergesslichkeit geklagt, dann habe er sich mit dem Auto öfters verfahren, danach Rechenprobleme entwickelt und sei später auch vermehrt reizbar geworden und habe sich immer häufiger mit ihr gestritten.

In der neuropsychologischen Testung hatte er 20 von 30 Punkten im Mini-Mental-State-Test und neben einem Versagen des Kurzzeitgedächtnisses zeigten sich große Schwierigkeiten beim Rückwärtsrechnen, beim Buchstabieren und beim Abzeichnen geometrischer Figuren. Die neurologische und internistische Untersuchung einschließ-

lich der Laborparameter war unauffällig. Kardiale Risikofaktoren bestanden nicht. Auch EKG, EEG und CCT waren ohne pathologischen Befund.
Verdachtsdiagnose: Alzheimer-Demenz.

Risikofaktoren

Wichtigster Risikofaktor für das Auftreten einer Alzheimer-Demenz ist das **Alter** als solches. So steigt die Prävalenz mit zunehmendem Alter deutlich an (Tab. 4-8). Weitere Risikofaktoren sind eine familiäre Häufung neurologischer Erkrankungen (Verdacht auf dementielle Erkrankung eines Erstgrad-Angehörigen), frühere Schädel-Hirn-Traumen, niedrige Schulbildung, geringe psychosoziale Betätigung, Zugehörigkeit zum weiblichen Geschlecht (Geschlechtsverhältnis Frauen zu Männern 3 : 2) und Homozygotie für das ApoE4-Gen. **Protektive Faktoren** sollen das Bestehen einer rheumatoiden Arthritis und eine langjährige Einnahme von antiinflammatorischen Medikamenten wie z.B. nichtsteroidalen Antirheumatika und von Östrogenen sein.

Pathogenese (Abb. 4-5)

Die wichtigsten pathologischen Merkmale der Alzheimer-Demenz sind **pathologische Ablagerungen von Proteinen**, nämlich die extrazelluläre Plaquebildung von Amyloid-β-Peptiden (einem Abbauprodukt des Amyloid-Vorläuferproteins, APP) und die intrazelluläre Ablagerung von Neurofibrillen (sog. „Tangles", bestehend aus hyperphosphoryliertem τ-Protein). Diese abnormen Proteinablagerungen führen zur Degeneration von Nervenzellen, insbesondere im Hippokampus, im Temporallappen und im basalen Vorderhirn; dies führt klinisch zur typischen Trias aus Gedächtnisstörung, visuell-räumlicher Störung und Benennstörung.

In den **limbischen und paralimbischen Strukturen** und den cholinergen Projektionskernen des basalen Vorderhirns (v.a. Ncl. basalis Meynert) sind diese pathologischen Veränderungen besonders

Tab. 4-8 Prävalenz der Alzheimer-Demenz

Altersgruppe	Prozentuale Häufigkeit der Alzheimer-Demenz
30–59 Jahre	0,02%
60–69 Jahre	0,3%
70–79 Jahre	3,2%
80–90 Jahre	10,8%

frühzeitig nachweisbar. Im Ncl. basalis Meynert findet sich ein Verlust von mehr als der Hälfte der cholinergen Nervenzellen. Da die cholinerge Innervation des Kortex und des Hippokampus für Aufmerksamkeitsprozesse und Gedächtnisleistungen von zentraler Bedeutung ist, ist der Ausgleich dieses „cholinergen Defizits" durch Acetylcholinesterasehemmer therapeutisch bedeutsam (s.u.).

Neben den genannten cholinergen Projektionsneuronen sind auch **andere Neurotransmittersysteme** von der Degeneration **betroffen** (vgl. Abb. 4-6).

Ein frühes morphologisches Korrelat der Alzheimer-Demenz ist die **Abnahme der kortikalen Synapsendichte**; deshalb kann man annehmen, dass am Beginn der Erkrankung eine synaptische Schädigung steht.

Neben den oben erwähnten zentralen pathologischen Veränderungen werden bei der Pathogenese der Alzheimer-Demenz aber auch noch weitere Mechanismen diskutiert. Beispielsweise lassen sich frühzeitig Hinweise auf **inflammatorische Prozesse** in Form einer Mikroglia-Aktivierung nachweisen. Da Amyloidablagerungen und Endothelveränderungen in zerebralen Gefäßen gefunden wurden, werden auch **vaskuläre Mechanismen** bei der Pathogenese der Alzheimer-Demenz diskutiert. Weiterhin kommt es wahrscheinlich zu einer **pathologischen Exzitotoxizität glutamatresponsiver Nervenzellen**.

Abgeleitet aus den pathologischen Befunden wurden folgende **Therapieansätze** entwickelt:

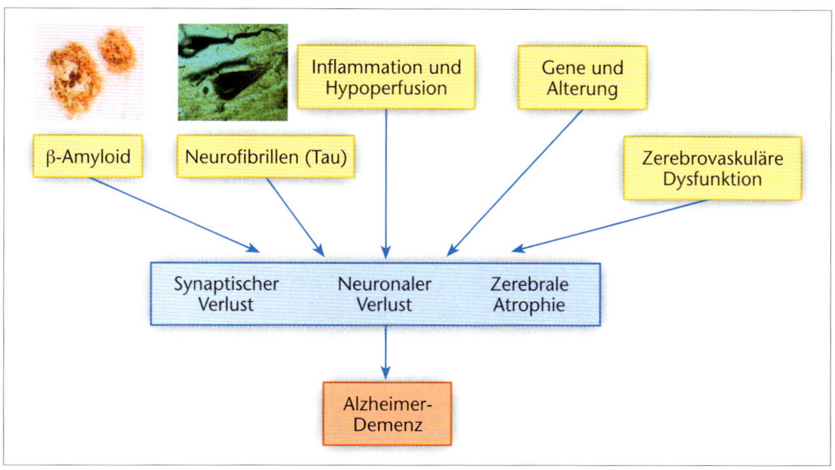

Abb. 4-5 Pathogenetische Mechanismen der Alzheimer-Demenz

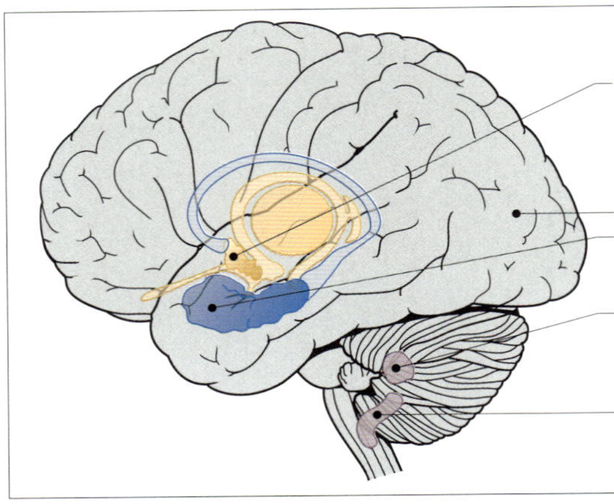

Abb. 4-6 Betroffene Neurotransmitter-Systeme bei der Alzheimer-Demenz

- Behandlung mit Acetylcholinesterasehemmern zum Ausgleich eines cholinergen Defizits,
- Behandlung mit NMDA-Rezeptor-Modulatoren (wie z.B. Memantin zur Antagonisierung exzitotoxischer Glutamatwirkungen),
- Behandlung mit Antioxidanzien zum Abfangen neurotoxischer freier Radikale,
- Impfung mit Beta-Amyloid zur Reduzierung der Ablagerung von Beta-Amyloidproteinen (in der Entwicklung),
- Behandlung mit neurotrophen Substanzen zur Antagonisierung neurodegenerativer Prozesse (in der Entwicklung),
- Behandlung mit antiinflammatorischen Substanzen zur Hemmung inflammatorischer Prozesse (in der Entwicklung).

Diagnostik (Abb. 4-7)

Da es für die Alzheimer-Diagnose **keinen allein beweisenden neuroradiologischen oder laborchemischen Befund** gibt, wird die Diagnose immer **klinisch** gestellt; dabei werden **neuropsychologische Testungen** und weitere **apparative Zusatzbefunde** einbezogen.

Zur Diagnostik müssen zunächst die allgemeinen **Demenzkriterien** der ICD-10 erfüllt sein und ein **schleichender Verlauf** vorliegen. Entscheidend ist der Ausschluss einer anderen Demenzursache; dabei müssen neben den oben genannten Demenzformen unbedingt die so genannten reversiblen Demenzformen durch laborchemische und apparative Untersuchungen ausgeschlossen werden. Eine Alzheimer-Demenz ist also immer eine **Ausschlussdiagnose**. Die definitive Diagnose kann nur durch eine neuropathologische Beurteilung nach dem Tode gestellt werden.

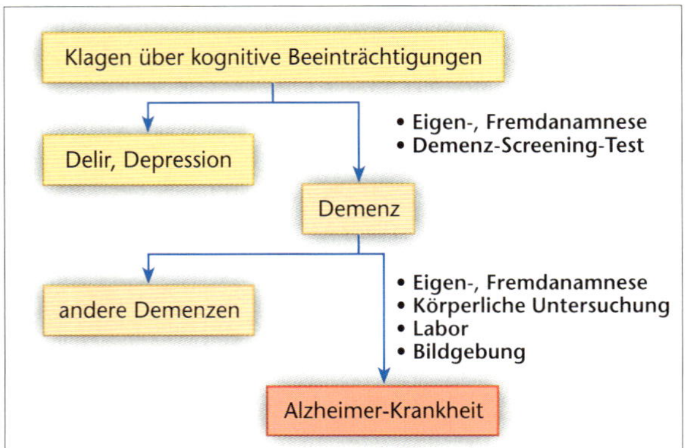

Abb. 4-7 Der Weg zur Diagnostik der Alzheimer-Demenz

Merke
Die Alzheimer-Demenz ist immer eine Ausschlussdiagnose. Wesentlicher Bestandteil der Diagnostik ist daher der Ausschluss anderer Demenzursachen.

Anamnese und klinischer Status

Wichtig ist die genaue **Erhebung der Eigen- und Fremdanamnese**, wobei diese die genaue Entwicklung der Beschwerden erfassen und nach Hinweisen auf andere Demenzursachen in der Anamnese fahnden sollte (vor allem Hinweise für vaskuläre Demenzen oder reversible Demenzformen).

Der **klinische Status** sollte eine genaue psychiatrische, neurologische und internistische Untersuchung umfassen; dabei sollten auch hier insbesondere körperliche Hinweise auf andere Demenzursachen beachtet werden.

Für die **neuropsychologische Diagnostik** bietet sich der MMSE-Test (s.o.) an, für eine ausführlichere Erfassung kognitiver Defizite die CERAD-Testbatterie. Für Verlaufsbeurteilungen kann auch die sog. Alzheimers Disease Assessment Scale (ADAS) verwendet werden.

Laboruntersuchungen

Bisher gibt es keinen Laborparameter, der eindeutig die Diagnose einer Alzheimer-Demenz ermöglicht. Allerdings zeigen sich zwischen Patienten mit Alzheimer-Demenz und Patienten ohne organische Erkrankungen deutliche Unterschiede bezüglich der Konzentration des τ-Proteins im Liquor. Zur Unterscheidung gegenüber anderen Demenzformen eignet

Tab. 4-9 Vergleichende Gegenüberstellung der ICD-10-Kriterien für das Vorliegen einer Alzheimer-Demenz und einer vaskulären Demenz

Alzheimer-Demenz	Vaskuläre Demenz
Kein Hinweis auf eine andere demenzverursachende Erkrankung	Ungleiche Verteilung kognitiver Defizite
Vorgeschichte meist auffallend frei von körperlichen Vorerkrankungen	Nachweis einer fokalen Hirnschädigung
Beginn immer langsam mit gleichförmig progredientem Verlauf	Nachweis zerebraler Infarkte in der Bildgebung
	Anamnestische Hinweise auf Infarkte und Hypertonie
	Schleichender oder insultartiger Beginn möglich
	Verlauf langsam progredient oder mit stufenweiser Verschlechterung

sich dieses Verfahren jedoch weniger gut. Auch Amyloid-β-Peptide können im Liquor bestimmt werden; in den Frühstadien der Demenz kann ein vorübergehender Anstieg nachgewiesen werden, während es im späteren Verlauf zu einem Abfall kommt. Möglicherweise können in Zukunft kombinierte Bestimmungen aus τ-Protein und Amyloid-β-Peptiden eine spezifischere Diagnose der Alzheimer-Demenz ermöglichen.

Zerebrale Bildgebung

Auch mittels Bildgebung lässt sich eine Alzheimer-Demenz **nicht sicher** diagnostizieren.

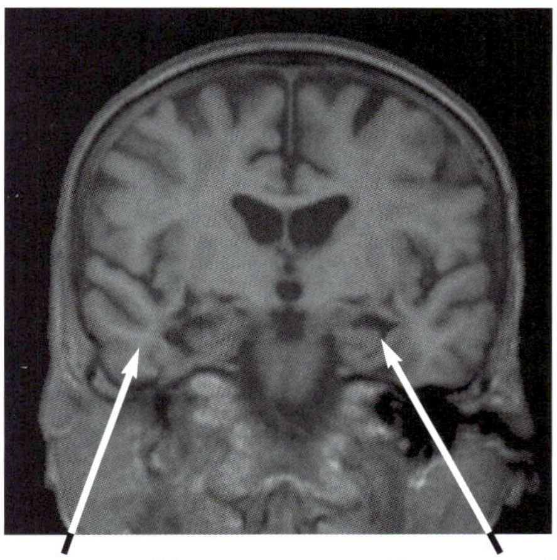

Atrophie, temporal betont — Weite Temporalhörner

Abb. 4-8 Kernspintomographischer Befund bei einem Patienten mit wahrscheinlicher Alzheimer-Demenz

In der Kernspintomographie gibt es folgende **Positivkriterien** für eine Alzheimer-Demenz (Abb. 4-8):

- Atrophie des Hippokampus,
- Erweiterung der Liquorräume parietotemporal (> frontal > okzipital),
- Perizentralregion relativ ausgespart,
- keine konfluierenden subkortikalen Signalhyperintensitäten.

Eine Positronenemissionstomographie (PET) kann die Diagnose einer Alzheimer-Demenz ebenfalls stützen, aber nicht beweisen. Sie sollte daher nur bei diagnostischer Unsicherheit durchgeführt werden. Typischer Befund ist eine seitengleiche temporoparietale Minderutilisation von Glukose im ^{18}F-Deoxyglucose-PET (FDG-PET, ↗ Abb. 2-7).

Differentialdiagnostische Maßnahmen

Neben einer ausführlichen internistischen und neurologischen Untersuchung ist es sinnvoll, durch weitere Verfahren mögliche andere Demenzursachen genauer einzugrenzen und insbesondere **reversible Demenzformen** zu **identifizieren**, da diese einer spezifischen Therapie zugänglich sind. Sinnvoll ist die Bestimmung von (s.a. Tab. 4-10):

- Routinelabor,
- Vitamin B_{12} und Folsäure zum Ausschluss einer Hypovitaminose,
- Schilddrüsenparameter zum Ausschluss einer Hypothyreose,

Tab. 4-10 Erweiterte diagnostische Verfahren zum Ausschluss einer anderen Erkrankung bei Verdacht auf Alzheimer-Demenz

Diagnostisches Verfahren	Untersuchung
Labordiagnostik	Routinelabor (Blutbild, Blutsenkungsgeschwindigkeit, CRP, Elektrolyte einschließlich Ca, Blutzucker, Nierenretentionswerte, Leberwerte) Kupfer- und Coeruloplasmin ANA, ANCA und Phospholipidantikörper Vitamin B_{12} und Folsäure TSH, fT3 und fT4 Lues-Serologie HIV-Test Liquordiagnostik
Bildgebende Verfahren	Computertomographie des Schädels Kernspintomographie des Schädels Positronenemissionstomographie (PET) des Schädels
Erweiterte apparative Diagnostik	Doppleruntersuchung der hirnzuführenden Gefäße EEG EKG Herzecho

- Lues-Serologie zum Ausschluss einer progressiven Paralyse,
- Computertomographie zum Ausschluss vaskulärer Läsionen, eines Normaldruckhydrozephalus (s. u.) oder einer Raumforderung,
- EKG (eventuell Langzeit-EKG) zum Ausschluss kardialer Erkrankungen wie Herzinsuffizienz, Kardiomyopathie, absolute Arrhythmie mit Vorhofflimmern,
- EEG (Differentialdiagnose zur Creutzfeldt-Jakob-Erkrankung),
- Liquorpunktion zum Ausschluss eines seltenen infektiösen oder immunologischen Geschehens.

Die Bestimmung von Kupfer und Coeruloplasmin ist bei der Verdachtsdiagnose eines Morbus Wilson indiziert; dies ist aber angesichts des fortgeschrittenen Alters der Alzheimer-Patienten meist unwahrscheinlich. Ein HIV-Test sollte bei jüngeren Patienten bzw. entsprechendem Risikoverhalten durchgeführt werden.

Parameter wie ANA, ANCA und Phospholipidantikörper sollten bei klinischem Verdacht auf eine **immunologische Erkrankung** bestimmt werden. Die folgenden Symptome können beispielsweise auf eine Autoimmunerkrankung hinweisen: „rheumatische Beschwerden“ (z. B. Polymyalgie und Polyarthralgie), rezidivierende Kopfschmerzen, Krampfanfälle, periphere Neuropathien, rezidivierende Thrombosen, Sicca-Symptomatik, erythematöse Veränderungen der Haut, Raynaud-Syndrom und erhöhte Photosensibilität.

Eine **Kernspintomographie** sollte dann durchgeführt werden, wenn z. B. Hirnstamminfarkte in der Vorgeschichte aufgetreten sind (subkortikale Regionen lassen sich im Computertomogramm schlecht beurteilen!) oder wenn der Verdacht auf eine immunologische Erkrankung besteht.

Therapie

Zur Behandlung der Alzheimer-Demenz stehen **medikamentöse** und **nichtmedikamentöse Therapieverfahren** zur Verfügung. Ein entscheidendes therapeutisches Ziel ist dabei die **Stabilisierung** auf dem Niveau vor Behandlungsbeginn und die **Verlangsamung des Krankheitsprozesses**. So kann auch eine ausbleibende Verschlechterung gegenüber dem Ausgangsbefund bereits ein Nachweis dafür sein, dass die Therapie wirksam ist. Eine Chance auf Heilung gibt es bisher nicht. Die Erkrankung führt immer zum Tod.

Die Wirksamkeit einer Therapie sollte nicht nur an der Verbesserung der kognitiven Leistung, sondern insbesondere an den Alltagsaktivitäten, dem klinischen Gesamteindruck und den Verhaltensstörungen gemessen werden. Auch der Eindruck der Angehörigen und der Pflegepersonen ist von höchster Bedeutung.

Ein medikamentöser Behandlungsversuch sollte immer für mindestens sechs Monate durchgeführt werden. Bei Behandlungserfolg ist eine Dauerbehandlung zu empfehlen.

> **Merke**
> Wichtige therapeutische Ziele bei der Behandlung der Alzheimer-Demenz sind neben einer Verbesserung der klinischen Symptomatik die Stabilisierung auf dem Niveau vor Behandlungsbeginn und die Verlangsamung des Krankheitsprozesses.

Medikamentöse Therapie

Eine **kurative Therapie** der Alzheimer-Erkrankung **gibt es bisher nicht**. Alle heute zur Verfügung stehenden medikamentösen Therapieansätze können wahrscheinlich lediglich bei ca. 20% der behandelten Patienten die Krankheitssymptomatik für einen begrenzten Zeitraum von etwa 6–12 Monaten stabil halten. Der zugrunde liegende neuropathologische Prozess wird jedoch wahrscheinlich nicht aufgehalten, d. h., die Erkrankung schreitet auch unter Therapie fort.

Bis vor wenigen Jahren wurden zur Therapie der Alzheimer-Demenz und anderer Demenzen lediglich sog. **Nootropika** eingesetzt, deren **Wirksamkeit** jedoch **begrenzt** ist (s. u.). Auf der Basis von Kriterien der evidenzbasierten Medizin stehen heute mit den Acetylcholinesterasehemmern Donepezil, Rivastigmin und Galantamin wirksame Medikamente zur Behandlung einer Alzheimer-Demenz im frühen und mittleren Stadium zur Verfügung und mit dem Glutamatmodulator Memantin ein Medikament zur Behandlung der Alzheimer-Erkrankung im mittleren und späteren Stadium (s. a. Kap. 3.2.7).

Da die therapeutischen Erfolge mit Acetylcholinesterasehemmern und Glutamatmodulatoren begrenzt sind, sollten die Patienten und insbesondere die betreuenden Angehörigen entsprechend aufgeklärt werden, da unrealistische Erwartungen zur Enttäuschung von Betroffenen, Angehörigen und Behandelnden führen.

Acetylcholinesterasehemmer: Inhibitoren der Acetylcholinesterase (AchE) hemmen den Acetylcholinabbau und erhöhen so die Konzentration dieses Neurotransmitters im synaptischen Spalt. Die Wirksamkeit dieser Substanzen wurde in mehreren kontrollierten Studien nachgewiesen. Folgende Medikamente stehen zur Verfügung (Tab. 4-11): Donepezil (Aricept®), Rivastigmin (Exelon®) und Galantamin (Reminyl®). An wesentlichen Nebenwirkungen treten initial eventuell Durchfall, Übelkeit und Erbrechen sowie Muskelkrämpfe auf, die in der Regel vorübergehend sind. Gelegentlich kann es, besonders bei gleichzeitiger Gabe von Betablockern, zu Bradykardien kommen (Stürze durch Synkopen!). Nur unter besonderer Vorsicht sind die AchE-Hemmer bei schwerem Asthma bronchiale, bekannten Herzrhythmusstörungen (insbes. AV-Block) und Prostatahyperplasie einzusetzen. Eine aktive Ulkuserkrankung des Magen-Darm-Traktes stellt eine Kontraindikation dar.

Tab. 4-11 Acetylcholinesterasehemmer (AchE-Hemmer) zur Behandlung der Alzheimer-Demenz

Substanz	Handelsname	Wirkprinzip	Dosierung	Nebenwirkungen
Donepezil	Aricept®	AchE-Hemmer	5–10 mg	Übelkeit, Erbrechen, Diarrhö, Anorexie
Rivastigmin	Exelon®	AchE-Hemmer	6–12 mg	
Galantamin	Reminyl®	AchE-Hemmer	8–24 mg	

Bei einer **leichten bis mittelschweren Alzheimer-Demenz** ist ein Behandlungsversuch mit einem AchE-Hemmer Mittel der Wahl, wobei keine Wirksamkeitsunterschiede zwischen den Substanzen bestehen. Die Dosierung sollte möglichst hoch im angestrebten therapeutischen Bereich liegen. Bei Unverträglichkeit bzw. dadurch bedingter Unterdosierung ist der Wechsel zu einem anderen Präparat sinnvoll. Ein erfolgreicher Behandlungsversuch sollte sich zumindest in einer Stabilisierung über sechs Monate nach Erreichen der therapeutischen Dosis niederschlagen.

- **Donepezil (Aricept®):** Donepezil ist ein Piperidinderivat, das kompetitiv die Acetylcholinesterase (AchE) hemmt. Mit einer oralen Bioverfügbarkeit von ca. 40% und einer Halbwertszeit von ca. drei Tagen ist eine Einmalgabe am Morgen möglich. Die Dosierung liegt bei 5–10 mg pro Tag.
- **Rivastigmin (Exelon®):** Dieses Carbamat führt durch eine pseudoirreversible Bindung mit der AchE zu einer Reduktion der AchE-Aktivität für ca. zehn Stunden, so dass es trotz einer kurzen Plasmahalbwertszeit (weniger als zwei Stunden) ausreichend ist, das Medikament zweimal täglich einzunehmen. Zusätzlich zur AchE hemmt Rivastigmin auch den Acetylcholinabbau durch die Butyrylcholinesterase. Die Dosierung sollte wegen cholinerger Nebenwirkungen einschleichend mit zweimal 1,5 mg pro Tag begonnen werden. Die klinisch wirksame Dosis liegt zwischen 6 und 12 mg pro Tag.
- **Galantamin (Reminyl®):** Dieser ursprünglich aus Pflanzen isolierte kompetitive AchE-Hemmer moduliert neben der Hemmung der AchE auch die Wirkung von Acetylcholin an nikotinergen Rezeptoren, wodurch wahrscheinlich auch die Acetylcholinfreisetzung erhöht wird. Bei einer Bioverfügbarkeit von über 85% und einer Plasmahalbwertszeit von sechs Stunden (50% renale Elimination) wird eine Dosierung von zwei- bis dreimal pro Tag empfohlen. Auch hier soll eine langsame Titration bei Aufdosierung erfolgen. Die effektive Tagesdosis liegt bei 8–24 mg pro Tag.

Merke
Acetylcholinesterasehemmer sind Mittel der Wahl bei der leichten bis mittelschweren Alzheimer-Demenz. Bei positivem Ansprechen ist eine Langzeitgabe über mehrere Jahre sinnvoll.

Glutamatmodulatoren: Memantin (Ebixa®) bindet an den NMDA-Subtyp der Glutamatrezeptoren und blockiert damit den Kalziumeinstrom in die Nervenzelle. Memantin führt zu einer Besserung der Symptomatik in mittleren und schwereren Stadien der Alzheimer-Demenz. Memantin sollte in einer Dosis von 20–30 mg eingesetzt werden, die durch eine wöchentliche Dosissteigerung um 5 mg erreicht wird. Bei einer Halbwertszeit von 60–100 Stunden werden mehr als 80% der Substanz unverändert im Urin ausgeschieden, so dass bei höhergradiger Niereninsuffizienz eine Dosisreduktion erfolgen sollte. Die Verträglichkeit ist relativ gut, selten wurden Halluzinationen, Verwirrtheit, Schwindel, Kopfschmerzen oder Müdigkeit beobachtet.

Nootropika: Die sog. Nootropika sind nicht speziell für die Behandlung der Alzheimer-Demenz zugelassen, sondern werden seit längerem für nicht näher spezifizierte „Hirnleistungsstörungen" eingesetzt. Sie sind z.T. als frei verfügbare Mittel ohne ärztliche Verordnung erhältlich. Außer für Ginkgo-biloba-Präparate besteht bei keiner der Substanzen eine hinreichende Evidenz dafür, dass sie bei der Behandlung der Alzheimer-Demenz wirksam sind.

Zu den Nootropika werden gerechnet:

- **Ginkgopräparate (z.B. Tebonin®):** Die Inhaltsstoffe von Ginkgo-biloba-Präparaten wirken als Radikalfänger. Die Tagesdosis von 120–240 mg wird in zwei Einzeldosen verabreicht. Die Effekte auf kognitive Symptome sind laut groß angelegten Therapiestudien mäßig; kein sicherer Nachweis der Wirksamkeit besteht in Bezug auf Alltagskompetenz, klinischen Gesamteindruck und Verhalten. Relevante Nebenwirkungen treten nicht auf.
- **Monoaminooxidasehemmer vom Typ B wie z.B. Selegilin (Movergan®):** Sie erhöhen die Verfügbarkeit von Dopamin und Phenylethylamin und damit die aminerge Neurotransmission. Zusätzlich verhindern sie auch das Entstehen von potentiell schädigenden Sauerstoffradikalen.
- **Piracetam (z.B. Nootrop®):** Der Wirkmechanismus von Piracetam ist nicht genau bekannt. Bei Dosen von 6–12 g pro Tag kann es zu Unruhezuständen kommen.
- **Nicergolin (z.B. Sermion®):** Dieses Alkaloid hat eine leichte vasodilatorische Komponente und eine leichte adrenolytische sowie dopaminerge Wirkung.
- **Vitamin E:** α-Tocopherol hat eine antioxidative Wirkung.

Tagestherapiekosten: Bei der Wahl von Antidementiva sollten unter Berücksichtigung ökonomischer Aspekte auch die Tagestherapiekosten der verschiedenen Substanzen beachtet werden. Diese berechnen sich wie folgt:

- Acetylcholinesterasehemmer
  - Donepezil (Aricept®) 10 mg: Tagestherapiekosten ca. 3,94 €
  - Rivastigmin (Exelon®) 2 × 3 mg: Tagestherapiekosten 3,24 €
    2 × 6 mg: Tagestherapiekosten 3,40 €
  - Galantamin (Reminyl®) 2 × 8 mg: Tagestherapiekosten 3,68 €
- Glutamatmodulatoren
  - Memantin (Ebixa ®) 2 × 10 mg: Tagestherapiekosten 3,74 €
- Gingkopräparate
  - Tebonin intens® 2 × 120 mg: Tagestherapiekosten 1,49 €.

Therapie psychischer Begleitsymptome

Bei bis zu 70% der Patienten mit Alzheimer-Demenz treten **depressive Verstimmungen** und **andere psychische Störungen** bzw. **Verhaltensauffälligkeiten** (Wahn, Angst, Agitiertheit) auf. Diese können zu einer hohen Belastung für Angehörige und Pflegepersonen werden und sind ein häufiger Grund für Heimaufnahmen. Generell sollte die **medikamentöse Behandlung** alter Menschen mit geringsten Medikamentendosen begonnen und die Indikation zur medikamentösen Therapie regelmäßig überprüft werden.

Antidepressiva: Zu einer Depression kommt es insgesamt bei etwa 30% der Patienten mit Verdacht auf Alzheimer-Demenz im Frühstadium. Eine Therapie mit Antidepressiva ist allein oder in Kombination mit Antidementiva durchführbar, wobei zur Vermeidung kognitiv beeinträchtigender anticholinerger Nebenwirkungen (z. B. bei trizyklischen Antidepressiva) bevorzugt selektive Serotoninwiederaufnahmehemmer (SSRI) eingesetzt werden (z. B. Sertralin oder Citalopram).

Neuroleptika: Antipsychotika werden eingesetzt zur Behandlung von

- Wahnsymptomen wie z. B. Bestehlungs-, Beeinträchtigungs- oder Eifersuchtswahn,
- Agitiertheit mit vermehrter Reizbarkeit, Erregung und Aggressivität bis hin zu Tätlichkeiten,
- Angstzuständen,
- Schlafstörungen.

Zum Einsatz kommen bei der Behandlung von Erregungszuständen und psychotischen Symptomen klassische Neuroleptika wie z. B. Haloperidol (initial 0,5–1 mg; Maximaldosis 6 mg), die jedoch wegen der extrapyramidalmotorischen Nebenwirkungen gerade bei älteren Personen problematisch sind. Günstiger ist der Einsatz atypischer Neuroleptika wie z. B. Risperidon (Risperdal®) in einer niedrigen Dosis von 0,5–2 mg. Zur Behandlung von Unruhe- und Angstzuständen sowie von Schlafstörungen eignen sich die niederpotenten Neuroleptika Melperon (z. B. Eunerpan®, 25–100 mg) oder Pipamperon (z. B. Dipiperon®, 3 × 20–40 mg). Die Notwendigkeit einer Behandlung mit Neuroleptika ist durch wiederholte ausschleichende Absetzversuche zu testen. Benzodiazepine sind nicht geeignet, da sie die Gedächtnisleistung beeinträchtigen, häufig paradox wirken oder sogar ein Delir hervorrufen können. Zur Behandlung von Schlafstörungen können auch Non-Benzodiazepin-Hypnotika wie z. B. Zolpidem (Bikalm®, 5–10 mg) eingesetzt werden.

Nichtmedikamentöse Therapieverfahren

Nichtmedikamentöse Maßnahmen umfassen vornehmlich eine **Strukturierung des Tagesablaufs** mit ausreichender motivationaler, mentaler und körperlicher Aktivierung des Patienten. Ein Gedächtnistraining hat keinen nachgewiesenen Einfluss auf kognitive Defizite. Wichtig ist jedoch in jedem Fall, den Patienten mental und körperlich fit zu halten. Sinnvoll ist die frühzeitige Anbindung an eine **Tagesstätte**, die neben einer Tagesstrukturierung und Vermittlung von Übungen mit Bewegung und Musik auch eine Entlastung der Angehörigen bietet. Überdies können Betroffene gemeinsam mit ihren Angehörigen eine **Alzheimer-Selbsthilfegruppe** besuchen.

Einrichtung einer gesetzlichen Betreuung

Es ist sinnvoll, frühzeitig mit den Angehörigen von dementiellen Patienten über die Möglichkeit der Einrichtung einer Betreuung (↗ Kap. Forensik 16.2.6) zu sprechen. Eine Betreuung sollte spätestens dann eingerichtet werden, wenn der Patient nicht mehr in der Lage ist, einer Behandlung zuzustimmen bzw. wenn sich finanzielle und gesundheitliche Angelegenheiten nicht mehr anderweitig regeln lassen. Dann muss in den meisten Fällen eine Betreuung für alle Aufgabenkreise eingerichtet werden.

Als Betreuer werden primär **Angehörige** gewählt; falls diese dazu aber nicht bereit, geeignet oder in der Lage sind, kann auch eine andere Person (z. B. ein Rechtsanwalt oder Sozialarbeiter) zum Betreuer bestellt werden.

4.2.2 Vaskuläre Demenzen

Definition

Die vaskulären Demenzen sind eine heterogene Gruppe von Demenzen, die auf der Basis einer zerebralen vaskulären Störung entstehen. Der Begriff „vaskuläre Demenzen“ ersetzt frühere ungenaue Bezeichnungen wie z. B. „Verkalkung, Zerebralsklerose oder zerebrovaskuläre Insuffizienz“.

Typisch für vaskuläre Demenzen (vor allem die Multiinfarktdemenz) sind:

- vaskuläre Risikofaktoren in der Vorgeschichte (wie z. B. arterielle Hypertonie, Nikotinabusus, Hypercholesterinämie, Adipositas oder Diabetes mellitus),
- eine Vorgeschichte zerebraler Infarkte,

- ein meist plötzlicher Beginn und eine im Verlauf meist stufenweise Verschlechterung,
- fokale neurologische Defizite,
- eine ungleiche Verteilung kognitiver Defizite (z. B. ein umschriebenes neuropsychologisches Symptom entsprechend der vaskulären Läsionsstelle).

Klassifikation

Die ICD-10 unterscheidet in der Gruppe der vaskulären Demenzen folgende Subgruppen:
- **Vaskuläre Demenz mit akutem Beginn (ICD-10 F01.0)**: Die vaskuläre Demenz mit akutem Beginn entwickelt sich rasch und üblicherweise plötzlich nach einer Reihe vorangegangener Schlaganfälle als Folge einer zerebrovaskulären Thrombose, Embolie oder Blutung. In seltenen Fällen kann eine einzige massive Blutung die Ursache sein.
- **Multiinfarktdemenz (ICD-10 F01.1):** Die vorwiegend kortikal lokalisierte Multiinfarktdemenz beginnt allmählich nach mehreren kleinen ischämischen Episoden, die zu einer Anhäufung von multiplen lakunären Defekten im Gehirngewebe führen.
- **Subkortikale vaskuläre Demenz (ICD-10 F01.2):** Hier zeigen sich auf der Basis einer arteriellen Hypertonie ischämische Herde im Marklager der Hemisphären (Mikroangiopathie). Im Gegensatz zum klinischen Bild, das sehr an eine Alzheimer-Demenz erinnert, ist die Hirnrinde gewöhnlich intakt. Bei Nachweis einer diffusen Entmarkung der weißen Substanz spricht man auch von einer „Binswanger-Enzephalopathie" (Abb. 4-9). Typische Symptome dieser subkortikalen Demenz sind Störungen von Aufmerksamkeit und Konzentration, Antrieb, Stimmung (Affektlabilität) sowie neurologische Symptome in Form von Gangstörungen, Blaseninkontinenz und extrapyramidalmotorischen Störungen (vor allem Hypokinese und Rigor).
- **Gemischte (kortikale und subkortikale) vaskuläre Demenz (ICD-10 F01.3):** Hier werden die häufig auftretenden Mischformen einer vaskulären Demenz und Alzheimer-Demenz eingeordnet.

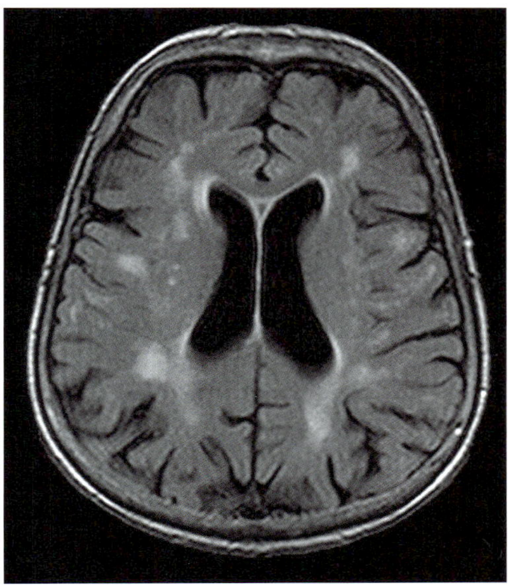

Abb. 4-9 Subkortikale arteriosklerotische Enzephalopathie (SAE)

Epidemiologie und Verlauf

Die vaskulären Demenzen machen etwa **15% aller Demenzen** aus. Weitere ca. 15% der Demenzen stellen eine Mischung aus vaskulärer und Alzheimer-Demenz dar. Damit stehen die vaskulären Demenzen hinsichtlich ihrer Häufigkeit auf dem zweiten Platz hinter der Alzheimer-Demenz. Im Vergleich zur Alzheimer-Demenz ist die Mortalität höher. Die mittlere Lebenserwartung nach Beginn der ersten Symptome beträgt im Durchschnitt ca. vier Jahre. Männer sind etwas häufiger betroffen als Frauen.

Diagnostik

Diagnostische Leitlinien der ICD-10

Nach der ICD-10 können zur Diagnose einer vaskulären Demenz folgende diagnostische Leitlinien genannt werden: Die **kognitive Beeinträchtigung unterschiedlicher Teilleistungen** ist bei der vaskulären Demenz **weniger gleichmäßig und stärker fluktuierend** als bei der typischen Alzheimer-Demenz. Es treten Gedächtnisverlust, intellektuelle Beeinträchtigungen und neurologische Herdzeichen auf. Einsicht und Urteilsfähigkeit können relativ lange erhalten bleiben. Ein plötzlicher Beginn, eine oft sprunghafte Verschlechterung und neurologische Herdzeichen erhöhen die Wahrscheinlichkeit der Diagnose, die durch bildgebende Verfahren gestützt wird.

Zusätzlich können folgende **Befunde** erhoben werden:
- arterielle Hypertonie,
- Strömungsgeräusche über der Arteria carotis,
- Affektlabilität,
- vorübergehende Episoden von Bewusstseinstrübungen oder Delire.

Die Persönlichkeit bleibt meist relativ gut erhalten, aber in einer nicht geringen Anzahl von Fällen können sich Persönlichkeitsänderungen mit Apathie oder Enthemmung oder eine Zuspitzung früherer Persönlichkeitszüge wie Ichbezogenheit, paranoide Haltungen oder Reizbarkeit entwickeln.

Zusatzdiagnostik

Der Mini-Mental-Status-Test (MMST, ↗ 4.2) ist zur Erfassung kognitiver Defizite bei vaskulären Demenzen weniger gut geeignet als bei der Alzheimer-Demenz. Dies liegt daran, dass der MMST Gedächtnis- und Sprachfunktionen betont, während Aufmerksamkeits-, Konzentrations- und andere zeitabhängige Leistungen, die bei vaskulären Demenzen

Tab. 4-12 Ischämie-Score nach Hachinski [16] zur Differenzierung von Alzheimer-Demenz und Multiinfarktdemenz

Kriterium	Punktwert
Plötzlicher Beginn	2
Stufenweise Verschlechterung	1
Fluktuierender Verlauf	2
Nächtliche Verwirrtheit	1
Erhaltene Persönlichkeit	1
Depressive Symptomatik	1
Somatische Beschwerden	1
Affektinkontinenz	1
Anamnestische Hinweise auf Hypertonie	1
Anamnestische Hinweise auf Schlaganfälle	2
Arteriosklerose	1
Neurologische Herdsymptome	2
Neurologische Herdzeichen	2
Maximale Punktzahl	**18**

Cut-off-Werte: Punktwert:
Multiinfarktdemenz: > 6
Gemischte Demenz: 5–6
Alzheimer-Demenz: < 5

stärker beeinträchtigt sind, nicht berücksichtigt werden.

Zur Differenzierung einer Multiinfarktdemenz und der Alzheimer-Demenz kann z.B. die Hachinski-Ischämie-Skala (1975) eingesetzt werden (Tab. 4-12).

Mit Hilfe der **Computertomographie** oder der **Kernspintomographie** lassen sich vaskuläre Läsionen erkennen. Das Fehlen erkennbarer vaskulärer Veränderungen spricht gegen das Vorliegen einer vaskulären Demenz. Auf der anderen Seite ist jedoch der Nachweis von ischämischen Infarkten und Blutungen kein Beweis, dass die vaskulären Läsionen die alleinige Ursache der Demenz sind, ob es sich um einen aggravierenden Faktor handelt oder um eine bloße Koinzidenz zwischen morphologischen und klinischen Befunden.

Im Gegensatz zur Alzheimer-Demenz zeigen Untersuchungen mit Hilfe der Positronen-Emissions-Tomographie (PET) ein diffuses oder fleckiges Verteilungsmuster je nach Lokalisation der ischämischen Infarkte.

Therapie und Prävention

Aus kontrollierten Studien liegen Hinweise darauf vor, dass der Acetylcholinesterasehemmer Galantamin (Reminyl®) und der Glutamatmodulator Memantin (Ebixa®) bei der Behandlung vaskulärer Demenzen wirksam sind.

Entscheidend für den Verlauf sind früh greifende Maßnahmen der Sekundärprävention wie der Verzicht auf Rauchen, Alkohol, Übernährung sowie gegebenenfalls eine Behandlung von arterieller Hypertonie, Hyperlipidämie, Diabetes mellitus und anderen Erkrankungen, die potentiell zu zerebrovaskulären Störungen führen. Nach wiederholtem Auftreten zerebraler Ischämien sollte eine Rezidivprophylaxe mit Acetylsalicylsäure, Phenprocoumon, Dipyridamol oder Clopidogrel durchgeführt werden.

4.2.3 Weitere dementielle Erkrankungen

Die ICD-10 unterscheidet in der Gruppe F02 folgende Demenzen bei sonstigen andernorts klassifizierten Krankheiten:
- Demenz bei Pick-Krankheit (ICD-10 F02.0)
- Demenz bei Creutzfeldt-Jakob-Krankheit (ICD-10 F02.1)
- Demenz bei Huntington-Krankheit (ICD-10 F02.2)
- Demenz bei Parkinson-Krankheit (ICD-10 F02.3).

Demenz bei Pick-Krankheit

Diagnostische Leitlinien nach der ICD-10

Nach der ICD-10 sind für die Diagnose einer Demenz bei Pick-Krankheit folgende Merkmale erforderlich:
- eine fortschreitende Demenz,
- überwiegend Frontalhirnsymptome mit Euphorie, emotionaler Verflachung und Vergröberung im sozialen Verhalten, Enthemmung und entweder Apathie oder Ruhelosigkeit,
- Verhaltensstörungen, die im Allgemeinen vor offensichtlichen Gedächtnisstörungen auftreten.

Im Gegensatz zur Alzheimer-Krankheit sind Frontalhirnsymptome ausgeprägter als Temporal- und Parietalhirnsymptome.

Epidemiologie und Verlauf

Die frontotemporalen Demenzen sind etwa fünf- bis zehnmal seltener als die Alzheimer-Demenz. Sie treten meist sporadisch, selten familiär gehäuft auf und beginnen überwiegend vor dem 65. Lebensjahr. Der Krankheitsverlauf beträgt fünf bis zehn Jahre. Männer sind etwas häufiger betroffen.

Symptomatik

Charakteristischerweise weisen die Patienten relativ lange gute Gedächtnisleistungen auf, während früh im Verlauf **Persönlichkeits- oder Verhaltensänderungen** auftreten. Dabei unterscheidet man je nach Schwerpunkt der Veränderungen im Frontalkortex zwei Formen:
- **Orbitalläsion:** Hier zeigen sich Enthemmungssymptome wie ausgeprägte Störungen der Urteils-

findung, Witzelsucht, Äußerung sexueller Anzüglichkeiten und/oder Vergröberung der Essenssitten
- **Konvexitätsläsion:** Hier steht eine Apathie bis hin zur völligen Antriebslosigkeit im Vordergrund der Symptomatik.

Neuropathologie

Im Gegensatz zur Alzheimer-Demenz zeigen sich keine über das normale Altersmaß hinausgehenden Plaques und Neurofibrillen, dafür jedoch eine **frontotemporale Gliose mit Nervenzellverlusten**. Bei einer Sonderform der frontotemporalen Demenz, dem eigentlichen Morbus Pick (ca. 30% der Fälle), finden sich so genannte **Pick-Körper** in den Neuronen, die sich durch Antikörperfärbungen von Neurotubuli und Neurofilamenten zeigen.

Diagnostik und Therapie

In den **bildgebenden Verfahren** (CT und Kernspintomographie) zeigt sich eine frontotemporal betonte Atrophie mit Erweiterung der Vorderhörner und Verschmälerung des frontopolaren Kortex. Der **EEG**-Befund ist in der Regel normal, wobei das gemeinsame Auftreten einer frontalen Atrophie und eines frontal normal ausgeprägten Alpharhythmus im EEG als diagnostisch relevant angesehen wird.

Ein **Therapieversuch** kann mit Acetylcholinesterasehemmern und anderen Antidementiva unternommen werden. SSRIs zeigen vereinzelt Effekte auf affektive Symptome und Verhaltensauffälligkeiten.

Demenz bei Creutzfeldt-Jakob-Erkrankung

Die meist **sporadisch auftretende** Creutzfeldt-Jakob-Krankheit gehört zur Gruppe der **Prionen-Erkrankungen**, zu denen auch folgende andere Erkrankungen gezählt werden, die ebenfalls zu Demenzen führen können:
- die familiäre Creutzfeldt-Jakob-Krankheit,
- das Gerstmann-Sträussler-Scheinker-Syndrom,
- die tödliche familiäre Insomnie,
- die sehr seltene erworbene (d.h. iatrogene) Form (Prionenübertragung durch z.B. Hornhauttransplantation oder neurochirurgische Eingriffe) und die Kuru-Erkrankung,
- die neue Variante der Creutzfeldt-Jakob-Erkrankung.

Früher hat man diese Erkrankungen auch als Slow-Virus-Erkrankungen bezeichnet. Dies ist jedoch nicht mehr zutreffend, da allgemein akzeptiert wird, dass die infektiöse Ursache nicht Viren, sondern Prionen sind.

Nach der **Prion-Hypothese** werden die Erkrankungen durch ein proteaseresistentes Protein, das durch Konformationsänderung von seiner normalen in seine pathologische Form überführt worden ist, übertragen.

Diagnostische Leitlinien nach der ICD-10

Eine Demenz bei Creutzfeldt-Jakob-Krankheit zeigt sich einerseits durch einen **rasch fortschreitenden Verlauf** über Monate bis ein oder zwei Jahre und das **gleichzeitige Auftreten vielfältiger neurologischer Symptome**. Meist kommt es zu einer fortschreitenden spastischen Lähmung der Extremitäten, begleitet von extrapyramidalen Zeichen wie Tremor, Rigor und choreatisch-athetotischen Bewegungen. Andere Varianten können mit Ataxie, Visusstörungen und Muskelfibrillationen und Atrophie des ersten motorischen Neurons einhergehen.

Die folgende **Trias** legt die Diagnose einer Demenz bei Creutzfeldt-Jakob-Krankheit nahe:
- rasch fortschreitende, ausgeprägte Demenz,
- Erkrankung des pyramidalen und extrapyramidalen Systems mit Myoklonien,
- ein charakteristisches EEG mit triphasischen Wellen (Abb. 4-10).

Merke
Die Creutzfeldt-Jakob-Erkrankung ist eine Prionen-Erkrankung, die durch die Trias aus rasch fortschreitender, ausgeprägter Demenz, einer Erkrankung des pyramidalen und extrapyramidalen Systems mit Myoklonien sowie einem charakteristischen EEG mit triphasischen Wellen gekennzeichnet ist.

Epidemiologie und Verlauf

Der Häufigkeitsgipfel liegt um das 60. Lebensjahr. Die jährliche Inzidenz beträgt 1 : 1 Million. Die meisten Erkrankungen treten sporadisch auf. Die Erkrankung führt innerhalb von sechs Monaten bis zwei Jahren zum **Tod**.

Symptomatik

Neben der o.g. Symptomatik der Creutzfeldt-Jakob-Demenz wird eine Variante der Creutzfeldt-Jakob-Erkrankung beschrieben, die erstmals 1996 in Großbritannien auftrat und durch Übertragung der BSE (spongioforme Enzephalopathie beim Rind) verursacht wird. Die betroffenen Patienten sind jünger (ca. 20–50 Jahre), und im Frühstadium stehen psychische Symptome wie Verhaltensauffälligkeiten, Depressionen und Angstzustände ganz im Vordergrund. Der Krankheitsverlauf ist im Durchschnitt etwas länger (ca. 14 Monate).

Neuropathologie

Histologisch zeigt sich eine spongioforme Enzephalopathie mit Neuronenverlust, Vakuolisation und Astrozytose sowie massiver Mikrogliaaktivierung v.a. im Kortex und in den Basalganglien.

Diagnostik und Therapie

Neben dem relativ **typischen klinischen Befund** können charakteristische Zusatzbefunde die Dia-

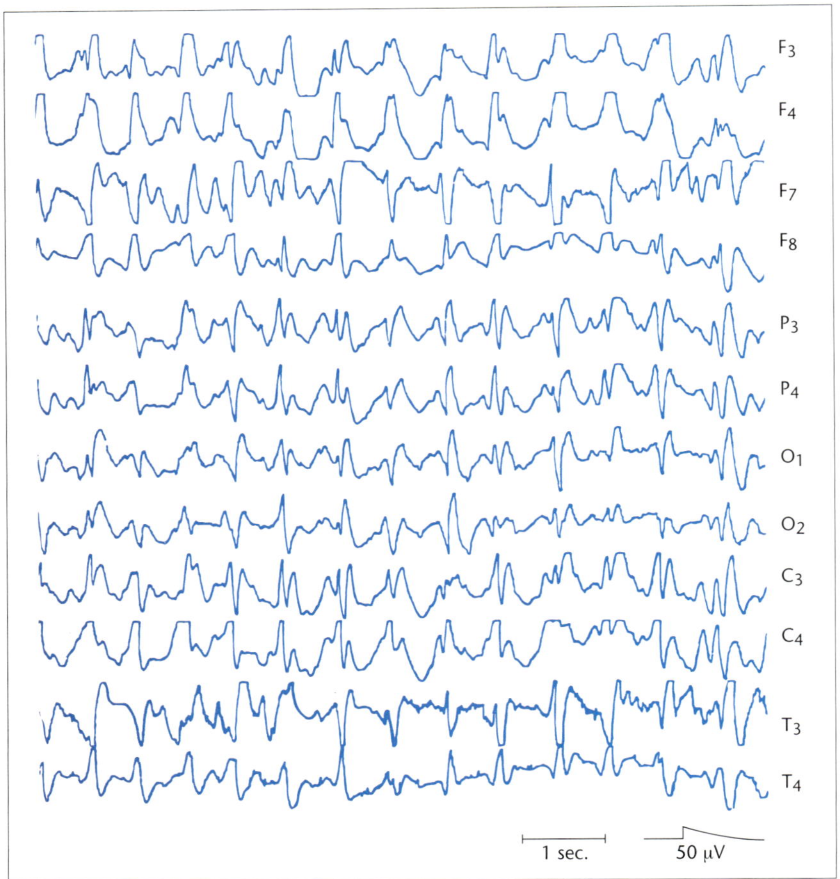

Abb. 4-10 EEG bei Creutzfeldt-Jakob-Erkrankung

gnose stützen: Im **EEG** finden sich charakteristischerweise so genannte triphasische Wellen (Abb. 4-10) und in der Kernspintomographie Hyperintensitäten in den Basalganglien. Im **Liquor** kann das so genannte 14-3-3-Protein nachgewiesen werden sowie eine Erhöhung weiterer neuronspezifischer Marker wie die neuronenspezifische Enolase, das τ-Protein und das S100-Protein.

Eine kausale Therapie ist nicht möglich.

Demenz bei Huntington-Krankheit

Diagnostische Leitlinien nach der ICD-10

Die Diagnose ist bei Zusammentreffen von choreiformen Bewegungsstörungen, Demenz und Chorea Huntington in der **Familienanamnese** sehr nahe liegend, obgleich auch sporadische Fälle vorkommen können.

In der Frühmanifestation treten unwillkürliche **choreiforme Bewegungen** auf, typischerweise im Gesicht, an den Händen oder Schultern oder im Gangbild. Sie gehen gewöhnlich der Demenz voraus und fehlen nur selten, wenn die Demenz weit fortgeschritten ist. Andere motorische Phänomene können bei einem ungewöhnlich frühen Beginn oder im höheren Alter vorherrschen.

Die Demenz lässt sich durch eine vorwiegende Beteiligung der Frontalhirnfunktion im frühen Stadium charakterisieren, wobei das Gedächtnis noch länger relativ gut erhalten bleibt.

Epidemiologie und Verlauf

Die Prävalenz der Erkrankung liegt bei ca. 1 : 20 000. Die Erkrankung beginnt meist zwischen dem 35. und 40. Lebensjahr und führt über einen Zeitraum von ca. 15 Jahren hinweg zum Tod. Bei Übertragung dieser **autosomal-dominanten Erkrankung** mit kompletter Penetranz von der Mutter kann die Erkrankung später einsetzen, bei der Übertragung vom Vater kann sie von Generation zu Generation früher auftreten **(Antizipation).**

Symptomatik

Die Symptomatik setzt **schleichend** ein. In der **Frühphase** der Erkrankung können paranoide Ideen, depressive Symptome, Apathie oder Aggressivität auftreten. Im **weiteren Verlauf** treten dann diskrete hyperkinetische Phänomene wie Fingerklopfen, Schulterzucken, Fußstampfen, Grimassierungen etc. auf. **Später** kommen choreiforme Bewegungsmuster, kombiniert mit athetoiden Bewegungen, hinzu. Etwa 70% der Patienten entwickeln in den Spätstadien eine ausgeprägte Demenz.

Pathogenese

Das Risikogen für die Chorea Huntington liegt auf dem distalen kurzen Arm von Chromosom 4. Dabei handelt es sich um eine verlängerte Trinukleotid-Sequenz. Patienten weisen 42–100 CAG-Repeats auf im Vergleich zu 10–34 CAG-Repeats bei Normalpersonen. Durch die molekulargenetische Bestimmung der Anzahl der CAG-Repeats kann z. B. bei Kindern erkrankter Patienten die Diagnose vor ihrem Ausbruch gestellt werden.

Diagnostik und Therapie

In **CT** und **Kernspintomographie** zeigt sich eine Caudatum-Atrophie, deren Ausmaß im Zusammenhang mit der funktionellen Behinderung steht. Die Diagnosesicherung ist durch genetische Tests (s. o.) möglich.

Therapeutisch können Neuroleptika (wie z. B. Haloperidol oder Tiaprid) gegeben werden. Psychische Störungen können symptomatisch mit Antidepressiva oder Neuroleptika behandelt werden.

Demenz bei Parkinson-Krankheit

Diagnostische Leitlinien nach der ICD-10

Hier handelt es sich um eine Demenz, die sich im Verlauf einer bereits bestehenden Parkinson-Krankheit gewöhnlich im fortgeschrittenen schweren Stadium der Krankheit entwickelt.

Epidemiologie

Ca. 30% aller Patienten mit Morbus Parkinson entwickeln im späteren Verlauf eine Demenz. Ein weiteres Drittel der Patienten leidet unter leichteren kognitiven Störungen, die sich unter der spezifischen Behandlung des Morbus Parkinson (z. B. mit L-Dopa) bessern können.

Merke
Durch typische Parkinsonsymptome wie Akinese, Verlangsamung, monotone Stimme etc. kann ein dementielles Syndrom vorgetäuscht werden. Daher müssen alle Therapiemöglichkeiten ausgeschöpft werden, bevor eine Demenz bei Parkinson-Erkrankung diagnostiziert wird.

Sonderform: Demenz mit Lewy-Körperchen

Die Demenz mit Lewy-Körperchen ist eine Demenzform, die möglicherweise für bis zu 20% aller Demenzen verantwortlich ist. Da es sich um eine **Koinzidenz von Morbus Parkinson und Alzheimer-Demenz** handelt, ist die eigenständige Bedeutung dieser Erkrankung jedoch umstritten.

Folgende **diagnostische Kriterien** können die Diagnose einer Lewy-Körperchen-Demenz stützen:

- fortschreitende kognitive Beeinträchtigung, die zu sozialen und beruflichen Einschränkungen führt;
- ein (mögliches) oder zwei (wahrscheinliche) Symptome sind für die Diagnosestellung notwendig:
  - fluktuierende kognitive Leistungen mit starken Schwankungen bezüglich Wachheit und Aufmerksamkeit,
  - wiederholte visuelle Halluzinationen,
  - späterer Parkinsonismus;
- folgende weitere Symptome stützen die Diagnose:
  - wiederholte Stürze,
  - Synkopen,
  - vorübergehender Bewusstseinsverlust,
  - Neuroleptikaüberempfindlichkeit (schon kleine Neuroleptikadosen führen zu starken extrapyramidalmotorischen Symptomen),
  - systematische Wahnvorstellungen,
  - Halluzinationen anderer Modalitäten.

Bei den so genannten **Lewy-Körperchen** handelt es sich um blasse intraneuronale Einschlusskörper, die bei der postmortalen neuropathologischen Untersuchung vor allem in der Substantia nigra und anderen Hirnregionen nachweisbar sind. Da die Zellgebiete mit einer hohen Zahl von Lewy-Körperchen häufig einen starken Neuronenverlust zeigen, sind die Lewy-Körperchen in der Substantia nigra für die aufgrund des Dopaminmangels entstehenden Parkinsonsymptome und die Neuronenverluste im cholinergen Nucleus basalis Meynert für die kognitiven Symptome verantwortlich.

Demenzen bei anderen Erkrankungen

Unter der Gruppe F02.8 werden in der ICD-10 Demenzen bei andernorts klassifizierten Krankheitsbildern kodiert.

Folgende andere Erkrankungen können zu dementiellen Syndromen führen:

- **infektiös-entzündliche Erkrankungen**, z. B.:
  - progressive Paralyse, Neurosyphilis
  - multiple Sklerose (Abb. 4-11)
  - Trypanosomen-Erkrankung
  - systemischer Lupus erythematodes
  - paraneoplastische limbische Enzephalitis
  - Periarteriitis nodosa
- **metabolische endokrinologische Erkrankungen**, z. B.:
  - Schilddrüsenerkrankung (Hypothyreose, Hyperthyreose, Hashimoto-Thyreoiditis)
  - Hypoglykämie
  - Hyperkalzämie
- **nutritiv toxische Erkrankungen**, z. B.:
  - Vitamin-B_{12}-Mangel
  - adulte Zöliakie mit Malabsorption fettlöslicher Vitamine
  - Niazinmangel
  - Kohlenmonoxidvergiftung
  - Intoxikationen

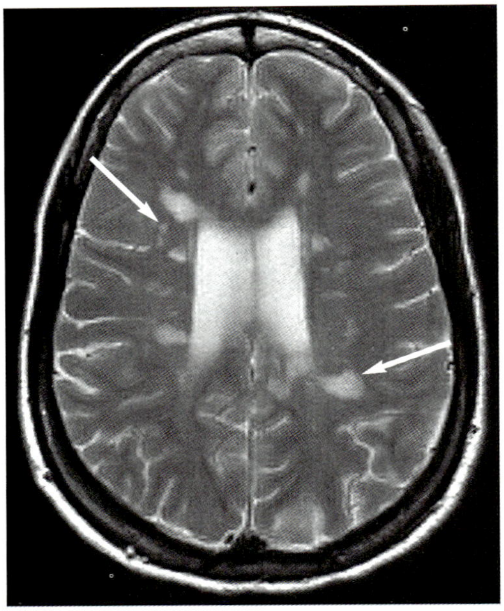

Abb. 4-11 Typischer kernspintomographischer Befund bei multipler Sklerose mit multiplen periventrikulären Entmarkungsherden (Pfeile)

- **traumatische Erkrankungen**, z. B.:
  - Schädel-Hirn-Trauma einschließlich Dementia pugilistica („Boxer-Demenz")
- **neoplastische Erkrankungen**
- **genetische Erkrankungen**
  - zerebrale Lipidstoffwechselstörungen
  - hepatolentikuläre Degeneration (Morbus Wilson).

Normaldruckhydrozephalus (NPH)

Der Normaldruckhydrozephalus ist durch die **Symptomtrias Demenz, Gangstörungen und Inkontinenz** gekennzeichnet.

Merke
Der Normaldruckhydrozephalus manifestiert sich in der Trias Demenz, Gangstörungen und Inkontinenz.

Die Gedächtnisstörungen sind begleitet von einer **Verlangsamung** mit Beeinträchtigung von Antrieb und Aufmerksamkeit sowie Urteils- und Abstraktionsvermögen. Die Gangstörungen sind meist apraktisch bis rigid-ataktisch oder spastisch. Die Harninkontinenz tritt meist erst im späteren Krankheitsverlauf auf. Charakteristisch sind **starke Fluktuationen im Laufe eines oder mehrerer Tage**.

In der Computertomographie zeigt sich eine Aufweitung des dritten Ventrikels und der Seitenventrikel, während der vierte Ventrikel und die äußeren Liquorräume normal weit bis eng sind (Abb. 4-12, Pfeile).

Diagnostisch entscheidend ist die **Liquorpunktion**. Der Liquordruck ist normal. Dennoch kommt es bei Punktion von ca. 50 ml Liquor in vielen Fällen zu einer klinischen Besserung. Bei 30–50% der Fälle ist durch Anlegen eines ventrikulo-atrialen oder -peritonealen Shunts eine klinische Besserung zu erreichen. Als Ursache des Normaldruckhydrozephalus nimmt man an, dass der Liquorabfluss subarachnoidal im Bereich der Pacchioni-Granulationen blockiert ist.

4.3 Organisches amnestisches Syndrom

Diagnostische Leitlinien nach der ICD-10

Mit der Diagnose F04 werden alle organischen amnestischen Syndrome klassifizert, die **nicht durch Alkohol oder sonstige psychotrope Substanzen bedingt** sind. Das organisch amnestische Syndrom zeichnet sich aus durch eine schwere Beeinträchtigung des Kurz- und Langzeitgedächtnisses, während

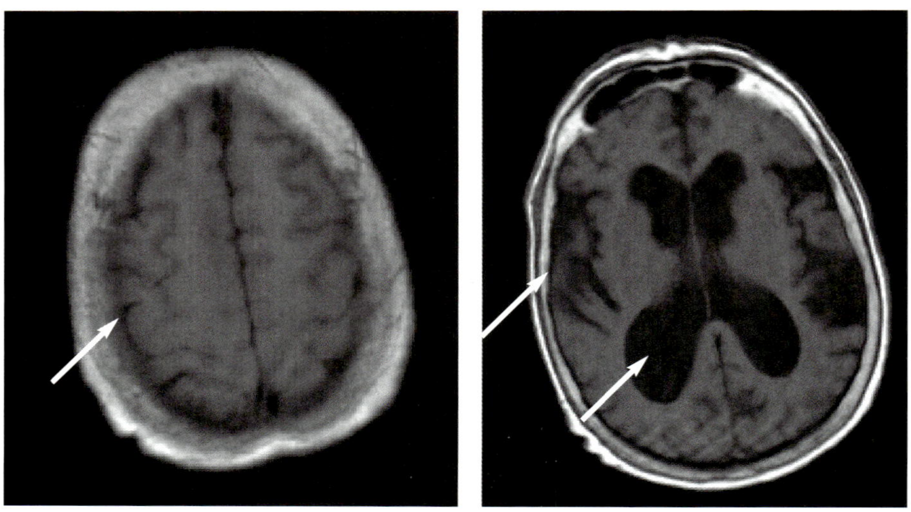

Abb. 4-12 Typischer CT-Befund bei Normaldruckhydrozephalus

das Immediatgedächtnis (in der unmittelbaren Wiedergabe) weitgehend erhalten ist. Es besteht eine ausgeprägte anterograde Amnesie und zeitliche Desorientiertheit. Darüber hinaus können Konfabulationen auftreten. Das Syndrom wird auch als (nicht durch Alkohol bedingtes) **Korsakow-Syndrom** bezeichnet.

Für die **Diagnose** müssen nach ICD-10 vorliegen:

- eine Beeinträchtigung des Kurzzeitgedächtnisses (das Lernen neuen Materials ist beeinträchtigt), antero- und retrograde Amnesie, eine verminderte Fähigkeit, sich vergangene Erlebnisse in umgekehrt chronologischer Reihenfolge in Erinnerung zu rufen;
- ein anamnestischer oder objektiver Nachweis eines Hirninfarktes oder einer Hirnerkrankung, insbesondere die dienzephalen und mediotemporalen Strukturen (vor allem Hippokampus) betreffend;
- Fehlen einer Störung im Immediatgedächtnis (wie z. B. Zahlen nachsprechen), Fehlen von Aufmerksamkeits- und Bewusstseinsstörungen und Fehlen einer Beeinträchtigung der allgemeinen intellektuellen Fähigkeit.

Ursachen

Organisch amnestische Syndrome können durch eine Vielzahl von Hirnerkrankungen und systemischen Erkrankungen bedingt sein, die zu einer Störung mediotemporaler bzw. dienzephaler Strukturen führen.

- **Hirnerkrankungen:**
  - Schädel-Hirn-Traumen;
  - zerebrovaskuläre Erkrankungen, vor allem Infarkte im Basilaris- bzw. Posteriorstrombahngebiet;
  - transiente globale Amnesie (TGA): ein passageres, vermutlich vaskulär bedingtes amnestisches Syndrom, das weniger als 24 Stunden dauert;
  - Herpes-simplex-Enzephalitis (Abb. 4-13);
  - Enzephalomyelitis disseminata (multiple Sklerose);
  - Hirntumoren.
- **Systemische Erkrankungen:**
  - Wernicke-Korsakow-Enzephalopathie: schweres amnestisches Syndrom mit Delir, Ophthalmoplegie, Ataxie und Verwirrtheit. Es liegt ein Thiaminmangel zugrunde, der durch Mangelernährung, Alkoholabhängigkeit (↗ Kap. 7), Magenkarzinom, Hyperemesis gravidarum, Hämodialyse oder lange intravenöse Hyperalimentation verursacht sein kann;
  - Kohlenmonoxidvergiftung;
  - Zustand nach Strangulation (z. B. nach Suizidversuch durch Erhängen);
  - Anästhesiezwischenfälle und Zustand nach Reanimation;
  - rezidivierende schwere Hypoglykämien (pathophysiologisch bedeutsam ist die besonders ausgeprägte Anfälligkeit des Hippokampus für Anoxien bzw. Hypoglykämien).

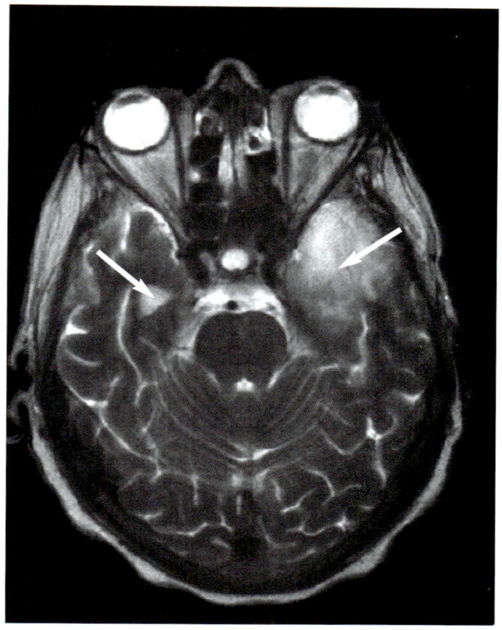

Abb. 4-13 Typischer kernspintomographischer Befund bei Herpes-Enzephalitis mit temporalen Hyperintensitäten (Pfeile)

Differentialdiagnostisch muss eine dissoziative Amnesie abgegrenzt werden (↗ Kap. 8.4).

4.4 Delir

Definition und Symptomatik

Der Begriff „Delir" wurde früher häufig mit dem Alkoholentzugsdelir gleichgesetzt oder auf einen Verwirrtheitszustand mit vegetativen Symptomen (wie z. B. Tachykardie, Hypertonie, Fieber, Zittern) angewendet. Heute wird er aber weiter gefasst. Es handelt sich dabei um ein Syndrom, das ätiologisch durch verschiedenste Ursachen ausgelöst werden kann.

Diagnostische Leitlinien nach der ICD-10

Um nach der ICD-10 die Diagnose eines nicht durch Alkohol oder sonstige psychotrope Substanzen bedingtes Delir (ICD-10 F05) stellen zu können, müssen leichte oder schwere Symptome in jedem der folgenden Bereiche vorliegen:

- **Störung des Bewusstseins und der Aufmerksamkeit** (leichte Bewusstseinsminderung bis hin zum Koma; reduzierte Fähigkeit, die Aufmerksamkeit zu fokussieren, aufrechtzuerhalten oder umzustellen);
- globale Störungen der Kognition; **Wahrnehmungsstörungen** wie Illusionen und optische Halluzinationen; Beeinträchtigung des abstrakten Denkens und der Auffassung; **Wahnideen**; **inkohärentes Denken**; Beeinträchtigung des Immediat- und des Kurzzeitgedächtnisses, aber mit relativ intaktem Langzeitgedächtnis; zeitliche **Des-**

orientiertheit, in schweren Fällen auch Desorientierung zu Ort und Person;
- psychomotorische Störungen (Hypo- oder Hyperaktivität und nicht vorhersehbarer Wechsel zwischen beiden, verlängerte Reaktionszeit, vermehrter oder verminderter Redefluss, verstärkte Schreckreaktion);
- Störung des Schlaf-wach-Rhythmus (Schlafstörungen bis zu Schlaflosigkeit und/oder umkehrter Schlaf-wach-Rhythmus, Schläfrigkeit am Tage, **nächtliche Verschlimmerung der Symptomatik**, unangenehme Träume oder Alpträume);
- affektive Störungen wie Depression, Angst oder Furcht, Reizbarkeit, Euphorie, Apathie oder Ratlosigkeit.

Der **Beginn** eines Delirs ist gewöhnlich **akut**, die **Symptomatik** ist **im Tagesverlauf wechselnd**.

Ob das Delir eine Demenz überlagert oder nicht, kann mit einer vierten Stelle kodiert werden (Delir ohne Demenz: F05.0; Delir bei Demenz: F05.1).

Merke
Ein Delir ist gekennzeichnet durch eine Störung des Bewusstseins, Desorientiertheit, kognitive Störungen, Wahrnehmungsstörungen, inkohärentes Denken, psychomotorische Störungen, Störungen des Schlaf-wach-Rhythmus mit nächtlicher Verschlimmerung der Symptomatik sowie affektive Störungen.

Epidemiologie und Risikofaktoren

Aufgrund breit angelegter Untersuchungen geht man davon aus, dass ca. 10–15% der Patienten auf chirurgischen Stationen und ca. 15–25% der Patienten auf internistischen Stationen und insgesamt 30–40% aller Patienten über 65 Jahre im Verlauf ihres stationären Aufenthaltes ein Delir entwickeln. Bei bestimmten Erkrankungen sind Delire besonders häufig: Verbrennungen 20–30%, AIDS 30%, Kardiotomien 70%, Hüftgelenksoperationen nach Fraktur 40–50%.

Folgende **Risikofaktoren** bestehen für die Entwicklung eines Delirs:
- das Alter (vor allem alte Menschen und Kleinkinder)
- eine vorbestehende Hirnschädigung (z. B. Alzheimer-Demenz, zerebrovaskuläre Erkrankungen)
- Alkoholabhängigkeit
- Diabetes mellitus, Fehlernährung, Karzinome und andere schwere körperliche Erkrankungen
- multiple Medikation
- Fieber
- ein früher aufgetretenes Delir.

Tab. 4-13 Medikamente, die Delire auslösen können
- Antibiotika
- Antidepressiva
- Neuroleptika
- Benzodiazepine
- Anticholinergika
- Antiepileptika
- Parkinson-Medikamente
- Narkotika
- Kortison-Präparate
- Digitalis

Ätiologie

Die wichtigsten Ursachen eines Delirs lassen sich in drei große Gruppen untergliedern:
- **Intoxikationen** mit oder Entzug von zentral wirksamen Substanzen
- **ZNS-Erkrankungen**
- **systemische Erkrankungen**.

Tabelle 4-13 zeigt eine Auswahl an Medikamenten, die zu Deliren führen können.

Zu den ZNS-Erkrankungen und systemischen Erkrankungen, die ein Delir auslösen können, gehören z. B.:
- metabolische Erkrankungen (z. B. Leber- und Niereninsuffizienz, Diabetes mellitus, Hypoglykämien)
- Störungen des Wasser- und Elektrolythaushaltes (z. B. Hyponatriämie, Hypo- oder Hyperkalziämie, Ketoazidose)
- Vitaminmangelsyndrome (z. B. Vitamin B_1, Vitamin B_{12}, Folsäure)
- Infektionen und immunologische Erkrankungen (z. B. Enzephalitiden, Lues, AIDS, systemischer Lupus erythematodes)
- kardiovaskuläre Erkrankungen (z. B. Herzrhythmusstörungen, Herzinsuffizienz, zerebrovaskuläre Erkrankungen, hypertensive Enzephalopathie)
- neurologische Erkrankungen (z. B. Epilepsie, Schädel-Hirn-Traumen, Alzheimer-Demenz, Tumoren, Hirnödem)
- vaskuläre Erkrankungen (z. B. Insult, Blutung, Anämie).

Merke
Die Diagnose eines Delirs erfordert immer eine sofortige intensive somatische Ursachenforschung.

Diagnostik

Aufgrund des charakteristischen klinischen Bildes ist die Diagnose eines Delirs relativ leicht zu stellen. Entscheidend ist, die Ursache des Delirs **schnell** zu **identifizieren**, um eine adäquate Behandlung der Grunderkrankung einzuleiten.

Zur **Diagnose** eines Delirs sind folgende **Schritte** durchzuführen:
- Erhebung von Anamnese einschließlich Fremdanamnese und des körperlichen Befunds
- Notfalllabor (Glukose, Blutsenkung, Differentialblutbild, Elektrolyte, Leberenzyme, Quick, Albumin, Kreatinin, Infektionsparameter, Urinsediment)

- erweitertes Labor je nach Befunden des Notfalllabors und klinischen Verdachtsmomenten (z. B. Blutkulturen, Magnesium, Schilddrüsenfunktion, Vitamin B_{12}, Thiamin und Folsäurespiegel, Drogenscreening, Medikamentenspiegel)
- EKG
- Computertomographie/Kernspintomographie des Gehirns
- EEG
- Liquoruntersuchung.

Therapie

Grundprinzip der Behandlung von Deliren ist die **gezielte Behandlung der zugrunde liegenden Ursache**. Weiterhin kommen allgemeine therapeutische Maßnahmen zum Tragen:

- stationäre Behandlung zur diagnostischen Abklärung
- Verhinderung von Fremd- und Selbstgefährdung durch Sedierung und eventuell Fixierung
- internistische Basistherapie mit Kontrolle des Wasser- und Elektrolythaushaltes und des Blutzuckers, Herz-Kreislauf-Überwachung, eventuell Magenschutz, Pneumonie- und Thromboseprophylaxe bei Immobilisation
- medikamentöse Therapie:
  - Behandlung des psychotischen Erlebens beispielsweise mit Haloperidol (3 × 0,5–3 × 2 mg Haldol®) oder Risperidon (0,5–2 mg Risperdal®)
  - Behandlung von Schlafstörungen mit Pipamperon (3 × 20–40 mg Dipiperon®) oder Melperon (25–200 mg Eunerpan®)
  - Behandlung der Erregungszustände und psychomotorischer Unruhe mit Haloperidol (2,5–10 mg Haldol®) oder Diazepam (z. B. 5–20 mg Valium®)
  - zur Behandlung des Alkoholentzugsdelirs siehe Kapitel 7.

Anticholinerge Delire können nach Absetzen anticholinerg wirksamer Substanzen durch die Gabe von Physostigmin behandelt werden.

4.5 Organische psychische Störungen zweiten Ranges

Definition

Die organischen psychischen Störungen zweiten Ranges sind dadurch gekennzeichnet, dass sie durch zerebrale oder systemische Erkrankungen verursacht werden, es vom psychopathologischen Bild her jedoch nicht möglich ist, die Verdachtsdiagnose einer organischen psychischen Störung zu stellen. Mit anderen Worten **unterscheidet sich das klinische Bild nicht von den primären psychischen Erkrankungen** (wie z. B. einer Schizophrenie, einer Depression, einer Angststörung oder einer dissoziativen Störung).

Damit grenzen sich diese Erkrankungen von den organischen psychischen Störungen ersten Ranges ab; diese gehen mit Leitsymptomen organischer psychischer Störungen wie Delir und Demenz einher, die direkt auf eine organische Ursache dieser Störungen schließen lassen.

Zu den organischen psychischen Störungen zweiten Ranges werden in der ICD-10 unter anderem folgende **Störungen** gerechnet:

- F06.0 organische Halluzinose
- F06.1 organische katatone Störung
- F06.2 organische wahnhafte (schizophreniforme) Störungen
- F06.3 organische affektive Störungen
- F06.4 organische Angststörung
- F06.5 organische dissoziative Störung
- F06.6 organische emotional labile (asthenische) Störung
- F06.7 leichte kognitive Störung
- F07.0 organische Persönlichkeitsstörung

Nach der ICD-10 muss die Entscheidung, ein klinisches Syndrom hier zu klassifizieren, durch folgende Punkte gestützt werden:

- Nachweis einer zerebralen Erkrankung, Verletzung oder Funktionsstörung oder einer systemischen körperlichen Erkrankung, von der bekannt ist, dass sie mit einem der hier aufgeführten Syndrome einhergehen kann;
- ein zeitlicher Zusammenhang (Wochen oder einige Monate) zwischen der Entwicklung der zugrunde liegenden Krankheit und dem Auftreten des psychischen Syndroms;
- Rückbildung der psychischen Störung nach Rückbildung oder Besserung der zugrunde liegenden vermuteten Ursache;
- kein überzeugender Beleg für eine andere Verursachung des psychischen Syndroms (wie z. B. eine sehr belastete Familiengeschichte oder belastende Ereignisse).

Im Prinzip können alle körperlichen Erkrankungen, die bei der Differentialdiagnose der Demenzen und Delire genannt wurden, eine organische psychische Störung zweiten Ranges auslösen. Erkrankungen, die besonders häufig Verursacher organischer psychischer Störungen sind, werden unter den entsprechenden Erkrankungen aufgeführt.

Organische Halluzinose

Diagnostische Leitlinien nach der ICD-10

Zusätzlich zu den o. g. allgemeinen Kriterien müssen folgende Merkmale vorhanden sein:

- Nachweis ständiger oder immer wieder auftretender Halluzinationen auf irgendeinem Sinnesgebiet
- Fehlen einer Bewusstseinstrübung
- Fehlen eines eindeutigen intellektuellen Abbaus
- keine auffällige Störung der Stimmung und kein Vorherrschen von Wahnideen.

Zu den organischen Halluzinosen gehört auch die **chronische taktile Halluzinose oder der Dermatozoenwahn** (↗ Kap. 2). Hier werden krabbelnde, beißende, sich bewegende Berührungen auf oder unter der Haut wahrgenommen. Die Patienten sind dabei der wahnhaften Überzeugung, von Hautparasiten/Ungeziefer befallen zu sein, weshalb sie sich häufig in hautärztliche Behandlung begeben. Der Dermatozoenwahn hat seine höchste Prävalenz bei Menschen älter als 60 Jahre. Frauen sind häufiger betroffen. Die Ursache können unterschiedlichste organische Hirnerkrankungen sein.

Eine Sonderform der organischen Halluzinosen ist die Alkoholhalluzinose (↗ Kap. 7). Hier treten v.a. bei massiver langjähriger Alkoholabhängigkeit akustische Halluzinationen auf, die bei Abstinenz remittieren.

Ursachen

Ursachen für organische Halluzinosen können z.B. sein:
- Temporallappenepilepsie
- Schädel-Hirn-Traumen
- Enzephalitiden
- Tumore
- Behandlung mit Antiparkinsonmitteln (L-Dopa-induzierte Psychose)
- Behandlung mit Psychostimulanzien.

Organische katatone Störung

Diagnostische Leitlinien nach der ICD-10

Neben den allgemeinen o.g. Diagnosekriterien muss mindestens eines der folgenden Merkmale vorhanden sein:
- Stupor (eventuell mit Mutismus, Negativismus und Haltungsstereotypien)
- Erregung
- Beides, d.h. ein rascher Wechsel zwischen Hypo- und Hyperaktivität.

Ursachen

Typische Ursachen organischer katatoner Störungen sind Enzephalitiden und CO-Vergiftungen.

Organische wahnhafte (schizophreniforme) Störung

Diagnostische Leitlinien nach der ICD-10

Neben den oben genannten allgemeinen Kriterien müssen Wahnideen bestehen. Halluzinationen, formale Denkstörungen oder einzelne katatone Phänomene können vorliegen.

Ursachen

Mögliche Ursachen organischer wahnhafter Störungen entsprechen denen der organischen Halluzinose.

Organische affektive Störungen

Diagnostische Leitlinien nach der ICD-10

Bei diesen Erkrankungen besteht eine affektive Störung, die sich vom klinischen Bild her nicht von den primären affektiven Störungen unterscheiden lässt. Demnach unterscheidet man folgende Subgruppen organischer affektiver Störungen:
- F06.30 organische manische Störung
- F06.31 organische bipolare Störung
- F06.32 organische depressive Störung
- F06.33 organische gemischte affektive Störung.

Ursachen

Siehe organische Differentialdiagnosen affektiver Störungen (↗ Kap. 5).

Organische Angststörung

Diagnostische Leitlinien nach der ICD-10

Hierbei handelt es sich um organisch bedingte Störungen, die sich vom klinischen Bild her nicht von einer generalisierten Angststörung oder Panikstörung unterscheiden lassen.

Ursachen

Mögliche Ursachen einer organischen Angststörung sind:
- Konsum psychotroper Substanzen (wie z.B. Alkohol, Koffein)
- Hyper- und Hypothyreoidismus
- Phäochromozytom
- supraventrikuläre Tachykardien
- Hypoglykämie
- Karzinoid
- Epilepsie
- Porphyrie.

Organische dissoziative Störung

Diagnostische Leitlinien nach der ICD-10

Hierbei handelt es sich um Störungen, die klinisch nicht von den dissoziativen Störungen unterschieden werden können, jedoch organisch bedingt sind.

Ursachen

Insbesondere folgende Ursachen sind beim Verdacht auf eine organische dissoziative Störung abzuklären:
- Porphyrie
- Enzephalitis.

Organische emotional labile (asthenische) Störung

Diagnostische Leitlinien nach der ICD-10

Hierbei handelt es sich um eine Störung, die durch deutliche und anhaltende Affektinkontinenz oder -labilität, Ermüdbarkeit oder eine Vielzahl unangenehmer körperlicher Empfindungen (z.B. Schwindel) und Schmerzen als Folge einer bestehenden somatischen Störung gekennzeichnet ist. Man nimmt an, dass diese Störung häufiger bei zerebrovaskulären Erkrankungen und Hypertonie auftritt als aufgrund anderer Ursachen.

Früher hat man diese Störung als **pseudoneurasthenisches Syndrom** bezeichnet.

Leichte kognitive Störung

Diagnostische Leitlinien nach der ICD-10

Hauptmerkmale sind Klagen über Gedächtnisstörung, Vergesslichkeit, Lern- oder Konzentrationsschwierigkeiten, d. h. eine zunehmende Beeinträchtigung kognitiver Funktionen. In den objektiven Testuntersuchungen zeigen sich gewöhnlich Werte an der Grenze zur Norm. Keines der Symptome ist jedoch so schwerwiegend, dass die Diagnose einer Demenz oder eines organisch amnestischen Syndroms oder Delirs gestellt werden kann.

Verlauf

Ein großer Teil der Patienten mit leichten kognitiven Störungen zeigt keine Progredienz bzw. sogar eine gewisse Verbesserung im weiteren Verlauf. Bisher ist es nicht möglich, vorauszusagen, welche Patienten mit einer leichten kognitiven Störung eine manifeste Demenz entwickeln.

5 Affektive Störungen

Klaus Lieb

Eine **klassische Definition** affektiver Störungen liefert G. Huber: Nach ihm sind sie gekennzeichnet „durch Verstimmungen depressiv-gehemmter (Depression) oder manisch-erregter Art (Manie). Sie treten phasenhaft auf, d.h. zeitlich abgrenzbar (episodisch) innerhalb einer vorher und nachher normalen, ausgeglichenen affektiven Verfassung und gewöhnlich mehrfach während des Lebens". Zu den affektiven Störungen werden neben den Depressionen und Manien auch anhaltende, also nicht phasenhaft auftretende affektive Verstimmungen wie die Dysthymie und die Zyklothymie (s.u.) gerechnet. Darüber hinaus weiß man heute, dass die Remissionen zwischen den Phasen häufig nicht vollständig sind und bis zu 20% der affektiven Erkrankungen einen chronischen Verlauf nehmen.

Klassifikation affektiver Störungen im Triadischen System

Im triadischen System wurden die **affektiven (manisch-depressiven) Erkrankungen (Zyklothymien)** zu den **endogenen Psychosen** gezählt (↗Kap. 1). Mit dem Begriff endogen meinte man, dass den manisch-depressiven Erkrankungen eine körperliche, auf heredo-konstitutionellen Faktoren beruhende Ursache zugrunde läge, die allerdings bis heute noch nicht vollständig geklärt ist. Von den endogenen Depressionen grenzte man die neurotischen und reaktiven Depressionen ab, die als rein psychogen verursacht angesehen wurden. Im triadischen System zählten sie daher zu den psychogenen Störungen. Eine weitere Gruppe bildeten die organischen affektiven Störungen als Folge einer organischen Erkrankung (also z.B. eine Depression im Rahmen einer multiplen Sklerose).

In den letzten Jahren klinischer Forschung hat sich jedoch gezeigt, dass die „endogenen" und „psychogenen" Depressionen hinsichtlich Genetik, Symptomatik, Epidemiologie, Verlauf und Ansprechen auf unterschiedliche Therapieverfahren keine entscheidenden Unterschiede aufweisen. Daher hat man eine **ätiopathologische Einteilung der Depressionen** und damit die Dichotomisierung in endogene und psychogene Depressionen **in den neuen Klassifikationssystemen** der ICD-10 und des DSM-IV **aufgegeben**. Eine Typisierung unterschiedlicher affektiver Störungen erfolgt heute nur noch anhand der Kategorien Symptomatik, Schweregrad, Krankheitsdauer und Rückfallrisiko. Unverändert beibehalten wurde allerdings die Abgrenzung zu den organischen affektiven Störungen (↗ Kap. 4).

Der früheren „endogenen" Depression entspricht in den modernen Klassifikationssystemen am ehesten der melancholische Subtyp der Depression bzw. die Depression mit somatischen Symptomen, der neurotischen Depression die Dysthymie (s.u.).

Klassifikation affektiver Störungen in der ICD-10

Eine Einteilung erfolgt in der ICD-10 nur noch nach folgenden phänomenologischen Kriterien:

- Schwere der Depression (z.B. leichte, mittelschwere, schwere Depression)

- Auftreten psychotischer Symptome (z.B. Depression mit psychotischen Symptomen oder Manie mit psychotischen Symptomen)
- Vorliegen somatischer Symptome (z.B. Depression mit somatischen Symptomen)
- Verlauf (z.B. depressive Episode, rezidivierende depressive Störung, anhaltende affektive Störungen oder bipolare affektive Störung)

Tab. 5-1 ICD-10-Klassifikation affektiver Störungen

F30 manische Episode
F30.0 Hypomanie F30.1 Manie ohne psychotische Symptome F30.2 Manie mit psychotischen Symptomen F30.8 andere F30.9 nicht näher bezeichnete
F31 bipolare affektive Störung
F31.0 gegenwärtig hypomanische Episode F31.1 gegenwärtig manische Episode ohne psychotische Symptome F31.2 gegenwärtig manische Episode mit psychotischen Symptomen F31.3 gegenwärtig mittelgradige oder leichte depressive Episode F31.4 gegenwärtig schwere depressive Episode ohne psychotische Symptome F31.5 gegenwärtig schwere depressive Episode mit psychotischen Symptomen F31.6 gegenwärtig gemischte Episode F31.7 gegenwärtig remittiert F31.8 andere F31.9 nicht näher bezeichnete
F32 depressive Episode
F32.0 leichte depressive Episode F32.1 mittelgradige depressive Episode F32.2 schwere depressive Episode ohne psychotische Symptome F32.3 schwere depressive Episode mit psychotischen Symptomen
F33 rezidivierende depressive Störung
F33.0 gegenwärtig leichte Episode F33.1 gegenwärtig mittelgradige Episode F33.2 gegenwärtig schwere Episode ohne psychotische Symptome F33.3 gegenwärtig schwere Episode mit psychotischen Symptomen F33.4 gegenwärtig remittiert
F34 anhaltende affektive Störungen
F34.0 Cyclothymia F34.1 Dysthymia F34.8 andere F34.9 nicht näher bezeichnete
F38 andere affektive Störungen
F38.0 andere einzelne affektive Störungen .00 gemischte affektive Episode F38.1 andere rezidivierende affektive Störungen .10 rezidivierende kurze depressive Störung
F39 nicht näher bezeichnete affektive Störung

Tabelle 5-1 gibt einen Überblick über die ICD-10-Klassifikation der affektiven Störungen.

In der amerikanischen Klassifikation, dem DSM-IV, werden die affektiven Störungen auch als **Mood Disorders** bezeichnet. Dieser Begriff ist eigentlich sprachlich präziser, da es bei Depressionen und Manien zu Veränderungen der Gestimmtheit, d.h. der Grundstimmung, kommt. Es handelt sich nicht um Störungen der Affekte, mit denen man eher akut auftretende Gefühlswallungen oder emotionale Ausnahmezustände bezeichnet.

5.1 Verlaufsformen und Epidemiologie

Affektive Erkrankungen können **unipolar** oder **bipolar** verlaufen. Bei der unipolaren Verlaufsform treten nur depressive oder nur manische Episoden auf, während sich bei der bipolaren Form depressive und manische Episoden regelmäßig oder unregelmäßig abwechseln. **Unipolare Verläufe** mit ausschließlich depressiven Episoden sind deutlich **häufiger** als bipolare Verläufe. Am seltensten sind unipolare Verläufe mit ausschließlich manischen Episoden (Abb. 5-1).

Darüber hinaus können affektive Störungen **monophasisch** (einmalig) oder **polyphasisch** (wiederholt) auftreten. Einphasische depressive Verläufe sind mit ca. 15% aller depressiven Störungen relativ selten. Häufiger sind mehrphasische Verläufe, wobei die durchschnittliche Episodenzahl bei bipolaren Erkrankungen mit insgesamt ca. neun etwa doppelt so hoch ist wie bei rezidivierenden depressiven Störungen mit ca. vier Episoden. In Abbildung 5-2 sind die wichtigsten Verlaufsformen affektiver Störungen schematisch zusammengefasst.

Episodenkalender

Um sich einen guten und raschen Überblick über die Krankheitsepisoden eines Patienten zu verschaffen, ist es sinnvoll, einen Episodenkalender anzulegen, in den die **Krankheitsepisoden** und die gegebene **Medikation** (Dosis und ggf. auch die Plasmaspiegel der Medikamente) eingetragen werden (Abb. 5-3). Dies erleichtert die Anamneseerhebung, die sich bei

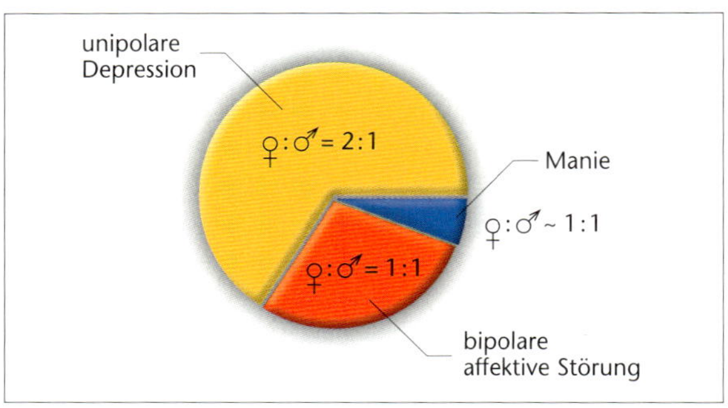

Abb. 5-1 Häufigkeits- und Geschlechtsverteilung affektiver Störungen

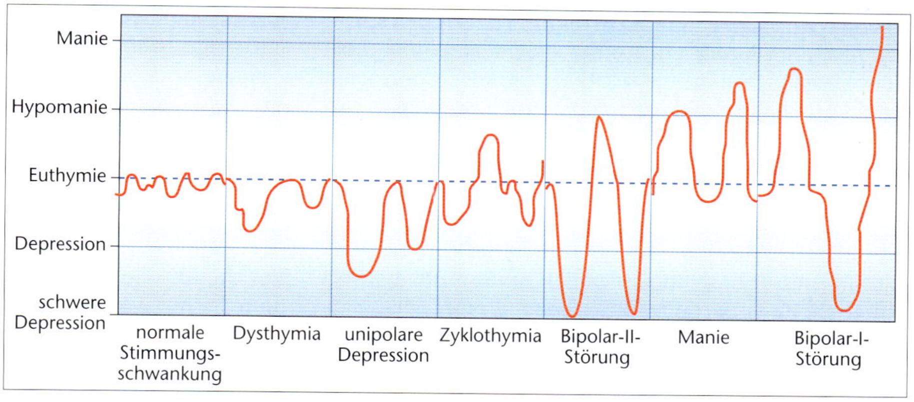

Abb. 5-2 Verlaufsformen affektiver Störungen

häufig auftretenden Episoden und langjährigem Verlauf manchmal sehr mühselig gestaltet.

Es hat sich bei der Anfertigung eines Episodenkalenders bewährt, den **Ausprägungsgrad** der Episoden mit +1 bis +3 für manische Episoden und –1 bis –3 für depressive Episoden zu **skalieren**. Dabei bedeutet Stufe 1 eine Einschränkung der Leistungsfähigkeit (hypomane und subdepressive Episoden), Stufe 2 eine deutliche Beeinträchtigung (z. B. Arbeitsunfähigkeit), die jedoch nicht zu einer stationären Aufnahme führt, und Stufe 3 eine stationäre Behandlung im Rahmen der Episode.

5.1.1 Monophasische und rezidivierende Depressionen

Epidemiologie

Depressionen gehören zu den häufigsten psychischen Erkrankungen (↗ Kap. 1). In Deutschland erkranken pro Jahr zwischen 2,4 und 4,5 von 1000 erwachsenen Personen neu an einer depressiven Erkrankung. Es gibt Hinweise dafür, dass die Häufigkeit insbesondere leichterer Depressionen in den letzten Jahrzehnten ständig zunimmt und dass sich das Ersterkrankungsalter nach vorne verlagert. Dieses Phänomen wird in Zusammenhang gebracht mit **veränderten Lebensbedingungen** wie anderen Familienstrukturen, Leistungsanforderung usw. Darüber hinaus besteht wahrscheinlich eine zunehmend geringere Bereitschaft, psychisches Unwohlsein zu ertragen sowie eine erhöhte Hilfserwartung gegenüber einer medizinischen bzw. psychosozialen Versorgung.

Wichtige epidemiologische Daten zum Auftreten depressiver Episoden und rezidivierender depressiver Störungen sind in Tabelle 5-2 zusammengefasst.

Verlaufsformen

Depressionen verlaufen in **Episoden** oder **Phasen**, die unbehandelt durchschnittlich sechs bis acht Mo-

Tab. 5-2 Epidemiologische Daten für das Auftreten depressiver Episoden und rezidivierender depressiver Störungen

Punktprävalenz von depressiven Episoden: 3–7%
Lebenszeitrisiko, an einer depressiven Episode zu erkranken: 15–18%
Alter bei der Erstmanifestation:
- 2 Häufigkeitsgipfel:
  - zw. 20 und 29 Jahren
  - zw. 50 und 59 Jahren
- Unipolare Depressionen beginnen später als bipolare Erkrankungen. Mittleres Alter bei Erstmanifestation: 40 Jahre

Frauen erkranken **häufiger** als Männer an depressiven Episoden: Verhältnis ca. 2:1

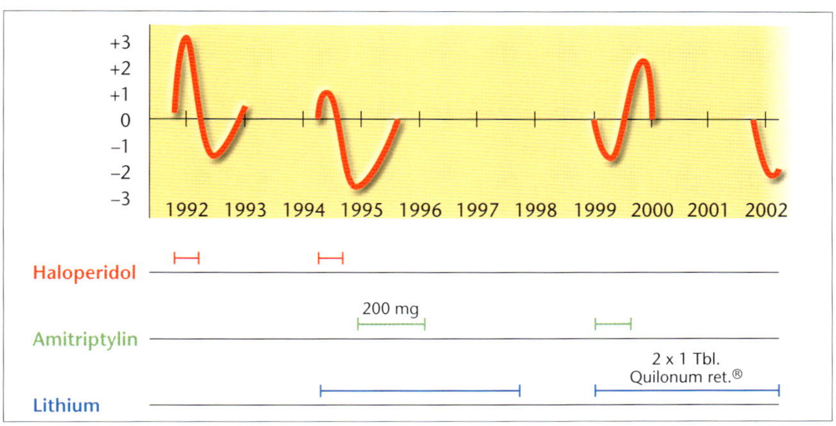

Abb. 5-3 Episodenkalender bei einem Patienten mit bipolarer affektiver Störung

nate dauern. Durch die Entwicklung antidepressiver Behandlungsverfahren konnte die Phasenlänge bei den meisten Patienten deutlich verkürzt und der Ausprägungsgrad abgeschwächt werden. Heute remittieren depressive Episoden unter suffizienter antidepressiver Behandlung in ca. 50% der Fälle innerhalb von acht Wochen, bei weiteren 25% der Patienten nach 16 Wochen. Darüber hinaus kann man davon ausgehen, dass bei ca. ⅔ der Erkrankten die Phasen komplett ausheilen, während bei ⅓ lediglich eine partielle Besserung eintritt. Bei ca. 60% der Patienten kommt es im weiteren Verlauf zu mindestens einem **Rezidiv**, wobei mit jedem Wiederauftreten der Symptomatik das Wiedererkrankungsrisiko auf 16% ansteigt. Etwa 10–15% der Patienten entwickeln einen chronischen Verlauf.

Prognose und Mortalität

Eine ungünstigere Prognose zeigen ältere Patienten und solche mit schwerer familiärer genetischer Belastung, fehlender sozialer Unterstützung und chronischen familiären oder beruflichen Konfliktsituationen. Darüber hinaus nimmt das Risiko für einen schlechten Verlauf zu bei **Komorbidität** mit anderen psychischen Erkrankungen wie Angsterkrankungen, Abhängigkeitserkrankungen, Persönlichkeitsstörungen, Zwangserkrankungen oder Essstörungen.

Die Prognose wird auch durch die **hohe Suizidrate** unipolar depressiver Erkrankter beeinträchtigt. So erfolgen 40–70% aller Suizide im Rahmen einer Depression, 20–60% der an einer depressiven Episode Erkrankten unternehmen einen Suizidversuch und 15% aller mindestens einmal hospitalisierten depressiven Patienten suizidieren sich im Laufe der Erkrankung.

Komorbiditäten

Depressive Erkrankungen treten häufig in Kombination mit anderen psychischen Erkrankungen auf. Häufige Komorbiditäten sind:

- Angst- und Panikerkrankungen: häufig gehen Angststörungen den Depressionen voraus, wobei die Depression dann einen höheren Grad an Therapieresistenz und Chronifizierung aufweist
- Alkohol-, Medikamenten- und Drogenabhängigkeit
- Persönlichkeitsstörungen, vor allem narzisstische, histrionische und Borderline-Persönlichkeitsstörung
- Zwangsstörungen
- Essstörungen wie Anorexia nervosa und Bulimia nervosa.

Tab. 5-3 Epidemiologische Daten für das Auftreten bipolarer affektiver Störungen

Lebenszeitrisiko für bipolare affektive Störungen: 1–2%
Erstmanifestation: Bipolare Erkrankungen beginnen früher als unipolare Depressionen.
Mittleres Alter bei Erstmanifestation: 16–18 Jahre
Erste Behandlung im Durchschnitt mit 22 Jahren
Erste Hospitalisierung mit ca. 26 Jahren
Rolle des Geschlechts: Kein Geschlechtsunterschied in der Auftretenshäufigkeit
Risiko der Entwicklung eines „rapid cycling“: 5–15%

5.1.2 Bipolare affektive Störungen

Bei ca. 20% der Patienten, die an einer rezidivierenden depressiven Störung leiden, treten im Verlauf zusätzlich hypomane, manische oder gemischte Episoden auf, d. h., es entwickelt sich eine bipolare affektive Erkrankung.

Epidemiologie

Wichtige epidemiologische Daten zum Auftreten bipolarer affektiver Störungen sind in Tabelle 5-3 zusammengefasst.

Verlaufsformen

Der **Verlauf** bipolarer Störungen ist in der Regel schwerer als bei unipolaren Depressionen, d. h. es treten mehr Episoden auf. Bipolare Erkrankungen beginnen häufiger mit einer Manie als mit einer depressiven Episode. Nach zwei aufeinander folgenden depressiven Episoden beträgt die Wahrscheinlichkeit nur noch 10%, dass sich ein bipolarer Verlauf einstellt, nach drei depressiven Episoden ist die Wahrscheinlichkeit für eine bipolare Erkrankung sehr gering.

Im amerikanischen Klassifikationssystem, dem DSM-IV, werden die bipolaren Störungen in **bipolar I** und **bipolar II** unterschieden. Dabei bezeichnet der Begriff bipolar I die Kombination von depressiven Episoden im Wechsel mit manischen Episoden, während bipolar II den Wechsel zwischen depressiven Episoden und hypomanen Episoden bezeichnet.

Ein **„rapid cycling“**, bei dem mindestens vier affektive Krankheitsepisoden in *einem* Jahr auftreten, entwickelt sich bei etwa 5–15% der Patienten mit bipolaren affektiven Störungen. Meist entsteht diese Verlaufsform erst im späteren Verlauf. 80–90% der Patienten mit „rapid cycling“ sind Frauen.

Prognose und Mortalität

Depressionen und Manien im Rahmen bipolarer affektiver Störungen remittieren zwar in der Mehrzahl der Fälle, bei ca. 20–30% der Patienten kommt es jedoch auch in den freien Intervallen zu Störungen im Sinne einer Stimmungslabilität bzw. zu Beeinträchtigungen im interpersonellen und/oder beruflichen Bereich. Dies wird auch dadurch begünstigt, dass die Erkrankung im jungen Erwachsenenalter auftritt. Hier treten zum Teil erhebliche Anpassungsschwierigkeiten auf, die auch nach Abklingen der Episoden relevant sind.

Wie auch bei unipolaren depressiven Störungen können **Komorbiditäten** die Prognose verschlechtern, wobei insbesondere die Rate komplizierender Alkohol-, Medikamenten- und Drogenabhängigkeit noch höher ist als bei wiederkehrenden Depressionen. Auch die **Suizidhäufigkeit** liegt mit 15–30% höher als bei den unipolaren Depressionen.

Merke
Bipolare affektive Störungen haben eine Lebenszeitprävalenz von 1–2%, sie beginnen früher als unipolare Erkrankungen, haben einen schwereren Verlauf und ein höheres Suizidrisiko.

5.1.3 Dysthymien und Zyklothymien

Dysthymien

Als Dysthymien bezeichnet man **chronische**, d.h. mindestens zwei Jahre verlaufende **leichtere depressive Störungen**, die niemals die Kriterien einer depressiven Episode erreichen. Die Lebenszeitprävalenz liegt bei ca. 6–10%, die Punktprävalenz bei 1–2%. Insbesondere bei frühem Krankheitsbeginn besteht eine verstärkte Neigung zur Chronifizierung, wobei es häufig im Verlauf zur Ausbildung eines Vollbildes einer depressiven Episode kommt. So entwickeln ca. 75% der dysthymen Patienten im Verlauf von fünf Jahren eine depressive Episode, ca. 94% der Patienten hatten im Verlauf ihres Lebens mindestens eine depressive Episode.

Zyklothymien

Als Zyklothymien bezeichnet man **chronische**, d.h. über mindestens zwei Jahre andauernde Erkrankungen mit einem **Wechsel von depressiver und gehobener Stimmung**, die jedoch nicht die Kriterien einer depressiven Episode oder Hypomanie/Manie erfüllen. Mit einer Lebenszeitprävalenz von 0,4–1% sind diese Erkrankungen fast genauso häufig wie die bipolar-affektiven Störungen, sie werden jedoch häufig übersehen. In 15–30% der Fälle gehen die Störungen in eine Bipolar-I- oder Bipolar-II-Störung über.

Merke
Bipolare affektive Störungen wurden früher als Zyklothymien oder manisch-depressive Erkrankungen bezeichnet. Der Begriff Zyklothymie ist heute reserviert für eine „leichte Ausprägung einer bipolaren Erkrankung", bei der sich hypomane und leicht depressive Stimmungszustände über einen Zeitraum von mindestens zwei Jahren abwechseln.

5.2 Ätiologie

Die Ätiopathogenese affektiver Störungen ist bis heute nur teilweise verstanden. Sicher ist, dass die **Entstehungsbedingungen komplex** sind und eindimensionale Entstehungsmodelle in jedem Fall zu kurz greifen. So haben sich in den letzten Jahren **integrative bio-psycho-soziale Modelle** durchgesetzt, die biochemische, psychologische und soziale Aspekte in der Genese affektiver Störungen zusammenzubringen versuchen (Abb. 5-4).

Solche integrativen Modelle berücksichtigen u.a. folgende **Faktoren**, die pathogenetisch von Bedeutung sind:

- eine genetische Prädisposition
- eine entwicklungsbedingte Prädisposition durch frühe Verlust- und Separationsereignisse (biographische Belastung)
- somatische Stressoren, z.B. körperliche Erkrankungen oder Einnahme bestimmter Medikamente als mögliche Auslöser einer depressiven Episode

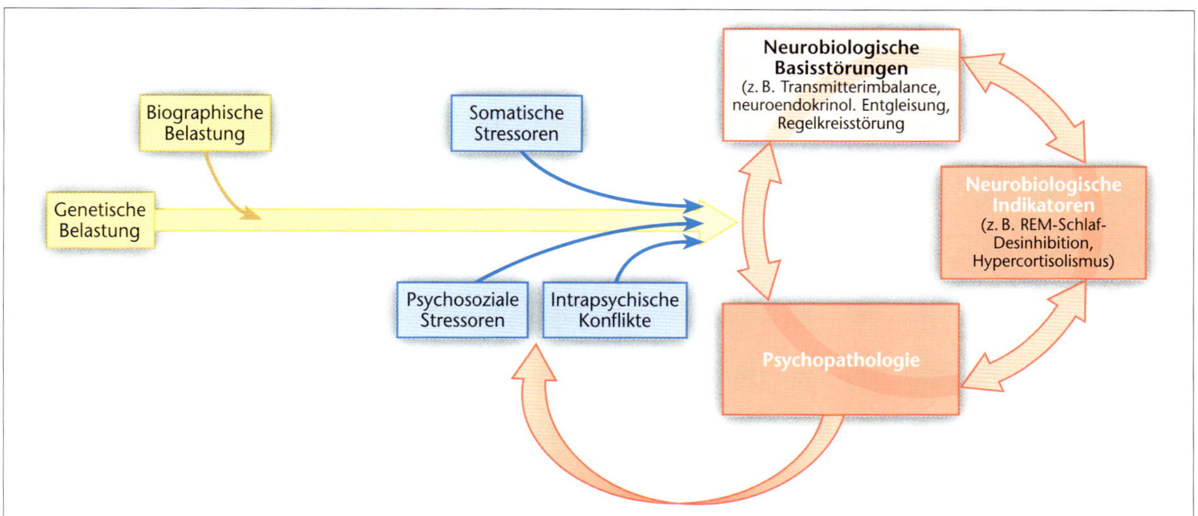

Abb. 5-4 Integratives bio-psycho-soziales Modell zur Ätiopathogenese depressiver Störungen

- psychosoziale Stressoren und intrapsychische Konflikte als mögliche Auslöser einer depressiven Episode
- neurobiologische Veränderungen wie z. B. Transmitterimbalance oder neuroendokrinologische Entgleisungen als Ursache und/oder Korrelat der Psychopathologie.

In diesen Modellen wird auch sichtbar, dass die **Psychopathologie selbst Rückwirkungen auf psychosoziale Stressoren und intrapsychische Konflikte haben kann**. Es zeigt auch, dass neurobiologische Indikatorvariablen wie z. B. REM-Schlaf-Desinhibition oder ein Hyperkortisolismus Ursache oder Korrelat der Psychopathologie sein können. Darüber hinaus lässt sich anhand des Modells verstehen, dass **unterschiedliche Therapieverfahren** zur Behandlung depressiver Störungen eingesetzt werden können. So greifen Antidepressiva beispielsweise an der Transmitterimbalance korrigierend an, während psychotherapeutische Verfahren bei der Bearbeitung psychosozialer Stressoren und/oder intrapsychischer Konflikte ansetzen.

Im Folgenden werden verschiedene genetisch-neurobiologische, psychologische und soziale Faktoren kurz vorgestellt, die in der Ätiopathogenese affektiver Störungen von Bedeutung sind.

Neurobiologische Befunde

Genetische Faktoren

Als eindeutig belegt kann angesehen werden, dass genetische Faktoren einen entscheidenden pathogenetischen Faktor darstellen. Dabei ist jedoch zu beachten, dass lediglich die **Vulnerabilität**, an einer affektiven Störung zu erkranken, vererbt wird, die im Zusammenspiel mit somatischen und psychosozialen Auslösefaktoren zur Manifestation einer affektiven Störung führt.

Für die Bedeutung genetischer Faktoren sprechen die **Ergebnisse von Zwillings- und Familienstudien**, die in zwei Aussagen zusammengefasst werden können (Abb. 5-5):

- In den Familien von Patienten, die an einer affektiven Störung leiden, häufen sich gleichartige Erkrankungen. In diesem Sinne steigt das Risiko einer affektiven Erkrankung mit zunehmendem Verwandtschaftsgrad zu einer bereits erkrankten Person.
- Für das Auftreten affektiver Erkrankungen bei eineiigen und zweieiigen Zwillingen besteht insbesondere bei den bipolaren Störungen ein deutlicher Konkordanzunterschied. Dieser Konkordanzunterschied spricht für die Bedeutung anderer, psychosozialer Faktoren in der Pathogenese affektiver Störungen.

Obwohl die Bedeutung genetischer Faktoren unumstritten ist, ist es bisher nicht gelungen, Gene eindeutig zu identifizieren, die pathogenetisch von Relevanz sind. Die **Genlokalisation** wird insbesondere auch dadurch erschwert, dass vermutlich mehrere Gene pathogenetisch zusammenwirken. Zudem scheinen unterschiedliche Umweltfaktoren mit jeweils unterschiedlichen genetischen Profilen zu interagieren.

Veränderungen von Neurotransmitter-Systemen

Man geht heute aufgrund der Erkenntnisse biochemisch-neurobiologischer Forschung davon aus, dass Störungen der zellulären Signalübertragung im Gehirn von entscheidender Bedeutung für die Ätiopathogenese affektiver Erkrankungen sind. Deren Korrektur erklärt die Wirksamkeit verschiedener somatischer Therapieverfahren, wie z. B. von Antidepressiva, die korrigierend in die angenommene Neurotransmitter-Imbalance eingreifen (↗Kap. 3.2.1).

Wichtige **biochemisch-neurobiologische Hypothesen** sind:

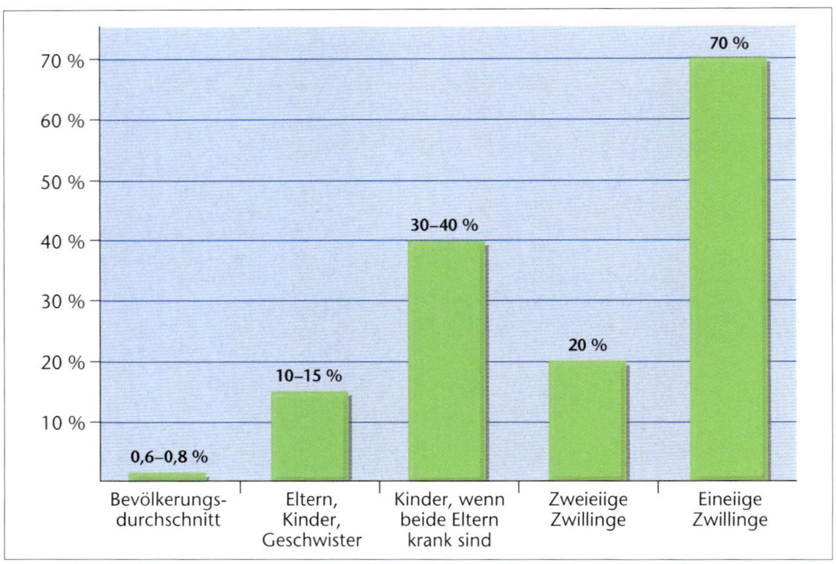

Abb. 5-5 Erkrankungsrisiko für Verwandte von Patienten, die an einer unipolaren Depression oder bipolaren affektiven Störung leiden

- Die **Monoamin-Mangelhypothese** geht von einem Mangel an Noradrenalin und Serotonin im synaptischen Spalt aus. Durch eine Wiederaufnahmehemmung von Noradrenalin und Serotonin durch Antidepressiva kann dieses Defizit ausgeglichen werden.
- Darüber hinaus nimmt man eine **Supersensitivität noradrenerger Betarezeptoren** an. Die Gabe von Antidepressiva kann eine Verminderung der Empfindlichkeit der Betarezeptoren induzieren (sog. ß-Downregulation).
- Die **cholinerg-aminerge Imbalance-Hypothese** postuliert ein relatives Überwiegen des cholinergen Systems während der Depression und ein Überwiegen des noradrenergen Systems während der Manie.

Neben den angenommenen Veränderungen auf Transmitter- und Rezeptorebene spielen wahrscheinlich intrazelluläre Signaltransduktionsmechanismen, d.h. **Second-Messenger-Systeme** und Transkriptionsfaktoren sowie letztendlich Genregulationsprozesse, eine wesentliche Rolle in der Pathogenese affektiver Störungen. Die Bedeutung dieser intrazellulären Signaltransduktionsprozesse wird insbesondere dadurch deutlich, dass stimmungsstabilisierende Medikamente wie Lithium, Valproinsäure oder Carbamazepin modulierend auf Second-Messenger-Systeme wie das Adenylatcyclase-, das Phosphoinositolsystem, die intrazelluläre Calciumfreisetzung und dadurch letztendlich auf die Genexpression modulierend einwirken.

Weitere Befunde

Neben den genannten biochemisch-neurobiologischen Befunden gibt es weitere Befunde, die im Rahmen depressiver Störungen gefunden wurden:

- **Veränderungen des Schlafs:** Charakteristisch für depressive Störungen sind REM-Schlaf-Veränderungen, die in einer Verkürzung der REM-Latenz und Verlängerung der ersten REM-Phase sowie einer erhöhten Augenbewegungsdichte (REM-Intensität) bestehen.
- **Neuroendokrine Veränderungen:** Als stabiler Befund insbesondere bei schweren und psychotischen Depressionen wurde eine Überaktivität der Hypothalamus-Hypophysen-Nebennierenrinden-Achse nachgewiesen, die mit einem Hyperkortisolismus und einer mangelnden Feedback-Inhibition durch Dexamethason im Dexamethason-Hemmtest einhergeht.

Neuere Befunde weisen darauf hin, dass möglicherweise **Störungen im Bereich neurotropher Faktoren** wie z.B. des „Brain Derived Neurotrophic Factor“ (BDNF) bzw. der auch im adulten Gehirn noch stattfindenden **Neuroneogenese** sowohl für die Genese affektiver Störungen als auch deren Behandlung von Bedeutung sind. So geht das in Abbildung 5-6 dargestellte Modell davon aus, dass eine Störung des Überlebens bestimmter Neuronenpopulationen im Hippokampus durch einen Mangel an neurotrophen Faktoren bzw. durch Neurotransmitter-Imbalancen verursacht ist. Eine Therapie mit Antidepressiva bzw. Stimmungsstabilisierern kann zu einer Korrektur dieser Veränderungen führen.

Lerntheoretische, kognitive und psychosoziale Aspekte

Lerntheoretische und kognitive Aspekte

Das kognitive Depressionsmodell nach Beck

Das von Beck in den späten 50er Jahren entwickelte kognitive Depressionsmodell geht von der Annahme aus, dass **Depressionen durch depressionstypische verzerrte Kognitionen ausgelöst** werden, die die eigene Person sowie die Umwelt und Zukunft be-

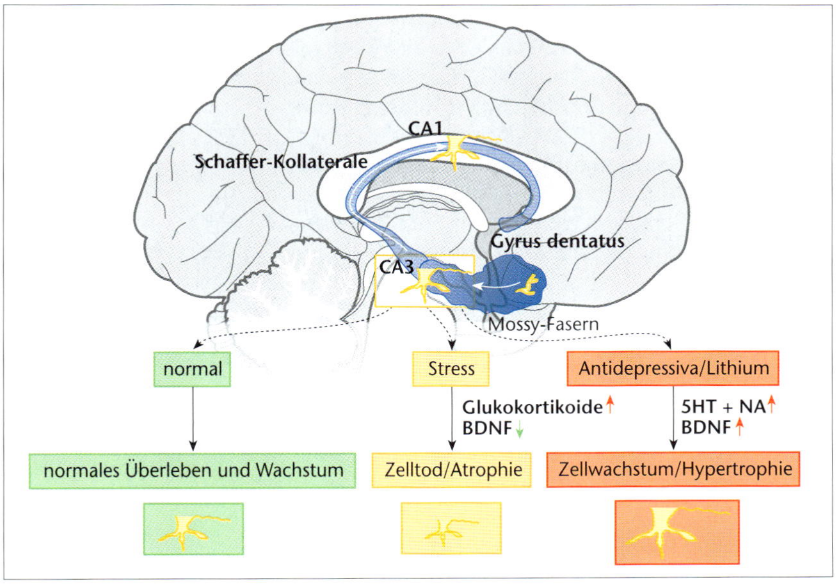

Abb. 5-6 Ein molekulares und zelluläres Modell der Depression und der Wirkung von Antidepressiva [17]

treffen (kognitive Triade). Typisch sind folgende **depressive Denkfehler:**
- unangebrachte Verallgemeinerung (Bsp.: Wenn der Zug verpasst wurde, wird daraus verallgemeinert, es gehe auch alles schief)
- selektive Verallgemeinerung (positive Aspekte von Situationen werden übersehen)
- Selbstattribution (negative Erfahrungen werden dem eigenen Verhalten zugeschrieben)
- Schwarz-Weiß-Denken.

Die so **verzerrte Selbstwahrnehmung** und **negative Interpretation von Umwelterfahrungen** führt zu ständigen Enttäuschungen und Ablehnungen. Die negativen Erfahrungen führen auch zur selektiven Zuwendung zu schemakongruenten Inhalten, d.h. Erfahrungen und Wahrnehmungen, die der depressiven Grundhaltung entsprechen. Diese wiederum führen zu automatischen Gedanken, die durch o.g. typische depressive Denkfehler charakterisiert sind.

Die Korrektur der typischen depressiven Kognitionen ist Kernpunkt der kognitiven Therapie nach Beck (↗ 5.6.1 und Kap. 3.4.2).

Das Modell der gelernten Hilflosigkeit

Seligman und Kollegen haben in den 60er Jahren das Modell der gelernten Hilflosigkeit als Depressionsäquivalent beschrieben. **Hilflosigkeit entsteht** demnach in Situationen, in denen eine Person erfährt, dass sich **bestimmte negative Erfahrungen** unbeeinflussbar durch das eigene Verhalten wiederholen und damit **nicht kontrollierbar** sind. Dieses Modell basiert im Wesentlichen auf tierexperimentellen Untersuchungen, in denen Tiere hilflos werden, wenn sie Schmerzreizen nicht durch planvolles Verhalten entgehen können, sondern ihnen unvorhersehbar ausgeliefert sind. In diesem Fall führt die Reizapplikation zu Resignation und einem depressionsäquivalenten Verhaltensmuster. Nach der Theorie von Seligman kommt es beim Menschen zu so genannten **internalen Attributionen**, d.h. dass eine Person eine Situation als unkontrollierbar erlebt, jedoch davon überzeugt ist, dass andere Individuen an ihrer Stelle durchaus die Situation kontrollieren könnten. Die Hilflosigkeit resultiert daher aus dem **Gefühl des persönlichen Versagens**, wird als selbstverschuldet erlebt und geht über eine Verminderung des Selbstwertgefühls mit der Gefahr der Entwicklung einer Depression einher.

Psychodynamische Aspekte

Psychodynamische Theorien gehen davon aus, dass Depressivität aus einer **Störung des Selbstwertgefühls** (**narzisstische Krise**) und einer gegen sich selbst gerichteten Aggressivität resultiert. Diesem Modell entsprechend wird die Disposition zu einer depressiven Entwicklung durch eine **frühkindliche Fehlentwicklung** erworben. Diese Fehlentwicklung findet **im Prozess der zunehmenden Individuation und Separation des Kindes von der Mutter** statt. Bei Personen, die später an Depression erkranken, erfolgte diese Trennung entweder zu abrupt oder die Mutter erlaubte die notwendige schrittweise Loslösung nicht. Dadurch kann die Person übermäßig stark von symbiotischen Objektbeziehungen abhängig sein, die immer wieder frustriert werden. Das durch die abrupte Trennung frustrierte Kind kann die entstehende Wut nicht adäquat, objektbezogen ablassen, sondern richtet sie gegen sich selbst.

Prämorbide Persönlichkeit

Man ist sich heute darüber einig, dass es für Depressive und Maniker **keine typische prämorbide Persönlichkeitsstruktur** gibt.

Eine gewisse Bedeutung hat jedoch die von Tellenbach als **„Typus melancholicus“** bezeichnete Persönlichkeitsstruktur erlangt, die sich relativ häufig bei unipolar depressiven Patienten finden lässt. Diese Persönlichkeitsstruktur ist durch eine **ausgeprägte Ordentlichkeit** gekennzeichnet, d.h. es besteht eine überdurchschnittliche Empfindlichkeit des Gewissens in Bezug auf die Ordnung persönlicher und sachlicher Angelegenheiten. Die Patienten haben einen geordneten Tagesplan, sind sehr verlässlich, akkurat und dabei bescheiden. Sie haben ein hohes Anspruchsniveau an sich selbst und eine hohe Leistungsmotivation. Sowohl in der Partnerschaft als auch im erweiterten Freundeskreis zeichnen sie sich durch aufopferndes Verhalten aus, haben hohe Anforderungen an die eigenen Leistungen und streben eine breite Anerkennung und breite Wertschätzung durch ihre Umgebung an.

5.3 Symptomatik

Aus didaktischen Gründen ist es sinnvoll, Depression und Manie als zwei Extrempole einer Verstimmung zu beschreiben. In Tabelle 5-4 werden die wichtigsten Symptome der beiden Formen gegenübergestellt.

5.3.1 Depression

Das **psychopathologische Bild** der Depression ist durch eine Reihe psychischer und vegetativer Symptome gekennzeichnet, die im folgenden Merkkasten zusammengestellt sind.

Merke
Psychopathologische Symptome bei der Depression
- Depressive Verstimmung
- Verlust von Freude und Interesse
- Konzentrations- und Gedächtnisstörungen bis hin zur

Tab. 5-4 Gegenüberstellung der Symptomatik depressiver und manischer Episoden

	Depression	Manie
Affektivität	niedergeschlagene Grundstimmung, Verlust von Freude und Interesse	euphorische Stimmungslage mit vielfältigen Interessen und großer Initiative
Antrieb	gehemmt	gesteigert
Formales Denken	verlangsamt und gehemmt	Beschleunigung des Gedankenganges bis hin zum Gedankenjagen und zur Ideenflucht
Inhaltliches Denken	synthyme Wahnideen, z. B. als Überzeugung, zu verarmen, sich versündigt zu haben oder an einer unheilbaren Erkrankung zu leiden	Größenideen oder Größenwahn
Psychomotorik	gehemmt	gesteigert
Schlaf	meist quälende Schlafstörungen mit morgendlichem Früherwachen	meist ohne Leidensdruck Schlafbedürfnis reduziert

- Denkhemmung
  - Verlangsamtes und einfallsarmes Denken
  - Gedankensperrung
  - Neigung zu Grübeln
- Psychomotorische Hemmung und Antriebslosigkeit oder innere Unruhe (Agitiertheit)
- Leibliche Missempfindungen und Vitalstörungen
- Depressive Wahnideen
  - Schuld- und Versündigungswahn
  - Verarmungswahn
  - Kleinheits- und Nichtigkeitswahn
  - Hypochondrischer Wahn
- Suizidgedanken und -absichten
- Tagesschwankungen
  - Morgentief
- Ein- und Durchschlafstörungen, morgendliches Früherwachen
- Appetitlosigkeit, Gewichtsverlust, Libidostörungen

Kasuistik
Eine 43-jährige, verheiratete Arzthelferin kommt in Begleitung des Ehemanns zur stationären Aufnahme. Seit fünf Wochen ist sie von ihrem Hausarzt krankgeschrieben. Sie erzählt, sie habe sich bei der Arbeit immer schlechter konzentrieren können, habe eine „Leere im Kopf" und Gedankenkreisen verspürt. Am Abend habe sie nicht mehr in den Schlaf gefunden, und wenn sie endlich nach zwei Stunden eingeschlafen sei, sei sie schon wieder gegen 5 Uhr morgens erwacht. Sie sei traurig und habe Interesse und Freude an allen Dingen verloren, die ihr früher Spaß gemacht hätten. Morgens komme sie nicht mehr aus dem Bett, weil die Symptomatik morgens besonders schlimm ausgeprägt sei. Innerlich fühle sie sich angespannt und unruhig, sie habe Angst vor jedem Tag und den kleinsten Verrichtungen, die ihr nicht bewältigbar schienen. Den Haushalt könne sie nicht mehr versorgen, weshalb sie sich wertlos und schuldig vorkomme. In den vergangenen Wochen habe sie 6 kg an Gewicht verloren. Sie gab an, am liebsten tot zu sein, war aber von akuten Suizidgedanken oder -absichten distanziert.

Nachdem eine körperliche Erkrankung als Ursache der Symptomatik ausgeschlossen worden war, wurde die Diagnose einer ersten schweren depressiven Episode (ICD-10 F32.2) gestellt. Die Therapie erfolgte kombiniert pharmakologisch und psychotherapeutisch.

Tabelle 5-5 zeigt die Häufigkeit typischer Symptome bei Depressionen.

Affektivität

Leitsymptom der Depression ist die **depressive Verstimmung**. Sie drückt sich aus in einer oft mit schweren Insuffizienzgefühlen gekoppelten Traurigkeit, Niedergeschlagenheit, Hoffnungslosigkeit, Verzweiflung und/oder im Verlust der emotionalen Schwingungs- und Resonanzfähigkeit. Die Patienten klagen über ihre Unfähigkeit, sich freuen oder an irgendetwas Interesse zeigen zu können (sog. **Anhedonie**) und über einen Verlust der Sympathiegefühle gegenüber nahe stehenden Bezugspersonen. Diese Unfähigkeit, Liebe und Zuneigung z. B. für die Familie aufzubringen, bezeichnet man auch als **Gefühl der Gefühllosigkeit**. Die Patienten leiden sehr darunter und machen es häufig zum Gegenstand von Selbstanklagen.

Wird die **Traurigkeit leiblich erlebt**, d. h. zum Beispiel in der Brust- oder Magengegend als Druckgefühl, als ein Reifengefühl um den Kopf o. Ä., spricht man in alter Nomenklatur auch von einer sog. **vitalen Depression** oder einer **vitalen Traurigkeit**.

Tab. 5-5 Häufigkeit typischer Symptome bei Depressionen

Symptom	%
Insomnie	100
Traurige Verstimmung	100
Weinerlichkeit	94
Schlechte Konzentration	91
Suizidgedanken	82
Müdigkeit	76
Reizbarkeit	76
Psychomotorische Verlangsamung	76
Appetitmangel	66
Tagesschwankungen	64
Hoffnungslosigkeit	51
Gedächtnisstörungen	35
Wahnideen	33
Suizidversuche	15
Akustische Halluzinationen	6

Die meisten depressiven Patienten leiden auch unter **Angstgefühlen**, die meist ungerichtet und Ausdruck einer ausgeprägten Unsicherheit und Zukunftsangst sind.

Merke
Die Leitsymptome eines depressiven Syndroms sind:
- Depressive Stimmung
- Verlust von Freude oder Interesse (Anhedonie)
- Antriebsstörung/erhöhte Ermüdbarkeit

Formale Denkstörungen

Formale Denkstörungen treten als Denkhemmung auf, die sich in einer Verlangsamung des Gedankenablaufs oder in Gedankensperrung äußern kann. Das Denken des Depressiven ist auf nur wenige Themen beschränkt (eingeengt), um die seine Gedanken häufig ständig kreisen (**Grübelneigung**).

Die Patienten sind **wortkarg** und **einsilbig**, und man hat den Eindruck, dass sie zwar durchaus den Wunsch verspüren, etwas zu erzählen, dies aber trotz großer Anstrengung nicht zustande bringen. Die Verlangsamung im formalen Denken, verbunden mit einer verminderten Konzentrations- und Aufnahmefähigkeit sowie Merkfähigkeitsstörungen, kann den Verdacht einer Störung intellektueller Funktionen erwecken und v.a. bei älteren Patienten zu der Fehldiagnose einer Demenz führen (sog. Pseudodemenz).

Merke
Bestehen im Rahmen einer Depression ausgeprägte Konzentrations- und Gedächtnisstörungen, spricht man auch von einer Pseudodemenz.

Eine **Abgrenzung von einer echten Demenz** gelingt meist durch die Anwendung psychologischer Tests, bei denen die Diskrepanz zwischen der schlechten Selbsteinschätzung und den realen Fähigkeiten der Patienten deutlich wird. Durch eine antidepressive Therapie verschwinden die kognitiven Beeinträchtigungen wieder, was bei einer echten Demenz nicht der Fall ist (↗Kap. 4).

Inhaltliche Denkstörungen

Treten im Verlauf einer depressiven Episode Wahnideen auf, spricht man von einer psychotischen („wahnhaften“) Depression. Die Thematik der Wahnideen lässt sich aus der depressiven Verstimmung ableiten (man spricht daher auch von **synthymen** oder **stimmungskongruenten Wahnideen**) und kreist um die „Urängste des Menschen“ (K. Schneider) materielle Existenz, Gesundheit und Seelenheil. Somit äußert sich der Wahn des Depressiven als Verarmungswahn, als hypochondrischer Wahn, als Kleinheits-/Nichtigkeitswahn oder als Schuld-/Versündigungswahn.

Beim **Verarmungswahn**, der v.a. bei älteren Patienten auftritt, besteht die krankhafte Überzeugung, kein Geld mehr zu besitzen (Bsp.: die Krankenkasse wird den Krankenhausaufenthalt nicht bezahlen) oder die Familie durch die Erkrankung in den finanziellen Ruin zu stürzen. **Hypochondrischer Wahn** bezeichnet die krankhafte Überzeugung, an einer Krankheit wie Krebs, Syphilis oder AIDS zu leiden und daran zugrunde zu gehen. Der **Schuldwahn** kann verschiedene Inhalte haben: z.B. die unbeirrbare Befürchtung, durch bestimmte Verfehlungen oder Unterlassungen in der Vergangenheit am jetzigen Zustand schuld zu sein, so dass das Leiden als eine verdiente Strafe angesehen wird; oder die Überzeugung, an allem Übel der Welt schuld und dafür verantwortlich zu sein. Eine weitere Form des Wahns ist der **Kleinheits-** oder **Nichtigkeitswahn**, bei dem sich der Patient unbedeutend und verloren fühlt. Dieser Wahn kann sich zu einem **nihilistischen Wahn** steigern, in dem der Patient davon überzeugt ist, nicht mehr oder nur noch zum Schein zu existieren oder alle seine Verwandten und Freunde verloren zu haben.

Merke

Von einem Wahn (inhaltliche Denkstörung!) spricht man dann, wenn der Betroffene unkorrigierbar vom Realitätsgehalt seines Urteils überzeugt ist, obwohl der Inhalt nach allgemeiner Erfahrung oder Meinungsbildung nicht geteilt oder als falsch beurteilt wird. Häufige synthyme Wahnthemen bei depressiven Patienten sind der Verarmungswahn, der Versündigungswahn, der hypochondrische Wahn und der Nichtigkeitswahn.

Kasuistik

Eine 65-jährige verwitwete ehemalige Krankenschwester kommt in Begleitung der Tochter zur stationären Aufnahme. In den letzten acht Wochen hatte sich erneut eine schwere Depression entwickelt, an der sie bereits zwei Jahre zuvor nach dem Tod ihres Ehemanns gelitten hatte. Die Symptome kannte sie. Doch jetzt war die ansonsten sehr aktive Frau nicht nur freudlos und ohne Interesse, sie klagte auch darüber, dass die Leute auf der Straße sich nach ihr umblickten, sie anstarrten, wie schlecht es ihr doch ginge. Dies steigerte sich zu den Gedanken, dass sie an einer schweren Krebserkrankung leide und der Tod kurz bevorstehe. An diesem Zustand sei sie selber schuld; es geschehe ihr recht so, da sie es unterlassen habe, sich rechtzeitig um die Erkrankung ihres verstorbenen Mannes zu kümmern. Im Aufnahmegespräch äußerte die Patientin die Befürchtung, die Krankenkasse würde die Kosten für eine stationäre Therapie nicht übernehmen und der Aufenthalt sie in den finanziellen Ruin stürzen. Von ihrem Hausarzt war die Patientin mit 50 mg Doxepin behandelt worden, worunter es zu einer leichten Besserung der depressiven Verstimmung, nicht aber zu einer Beeinflussung der Wahninhalte (hypochondrischer Wahn, Schuldwahn, Verarmungswahn) gekommen war.

Nach Ausschluss einer körperlichen Erkrankung als Ursache der Depression wurde die Diagnose einer Depression mit psychotischen Symptomen bei rezidivierender depressiver Störung gestellt (ICD-10 F33.3). Die Therapie erfolgte weiter mit Doxepin in höherer Dosis bei zusätzlicher Gabe eines atypischen Neuroleptikums (z. B. Risperidon) zur Behandlung der Wahnideen.

Wahrnehmungsstörungen

Im Rahmen einer psychotischen Depression können auch Wahrnehmungsstörungen in Form von **akustischen Halluzinationen** auftreten. Diese sind relativ selten und es handelt sich häufig um Pseudohalluzinationen. Akustische Halluzinationen treten z. B. in Form einer Stimme auf, die dem Patienten Versagen, Wertlosigkeit und Schuldhaftigkeit vorhält und ggf. zum Suizid auffordert. Beim Auftreten psychotischer Symptome ist grundsätzlich auf eine erhöhte Suizidgefahr zu achten!

Antrieb und Psychomotorik

Auch Antrieb und Psychomotorik sind gehemmt: Sämtliche Bewegungsabläufe verlangsamen sich, und die Entschluss- und Handlungsfähigkeit sind vermindert. Man findet zwar häufiger leichtere Formen der Antriebshemmung, sie kann sich jedoch bis zum **„depressiven Stupor"** steigern, in dem die Patienten fast bewegungslos verharren und auf Aufforderungen kaum noch reagieren.

Besonders typisch ist, dass depressive Patienten ihre Tätigkeiten in Haushalt und Beruf nicht mehr in gewohnter Weise verrichten können. Zu allem müssen sie sich aufraffen; es fällt ihnen schwer, sich zu einer Tätigkeit zu entschließen, diese dann zu beginnen und durchzuhalten. Für jede Beschäftigung brauchen sie viel mehr Zeit als früher. Infolge der Antriebshemmung ziehen sich depressive Patienten sozial oft sehr zurück.

Oft sind depressive Verstimmung und Antriebshemmung morgens stärker ausgeprägt als abends, wo sie manchmal ganz verschwinden. Diese Tagesschwankungen, die sich meist als **Morgentief** (seltener als Abendtief) äußern, sind ein wichtiges Kriterium für das Vorliegen einer Depression mit somatischen Symptomen (früher endogene Depression, s. u.).

Vegetative Symptomatik

Unter den vegetativen Symptomen sind Schlafstörungen und Appetitverlust mit Gewichtsabnahme, die bei fast allen Patienten auftreten, diagnostisch von größter Bedeutung.

Schlafstörungen treten meist in Form von Ein- und Durchschlafstörungen, verbunden mit morgendlichem Früherwachen, auf. Etwa 10% der Patienten klagen über eine Hypersomnie. Eine Besserung der Schlafstörung ist häufig erstes Zeichen einer Besserung des depressiven Zustandsbildes.

Die meisten Patienten haben einen ausgeprägten Appetitmangel, der oft zu deutlichen **Gewichtsverlusten** führt. Eine Minderung des Ausgangsgewichts um 5% pro Monat wird diagnostisch als relevant erachtet.

Suizidalität

Es gibt kaum einen depressiven Patienten, der sich nicht mit der Frage beschäftigt, ob es nicht besser sei, tot zu sein, als diesen Zustand weiter ertragen zu müssen. Depressionen stellen dementsprechend mit ca. 40–70% die häufigste Ursache für **Suizide** dar. Etwa 15% aller mindestens einmal hospitalisierten depressiven Patienten sterben durch Suizid.

Merke
Etwa 15% aller mindestens einmal hospitalisierten Patienten mit rezidivierender depressiver Störung sterben durch Suizid!

In Tabelle 5-6 sind einige psychopathologische Faktoren aufgelistet, die bei depressiven Patienten auf ein erhöhtes Suizidrisiko hinweisen.

Praxistipp
Es ist unbedingt notwendig, Suizidgedanken, -impulse oder -absichten ganz konkret anzusprechen und jede suizidale Äußerung sehr ernst zu nehmen! Devisen wie „Nur niemanden mit meinen Fragen auf den Gedanken bringen, sich umzubringen" oder „Wer vom Suizid spricht, der tut es nicht" treffen nicht zu!

Viele Patienten sind entlastet, wenn Suizidalität offen angesprochen wird, da sie sich häufig für diese Gedanken und Pläne schämen und nicht wissen, dass diese ein Symptom einer schweren Erkrankung sind. Deshalb sollte der Untersucher Suizidalität unter keinen Umständen als unmoralisch abwerten, sondern sie als Konsequenz äußerster Hoffnungslosigkeit und Verzweiflung im Rahmen der depressiven Erkrankung betrachten.

Merke
Bei der Abklärung eines depressiven Syndroms muss immer eine gründliche Suizidalitätsabklärung erfolgen!

Tab. 5-6 Psychopathologische Faktoren, die auf ein erhöhtes Suizidrisiko bei Depressionen hinweisen

- Schwere Depression
- Depressiver Wahn, starke Einengung im Denken mit Versagens-, Untergangs-, vor allem Schuldideen
- Imperative Stimmen (akustische Halluzinationen) mit Aufforderung zum Suizid, zur Nachfolge ins Grab (nach Tod des Partners) u. Ä.
- Paranoide Beziehungsideen vom Charakter existentieller Bedrohtheit, drohender Verfolgung, Qual u. Ä.
- Angst vor Kontrollverlust über eigene Suizidimpulse
- Deutliche, selbst fremd imponierende Weglauf- und Fluchtimpulse
- Quälende Unruhe, Getriebenheit
- Ausgeprägte, lang anhaltende Schlafstörungen
- Gefühle von überwältigender Hilflosigkeit, Nichts-Tun-Können, Ausgeliefertsein
- Hoffnungslosigkeit, fehlende Zukunftsperspektive
- Gedanken von jetziger und zukünftiger Wertlosigkeit, für sich, für Umfeld, Familie, Partner
- Erleben der eigenen Person als Belastung, Schande für andere (z. B. Familie, Kinder) und sich selbst (sich nicht mehr ertragen, aushalten können), psychoaltruistische Suizidmotive (Erlösung anderer von sich, Einbeziehung anderer in suizidales Denken „Mit-Erlösung", Selbst-Erlösung)

Folgender **Fragenkatalog** kann zur **Abschätzung von Suizidalität** hilfreich sein:

1. Haben Sie in letzter Zeit daran denken müssen, dass es vielleicht besser wäre, nicht mehr zu leben?
2. Geschah das in letzter Zeit häufiger?
3. Haben Sie auch daran denken müssen, ohne es zu wollen? Haben sich Ihnen Gedanken aufgedrängt, Ihr Leben zu beenden?
4. Haben Sie bereits konkrete Ideen, wie Sie es machen könnten?
5. Haben Sie bereits Vorbereitungen getroffen?
6. Haben Sie schon zu jemandem über Ihre Suizidgedanken gesprochen?
7. Haben Sie schon einmal einen Suizidversuch unternommen?
8. Hat sich in Ihrer Familie oder Ihrem Freundes- oder Bekanntenkreis schon einmal jemand das Leben genommen?
9. Was hat Sie bisher von einem Suizidversuch zurückgehalten?

5.3.2 Manie

Die Manie kann als Umkehrbild der Depression betrachtet werden (s. Tab. 5-4).

Die **3 Kardinalsymptome** der Manie lauten:

- Gehobene, ansteckende und leicht irritierbare Stimmung
- Steigerung des Antriebs
- Ideenflüchtiges Denken

Weitere bei der Manie häufig vorkommende **Symptome** sind:

- Fehlendes Krankheitsgefühl, mangelnde Kritikfähigkeit und vermindertes Fremdwertgefühl
- Logorrhö
- Selbstüberschätzung bis hin zu Größenideen (Megalomanie)
- Ausgeprägte Anregbarkeit und Ablenkbarkeit
- Gehobenheit der Vitalgefühle mit vermindertem Schlafbedürfnis und Libidosteigerung.

Kasuistik
Eine 39-jährige Verkäuferin wird von ihrem Ehemann zur stationären Aufnahme gebracht, nachdem sie die Familie nächtelang durch einen „Gebets- und Sing-Marathon" wach gehalten hatte. Sie trägt ein langes rotes Kleid, ist in den grellsten Farben geschminkt, reichlich mit Schmuck behangen. Sie spricht schnell und ist kaum zu bremsen. Wenn man sie unterbrechen will, wird sie aggressiv und fängt an zu singen und Gott zu preisen, dass er ihr die Gabe zu singen geschenkt habe, um die ganze Welt damit zu beglücken. Die Patientin wurde wegen ähnlicher Vorfälle bereits dreimal stationär behandelt. Zwei und vier Jahre zuvor hatte sie Episoden einer schweren Depression mit

akuter Suizidalität, die ebenfalls eine stationäre Therapie notwendig gemacht hatten.

Gegenwärtig besteht eine manische Episode ohne psychotische Symptome bei bipolarer affektiver Störung (ICD-10 F31.1). Die Therapie erfolgt mit Lithium und einem Benzodiazepin.

Tabelle 5-7 zeigt die Häufigkeit typischer Symptome bei der Manie.

Tab. 5-7 Häufigkeit typischer Symptome bei der Manie

Symptom	%
Irritierbarkeit	100
Rededrang	99
Euphorie	98
Labilität	95
Ideenflucht	93
Insomnie	90
Größenideen	86
Reizbarkeit	85
Feindseligkeit	83
Extravaganz	69
Depression	68
Tagesschwankungen	67
Depression nach der Manie	52
Wahnideen in irgendeiner Form	48
Erhöhter Alkoholkonsum	42
Gesteigerte Libido	32
Akustische Halluzinationen	21
Promiskuität	11
Selbstmordgedanken	7

Affektivität

Die **Stimmung** des Manikers ist durch **drei Charakteristika** gekennzeichnet: Sie ist **gehoben**, d.h. der Patient ist grundlos gut gelaunt, heiter, ausgelassen, sie ist **ansteckend** und sie ist **leicht irritierbar**. Letzteres bedeutet, die fröhliche Stimmung des Manikers kann in eine gereizte, aggressive und streitsüchtige umschwenken, wenn er z.B. Unannehmlichkeiten begegnet oder seinem Tatendrang Einhalt geboten werden muss. In diesem Sinne unterscheidet man heiter-ausgelassene **(euphorische Manie)** und mehr gereizt-streitsüchtige Manieformen **(dysphorische Manie)**.

Durch das gesteigerte Selbstwerterleben des Manikers kann es zu einem Verlust der Fremdwertgefühle kommen sowie zu einem Verlust der kritischen Selbstreflexion auf die krankheitsbedingten psychischen Veränderungen: Krankheitsgefühl und Krankheitseinsicht fehlen in den meisten Fällen.

Beim manischen Patienten fehlen negative Vitalgefühle, über die der depressive Patient so häufig klagt. Eher sind die Vitalgefühle gehoben, die Patienten fühlen sich ungewöhnlich gesund und leistungsfähig, nehmen oft trotz des guten Appetits an Gewicht ab und haben eine gesteigerte Libido.

Formale Denkstörungen

Das sog. **ideenflüchtige Denken** des Manikers ist gekennzeichnet durch ein unbeständiges und einfallsreiches Denken, durch einen unaufhörlichen Wechsel des Denkziels und eine erhöhte Ablenkbarkeit durch Außeneindrücke. Die Patienten springen von einem Thema zum anderen, verlieren sich dabei im Unwesentlichen und sind kaum in der Lage, einen längeren Gedankengang zu Ende zu führen. Im Gegensatz zum zerfahrenen Denken des Schizophrenen sind jedoch die assoziativen Brücken zwischen den Gedanken noch erkennbar, d.h. die Gedankengänge sind noch weitgehend nachvollziehbar.

Liegt nicht mehr Ideenflucht, sondern Denkzerfahrenheit vor, d.h. steht ein Gedanke beziehungslos neben dem anderen, spricht man auch von einer **verworrenen Manie**.

Inhaltliche Denkstörungen

Bei Manien treten charakteristischerweise **Größenideen** auf, deren Inhalte häufig rasch wechseln: Heute halten sich die Patienten für den besten Therapeuten, der alle Probleme spielend lösen kann, morgen für den erfolgreichsten Unternehmer, den die Welt je gesehen hat, usw. Größenideen können sich auch zum **Größenwahn** steigern, bei dem die Patienten unkorrigierbar von ihrer Großartigkeit, Überlegenheit und Bedeutung überzeugt sind. Wahnwahrnehmungen treten bei der Manie nicht auf.

Antrieb und Psychomotorik

Der Antrieb des Manikers ist gesteigert. Die **Antriebssteigerung** äußert sich in einem gesteigerten **Rededrang** bis hin zur Logorrhö sowie in einem gesteigerten **Bewegungs- und Betätigungsdrang**, der für die Umgebung sehr lästig werden kann. Durch die ständige Betätigung schlafen die Patienten weniger, klagen aber im Gegensatz zum Depressiven nicht darüber, sondern haben sogar ein **vermindertes Schlafbedürfnis**.

Ein besonderes Kennzeichen ist das unüberlegte und kritiklose Umsetzen von Gedanken und Antrieben in Entschlüsse und Handlungen. Dadurch kann es zu unsinnigen Geldausgaben, Vertragsabschlüssen und Spekulationen kommen, wodurch der Patient sich u. U. in den finanziellen Ruin stürzt. Können diese unsinnigen Handlungen ambulant nicht beherrscht werden, wird eine Unterbringung und stationäre Behandlung auf einer geschlossenen Abteilung notwendig.

Die Antriebssteigerung kann auch zu einer **Enthemmung** führen, die sich in Distanzlosigkeit, Aufdringlichkeit oder Verletzung des Schamgefühls äußert, z. B. durch sexuelle Belästigung oder Erzählen ordinärer Witze.

Eigen- und Fremdgefährdung

Neben der möglichen **Fremdgefährdung** durch aggressive Verhaltensweisen kann eine Eigengefährdung darin bestehen, dass sich die Patienten hoffnungslos überschulden und nach Ende der manischen Episode vor dem finanziellen Ruin stehen. Auch affektive Mischzustände, bei denen gleichzeitig oder im raschen Wechsel depressive und manische (Antriebssteigerung/Aggressivität) Symptome bestehen, sind mit einer **hohen Suizidgefahr** verbunden. Man geht davon aus, dass bis zu 10% der manischen Patienten kurzfristig Suizidgedanken haben, insbesondere wenn die manischen Episoden durch kurze depressive Verstimmungen, die Minuten bis Stunden anhalten können, schlagartig und unvorhersehbar unterbrochen werden.

> **Merke**
> Manische Episoden können erhebliche Eigen- und Fremdgefährdung zur Folge haben. Krankheitseinsicht und Behandlungseinsicht besteht selten. Die Behandlung muss deshalb oft gegen den Willen der Patienten auf richterlichen Beschluss erfolgen.

5.4 Subtypisierungen

5.4.1 Depressive Episoden

Die ICD-10 unterscheidet folgende **Unterformen von Depressionen** (s. Tab. 5-1):

- Leichte, mittelschwere und schwere depressive Episode (➚ 5.5.1)
- Psychotische („wahnhafte") Depression (➚ 5.3.1 und 5.5.1)
- Depression mit somatischen Symptomen (➚ 5.5.1)
- Rezidivierende depressive Störung (➚ 5.1.1)
- Dysthymie (➚ 5.1.3 und 5.5.1).
- Atypische Depression (s. u.)
- Saisonale Depressionen (s. u.)
- Wiederkehrende kurze Depression („recurrent brief depression") (s. u.).

Atypische Depression

Als „atypische Depression" bezeichnet man depressive Episoden im Rahmen unipolarer oder bipolarer affektiver Störungen, die folgende **Charakteristika** aufweisen:

1. Stimmungsreagibilität auf positive Ereignisse
2. Mindestens zwei der folgenden Kriterien:
   - Hyperphagie (vor allem Kohlenhydrathunger)
   - Hypersomnie
   - „bleiernes" Schweregefühl in den Extremitäten
   - gesteigerte Empfindlichkeit gegenüber vermeintlicher Kritik oder Ablehnung als überdauerndes, nicht auf die depressive Episode begrenztes Merkmal.

Atypische Depressionen sind häufiger bei Frauen, haben einen früheren Krankheitsbeginn und verlaufen oft chronisch. Atypische Depressionen sollen besser auf eine Behandlung mit Monoaminooxidasehemmern ansprechen.

Saisonale Depressionen

Depressionen zeigen normalerweise zwei Häufigkeitsgipfel im Frühjahr und im Herbst. Demgegenüber grenzt man eine Depressionsform ab, die im Spätherbst oder Winter auftritt und im Frühjahr abklingt. Hier spricht man von **saisonalen Depressionen**, wobei dieses Auftretensmuster mindestens zwei Jahre bestehen muss. Die Symptomatik ist oft atypisch mit Hypersomnie, Gewichtszunahme und „Kohlenhydrathunger". Relativ viele Patienten mit einer „seasonal affective disorder" (SAD) zeigen einen Bipolar-II-Verlaufstyp mit einer Winterdepression und einer hypomanen Nachschwankung im Frühjahr. Patienten mit saisonaler Depression sollen besonders gut auf eine Lichttherapie ansprechen (➚ 5.6.1.)

Wiederkehrende kurze Depression („recurrent brief depression")

Als wiederkehrende kurze Depression bezeichnet man **intensive und klinisch relevante Verstimmungsphasen**, die zwar nicht das Zeitkriterium (mindestens zwei Wochen), sonst aber alle Diagnosekriterien einer depressiven Episode aufweisen. Die Diagnose wird gestellt, wenn die Depressionen mindestens zwei Tage bis zu zwei Wochen bestehen und mindestens einmal pro Monat über einen Zeitraum von einem Jahr auftreten. Da die Erkrankung sehr schnell aus einer normalen Stimmungslage auftritt, besteht eine hohe Rate an Suizidversuchen. Bis zu 5% von Patienten in hausärztlichen Praxen in Deutschland sollen an einer wiederkehrenden kurzen Depression als alleinige psychiatrische Diagnose leiden.

Traditionelle Subtypen

Traditionell werden weitere Subtypen bzw. Ausprägungsformen depressiver Störungen unterschieden, die hier kurz besprochen werden sollen, da die Begriffe im klinischen Alltag noch häufig verwendet werden.

- Steht eine Antriebshemmung im Vordergrund der Symptomatik, spricht man von einer **gehemmten Depression**. Oft ist hinter der Antriebshemmung eine innere Unruhe und Getriebenheit ängstlicher Färbung versteckt. Tritt diese in den Vordergrund, spricht man von einer **ängstlich-agitierten Depression**, die sich in hektischem Bewegungsdrang oder auch in einem aufdringlich-stereotypen Lamentieren äußern kann (**„Jammerdepression“**).
- Depressionen, bei denen vegetative Symptome vorherrschen, bezeichnet man auch als **vegetative** oder **„larvierte“ Depressionen**. Die eigentliche depressive Verstimmung sowie die Denk- und Antriebshemmung sind hinter der „Larve“ dieser mehr körperlichen Symptome verborgen, so dass oft zunächst an eine körperliche Erkrankung gedacht wird. Die Patienten werden dann häufig von Arzt zu Arzt geschickt, bis eine dahinter liegende Depression erkannt wird. Meist ist es möglich, durch eine ausführliche Exploration die grundlegenden und für eine Depression diagnostisch relevanten psychopathologischen Symptome aufzudecken (z.B. Schlaf- und Appetitstörungen, Konzentrationsstörungen).
- Als **Spätdepressionen** bezeichnet man depressive Episoden nach dem 45. Lebensjahr bei Patienten, die bisher noch an keiner manischen oder depressiven Episode gelitten haben. Sie stellen somit eine Spätform unipolarer Depressionen dar. Von einer **Altersdepression** spricht man beim Auftreten der ersten depressiven Episode nach dem 65. Lebensjahr.
- Häufig verwendet wird auch die Unterscheidung zwischen primären und sekundären Depressionen. Als **primäre Depression** bezeichnet man eine Depression, die bei Personen auftritt, die vorher nicht an einer anderen psychischen Störung litten, während **sekundäre Depressionen** bei Patienten auftreten, die vorher an einer anderen psychischen Störung wie z.B. Alkoholabhängigkeit, einer Persönlichkeitsstörung, einer Zwangsstörung oder Angsterkrankung gelitten haben. Für die Ersterkrankung sind komorbide Depressionen von besonderer Bedeutung, da sie die Prognose verschlechtern und das Suizidrisiko erhöhen.

5.4.2 Manien

Die ICD-10 unterscheidet folgende **Subtypen** von Manien (s. Tab. 5-1):

- Hypomanie (↗ 5.5.1)
- Manie ohne psychotische Symptome (↗ 5.5.1)
- Manie mit psychotischen Symptomen (↗ 5.5.1)
- Hypomanische Episode bei bipolarer affektiver Störung
- Manische Episode ohne psychotische Symptome bei bipolarer affektiver Störung
- Manische Episode mit psychotischen Symptome bei bipolarer affektiver Störung.

Für den **klinischen Alltag** hat sich innerhalb der Manien eine **Unterscheidung** in folgende Subtypen bewährt:

- **euphorische Manie** mit vorherrschenden Glücksgefühlen und Fröhlichkeit
- **dysphorische Manie** mit Gereiztheit und Aggressivität. Sie kann mit einer erheblichen Fremdgefährdung einhergehen.
- **gemischte Episoden oder affektive Mischzustände** mit depressiven und manischen Symptomen gleichzeitig oder im raschen Wechsel.

5.5 Diagnostik und Differentialdiagnostik

Voraussetzung für jede erfolgversprechende Therapie affektiver Störungen ist eine exakte Diagnosestellung, die eine genaue Differentialdiagnostik erfordert. Diagnostik und Differentialdiagnostik affektiver Störungen beinhalten dabei **drei Schritte:**

- Psychopathologische Beschreibung des Syndroms und vorläufige Zuordnung einer ICD-10-Diagnose
- Ausschluss einer anderen psychischen Erkrankung als Ursache des Syndroms
- Ausschluss einer organischen Erkrankung als Ursache des Syndroms.

Basierend auf diesen diagnostischen Schritten kann dann eine abschließende Diagnosestellung nach ICD-10 erfolgen.

5.5.1 Standardisierte Diagnosekriterien

In der ICD-10 sind operationalisierte Diagnosekriterien für die unterschiedlichen Formen affektiver Störungen vorgegeben. Diese unterscheiden sich z.T. von den Diagnosekriterien des amerikanischen Klassifikationssystems DSM-IV, worauf aus Platzgründen jedoch nicht detailliert eingegangen wird. Bei der Dysthymie und der Zyklothymie werden die DSM-IV-Kriterien vorgestellt, da in der ICD-10 keine klar operationalisierten Kriterien beschrieben sind.

Depressive Episode

Um die Diagnose einer depressiven Episode stellen zu können, müssen die Patienten mindestens zwei Wochen unter mindestens zwei der genannten Hauptsymptome und unter mindestens zwei Nebensymptomen leiden. Die Einstufung des **Schweregrades** nach ICD-10 wird abhängig von der Anzahl der Nebensymptome vorgenommen (Abb. 5-7). Bei zwei

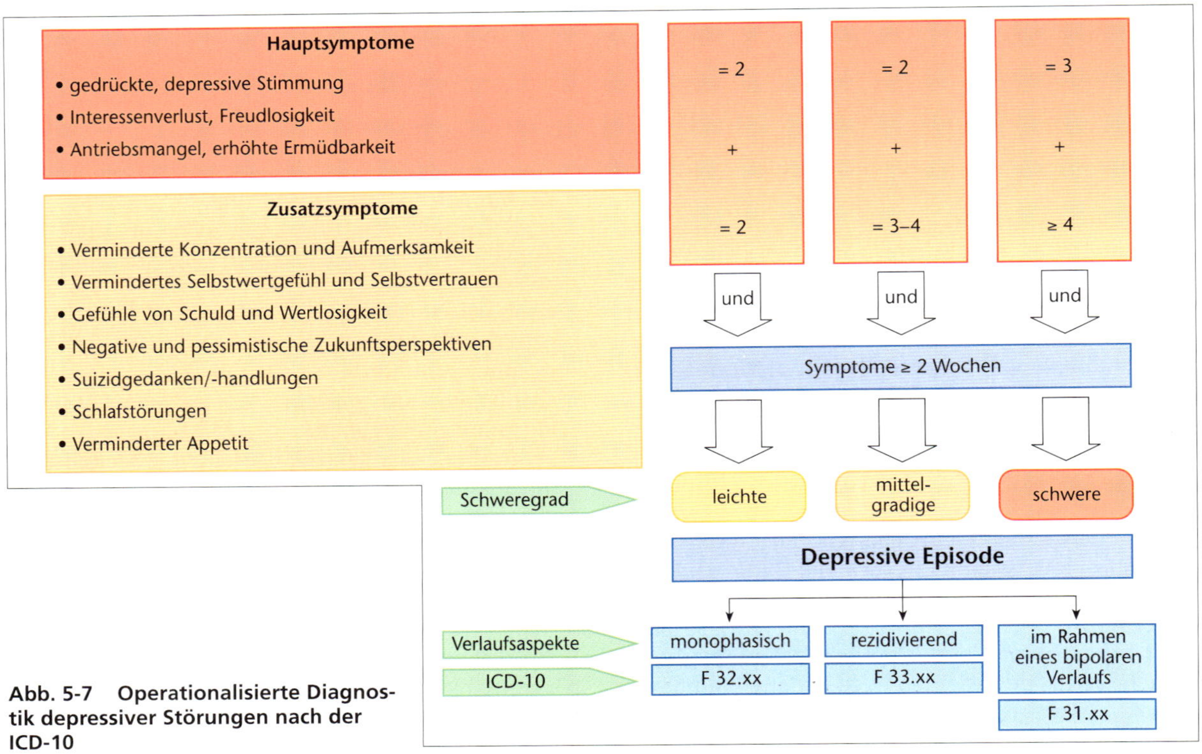

Abb. 5-7 Operationalisierte Diagnostik depressiver Störungen nach der ICD-10

Nebensymptomen wird eine leichte depressive Episode, bei drei eine mittelschwere und bei mindestens vier Nebensymptomen eine schwere depressive Episode diagnostiziert.

Bei den **leichten und mittelgradigen depressiven Episoden** kann zusätzlich das Bestehen somatischer Symptome (melancholischer Subtyp) kodiert werden. Eine **depressive Episode mit somatischen Symptomen** liegt vor, wenn mindestens vier der folgenden Symptome erfüllt sind:

- Interessenverlust oder Verlust der Freude an normalerweise angenehmen Aktivitäten
- Mangelnde Fähigkeit, auf eine freundliche Umgebung emotional zu reagieren
- Psychomotorische Hemmung oder Agitiertheit
- Deutlicher Libidoverlust
- Frühmorgendliches Erwachen (≥ 2 h früher als üblich)
- Morgentief
- Deutlicher Appetitverlust
- Gewichtsverlust (≥ 5% des Körpergewichts im vorangegangenen Monat).

Da davon ausgegangen wird, dass die meisten **schweren depressiven Episoden** mit einem somatischen Syndrom einhergehen, wird dieses bei schweren depressiven Episoden nicht gesondert kodiert. Eine depressive Episode mit somatischen Symptomen entspricht am ehesten dem klinischen Bild, das man früher als endogene Depression bezeichnet hat.

Eine weitere ICD-10-Subtypisierung erfolgt anhand des Verlaufs in depressive Episoden (F 32, Tab. 5-8) und in rezidivierende depressive Störungen (F33, Tab. 5-8). Depressive Episoden im Rahmen bipolar affektiver Störungen werden unter den bipolaren Störungen (F31; s. dort) kodiert.

Eigen- und Fremdbeurteilungsskalen

Auch Eigen- und Fremdbeurteilungsskalen bzw. **Fragebögen** werden zur standardisierten Befunderhebung (v.a. zu Forschungszwecken) eingesetzt. Eine Selbstbeurteilungsskala ist z.B. die Depressionsskala von Beck (Beck-Depressions-Inventar, BDI) mit 21 Items, Fremdbeurteilungsskalen sind z.B. die Depressionsskala nach Hamilton (Hamilton-Depressionsskala, HAMD) mit 21 Items oder die Montgomery-Asberg-Depressions-Rating-Skala (MADRS) mit 10 Items. **Beispielfragen** aus dem Beck-Depressions-Inventar (BDI) und der HAMD finden sich in Kapitel 2.5.2 (↗ Tab. 2-11 und 2-12).

Ein insbesondere für die primärärztliche Behandlung geeignetes Instrument für das Screening einer depressiven Symptomatik stellt der **WHO-5 Well-Being Index** (1998) dar, der reliabel und einfach anzuwenden ist (Tab. 5-9).

Auch die folgenden genannten **Fragenbeispiele** können helfen, das Vorliegen einer depressiven Episode zu erfragen:

- Haben Sie in letzter Zeit Schlafstörungen?
- Können Sie sich noch über etwas freuen?
- Fühlen Sie sich grundlos müde, schwunglos, abgeschlagen?
- Haben Sie noch Interesse an Dingen, die Ihnen ansonsten wichtig sind?
- Fällt es Ihnen schwer, Entscheidungen zu treffen?

- Neigen Sie in letzter Zeit zum Grübeln?
- Haben Sie manchmal das Gefühl, das Weiterleben mache wenig Sinn?
- Spüren Sie irgendwelche Schmerzen, Missempfindungen, einen Druck auf der Brust?
- Haben Sie wenig Appetit, haben Sie an Gewicht verloren?
- Haben sich Schwierigkeiten bei der Sexualität eingestellt?

Depressive Episode mit psychotischen Symptomen

Eine depressive Episode mit psychotischen Symptomen (**„wahnhafte“ Depression**) wird dann diagnostiziert, wenn bei einer schweren depressiven Episode zusätzlich auch eines oder mehrere der folgenden psychotischen Symptome bestehen:

- stimmungskongruente (synthyme) Wahninhalte in Form eines hypochondrischen, nihilistischen, Verarmungs- oder Versündigungswahns
- akustische Halluzinationen in Form von Stimmen, die den Patienten beispielsweise Versagen, Schuldhaftigkeit und Wertlosigkeit vorwerfen und sie ggf. zum Suizid auffordern
- das Vorliegen eines ausgeprägten depressiven Stupors.

Parathyme Wahnideen, wie z.B. einer feindseligen Verfolgung, einer Kontrolle durch externe Mächte, oder Ich-Störungen in Form von Gedankenausbreitung sind nicht mit der Diagnose einer depressiven Episode mit psychotischen Symptomen vereinbar,

Tab. 5-8 Formen depressiver Episoden und rezidivierender depressiver Störungen

F32 Depressive Episode	F33 Rezidivierende depressive Störungen
F32.0 leichte depressive Episode .00 ohne somatische Symptome .01 mit somatischen Symptomen	F33.0 gegenwärtig leichte Episode .00 ohne somatische Symptome .01 mit somatischen Symptomen
F32.1 mittelgradige depressive Episode .10 ohne somatische Symptome .11 mit somatischen Symptomen	F33.1 gegenwärtig mittelgradige Episode .10 ohne somatische Symptome .11 mit somatischen Symptomen
F32.2 schwere depressive Episode ohne psychotische Symptome	F33.2 gegenwärtig schwere Episode ohne psychotische Symptome
F32.3 schwere depressive Episode mit psychotischen Symptomen	F33.3 gegenwärtig schwere Episode mit psychotischen Symptomen
—	F33.4 gegenwärtig remittiert
F32.8 andere	F33.8 andere
F32.9 nicht näher bezeichnete	F33.9 nicht näher bezeichnete

Tab. 5-9 WHO-5 Well-Being Index (1998)

Anleitung zum Ausfüllen des WHO-5 Well-Being Index: Bitte geben Sie bei jeder Aussage an, welche Rubrik am besten beschreibt, wie Sie sich in den letzten beiden Wochen gefühlt haben. Beispiel: Wenn Sie in den letzten beiden Wochen mehr als die Hälfte der Zeit guter Laune waren, kreuzen Sie bitten in der ersten Reihe die dritte Rubrik von links an.

In den letzten beiden Wochen	Die ganze Zeit	Meistens	Über die Hälfte der Zeit	Weniger als die Hälfte der Zeit	Ab und zu	Zu keinem Zeitpunkt
1. Ich war froh und guter Laune	5	4	3	2	1	0
2. Ich habe mich ruhig und entspannt gefühlt	5	4	3	2	1	0
3. Ich habe mich aktiv und energisch gefühlt	5	4	3	2	1	0
4. Beim Aufwachen habe ich mich frisch und ausgeruht gefühlt	5	4	3	2	1	0
5. Mein Alltag war voller Dinge, die mich interessierten	5	4	3	2	1	0

Die Punktzahl wird durch Zusammenzählen der Zahlen in den angekreuzten Kästchen ermittelt. Je größer der Gesamtpunktwert, desto größer das Wohlbefinden. Ein Punktwert < 13 bedeutet, dass eine weitere Depressionsabklärung erforderlich ist.

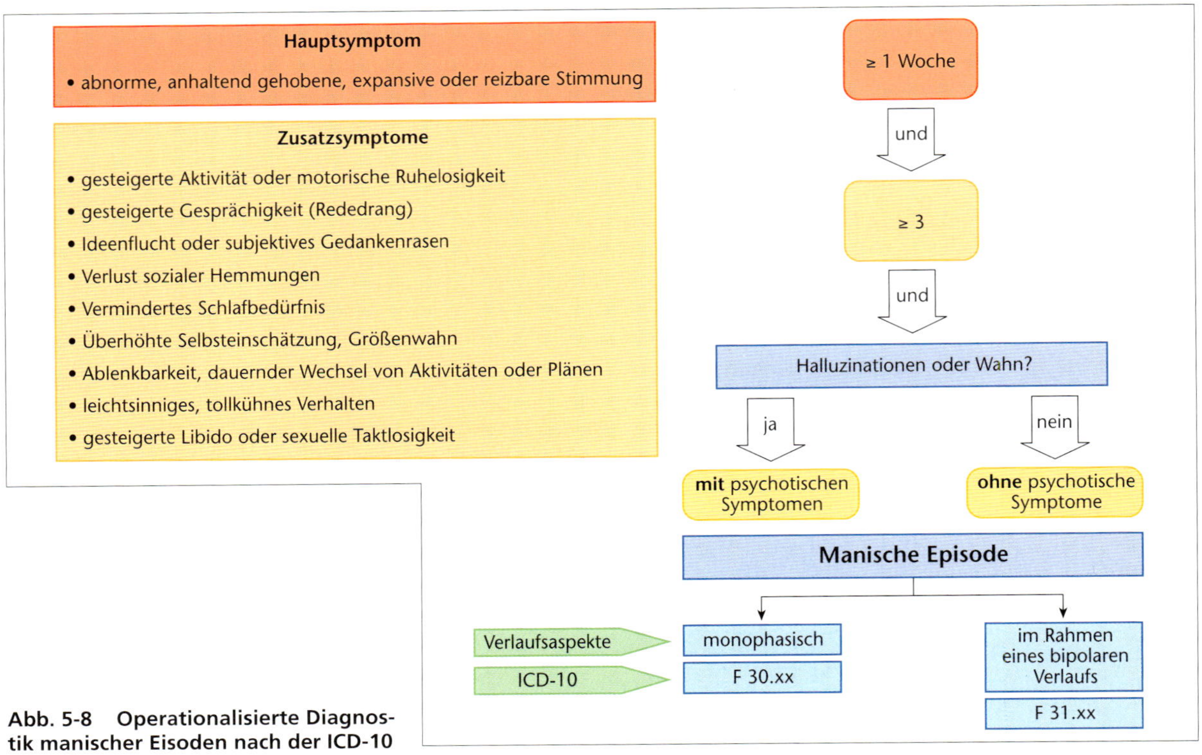

Abb. 5-8 Operationalisierte Diagnostik manischer Eisoden nach der ICD-10

sondern werden als schizoaffektive oder schizophrene Erkrankungen diagnostiziert.

Manische und hypomanische Episode

Um die Diagnose einer manischen Episode stellen zu können, müssen die Patienten mindestens **eine Woche** unter mindestens **einem Hauptsymptom** und unter **mindestens drei Nebensymptomen** leiden. Bei schwerer Ausprägung der Symptome und deutlicher Einschränkung der Lebensführung wird die Diagnose einer Manie gestellt, leichtere Verlaufsformen werden als Hypomanie bezeichnet (Abb. 5-8).

Manie mit psychotischen Symptomen

Bei bis zu 50% aller manischen Patienten treten psychotische Symptome auf. Bei solchen **Manien mit psychotischen Symptomen** kann sich die in der Manie ohnehin überhöhte Selbsteinschätzung mit Größenideen (Distanzierung noch möglich) bis zum **Größenwahn** (unverrückbare Überzeugung von der eigenen Grandiosität) steigern. Auch das Auftreten eines **Verfolgungswahns** ist möglich („Die Anderen gönnen mir meine Macht nicht und wollen mich vernichten"). Vorübergehend können die Betroffenen auch **akustische Halluzinationen** (z.B. Hören der Stimme Gottes, die das Sendungsbewusstsein bekräftigt) und andere **Wahrnehmungsstörungen** (z.B. intensivere Wahrnehmung von Farben oder Geräuschen) entwickeln. Der **beschleunigte Gedankengang** (formale Denkstörung) kann sich bis zur Zerfahrenheit steigern (hier spricht man dann auch von einer **verworrenen Manie**).

Anhaltende affektive Störungen

In der ICD-10 werden keine expliziten operationalisierten Diagnosekriterien für **Dysthymien** und **Zyklothymien** genannt, weshalb für diese Störungen die amerikanischen Klassifikationskriterien des DSM-IV vorgestellt werden (Tab. 5-10 und 5-11).

5.5.2 Psychiatrische Differentialdiagnosen

Psychiatrische Differentialdiagnosen der Depression

Folgende psychiatrische Differentialdiagnosen kommen bei Vorliegen eines depressiven Syndroms in Betracht:

- **Anpassungsstörung mit kurzer depressiver Reaktion** (ICD-10 F43.20): Ein vorübergehender leichter depressiver Zustand als Reaktion auf ein belastendes Ereignis, eine Situation oder Lebenskrise, der nicht länger als einen Monat andauert (↗ Kap. 8.3.2).
- **Anpassungsstörung mit längerer depressiver Reaktion** (ICD-10 F43.21): Ein leichter depressiver Zustand als Reaktion auf eine länger anhaltende Belastungssituation, der aber nicht länger als zwei Jahre dauert (↗ Kap. 8.3.2).

Tab. 5-10 DSM-IV-Diagnosekriterien für die dysthyme Störung

A	Depressive Verstimmung, die die meiste Zeit des Tages an mehr als der Hälfte der Tage, entweder vom Patienten berichtet oder von anderen beobachtet, über einen mindestens 2-jährigen Zeitraum andauert.
B	Während der depressiven Verstimmung bestehen mindestens 2 der folgenden Symptome: • Appetitlosigkeit oder übermäßiges Bedürfnis zu Essen • Schlaflosigkeit oder übermäßiges Schlafbedürfnis • Energiemangel oder Erschöpfung • geringes Selbstwertgefühl • Konzentrationsstörung oder Entscheidungserschwernis • Gefühl der Hoffnungslosigkeit
C	In der betreffenden 2-Jahres-Periode gab es keinen Zeitraum von mehr als 2 Monaten ohne Symptome wie unter A und B beschrieben
D	In den ersten 2 Jahren der Störung bestand keine Episode einer depressiven Episode, d.h., das Störungsbild wird nicht besser durch eine chronische oder teilremittierte depressive Episode erklärt.
E	Zu keinem Zeitpunkt ist eine manische Episode, eine gemischte Episode oder eine hypomanische Episode aufgetreten und die Kriterien für eine zyklothyme Störung waren niemals erfüllt.
F	Die Störung tritt nicht ausschließlich im Verlauf einer chronischen psychotischen Störung wie Schizophrenie oder wahnhafter Störung auf.
G	Die Symptome gehen nicht auf die direkte Wirkung einer Substanz (z.B. Droge, Medikament) oder eines medizinischen Krankheitsfaktors (z.B. Hypothyreose) zurück.
H	Die Symptome verursachen klinisch bedeutsames Leiden oder Beeinträchtigungen in sozialen, beruflichen oder anderen wichtigen Funktionsbereichen.

- **Angst und Depression gemischt** (ICD-10 F43.22): Diese Diagnose kann gestellt werden, wenn gleichzeitig Angstsymptome bestehen, aber Depression und Angst nicht ein Ausmaß erreichen, das eine einzelne Diagnose einer depressiven Episode oder Angststörung rechtfertigen würde (↗ Kap. 8.3.2).
- **Schizodepressive Störung** (ICD-10 F25.1): Diese Diagnose kann gestellt werden, wenn während einer Krankheitsphase eindeutige Symptome einer Depression und einer Schizophrenie gleichzeitig bestehen (↗Kap. 6.2.5).
- **Postschizophrene Depression** (ICD-10 F20.4): Diese Diagnose wird gestellt, wenn die Kriterien einer depressiven Episode erfüllt sind und der Patient innerhalb der letzten 12 Monate an einer schizophrenen Episode gelitten hat und noch einige schizophrene Symptome vorhanden sind (↗Kap. 6.1.4).
- **Organische depressive Störung** (ICD-10 F06.32): Eine Depression als Symptom einer organischen Erkrankung (z.B. Hirnerkrankung oder Infektionskrankheit) (↗Kap. 4.4).

Tab. 5-11 DSM-IV-Diagnosekriterien für die zyklothyme Störung

A	Für die Dauer von mindestens 2 Jahren bestehen zahlreiche Perioden mit hypomanischen Symptomen und zahlreichen Perioden mit depressiven Symptomen, die nicht die Kriterien einer depressiven oder manischen Episode erfüllen.
B	Während dieser 2-Jahresperiode bestand nicht länger als 2 Monate Symptomfreiheit gemäß Kriterium A
C	Während der ersten 2 Jahre der Störung bestand keine Episode einer depressiven, manischen oder gemischten Episode.
D	Die Symptome aus A können nicht besser durch eine schizoaffektive Störung erklärt werden und überlagern nicht eine Schizophrenie, schizophreniforme Störung, wahnhafte Störung oder nicht näher bezeichnete psychotische Störung.
E	Die Symptome gehen nicht auf die direkte körperliche Wirkung einer Substanz (z.B. Droge, Medikament) oder eines medizinischen Krankheitsfaktors zurück
F	Die Symptome verursachen in klinisch bedeutsamer Weise Leiden oder Beeinträchtigungen in sozialen, beruflichen oder anderen wichtigen Funktionsbereichen.

Wichtig ist auch die differentialdiagnostische Klärung, ob es sich um eine **sekundäre Depression** im Rahmen anderer psychischer Erkrankungen handelt. Psychische Erkrankungen, die häufig zu sekundären Depressionen führen, sind z.B.:
- Angsterkrankungen, v.a. die generalisierte Angststörung (ICD-10 F41.1)
- Essstörungen, Anorexia nervosa (ICD-10 F50.0) und Bulimia nervosa (ICD-10 F50.2)
- Somatoforme Störungen (ICD-10 F45)
- Suchterkrankungen (ICD-10 F1X.X).

Psychiatrische Differentialdiagnosen der Manie

Folgende psychiatrische Differentialdiagnosen kommen bei Vorliegen eines manischen Syndroms in Betracht:
- **Schizophrenie** (ICD-10 F20)
- **Schizomanische Störung** (ICD-10 F25.0): Wenn während einer Episode die Diagnosekriterien einer Manie und einer Schizophrenie erfüllt sind, kann

die Diagnose einer schizomanischen Störung diagnostiziert werden (↗Kap. 6.2.5).
- **Organische manische Störung** (ICD-10 F06.30): manisches Syndrom infolge einer organischen Erkrankung (z. B. ZNS-Erkrankungen, Intoxikation etc.) (↗Kap. 4.4).

5.5.3 Organische Differentialdiagnosen

Organische Differentialdiagnosen depressiver Syndrome

Viele **somatische Erkrankungen** können mit dem Auftreten depressiver Symptome verbunden sein. Dabei gibt es prinzipiell zwei Möglichkeiten:
1. Die somatische Erkrankung, insbesondere chronische körperliche Erkrankungen, kann durch die damit verbundenen Beeinträchtigungen reaktiv zu einer depressiven Verstimmung führen. Davon ist bei ca. 25% aller chronisch körperlich Erkrankten auszugehen.
2. Die depressiven Symptome stellen ein Symptom der somatischen Erkrankung selbst dar (und nicht selten sogar das Initialsymptom).

Insbesondere das Erkennen dieser somatischen Erkrankungen, die direkt eine depressive Symptomatik verursachen, ist von größter Bedeutung, um unter Umständen fatale Fehlbehandlungen zu verhindern.

Tab. 5-12 Beispiele für organische Ursachen depressiver Syndrome

Zerebrale Erkrankungen	Gastrointestinale Erkrankungen
Hirntumor, M. Alzheimer, M. Parkinson, multiple Sklerose, Epilepsie	Pankreatitis, entzündliche Darmerkrankungen, M. Whipple
Immunologische Erkrankung	**Metabolische Störungen**
Lupus erythematodes, Polymyalgia rheumatica, Panarteriitis nodosa	Urämie, Leberinsuffizienz, Vit.B_{12}- oder Folsäuremangel, M. Wilson, Porphyrie
Endokrine Erkrankungen	**Kardiovaskuläre Erkrankungen**
Hypothyreose, Hyperthyreose, M. Addison, M. Cushing, Hyper- und Hypoparathyreoidismus, Diabetes mellitus	Schlafapnoe-Syndrom, COPD, Herzinsuffizienz
Infektionskrankheiten	**Medikamente und Drogen**
Influenza, Mononukleose, Viruspneumonie	Steroide, orale Kontrazeptiva, Alkohol, Antihypertensiva (Betablocker, Clonidin), Absetzen von Koffein, Nikotin, Benzodiazepinen

Tabelle 5-12 listet einige Erkrankungen auf, die mit depressiven Symptomen einhergehen können und daher bei Vorliegen eines depressiven Syndroms ausgeschlossen werden müssen.

Organische Differentialdiagnosen manischer Syndrome

Bei einem manischen Syndrom ist prinzipiell an ähnliche organische Ursachen wie beim Vorliegen eines depressiven Syndroms zu denken. Bei der differentialdiagnostischen Abklärung eines manischen Syndroms sollte aber insbesondere an folgende **organische Ursachen** gedacht werden:
- Medikamenteneinnahme: Steroide, L-Dopa, Sympathomimetika, Halluzinogene, Alkohol
- Metabolisch-endokrine Störungen (M. Cushing, Hyperthyreose, postinfektiös, Hämodialyse)
- Zerebrale Tumoren
- Zerebrale Infektionskrankheiten (z. B. Neurolues, AIDS)
- Neurologische Erkrankungen (MS, Epilepsien).

Organische Ausschlussdiagnostik

An erster Stelle der organischen Ausschlussdiagnostik steht wie immer die **internistische und neurologische Untersuchung** des Patienten inkl. der Erhebung der **Eigen- und Familienanamnese** bezüglich somatischer Erkrankungen und der Medikamentenanamnese. Zusätzlich sollten **folgende Untersuchungen** durchgeführt werden:
- Labordiagnostik mit großem Blutbild, Leber- und Nierenwerten, Elektrolyten, Blutzucker, Blutkörperchensenkungsgeschwindigkeit, Urinstatus und Schilddrüsenwerten (Hypo-Hyperthyreose!)
- EKG und EEG
- Zerebrale Bildgebung durch eine Computertomographie oder besser eine Kernspintomographie des Gehirns. Auf jeden Fall sollte bei jeder Ersterkrankung eine zerebrale Bildgebung erfolgen!

Eine erweiterte Diagnostik sollte nach klinischem Verdacht bzw. bei Auffälligkeiten in den o.g. Untersuchungsverfahren durchgeführt werden (z. B. HIV-Test und Lues-Serologie bei entsprechendem Risikoprofil, Drogenscreening, erweiterte endokrinologische Diagnostik etc.).

Merke
Eine Vielzahl organischer Erkrankungen kann mit einem depressiven oder manischen Syndrom einhergehen. Zum Ausschluss einer organischen Ursache müssen die körperliche Anamnese erhoben sowie eine gründliche internistische und neurologische Untersuchung, eine Routine-Labordiagnostik und ein EKG/EEG durchgeführt werden. Bei Ersterkrankungen sollte ein CT/MRT des Schädels veranlasst werden.

5.6 Therapie

Aus epidemiologischen Untersuchungen ist gut belegt, dass nur ca. 15% der depressiv Erkrankten adäquat diagnostiziert und behandelt werden (↗Kap. 1). Da depressive Patienten primär nicht den Facharzt für Psychiatrie und Psychotherapie aufsuchen, sondern ihren Hausarzt, wird deutlich, dass jeder behandelnde Arzt nicht nur die Diagnostik affektiver Störungen, sondern auch das breite Gebiet deren somatischer, psychologischer und sozialer Behandlungsmöglichkeiten kennen sollte.

In der Therapie affektiver Störungen unterscheidet man prinzipiell **drei Stadien**, wie sie in Abbildung 5-9 am Beispiel unipolarer Depressionen dargestellt sind:

- Akuttherapie
- Erhaltungstherapie, um nach Abklingen der akuten Symptomatik einen Rückfall zu verhindern
- Rezidivprophylaktische Therapie, um eine Neuerkrankung zu verhindern.

Praxistipp
Zur Behandlung affektiver Störungen liegen deutsch- und englischsprachige Leitlinien vor. Die Leitlinien der Deutschen Gesellschaft für Psychiatrie, Psychotherapie und Nervenheilkunde (DGPPN) sind unter der Internetadresse www.uni-duesseldorf.de/www/awmf/ abrufbar, evidenzbasierte amerikanische Leitlinien unter www.guideline.gov.

5.6.1 Akuttherapie depressiver Episoden

Die Akutbehandlung primärer depressiver Episoden stützt sich im Wesentlichen auf **zwei Therapieverfahren:**

- Pharmakotherapie
- Psychotherapie.

Neben diesen Verfahren werden unter bestimmten Voraussetzungen auch **weitere Verfahren** angewandt (↗Kap. 3.4):

- Schlafentzugstherapie
- Lichttherapie
- Elektrokrampftherapie (EKT) und repetitive transkranielle Magnetstimulation (rTMS).

An die Akuttherapie depressiver Episoden schließen sich die Phasen der Erhaltungstherapie und ggf. der Rezidivprophylaxe an (↗ 5.6.5).

Wahl des geeigneten Therapieverfahrens

Die Wahl des geeigneten Therapieverfahrens sollte in einem **gemeinsamen Gespräch mit dem Patienten** im Sinne einer partizipativen Entscheidungsfindung („shared decision making") erfolgen. Die Entscheidung sollte einerseits die Patientenwünsche berücksichtigen, andererseits aber auch auf den Evidenzen basieren, die für die Wirksamkeit bestimmter Therapieverfahren vorliegen. Diese können z. B. verschiedenen Leitlinien zur Behandlung depressiver Störungen (s. o.) entnommen und sollten dem Patienten ausführlich erklärt werden.

Grundsätzlich können für die wichtigsten Therapieverfahren folgende allgemeine Aussagen für eine **differentiale Indikation** getroffen werden.

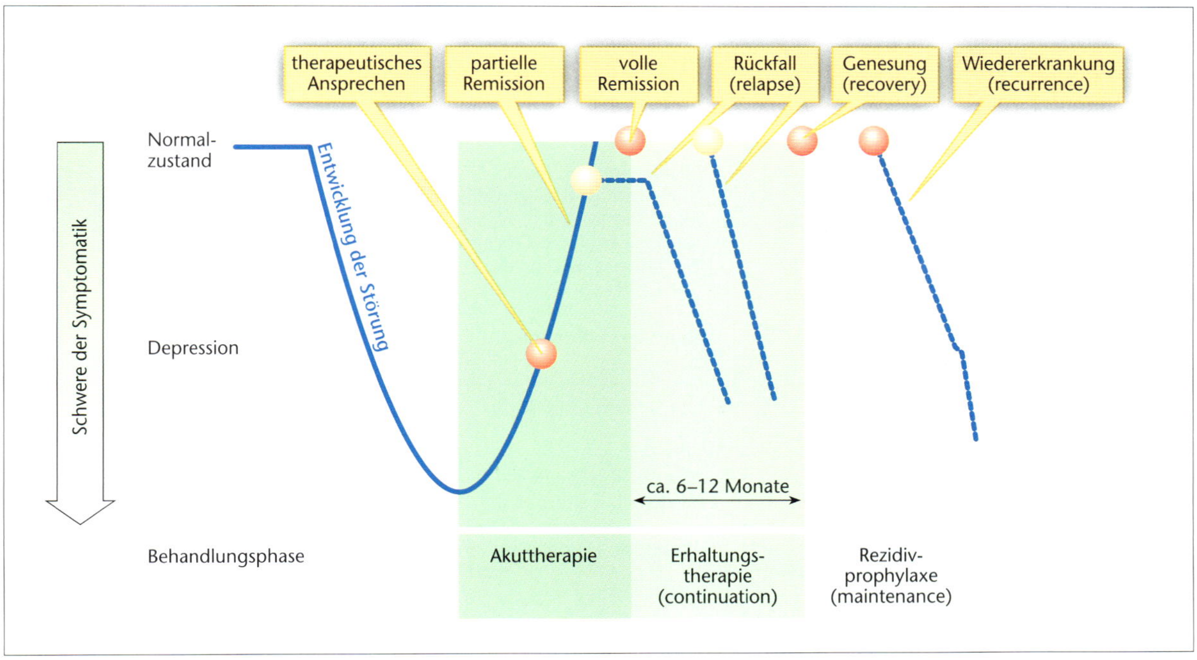

Abb. 5-9 Terminologie für Verlauf und Behandlungsphasen bei rezidivierenden affektiven Störungen [8]

- **Pharmakotherapie:** In jedem Fall sollten schwere und psychotische Depressionen pharmakologisch behandelt werden. Aber auch bei leichten und mittelschweren Depressionen ist eine alleinige Pharmakotherapie wirksam.
- **Psychotherapie:** Leichte und mittelschwere Depressionen können auch allein psychotherapeutisch behandelt werden, wobei insbesondere die kognitive Verhaltenstherapie und die Interpersonelle Psychotherapie gute Effekte aufweisen. Hier muss allerdings eine längere Wirklatenz (10–12 Wochen) als bei der Pharmakotherapie berücksichtigt werden. Bei rezidivierenden unipolaren Depressionen spielt die Psychotherapie gegenüber der Pharmakotherapie eine eher untergeordnete Rolle.
- **Pharmakotherapie und Psychotherapie:** Bei schweren und chronischen Depressionen ist eine kombinierte pharmakologische und psychotherapeutische Behandlung einer alleinigen pharmakologischen oder psychotherapeutischen Behandlung überlegen.
- **Schlafentzugstherapie:** Bei Patienten mit ausgeprägten Tagesschwankungen der Stimmung mit Morgentief kann eine Schlafentzugstherapie sinnvoll sein.
- **Lichttherapie:** Eine Lichttherapie ist insbesondere zur Behandlung saisonaler Depressionen geeignet.
- **Elektrokrampftherapie:** Diese kommt insbesondere bei therapieresistenten und wahnhaften Depressionen zum Einsatz.

Hospitalisierung

Indikationen für eine stationäre Behandlung depressiver Patienten sind v.a. **Suizidalität** und eine **psychotische (wahnhafte) Symptomatik**. Häufig werden auch allein stehende Patienten, Patienten mit schweren familiären Konflikten und Patienten, deren ambulante Therapie nicht den gewünschten Erfolg gebracht hat (ambulante Therapieresistenz), stationär aufgenommen.

Pharmakotherapie depressiver Episoden

Schwere und psychotische depressive Episoden sollten grundsätzlich pharmakologisch behandelt werden. Jedoch ist auch bei leichten und mittelschweren Depressionen eine alleinige Pharmakotherapie wirksam.

Antidepressiva-Klassen und Differentialindikation

Tabelle 5-13 listet die verschiedenen derzeit zur Verfügung stehenden Antidepressiva-Klassen, deren wichtigste Vertreter sowie deren mittlere Tagesdosis auf. Für Einzelheiten bzgl. Wirkmechanismus, Ne-

Tab. 5-13 Klassen von Antidepressiva, deren wichtigste Vertreter und mittlere Tagesdosis

Klassische Antidepressiva	Wirkstoff	Mittlere Tagesdosis
Trizyklische Antidepressiva	Imipramin (z.B. Tofranil®) Amitriptylin (z.B. Saroten®) Nortriptylin (z.B. Nortrilen®) Doxepin (z.B. Aponal®)	150 mg 150 mg 100–150 mg 150–200 mg
Tetrazyklische Antidepressiva	Maprotilin (z.B. Ludiomil®)	75–150 mg
Monoaminooxidase-Hemmer	Tranylcypromin (z.B. Jatrosom®) Moclobemid (z.B. Aurorix®)	20–40 mg 300–600 mg
Selektive Serotonin-Wiederaufnahme-Hemmer (SSRI)	Fluoxetin (z.B. Fluctin®) Paroxetin (z.B. Seroxat®) Fluvoxamin (z.B. Fevarin®) Citalopram (z.B. Cipramil®) Escitalopram (Cipralex®) Sertralin (z.B. Zoloft®)	20–40 mg 20–40 mg 150–200 mg 20–40 mg 10–20 mg 50–100 mg
Selektive Noradrenalin-Wiederaufnahme-Hemmer (SNRI)	Reboxetin (Edronax®)	6–10 mg
Duale Serotonin- und Noradrenalin-Wiederaufnahme-Hemmer (SSNRI)	Venlafaxin (Trevilor®)	150–375 mg
Alpha2-Antagonisten	Mianserin (Tolvin®) Mirtazapin (Remergil®)	30–90 mg 15–45 mg
Duale Serotonin-2a-Antagonisten und Serotonin-Wiederaufnahme-Hemmer	Trazodon (Thombran®)	100–300 mg
Substanzen mit anderem Wirkmechanismus	Trimipramin (z.B. Stangyl®)	100–200 mg
Pflanzliche Präparate	Johanniskraut-Extrakte	Je nach Extrakt

benwirkungen, Kontraindikationen etc. der Substanzen wird auf die ausführlichen Erläuterungen in Kapitel 3 verwiesen.

Grundsätzlich sind bezüglich der **Wirksamkeit der Antidepressiva** folgende Aussagen zu machen:
- Alle zugelassenen Antidepressiva sind einer reinen Placebobehandlung überlegen und haben eine weitgehend vergleichbare Ansprechrate von ca. 60–70%.
- Es gibt Hinweise dafür, dass das trizyklische Antidepressivum Amitriptylin (Saroten®), wahrscheinlich infolge seines dualen Wirkprinzips, in der Behandlung schwerer Depressionen den SSRIs überlegen ist und dass die neueren Antidepressiva Mirtazapin (Remergil®) und Venlafaxin (Trevilor®) evtl. zu mehr Vollremissionen führen als die anderen Antidepressiva (wahrscheinlich ebenfalls aufgrund ihrer dualen Wirkmechanismen).
- Die neueren Antidepressiva sind in der Regel besser verträglich als die klassischen Antidepressiva, so dass sie bei im Arbeitsprozess stehenden und somatisch kranken Patienten prinzipiell bevorzugt werden sollten.
- Johanniskraut sollte nur bei leichten Depressionen eingesetzt werden.

Die Beachtung folgender **Kriterien** kann **für die Auswahl des geeigneten Antidepressivums** hilfreich sein:
- **Früheres Ansprechen auf ein Antidepressivum:** Wenn ein Patient in einer früheren depressiven Episode gut auf ein bestimmtes Medikament angesprochen hat, sollte dies, wenn nichts dagegen spricht, erneut eingesetzt werden.
- **Bevorzugung eines Antidepressivums durch den Patienten:** Wenn ein Patient die Behandlung mit einem bestimmten Antidepressivum wünscht, sollte diesem Wunsch, wenn nichts dagegen spricht, Rechnung getragen werden, da dadurch die Compliance erhöht werden kann.
- **Nebenwirkungsprofil der Substanz**
- **Prägnanztyp des depressiven Syndroms:** Liegt eine agitierte Depression mit ausgeprägten Schlafstörungen vor, sollten primär sedierende Antidepressiva wie z. B. trizyklische Antidepressiva oder Mirtazapin verordnet werden, bei gehemmten Depressionen eher aktivierende Antidepressiva wie SSRIs, SNRIs oder SSNRIs.
- **Psychiatrische Komorbidität:** Wenn zusätzlich zur Depression andere psychische Erkrankungen bestehen, sollte ein Antidepressivum gewählt werden, das gleichzeitig auch auf die andere Erkrankung eine Wirksamkeit hat. Beispielsweise sollten bei einer komorbiden Angst- oder Zwangsstörung SSRIs bevorzugt werden.
- **Internistische oder neurologische Begleiterkrankungen:** Liegen relevante somatische Erkrankungen vor, sollten prinzipiell die neueren Antidepressiva wie SSRIs bevorzugt werden, da diese keine anticholinergen Nebenwirkungen entfalten und auch kardial besser verträglich sind.
- **Gleichzeitige Einnahme anderer Medikamente, die zu unerwünschten Wechselwirkungen führen können:** Bezüglich. des Wechselwirkungspotentials gibt es erhebliche Unterschiede zwischen den Antidepressiva. Relativ sicher sind die neueren SSRIs wie Citalopram, S-Citalopram und Sertralin.
- **Erfahrung des Arztes mit bestimmten Antidepressiva**
- **Alter des Patienten**
- **Suizidrisiko:** Bei suizidgefährdeten Patienten sollten klassische Antidepressiva, die bei Überdosierung hoch toxisch sind, möglichst vermieden werden.
- **Kosten**

Tri-/tetrazyklische Antidepressiva (ca. 45%) und **Johanniskraut** (ca. 20%) haben immer noch den größten Anteil an den verordneten Tagesdosen von Antidepressiva in Deutschland. In den letzten Jahren ging deren Einsatz jedoch zugunsten von SSRIs (ca. 20%), Alpha-2-Antagonisten (ca. 10%) und des SSNRI Venlafaxin (ca. 5%) zurück.

In Zeiten einer zunehmenden Notwendigkeit der Berücksichtigung ökonomischer Aspekte im Gesundheitswesen müssen auch die bei der Behandlung depressiver Störungen entstehenden Medikamentenkosten bei der Auswahl des Antidepressivums Berücksichtigung finden.

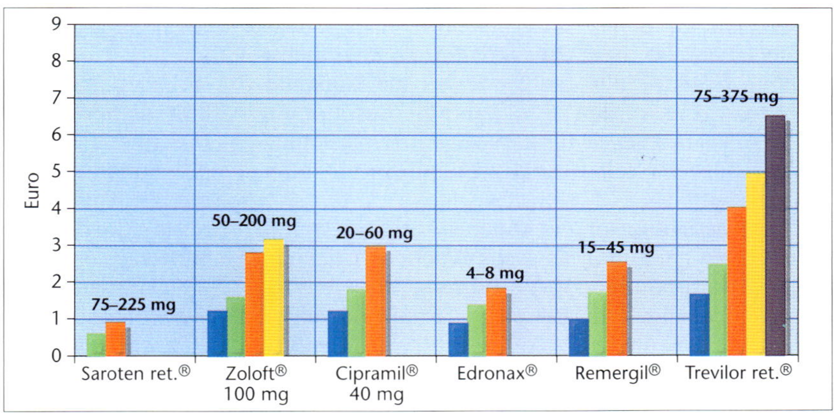

Abb. 5-10 Tagestherapiekosten für neue Antidepressiva im Vergleich zu den tri- und tetrazyklischen Antidepressiva

Wie Abbildung 5-10 zeigt, liegen die **Tagestherapiekosten** für die neueren Antidepressiva deutlich, und z.T. erheblich über den Kosten der klassischen tri- oder tetrazyklischen Antidepressiva.

Praktisches Vorgehen bei der Behandlung mit Antidepressiva

Folgende Aspekte sollten bei der medikamentösen Behandlung depressiver Episoden grundsätzlich beachtet werden:

Vor Therapiebeginn

- Durchführung einer körperlichen Untersuchung sowie von Routineuntersuchungen (Routinelabor, EKG, evtl. EEG) zur Abklärung etwaiger Kontraindikationen
- Aufklärung des Patienten über Ziel und zeitlichen Ablauf der Therapie, über die Latenz des Wirkungseintritts von mindestens ein bis zwei Wochen, das Auftreten von erwünschten (z. B. Sedierung) oder unerwünschten (z. B. Mundtrockenheit) Nebenwirkungen sowie die generelle Ansprechrate von ca. 60–70%
- Auswahl des Antidepressivums entsprechend der oben genannten Kriterien für eine Differentialindikation von Antidepressiva unter Berücksichtigung von Patientenwünschen und vorliegenden Evidenzen/Leitlinien im Sinne einer partizipativen Entscheidungsfindung

Therapiephase

- Aufdosierung des Antidepressivums mit kontinuierlicher Dosissteigerung unter Beobachtung von etwaigen Nebenwirkungen
- möglichst zügiges Erreichen einer antidepressiv wirksamen Dosis
- zusätzliche Gabe von Benzodiazepinen oder niederpotenten Neuroleptika bei ängstlich-agitierten oder suizidalen Patienten bzw. von Neuroleptika bei wahnhaft-depressiven Patienten
- Wahl einer geringeren Dosis bei älteren Patienten (bei trizyklischen Antidepressiva oft 50% der sonst üblichen Tagesdosis)
- Gabe der Hauptdosis bei sedierenden Antidepressiva abends, bei antriebssteigernden morgens
- Zeigt das Antidepressivum bei mittlerer Tagesdosis nach zwei bis drei Wochen keinen therapeutischen Effekt, sollte die Dosis bis auf Maximalwerte erhöht werden. Evtl. kann die Bestimmung eines Plasmaspiegels für die geeignete Dosisanpassung hilfreich sein (rapid metabolizer? ↗ Kap. 3.2.1).
- Eine **Umstellung** auf ein anderes Antidepressivum sollte erst nach fünf bis sechs Wochen erfolgloser Therapie (inklusive Dosiserhöhung) erfolgen, zumal experimentelle Befunde darauf hinweisen, dass die **Wirkung** eines **Antidepressivums frühestens nach 8–14 Tagen** einsetzen kann. Das neu gewählte Antidepressivum sollte eine andere Wirkungscharakteristik besitzen: Statt trizyklischer jetzt nicht-trizyklische Struktur, statt serotonerger jetzt noradrenerge Wirkung usw.
- Eine **Infusionstherapie** kann mit einzelnen Antidepressiva durchgeführt werden (gute Kontrolle der Compliance und psychologische Wirksamkeit der invasiven Applikation). Eine größere Effektivität auf pharmakologischer Basis ließ sich jedoch im Vergleich zur oralen Einnahme nicht sicher nachweisen.

Beendigung der Therapie

Antidepressiva dürfen nie abrupt, sondern nur **ausschleichend** abgesetzt werden. Dies ist einerseits deshalb von Bedeutung, da durch ein abruptes Absetzen die Rückfall- bzw. Rezidivgefahr deutlich erhöht ist, zum anderen aber auch, weil durch ein abruptes Absetzen nicht unerhebliche Entzugssyndrome induziert werden können (insbesondere bei einigen SSRIs und Venlafaxin). Zur Dauer der Therapie ↗ 5.6.5.

Behandlung besonderer Subtypen depressiver Störungen

Für einzelne Sonderformen depressiver Störungen gibt es besondere Therapieempfehlungen:

- **Psychotische Depression:** Diese sollten kombiniert mit einem Antidepressivum und einem Neuroleptikum behandelt werden. Auch eine elektrokonvulsive Therapie (EKT) ist besonders effektiv, weshalb sie eine Behandlungsalternative darstellt und insbesondere bei Therapieresistenz nicht zu spät eingesetzt werden sollte.
- **Saisonale Depression:** Hierzu gibt es relativ wenige Studien, in denen sich der MAO-Inhibitor Moclobemid, die SSRIs Fluoxetin und Citalopram sowie Bupropion als wirksam erwiesen haben.
- **Atypische Depression:** Zur Behandlung atypischer Depressionen werden MAO-Hemmer empfohlen.
- **Rezidivierende kurze depressive Störung:** Hierzu gibt es bisher keine kontrollierten Studien. Auf kasuistischer Ebene wurde über Therapieerfolge mit den MAO-Inhibitoren Tranylcypromin und Moclobemid sowie Mirtazapin und Lithium berichtet.

Psychotherapie depressiver Episoden

Insbesondere die **kognitive Psychotherapie,** die **Verhaltenstherapie** und die **Interpersonelle Psychotherapie** sind bei leichten und mittelschweren Depressionen vergleichbar gut wirksam wie eine Therapie mit Antidepressiva. Bei schweren Depressionen muss jedoch immer auch eine pharmakologische Behandlung erfolgen. Aufgrund des bei Psychotherapien langsamer einsetzenden Therapieerfolgs (12–20 Wochen im Gegensatz zu 4–6 Wochen bei der Pharmakotherapie) ist jedoch auch bei leichten und mittelschweren Depressionen eine begleitende Pharmakotherapie zu erwägen.

Es gibt einige Hinweise dafür, dass Psychotherapie in der **rückfallprophylaktischen Wirkung** der Pharmakotherapie überlegen ist. Dies könnte darin begründet sein, dass psychotherapeutisch behandelte Patienten Kenntnisse und Techniken erworben haben, die sie einen drohenden Rückfall frühzeitig erkennen lassen und ihnen ermöglichen, durch spezifische psychotherapeutische Techniken der Depression entgegenzuwirken.

Weiterhin gibt es Hinweise dafür, dass bei schweren und chronisch verlaufenden Depressionen eine **Kombination aus Psychotherapie und Pharmakotherapie** einer alleinigen Psycho- oder Pharmakotherapie überlegen ist.

Folgende spezifische Psychotherapieverfahren stehen zur Behandlung von Depressionen zur Verfügung.

Kognitive Psychotherapie

Die kognitive Psychotherapie der Depression entwickelte sich aus dem kognitiven Depressionsmodell von Beck (↗ 5.2). Sie geht davon aus, dass Depressionen auf **negativen Denkschemata** bezüglich der eigenen Person sowie der gegenwärtigen und zukünftigen Umwelterfahrungen („kognitive Triade") beruhen und die Umwelt selektiv, und zwar nur bezüglich ihrer negativen Aspekte, wahrgenommen wird. Diese negativen, selbst abwertenden Wahrnehmungs- und Denkschemata bedingen die depressiven Affekte, ziehen entsprechende Emotionen und Verhaltensweisen nach sich und halten sie aufrecht. **Ziel** der Therapie ist die Erfassung dieser verzerrten Wahrnehmungen und die **Erarbeitung alternativer Kognitionen und Verhaltensmuster.** Die Wirksamkeit in der Behandlung depressiver Episoden und die rückfallprophylaktische Wirkung konnten in mehreren kontrollierten Studien nachgewiesen werden.

Interpersonelle Psychotherapie (IPT)

Die Interpersonelle Psychotherapie basiert auf der Annahme, dass sich Depressionen primär infolge **interpersoneller Konflikte** entwickeln und dass umgekehrt die psychosozialen und interpersonellen Erfahrungen des Patienten einen entscheidenden Einfluss auf die Entwicklung der Depression haben. Diese Annahme wird durch Befunde der „Life-Event-Forschung" unterstützt, die zeigen konnte, dass der Verlust enger zwischenmenschlicher Beziehungen (z. B. Tod, Scheidung) mit einem mindestens sechsfach erhöhten Risiko für die Entwicklung einer depressiven Episode einhergeht.

Von Klerman wurde 1984 die Interpersonelle Psychotherapie (IPT) als manualisierte Kurzform von 12–20-wöchentlichen Einzelsitzungen konzeptionalisiert. Der therapeutische Prozess gliedert sich dabei in **drei Phasen**:

- initiale Phase: 1.–3. Sitzung
- mittlere Phase: 4.–13. Sitzung
- Beendigungsphase: 14.–16. Sitzung.

Die **initiale Phase** hat vor allem stützenden und psychoedukativen Charakter und dient der Zuteilung der Krankenrolle und der Symptomminderung. Der Patient wird über Diagnose, Prognose und Behandlungsverlauf aufgeklärt. Darüber hinaus wird einer von vier potentiellen Problembereichen identifiziert, der unmittelbar mit der Entwicklung der Depression in Zusammenhang gebracht wird. Zu diesen vier Problembereichen gehören:

- Verlusterleben bzw. abnorme Trauerreaktion: Trauerreaktion auf den Verlust eines nahe stehenden Menschen
- Interpersonelle Auseinandersetzungen: Der Patient und seine Bezugsperson haben unterschiedliche Erwartungen hinsichtlich ihrer Beziehung
- Rollenwechsel: Es bestehen Schwierigkeiten mit Veränderungen hinsichtlich einer gewohnten beruflichen oder privaten Rolle
- Interpersonelle Defizite: Es bestehen Schwierigkeiten, Beziehungen aufzubauen und/oder aufrechtzuerhalten.

In der **mittleren Phase** wird auf einen oder zwei dieser vier Problembereiche fokussiert und mit verschiedenen Techniken daran gearbeitet. Zu diesen gehören Klärung, Affektermutigung, Trauerarbeit, verhaltensmodifizierende Techniken inkl. Rollenspiel und Problemlösetraining sowie Paartherapie.

In der **dritten oder Beendigungsphase** wird der Patient auf das Therapieende vorbereitet. Implikationen der Therapie für die Zukunft werden erarbeitet.

Die Wirksamkeit der IPT in der Akutbehandlung depressiver Störungen sowie in der rückfallprophylaktischen Wirkung konnte in verschiedenen Studien nachgewiesen werden.

Verhaltenstherapie

Verhaltenstherapeutische Techniken zur Behandlung von Depressionen werden nach den Prinzipien der Verhaltenstherapie angewandt (↗Kap. 3). Spezifische Techniken sind:

- **Aktivitätstraining:** Der Patient wird ermutigt, im Rahmen der Depression vernachlässigte Aktivitäten wieder aufzunehmen, um wieder Erfolgserlebnisse und damit positive Verstärker zu erreichen.
- **Soziales Kompetenztraining:** In Rollenspielen wird die Fähigkeit gefördert, Konflikte aktiv und produktiv zu lösen.
- **Selbstkontrollverfahren:** Hier lernt der Patient, etwa durch Gedankenstopp, Ketten von automatisierten depressiven Gedankenabläufen zu unterbrechen.

Die Wirksamkeit der Verhaltenstherapie depressiver Erkrankungen konnte in einigen kontrollierten Studien belegt werden.

Tiefenpsychologische Therapien

Für Einzelheiten wird hierzu auf das Kapitel 3 verwiesen. Es gibt inzwischen einige erste Hinweise dafür, dass bei leichten bis mittelschweren Depressionen eine psychodynamische Kurzzeittherapie vergleichbar wirksam ist wie eine kognitive Verhaltenstherapie. Die Effektivität psychoanalytischer Langzeittherapien (über 80 Std.) ist jedoch bislang nur unzureichend evaluiert.

Psychoedukation

Psychoedukation spielt in der Behandlung psychischer Störungen im Allgemeinen und depressiver Erkrankungen im Besonderen eine **immer größere Rolle**. Psychoedukation kann als **psychotherapeutische Basisintervention** angesehen werden, die den selbstkompetenten Umgang der Patienten mit ihrer Erkrankung fördern soll. Dadurch kann aber nicht nur das **Selbsthilfepotential** der Patienten und damit betroffener Angehöriger gefördert werden, sondern auch zur Wahrnehmung gezielter psychotherapeutischer oder medikamentöser Behandlungsmaßnahmen motiviert werden.

Psychoedukation kann im Rahmen eines Gesprächs mit dem einzelnen Patienten oder in Gruppen erfolgen, wobei Gruppenprogramme den Vorteil haben, dass die Patienten gegenseitig voneinander profitieren. In Tabelle 5-14 sind mögliche Themenschwerpunkte einer psychoedukativen Gruppe dargestellt.

Tab. 5-14 Mögliche Themenschwerpunkte psychoedukativer Gruppen

Sitzung	Themenschwerpunkte
1	Vorstellung der Teilnehmer, Organisatorisches, aktuelle Probleme und Erwartungen an die Gruppe
2	Symptome von Depressionen; Zusammenhänge zwischen Fühlen, Denken und Handeln
3	Was sind Ursachen von Depressionen? Wie werden Diagnosen gestellt?
4	Wie werden Depressionen medikamentös behandelt und wie wirken Medikamente?
5	Wie werden Depressionen psychotherapeutisch behandelt? Welche anderen Therapieformen stehen zur Verfügung?
6	Wie geht man mit depressiven Erkrankungen um? Schwerpunkt: Steigerung angenehmer Aktivitäten
7	Wie geht man mit depressiven Erkrankungen um? Schwerpunkt: negative Gedanken erkennen und korrigieren und Suizidprävention (Krisenplan)
8	Zusammenfassung, Aufstellung der „goldenen Regeln". Beantwortung offener Fragen, Zukunftsplanung, Feedback.

Psychoedukative Gruppen werden auch für **Angehörige** angeboten. Insbesondere Partner von depressiven Menschen sind von der Erkrankung stark mit betroffen und deutlich belastet. Ca. 40% der Angehörigen benötigen ebenfalls therapeutische Hilfe. Solche psychoedukativen Gruppen können den kompetenten Umgang mit der Depression des Partners fördern, emotional entlasten und durch gegenseitige Unterstützung zu einer besseren Bewältigung der depressiven Phase des Angehörigen führen.

Andere, nicht-medikamentöse Therapieverfahren

Schlafentzugstherapie

Bei der Schlafentzugstherapie unterscheidet man zwischen **komplettem** und **partiellem Schlafentzug**. Selektive Schlafentzüge werden heute nicht mehr durchgeführt (↗Kap. 3.3.1).

Ca. 50–60% aller depressiven Patienten reagieren auf einen kompletten Schlafentzug mit einer **deutlichen Stimmungsverbesserung**, wobei insbesondere Tagesschwankungen der Stimmung (Morgentief), Schlafstörungen mit morgendlichem Früherwachen und eine verkürzte REM-Latenz im Schlaf-EEG positive Prädiktoren darstellen. Ca. 80% der Patienten erleiden jedoch einen Rückfall, wenn sie am Abend des Tages nach dem Schlafentzug wieder normal ins Bett gehen. Um dies zu verhindern, kann der Schlafentzug auch seriell angeboten (z. B. 3 × pro Woche partieller Schlafentzug in der 2. Nachthälfte) oder eine sog. **Schlafphasenvorverlagerungstherapie** (↗ Kap. 3.3.1) durchgeführt werden. Damit kann unter Umständen die Zeit bis zum Eintreten der Wirkung einer Pharmakotherapie überbrückt werden.

Lichttherapie

Die Lichttherapie (↗ Kap. 3.3.2) ist bei ca. 70% der Patienten mit **saisonalen Depressionen**, also Depressionen, die nur während der lichtarmen Jahreszeiten (Spätherbst und Winter) auftreten, therapeutisch wirksam (↗ 5.4.1). Bei nichtsaisonaler Depression ist das Verfahren weniger gut etabliert.

Elektrokrampftherapie (EKT)

Die EKT (↗Kap. 3.3.3) hat sich insbesondere bei **wahnhaften und therapieresistenten Depressionen** als sehr effektives und schnell wirksames Therapieprinzip erwiesen. Bei bisher unbehandelten Patienten erreicht die EKT Responderraten von bis zu 90%! Bei Patienten, die auf medikamentöse Behandlungsversuche nicht angesprochen haben, liegt die Responserate immer noch bei 50–75%.

Obwohl die EKT sehr gut wirksam und meist auch gut verträglich ist, wird sie aufgrund des relativ hohen Aufwands meist erst **spät im Verlauf** einer Erkrankung eingesetzt. Dies liegt zum einen daran, dass die EKT nicht in allen Kliniken angeboten wird und der Patient daher oft in eine andere Klinik verlegt werden muss. Zum anderen ist die zurückhaltende Anwendung im deutschsprachigen Raum auch dadurch zu erklären, dass nicht selten sowohl bei Patienten als auch bei Angehörigen und Therapeuten aufgrund historisch begründeter Vorbehalte erhebliche Einwände gegen diese Therapieform bestehen.

Merke
Die EKT ist ein effektives und schnell wirksames Therapieverfahren zur Behandlung therapieresistenter, insbesondere wahnhafter Depressionen.

Repetitive transkranielle Magnetstimulation (rTMS)
Die rTMS (↗Kap. 3.3.4) zur Behandlung depressiver Symptome befindet sich derzeit noch in der Erprobungsphase und wird noch nicht routinemäßig eingesetzt.

Vorgehen bei Therapieresistenz

Da ca. ⅓ der Patienten nicht auf die initiale Behandlung ansprechen, haben Behandlungsverfahren bei Therapieresistenz insbesondere während der stationären Behandlung einen großen Stellenwert.

Merke
Von Therapieresistenz spricht man, wenn mindestens zwei Antidepressiva in ausreichender Dosierung und für einen Zeitraum von je mindestens vier bis sechs Wochen ohne Erfolg eingesetzt wurden.

Tabelle 5-15 listet pharmakologische und nichtpharmakologische Therapiemaßnahmen auf, die bei Therapieresistenz auf Antidepressiva durchgeführt werden können.

In allen Fällen von Therapieresistenz ist eine **intensivierte psychosoziale Diagnostik und Therapie** unumgänglich. So können beispielsweise schwere, bislang nicht identifizierte oder ungelöste Konfliktsituationen im familiären oder beruflichen Bereich dazu beitragen, die depressive Symptomatik aufrechtzuerhalten.

Tab. 5-15 Mögliche Maßnahmen bei Therapieresistenz

Pharmakologische Maßnahmen
Überprüfung der Plasmaspiegel und Erhöhung auf Maximaldosen
Wechsel auf ein anderes Antidepressivum mit anderem Wirkprinzip
Kombination zweier Antidepressiva mit unterschiedlichen Wirkprofilen
Kombination eines Antidepressivums mit Lithium („Augmentierung")
Kombination eines Antidepressivums mit Schilddrüsenhormonen („Augmentierung")
Gabe des irreversiblen MAO-Hemmers Tranylcypromin (Jatrosom®)
Nicht-pharmakologische Maßnahmen
Schlafentzugstherapie
Elektrokrampftherapie
Intensivierte psychosoziale Diagnostik und Therapie

5.6.2 Akuttherapie von Depressionen im Rahmen bipolarer Störungen

Die medikamentöse Behandlung einer Depression im Rahmen einer bipolar affektiven Störung ist dadurch kompliziert, dass die Gefahr eines Umschwungs (**„Switch"**) in eine Manie besteht. Das Risiko eines Umschwungs ist insbesondere erhöht bei der Gabe von trizyklischen Antidepressiva wie z. B. Amitriptylin (z. B. Saroten®) und dualen Serotonin- und Noradrenalin-Wiederaufnahme-Hemmern wie Venlafaxin (Trevilor®). Da das Risiko bei Antidepressiva aus der Gruppe der selektiven Serotonin-Wiederaufnahme-Hemmer (SSRI) und auch bei Bupropion wahrscheinlich geringer ist, sollten bei der Behandlung bipolarer Depressionen bevorzugt diese Substanzen eingesetzt werden.

Zusätzlich zum Antidepressivum sollte auch ein **Stimmungsstabilisierer** verordnet werden, wobei neuere Studien insbesondere für Lamotrigin einen guten prophylaktischen Effekt hinsichtlich depressiver Episoden bei bipolaren Erkrankungen gezeigt haben.

5.6.3 Akuttherapie manischer Episoden

Die Behandlung insbesondere schwerer Manien ist dadurch erschwert, dass sich die Patienten aufgrund **fehlender Krankheitseinsicht** in der Regel einer Behandlung widersetzen. Um eine Schädigung der eigenen Interessen und eine Störung und Gefährdung der Umwelt zu verhindern, müssen Patienten mit einer akuten Manie in der Regel stationär, und oft gegen ihren Willen, behandelt werden.

Im Umgang mit dem Patienten sollte sich der Therapeut nicht mitreißen oder provozieren lassen und dem Patienten gegenüber distanziert und entschieden auftreten. Wichtig ist die **Abschirmung von Außenreizen**, um sprachliche und motorische Erregung nicht zu fördern. So reagieren viele Patienten positiv darauf, wenn sie während des Tages für einige Stunden alleine im Zimmer sind und nicht durch soziale Kontakte von ihren Größenideen mitgerissen werden. Häufig ist auch das Schließen von Kom-

Tab. 5-16 Medikamentöse Differentialindikation bei verschiedenen Manieformen

Euphorische Manie (ca. 40%)	Lithium, wegen des relativ langsamen Wirkeintritts zu Beginn zusätzlich Antipsychotika und Benzodiazepine; Valproinsäure
Dysphorische Manie (ca. 40%)	Valproinsäure und anfangs Benzodiazepine; Antipsychotika; Carbamazepin; Lithium wenig wirksam
Rapid Cycling (ca. 20%)	Valproinsäure und anfangs Benzodiazepine; seltener Carbamazepin

promissen notwendig, um es dem Patienten leichter zu machen, einer Behandlung zuzustimmen.

Pharmakotherapie der Manie

Zur Akutbehandlung von Manien werden **Stimmungsstabilisierer, Antipsychotika** und **Benzodiazepine** alleine oder meist in Kombination eingesetzt.

Tabelle 5-16 gibt einen Überblick über die Differentialindikation der genannten Substanzen bei verschiedenen Manieformen.

Stimmungsstabilisierer

Für Einzelheiten der genannten Substanzen wie Wirkmechanismus, Kontraindikationen und Nebenwirkungen wird auf die ausführlichen Erläuterungen im Kapitel 3.2.3 verwiesen.

- **Lithium**
  Zur Behandlung der akuten Manie sollten hohe Lithiumplasmaspiegel von 0,8–1,2 mmol/l angestrebt werden. Initial sind häufige Spiegelmessungen notwendig, um einer initialen Unterdosierung bzw. einer späteren Intoxikation vorzubeugen. Da die Wirkung von Lithium erst verzögert nach ca. einer Woche einsetzt, ist initial meist die Behandlung mit einem Antipsychotikum und Benzodiazepinen unumgänglich.
- **Valproinsäure**
  Valproinsäure wird bei der Behandlung der akuten Manie in einer Dosis von 20 mg/kg/KG am ersten Tag gegeben (sog. Pulse-Loading-Therapie). Dadurch können schnell suffiziente Plasmaspiegel und damit ein schnellerer Wirkeintritt erreicht werden. Die Plasmaspiegel sollten bei 50–125 µg/ml liegen.
- **Carbamazepin**
  Carbamazepin ist als Alternative zu Lithium, wenn dieses ungenügend wirksam ist, zur Behandlung akuter Manien zugelassen. Die Blutplasmaspiegel sollten auf 6–12 µg/ml eingestellt werden. Problematisch in der Anwendung ist insbesondere die Induktion hepatischer Cytochrom-P450-Enzyme, wodurch die Wirkspiegel gleichzeitig gegebener anderer Medikamente gesenkt werden können.
- **Lamotrigin**
  Die gegenwärtige Datenlage spricht für eine bessere antidepressive Wirkung sowie Effektivität bei Rapid Cycling bei geringer antimanischer Wirkung. Zur Prophylaxe depressiver Episoden im Rahmen bipolarer affektiver Erkrankungen ist Lamotrigin in Deutschland zugelassen.
- **Antipsychotika**
  Bei schweren manischen Syndromen, besonders bei Vorliegen psychotischer Symptome, kommen analog zur Behandlung bei schizophrenen Erkrankungen auch Antipsychotika wie die atypischen Neuroleptika Olanzapin (Zyprexa®), Risperidon (Risperdal®) oder Quetiapin (Seroquel®), die seit kurzem zur Behandlung der akuten Manie zugelassen sind, zum Einsatz. Die Dosierung muss entsprechend des Schweregrades der Erregung ausreichend hoch gewählt werden. Für die neueren atypischen Antipsychotika liegen die Tagestherapiekosten allerdings erheblich über den Kosten für die klassischen Substanzen wie Lithium (z.B. Quilonum ret.®) oder Valproinsäure (Orfiril long®) oder auch die klassischen hochpotenten Neuroleptika wie z.B. Haloperidol (z.B. Haldol®) (Abb. 5-11).
- **Benzodiazepine**
  Um eine ausreichende Sedierung und schlaffördernde Wirkung zu gewährleisten, werden zusätzlich **Benzodiazepine** (z.B. Diazepam 20–30 mg/Tag, z.B. Valium®) oder niedrigpotente Neuroleptika (z.B. Chlorprothixen 100–200 mg/Tag, z.B. Truxal®) verordnet.

5.6.4 Behandlung von Dysthymien und Zyklothymien

Zur Behandlung von Dysthymien und Zyklothymien liegen im Vergleich zur Akutbehandlung depressiver und manischer Episoden vergleichsweise wenige Therapiestudien vor. Die Ergebnisse dieser Studien weisen darauf hin, dass **Antidepressiva** in der Behandlung von Dysthymien ebenfalls effektiv sind. Auch **Psychotherapieverfahren** wie die kognitiv-behaviorale Psychotherapie und die Interpersonelle Psychotherapie führen bei ca. 40% der Patienten zu einer deutlichen Besserung der Symptomatik. Neuere Studien weisen darauf hin, dass eine **kombinierte pharmakotherapeutische und psychotherapeutische Behandlung** zu besseren Therapieerfolgen bei Dysthymien führen kann.

Die Datenlage zur Zyklothymiebehandlung ist begrenzt. Es gibt Hinweise dafür, dass die Stimmungsstabilisierer Lithium, Valproinsäure und Carbamazepin wirksam sind. Die Gabe von Antidepressiva ist

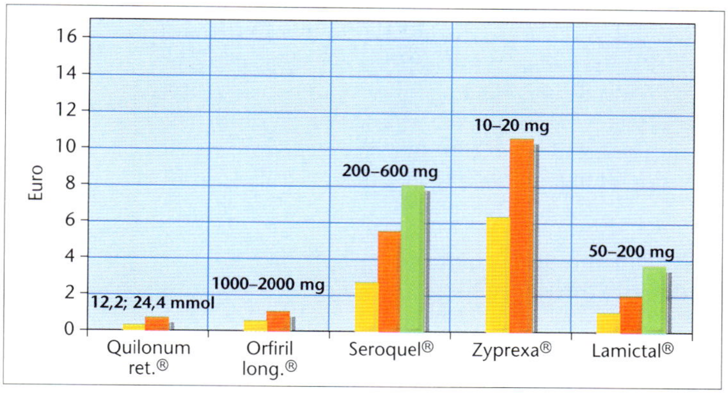

Abb. 5-11 Tagestherapiekosten für neue Stimmungsstabilisierer im Vergleich zu Lithium (Quilonum ret.®) und Valproinsäure (Orfiril long.®)

problematisch, da dadurch hypomanische oder manische Episoden ausgelöst werden können.

5.6.5 Erhaltungstherapie und Rezidivprophylaxe

Bei der Fortsetzung der Therapie nach Abklingen der akuten Symptomatik unterscheidet man die Phase der Erhaltungstherapie von der Zeitspanne der Rezidivprophylaxe (s. Abb. 5-9):

- **Erhaltungstherapie („continuation therapy"):** Die Phase der Erhaltungstherapie umfasst die Zeitspanne, in der die Akutsymptomatik abgeklungen ist, die biologisch darunter liegende Krankheitsepisode aber noch nicht wirklich beendet ist. Ein Wiederauftreten der Symptomatik in diesem Zeitraum von 6–12 Monaten ist als **Rückfall** („relapse") zu werten.
- **Rezidivprophylaxe („maintenance therapy"):** Diese Phase umfasst die Zeitspanne, in der die letzte Episode beendet ist. Ein Wiederauftreten der Symptomatik wird in dieser Phase als Wiedererkrankung bzw. als **Rezidiv** („recurrence") angesehen.

Erhaltungstherapie und Rezidivprophylaxe bei unipolaren Depressionen

Erhaltungstherapie

In jedem Fall einer depressiven Episode sollte nach Abklingen des depressiven Syndroms eine Erhaltungstherapie für sechs Monate in der **vollen Dosis** des **Antidepressivums** durchgeführt werden, das zur Remission der Symptomatik geführt hatte. Neuere Studien weisen darauf hin, dass eine Erhaltungstherapie sogar für mindestens 12 Monate sinnvoll ist. Dies liegt darin begründet, dass die Gefahr eines Rückfalls mit bis zu 75% in dieser Zeitspanne sehr hoch ist. Die Weitergabe einer reduzierten Dosis (z. B. 50% der zur Remission notwendigen Antidepressivadosis) ist wahrscheinlich nicht therapeutisch ausreichend.

Hat ein Patient **Lithium** zur Augmentierung erhalten und ist darunter remittiert, muss Lithium für mindestens **ein Jahr weitergegeben** werden, da durch ein früheres Absetzen die Rückfallrate erheblich erhöht ist.

In jedem Fall dürfen die Medikamente nach Abschluss der Erhaltungstherapiephase nicht abrupt, sondern müssen vorsichtig über einen Zeitraum von Wochen bis Monaten **ausschleichend** und unter kontinuierlicher Kontrolle der Symptomatik abgesetzt werden.

Rezidivprophylaxe

Die Notwendigkeit einer rezidivprophylaktischen Behandlung ergibt sich **bei rezidivierendem Krankheitsverlauf**. Wenn innerhalb der letzten fünf Jahre zwei depressive Episoden aufgetreten sind, sollte eine rezidivprophylaktische Therapie begonnen werden.

Zur rezidivprophylaktischen Behandlung unipolarer Depressionen sind **Lithium** und **Antidepressiva** geeignet, die in gleicher Dosis wie in der Erhaltungstherapie fortgeführt werden. Gute Evidenzen gibt es für die rückfallprophylaktische Wirkung von Imipramin, verschiedenen SSRIs, Venlafaxin, Reboxetin und Mirtazapin. Auch Carbamazepin kann eingesetzt werden, wenn die Prophylaxe mit Antidepressiva oder Lithium nicht zufriedenstellend ist oder die Patienten intolerable Nebenwirkungen entwickeln. Zur rezidivprophylaktischen Wirkung von Valproinsäure und Lamotrigin bei unipolar depressiven Störungen gibt es bisher keine Untersuchungen.

Auch eine niederfrequente **Interpersonelle Psychotherapie** und **kognitive Therapie** kann die Rückfallswahrscheinlichkeit reduzieren.

Über die **Dauer** der prophylaktischen Therapie unipolar depressiver Störungen bei rezidivierendem Verlauf besteht Unklarheit. Klinisch erscheint es sinnvoll, bei rezidivierendem Verlauf z. B. nach zwei Jahren einen langsamen Absetzversuch zu wagen. Patienten mit schweren und häufig rezidivierenden Depressionen benötigen wahrscheinlich eine lebenslange Prophylaxe.

Merke
Eine Erhaltungstherapie („continuation therapy") mit Antidepressiva bei **unipolaren** Depressionen

muss für 6–12 Monate in der vollen Dosis des Antidepressivums durchgeführt werden, die zur Remission führte. Eine rezidivprophylaktische Behandlung („maintenance therapy") ist indiziert, wenn innerhalb von fünf Jahren zwei Krankheitsepisoden aufgetreten sind.

Erhaltungstherapie und Rezidivprophylaxe bei bipolaren Störungen

Erhaltungstherapie

Wie lang eine Erhaltungstherapie bei bipolaren Störungen durchgeführt werden sollte, ist weniger gut untersucht als bei unipolaren Depressionen. Es erscheint sinnvoll, die Therapie, die zur Remission führte, noch einige Monate weiter fortzuführen. In den meisten Fällen wird sich eine rezidivprophylaktische Behandlung anschließen.

Rezidivprophylaxe

Eine rezidivprophylaktische Behandlung bei bipolaren Störungen sollte bei zwei Phasen innerhalb von vier Jahren begonnen werden. Da bipolare Störungen jedoch generell ein sehr hohes Rezidivrisiko haben, und manische Episoden mit einer hohen sozialen Gefährdung einhergehen, wird häufig jedoch schon nach dem Auftreten einer ersten manischen Episode eine rezidivprophylaktische Behandlung empfohlen.

Merke

Eine rezidivprophylaktische Behandlung („maintenance therapy") bei **bipolaren** Störungen ist indiziert, wenn innerhalb von vier Jahren zwei Krankheitsepisoden aufgetreten sind. Häufig wird jedoch wegen der Schwere der Erkrankung bereits nach Auftreten der ersten manischen Phase eine Rezidivprophylaxe begonnen.

Als **Phasenprophylaktika** bei der Behandlung bipolarer Störungen sind geeignet:

- **Lithium** (z. B. Quilonum retard®)
- **Carbamazepin** (z. B. Timonil retard®), falls Lithium nicht ausreichend wirkt oder nicht-tolerierbare Nebenwirkungen induziert
- **Lamotrigin** (Elmendos®), insbesondere zur Behandlung der bipolaren Depression
- **Valproinsäure** (z. B. Orfiril long®, Ergenyl chrono®).

Für Antipsychotika liegen in der Rezidivprophylaxe bipolarer Störungen bisher keine ausreichenden Daten vor.

6 Schizophrenien und andere psychotische Störungen

Klaus Lieb

Im Vordergrund der Symptomatik der Schizophrenien stehen nach K. Schneider im Gegensatz zu den affektiven Störungen so genannte **abnorme Erlebnisweisen**, d.h. „Störungen, die das Empfinden und Wahrnehmen, Vorstellungen und Denken, Fühlen und Werten, Streben und Wollen sowie das Ich-Erlebnis betreffen".

Emil Kraepelin (1856–1926) beschrieb das Krankheitsbild der Schizophrenie 1896 erstmals als „Dementia praecox" und grenzte es vom „manisch-depressiven Irresein" ab. Kraepelin beobachtete, dass sich die „Dementia praecox" im 2. und 3. Lebensjahrzehnt manifestiert und progredient zu einem „dementiellen Abbau" führt, während manisch-depressive Erkrankungen in jedem Lebensalter auftreten können und einen phasenhaften und günstigeren Verlauf zeigen. Kognitive Störungen waren somit für Kraepelin ein kennzeichnendes Symptom der Erkrankung neben Wahn, Halluzinationen, psychomotorischen Auffälligkeiten und sozialem Rückzug. Während für Kraepelin damit Verlauf und Ausgang der Erkrankung entscheidende Charakteristika waren, betonte **Eugen Bleuler** (1857–1939) die im Querschnitt erfassbare Symptomatik und führte 1911 erstmals den Begriff der Schizophrenie ein. Er unterschied die unten beschriebenen Grundsymptome von den akzessorischen Symptomen der Schizophrenie und hielt den Begriff „Dementia praecox" für entbehrlich, weil er viele Fälle beobachtete, die spät begannen und keinen progredienten Verlauf aufwiesen.

Heute stehen mit der ICD-10 und dem DSM-IV operationalisierte Diagnosekriterien zur Verfügung, die neben den Grundsymptomen Bleulers und der Bedeutung des Verlaufs, die Kraepelin betonte, insbesondere die Erst- und Zweitrangsymptome der Schizophrenie nach Kurt Schneider (1887–1967) berücksichtigen.

Klassifikation der Schizophrenien im triadischen System

Im triadischen System (↗ Kap. 1) wurden die Schizophrenien (schizophrene Psychosen, Psychosen aus dem schizophrenen Formenkreis) zu den „**endogenen Psychosen**" gezählt. Der Begriff „endogen" meinte, dass den Schizophrenien eine körperliche, auf heredo-konstitutionellen Faktoren beruhende Ursache zugrunde liegt, die allerdings bis heute noch nicht genau bekannt ist. Von den endogenen Schizophrenien wurden im triadischen System die organisch bedingten Schizophrenien abgegrenzt, die auch als symptomatische Schizophrenien bezeichnet werden und die Folge einer organischen (Hirn-) Erkrankung sind.

Klassifikation der Schizophrenien und anderen psychotischen Störungen in der ICD-10

In der Klassifikation nach ICD-10 werden Quer- und Längsschnittaspekte zusammengefügt und die in der folgenden Tabelle genannten Erkrankungen unterschieden (Tab. 6-1).

6.1 Schizophrenien

6.1.1 Epidemiologie

Die Schizophrenie kommt in allen bisher untersuchten Ländern, Kulturen und Klimazonen in etwa gleich häufig vor. Sie zählt neben den unipolaren

Tab. 6-1 ICD-10-Klassifikation der Schizophrenien und anderen psychotischen Störungen

F 20.X	**Schizophrenien**
F 20.0	paranoide Schizophrenie
F 20.1	hebephrene Schizophrenie
F 20.2	katatone Schizophrenie
F 20.3	undifferenzierte Schizophrenie
F 20.4	postschizophrene Depression
F 20.5	schizophrenes Residuum
F 20.6	Schizophrenia simplex
F 21	**Schizotype Störung**
F 22.X	**Anhaltende wahnhafte Störungen**
F 22.0	wahnhafte Störung
F 23.X	**Vorübergehende akute psychotische Störungen**
F 23.0	akute polymorphe psychotische Störung ohne Symptome einer Schizophrenie
F 23.1	akute polymorphe psychotische Störung mit Symptomen einer Schizophrenie
F 23.2	akute schizophreniforme psychotische Störung
F 23.3	andere, vorwiegend wahnhafte psychotische Störungen
F 24	**Induzierte wahnhafte Störung**
F 25.X	**Schizoaffektive Störungen**
F 25.0	schizomanische Störung
F 25.1	schizodepressive Störung
F 25.2	gemischte schizoaffektive Störung

Depressionen und den Alkoholerkrankungen zu den drei weltweit am häufigsten zu Behinderungen führenden Erkrankungen (↗ Kap. 1). Neben den Suchterkrankungen ist sie die **teuerste psychische Erkrankung** überhaupt. Auch unter optimaler Therapie sind ca. 10% der Erkrankten dauerhaft behindert und mehr als 80% krankheitsbedingt nicht oder nicht vollzeitig beschäftigt und auf öffentliche Unterstützung angewiesen. Die **Mortalität** ist im Vergleich zur gesunden Bevölkerung auf ca. 10% erhöht, was insbesondere auf die erhöhte **Suizidrate** dieser Patientenpopulation zurückzuführen ist.

Tabelle 6-2 gibt einen Überblick über die wichtigsten epidemiologischen Daten zum Auftreten der Schizophrenien.

Komorbiditäten

Schizophrenien treten häufig gemeinsam mit anderen psychischen Störungen auf, wobei die höchsten Komorbiditätsraten für **Suchterkrankungen** bestehen. Zu nennen sind insbesondere Missbrauch oder Abhängigkeit von Alkohol, Cannabis, Kokain, Benzodiazepinen, Halluzinogenen, Antiparkinsonmitteln, Kaffee und Nikotin.

Auch **körperliche Erkrankungen** treten bei schizophren Erkrankten relativ häufig auf. So konnte bei 50–80% der stationär behandelten schizophrenen Patienten eine relevante somatische Erkrankung nachgewiesen werden.

6.1.2 Ätiologie und Krankheitsmodelle der Schizophrenien

Die Ätiologie der Schizophrenien ist bis heute weitgehend ungeklärt. Man geht davon aus, dass den Schizophrenien eine **multifaktorielle Genese** zugrunde liegt, wobei wahrscheinlich zu je 50% genetische und nicht-genetische Faktoren zur Krankheitsentstehung beitragen. Auch muss man annehmen, dass Subtypen der Schizophrenien durch unterschiedliche pathogenetische Faktoren bedingt sind.

Ein integratives Modell zur Konzeptionalisierung der Ätiologie der Schizophrenien stellt das sog. **Vulnerabilitäts-Stress-Modell** dar, das ursprünglich von Zubin und Spring entwickelt wurde und Folgendes postuliert: Durch verschiedene genetische/ent-

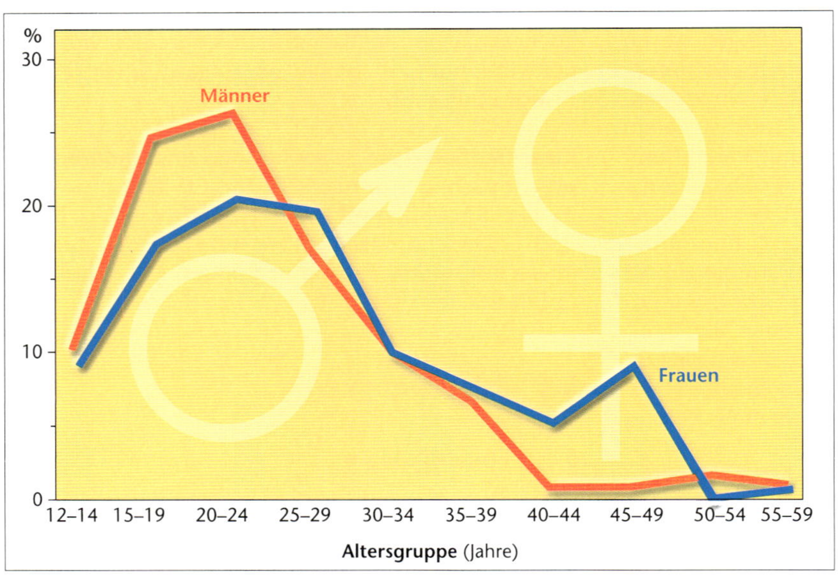

Abb. 6-1 Krankheitsausbruch bei Männern und Frauen abhängig vom Lebensalter

wicklungsbiologische Faktoren kommt es zu neuropathologischen und/oder biochemischen Veränderungen im Gehirn, die schon lange vor Ausbruch der Erkrankung bestehen. Diese stellen eine „Verletzbarkeit“, eine **„Vulnerabilität“** für die Entstehung einer Schizophrenie dar, reichen für die Auslösung der manifesten Erkrankung aber nicht aus. Zusätzlich müssen noch Umweltfaktoren (**„Stress“**) wirksam werden, die eine Belastung auf das Gehirn ausüben. Infolgedessen kommt es zum Ausbruch der Erkrankung, da die Kompensationsmechanismen des schon vorgeschädigten Gehirns nicht mehr ausreichen, um die Erkrankung zu verhindern.

Im Folgenden werden neurobiologische (genetische, biochemische und neuropathologische) Befunde und psychosoziale Faktoren vorgestellt, die mit der Ätiologie der Schizophrenien in Verbindung gebracht werden.

Tab. 6-2 Epidemiologische Daten für das Auftreten der Schizophrenien

Erkrankungsrisiko/Lebenszeitprävalenz (Wahrscheinlichkeit, mindestens einmal im Leben an einer Schizophrenie zu erkranken): 1%
Prävalenz (Häufigkeit zu einem bestimmten Zeitpunkt): 0,3%
Alter bei der Erstmanifestation:
- Erstmanifestation vom 1. bis 7. Lebensjahrzehnt möglich:
  - vor dem 14. Lebensjahr: 2%
  - zw. Pubertät und 30. Lebensjahr: 50%
  - zw. 30. und 40. Lebensjahr: 25%
  - d.h. vor dem 40. Lebensjahr über 75%

Männer und **Frauen** erkranken gleich häufig, aber:
- Männer erkranken im Durchschnitt früher als Frauen
  - Manifestationsgipfel Männer 15.–25. Lebensjahr
  - Manifestationsgipfel Frauen 25.–35. Lebensjahr
- Frauen haben im Allgemeinen eine bessere Langzeitprognose

Neurobiologische Befunde

Genetische Faktoren

Obwohl ca. 80% aller Schizophrenien sporadisch auftreten, wird doch die offensichtliche familiäre Häufung der Schizophrenien als Indiz für einen wichtigen Einfluss genetischer Faktoren angesehen.

Viele Studien bestätigen, dass das Erkrankungsrisiko mit der Zahl an Genen zunimmt, die man mit einer Person teilt, bei der die Erkrankung ausgebrochen ist. So haben im Gegensatz zu einem Erkrankungsrisiko in der Normalbevölkerung von ca. 1% Tanten, Onkel und Vetter Schizophrener ein Risiko von ca. 2%, ebenfalls an einer Schizophrenie zu erkranken, Geschwister von Schizophrenen eines von ca. 10%, Kinder mit zwei schizophrenen Elternteilen eines von ca. 40%, zweieiige Zwillinge eines von ca. 18% und eineiige Zwillinge eines von ca. 46% (Abb. 6-2). Dass nicht alle eineiigen Zwillingen gleichzeitig an einer Schizophrenie erkranken, weist aber auch darauf hin, dass andere als genetische Faktoren eine wichtige Rolle in der Krankheitsgenese spielen.

In **Adoptionsstudien** konnte die These widerlegt werden, dass Familienmitglieder mit zunehmender Blutsverwandtschaft nur deshalb häufiger erkranken, weil das Umfeld zunehmend ähnlicher wird. So wurde gezeigt, dass unmittelbar nach der Geburt in fremde Familien adoptierte Kinder aus Familien mit einem schizophrenen Elternteil genauso häufig an einer Schizophrenie erkrankten wie Kinder Schi-

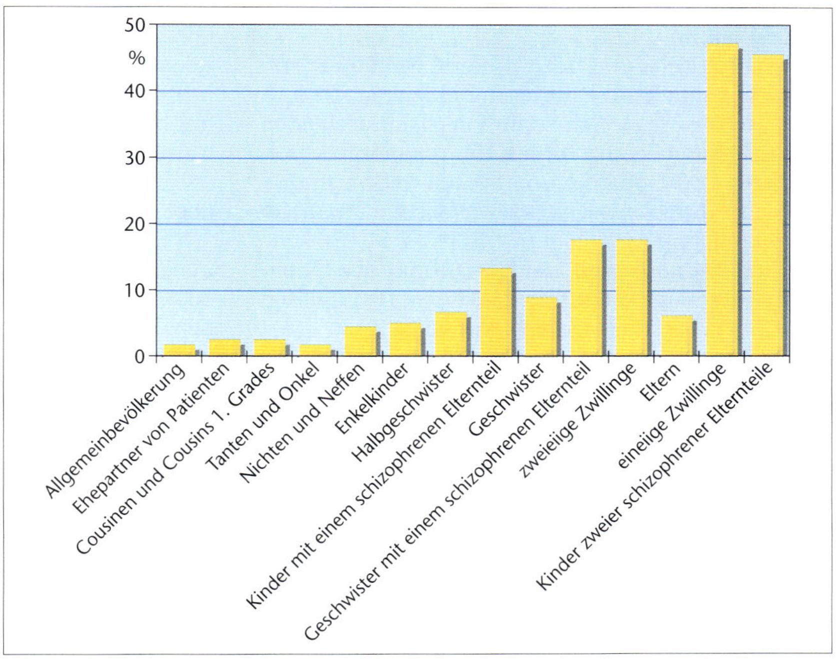

Abb. 6-2 Erkrankungsrisiko für Schizophrenie nach verschiedenen europäischen Familien- und Zwillingsstudien [18]

zophrener, die in ihren biologischen Familien blieben. Umgekehrt erkrankten Kinder nicht schizophrener Eltern, die von Schizophrenen adoptiert wurden, nicht häufiger an einer Schizophrenie.

Der Erbgang der Schizophrenien ist bis heute unbekannt, ist aber wahrscheinlich polygenetisch und beruht auf einer Interaktion zwischen genetischen und nichtgenetischen Faktoren. Zurzeit sind noch keine Gene für die Schizophrenie bekannt. Mögliche pathogenetisch relevante Genabschnitte liegen auf den Genen 1, 5, 6, 8, 10, 13, 15, 16 und 22.

Veränderungen von Neurotransmittersystemen

Veränderungen v.a. in drei Neurotransmittersystemen werden pathogenetisch mit der Schizophrenie in Verbindung gebracht:

- das dopaminerge System
- das glutamaterge System
- das serotonerge System.

Dopaminhypothese der Schizophrenie

Die Dopaminhypothese der Schizophrenie wurde von Snyder bzw. Carlsson Anfang der 70er Jahre formuliert. Sie postuliert prä- oder postsynaptische Regulationsstörungen des Dopaminstoffwechsels, die in einer **dopaminergen Überaktivität in limbischen Hirnregionen** (Verursachung produktiv-psychotischer Symptome) und in einer dopaminergen Unteraktivität im Frontalhirn (Verursachung negativer Symptome) resultiert.

Die Dopaminhypothese **beruht** im Wesentlichen **auf folgenden Beobachtungen:**

- Wirksame Antipsychotika führen zu einer Blockade von Dopaminrezeptoren, vor allem vom D_2-Typ. Dabei korreliert die durchschnittliche klinisch antipsychotische Dosis der verschiedenen Substanzen invers mit ihrer Affinität zum Dopaminrezeptor.
- Die chronische und hoch dosierte Einnahme von Amphetamin kann Psychosen induzieren, die sich nur schwer von Schizophrenien unterscheiden lassen. Amphetamin fördert die synaptische Freisetzung von Dopamin und hemmt dessen Inaktivierung durch präsynaptische Wiederaufnahmehemmung.

Folgende **Befunde sind weniger gut mit der Dopaminhypothese vereinbar,** so dass deren Alleingültigkeit zu Recht in Frage gestellt wurde:

- Die Dopamin-D_2-Rezeptor-Blockade setzt innerhalb von Minuten bis Stunden ein, während sich die antipsychotische Wirkung der Neuroleptika erst über Tage bis Wochen einstellt.
- Schizophrene Negativsymptome sprechen weniger gut auf Neuroleptika an. Hier sind wahrscheinlich sogar Dopaminagonisten besser wirksam.

Das neue Antipsychotikum **Aripiprazol,** das im Jahr 2004 in Deutschland auf den Markt kam, hat diesbezüglich einen interessanten neuen Wirkmechanismus. Neben seiner guten antagonistischen Wirkung am Dopamin-D_2-Rezeptor entfaltet es an diesem Rezeptor auch eine intrinsische agonistische Wirkung bei dopaminerger Unteraktivität. Somit ist die Hoffnung begründet, dass Aripiprazol anderen Antipsychotika in der Wirkung auf schizophrene Minussymptome überlegen ist.

Die glutamaterge Hypothese der Schizophrenie

In Ergänzung zur Dopaminhypothese der Schizophrenie wird seit Anfang der 80er Jahre auch die Glutamathypothese der Schizophrenie diskutiert, die eine **glutamaterge Unteraktivität** annimmt. Der beste Hinweis dafür ist, dass das als non-kompetitiver Glutamatrezeptor-Antagonist wirkende Phencyclidin (PCP, ↗ Kap. 7.2.7) psychotrope Effekte hat, die einer schizophrenen Symptomatik sehr ähneln. Interessanterweise löst PCP nicht nur Positiv-, sondern auch Negativsymptome aus, so dass die PCP-Psychose derzeit als **bestes Modell für schizophrene Erkrankungen** gilt.

Das serotonerge System bei der Schizophrenie

Folgende Beobachtungen sprechen dafür, dass auch **Serotonin** eine wichtige **Rolle** bei der Pathogenese der Schizophrenien spielt:

- Atypische Neuroleptika wie Clozapin und Risperidon blockieren auch serotonerge (5-HT_2-) Rezeptoren
- Postmortal wurden Veränderungen von 5-HT_2-Rezeptoren bei schizophrenen Patienten gefunden.

Neuropathologische Befunde

Die morphologische und neuropathologische Erforschung der Schizophrenie hat in den zwei letzten Dekaden durch die verbesserten **neuroradiologischen Methoden** wie Computertomographie, Kernspintomographie, Positronen-Emissions-Tomographie und funktionelle Magnetresonanztomographie eine Renaissance erlebt (Abb. 6-3).

Mittels bildgebender Verfahren konnte zweifelsfrei belegt werden, dass schizophren Erkrankte erweiterte Seitenventrikel mit Linksbetonung sowie erweiterte dritte Ventrikel und Hirnfurchen gegenüber Gesunden aufweisen.

Neuropathologische Untersuchungen haben Volumenminderungen der grauen Substanz um ca. 10–15% in limbischen Regionen des Temporallappens sowie Zellzahlminderungen im Hippokampus, in der Amygdala und im Gyrus parahippocampalis nachgewiesen. Weniger gut belegt sind Volumen- und Zellzahlminderungen im Thalamus und im frontalen Kortex sowie Gyrus cinguli. In der Area entorhinalis wurden Veränderungen der neuronalen Schichten als möglicher Ausdruck einer neuronalen Migrationsstörung während der Hirnentwicklung beschrieben (s.u.).

Mittels **funktioneller bildgebender Verfahren** konnte insbesondere eine Hypofrontalität nachgewiesen werden, die besonders deutlich unter neuro-

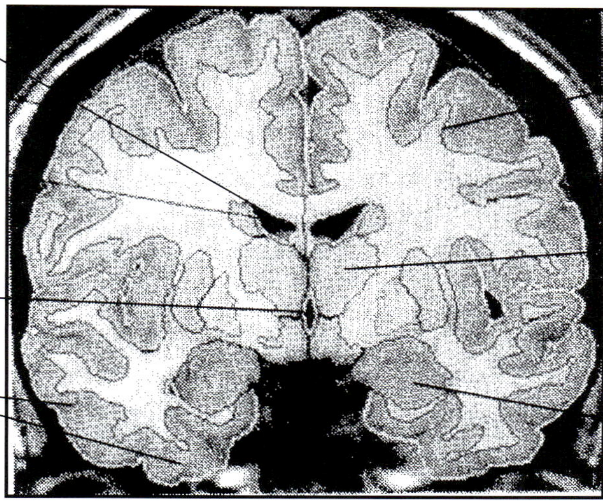

Abb. 6-3 Hirnregionen, bei denen Auffälligkeiten bei Schizophrenien gefunden wurden

psychologischen Testaufgaben wird, die mit einer Aktivierung des dorsolateralen Frontalkortex verbundene planende Strategien verlangen, wie z. B. dem Wisconsin Card Sorting Test (WCST). Mittels magnetresonanzspektroskopischer Untersuchungen wurde eine Minderung von N-Acetylaspartat, einem neurochemischen Marker neuronaler Integrität, im Temporal- und Frontalkortex nachgewiesen.

Schizophrenie als Netzwerkstörung

Die Untersuchungen mittels bildgebender Verfahren sowie die neuropathologischen Untersuchungen weisen darauf hin, dass eine **Dysfunktion des limbischen Systems** (Hippokampus, Regio entorhinalis, Gyrus temporalis superior, Amygdala) als zentrales morphologisches Korrelat der Schizophrenien angesehen werden kann. Damit in Verbindung stehen Veränderungen im Bereich des Frontallappens (dorsolateraler präfrontaler Kortex) sowie des Thalamus, der Basalganglien und des Kleinhirns. Man nimmt heute an, dass die Schizophrenie als **neuronale Netzwerkstörung** angesehen werden kann, bei der eine Funktionsstörung im koordinierten Zusammenwirken dieser Gehirnstrukturen zur Manifestation sowohl kognitiver Störungen als auch der produktiv-psychotischen Symptomatik führt.

Schizophrenie als Hirnentwicklungsstörung

Neuere Hypothesen sehen die Ursache der Schizophrenie in einer gestörten Hirnentwicklung, die **genetisch** oder durch **Umweltfaktoren** (wie z. B. pränatale Virusinfekte) **verursacht** sein kann und zu den o. g. Netzwerkstörungen führt.

Dafür sprechen folgende Befunde:

- Typische neurodegenerative Zeichen wie z. B. eine Zunahme von Gliazellen (= Gliose) fehlen bei der Schizophrenie, was gegen eine Neurodegeneration und für eine Hirnentwicklungsstörung als Ursache der neuropathologischen Auffälligkeiten spricht.
- Im Verlauf der Erkrankung nehmen die morphologischen Veränderungen nicht zu.
- Kinder, die später an einer Schizophrenie erkranken, zeigen verzögerte Entwicklungsmeilensteine wie einen späteren Spracherwerb, verzögertes Erlernen des Laufens usw.

Psychosoziale und Umweltfaktoren

Psychosoziale Faktoren haben eine wichtige Bedeutung als Auslösefaktoren für die Erkrankung bzw. das Auftreten von Rezidiven.

Gut belegt ist der rückfallfördernde Effekt einer **ungünstigen Familienatmosphäre** mit „**high expressed emotions**". Diese bestehen entweder in häufigen kritischen Kommentaren und allgemeiner Feindseligkeit gegenüber dem Patienten oder in einer (entmündigenden) Überbehütung. Relativ typisch sollen auch **Double-bind-Situationen** sein. Darunter versteht man, dass verbal und non-verbal widersprüchliche Zeichen gegeben werden. So wird z. B. ein bestimmtes Vorgehen vorgeschlagen und gleichzeitig bei Ausführung non-verbal mitgeteilt, dass das Vorgehen nicht erwünscht ist oder Sanktionen darauf folgen. Egal wie vorgegangen wird, kann sich der Patient also nur falsch verhalten.

Zu den **Umweltfaktoren**, die pathogenetisch mit den Schizophrenien in Verbindung gebracht werden, zählen Schwangerschafts- und Geburtskomplikationen, ein erhöhtes Risiko für Winter- und Frühjahrsgeburten sowie ein städtischer Geburtsort. Das Überwiegen von Winter- und Frühjahrsgeburten wird als Hinweis dafür angesehen, dass gehäuft **Virusinfektionen** in utero während des 2. Trimenons stattfanden. Passend dazu konnte auch eine Häufung von Erkrankungen bei Geburten von Patienten während Influenzaepidemien beobachtet werden. Möglicherweise können Virusinfekte während der Gehirnentwicklung spezifische neuropathologische Veränderungen induzieren, die eine Vulnerabilität

Tab. 6-3 Symptome der Schizophrenie nach E. Bleuler

Grundsymptome (die 4 großen As):
- Assoziationslockerung (formale Denkstörung, Denkzerfahrenheit)
- Affektstörung (z.B. Parathymie)
- Autismus (Störung des Antriebs)
- Ambivalenz

Akzessorische Symptome:
- Wahrnehmungsstörungen (Halluzinationen)
- Inhaltliche Denkstörungen (Wahn)
- Katatone Störungen

für eine Schizophrenie verursachen. Auch ist an eine Interaktion von Viruseffekten mit Geneffekten während der Entwicklung zu denken.

6.1.3 Symptomatik

Die Diagnose einer Schizophrenie gründet sich bis heute noch allein auf den psychopathologischen Befund, die Verlaufsbeobachtung der Erkrankung und den Ausschluss einer organischen Ursache der Symptomatik. Bisher gibt es **keinen Parameter**, der **spezifisch für die Diagnose** einer Schizophrenie wäre.

Ebenso existiert kein psychopathologisches Symptom, das allein bei der Schizophrenie vorkäme und für diese Erkrankung spezifisch wäre. Trotzdem unterscheidet sich das psychopathologische Bild der Schizophrenie mehr oder weniger deutlich von der Symptomatik anderer psychischer Störungen.

Die für die psychopathologische Erforschung der Schizophrenie bedeutendsten Psychiater waren Eugen Bleuler (1857–1939) und Kurt Schneider (1887–1967).

E. Bleuler unterschied die Symptome in Grundsymptome und akzessorische Symptome (Tab. 6-3), wobei er allein die Grundsymptome als charakteristisch für die Schizophrenie ansah, während die akzessorischen Symptome gehäuft auch bei anderen Psychosen vorkommen.

K. Schneider prägte den Begriff der **abnormen schizophrenen Erlebnisweisen**, zu denen die Erst- und Zweitrangsymptome der Schizophrenie gerechnet werden (Tab. 6-4).

Die Symptomklassifikationen nach E. Bleuler und besonders die nach K. Schneider haben noch heute eine wichtige Funktion bei der Diagnosestellung und haben Eingang in die modernen Klassifikationssysteme der ICD-10 und des DSM-IV gefunden (↗ 6.1.6).

Die **Symptomatik** der **akuten Schizophrenie** unterscheidet sich deutlich von der **chronischen Form** (Tab. 6-5). Während der akuten Krankheitsphase dominieren „positive" oder „produktiv-psychotische" Symptome wie Wahn, Halluzinationen und Ich-Störungen, während in der chronischen Krankheitsphase „Negativsymptome" wie sozialer Rückzug, verminderte Aktivitäten, Verarmung des Sprechens etc. das klinische Bild beherrschen (Einzelheiten s. u.).

Inhaltliche Denkstörungen (Wahn)

Inhaltliche Denkstörungen äußern sich bei Schizophrenien insbesondere in Form von Wahnwahrnehmungen und Personenverkennungen (Symptome 1. Ranges nach K. Schneider) und in Wahneinfällen/Wahnideen (Symptome 2. Ranges).

Wahneinfälle äußern sich bei schizophrenen Patienten vornehmlich als Verfolgungs-, Vergiftungs- oder Beeinträchtigungswahn und als Größenwahn

Tab. 6-4 Erst- und Zweitrangsymptome der Schizophrenie nach K. Schneider

	Symptome 1. Ranges	Symptome 2. Ranges	Uncharakteristische Symptome
Wahrnehmungsstörungen	Dialogische, kommentierende, imperative Stimmen	Optische, olfaktorische, gustatorische, taktile Halluzinationen	Sensorische Störungen
	Gedankenlautwerden		Illusionäre Verkennungen
	Leibliche Beeinflussungserlebnisse (Leibhalluzinationen)	Zönästhesien	
Ich-Störungen	Gedankeneingebung		Depersonalisation
	Gedankenentzug		Derealisation
	Gedankenausbreitung		
	Willensbeeinflussung		
Inhaltliche Denkstörungen	Wahnwahrnehmung (Personenverkennung)	Wahneinfall	

oder Abstammungswahn, weniger typisch als hypochondrischer Wahn. Oft haben die Wahnideen einen magisch-mystischen Charakter und sind **bizarr,** z. B. der Wahn, das Wetter kontrollieren zu können oder mit Außerirdischen in Verbindung zu stehen.

Wahnwahrnehmung und Wahneinfall geht meist die sog. **Wahnstimmung** voraus, in der dem Patienten alles unheimlich, verändert und verdächtig vorkommt.

Formale Denkstörungen

Während formale Denkstörungen bei K. Schneider eine geringere diagnostische Bedeutung besitzen und von ihm zu den schizophrenen Ausdrucksstörungen gezählt werden, rechnet E. Bleuler sie zu den Grundsymptomen der Schizophrenie (Assoziationslockerung, Denkzerfahrenheit).

- **Typische formale Denkstörungen** bei Schizophrenien sind:
  - Denkzerfahrenheit oder Inkohärenz des Denkens (Bleuler'sches Grundsymptom), dazu gehören auch: Begriffszerfall, Begriffsverschiebung, Kontamination und Symboldenken
  - Gedankensperrung und Gedankenabreißen
- sowie auch anderweitig vorkommende formale Denkstörungen:
  - Gehemmtes und umständliches Denken
  - Vorbeireden/Danebenreden.

Beim **Begriffszerfall** verlieren Begriffe ihre genaue Bedeutung und werden nicht scharf von anderen Begriffen abgegrenzt. Wenn verschiedene zueinander nicht passende Begriffe verbunden werden, entstehen Begriffsverdichtungen wie „Eisbärenengel“ (E. Bleuler) oder „Zugkarussell“ usw.

Benutzen Schizophrene Begriffe nicht mehr in ihrer übertragenen Bedeutung, sondern nehmen sie wörtlich, liegt eine **Begriffsverschiebung** vor. Den Patienten ist es dann z. B. nicht möglich, den Sinngehalt von Sprichwörtern wiederzugeben.

Unsinnige Wortkombinationen wie z. B. „Gott ist die Wirbelsäule“ bezeichnet man als **Kontaminationen**.

Von **Symboldenken** spricht man, wenn schizophrene Patienten bestimmte Begriffe in symbolischer Weise an die Stelle anderer Begriffe setzen. Symboldenken ist genau genommen eine Sonderform der Begriffsverschiebung, zu der E. Bleuler sie auch rechnet. **Bsp.:** Eine Patientin hört in ihrem Leib einen Storch klappern. Damit will sie ausdrücken, dass sie schwanger ist.

Wiederholt ein schizophrener Patient sinnlos immer wieder bestimmte Worte, spricht man von einer **Verbigeration**. Dabei werden gelegentlich nicht unmittelbar verständliche Wortneubildungen **(Neologismen)** geschaffen.

Formale Denkstörungen sind meist nicht konstant vorhanden, sondern kommen häufig neben oder abwechselnd mit geordnetem Denken vor. Häufig werden sie erst in einem längeren Gespräch mit dem Patienten deutlich. Oft machen die Patienten andere Personen für ihre Denkstörungen verantwortlich, dann führen sie z. B. das Gedankenabreißen auf einen von außen gemachten Gedankenentzug (Ich-Störung) zurück.

Tab. 6-5 Häufigkeit von Symptomen der akuten und chronischen Schizophrenie

Symptom	Häufigkeit (%)
• **Akute Schizophrenie**	
Mangel an Krankheitseinsicht	97
Akustische Halluzinationen	74
Beziehungsideen	70
Misstrauen	66
Affektverflachung	66
Stimmenhören	65
Wahnstimmung	64
Verfolgungswahn	64
Gedankeneingebung	52
Gedankenlautwerden	50
• **Chronische Schizophrenie**	
Sozialer Rückzug	74
Verminderte Aktivität	56
Verarmung des Sprechens	54
Verlangsamung	48
Vermehrte Aktivität	41
Seltsame Ideen, Depressivität	34
Vernachlässigung des Äußeren	30
Seltsame Haltungen und Bewegungsabläufe	25
Drohungen oder Gewalttätigkeiten	23
Ungewöhnliches Sexualverhalten	8

Halluzinationen

Bei den Schizophrenien stehen akustische Halluzinationen (am häufigsten) und Leibhalluzinationen bzw. leibliche Beeinflussungserlebnisse im Vordergrund (Symptome 1. Ranges nach K. Schneider). Optische, Geruchs- und Geschmackshalluzinationen sowie Zönästhesien sind weniger typisch und werden daher zu den Symptomen 2. Ranges gerechnet. Einfache Wahrnehmungsveränderungen (sensorische Störungen) und illusionäre Verkennungen sind uncharakteristische Symptome.

- **Akustische Halluzinationen** können sich in vier verschiedenen Formen äußern, als dialogische Stimmen (Stimmen in Form von Rede und Gegenrede), kommentierende Stimmen (die die eigenen Handlungen mit Bemerkungen begleiten), imperative/befehlende Stimmen sowie Gedankenlautwerden, das auch zu den Ich-Störungen gerechnet werden kann.
- Treten Halluzinationen kombiniert mit Wahnerlebnissen auf, spricht man von einer **paranoid-halluzinatorischen Form** der Schizophrenie. Dabei werden Halluzinationen oft sekundär im Sinne eines Erklärungswahns verarbeitet. Bsp.: Kom-

mentierende Stimmen werden vom Patienten als von einer Fernsehmikrofonanlage ausgehend erklärt.

- **Leibliche Beeinflussungserlebnisse** oder **Leibhalluzinationen** haben im Gegensatz zu den Zönästhesien den „Charakter des von außen Gemachten" und sind bei ca. 40% aller Schizophrenen zu beobachten. Besonders häufig werden Leibesmissempfindungen dann als Elektrisierung, Bestrahlung oder sexuelle Beeinflussung, also als Einflüsse von außen, interpretiert und erlebt. Auch leibliche Beeinflussungserlebnisse stellen ein schizophrenes Erstrangsymptom nach K. Schneider dar.
- **Zönästhesien** lassen sich definieren als qualitativ eigenartige Leibesmissempfindungen, die den Charakter des von außen Gemachten vermissen lassen. Den Patienten ist, „als ob" sie aus Stein wären oder „als ob" ihnen Wasser über die Arme liefe o. Ä. Im Gegensatz zu den Leibhalluzinationen sind Zönästhesien ein schizophrenes Zweitrangsymptom.

Praxistipp
Häufig dissimulieren Patienten, dass sie halluzinieren. Halluzinatorisches Erleben ist jedoch häufig aus der Verhaltensbeobachtung zu erkennen. So drehen sich die Patienten beispielsweise mitten im Gespräch um, weil sie eine Stimme hinter sich vernehmen, auf die sie antworten möchten. Oder die Patienten verlieren den Gesprächsfaden, wenn eine Halluzination den Gedankenablauf unterbricht. Dann „blicken die Patienten in sich" und bewegen oftmals die Lippen als Antwort auf die Stimme.

Ich-Störungen

Ich-Störungen oder **Störungen der Meinhaftigkeit** gehören nach K. Schneider zu den Erstrangsymptomen. Betreffen sie das Denken, spricht man von **Gedankeneingebung, Gedankenentzug** oder **Gedankenausbreitung**. Erlebt der Schizophrene seine Handlungen als von außen gemacht oder gelenkt, spricht man von **Willensbeeinflussung**.

Bsp.: Ein schizophrener Patient klagt darüber, dass er ständig hypnotisiert werde, dass er nicht so denken und fühlen könne, wie er wolle, und Handlungen ausführen müsse, die er nicht wolle. Als Erklärung dafür werden typischerweise Suggestion, Hypnose oder Apparate genannt (sog. Erklärungswahn).

Dagegen haben **Depersonalisations-** und **Derealisationserlebnisse**, die auch zu den Ich-Störungen gerechnet werden, kein diagnostisches Gewicht, da sie auch bei vielen anderen psychischen Störungen wie Depressionen, Persönlichkeitsstörungen oder auch im Normalzustand wie z. B. bei starker Übermüdung vorkommen.

Tab. 6-6 Störungen der Affektivität bei Schizophrenien

- Anhedonie und depressive Verstimmung
- Maniforme Gereiztheit und „läppische Affektivität"
- Affektverflachung
- Parathymie (inadäquater Affekt)
- Angst
- Ambivalenz
- Autismus

Störungen von Affektivität und Antrieb

Störungen der Affektivität

Störungen der Affektivität sind bei schizophrenen Erkrankungen ein häufiges Symptom mit unterschiedlichster Ausprägung (Tab. 6-6). Sie werden nach E. Bleuler zu den Grundsymptomen der Schizophrenie gerechnet. In der ICD-10-Klassifikation ist der verflachte und inadäquate Affekt von diagnostischer Relevanz.

Anhedonie und depressive Verstimmung

Als Anhedonie bezeichnet man die **Unfähigkeit, Lust und Freude zu empfinden**. So bleiben Vergnügen und Befriedigung in Situationen aus, die normalerweise mit Lustgefühlen verbunden sind, wie z. B. Kinobesuch, Musik und Lektüre, die dann von den Patienten nicht genossen werden können. Die Anhedonie ist ein Kernsymptom der „Negativsymptomatik", die sich unter anderem zeigt in:

- wenige Freizeitinteressen und Aktivitäten (79%)
- geringes sexuelles Interesse und Aktivität (34%)
- beeinträchtigte Fähigkeit, Intimität und Nähe zu fühlen (59%)
- geringer Kontakt zu Freunden und Altersgenossen (88%).

Wenn sich innerhalb von 12 Monaten nach Ablauf einer Schizophrenie eine depressive Episode entwickelt und noch einige schizophrene Symptome vorhanden sind, spricht man nach der ICD-10 von einer **postschizophrenen Depression**.

Affektverflachung und parathymer Affekt

Die so genannte **Affektverflachung** bei schizophren erkrankten Patienten zeigt sich in Auffälligkeiten wie Gefühlsleere und -abstumpfung, Gleichgültigkeit und Wurstigkeit sowie verminderter emotionaler Ansprechbarkeit.

Ein charakteristisches Symptom der Schizophrenie ist auch der **parathyme Affekt**. Hierbei stimmen Gefühlsausdruck und aktuelle Situation oder Kommunikation nicht überein.

Weitere Störungen der Affektivität

Eine **„läppische Affektivität"** tritt vorwiegend bei der hebephrenen Schizophrenie auf. Die Kranken sind dann laut, enthemmt, ausgelassen und rücksichtslos.

Angst ist ein sehr häufiges Symptom bei Schizophrenien. Die Ursache kann z. B. die Angst vor der eigenen Veränderung sein oder vor dem vermeintlichen Verfolger bei einer paranoiden Schizophrenie. Die Angst des Patienten wird u. U. so groß, dass er entweder erstarrt und es ihm sozusagen „vor Angst die Sprache verschlägt" (Stupor und Mutismus) oder aber dass Erregung, Aggressivität und Selbst- bzw. Fremdgefährdung die Folge sind.

Als **Ambivalenz** bezeichnet man das Nebeneinander gegensätzlicher Gefühlsregungen oder widersprüchlicher Bestrebungen. E. Bleuler rechnet sie zu den Grundstörungen der Schizophrenie.

Nach E. Bleuler gehört der **Autismus** ebenfalls zu den Grundsymptomen der Schizophrenie und wird zu der Gruppe der affektiven Grundstörungen gerechnet. Unter Autismus versteht Bleuler eine allgemeine Absonderung von der Gemeinschaft und der gemeinsamen Welt-Wirklichkeit mit Rückzug auf das subjektive „Binnen-Leben", die eigene individuelle Wirklichkeit. Gründe für autistisches Verhalten Schizophrener können unterschiedlich sein: das Gefangensein im eigenen Wahnerleben oder eine Reaktion darauf, dass emotionale Beanspruchung und Kontakt mit Mitmenschen als nachteilig erfahren werden. Man spricht dann von **sekundärem Autismus**, der Folge von Bewältigungs-, Schutz- und Selbsthilfestrategien (coping behavior) ist: Die Patienten lernen, wie weit sie sich hinsichtlich sozialer Kontakte (und Arbeitsleistung) belasten dürfen, und vermeiden Situationen, welche die Symptome verschlimmern können.

Davon zu unterscheiden ist der **primäre Autismus**, bei dem es zuerst zu einer Abkehr von der Umwelt und zu einer Minderung des Kontaktbedürfnisses kommt. Der autistische Patient wirkt abwesend, in sich gekehrt und isoliert; er redet vor sich hin, als ob er allein wäre, oder stellt eine Frage, ohne eine Antwort zu erwarten. In Extremform zeigt sich der Autismus als Mutismus oder Stupor.

Antriebsstörungen

Der Antrieb kann bei schizophrenen Patienten in akuten und chronischen Stadien vermindert oder gesteigert sein. Eine **Antriebsminderung** findet sich typischerweise zusammen mit Störungen der Affektivität und des Denkens im Rahmen chronischer Residualzustände.

Störungen der Psychomotorik (katatone Symptomatik)

Katatone Symptome sind Störungen der Motorik und des Antriebes, die sich in Hyperphänomenen (psychomotorische Hyperkinesen) oder Hypophänomenen (psychomotorische Hypokinesen) äußern können (Tab. 6-7). Seit Einführung der Neuroleptikatherapie wird die Katatonie allerdings seltener beobachtet.

Stehen katatone Symptome im Vordergrund der schizophrenen Symptomatik, spricht man von einer **katatonen Schizophrenie**.

Psychomotorische Hyperkinesen

Psychomotorische Erregung und Stereotypien
Die psychomotorische Erregung kann sich psychomotorisch und sprachlich äußern: Die Patienten leiden unter einem starken Bewegungsdrang, sind in ständiger Unruhe, schreien, heulen, schimpfen, sind selbst- oder fremdaggressiv. Drückt sich diese Erregung im stereotypen Wiederholen zweckloser Bewegungsabläufe oder Redensarten aus, die ohne äußeren Reiz oder situativen Auslöser spontan entstehen, spricht man von **Bewegungs- und Sprachstereotypien:** Die Patienten machen kontinuierlich die gleichen Bewegungen, wippen mit den Beinen, schaukeln mit dem Rumpf oder öffnen und schließen ständig ihre Hemdknöpfe. Unter Sprachstereotypien versteht man das ununterbrochene Wiederholen immer derselben Sätze oder das sinnlose Aneinanderreihen von Silben **(Verbigeration),** wobei oft neue Wörter **(Neologismen)** gebildet werden.

Praxistipp
Bewegungsstereotypien sind nicht immer leicht von der insbesondere durch klassische Neuroleptika induzierten Akathisie zu unterscheiden. Darunter versteht man eine Sitzunruhe, die dazu führt, dass die Patienten nicht stillsitzen können, sondern ständig auf und ab laufen müssen.

Befehlsautomatie
Befehlsautomatien stellen das Gegenstück zum Negativismus dar (s. unten). Bei der **Echopraxie** ahmen die Patienten ständig Bewegungen und Handlungen der Umgebung nach, z. B. die Gesten und Haltungen des Untersuchers. Bei der **Echolalie** werden gehörte Wörter und Sätze vom Patienten „mechanisch" nachgesprochen.

Tab. 6-7 Katatone Symptome bei Schizophrenien

Psychomotorische Hyperkinesen:
- Psychomotorische Erregung
- Bewegungs- und Sprachstereotypien
- Befehlsautomatie (Echopraxie, Echolalie)
- Manierismen

Psychomotorische Hypokinesen:
- Sperrung, Stupor und Mutismus
- Negativismus und Ambitendenz
- Katalepsie und Haltungsstereotypien
- Flexibilitas cerea (wächserne Biegsamkeit)

Manierismus
Unter Manierismus versteht man eine Ausdrucksform, die sich sprachlich in einer **unnatürlichen Sprachtechnik** mit übertriebener, gezielter Artikulation, verschrobener Wortwahl und gespreizter Ausdrucksweise zeigt (auch **„Stelzensprache"** genannt), im Verhalten als Attitüden und bizarr-abstruse Haltungen oder Bewegungsabläufe. Wenn die Mimik betroffen ist, spricht man auch von Grimassieren.

Psychomotorische Hypokinesen

Sperrung, Stupor und Mutismus
Halten Schizophrene mitten in einem Bewegungsablauf inne, spricht man von einer **Sperrung des Antriebs**. Extremform einer Sperrung ist der **Stupor**, während dessen der Patient bei klarem Bewusstsein vollkommen **bewegungs- und regungslos** ist. Obwohl er sieht, hört und versteht, was man zu ihm sagt, kann er sich weder bewegen noch irgendwelche Aufforderungen befolgen. Ist das **Sprechen** des Patienten gesperrt, spricht man von **Mutismus**.

Negativismus und Ambitendenz
Darunter versteht man ein **Widerstreben gegen jede äußere Einwirkung**, z. B. Aufforderungen oder Befehle (sog. äußerer Negativismus) oder gegenüber den eigenen Intentionen (sog. innerer Negativismus). Die Patienten tun dann immer das **Gegenteil** von dem, was man ihnen aufträgt oder was sie eigentlich wollen, sie essen z. B. die Suppe mit der Gabel oder bringen einen Teller, wenn sie ein Glas holen sollen. Wenn Antrieb und Gegenantrieb nebeneinander bestehen, spricht man von **Ambitendenz**, z. B. Hand reichen und zurückziehen.

Katalepsie und Haltungsstereotypien
Von einer Katalepsie spricht man, wenn **passiv gegebene**, noch so **unbequeme Körperhaltungen** abnorm lange, d. h. für Stunden oder gar Tage, beibehalten werden. Man bezeichnet dies auch als **Haltungsstereotypien**, d. h. der Patient verharrt lange in bestimmten Haltungen und setzt jedem Versuch einer Änderung energischen Widerstand entgegen.

Bsp.: Ein Patient hebt stundenlang seinen Kopf von der Unterlage ab, ohne dabei zu ermüden („psychisches Kopfkissen").

Flexibilitas cerea (wächserne Biegsamkeit)
Bei der passiven Bewegung der Gliedmaßen des Patienten verspürt der Untersucher einen zähen Widerstand, ähnlich wie beim Formen einer Wachspuppe.

Vegetative Symptome

Vegetative Symptome findet man sehr häufig und in unterschiedlichster Ausprägung. Beispiele sind Schlafstörungen, Herzfrequenzänderungen, Gewichtsschwankungen, Störungen der Speichel- und Schweißdrüsensekretion, Tachypnoe sowie gastrointestinale und urogenitale Symptome.

6.1.4 Subtypisierung der Schizophrenie

Abbildung 6-4 gibt zunächst einen Überblick über die Art und Häufigkeit der verschiedenen Subtypen der Schizophrenien sowie anderer psychotischer Störungen.

In der ICD-10 werden ebenfalls verschiedene Subtypen der Schizophrenien unterschieden. Die Unterformen „zönästhetische Schizophrenie" und „Positiv-/Negativschizophrenie" sind hier nicht als gesonderte Formen aufgeführt (Tab. 6-8).

Paranoide Schizophrenie

Im Vordergrund der psychopathologischen Symptomatik stehen wahnhafte (paranoide) und halluzinatorische Erlebnisweisen sowie Ich-Störungen.

Diese Schizophrenieform findet sich in bis zu 75% der Fälle als initiale Form, sie beginnt jedoch in der

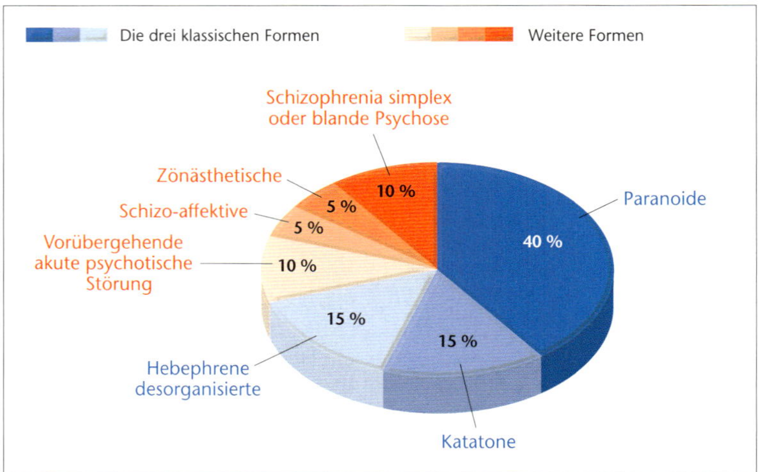

Abb. 6-4 Unterformen der Schizophrenie und ihre Häufigkeit

Tab. 6-8 Subtypisierung der Schizophrenien in der ICD-10

Code	Subtyp	Charakterisierung
F 20.0	Paranoide Schizophrenie	Paranoid-halluzinatorisches Erleben im Vordergrund
F 20.1	Hebephrene Schizophrenie	Affekt-, Antriebs- und formale Denkstörungen im Vordergrund
F 20.2	Katatone Schizophrenie	Psychomotorische (katatone) Symptome im Vordergrund
F 20.3	Undifferenzierte Schizophrenie	Zustandsbilder, die die Schizophreniekriterien erfüllen, ohne jedoch einer der Unterformen F 20.0–20.2 zu entsprechen.
F 20.4	Postschizophrene Depression	Depressive Episode, die innerhalb eines Jahres nach einer schizophrenen Episode auftritt. Schizophrene Symptome müssen noch vorhanden sein, beherrschen aber nicht mehr das klinische Bild.
F 20.5	Schizophrenes Residuum	Folgezustand einer Schizophrenie mit im Vordergrund stehender Negativsymptomatik
F 20.6	Schizophrenia simplex („blande Psychose")	Vorsichtig zu stellende Ausschlussdiagnose, die sich durch einen langsamen, chronisch progredienten Verlauf mit schizophrener Residualsymptomatik ohne charakteristische psychotische Symptome auszeichnet.

Regel später als andere: Bei über 80% der Schizophrenien, die sich nach dem 40. Lebensjahr manifestieren (sog. **Spätschizophrenien**), finden sich initial paranoid-halluzinatorische Bilder, ca. 50% aller Schizophrenen haben mindestens einmal in ihrem Leben eine paranoid-halluzinatorische Episode.

Die **Prognose** der paranoid-halluzinatorischen Formen ist als eher **günstig** anzusehen. Meist sprechen sie gut auf Antipsychotika an.

Merke

Leitsymptome einer paranoiden Schizophrenie sind:

- Wahnwahrnehmungen, bizarrer Wahn
- Stimmenhören (dialogisch, kommentierend, imperativ; Gedankenlautwerden)
- Ich-Störungen (Gedankeneingebung, -entzug, -ausbreitung und Willensbeeinflussung

(Symptome ersten Ranges nach Kurt Schneider)

Kasuistik

Ein 25-jähriger junger Mann kommt in Begleitung der Mutter und eines Freundes zur stationären Aufnahme. Der Patient hatte nach erfolgreich bestandenem Abitur eine Lehre zum Bankkaufmann begonnen, diese dann abgebrochen, anschließend ein Sozialpädagogikstudium angefangen, wobei er bisher keine ausreichenden Studienleistungen erbringen konnte. Ca. acht Wochen vor der Klinikvorstellung habe er erstmals das Gefühl gehabt, dass die Mitstudenten sich über ihn lustig machten. Jedes Mal, wenn er zu einer Gruppe von Studenten dazugekommen sei, hätten sie aufgelacht oder schnell das Thema gewechselt. Auch habe er bemerkt, dass sie über ihn sprachen und ihn mit verstärkter Aufmerksamkeit betrachteten. Einige Wochen später habe er erstmals geheime Botschaften von Kommilitonen erhalten, die ihm zeigten, dass er in Gefahr sei, dass eine Verschwörung gegen ihn im Gange sei, dass man ihm nach dem Leben trachtete. Er habe sich daraufhin immer mehr in sein Zimmer zurückgezogen und sich aus Angst kaum noch auf die Straße getraut. Damals habe er auch erstmals Stimmen gehört, die ihn beschimpften und jede seiner Handlungen mit Kommentaren begleiteten. Er habe geglaubt, in seinem Zimmer seien Wanzen und Kameras versteckt, womit er kontrolliert und sein Handeln gesteuert werde. Wenn er ferngesehen habe, seien bald viele seiner Tätigkeiten vom Ansager kommentiert worden. Dies habe sich so gesteigert, dass er nicht mehr in der Lage gewesen sei das Zimmer zu verlassen und schließlich daran gedacht habe, sich lieber umzubringen als diesen Zustand weiter aushalten zu müssen. Da er zu einem verabredeten Termin mit seinem Freund nicht erschienen war, suchte dieser ihn auf und brachte ihn in die Klinik.

Die Behandlung erfolgte wegen Suizidalität und der schweren Realitätsstörung auf einer geschützten Station. Der Patient erhielt nach Ausschluss einer körperlichen Ursache der Erkrankung ein atypisches Neuroleptikum zur Behandlung der psychotischen Symptomatik (akustische Halluzinationen, Wahn, Ich-Störungen) und Benzodiazepine zur Behandlung von Angst und psychomotorischer Unruhe. Nach fünf Wochen war die Produktivsymptomatik remittiert und der Patient wurde auf eine offene Station zur weiteren Rehabilitation verlegt.

Diagnose: paranoide Schizophrenie (ICD-10 F 20.0).

Hebephrene (desorganisierte) Schizophrenie

Bei der hebephrenen Form findet sich psychopathologisch die **Trias** von Affekt-, Denk- und Antriebsstörungen in Verbindung mit einer heiter-läppischen Gestimmtheit.

Diese äußert sich in einer Enthemmung mit albernem und ungeniert-distanzlosem Benehmen, in Überschwang sowie Erregungs- und Unruhezuständen, in pathetischem Ausdruck, Geziertheit und Altklugheit. Schizophrene Erst- und Zweitrangsymptome sowie katatone Störungen fehlen weitgehend.

Diese Form beginnt meistens in oder nach der Pubertät und hat besonders bei Frauen eine eher **ungünstige Prognose**. Wenn der hebephrenen Symptomatik im weiteren Verlauf andere Schizophreniesymptome folgen, bessert sich die Prognose.

Katatone Schizophrenie

Hier stehen katatone Symptome, wie z. B. Erregungszustände, Stupor oder Mutismus, im Vordergrund der Symptomatik. Die katatone Form beginnt oft akut, wird seltener bei Spätschizophrenien beobachtet und zeigt sich selten während der ersten psychotischen Manifestation.

Die **Prognose** ist außer bei Patienten im jugendlichen Alter als relativ **günstig** zu bezeichnen.

Eine maximale Steigerung der Katatonie ist die heute fast verschwundene akute **perniziöse** oder **febrile Katatonie**. Sie ist gekennzeichnet durch einen Wechsel an schwer ausgeprägten hypo- und hyperkinetischen katatonen Symptomen (Stupor und Bewegungssturm) sowie hohes Fieber und lang andauernde Tachykardien. Seltener kommt es zu Zyanose und spontanen Hämatomen. Im Blut ist als Folge einer Muskelschädigung die Kreatinkinase erhöht, durch eine Myoglobinurie kann es zu einem akuten Nierenversagen kommen. Therapie der Wahl ist die Elektrokrampftherapie, evtl. auch die hoch dosierte Therapie mit Neuroleptika.

Praxistipp
Die klinische Unterscheidung einer perniziösen Katatonie von einem neuroleptikainduzierten malignen neuroleptischen Syndrom kann sehr schwierig sein und zu einem therapeutischen Dilemma führen, da bei der perniziösen Katatonie die Neuroleptikamedikation fortgesetzt bzw. erhöht, beim malignen neuroleptischen Syndrom jedoch abgesetzt werden muss. Als Richtschnur für die Unterscheidung kann gelten, dass sich die perniziöse Katatonie eher schnell bei fehlender Besserung des klinischen Zustandsbildes einstellt, während ein malignes neuroleptisches Syndrom eher nach Eintritt einer bereits erfolgten Besserung und unter hohen Neuroleptikadosen auftritt. Im Zweifelsfall kann eine Elektrokrampftherapie durchgeführt werden.

Undifferenzierte Schizophrenie

Nach ICD-10 ist die Diagnose einer „undifferenzierten Schizophrenie" zu stellen, wenn die allgemeinen diagnostischen Kriterien der Schizophrenie erfüllt sind, ohne dass jedoch das klinische Bild einer paranoiden, hebephrenen oder katatonen Schizophrenie entspricht. Die Diagnose kann auch gestellt werden, wenn die Erkrankung Merkmale von mehr als einer Unterform aufweist, ohne dass bestimmte diagnostische Charakteristika überwiegen.

Postschizophrene Depression

Die Diagnose einer postschizophrenen Depression kann gestellt werden, wenn

- innerhalb der letzten 12 Monate die Diagnosekriterien einer Schizophrenie erfüllt waren und
- ein oder einige schizophrene Symptome noch vorhanden sind und
- die depressive Symptomatik die Kriterien einer depressiven Episode mit mindestens 2-wöchiger Dauer erfüllen und
- die depressive Symptomatik das klinische Bild dominiert.

Schizophrenes Residuum

Die Diagnose eines schizophrenen Residuums kann nach ICD-10 gestellt werden, wenn folgende Kriterien vorliegen:

- In der Vorgeschichte trat mindestens ein psychotisches Zustandsbild auf, das die Kriterien einer Schizophrenie erfüllte
- In den letzten 12 Monaten waren ausgeprägte Negativsymptome vorhanden, während floride Symptome, wie z. B. Wahn und Halluzinationen, mit geringer oder wesentlich verminderter Intensität vorlagen.

Das schizophrene Residuum kann zeitlich begrenzt, z. B. im Übergang von der akuten Krankheitsphase zur vollständigen Remission, oder aber kontinuierlich über viele Jahre mit und ohne akute Exazerbation auftreten. Auch wenn der Begriff Residualzustand es suggeriert, ist ein **Residualzustand nicht zwangsläufig irreversibel**!

Merke
Die Diagnose eines schizophrenen Residuums kann gestellt werden, wenn in der Vorgeschichte mindestens eine schizophrene Episode vorlag und über mindestens 12 Monate Negativsymptome das klinische Bild beherrschen.

Kasuistik
Ein 28-jähriger arbeitsloser Mann stellt sich zur stationären medikamentösen Neueinstellung vor. In

der Vorgeschichte hatte der Patient drei Phasen einer paranoid-halluzinatorischen Schizophrenie erlitten. Der ersten Episode war eine Phase von ca. 1 Jahr vorausgegangen, in der der damals noch zur Schule gehende Patient in seinen schulischen Leistungen deutlich nachgelassen hatte, in der er sich zurückgezogen, Körperhygiene und Kleidung vernachlässigt und sich ausschließlich mit esoterischen Schriften befasst hatte. Die ersten beiden Krankheitsphasen waren unter neuroleptischer Medikation vollständig remittiert, so dass der Patient vor und nach der zweiten Krankheitsepisode eine Ausbildung zum Automechaniker abschließen konnte. Auch die dritte Episode war weitgehend remittiert. Es bestanden jedoch weiterhin Konzentrations- und Aufmerksamkeitsstörungen sowie Schwierigkeiten mit sozialen Kontakten, eine Anhedonie und Antriebslosigkeit, so dass der Patient beruflich keinen Anschluss mehr fand, seit 9 Monaten arbeitslos ist und sehr zurückgezogen lebt. Seit der letzten Krankheitsphase war der Patient mit einem hochpotenten Neuroleptikum (Fluanxol® Depot) behandelt.

Bei stationärer Aufnahme wurde die Diagnose eines schizophrenen Residuums mit Negativsymptomatik (ICD-10 F20.5) gestellt und die Umstellung auf ein atypisches Neuroleptikum (Clozapin, Leponex®) eingeleitet. Durch die Medikation kam es im Lauf von mehreren Wochen zu einer Besserung der Negativsymptomatik, so dass der Patient in beschränktem Umfang seine Arbeitstätigkeit wieder aufnehmen und in einer betreuten Wohngruppe sozial rehabilitiert werden konnte.

Schizophrenia simplex

Als Schizophrenia simplex bezeichnet man einen symptomarmen Verlauf mit langsam progredientem blandem Wesenswandel (sog. **blande Psychose**). Die Diagnose **einfache Schizophrenie** ist dann zu stellen, wenn ausgeprägte Negativsymptome bestehen, ohne dass jemals zuvor eine nennenswerte floride psychotische Symptomatik bestand. Die Differentialdiagnose gegen Persönlichkeitsstörungen, organische Psychosen oder Folgen von Drogenkonsum kann oft schwierig sein.

Insgesamt ist die **Prognose schlecht**, da sie zwar anfangs leicht, jedoch chronisch progredient verläuft. Häufig kommt es zur Ausbildung ausgeprägter schizophrener Residualzustände.

Zönästhetische Schizophrenie

Ganz im Vordergrund der Symptomatik stehen hier zönästhetische Körpermissempfindungen und Leibhalluzinationen. Sie sind mit vegetativen, motorischen und sensorischen Symptomen verknüpft. Produktiv-psychotische Symptome wie Wahn, Halluzinationen oder Ich-Störungen treten nur passager auf, so dass die Diagnose häufig nicht oder nur während dieser Phasen gestellt wird.

Diese Form beginnt meist mit langen uncharakteristischen Prodromen und verläuft im Allgemeinen chronisch progredient zu Residualzuständen. Eine therapeutische Beeinflussung gestaltet sich oft schwer.

Positiv-Negativ-Konzept

T. Crow schlug 1980 eine Unterscheidung in eine Typ-I- und eine Typ-II-Schizophrenie vor. **Typ I-Patienten** leiden demnach v.a. unter **Plussymptomen** (positive oder produktive Symptome) und sprechen relativ gut auf Neuroleptika an. Bei **Typ-II-Patienten** dagegen dominieren **Minussymptome** (negative Symptome), die schlechter durch Neuroleptika beeinflussbar sind (Tab. 6-9).

Merke
Zu den Negativsymptomen bei Schizophrenien gehören u.a. Aufmerksamkeitsstörungen, Affektverflachung, Anhedonie, Apathie und sozialer Rückzug. Schizophrene Positivsymptome sind z.B. Halluzinationen, Wahn und Ich-Störungen.

6.1.5 Verlauf und Prognose

Der Verlauf schizophrener Erkrankungen kann sehr unterschiedlich sein. Die wohl bekannteste Studie zur Erforschung von Verlaufsformen ist die von M. Bleuler (1972), der die in Abbildung 6-5 dargestellte Typologie schizophrener Krankheitsverläufe konzipierte. Dieser Langzeitbeobachtung liegen Daten von 208 Patienten zugrunde.

Für die tägliche klinische Arbeit ist diese komplizierte Verlaufstypologie sicherlich zu umständlich. Als Anhaltspunkt kann folgende **Drittelregel** des Langzeitverlaufs schizophrener Störungen gelten:

Tab. 6-9 Negativ- und Positivsymptome bei Schizophrenien

Negativsymptome	Positivsymptome
Affektverflachung	Halluzinationen
Verarmung von Sprache, Mimik, Gestik	Wahn
Apathie	Ich-Störungen
Anhedonie	Bizarres Verhalten
Aufmerksamkeitsstörungen	Formale Denkstörungen
Sozialer Rückzug	

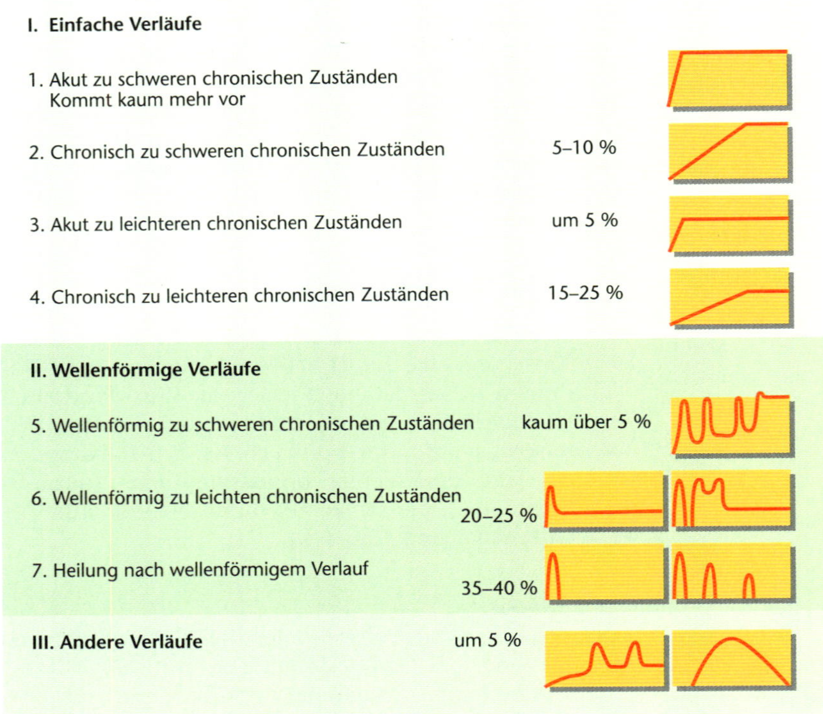

Abb. 6-5 Verlaufsformen der Schizophrenie und ihre Häufigkeit nach M. Bleuler [8]

- ca. $\frac{1}{3}$ der Erkrankungen führen nach 1 oder mehreren Krankheitsepisoden zur Heilung oder zu leichten Residualzuständen
- ca. $\frac{1}{3}$ verläuft zu mittelschweren und charakteristischen Residualzuständen mit gelegentlichen Exazerbationen
- Ca. $\frac{1}{3}$ verläuft zu schweren Residualzuständen oder chronischen Schizophrenien.

Tabelle 6-10 stellt die Klassifikation des Verlaufs der Schizophrenien in der ICD-10 zusammen.

Praxistipp
Für die tägliche klinische Arbeit ist es ausreichend, zwischen Prodromalphase (Monate bis Jahre, Negativsymptomatik; > 50% der Fälle), aktiver Krankheitsphase (akute „floride" Positivsymptomatik) und Residualphase (Negativsymptomatik mit oder ohne Positivsymptome; ca. 60 bis 75% der Fälle) zu unterscheiden.

Bezüglich des Krankheitsverlaufs unterscheidet man **drei Phasen**: die Prodromalphase, die aktive Krankheitsphase und die Residualphase.

Prodromalphase

Vor Manifestation der akuten schizophrenen Erkrankung beobachtet man häufig eine **uncharakteristische Prodromalphase**, die für einige Monate bis viele Jahre bestehen kann (Abb. 6-6).

Während dieser Prodromalphase bestehen v.a. **Negativsymptome**. Die Patienten sind dann besonders empfindsam, reizbar und weniger leistungsfähig. Sie verlieren ihr Interesse an dem, für das sie sich früher noch begeistern konnten, und ziehen sich immer mehr zurück. Häufig ist ein **Knick in der Lebenslinie** zu beobachten, der durch Leistungsabfall, Versanden der Interessen und ungewöhnliches Verhalten charakterisiert ist.

Gerade weil die Vorpostensyndrome und Prodrome meist uncharakteristische Symptome zeigen, werden sie **häufig nicht erkannt**, was besonders für

Tab. 6-10 ICD-10-Klassifikationen des Verlaufs der Schizophrenien

Kodierung	Verlaufsform
F20.x0	Kontinuierlich
F 20.x1	Episodisch, mit zunehmendem Residuum
F 20.x2	Episodisch, mit stabilem Residuum
F 20.x3	Episodisch remittierend
F 20.x4	Unvollständige Remission
F 20.x5	Vollständige Remission
F 20.x8	Andere
F 20.x9	Beobachtungszeitraum weniger als 1 Jahr

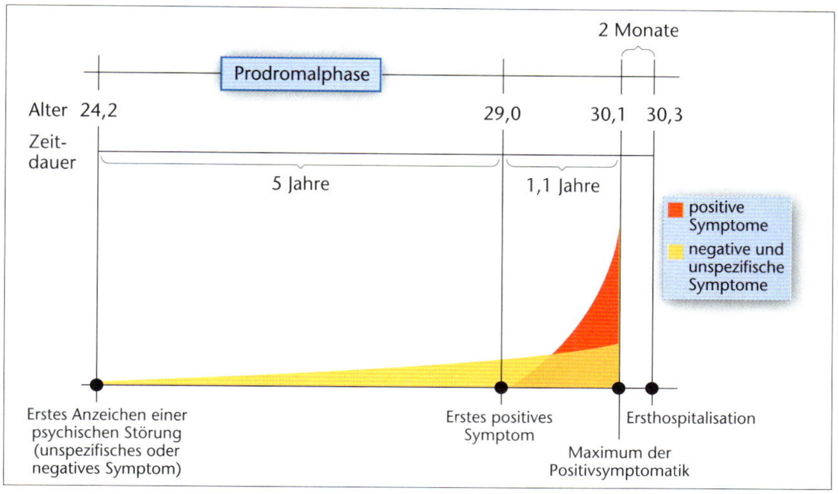

Abb. 6-6 Früher Verlauf schizophrener Psychosen

den nicht psychiatrisch tätigen Arzt von Bedeutung ist. Wenn die Betroffenen noch jung sind, kann es sehr schwierig sein, Prodromalsymptome einer Schizophrenie von „unbequemen Aspekten der Entwicklung zum Erwachsenwerden" oder Reifungskrisen zu unterscheiden.

Aktive Krankheitsphase

Die aktive Krankheitsphase ist in der Regel durch das Auftreten einer positiven bzw. produktiv-psychotischen Symptomatik gekennzeichnet.

Von großer praktischer Bedeutung ist, dass sich psychotische Phasen durch **Frühwarnzeichen** (Prodrome) ankündigen können, die oft Tage bis Wochen vor Ausbruch der eigentlichen schizophrenen Symptomatik bestehen.

Die Aufklärung über typische Frühwarnsymptome einer Schizophrenie ist ein wichtiger Baustein der Therapie. Am günstigsten ist es, individuell die ersten Symptome der beginnenden schizophrenen Episode an der vorangegangenen Krankheitsphase mit dem Patienten zu besprechen. Auf jeden Fall sollte der Patient über folgende häufig auftretende Frühwarnsymptome informiert sein:

- Ruhelosigkeit
- Nervosität und Gespanntheit
- Stimmungsschwankungen
- Schlafstörungen
- Schwierigkeiten bei der Arbeit, Überforderungsgefühle
- Konzentrations- und Gedächtnisstörungen
- sozialer Rückzug.

Merke
Wichtige Frühwarnsymptome einer akuten schizophrenen Episode sind Nervosität, Schlafstörungen, Schwierigkeiten bei der Arbeit, Konzentrations- und Gedächtnisstörungen sowie sozialer Rückzug.

Praxistipp
Frühwarnsymptome müssen mit jedem Patienten individuell besprochen werden. Auch ist es wichtig, diese aktiv zu erfragen, um rechtzeitig ein drohendes Rezidiv zu erkennen. Bei allem sollte man nicht vergessen, dass das Absetzen einer neuroleptischen Therapie den größten Risikofaktor für ein Rezidiv darstellt.

Langzeitverlauf

Entgegen einer früher weit verbreiteten Meinung ist die Schizophrenie **keine prinzipiell unheilbare Erkrankung**! Sie verläuft auch nicht überwiegend ungünstig, und wiederholte Erkrankungsphasen, Chronifizierung und Residualzustände sind nicht die Regel!

Der Verlauf schizophrener Psychosen kann sehr unterschiedlich sein (s. Abb. 6-5). Der Einfachheit halber lassen sich die in Abbildung 6-7 gezeigten Verlaufsformen unterscheiden.

In den berühmten Langzeituntersuchungen von M. Bleuler (Zürich) und G. Huber (Bonn) wurde gezeigt, dass nach der Erstmanifestation im Langzeitverlauf ca. 22% der Patienten eine Vollremission, ca. 43% ein uncharakteristisches und 35% eine charakteristisches Residualsyndrom aufwiesen.

Unter einem **uncharakteristischen Residualsyndrom** versteht man in der traditionellen Nomenklatur ein irreversibles, d.h. länger als drei Jahre kontinuierlich persistierendes Syndrom. Dies ist gekennzeichnet durch unterschiedlichste Formen kognitiver und dynamischer Defizite. Die Patienten leiden unter Konzentrations- und Gedächtnisstörungen, körperlicher und geistiger Erschöpfbarkeit und Leistungsinsuffizienz, Einbuße an Spannkraft und Energie, Zönästhesien, Schlafstörungen usw. Schizophrene Erst- und Zweitrangsymptome sowie die Symptome der charakteristischen Residualzustände fehlen völlig. Im Großteil der Fälle sind diese Re-

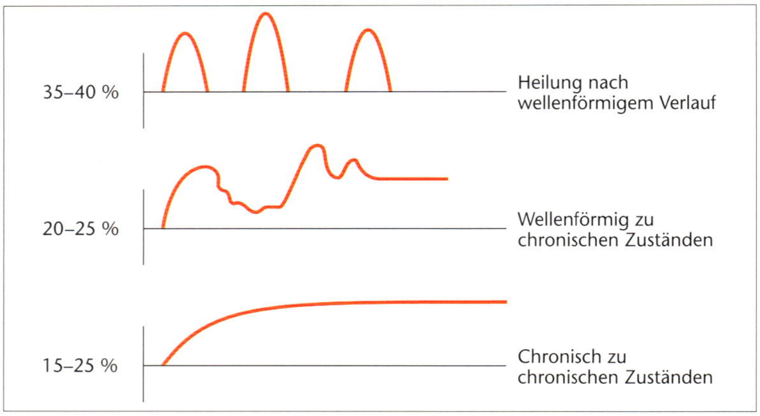

Abb. 6-7 Verlaufsformen der Schizophrenie

sidualzustände nur schwach ausgeprägt, und die Patienten lernen, durch Anpassung ihres Verhaltens die Einbußen weitgehend zu bewältigen und zu kompensieren, so dass eine **„soziale Heilung"** möglich ist.

Beim **charakteristischen Residualsyndrom (gemischtes Residuum** oder **typisch schizophrenes Residualsyndrom**) dominieren über die Symptome der uncharakteristischen Residuen einzelne reversible schizophrene Symptome, vornehmlich die schizophrenen Ausdrucksstörungen nach K. Schneider, aber auch Erst- und Zweitrangsymptome. Kennzeichnend sind das eigentümlich Unzugängliche, die Kontakt- und Realitätsferne, Antriebsverlust und Passivität, der parathyme Affekt, formale Denkstörungen, Autismus und fehlende Krankheitseinsicht.

Basisstörungskonzept der Bonner Schule

Das Basisstörungskonzept wurde von der Bonner Schule um Gerd Huber entwickelt. Es ging von der Beobachtung aus, dass sich Schizophrenien meist aus unspezifischen Prodromalphasen heraus entwickeln, dann in ein charakteristisch schizophrenes Stadium übergehen und schließlich wieder in uncharakteristischen Zuständen, so genannten Residualzuständen, enden. Diese unspezifischen prä- und postpsychotischen Zustände werden als **Basisstadien** bezeichnet.

Zu den **Basisstörungen** gehören:

- **Automatismusverlust:** Selbstverständliche Handlungsabläufe können nicht mehr automatisch durchgeführt werden, sondern müssen immer wieder überlegt und durchdacht werden. Das führt dazu, dass z. B. die Alltagsbewältigung (Hygiene, Haushalt) nur noch unter verstärkter Anstrengung und Konzentration gelingt.
- **Antriebsminderung** und **erhöhte Erschöpfbarkeit**
- **Anhedonie** und **zunehmende, oft unerklärbare Ängste:** Die Patienten klagen über die Einschränkung ihres Gefühlslebens und häufige Ängste. Gefühlsqualitäten können oft nicht mehr richtig zugeordnet werden.
- **Kognitive Denk- und Wahrnehmungsstörungen:** Die Patienten sind leicht ablenkbar und können sich nicht gut konzentrieren bzw. ihre Aufmerksamkeit fokussieren. Durch einen Mangel an Abschirmung kann es zur Reizüberflutung kommen. Oft gelingt eine Integration verschiedener Sinnesmodalitäten nicht mehr, so dass es z. B. schwierig wird, beim Fernsehen Bild und Ton gleichzeitig zu verfolgen. Diese kognitiven Störungen tragen zur allgemeinen **Unsicherheit** des Patienten im Denken und Handeln bei, führen zu Vermeidungsreaktionen und Versagensängsten und können Rückzugstendenzen der Patienten verstärken.

Basissymptome bleiben weitgehend im Subjektiven und können daher nur anhand der Selbstschilderung der Patienten eruiert werden. Unter diesen Einbußen leiden die Patienten, sie sind aber auch zu kritischer Distanzierung, Bewältigung, Kompensation und Selbstgestaltung fähig.

Prognose

Zu Beginn der Erkrankung ist eine verlässliche prognostische Einschätzung im Einzelfall nicht möglich. Statistisch gesehen lässt sich sagen, dass ca. 60–80% der an einer Schizophrenie Erkrankten innerhalb von zwei Jahren nach der ersten Klinikaufnahme einen Rückfall erleiden.

Insgesamt hat sich nach Einführung der Psychopharmakotherapie die Individualprognose der Schizophrenie wesentlich verbessert. Vollremissionen sowie leichte Residualzustände sind häufiger geworden. Man weiß heute, dass durch die Neuroleptikatherapie die Rückfallrate gegenüber einer Placebobehandlung um mindestens 50% reduziert werden kann!

Die **Mortalität** ist gegenüber der Gesamtbevölkerung erhöht durch eine Suizidrate von 10–15%. Etwa 50% aller schizophrenen Patienten unternehmen mindestens einmal in ihrem Leben einen Suizidversuch. Risikofaktoren sind v. a. depressive Symptomatik, junges Alter und hoher prämorbider Status (z. B. Student).

Grundsätzlich gibt es keinen Faktor, anhand dessen es möglich wäre, bei der Ersterkrankung sicher den weiteren Verlauf vorauszusagen. Aus epidemiologischen Studien weiß man jedoch, welche Faktoren für einen eher günstigen und welche für einen eher ungünstigen Krankheitsverlauf sprechen (Tab. 6-11).

Merke
Entscheidend für den Verlauf schizophrener Psychosen ist eine konsequente pharmakologische Therapie mit Neuroleptika. Dadurch kann die Rückfallrate deutlich gesenkt werden!

Soziale Heilung
Man bezeichnet einen Patienten als dauerhaft **„sozial geheilt"** oder **sozial remittiert**, wenn er nach Ablauf der akuten Erkrankung wieder auf früherem beruflichem Niveau oder auch darunter dauerhaft tätig sein kann. In diesem Sinne sind nach Huber ca. 60% der schizophrenen Patienten nach jahrzehntelangem Verlauf sozial geheilt, wobei ca. 40% auf prämorbidem Niveau, 20% unter dem früheren Niveau voll arbeitsfähig sind. Im Erwerbsleben begrenzt arbeitsfähig sind ca. 20%, erwerbsunfähig (jedoch zu Hause begrenzt arbeitsfähig) ca. 10% und völlig arbeitsunfähig ca. 10%.

Die soziale und die psychopathologische Langzeitprognose korrelieren hochsignifikant, d.h., fast alle Patienten mit psychopathologischen Vollremissionen sind auf früherem Niveau voll erwerbstätig. Von den Patienten mit uncharakteristischen Residuen dagegen sind nur 60%, von denen mit charakteristischen Residuen sogar nur 25% sozial geheilt.

Die soziale Remission ist bei Frauen im Allgemeinen besser als bei Männern.

Von Bedeutung für die soziale Langzeitprognose sind neben einem rezidivprophylaktischen Einsatz von Psychopharmaka besonders Arbeits- und Beschäftigungstherapie sowie milieutherapeutische Maßnahmen.

6.1.6 Diagnostik und Differentialdiagnostik

Die Diagnose einer Schizophrenie stützt sich im Wesentlichen auf:
- den psychopathologischen Befund
- den Ausschluss einer anderen psychischen Störung
- den Ausschluss einer körperlichen Erkrankung.

Abbildung 6-8 zeigt einen Entscheidungsbaum für die Diagnosestellung „Schizophrenie".

In der traditionellen Diagnostik haben K. Schneider und E. Bleuler Symptome beschrieben, bei deren Vorliegen die Diagnose „Schizophrenie" gestellt werden kann, wenn der Patient bei klarem Bewusstsein ist und eine körperliche Grunderkrankung ausgeschlossen wurde.

Tab. 6-11 Prädiktoren für einen guten und einen schlechten Verlauf schizophrener Psychosen

Gute Prognose	Schlechte Prognose
Verheiratet	Geschieden, getrennt
Weiblich	Männlich
Gute Anpassung im Arbeits- und Freizeitbereich	Soziale Isolation
Stress oder akute schwere Lebensereignisse vor Krankheitsausbruch	Anpassungsprobleme während der Adoleszenz
Seltene und kurze Krankheitsphasen	Lange und häufige Krankheitsphasen
Akuter Krankheitsbeginn	Schleichender Krankheitsbeginn
Affektive Auffälligkeiten	Negativsymptomatik, akustische Halluzinationen, Wahnideen
Frühzeitige neuroleptische Behandlung einer floriden psychotischen Symptomatik, gutes initiales Ansprechen auf Neuroleptika	Lange pharmakologisch unbehandelte produktiv pychotische Symptomatik

In diesem Sinn war es möglich, eine Schizophrenie zu diagnostizieren, wenn:
- **ein Erstrangsymptom** nach K. Schneider vorliegt,
- **mehrere Zweitrangsymptome** nach K. Schneider vorliegen oder
- **Grundsymptome** der Schizophrenie nach E. Bleuler vorliegen.

Im Folgenden sollen die diagnostischen Kriterien der ICD-10 und des DSM-IV dargestellt werden. Hier wird deutlich, dass die Schneider'schen Kriterien weitgehend Eingang gefunden haben in die modernen operationalisierten Diagnosekriterien.

Standardisierte Diagnosekriterien

Nach der ICD-10 kann die Diagnose einer Schizophrenie dann gestellt werden, wenn die in Tabelle 6-12 aufgeführten Kriterien erfüllt sind und eine organische Hirnerkrankung oder Intoxikation ausgeschlossen wurde.

Von besonderer Bedeutung ist, dass mit den Kriterien 8 und 9 auch erstmals reine „negative" Symptome im Kriterienkatalog auftauchen und eine Schizophreniediagnose möglich machen.

Praxistipp
Bei Aufnahme eines Patienten mit einer schizophrenen Symptomatik ist zunächst oft nicht klar, wie lange die Symptomatik bestand oder ob eine

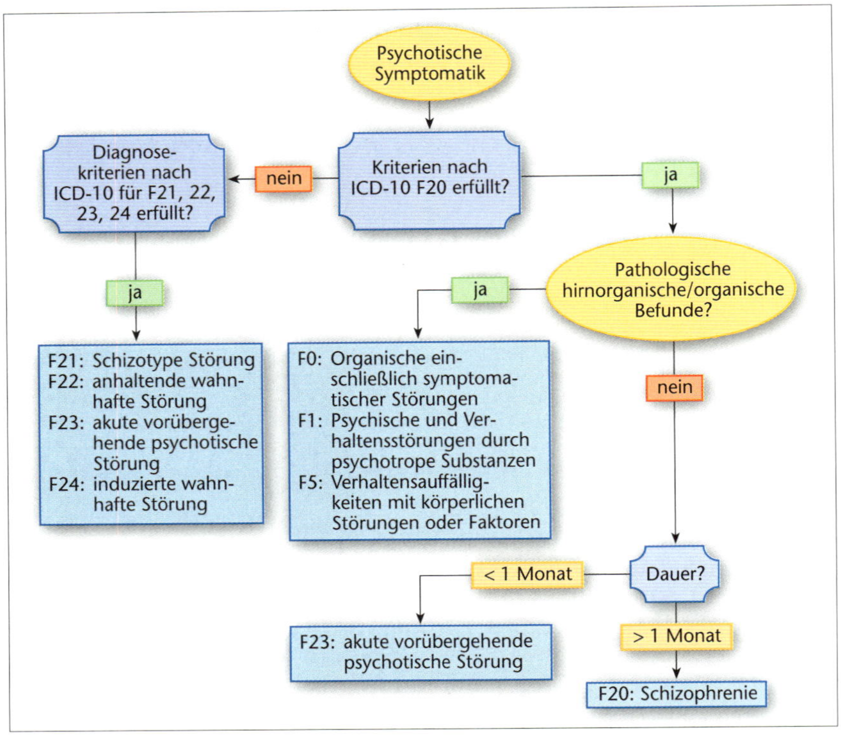

Abb. 6-8 Entscheidungsbaum für die Diagnose „Schizophrenie" [19]

organische Ursache zugrunde liegt. Es empfiehlt sich daher, zunächst die Verdachtsdiagnose einer akuten schizophreniformen psychotischen Störung (ICD-10 F 23.2) zu stellen.

Die amerikanische Klassifikation, das DSM-IV, weist im Gegensatz zur ICD-10 eine strengere Operationalisierung, ein strengeres Zeitkriterium (6 Monate!) und die Bedingung auf, dass auch auf sozialer Ebene krankheitsbedingte Beeinträchtigungen bestehen.

Tab. 6-12 Diagnosekriterien der Schizophrenie nach ICD-10

Die Diagnose einer Schizophrenie kann gestellt werden, wenn mindestens ein eindeutiges Symptom der Gruppe 1–4 oder mindestens zwei Symptome der Gruppe 5–9 für einen Zeitraum von mindestens einem Monat bestanden haben.	
1	Ich-Störungen (Gedankenlautwerden, Gedankeneingebung, Gedankenentzug oder Gedankenausbreitung)
2	Inhaltliche Denkstörungen in Form von Kontrollwahn, Beeinflussungswahn, Gefühl des Gemachten, Wahnwahrnehmungen
3	Akustische Halluzinationen in Form kommentierender, dialogischer oder anderer Stimmen, die aus einem Teil des Körpers kommen
4	Anhaltender, kulturell unangemessener oder völlig unrealistischer (bizarrer) Wahn (z. B. das Wetter kontrollieren zu können oder im Kontakt mit Außerirdischen zu sein)
5	Anhaltende Halluzinationen jeder Sinnesmodalität
6	Formale Denkstörungen in Form von Gedankenabreißen oder Einschiebungen in den Gedankenfluss, was zu Zerfahrenheit, Danebenreden oder Wortneubildungen (Neologismen) führt
7	Katatone Symptome wie Erregung, Haltungsstereotypien oder wächserne Biegsamkeit (Flexibilitas cerea), Negativismus, Mutismus und Stupor
8	„Negative" Symptome wie auffällige Apathie, Sprachverarmung, verflachter oder inadäquater Affekt, zumeist mit sozialem Rückzug und verminderter sozialer Leistungsfähigkeit
9	Sehr eindeutige und durchgängige Veränderungen bestimmter umfassender Aspekte des Verhaltens, die sich in Ziellosigkeit, Trägheit, einer „in sich selbst verlorenen Haltung" und sozialem Rückzug manifestieren

Standardisierte Symptomerfassung (Skalen)

Mehrere Skalen stehen zur Verfügung, um die schizophrene Symptomatik operationalisiert zu erfassen. Dazu gehören:

- **SANS („Scale for the Assessment of Negative Symptoms")**
  Mit Hilfe der SANS können negative Symptome oder Minussymptome der Schizophrenie erfasst werden. Die SANS gliedert sich in 5 Symptomgruppen:
  - Affektverflachung
  - Alogie (Sprachverarmung)
  - Abulie (Willenlosigkeit) – Apathie
  - Anhedonie – sozialer Rückzug
  - Aufmerksamkeitsstörungen
- **SAPS („Scale for the Assessment of Positive Symptoms")**
  Mit der SAPS können positive oder Plussymptome der Schizophrenie erfasst werden. Sie gliedert sich in 4 Symptomgruppen:
  - Halluzinationen
  - Wahn
  - Bizarres Verhalten
  - Positive formale Denkstörungen
- In der **PANSS** („Positive and Negative Symptom Scale") sind die SANS und SAPS zusammengefasst.
- **BPRS („Brief Psychiatric Rating Scale")**
  Die BPRS erfasst das aktuelle psychopathologische Zustandsbild des Patienten, wobei der Schwerpunkt auf die Erfassung der Positivsymptomatik gelegt wird.

Psychiatrische Differentialdiagnosen

Eine Abgrenzung der Schizophrenien muss v.a. gegenüber folgenden psychiatrischen Erkrankungen erfolgen:

- Psychotische Zustandsbilder bei organischen Erkrankungen oder substanzinduzierten Störungen. Diese bezeichnet man auch als symptomatische oder sekundäre Schizophrenien
- Schizoaffektive Erkrankungen
- Bipolare affektive Störungen, v.a. Manie mit psychotischen Symptomen
- Akute vorübergehende psychotische Störungen
- Anhaltende wahnhafte Störung
- Psychotische „wahnhafte" Depression
- Zwangsstörung
- Autismus
- Schizotype Störung
- Paranoide Persönlichkeitsstörung.

Organische Differentialdiagnosen

Zustandsbilder mit schizophrenieartiger Symptomatik infolge einer organischen Erkrankung bezeichnet man als **„symptomatische Schizophrenien"**. Diese werden in der ICD-10 als „organische wahnhafte (schizophreniforme) Störungen" mit dem ICD-10-Code F06.2 verschlüsselt (↗Kap. 4).

Tabelle 6-13 gibt einen Überblick über mögliche organische Ursachen einer schizophrenen Symptomatik.

Praxistipp
Häufiges ist häufig und Seltenes ist selten! Häufige Ursachen für schizophrenieartige Zustandsbilder sind Drogenintoxikationen und Medikamentengabe/-entzug. Akuter und dringender Handlungsbedarf besteht bei einer Herpes-Enzephalitis!

Organische Ausschlussdiagnostik

- **komplette internistische** und **neurologische Untersuchung**
- **Labordiagnostik:** großes Blutbild, Nieren- und Leberwerte, Elektrolyte, CK, Blutzucker, Schilddrüsenhormonwerte und Entzündungsparameter
- **Drogenscreening** im Urin: als Hinweis auf eine Drogeneinnahme als Ursache der psychotischen Symptomatik
- **Computertomographie** des Schädels wird sofort durchgeführt, wenn neurologische Symptome vorliegen; bei unauffälligem Körperstatus in den darauf folgenden Tagen. Sollte für eine spezielle Fragestellung (z.B. entzündliches Geschehen) eine bessere Auflösung gewünscht sein, ist eine Kernspintomographie vorzuziehen.

Tab. 6-13 Beispiele für organische Ursachen schizophrener Syndrome

Zerebrale Erkrankungen	**Immunologische Erkrankungen**
Tumoren v.a. des Frontal- und Temporallappens, Epilepsien (v.a. Temporallappenepilepsie, zerebrovaskuläre Erkrankungen	systemischer Lupus erythematodes
Zerebrale Infektionskrankheiten	**Intoxikationen**
Neurosyphilis, AIDS, Herpes-Enzephalitits	Schwermetallvergiftung
Endokrine Erkrankungen	**Medikamente**
z.B. Hypothyreose, Hyperthyreose, M. Cushing	Steroide, L-Dopa, Anticholinergika, Entzugssyndrome bei Alkohol, Benzodiazepinen, Barbituraten
Metabolische Störungen	**Drogen**
Vit.B_{12}- oder Folsäuremangel, M. Wilson, Porphyrie	Psychostimulanzien (v.a. Kokain und Amphetamine), Halluzinogene (v.a. LSD und PCP), Alkohol (z.B. Alkoholhalluzinose)

- **Liquorpunktion:** Kann zum Ausschluss eines entzündlichen Prozesses (z. B. Herpes-simplex-Enzephalitis) sinnvoll sein. Zunächst werden die Basisparameter wie Eiweiß und Zellzahl bestimmt, dann bei Auffälligkeiten evtl. z. B. Immunglobuline, Virustiter, oligoklonale Banden und Lues-Serologie.
- **(Fremd-)Anamnese zu körperlichen Vorerkrankungen** oder Beschwerden: Darauf und auf den Vorbefunden basierend erfolgt ggf. eine weitere Diagnostik, z. B. in Richtung Autoimmunerkrankungen, HIV, Vitaminmangelsyndromen, endokriner Störungen oder Porphyrie.

Merke
Eine psychotische Symptomatik mit Wahn, Ich-Störungen und Halluzinationen kann durch zahlreiche organische Erkrankungen verursacht sein. Daher müssen eine gründliche körperliche Untersuchung und eine organische Zusatzdiagnostik erfolgen, bevor die Diagnose einer Schizophrenie gestellt werden kann.

6.1.7 Therapie

Sowohl in der Akutphase als auch in der Langzeittherapie der Schizophrenien ist die **Therapie mit Antipsychotika** (Neuroleptika) von zentraler Bedeutung. Zusätzlich zur psychopharmakologischen Therapie kommen aber auch **Psycho- und Soziotherapie** zum Einsatz, die nach Ablauf der Akutbehandlung einsetzen und insbesondere für Rehabilitation und Rezidivprophylaxe von großer Bedeutung sind. In einzelnen Fällen kann eine Elektrokrampftherapie indiziert sein.

Tabelle 6-14 gibt einen Überblick über Therapieverfahren zur Behandlung von Schizophrenien, die in den folgenden Kapiteln diskutiert werden.

Akute Schizophrenien müssen in der Regel stationär behandelt werden. Die wichtigsten **Indikationen für eine stationäre Aufnahme** sind:
- Durchführung der Diagnostik
- medikamentöse Ein- bzw. Neueinstellung

Tab. 6-14 Therapieverfahren zur Behandlung von Schizophrenien

- Psychopharmakotherapie mit Antipsychotika (Neuroleptika):
  - Akuttherapie
  - Langzeittherapie
- Elektrokrampftherapie (EKT)
- Psycho- und Soziotherapie
  - Psychotherapeutische Basisbehandlung
  - Problemlösetraining und soziales Kompetenztraining
  - Kognitive Trainingsverfahren
  - Familientherapie
  - Frühinterventionsprogramme

- Schutz des Patienten bzw. der Umwelt bei Eigen- oder Fremdgefährdung, hier muss unter Umständen eine Unterbringung auch gegen den Willen des Patienten erfolgen
- Ausgeprägte Realitätsstörung und dadurch bedingtes desorganisiertes Verhalten mit der Unfähigkeit des Patienten, für sich zu sorgen, wodurch er sich selbst in Gefahr bringt.

Antipsychotische Akuttherapie

Seit der Entdeckung des Chlorpromazins als erstes Neuroleptikum haben sich die Behandlungsmöglichkeiten für schizophrene Patienten erheblich verbessert. So gingen seit der Einführung der Antipsychotika in den 50er Jahren die Hospitalisierungsraten schizophrener Patienten deutlich zurück. Die meisten schizophrenen Patienten müssen heute nicht mehr dauerhaft hospitalisiert werden.

Therapie mit klassischen und atypischen Neuroleptika

Wie in Kapitel 3 ausführlich dargestellt, unterscheidet man die klassischen Neuroleptika von den atypischen Neuroleptika. Untersuchungen zur Wirksamkeit der Substanzen haben gezeigt, dass alle auf dem Markt befindlichen hochpotenten klassischen Neuroleptika und alle atypischen Neuroleptika eine der Placebobehandlung signifikant überlegene Wirksamkeit in der Behandlung akuter schizophrener Episoden aufweisen. Die Besserungsraten liegen bei ca. 75% gegenüber einer Besserungsrate von 25% unter Placebo. Zwischen den einzelnen Substanzen gibt es im Wesentlichen **keine Wirksamkeitsunterschiede**, weshalb die **Wahl des Medikaments** nach Kriterien wie **Wirksamkeit bei früherer Behandlung** oder **Nebenwirkungsprofil** erfolgt. Lediglich für das Atypikum Clozapin (Leponex®) konnte eine überlegene Wirksamkeit bei therapieresistenten Schizophrenien sicher nachgewiesen werden. In der Behandlung der Negativsymptomatik gibt es Unterschiede zwischen den einzelnen Substanzen. Hier wirken v. a. die atypischen Neuroleptika (vor allem Clozapin, Risperidon, Quetiapin, Olanzapin), aber auch klassische Neuroleptika mit besonderer Beeinflussung des serotonergen Systems (z. B. Flupentixol) besser als andere Antipsychotika.

Neuroleptika sollten für mindestens 4–6 Wochen in ausreichender Dosis verabreicht werden, bevor eine Umstellung auf ein anderes Präparat wegen Nichtanspechens erwogen wird.

Klassische Neuroleptika

Vorteile der klassischen, hochpotenten Neuroleptika sind:
- notfalls auch intramuskuläre oder intravenöse Applikation möglich, falls der Patient eine orale Gabe ablehnt (neuerdings stehen jedoch auch Olanza-

pin und Ziprasidon zur parenteralen Gabe zur Verfügung)
- gute und oft schnelle antipsychotische Wirkung
- bei notwendiger Langzeitbehandlung ist auch eine intramuskuläre Gabe als Depotpräparat möglich (neuerdings steht allerdings auch Risperidon (Risperdal Consta®) als erstes atypisches Depotpräparat zur Verfügung).

Nachteile der klassischen, hochpotenten Neuroleptika sind:
- fehlende Sedierung, dadurch ist fast immer eine zusätzliche Medikation mit niederpotenten Neuroleptika (z. B. Chlorprothixen) oder Benzodiazepinen (z. B. Diazepam, Lorazepam) notwendig
- häufig auftretende **extrapyramidalmotorische Nebenwirkungen** (↗ Kap 3.2.5).

Atypische Neuroleptika

Atypische Neuroleptika (Amisulprid, Aripiprazol, Clozapin, Olanzapin, Quetiapin, Risperidon, Ziprasidon und Zotepin) werden heute zunehmend auch zur Primärbehandlung akuter Schizophrenien eingesetzt. Sie zeichnen sich insgesamt durch eine bessere Verträglichkeit aus, weil sie keine oder in geringerem Maße extrapyramidalmotorische Nebenwirkungen entfalten. Daher ist für diese Medikamente oft auch die Compliance besser.

Von **Vorteil** ist die initiale Sedierung wie z. B. bei Olanzapin. **Nachteilig** ist, dass die meisten atypischen Neuroleptika nicht parenteral verabreicht werden können, mittelfristig teilweise zu einer erheblichen **Gewichtszunahme** führen können (v. a. Olanzapin und Clozapin) und nicht selten **Blutbildveränderungen** induzieren (v. a. Clozapin). Problematisch sind auch die Prolaktinerhöhung, v. a. bei Amisulprid, und die QT-Zeit-Verlängerung, v. a. bei Ziprasidon, die zu malignen Rhythmusstörungen führen können.

Praxistipp
Seit Mitte 2004 steht Olanzapin als Zyprexa® i.m. (10 mg) auch als Injektionslösung für die Akuttherapie zur Verfügung. Ebenfalls intramuskulär applizierbar ist Ziprasidon (Zeldox®).

Auswahl des geeigneten Neuroleptikums und Dosierung

Pragmatische **Kriterien** für die Auswahl des geeigneten Antipsychotikums sind:
- **Früheres Ansprechen** auf ein Antipsychotikum. Hat ein Patient in einer früheren Episode gut auf eine Substanz angesprochen, sollte diese erneut verabreicht werden, sofern nichts anderes dagegen spricht.
- Die **Vermeidung von Nebenwirkungen** unter einer früheren Therapie. Häufig haben Patienten in früheren Krankheitsphasen bei der Applikation klassischer Neuroleptika aufgrund extrapyramidalmotorischer Nebenwirkungen schlechte Erfahrungen gemacht, so dass sich eine Therapie mit einem atypischen Neuroleptikum empfiehlt.
- Allgemeines **Nebenwirkungsprofil** der Substanz
- **Präferenz** des Patienten für ein bestimmtes Medikament
- Die langfristig geplante **Darreichungsform** als orale oder Depotgabe. Zeichnet sich früh ab, dass das Medikament auch als Depot zur Langzeittherapie gegeben werden soll (z. B. bei schlechter Compliance für eine orale Therapie), empfiehlt sich die Gabe eines Medikaments, das auch als Depot zur Verfügung steht (z. B. Risperdal® und Risperdal Consta®)

Tabelle 6-15 gibt einen Überblick über die optimalen Tagesdosisbereiche einiger klassischer und aller atypischer Neuroleptika.

In Zeiten einer zunehmenden Notwendigkeit der Berücksichtigung ökonomischer Aspekte im Gesundheitswesen müssen auch die bei der Behandlung von Schizophrenien entstehenden Medikamentenkosten bei der Auswahl des Neuroleptikums Berücksichtigung finden.

Wie Tabelle 6-16 zeigt, liegen die Tagestherapiekosten für die neueren Antipsychotika deutlich und z.T. erheblich über den Kosten der klassischen Neuroleptika.

Tab. 6-15 Optimale Tagesdosisbereiche klassischer und atypischer Neuroleptika

Klassische Neuroleptika (Auswahl)		Atypische Neuroleptika	
Substanz	**Dosis**	**Substanz**	**Dosis**
Haloperidol (Haldol®)	3–15 mg	Amisulprid (Solian®)	400–800 mg
Perphenazin (Decentan®)	8–20 mg	Clozapin (z. B. Leponex®)	200–450 mg
Fluphenazin (Lyogen®)	10–20 mg	Olanzapin (Zyprexa®)	10–20 mg
Flupentixol (Fluanxol®)	3–15 mg	Quetiapin (Seroquel®)	300–750 mg
Bromperidol (Impromen®)	5–10 mg	Risperidon (Risperdal®)	3–6 mg
Benperidol (Glianimon®)	1,5–6 mg	Ziprasidon (Zeldox®)	80–160 mg

Tab. 6-16 Tagestherapiekosten einiger atypischer Neuroleptika im Vergleich zum klassischen Neuroleptikum Haloperidol und zum atypischen Neuroleptikum Clozapin

Substanz	Mittlere Tagesdosis	Tagestherapiekosten €
Haloperidol (Haldol®)	10 mg	Ca. 0,70
Clozapin (Leponex®)	300 mg	Ca. 3,30
Amisulprid (Solian®)	400 mg	Ca. 4,50
Olanzapin (Zyprexa®)	20 mg	Ca. 12,50
Quetiapin (Seroquel®)	400 mg	Ca. 6,10
Risperidon (Risperdal®)	3 mg	Ca. 3,90
Ziprasidon (Zeldox®)	80 mg	Ca. 6,40

Behandlung von speziellen Zielsyndromen

Erregte Patienten
Angespannte, erregte Patienten müssen zur Vermeidung von selbst- und fremdgefährlichem Verhalten meist **sediert** werden. Dies kann mit niederpotenten klassischen Antipsychotika wie z. B. Levomepromazin (z. B. Neurocil®) oder durch ein Benzodiazepin (z. B. Lorazepam [Tavor®]oder Diazepam [Valium®]) erfolgen. Auch die Gabe sedierender neuer atypischer Antipsychotika wie z. B. Olanzapin (Zyprexa®) ist allein meist nicht ausreichend, sondern erfordert die zusätzliche Gabe eines sedierenden Medikaments (Benzodiazepine).

Akute paranoid-halluzinatorische Symptomatik
Diese wird primär mit hochpotenten klassischen Neuroleptika oder neuerdings vermehrt auch mit atypischen Neuroleptika behandelt. Meist ist zusätzlich eine sedierende Medikation notwendig.

Katatoner Stupor und lebensbedrohliche Katatonien
Diese werden mit hochpotenten klassischen Neuroleptika oder atypischen Neuroleptika in Kombination mit Benzodiazepinen behandelt. Bei lebensbedrohlichen, perniziösen Katatonien kann eine Elektrokrampftherapie lebensrettend sein.

Schizophrene Negativsymptomatik
Hier werden primär atypische Neuroleptika eingesetzt, die gegenüber den klassischen Neuroleptika eine bessere Wirksamkeit auf die schizophrene Negativsymptomatik haben.

Behandlung postschizophrener Depressionen
Bei Auftreten einer postschizophrenen Depression werden Antidepressiva wie zur Behandlung depressiver Episoden im Allgemeinen eingesetzt. Dabei ist zu beachten, dass durch die Antidepressivatherapie psychotische Symptome exazerbieren können.

Behandlung älterer Patienten
Bei der Behandlung älterer Patienten ist zu beachten, dass diese insbesondere auf extrapyramidalmotorische Nebenwirkungen der klassischen Antipsychotika sensibler reagieren. Auch kardiale und Kreislaufnebenwirkungen, z. B. unter Clozapin, treten im fortgeschrittenen Alter häufiger auf. Als Faustregel kann gelten, dass ältere Patienten oft nur ⅓ der bei jungen Patienten angeordneten Dosis benötigen. Besonders geeignet erscheint Risperidon (Risperdal®) zu sein, das in der Behandlung der chronischen Aggressivität und psychotischer Symptome bei Demenzen zugelassen ist.

Praxistipp
Vor Therapiebeginn sollten Kontraindikationen ausgeschlossen und Routineuntersuchungen durchgeführt werden, falls es die Situation zulässt. In Notfallsituationen ist aufgrund der relativ hohen Sicherheit der Neuroleptika und Benzodiazepine jedoch eine Gabe auch ohne vorherige körperliche und laborchemische Untersuchung möglich.

Vorgehen bei Therapieresistenz
Etwa 20–30% der Patienten sprechen nicht auf das initial gegebene Neuroleptikum an. Tritt nach 4–6 Wochen ausreichend hoch dosierter Therapie und sicherer Compliance des Patienten keine Besserung ein, sollte entweder auf die **Maximaldosis erhöht** oder auf ein **anderes Neuroleptikum** (möglichst aus einer anderen chemischen Gruppe) umgesetzt werden.

Eine weitere mögliche Maßnahme bei Therapieresistenz ist die **Augmentierung** mit einem zweiten Neuroleptikum, mit einem Stimmungsstabilisierer oder mit einem Antidepressivum. Für die Wirksamkeit dieser Maßnahmen gibt es jedoch wenige Evidenzen aus klinischen Studien.

Bei Therapieresistenz auf oder Unverträglichkeit von mindestens zwei Neuroleptika kann auch auf **Clozapin** (Leponex®) umgestellt werden, das eine nachgewiesenermaßen überlegene Wirksamkeit bei Therapieresistenz auf andere Neuroleptika zeigt.

Sinnvoll ist auch, bei Therapieresistenz die **Plasmaspiegel** des Medikaments zu überprüfen, um einerseits die Compliance zu prüfen und andererseits Ultrarapid-Metabolizer, die aufgrund genetischer Polymorphismen des Cytochrom-P450-Systems der Leber Medikamente sehr schnell verstoffwechseln, nicht zu übersehen (↗ Kap. 3 für weitere Erläuterungen).

Erhaltungstherapie und Rezidivprophylaxe

Behandlungsdauer
Ohne neuroleptische Rezidivprophylaxe liegt neuesten Studien zufolge nach einer schizophrenen Erst-

erkrankung die Rückfallrate im ersten Jahr bei 60% und im zweiten Jahr bei 80%. Nach der 2. Phase der Erkrankung liegt die Rückfallrate sogar noch höher: im ersten Jahr bei 75%, im zweiten Jahr zwischen 80 und 90%.

Nach Abklingen einer akuten schizophrenen Episode müssen daher die Antipsychotika für unterschiedliche Zeitintervalle weitergegeben werden:

- Therapie nach schizophrener **Ersterkrankung** und vollständiger Remission: Erhaltungsdosis für 1–2 Jahre und langsames Absetzen über 3–6 Monate
- Therapie nach einem ersten **Rezidiv** und vollständiger Remission: Langzeitmedikation über mindestens 5 Jahre und sehr langsames Absetzen (Dosisreduktion von ca. 20% alle 6 Monate)
- Therapie bei **chronischen Schizophrenien:** lebenslange Medikation.

Wahl des Antipsychotikums

Grundsätzlich lässt sich eine rezidivprophylaktische Langzeittherapie oral durchführen. Aus folgenden Gründen wird jedoch oft eine Therapie mit intramuskulär injizierbaren Depotneuroleptika (Tab. 6-17), die eine Wirkungsdauer von 1–4 Wochen haben, favorisiert:

- Wesentliche Verbesserung der „Compliance“ des Patienten
- Günstige Pharmakokinetik:
  - Umgehung des „First-Pass-Effekts“
  - Geringe Schwankungen der Plasmakonzentration
  - Geringe Wirkstoffbelastung des Organismus durch geringere Dosen pro Tag als bei täglicher oraler Applikation

Es ist prinzipiell sinnvoll, zur Langzeittherapie dasselbe Präparat in Depot-Form anzuwenden, auf das der Patient während der akuten Krankheitsphase in oraler Form gut angesprochen hat.

Ein erster **Absetzversuch** darf immer nur als langsames Ausschleichen, **nie abrupt,** erfolgen. Er sollte frühestens nach einem 12-monatigen symptomlosen Intervall durchgeführt werden, jedoch umso später, je mehr Rezidive vorher aufgetreten sind. Die wichtigsten Gründe für zahlreiche Rezidive sind unregelmäßige Medikamenteneinnahme bzw. abruptes Absetzen der Therapie.

Praxistipp
Seit kurzem steht als erstes atypisches Depot-Neuroleptikum Risperidon als Risperdal Consta® zur Verfügung. Es zeichnet sich durch eine gute Verträglichkeit aus, was sich auf die Therapiecompliance positiv auswirkt.

Elektrokrampftherapie

Eine primäre Indikation für eine Elektrokrampftherapie (EKT) stellt heute nur noch die seltene **lebensbedrohliche (perniziöse) Katatonie** dar. Ansonsten kann die EKT auch bei schweren therapieresistenten Schizophrenien zur Anwendung kommen.

Psycho- und Soziotherapie

In der Behandlung der Schizophrenien haben neben der Pharmakotherapie psychosoziale Interventionen mit therapeutischen Schwerpunkten auf **Information, Edukation, Training sozialer Kompetenzen** und **Beratung** einen wichtigen Stellenwert. Zu den Maßnahmen der Psycho- und Soziotherapie schizophrener Erkrankungen werden gerechnet:

- Psychotherapeutische Basisbehandlung
- Problemlösetraining und soziales Kompetenztraining
- Kognitive Trainingsverfahren
- Familientherapie/Angehörigenarbeit
- Ergotherapie
- Spezifische Rehabilitationsprogramme
- Frühinterventionsprogramme

Psychotherapeutische Basisbehandlung

Entscheidend ist bei Behandlungsbeginn der **Aufbau einer tragfähigen Beziehung** zwischen Patient

Tab. 6-17 Depot- und Langzeitneuroleptika

Generikum	Handelsname	Applikationsintervall	Dosierung [mg]
Zuclopenthixol-Decanoat	Ciatyl-Z Depot®	2–3 Wochen i.m.	100–400
Flupentixol-Decanoat	Fluanxol-Depot®	2–3 Wochen i.m.	20–60
Fluphenazin-Decanoat	Lyogen-Depot®, Dapotum D®	2–4 Wochen i.m.	12,5–100
Haloperidol-Decanoat	Haldol-Decanoat®	4 Wochen i.m.	50–300
Perphenazin-Enanthat	Decentan-Depot®	2–4 Wochen i.m.	50–200
Fluspirilen	Imap®	1 Woche i.m.	2–12
Risperidon	Risperdal Consta®	2 Wochen i.m.	25–50 mg

und Therapeut, denn nur dann wird der Patient zu den notwendigen Behandlungsschritten zu motivieren sein.

Psychotherapeutische Interventionen umfassen die Vermittlung eines verständlichen und akzeptablen **Krankheitsmodells** für
- Entstehung
- Symptomatik und
- Behandlung der Erkrankung.

Aus diesem Modell geht auch die hohe Bedeutung der medikamentösen Behandlung als **Rückfallschutz** hervor. Dies ist besonders wichtig, da viele Neuroleptika – wie z.B. Clozapin – nur oral angewendet werden können, so dass der Patient für eine selbständige Einnahme des Medikaments über längere Zeit immer wieder motiviert werden muss.

Überdies benötigen die meisten Patienten die Unterstützung des Therapeuten, um sich mit den durch die Schizophrenie verursachten Funktions- und Ressourceneinbußen auseinander zu setzen. In einem weiteren Schritt sollte die Aufmerksamkeit auf „Stärken" und individuelle Bewältigungsmöglichkeiten („Ressourcen") des Betroffenen gerichtet werden: Der Patient erarbeitet sich beispielsweise einen individuellen **Krisenplan,** der „seine" Frühsymptome und gestufte Strategien enthält, die er bei einem drohenden Rückfall ergreifen kann (z.B. Erhöhung der Medikation im Selbstmanagement, Aufsuchen des behandelnden Arztes).

Problemlösetraining und soziales Kompetenztraining

Die meisten Rehabilitationsprogramme für Patienten mit schizophrenen Erkrankungen beinhalten differenzierte Interventionen zum **Training sozialer Wahrnehmung** und **sozialer Fertigkeiten** (z.B. zur Reduktion sozialer Kontaktängste) und Kommunikation von Problemlösefertigkeiten. Es hat sich gezeigt, dass ein frühzeitiges Einbeziehen von Angehörigen in psychoedukative und ressourcenorientierte Behandlungsbausteine sehr hilfreich ist.

Kognitive Trainingsverfahren

85% der schizophrenen Patienten zeigen Beeinträchtigungen in verschiedenen kognitiven Funktionsbereichen, die von erheblicher Bedeutung im Hinblick auf die berufliche und soziale Integration sowie das Ansprechen auf psychosoziale Interventionen sind. Zum Training kognitiver Funktionen werden im Rahmen der psychosozialen Rehabilitation spezifische Wahrnehmungs- und Fertigkeitstrainings zur Verbesserung exekutiver Funktionen, des verbalen Langzeitgedächtnisses, der Daueraufmerksamkeit und der verbalen Merkfähigkeit durchgeführt.

Familientherapie

Familientherapeutische Therapieprogramme basieren auf der Erkenntnis, dass die Familie eine wichtige Ressource zur Verbesserung des Erkrankungsverlaufs und der sozialen Rehabilitation darstellt. Wichtig sind folgende **Therapiebausteine:**
- Identifikation und Bearbeitung von High-Expressed-Emotion(HEE)-Mustern familiärer Kommunikation
- Identifikation von Stressfaktoren, die im Sinne des Vulnerabilitäts-Stress-Modells das Wiedererkrankungsrisiko erhöhen, und Aufbau von „schützenden Interventionen"
- Vermittlung von Wissen und Information über die Erkrankung sowie Vermittlung emotionaler Entlastung und wechselseitiger Unterstützung in Angehörigengruppen.

Soziotherapie

Die **Soziotherapie** der Schizophrenie umfasst ein breites Spektrum von Interventionsmöglichkeiten, die in der Therapieplanung individuell auf den Patienten und seine Bedürfnisse abgestimmt werden. Die soziotherapeutischen Komponenten können in stationären, teilstationären und ambulanten Einrichtungen durchgeführt werden. Dazu gehören beispielsweise:
- Ergotherapie
- Arbeitstherapie
- berufliche Rehabilitationsprogramme
- sozialpsychiatrische Dienste als Kontakt- und Beratungsstellen
- betreute Wohneinrichtungen
- Tagesstätten
- Selbsthilfe- oder Angehörigengruppen.

Ziel ist die Verkürzung stationärer Behandlungszeiten und die gemeindenahe Versorgung des Patienten.

Ergotherapie

Ergotherapeutische Maßnahmen (Abb. 6-9) machen die Arbeit zum Mittel der Therapie und sind ein Grundpfeiler der gerade für Schizophrene besonders wichtigen Strukturierung des Tagesablaufes. In der **Beschäftigungstherapie** sollen durch eine sinnvolle Aufgabe die Kreativität und Phantasie des Patienten angeregt sowie Eigeninitiative und Selbstbewusstsein gestärkt werden. Die **Arbeitstherapie** ist zusätzlich produktzentriert, d.h. in Vorbereitung auf den zukünftigen Arbeitsprozess – nach der Entlassung aus der stationären Behandlung – sollen Selbständigkeit und Eigenverantwortung in der Herstellung nützlicher Produkte gefördert werden.

Rehabilitationseinrichtungen

Im Rahmen der Rehabilitation besonders schwer erkrankter Patienten sind für eine gewisse Zeit zwischen stationärer und ambulanter Behandlung **Übergangseinrichtungen** erforderlich. Darin werden vor der vollständigen Reintegration die Anforderungen an den Patienten allmählich gesteigert. Die Art der gewählten Übergangseinrichtung hat sich nach den

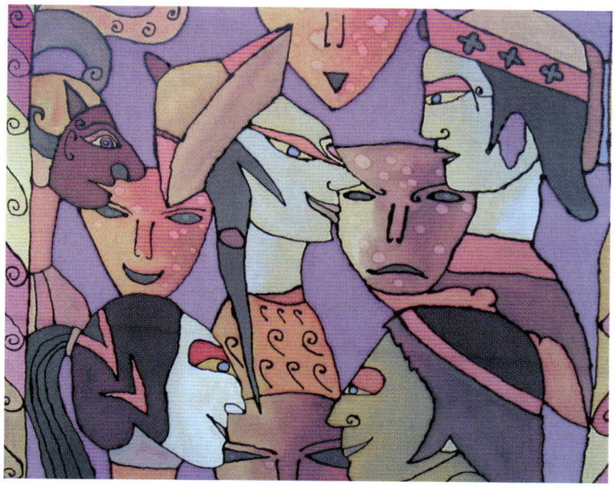

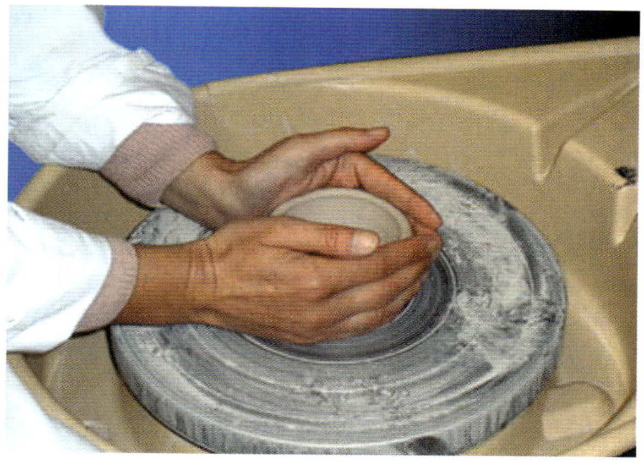

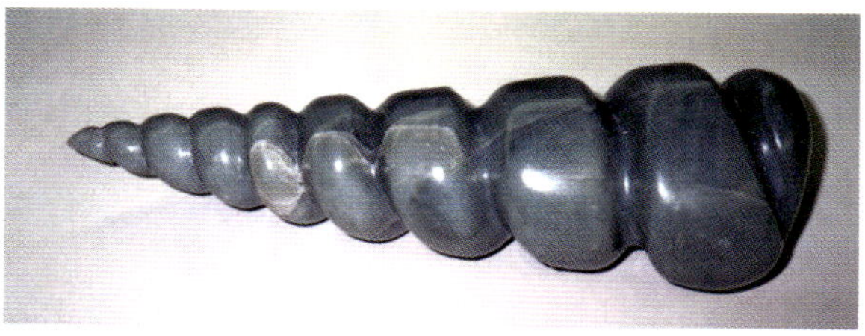

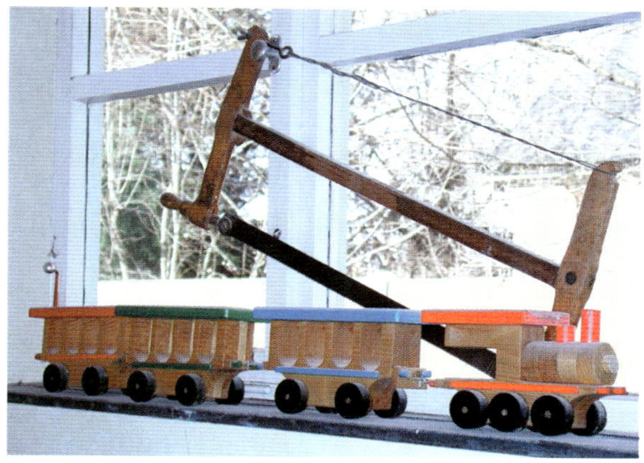

Abb. 6-9 Arbeiten aus der Ergotherapie schizophrener Patienten

speziellen Beeinträchtigungen des Patienten zu richten.

Die **Stufenrehabilitation** betrifft den Bereich des Wohnens, der Arbeit und der Erkrankung selbst, wobei eine exakte Trennung der drei Bereiche natürlich niemals möglich ist (Abb. 6-10).

Frühinterventionsprogramme

In den letzten 5–10 Jahren haben Maßnahmen zur Früherkennung psychotischer Störungen sowie Ansätze zur frühestmöglichen Behandlung ersterkrankter Schizophrener eine große Bedeutung erlangt.

Früherkennungszentren arbeiten darauf hin, in der oft jahrelangen Prodromalphase schizophrener Erkrankungen die Anzahl der diagnostizierten Patienten zu erhöhen. So vermitteln Awareness-Programme an Lehrer, Hausärzte und andere Wissen über relevante Risikoprofile in dieser Phase, in der Auffälligkeiten oft als Adoleszenzkrise verkannt werden (Leistungsknick, sozialer Rückzug, kognitive Störungen ohne Depressivität).

Frühinterventionsansätze nach der ersten psychotischen Krankheitsphase bieten Hilfe in folgenden Bereichen:

- Förderung von Krankheitsverarbeitung und Akzeptanz
- Förderung der Bereitschaft zur pharmakologischen Rezidivprophylaxe
- Reintegration in den Alltag und Vermittlung von Hilfestellungen bei der Bewältigung altersspezifischer Lebensaufgaben.

6.2 Andere psychotische Störungen

Neben den Schizophrenien werden in der ICD-10 folgende Erkrankungen zu den „anderen psychotischen Störungen" gezählt (s. Tab. 6-1.):

- **Schizotype Störung (ICD-10 F21):** eine Störung mit exzentrischem Verhalten und Anomalien des Denkens und der Stimmung, die schizophren wirken, obwohl nie eindeutige und charakteristische schizophrene Symptome aufgetreten sind.
- **Anhaltende wahnhafte Störung (Paranoia; ICD-10 F22):** chronischer Verlauf mit Entwicklung einer einzelnen Wahnidee oder mehrerer aufeinander bezogener Wahninhalte („systematisierter Wahn"). Häufige Themen sind Verfolgung und Eifersucht (Othello-Syndrom) sowie Liebe und Sexualität (Erotomanie).
- **Vorübergehende akute psychotische Störungen (ICD-10 F23):** kurzer (< 1 Monat) und eher gutar-

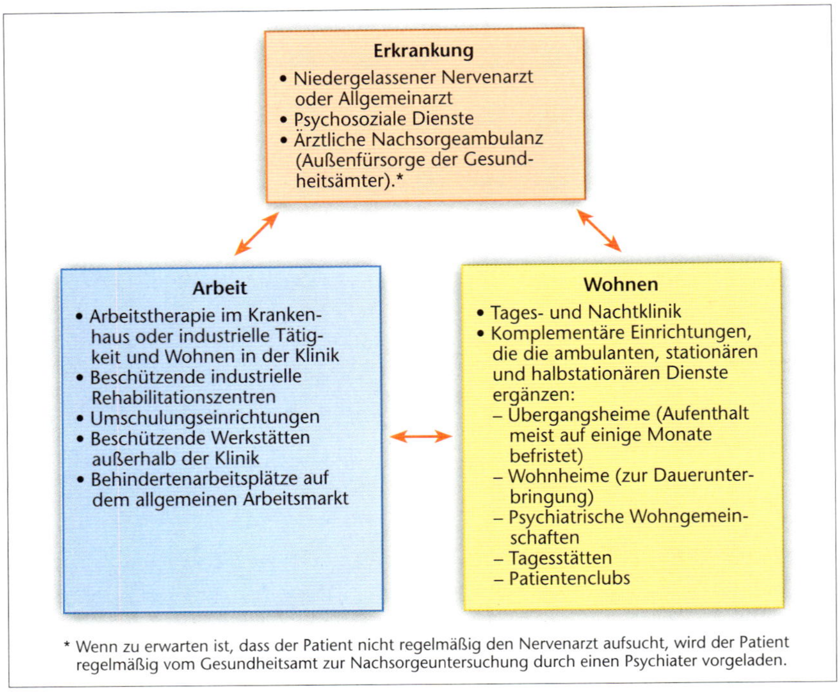

Abb. 6-10 Einrichtungen der Stufenrehabilitation

tiger Krankheitsverlauf, meist akuter oder sogar abrupter Beginn.

- **Induzierte wahnhafte Störung (Folie à deux; ICD-10 F24):** Übernahme wahnhafter Überzeugungen eines psychisch Kranken durch eine ansonsten gesunde Person (oft Ehepartner).
- **Schizoaffektive Störungen (ICD-10 F25):** Störungen, bei denen sowohl affektive als auch schizophrene Symptome in der gleichen Krankheitsphase auftreten. An Subtypen werden schizoaffektive Störungen vom depressiven, manischen oder gemischten Typ unterschieden.

6.2.1 Schizotype Störung

Nach der ICD-10 sollen **mindestens drei der folgenden Symptome für mindestens zwei Jahre** lang ständig oder episodisch vorhanden gewesen sein, um die Diagnose einer schizotypen Störung zu stellen:

1. inadäquater oder eingeschränkter Affekt (der Patient erscheint kalt und unnahbar)
2. seltsames, exzentrisches oder eigentümliches Verhalten und ebensolche Erscheinung
3. Wenig soziale Bezüge und Tendenz zu sozialem Rückzug
4. Seltsame Glaubensinhalte und magisches Denken, die das Verhalten beeinflussen und im Widerspruch zu kulturellen Normen stehen
5. Misstrauen oder paranoide Ideen
6. Zwanghaftes Grübeln ohne inneren Widerstand, oft mit dysmorphophoben, sexuellen oder aggressiven Inhalten
7. Ungewöhnliche Wahrnehmungserlebnisse mit Körpergefühlsstörungen oder anderen Illusionen, Depersonalisations- oder Derealisationserleben
8. Denken und Sprache vage, umständlich, metaphorisch, gekünstelt, stereotyp oder anders seltsam, ohne ausgeprägte Zerfahrenheit
9. Gelegentliche vorübergehende quasipsychotische Episoden mit intensiven Illusionen, akustischen oder anderen Halluzinationen und wahnähnlichen Ideen; diese Episoden treten im Allgemeinen ohne äußere Veranlassung auf.

Die schizoptype Störung gehört mit der paranoiden und schizoiden Persönlichkeitsstörung zu den so genannten **Schizophrenie-Spektrumsstörungen**, die gehäuft in der Verwandtschaft von Patienten mit schizophrenen Psychosen vorkommen. Neurobiologische Untersuchungen zeigen, dass das Ausmaß von Auffälligkeiten häufig zwischen den Befunden von Kontrollpersonen und schizophrenen Patienten liegt, was auf die neurobiologische Nähe zur Schizophrenie hinweist.

Da diese Patienten selten den therapeutischen Kontakt suchen, gibt es relativ wenige systematische Untersuchungen zu diesem Thema. Supportive Psychotherapie, Training sozialer Fertigkeiten und eine niedrig dosierte Gabe von Neuroleptika können therapeutisch hilfreich sein.

6.2.2 Anhaltende wahnhafte Störung

Die anhaltende wahnhafte Störung ist gekennzeichnet durch die Entwicklung einer einzelnen Wahnidee oder mehrerer aufeinander bezogener Wahninhalte, wobei man dann von einem systematisierten Wahn spricht. Die häufigsten **Themen** sind:

- Verfolgung und Eifersucht (Othello-Syndrom)
- Liebe und Sexualität (Erotomanie)
- Größe/Bedeutung (Megalomanie)
- Hypochondrie
- Querulanz.

Im Gegensatz zu den Wahnideen von schizophrenen Patienten sind diese **nicht bizarr**, d.h. inhaltlich nicht ungewöhnlich und unverständlich, sondern in verschiedenen Aspekten sogar nachvollziehbar. Die Wahnideen sind meist das einzige psychopathologische Charakteristikum.

Verlauf und Prognose

Das typische Manifestationsalter ist das mittlere und spätere Lebensalter. Insgesamt die Hälfte aller Patienten mit anhaltenden wahnhaften Störungen remittiert. Je akuter der Beginn und je jünger das Lebensalter zum Zeitpunkt der Erstmanifestation ist, desto günstiger ist die Prognose.

Diagnose und Differentialdiagnose

Nach der ICD-10 muss die Wahnsymptomatik mindestens über einen Zeitraum von drei Monaten durchgehend bestehen, um als anhaltende wahnhafte Störung klassifiziert werden zu können.

Psychiatrische Differentialdiagnosen sind die vorübergehenden akuten psychotischen Störungen (kürzere Krankheitsdauer), Schizophrenien (typische schizophrene Symptomatik) sowie affektive Erkrankungen mit psychotischer Symptomatik. Auch verschiedene organische Psychosyndrome wie Epilepsien, degenerative Demenzen, metabolische Enzephalopathien, extrapyramidale Erkrankungen und traumatische Hirnschädigungen können differentialdiagnostisch relevant sein. Ebenso müssen ein alkoholischer Eifersuchtswahn und eine paranoide Persönlichkeitsstörung ausgeschlossen werden.

Therapie

Da die **Krankheitseinsicht** in der Regel **fehlt** und damit eine Behandlungsnotwendigkeit von den Patienten nicht anerkannt wird, muss unter Abwägen von Vorteilen (Therapieansprechen) und Nachteilen (Vertrauensverlust, Wahnverstärkung) häufig eine Betreuung mit dem Ziel eines Behandlungsversuchs eingerichtet werden. Dann kann eine Behandlung auch gegen den Willen des Patienten erfolgen. Gegenüber einer **Pharmakotherapie** mit Antipsychotika sind chronische Wahnerkrankungen jedoch häufig relativ resistent. Begleitend können supportive psychotherapeutische oder kognitiv-behaviorale Verfahren hilfreich sein.

6.2.3 Vorübergehende akute psychotische Störungen

Zu den vorübergehenden akuten psychotischen Störungen werden **drei Störungsbilder** gerechnet:

- die akute polymorphe psychotische Störung ohne Symptome einer Schizophrenie (ICD-10: F23.0)
- die akute polymorphe psychotische Störung mit Symptomen einer Schizophrenie (ICD-10: F23.1)
- die akute schizophreniforme psychotische Störung (ICD-10: F23.2)

Für alle drei Störungen sind **charakteristisch:**

1. **akuter Beginn** innerhalb von zwei Wochen oder weniger
2. das **Vorhandensein typischer Symptome**: Polymorphes = schnell wechselndes und unterschiedliches Erscheinungsbild mit oder ohne Symptome einer Schizophrenie oder relativ stabile schizophrene Symptomatik
3. das Vorliegen einer **akuten Belastung im Vorfeld**
4. der **gutartige Verlauf**, d.h. in der Regel vollständige Remission innerhalb von Tagen bis Wochen.

Diagnose und Therapie

Im Querschnitt sind die drei Erkrankungen von einer Schizophrenie oder affektiven Erkrankung oft nur schwer zu unterscheiden, so dass erst die Längsschnittbetrachtung zur Diagnose führen kann. Differentialdiagnostisch entscheidend sind die **kurze Krankheitsdauer** (< 1 Monat) und das bei den akut polymorphen psychotischen Störungen **fluktuierende Symptombild**, das typischerweise von Tag zu Tag oder sogar von Stunde zu Stunde wechselt.

Die akute schizophreniforme psychotische Störung ist eine schizophrene Störung, die weniger als 1 Monat andauert. Die Diagnose ist daher prinzipiell als vorläufig anzusehen, wobei im weiteren Verlauf überwiegend die Diagnose einer Schizophrenie, einer reinen affektiven oder schizoaffektiven Störung gestellt wird. Nur eine kleine Kerngruppe schizophreniform Erkrankter wird im weiteren Krankheitsverlauf wiederum als schizophreniform identifiziert.

Bezüglich der **Therapie** liegen keine kontrollierten Studien vor. In der Regel werden Antipsychotika kombiniert mit Benzodiazepinen gegeben.

6.2.4 Induzierte wahnhafte Störung

Hierbei handelt es sich um die **Übernahme wahnhafter Überzeugungen** eines psychisch Kranken durch eine ansonsten gesunde Person, die mit dem primär Wahnkranken in einer engen emotionalen Beziehung lebt (am häufigsten Geschwister, Ehepartner oder Mütter mit Kindern). Häufig leben diese Menschen von anderen Menschen isoliert, wobei die **soziale Isolation** und der **Verlust der Realitätskontrolle** sowohl Folge als auch aufrechterhaltender Faktor des induzierten Wahns sind. Bei der induzierten wahnhaften Störung leidet zunächst nur der zumeist schizophrene, primär Wahnkranke unter einer psychotischen Störung. Beim sekundär Wahnkranken sind die Wahnvorstellungen induziert. Gelegentlich betrifft die Störung auch mehr als zwei

Personen. Man spricht dann nicht mehr von einer **Folie à deux**, sondern von einer Folie à trois usw.

Die häufigsten **Wahnideen** sind Verfolgungs- und/oder Größenwahn sowie religiöse Wahninhalte und Querulantenwahn. Nach der Trennung gibt der induzierte Wahnkranke den Wahn meist spontan auf.

Ca. 2% der stationär psychiatrischen Aufnahmen sollen dieses Krankheitsbild zeigen. Wahrscheinlich ist diese Störung nicht selten, sie kann aber eben nur bei genauer psychiatrischer Untersuchung des Umfeldes psychisch kranker Patienten eruiert werden.

6.2.5 Schizoaffektive Psychosen

Von einer schizoaffektiven Psychose spricht man, wenn **neben der schizophrenen Symptomatik** auch **ausgeprägte affektive Störungen** wie manische oder depressive Verstimmungen bestehen. Sie beherrschen über weite Strecken das Bild und ähneln in ihrer Schwere der Symptomatik von Depressionen oder Manien.

Man sollte dabei beachten, dass natürlich nicht jede Schizophrenie, die mit affektiven Störungen einhergeht, als schizoaffektiv bezeichnet wird, denn affektive Grundsymptome sind bei Schizophrenien häufig. Die affektiven Störungen müssen sehr ausgeprägt sein und zumindest zeitweise das Bild beherrschen.

In der ICD-10 werden drei **Subtypen** schizoaffektiver Störungen unterschieden:

- schizoaffektive Störung, gegenwärtig manisch (ICD-10: F25.0)
- schizoaffektive Störung, gegenwärtig depressiv (ICD-10: F25.1)
- gemischte schizoaffektive Störung (ICD-10: F25.2)

Verlauf und Prognose

Die Prognose ist insgesamt besser als bei den schizophrenen und schlechter als bei den affektiven Störungen. Generell gilt: Je ausgeprägter die schizophrene Symptomatik, desto schlechter ist die Langzeitprognose. Etwa 20% der Patienten haben einen chronischen Verlauf, bei den übrigen kommt es zu wiederholten Krankheitsepisoden, wobei über einen Langzeitverlauf von 25 Jahren durchschnittlich 6 Rezidive beobachtet wurden.

Die lebenslange Prävalenz liegt mit 0,5–0,8% etwas unter der der Schizophrenien. Die Erstmanifestation liegt typischerweise im späten Jugendalter und frühen Erwachsenenalter. Frauen sollen geringfügig häufiger erkranken.

Therapie

Die Therapie schizoaffektiver Störungen mittels kontrollierter Studien ist bislang nur unzureichend untersucht.

Zur Therapie schizomanischer Episoden werden Antipsychotika und Stimmungsstabilisierer eingesetzt, zur Therapie schizodepressiver Syndrome primär Antipsychotika. Falls diese allein jedoch nicht ausreichen, können auch Antidepressiva verordnet werden, wobei zu beachten ist, dass Antidepressiva zu einer Exazerbation der schizophrenen Symptomatik führen können. Zur Phasenprophylaxe kommen klinisch meist Kombinationen aus Stimmungsstabilisierer und Antipsychotika zur Anwendung.

7 Suchterkrankungen

Klaus Lieb

Der Begriff Sucht stammt aus dem Altgermanischen, wo mit „suht" oder „siech" in erster Linie körperliche Erkrankungen gemeint waren. Daher findet sich dieser Wortstamm auch in Krankheiten wie der Schwindsucht oder der Gelbsucht wieder. Erst Ende des 18. Jahrhunderts wurde Sucht mit „suchen" in Verbindung gebracht.

Sucht kann sich ganz verschieden äußern: als Sucht nach Medikamenten oder Alkohol, aber auch als Sucht nach Arbeit oder Sexualität. Bis 1964 grenzte die WHO gegen den Begriff der **Sucht**, als deren entscheidendes Merkmal die psychische Abhängigkeit angesehen wurde, den Begriff der Gewöhnung ab, der die körperliche Abhängigkeit bezeichnete. Da aber psychische und körperliche Abhängigkeit bei beiden Formen nie scharf trennbar waren, verzichtete man in der Folgezeit auf diese Unterscheidung und führte den Begriff der **Abhängigkeit** ein, die körperlicher und/oder psychischer Art sein kann.

Die folgenden Kapitel werden sich nicht mit den nicht-stoffgebundenen Abhängigkeiten wie z. B. der Spielsucht beschäftigen, sondern mit den stoffgebundenen Abhängigkeiten. Hier kommen neben den psychologischen und sozialen Faktoren der Entwicklung der Abhängigkeit noch die schädigenden Wirkungen des Suchtmittels auf den Organismus, v. a. auf das ZNS, hinzu.

Die ICD-10 unterscheidet psychische und Verhaltensstörungen durch psychotrope Substanzen nach neun Kategorien (Tab. 7-1).

Für jede der Kategorien kann in der ICD-10 die **Art der Störung** weiter klassifiziert werden:

- Intoxikation (F1x.0)
- Missbrauch/schädlicher Gebrauch (F1x.1)
- Abhängigkeit (F1x.2)
- Entzugssyndrom (F1x.3)
- Entzugssyndrom mit Delir (F1x.4)
- Psychotische Störung (F1x.5)
- Amnestisches Syndrom (F1x.6)
- Restzustand und verzögert auftretende psychotische Störung (F1x.7)
- Psychische oder Verhaltensstörungen (F1x.8)

Tab. 7-1 Psychische und Verhaltensstörungen durch psychotrope Substanzen nach der ICD-10

F10	Störungen durch Alkohol
F11	Störungen durch Opioide
F12	Störungen durch Cannabinoide
F13	Störungen durch Sedativa oder Hypnotika
F14	Störungen durch Kokain
F15	Störungen durch sonstige Stimulanzien einschließlich Koffein
F16	Störungen durch Halluzinogene
F17	Störungen durch Tabak
F18	Störungen durch flüchtige Lösungsmittel
F19	Störungen durch multiplen Substanzgebrauch und Konsum sonstiger psychotroper Substanzen

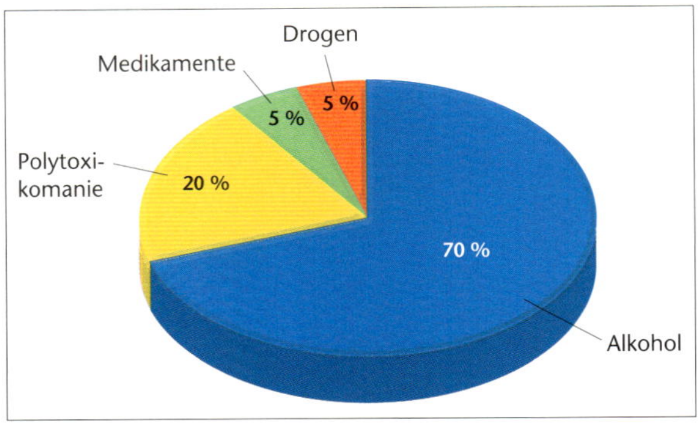

Abb. 7-1 Relative Häufigkeit der Abhängigkeiten

- Nicht näher bezeichnete psychische oder Verhaltensstörung (F1x.9)

Bsp.: Eine Alkoholabhängigkeit wird in der ICD-10 mit F10.2 kodiert und ein Opiatentzugssyndrom mit F11.3.

Terminologie

- **Abhängigkeit:** Von Abhängigkeit spricht man, wenn innerhalb eines Jahres bestimmte Diagnosekriterien erfüllt sind (Tab. 7-2). Die wichtigsten Kriterien sind dabei das Auftreten von Entzugssymptomen, Toleranzentwicklung und Kontrollverlust.
- **Missbrauch oder schädlicher Gebrauch:** Dieser ist nach ICD-10 definiert als ein Konsumverhalten, das zu einer **körperlichen oder psychischen Gesundheitsschädigung** führt. Die Schädigung kann körperlicher Art (z. B. Hepatitis durch i.v. Injektion von Substanzen) oder psychischer Art sein (z. B. Depression bei starkem Alkoholkonsum). Kein Beweis für einen schädlichen Gebrauch ist es allerdings, wenn das Konsumverhalten einer Person von anderen Personen abgelehnt wird, es zu wiederholten akuten Intoxikationen kommt oder eine Person unter häufigem „Kater“ leidet.

Tab. 7-2 ICD-10-Diagnosekriterien für das Vorliegen einer Abhängigkeit von psychotropen Substanzen.

Es müssen irgendwann innerhalb des letzten Jahres mindestens drei der folgenden Kriterien gleichzeitig vorhanden gewesen sein:	
1.	Ein starker Wunsch oder eine Art Zwang, psychotrope Substanzen zu konsumieren
2.	Verminderte Kontrollfähigkeit bezüglich des Beginns, der Beendigung und der Menge des Konsums
3.	Ein körperliches Entzugssyndrom bei Beendigung oder Reduktion des Konsums
4.	Nachweis einer Toleranz (um die ursprünglich durch niedrigere Dosen erreichten Wirkungen hervorzurufen, sind zunehmend höhere Dosen erforderlich)
5.	Fortschreitende Vernachlässigung anderer Vergnügungen oder Interessen zugunsten des Substanzkonsums oder erhöhter Zeitaufwand zur Substanzbeschaffung oder um sich von den Folgen zu erholen
6.	Anhaltender Substanzkonsum trotz Nachweises eindeutiger schädlicher Folgen

Merke

Ein Abhängigkeitssyndrom ist durch ein starkes Verlangen nach einer psychotrop wirksamen Substanz, Kontrollverlust, körperliche Entzugssymptome, Toleranzentwicklung, Einengung auf den Substanzgebrauch und Fortsetzung des Konsums trotz schädlicher Konsequenzen gekennzeichnet.

Ein schädlicher Gebrauch einer Substanz besteht, wenn deren Einnahme zu körperlichen oder psychischen Problemen führt.

- **Psychische Abhängigkeit:** Unter psychischer Abhängigkeit versteht man ein starkes, unwiderstehliches **Verlangen** nach einer Droge bzw. Alkohol (engl.: craving) (Tab. 7-3).
- **Körperliche Abhängigkeit:** Diese ist gekennzeichnet durch einen Zustand des Organismus, in dem gegen die psychotrope Substanz eine **Toleranz** eingetreten ist und infolgedessen diese ständig zugeführt werden muss, um das Auftreten eines **Entzugssyndroms** zu verhindern. Entscheidende Faktoren sind hier also Toleranzentwicklung und Entzugssymptomatik (Tab. 7-3).
- **Toleranzentwicklung:** Darunter versteht man die Tatsache, dass sich der Körper an die Zufuhr von Alkohol bzw. Drogen **gewöhnt**. Dies geschieht z. B. durch beschleunigten enzymatischen Abbau in der Leber, Absinken der Empfindlichkeit zellulärer Rezeptoren an den Wirkorten, verzögerte Resorption aus dem Darm oder verzögerte Aufnahme ins Gewebe. Die Menge an zugeführter Droge muss erhöht werden, um denselben Effekt wie vor der Toleranzentwicklung zu erzielen. Daraus ergibt sich für den Konsumenten der Zwang zur **Dosissteigerung** (Erhöhung der Einzeldosis oder der Einnahmefrequenz). Beim plötzlichen Absetzen der Substanz kommt es zu einem Abstinenzsyndrom, das sich in je nach Drogen unterschiedlichen körperlichen und psychischen Entzugserscheinungen äußert. Die Entzugserscheinungen zwingen meist zu weiterer Substanzeinnahme.
- **Suchtpotential:** Damit bezeichnet man das Ausmaß der Fähigkeit einer Substanz, bei einem Menschen Abhängigkeit zu erzeugen. Das Suchtpotential einer Substanz ist umso höher, je mehr Menschen davon abhängig werden und je schneller die Abhängigkeitsentwicklung erfolgt (Tab. 7-3). Ein

Beispiel für eine Substanz mit sehr hohem Suchtpotential ist das Heroin (Abhängigkeitsentwicklung bei praktisch allen Menschen in sehr kurzer Zeit), eine mit relativ niedrigem Suchtpotential der Alkohol (eine Abhängigkeit entwickelt sich im Laufe von Jahren bei ca. 5% aller Menschen, die Alkohol trinken).

- **Drogen:** Unter Drogen verstand man früher zunächst pflanzliche Arzneistoffe, später auch alle Arten von synthetischen Medikamenten. Heute nennt man Drogen Stoffe, die eine Wirkung auf das ZNS haben, also psychotrop sind, und daher Abhängigkeit erzeugen können. Oft wird der Begriff Drogen mit illegalen Drogen gleichgesetzt und von Alkohol und Nikotin als „legale Drogen" abgegrenzt.
- **Polytoxikomanie:** Damit bezeichnet man einen **multiplen Substanzmissbrauch**, der folgendermaßen definiert ist: Die Betroffenen haben über einen Zeitraum von mindestens sechs Monaten wiederholt psychotrope Substanzen aus mindestens drei der in Tabelle 7-1 genannten Kategorien konsumiert, wobei keine psychotrope Substanz für sich alleine dominierte.

Die **Diagnose** einer Polytoxikomanie nach der ICD-10 sollte insbesondere dann gestellt werden, wenn „die Substanzaufnahme wahllos und chaotisch verläuft oder wenn Bestandteile verschiedener Substanzen untrennbar vermischt sind". Im täglichen, klinischen Sprachgebrauch wird (weniger streng definiert im Vergleich zur ICD-10) der Begriff Polytoxikomanie oft auch dann schon verwendet, wenn ein Patient gleichzeitig und regelmäßig verschiedene Substanzen konsumiert.

Die Entwicklung einer Polytoxikomanie kann verschiedene **Ursachen** haben: Zum einen kann sie auf die wechselnde Verfügbarkeit der Substanzen zurückzuführen sein, zum anderen darauf, dass eine Substanz gegen Nebenwirkungen oder Entzugserscheinungen eines anderen Stoffes eingesetzt wird. So führt z.B. der Missbrauch von Psychostimulanzien zu Schlafstörungen, die dann wiederum mit Hypnotika „behandelt" werden, Benzodiazepine sollen die Entzugserscheinungen von Opiaten erträglich machen usw. In diesem Sinne kann auch die Verschreibungspraxis von Ärzten die Entwicklung einer Polytoxikomanie fördern. Das geschieht z.B., wenn bei Alkoholentzugssymptomen ambulant Distraneurin® verordnet wird, was seinerseits ein Abhängigkeitspotential besitzt, oder wenn von einem Arzt mehrere abhängigkeitserzeugende Medikamente gleichzeitig und über lange Zeit verschrieben werden.

Epidemiologie

Wie in Kapitel 1 dargestellt, gehören in Deutschland die Störungen durch psychotrope Substanzen nach den somatoformen Störungen, den Angststörungen und den affektiven Störungen zu den häufigsten psychischen Erkrankungen. Innerhalb der Suchterkrankungen dominieren dabei deutlich die Störungen durch Alkohol, die insgesamt etwa sechsmal häufiger sind als alle anderen drogenbedingten Störungen (Abb. 7-1).

Tab. 7-3 Ausmaß der psychischen und physischen Abhängigkeit bei verschiedenen psychotropen Substanzen

Substanz	Psychische Abhängigkeit	Körperliche Abhängigkeit
Opioide	+++	+++
Alkohol/Barbiturate	++	++
Kokain	++	(+)
Psychostimulanzien	++	(–)
Cannabinoide	++	(+)
Halluzinogene	++	–

Die Alkoholabhängigkeit gehört nach der unipolaren Depression weltweit zu den 10 Erkrankungen, die am stärksten die Lebensqualität einschränken (↗ Abb. 1-3).

Bezüglich einzelner Störungen können folgende ungefähre **Prävalenzangaben** gemacht werden:

- Ca. 7,8 Mio. Deutsche haben einen riskanten Alkoholkonsum (16%), 2,4 Mio. (4%) haben einen Alkoholmissbrauch und ca. 1,5 Mio. (3%) sind alkoholabhängig.
- 2 Mio. Menschen in Deutschland konsumieren Cannabis.
- 1,5 Mio. Deutsche sind medikamentenabhängig, davon ca. 1,2 Mio. von Benzodiazepinen.
- 1 Mio. Deutsche konsumieren häufig Amphetamine wie z.B. Ecstasy, letzteres mit steigender Tendenz.
- Ungefähr 150 000 Menschen in Deutschland konsumieren Heroin.

Ätiologie

Beim Entstehen von Abhängigkeit spielen unterschiedliche Faktoren eine Rolle, die im Sinne einer **multifaktoriellen Genese** zusammenwirken. Zu diesen Faktoren gehören:

- Genetische Faktoren
- Verhaltens- und Lernfaktoren
- Soziale Faktoren
- Komorbide psychische Erkrankungen.

Genetische Faktoren

Ein erster Hinweis darauf, dass Abhängigkeitserkrankungen durch genetische Faktoren mit bestimmt werden, ist die Beobachtung, dass Abhängigkeitserkrankungen überzufällig häufig bei Mitgliedern derselben Familie beobachtet werden können. Dies kann zwar dadurch erklärt werden, dass ein Kind von seinen Eltern „lernt“, alkoholabhängig zu werden, auf der anderen Seite kann man davon ausgehen, dass genetische Faktoren die Dispositionsentwicklung von Alkohol- und Drogenproblemen mitsteuern. So wurden bei homozygoten Zwillingen höhere Konkordanzraten für die Prävalenz der Alkoholabhängigkeit gefunden als bei heterozygoten Zwillingen und Adoptionsstudien zeigten höhere Raten von Alkoholabhängigkeit bei Kindern alkoholkranker Eltern, auch wenn diese Kinder in einer nicht oder wenig trinkenden Umgebung aufwuchsen. Allerdings zeigen die deutlich unter 100% liegenden Konkordanzraten bei eineiigen Zwillingen, dass auch Umgebungsfaktoren eine wichtige Rolle spielen.

Bezüglich genetischer Faktoren geht man heute davon aus, dass es sich bei der Alkoholabhängigkeit um ein **polygenetisches Geschehen** handelt, wobei wahrscheinlich Genvariationen an verschiedenen Genorten relevant sind: diese betreffen wahrscheinlich Isoenzyme, die den oxidativen Alkoholabbau (ADH) und den Acetaldehydabbau (ALDH) übernehmen, sowie eine Genvariation im Dopamin-D_2-Rezeptor.

Verhaltens- und Lernfaktoren

Aus verhaltenspharmakologischen und tierexperimentellen Studien weiß man heute, dass Lern- bzw. Konditionierungsprozesse bei der Entstehung und Aufrechterhaltung von Abhängigkeitserkrankungen von zentraler Bedeutung sind. So kann jeder Substanzgebrauch als Verhalten verstanden werden, das durch seine Konsequenzen operant konditioniert wird. So stellt beispielsweise die Vermittlung angenehmer Empfindungen durch die Drogeneinnahme, die Zustände von innerer Leere, Depressivität, Angst und Missempfindungen beseitigen, einen positiven Verstärker von süchtigem Verhalten dar. Ähnliches trifft auch zu, wenn durch die Einnahme von Drogen unangenehme Entzugssymptome aufgehoben werden. Weitere, sekundäre Verstärkerprozesse sind beispielsweise, wenn das Suchtverhalten sozial verstärkt wird, wenn z.B. mit der Einnahme einer Droge eine vermehrte Anerkennung verbunden ist.

Insbesondere beim Lernen durch positive Verstärkung spielt das so genannte **Belohnungssystem** eine bedeutende Rolle. Bei diesem System handelt es sich um ein komplexes Neurotransmittersystem, bei dem verschiedene Neurotransmitter, insbesondere aber β-Endorphine und Dopamin, bedeutsam sind. Von zentraler Bedeutung sind wahrscheinlich dopaminerge Neurone, die vom ventralen Tegmentum des Mittelhirns zum Nucleus accumbens des Vorderhirns ziehen. Die dopaminerge Neurotransmission kann durch verschiedene Substanzen mit Suchtpotential wie Alkohol, Opiate, Nikotin oder Kokain gesteigert werden. Neben Dopamin sind wahrscheinlich noch weitere Neurotransmittersysteme wie das serotonerge, noradrenerge und GABAerge System beteiligt.

Soziale Faktoren

Früher nahm man an, dass Suchterkrankungen hauptsächlich in niederen sozialen Schichten auftreten, heute weiß man jedoch, dass Abhängigkeitserkrankungen in allen Schichten in vergleichbarem Maße gefunden werden. Soziale Faktoren spielen u.a. eine Rolle beim Erstkonsum psychotroper Substanzen. Dazu gehören z.B. die Verfügbarkeit und die Kosten der Drogen, das Verhalten Gleichaltriger, Gesetze sowie soziale Normen und Traditionen.

Psychiatrische Komorbidität

Bei ca. 50% der Suchtpatienten findet sich eine andere psychiatrische Erkrankung, wobei Persönlichkeitsstörungen, depressive Störungen und Angststörungen besonders häufig sind. In vielen Fällen beginnt die Sucht damit, die bereits vorliegende psychische Erkrankung selbst zu „behandeln“. In der Vorgeschichte finden sich auch häufig Überforderungssituationen, Stressbelastung und Leistungsdruck, chronische Schlafstörungen und Schmerzzustände. Die psychotrope Substanz wird dann z.B. benutzt, um Spannungs- und Schmerzzustände zu lindern oder Leistung und Selbstvertrauen zu steigern.

Prinzipien der Therapie

Die Therapie von Abhängigkeitserkrankungen verläuft prinzipiell in **vier Stufen:**

- Kontaktphase: Ambulanz, Praxis, Beratungsstelle o.Ä.
- Entgiftungsphase: psychiatrisches oder internistisches Krankenhaus
- Entwöhnungsphase: hauptsächlich in speziellen Kliniken für Suchtkranke
- Nachsorgephase: niedergelassener Arzt, Suchtberatungsstellen, Selbsthilfegruppen, therapeutische Wohngruppen o.Ä.

Kontakt- oder Motivationsphase

Das Ziel der Kontaktphase, die weitestgehend durch niedergelassene Ärzte und Suchtberatungsstellen getragen wird, ist die Motivation des Betroffenen zu einer Therapie. In dieser Phase wird auch ein **Therapieplan** entworfen und die Frage nach der Kostenübernahme der Behandlung und die Notwendigkeit einer stationären Entgiftungsbehandlung geklärt.

Entgiftungs-(Entzugs-)phase

Während der Entgiftungsphase soll der Zustand chronischer Intoxikation, in dem sich der Patient befindet, beendet und eine komplette **Abstinenz** erreicht werden. Diese Phase erfolgt idealerweise auf einer spezialisierten Station eines psychiatrischen Krankenhauses.

Mit Ausnahme des Entzugs von Benzodiazepinen und barbiturathaltigen Medikamenten, der fraktioniert erfolgen muss, ist immer ein plötzliches und komplettes Absetzen der psychotropen Substanz möglich. Zur Behandlung des Entzugssyndroms werden je nach Substanz verschiedene Medikamente eingesetzt; z. B. Clomethiazol (Distraneurin®) und Clonidin (Paracefan®) zur Behandlung des Alkoholentzugssyndroms oder Doxepin (Aponal®) beim Opiatentzugssyndrom.

Entwöhnungsphase
Entwöhnungstherapien werden v. a. bei Alkohol- und Opiatabhängigkeit für vier bis sechs Monate in Spezialkliniken durchgeführt.

Nachsorgephase
Das Ziel der Nachsorgephase ist die **Stabilisierung des Zustandes**, der während der ersten drei Stufen der Therapie erreicht wurde. Neben Ärzten, Psychologen, Beratungsstellen, Sozialamt, Arbeitsamt und Arbeitgeber kommt Selbsthilfegruppen eine besondere Bedeutung zu.

Ist ein selbständiges Leben des Betroffenen nicht möglich, bietet sich die Möglichkeit des Lebens in einer therapeutischen Wohngemeinschaft oder einer betreuten Wohngruppe an.

Merke
Die vier Phasen der Therapie von Abhängigkeitserkrankungen sind Kontakt- und Motivationsphase, Entgiftung, Entwöhnung und Nachsorgephase. Sie sollten möglichst eng miteinander verzahnt sein.

Prognose

Auch wenn sämtliche therapeutischen und rehabilitativen Maßnahmen durchgeführt werden, ist die Prognose im Allgemeinen **nicht günstig**. Die Rezidivquote nach fünf Jahren beträgt für Patienten mit Alkoholabhängigkeit immer noch 50–80%, für Heroinabhängige 80–90%. Grundsätzlich haben drogenfreie Langzeitprogramme und das vollständige Durchlaufen von Programmen die größten Erfolgsaussichten.

7.1 Störungen durch Alkohol

Da die Folgen der Alkoholabhängigkeit ganz unterschiedliche Fachgebiete von der Inneren Medizin über die Neurologie bis hin zur Hals-Nasen-Ohren-Heilkunde und Kieferchirurgie betreffen und Patienten mit Alkoholproblemen primär ihren Hausarzt aufsuchen, tritt praktisch jeder Arzt regelmäßig mit alkoholkranken Menschen in Kontakt. Daher sind für jeden Arzt Kenntnisse alkoholbedingter Störungen von besonderer Bedeutung.

7.1.1 Diagnostik, Epidemiologie und Prognose

Diagnostik

Eine Alkoholabhängigkeit kann diagnostiziert werden, wenn bei Konsum von Alkohol mindestens drei von sechs allgemeinen Abhängigkeitskriterien nach ICD-10 (s. Tab. 7-2) erfüllt sind. Am wichtigsten sind bei der Alkoholabhängigkeit **Kontrollverlust**, **Entzugserscheinungen** und **Toleranzentwicklung.**

Verschiedene **klinisch-chemische Laborparameter** („biologische Marker") können auf einen erhöhten Alkoholkonsum hinweisen. Dazu gehören Erhöhungen der γ-GT und der Lebertransaminasen GOT und GPT und des mittleren Erythrozytenvolumens (MCV), die sich bei je ca. 70% der Alkoholabhängigen finden. Das „Carbohydrat-defiziente Transferrin" (CDT) ist ein weiterer Marker, der eine der γ-GT ähnliche Sensitivität, aber eine höhere Spezifität aufweist. Dieser Marker wird hauptsächlich in wissenschaftlichen Untersuchungen zum Beweis der Nüchternheit, z. B. in Therapiestudien, eingesetzt, da ein regelmäßiger Alkoholkonsum in den letzten Wochen mit einer Erhöhung des CDT-Wertes einhergeht.

Da Patienten mit Alkoholproblemen primär ihren Hausarzt aufsuchen, sind gerade dort spezifische Kenntnisse zur Diagnostik von riskantem und problematischem Trinken bzw. einer Alkoholabhängigkeit von essentieller Bedeutung. Dabei kann ein relativ einfaches Stufenschema angewandt werden (Abb. 7-2).

Berechnung des Blutalkoholgehalts
Tabelle 7-4 gibt eine Übersicht über den Alkoholgehalt verschiedener Getränke.

Aus den Angaben über die konsumierte Alkoholmenge in Gramm lässt sich bei Kenntnis des Körpergewichts nach der sog. **Widmarkschen Formel** der Alkoholgehalt im Blut berechnen. Diese Bestimmung ist vor allem bei forensischen Fragestellungen von Bedeutung.

Widmarksche Formel:

$$\text{Promille-Wert} = \frac{\text{konsumierte Alkoholmenge (g)} - \text{Resorptionsdefizit (10–20\%)}}{\text{Körpergewicht} \times \text{Reduktionsfaktor (Männer 0,7, Frauen 0,6)}}$$

Pro Stunde seit Trinkbeginn müssten 0,1–0,2 ‰ abgezogen werden, evtl. einmalig noch 0,2 ‰.

Merke
Die Gefahr der Entwicklung einer Leberzirrhose besteht schon bei einem täglichen Alkoholkonsum von 60 g bei Männern (z. B. eine Flasche Wein) und 20 g (z. B. 0,5 Liter Bier) bei Frauen.

Epidemiologie

Tabelle 7-5 gibt die wichtigsten epidemiologischen Daten zur Alkoholabhängigkeit an.

Die Diagnose einer Alkoholabhängigkeit wird oft übersehen. Werden in psychiatrischen Abteilungen noch rund ca. ⅔ der Abhängigen richtig diagnosti-

Stufe 1 – Frage nach dem Alkoholkonsum

Fragen (zum Konsumverhalten)
- Trinken Sie Alkohol?
- An durchschnittlich wie vielen Tagen pro Woche trinken Sie Alkohol?
- Wie viel Alkohol trinken Sie an einem typischen Trinktag?
- Was war die größte Alkoholmenge, die Sie zu einem bestimmten Anlass im letzten Monat getrunken haben?

Fragen (CAGE)
- Haben Sie jemals das Gefühl gehabt, Sie müssten Ihren Alkoholkonsum vermindern?
- Haben andere Personen Sie dadurch geärgert, dass diese Ihr Trinkverhalten kritisiert haben?
- Haben Sie jemals Schuldgefühle wegen Ihres Alkoholkonsums gehabt?
- Haben Sie jemals als Erstes am Morgen Alkohol getrunken, um sich zu beruhigen?

Bei einem Alkoholkonsum von:
> 170 g pro Woche oder > 50 g pro Anlass (Mann) I > 80 g pro Woche oder > 40 g pro Anlass (Frau)
oder mindestens eine mit „ja" beantwortete Frage zum CAGE

Stufe 2 – Beurteile das Ausmaß des Alkoholproblems

Riskantes Trinken
- Alkoholkonsum übersteigt die empfohlene risikoarme Trinkmenge oder Alkoholkonsum unter risikobehafteten Umständen (z. B. während der Schwangerschaft oder vor dem Autofahren)
- Hinweise auf Alkoholprobleme in der Vorgeschichte oder eine positive Familienanamnese für Alkoholprobleme

Problematisches Trinken
- Eine oder zwei mit „ja" beantwortete Fragen zum CAGE
- Hinweise auf aktuelle alkoholbezogene
  - medizinische Probleme (Bluthochdruck, Schlafstörungen, Depressionen, Unfallverletzungen, abdominelle Schmerzen, Leberfunktionsstörungen, sexuelle Störungen, Filmrisse)
  - verhaltensbedingte Probleme (Probleme mit der Familie oder bei der Arbeit bzw. in der Schule, Unfälle, Verletzungen)

Verdacht auf Alkoholabhängigkeit
- Drei oder vier mit „ja" beantwortete Fragen zum CAGE
- Hinweise auf eines oder mehrere der folgenden Symptome
  - eine Art Zwang zu trinken
  - Unfähigkeit, mit dem Trinken aufzuhören
  - Trinken, um Entzugssymptome zu vermeiden
  - Hinweise auf Entzugssymptome (z. B. Zittern, Übelkeit, Schwitzen, Stimmungsschwankungen)
  - erhöhte Toleranz gegenüber Alkohol

Abb. 7-2 Stufenschema zum Erkennen von erhöhtem Alkoholkonsum, riskantem und problematischem Trinken sowie einer Alkoholabhängigkeit

ziert, sinkt diese Zahl auf rund 50% in der Inneren Medizin und 20% in den chirurgischen Abteilungen.

Merke
Ca. 2 Mio. Menschen in Deutschland leiden an einer behandlungsbedürftigen Alkoholabhängigkeit. Das entspricht ca. 5% der männlichen und 2% der weiblichen Erwachsenenbevölkerung

Prognose

Alkoholbedingte Störungen gehören zu den 10 Erkrankungen, die die Lebensqualität am stärksten beeinträchtigen.

Infolge somatischer und psychischer Folgeerkrankungen hat die Alkoholabhängigkeit eine hohe **Mortalität:** Sie liegt in Deutschland bei ca. 42 000 Menschen/Jahr. So korreliert beispielsweise die Zahl der Todesfälle an Leberzirrhose eng mit dem mittleren

Tab. 7-4 Alkoholgehalt verschiedener Getränke

Getränk	Alkoholgehalt	Volumen	Alkoholmenge/Volumen
Bier	ca. 5 Vol-%	0,2 l	ca. 8,0 g
Wein, Sekt	ca. 10 Vol-%	0,1 l	ca. 8,0 g
Liköre	20–33 Vol-%	2,0 cl	3,2–5,2 g
Weinbrand	44 Vol-%	2,0 cl	6,4 g
Whisky	50 Vol-%	2,0 cl	8,0 g

Alkoholkonsum in der Bevölkerung. Deutschland liegt hier mit einem durchschnittlichen Konsum reinen Alkohols von 11 Litern pro Person im Jahr weltweit in der Spitzengruppe. Auch eine **erhöhte Suizidrate** führt zu einer erhöhten Mortalität: Ca. 25% aller Alkoholabhängigen unternehmen einen oder mehrere Suizidversuche, ca. 5–10% sterben durch Suizid.

Neue Untersuchungen weisen darauf hin, dass durch Motivationsmaßnahmen während der Durchführung von Entgiftungsbehandlungen bei bis zu 50% der primär unmotivierten und nicht krankheitseinsichtigen Patienten das Antreten eines nächsten Behandlungsschrittes erreicht wird. Die Erfolgsraten bei stationären Entwöhnungsbehandlungen liegen bei 50–70%, wobei jedoch mittel- und längerfristig eine stabile Besserung bei nur 40–50% der Patienten erreicht wird.

Tab. 7-5 Epidemiologische Daten zur Alkoholabhängigkeit

- Lebenszeitrisiko, alkoholabhängig zu werden: ca. 5%
- Prävalenz (Anteil behandlungsbedürftiger Alkoholiker): ca. 2 Mio.; das entspricht ca. 5% der männlichen und 2% der weiblichen Erwachsenenbevölkerung
- Anteil alkoholismusgefährdeter Erwachsener: ca. 4%
- Anteil alkoholismusgefährdeter Jugendlicher: ca. 5–6%
- Anteil der Alkoholiker unter Patienten in
  Allgemeinkrankenhäusern: ca. 10–15%
  Psychiatrischen Kliniken: ca. 20–35%
- Höchste Alkoholikerrate unter Männern: Selbständige, Freiberufliche und ungelernte bzw. angelernte Arbeiter
- Höchste Alkoholikerrate unter Frauen: Frauen aus den oberen sozialen Schichten
- Bundesdurchschnitt an Bierkonsum: ca. 150 Liter/Jahr pro Kopf
- Ausgaben für Alkoholika im Jahr: ca. 30 Mrd. Euro
- Volkswirtschaftliche Schäden pro Jahr: ca. 27–30 Mrd. Euro

7.1.2 Komorbide Erkrankungen

Ca. 30–60% der Frauen und 20–40% der Männer mit Alkoholabhängigkeit leiden an einer komorbiden anderen psychischen Störung.

Zu den **häufigsten komorbiden psychischen Störungen** bei Alkoholabhängigkeit gehören:

- Angststörungen
- Affektive Störungen; v.a. unipolare Depressionen, aber auch bipolare Störungen
- Persönlichkeitsstörungen; bei Männern v.a. die sog. antisoziale Persönlichkeitsstörung
- Abhängigkeiten von anderen psychotropen Substanzen.

Dabei kann sich die **Alkoholabhängigkeit sekundär entwickeln**, also Folge eines inadäquaten Behandlungsversuchs der psychischen Störung sein (z.B. Trinken, um Angstsymptome zu beseitigen), oder die **komorbide Erkrankung** kann **Folge des Alkoholkonsums** sein. Über die Frage, ob eine andere psychische Störung primär oder sekundär besteht, entscheidet meist der Verlauf. Bei chronischer Alkoholabhängigkeit ist die Frage allerdings häufig nur schwer zu beantworten, da der chronische Alkoholkonsum selbst mit einer Vielzahl psychischer Symptome einhergeht. Ein Beispiel sind etwa Angstsymptome als Zeichen einer leichten intermittierenden Entzugssymptomatik, die nicht mit einer primären Angsterkrankung verwechselt werden darf. In diesen Fällen muss der Alkoholentzug abgewartet werden, bis eine diagnostische Klärung erfolgen kann. Liegen komorbide andere Erkrankungen vor, wird die **Gesamtprognose** im Allgemeinen verschlechtert.

7.1.3 Entwicklung der Alkoholabhängigkeit

Bei der Entwicklung der Alkoholabhängigkeit unterschied Jellinek **vier Stadien** (Abb. 7-3), die oft beim sog. Gamma-Typ (s.u.) in charakteristischer Weise ausgeprägt sind. Die **Dauer** für das Durchlaufen dieser Stadien beträgt im Durchschnitt 6–12 Jahre.

Die einzelnen **Phasen** können durch folgende Merkmale gekennzeichnet sein:

- **Präalkoholische Phase:**
  - Trinken mäßiger Alkoholmengen bei bestimmten Gelegenheiten, um Spannungen zu beseitigen.
  - Eine leichte Erhöhung der Alkoholtoleranz führt zu einem beinahe täglichen Alkoholkonsum.
- **Prodromalphase:**
  - Alkoholkonsum und Toleranzentwicklung nehmen weiter zu.
  - Ständiges Denken an Alkohol, Anlegen von Alkoholvorräten
  - Heimliches Trinken und Schuldgefühle
  - Verniedlichung des Alkoholkonsums
  - Erste amnestische Lücken für Ereignisse während des Alkoholkonsums
- **Kritische Phase:**
  - Entwicklung einer starken psychischen Abhängigkeit
  - Kontrollverlust
  - Morgendliches Trinken und nur noch kurze Abstinenzphasen
  - Dissimulation und Bagatellisierung des Alkoholkonsums
  - Ablehnen jeglicher Hilfe
  - Zunehmende familiäre und berufliche Schwierigkeiten
  - Beginnende Wesensveränderung mit Nivellierung, Affektlabilität, Reizbarkeit und Interessenverlust
- **Chronische Phase:**
  - Immer häufiger prolongierte tagelange Räusche, die situationsunabhängig sind

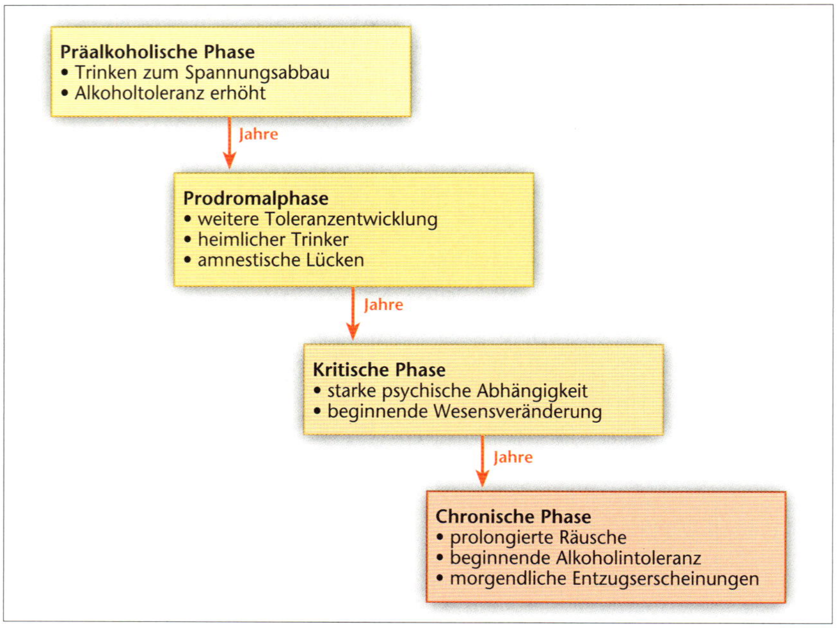

Abb. 7-3 Entwicklungsstadien der Alkoholabhängigkeit

- Morgendliche Abstinenzerscheinungen, die auf Alkoholkonsum verschwinden
- Somatische Komplikationen
- Minderung der bisher erhöhten Alkoholtoleranz bis zur Alkoholintoleranz
- Prädelirien, Delirien und Alkoholpsychosen
- Evtl. pathologische Räusche.

Typologien

- **Typologie nach Jellinek**
  Nach Jellinek lassen sich verschiedene Typen der Alkoholabhängigkeit unterscheiden (Tab. 7-6). Als alkoholabhängig im engeren Sinn werden der Gamma- und der Delta-Typ bezeichnet. Alpha-, Beta- und Epsilon-Typ stellen häufig Vorformen der erstgenannten Typen dar, können aber auch für sich bestehen bleiben.
- **Typologie nach Cloninger**
  Cloninger unterscheidet einen Typ-I- und einen Typ-II-Alkoholiker. Der **Typ-I-Alkoholiker** weist einen späteren Krankheitsbeginn, kaum familiäre Belastung, keine Geschlechtsprävalenz und eine bessere Prognose auf. Der **Typ-II-Alkoholiker** ist gekennzeichnet durch einen Beginn vor dem 25. Lebensjahr, eine erhöhte familiäre Belastung, ein Dominieren des männlichen Geschlechts, häufiges Auftreten von antisozialen Persönlichkeitseigenschaften und eine schlechtere Prognose.

7.1.4 Symptomatik und Folgen der Alkoholabhängigkeit

Körperliche Symptome, die auf eine Alkoholabhängigkeit hinweisen

Ca. 80% aller alkoholabhängigen Menschen werden mindestens 1× pro Jahr von ihrem Hausarzt wegen **Magen- und Kreislaufbeschwerden, vegetativer Störungen** usw. gesehen. Dennoch wird die Diagnose häufig nicht gestellt. Daher ist es wichtig, Symptome zu kennen und zu erfragen bzw. bei der körperlichen Untersuchung zu beachten, die auf das Vorliegen einer Alkoholabhängigkeit hinweisen können. Ziel ist, die Diagnose insbesondere in den frühen Stadien

Tab. 7-6 Alkoholikertypen nach Jellinek

	Häufigkeit	Typisierung	Kontrollverlust	Fähigkeit zur Abstinenz
Alpha	Ca. 5%	Konflikttrinker	nein	ja
Beta	Ca. 5%	Wochenendtrinker	nein	ja
Gamma	Ca. 65%	Süchtiger Trinker	ja	(zeitweilig)
Delta	Ca. 20%	Gewohnheitstrinker	nein	nein
Epsilon	Ca. 5%	Quartalstrinker	ja	ja

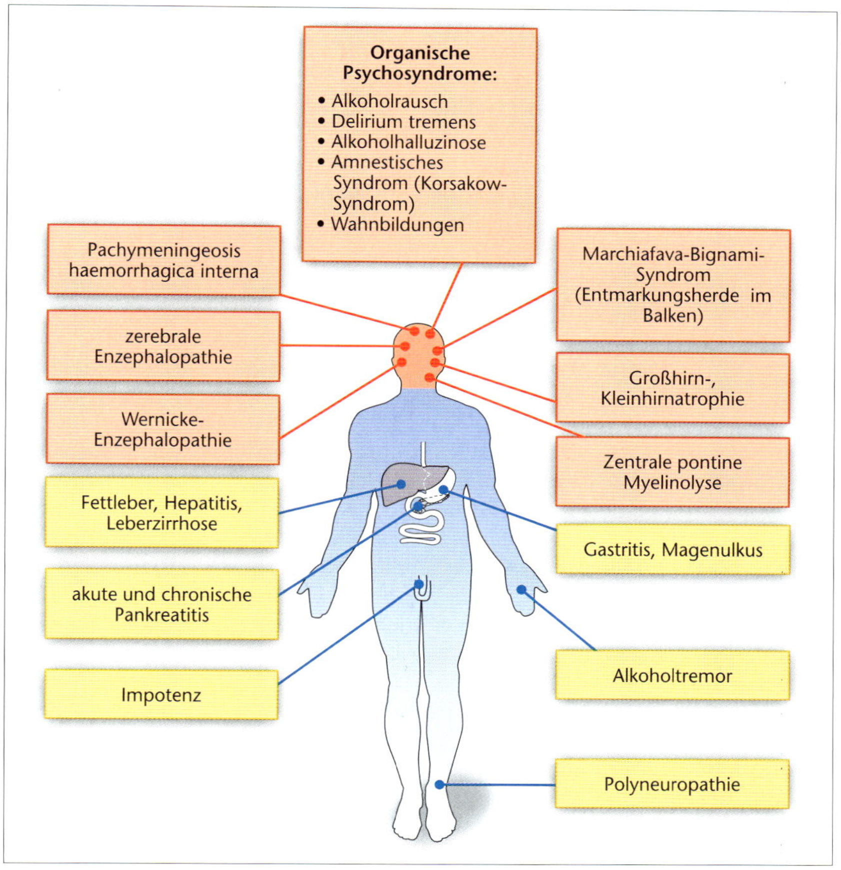

Abb. 7-4 Körperliche Folgen der Alkoholabhängigkeit

der Alkoholabhängigkeit zu stellen, um noch vor Entwicklung von Folgeschäden präventiv und therapeutisch intervenieren zu können.

Für eine Alkoholabhängigkeit **typische körperliche Symptome** sind (Abb. 7-4):
- Reduzierter Allgemeinzustand
- Inappetenz und Gewichtsabnahme
- Gerötete Gesichtshaut mit Teleangiektasien
- Spider-Nävi
- Muskelatrophien, v. a. der Waden
- Gastritis sowie Magen- und Duodenalulzera, Erbrechen, Durchfälle
- Vermehrte Schweißneigung
- feuchte, kühle Akren
- Schlafstörungen
- Potenzstörungen
- Polyneuropathien.

Neuropsychiatrische Symptome und Folgeschäden

Akute Alkoholintoxikation („einfacher Rausch")

Der einfache Alkoholrausch ist durch folgende Symptome gekennzeichnet (Tab. 7-7).

Die Symptome korrelieren intraindividuell, jedoch nicht interindividuell mit dem Alkoholgehalt im Blut. Vielmehr sind sie auch vom Grad der Alkoholtoleranzentwicklung sowie von der körperlichen und allgemeinen Verfassung des Patienten abhängig. Dennoch lassen sich einige orientierende Angaben zu der Schwere des Rausches und seiner Symptomatik sowie dem entsprechenden Blutalkoholgehalt (in Promille) machen:

0,5 bis 1,5‰: **Leichter Alkoholrausch** – Enthemmung, vermehrter Rede- und Tätigkeitsdrang, gestörte Psychomotorik

1,5 bis 2,5‰: **Mittelschwerer Alkoholrausch** – Euphorie oder Aggressivität, Explosivität, herabgesetzte Kritikfähigkeit

Tab. 7-7 Symptomatik des einfachen Alkoholrausches

- **Psychopathologische Symptome:**
  - gehobene Stimmung
  - Abbau von Ängsten und Hemmungen
  - Steigerung von Antrieb und Motorik
  - Störungen von Aufmerksamkeit und Urteilskraft
  - Dysphorie, Gereiztheit
- **Vegetative Symptome:**
  - Gesichtsrötung, Augentränen
  - Tachykardie, Schwitzen, Übelkeit
- **Neurologische Symptome:**
  - zerebelläre Ataxie
  - Dysarthrie

2,5 bis 3,5‰: **Schwerer Alkoholrausch** – Bewusstseinsstörung, Desorientiertheit, schwere Erregungszustände, Ataxie, Schwindel, Dysarthrie

> 3,5‰: **Lebensgefahr**

Manchmal wird vom einfachen Rausch ein **„komplizierter Rausch“** abgegrenzt, der sich vom einfachen Rausch nur quantitativ unterscheidet, wobei v. a. Erregung und Bewusstseinsstörung intensiver ausgeprägt sind. Komplizierte Rauschzustände treten v. a. bei zerebraler Vorschädigung (z. B. Demenzen) auf. Sie spielen forensisch eine wesentlich größere Rolle als die viel selteneren pathologischen Rauschzustände.

Pathologischer Rausch

Der Begriff „pathologischer Rausch“ ist unscharf, viele Autoren halten den Begriff für entbehrlich. Schließlich kann der einfache Rauschzustand nicht als „unpathologisch“ gelten. Vom einfachen Rausch soll sich der pathologische Rausch qualitativ unterscheiden:

- **Auslösung** durch schon **kleine Alkoholmengen** (damit ist eine aufgehobene oder erheblich eingeschränkte Steuerungsfähigkeit auch bei Promillewerten unter 2,0 möglich)
- oft nur **kurze Dauer** (einige Minuten bis zu Stunden)
- **komplette Amnesie** für den Zustand (Dämmerzustand, der im Schlaf endet)
- **persönlichkeitsfremde Verhaltensstörung** (für den Betroffenen nicht typisches aggressives oder gewalttätiges Verhalten)

Ein pathologischer Rausch kann relativ selten dann auftreten, wenn es infolge einer organischen Hirnschädigung zu einer herabgesetzten Alkoholtoleranz kommt. Am häufigsten ist dies der Fall im **chronischen Stadium der Alkoholabhängigkeit**, aber auch bei anderen **organischen Hirnschäden** wie Schädel-Hirn-Traumen, Epilepsien oder Hepatopathien, die nicht alkoholtoxisch bedingt sein müssen. Daraus wird verständlich, dass ein pathologischer Rausch auch schon durch kleine Alkoholmengen ausgelöst werden kann.

Forensische Bedeutung von einfachem, kompliziertem und pathologischem Rausch: Wird im Zusammenhang mit einer Straftat ein pathologischer Rausch diagnostiziert, kann im Gegensatz zum einfachen Alkoholrausch Schuldunfähigkeit nach § 20 StGB angenommen werden. Kommt es während eines komplizierten Rausches zu einer kurzschlussartigen Gewalttat, kann die Schuldfähigkeit aufgehoben oder vermindert sein (§ 21 StGB).

Wird ein Patient nach § 20 StGB exkulpiert, kann er nach § 323a StGB bestraft werden, wenn er „sich vorsätzlich oder fahrlässig durch den Genuss geistiger Getränke oder durch berauschende Mittel in einen die Zurechnungsfähigkeit ausschließenden Rausch versetzt hat“. Unabhängig von der Schuldfrage kann das Gericht die Unterbringung in einem psychiatrischen Krankenhaus anordnen (§ 63 StGB).

Alkoholentzugssyndrom (Prädelir)

Setzen alkoholabhängige Patienten gewollt oder ungewollt (z. B. während eines Krankenhausaufenthaltes) den Alkoholkonsum nicht fort, entwickelt sich in der Regel ein vegetatives Alkoholentzugssyndrom, das man auch als Prädelir bezeichnet und das meist drei bis sieben Tage dauert.

Zu den **Symptomen** des Alkoholentzugssyndroms gehören:

- Gastrointestinale Symptome: Brechreiz, Durchfälle
- Kreislauf und Atmung: Tachykardie, Hypertonie, Tachypnoe
- Vegetative Symptome: Schwitzen, Tremor, Muskelbeben
- ZNS-Symptome:
  - Schlaflosigkeit und innere Unruhe
  - Depressive oder dysphorische Stimmung
  - Angst und Schreckhaftigkeit, Antriebssteigerung
  - Konzentrationsstörungen und leichte Ablenkbarkeit
  - Gesteigerte Empfindlichkeit für optische und akustische Reize sowie flüchtige Halluzinationen, v. a. auf optischem Gebiet, und illusionäre Verkennungen, von denen sich die Patienten aber sogleich distanzieren
  - Generalisierte Krampfanfälle (Grand-Mal-Anfälle)

Bei ca. einem Drittel der Patienten muss das Alkoholentzugssyndrom medikamentös behandelt werden (↗ 7.1.5).

Praxistipp

Besonders gefürchtet im Rahmen eines Alkoholentzugssyndroms sind generalisierte Krampfanfälle, die praktisch immer in den ersten beiden Tagen des Alkoholentzugs auftreten. Daher raten Sie einem alkoholabhängigen Patienten nie, den Alkoholkonsum auf eigene Faust abrupt zu beenden. Auch vor einer stationären Alkoholentzugsbehandlung sollte der Patient bis zur Aufnahme unverändert weiter trinken.

Kasuistik

Ein 24-jähriger arbeitsloser Patient wird nach Vorstellung in der Spezialsprechstunde für Abhängigkeitserkrankungen und eingehender Diagnostik zur stationären Alkoholentzugsbehandlung aufgenommen. Noch am Morgen hatte der Patient zwei Flaschen Bier getrunken, der tägliche Alkoholkonsum belief sich auf 12 Flaschen Bier und eine halbe Flasche Schnaps. Nach Aufklärung über den Ablauf der Behandlung wurde der Alkoholkonsum akut beendet. Alle zwei Stunden wurden mittels Fragebögen Entzugssymptome erfasst sowie Puls und Blutdruck gemessen. Der Patient entwickelte nach einigen Stunden Entzugssymptome in Form von Tachykardie und Blutdruckerhöhung, Brechreiz, Schwitzen und Tremor, innerer Unruhe, Reizbarkeit, vermehrter Schreckhaftigkeit und Konzentrationsstörungen. Die Entzugssymptomatik wurde symptomatisch mit Clomethiazol (Distraneurin®) behandelt, wobei zunächst zwei Kapseln verabreicht wurden. Nach zwei Stunden erhielt der Patient nochmals zwei Kapseln und bis zum Abend 12 Kapseln. Darunter war der Patient durchgehend müde, aber leicht erweckbar. Nach vier Tagen hatte sich die Entzugssymptomatik komplikationslos weitgehend zurückgebildet, nach sieben Tagen konnte Distraneurin® abgesetzt werden. Der Patient wurde noch für weitere zwei Wochen stationär behandelt, um Auslöser und aufrechterhaltende Faktoren des Alkoholkonsums genauer zu analysieren, die Motivation für eine weitere Alkoholabstinenz zu fördern und den weiteren Behandlungsplan zu erstellen.

Diagnose: Alkoholentzugssyndrom (ICD-10: F10.3) bei Alkoholabhängigkeit (ICD-10: F10.2).

Alkoholdelir

Ein Alkoholdelir **(Delirium tremens)** tritt bei ca. 5–15% der Alkoholabhängigen auf. Man unterscheidet **zwei Formen**:

- das **Kontinuitätsdelir**, das aus der Kontinuität des Trinkens heraus entsteht (seltener)
- das **Alkoholentzugsdelir**, das sich etwa 1–3 Tage nach dem Alkoholentzug entwickelt (häufiger).

Als Auslöser kommen in beiden Fällen meist Gelegenheitsursachen wie Infekte oder Unfälle in Betracht, die den Organismus schwächen bzw. das Fortsetzen des Alkoholkonsums nicht zulassen. Wird das Alkoholdelir nicht adäquat behandelt, liegt die Letalität bei bis zu 25%.

Das Alkoholdelir dauert in der Regel drei bis fünf Tage (max. 20 Tage) und ist im Vergleich zum Prädelir im Wesentlichen durch eine ausgeprägtere Symptomatik gekennzeichnet. Als wesentliches neues Symptom kommt die **Orientierungs- und meist auch quantitative Bewusstseinsstörung** der deliranten Patienten hinzu. Die Symptomatik des Vollbildes eines Alkoholdelirs (Tab. 7-8) kann interindividuell stark schwanken.

Optische Halluzinationen bestehen z.B. in der Wahrnehmung von Mäusen, die über die Bettdecke huschen, können aber auch in Form phantastisch-traumhafter Szenen auftreten. Die erhöhte Suggestibilität kann man beeindruckend zeigen, indem man den Patienten z.B. von einem leeren Blatt Papier vorlesen oder einen vermeintlichen Faden von der Bettdecke nehmen lässt.

Wird der Alkoholkonsum nach dem Delir fortgesetzt, können sich Delirien wiederholen. Ein Delir kann schließlich in ein Korsakow-Syndrom oder eine Wernicke-Enzephalopathie übergehen. Ca. 50% der Alkoholdelirien beginnen mit einem initialen epileptischen Anfall.

Tab. 7-8 Symptomatik des Alkoholdelirs

- Bewusstseinstrübung
- Desorientiertheit
- Situations- und Personenverkennung
- Optische Halluzinationen und Akoasmen
- Paranoides Erleben
- Erhöhte Suggestibilität
- Hypermotorik (Nesteln, Herumsuchen)
- Ausgeprägte vegetative, psychische und körperliche Symptomatik

Merke

Das unbehandelte Alkoholdelir hat eine Mortalität von bis zu 25%. Schwere Folgezustände sind die Wernicke-Enzephalopathie und das Korsakow-Syndrom.

Kasuistik

Auf der internistischen Intensivstation wird nach Versorgung einer Ösophagusvarizenblutung ein 45-jähriger Patient überwacht. Die stationäre Aufnahme war am Vortag erfolgt, der bisherige Verlauf war komplikationslos. Gegen Abend hin war der Patient zunehmend unruhig geworden und hatte einen zunehmend verwirrten Eindruck gemacht. Er äußerte, er sei zu Hause, saß aufrecht im Bett und fingerte unruhig herum. Ständig wollte er aufstehen und war sehr schreckhaft und ängstlich. Auf Nachfrage gab er an, dass fremde Menschen in seinem Zimmer seien und dass er einige Tiere über den Boden habe huschen sehen. Der Blutdruck war auf 200/100 mmHg und die Pulsfrequenz auf 110/Min. erhöht. Darüber hinaus bestanden ausgeprägte vegetative Symptome in Form von Schwitzen, Zittern, Unruhe und Erbrechen. Die Symptomatik wechselte mehrfach im Verlauf von einigen Stunden. Basierend auf der Fremdanamnese über den regelmäßigen Konsum von zwei Flaschen Wein pro Tag über mehrere Jahre wurde der Verdacht auf ein Alkoholentzugsdelir gestellt. Die Therapie erfolgte durch die Gabe von Clonidin, Benzodiazepinen und hochpotenten Neuroleptika. Zusätzlich erfolgte eine Flüssigkeits- und Elektrolytsubstitution. Nach fünf Tagen hatte sich das Alkoholdelir komplett zurückgebildet und der Patient wurde zur weiteren stationären Behandlung in ein psychiatrisches Krankenhaus verlegt.

Praxistipp

Denken Sie daran, dass die Ursache eines Delirs nicht immer eine Alkoholabhängigkeit ist! Delirante Syndrome treten auch beim Konsum bzw. Absetzen verschiedener anderer zentral wirksamer Substanzen, wie z.B. Hypnotika, Antidepressiva, Anticholinergika (z.B. Biperiden), L-Dopa und verschiedenen Drogen auf. Auch bei zerebralen vaskulären Erkrankungen oder Traumen können delirante Zustände vorkommen (↗ Kap. 4).

Alkoholhalluzinose

Merke
Von einer Halluzinose spricht man, wenn Halluzinationen auf einem einzelnen Sinnesgebiet ganz im Vordergrund des psychopathologischen Bildes stehen. Die Halluzinationen werden dann entsprechend als akustische Halluzinose, optische Halluzinose usw. benannt.

Bei der Alkoholhalluzinose, die insgesamt seltener als das Alkoholdelir beobachtet wird, handelt es sich um eine **akustische Halluzinose**, die im Rahmen einer chronischen Alkoholabhängigkeit auftreten und Tage bis Monate anhalten kann. Sie ist gekennzeichnet durch:

- Fehlende Orientierungsstörung und fehlende vegetative Entgleisung (im Gegensatz zum Delir)
- Wissen der Patienten, dass sie halluzinieren (Pseudohalluzinationen); anders als bei den Schizophrenien liegt also keine Realitätsstörung vor.
- ängstliche Grundstimmung.

Die Alkoholhalluzinose verschwindet bei Abstinenz und Therapie mit Neuroleptika oft innerhalb von Tagen bis Wochen. Bei Fortsetzen des Alkoholkonsums kann sie aber auch in eine chronische Form übergehen.

Alkoholischer Eifersuchtswahn

Bei alkoholabhängigen Patienten können relativ selten **isolierte Wahnbildungen** auftreten, wobei der Eifersuchtswahn neben dem Verfolgungswahn mit paranoid-ängstlicher Gestimmtheit am häufigsten ist. Die Patienten sind hier unkorrigierbar von der Untreue ihres Partners überzeugt. Der psychotisch-wahnhafte Charakter wird deutlich, wenn z.B. zufällige Beobachtungen kritiklos als sichere Beweise der Untreue der Partnerin/des Partners angesehen werden.

Bei der Entwicklung des Eifersuchtswahns, der sich überwiegend bei Männern zeigt, greifen **mehrere Ursachen** ineinander: psychoreaktive Faktoren, z.B. alkoholbedingte Impotenz oder Eheschwierigkeiten, hirnorganische Faktoren, z.B. Hirnatrophie und Disposition zur Schizophrenie, und die Projektion eigener Schuldgefühle auf die Partnerin.

Die **Behandlung** besteht in der Unterstützung beim Erreichen einer Abstinenz und in begleitender medikamentöser Therapie mit Neuroleptika, wodurch sich der Wahn meist sehr langsam zurückbildet.

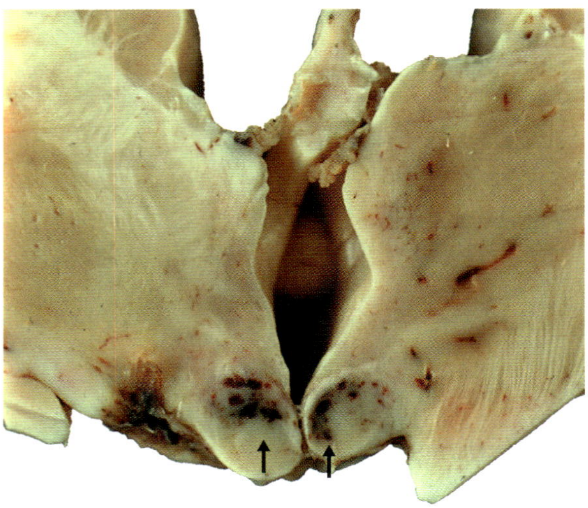

Abb. 7-5 Pathologischer Befund bei Wernicke-Enzephalopathie. Die Pfeile zeigen die Atrophie der Corpora mamillaria [20].

Wernicke-Enzephalopathie

Die Wernicke-Enzephalopathie ist die **schwerste Alkoholfolgeerkrankung**, die bei bis zu 10% aller chronisch alkoholabhängigen Patienten auftreten soll. Neben einer Bewusstseinstrübung und einem amnestischen Syndrom bestehen hier **zusätzlich** unterschiedliche **neurologische Symptome**, denen ursächlich ein Mangel an Vitamin B_1 (Thiamin) zugrunde liegt:

- Pathologischer Nystagmus
- Augenmuskellähmungen, bes. Abduzensparese
- Pupillenstörungen
- Ataxie.

Bei der **pathologischen** Untersuchung findet man einen spongiösen Gewebszerfall v.a. im Bereich um den Aquädukt und im Höhlengrau des III. und IV. Ventrikels mit Kapillardilatation und petechialen Blutungen. Typischerweise sind die Corpora mamillaria betroffen, die verkleinert und rostbraun verfärbt sind (Abb. 7-5).

Die **Therapie** der Wahl besteht in der hoch dosierten Gabe von Vitamin B_1 (Thiamin, z.B. Betabion®; 100 mg/Tag). Wenn der Patient dieses lebensbedrohliche, sich akut bis subakut entwickelnde Krankheitsbild überlebt, findet sich als Residualzustand oft ein Korsakow-Syndrom.

Praxistipp
Bei jedem kleinsten Verdacht auf das Vorliegen oder die Entwicklung einer Wernicke-Enzephalopathie muss sofort eine Therapie mit Vitamin B_1 begonnen (50 mg Thiamin i.v. und 50 mg i.m.) und der Patient stationär eingewiesen werden. Stationär kann dann meist bald auf eine orale Therapie umgestellt werden.

Im Rahmen einer Wernicke-Enzephalopathie, aber auch durch Mangelernährung oder eine zu schnelle

Korrektur einer Hyponatriämie kann es zu einer **zentralen pontinen Myelinolyse** kommen. Darunter versteht man eine Entmarkung zentraler Bereiche der Pons, die sich klinisch infolge der geschädigten Hirnnervenbahnen in einer Bulbärhirnsymptomatik mit Schäche der Extremitäten, Diplopie, Dysphagie u. Ä. zeigt.

Korsakow-Syndrom

Das Korsakow-Syndrom ist ein **amnestisches Syndrom**, das bei Hirnschädigungen verschiedenster Art auftreten kann. Am häufigsten entwickelt es sich bei alkoholtoxischen Hirnschäden (oft im Anschluss an eine Wernicke-Enzephalopathie), jedoch auch bei Hirnverletzungen, CO-Vergiftungen, Infektionen usw. Es ist gekennzeichnet durch folgende **Trias:**

- Desorientiertheit zu Zeit (Zeitgitterstörung), Ort und evtl. eigener Person
- Merkfähigkeitsstörung (bes. Kurzzeitgedächtnis)
- Konfabulationen.

Von **Konfabulationen** spricht man, wenn Patienten auf Fragen, die sie aufgrund ihrer amnestischen Lücken nicht beantworten können, mit erfundenen Aussagen antworten.

Das alkoholbedingte Korsakow-Syndrom entwickelt sich seltener langsam-allmählich, öfter jedoch im Anschluss an ein Alkoholdelir. Es ist in gewissem Maße rückbildungsfähig (akutes Korsakow-Syndrom), meist kommt es aber zu chronischen Verläufen (chronisches Korsakow-Syndrom). Die Letalität liegt zwischen 15 und 20% der Fälle.

Merke

Die Wernicke-Enzephalopathie äußert sich in den Kardinalsymptomen Ataxie/Nystagmus, Augenmuskellähmungen/Blickparesen, Bewusstseinsstörungen und Desorientiertheit. Bereits bei Verdacht ist die sofortige Gabe von Vitamin B_1 indiziert.

Sie kann übergehen in ein Korsakow-Syndrom, das durch massive Störungen des Kurzzeitgedächtnisses mit Desorientiertheit zu Zeit, Ort und Situation sowie Konfabulationsneigung charakterisiert ist.

Soziale Folgen der Alkoholabhängigkeit

Die sozialen Folgen der Alkoholabhängigkeit können sehr vielfältig sein (Tab. 7-9).

Viele Patienten erleben einen **sozialen Abstieg**. Im Einzelnen können folgende **Problembereiche** genannt werden, die im Rahmen der Anamneseerhebung neben den somatischen und psychischen Symptomen immer systematisch erfragt werden sollten:

- Familiärer Bereich und Freundeskreis: z. B. Auseinandersetzungen wegen Trunkenheit oder Beschaffung von alkoholischen Getränken, sozialer Rückzug
- Beruflicher Bereich: Fehlzeiten, Arbeitsplatzverlust

Tab. 7-9 Mögliche psychosoziale Folgen der Alkoholabhängigkeit

- Gestörte Partnerbeziehung
- Probleme im Berufsleben
- Gestörtes Verhältnis zu den Kindern
- Gestörte Wohnverhältnisse
- Konflikte mit Gesetzen
- Verkehrsdelikte

- Verkehrstüchtigkeit: Ca. ⅔ der Patienten verlieren ihren Führerschein.

7.1.5 Therapie

Die Therapie alkoholgefährdeter und alkoholabhängiger Patienten muss je nach Stadium der Erkrankung individuell geplant werden. Als therapeutische Maßnahmen kommen in Betracht:

- Bei noch nicht manifester Alkoholabhängigkeit: Frühinterventionen
- Bei Alkoholmissbrauch/-abhängigkeit: qualifizierte Entzugsbehandlung
- Bei chronischer Abhängigkeit/gescheiterten qualifizierten Entzugsbehandlungen: Entwöhnungsbehandlung.

Voraussetzung für jede Therapie ist die Bereitschaft des Patienten, die Motivation zum Trinken zugunsten einer **Motivation zur Abstinenz** aufzubauen. Dabei fließen in die Motivation zur Änderungsbereitschaft ganz unterschiedliche Aspekte ein:

- Krankheitseinsicht
- Krankheitsmodell und innere Einstellung zur Erkrankung (Eigenanteile?)
- Soziale Unterstützung
- Angst vor Sanktionen (z. B. Verlust von Partner, Arbeitsplatz, Führerschein).

Häufig kommen alkoholabhängige Patienten zunächst fremdmotiviert zur Therapie (Drohung des Partners, ihn zu verlassen; vom Arbeitgeber geschickt, um den Führerschein wiederzuerhalten etc.). Erstes Ziel der Behandlung in der Kontaktphase ist es daher, eine **eigene Behandlungsmotivation** aufzubauen. Da auch später im Behandlungsverlauf immer wieder Motivationsverluste auftreten, sollte immer wieder an der Motivation der Patienten zur Abstinenz gearbeitet werden.

Folgende **Faktoren** sind bei der Motivationsarbeit u. a. entscheidend:

- Informationsvermittlung über z. B. Epidemiologie sowie psychische, körperliche und soziale Folgen der Alkoholabhängigkeit
- Besprechung bereits eingetretener negativer Folgen des Alkoholkonsums
- Konkrete Formulierung von Zielen und Maßnahmen zur Zielerreichung
- Informationsvermittlung über mögliche Therapieformen

- Empathie von Seiten des Therapeuten mit Vermittlung von Hoffnung und Zuversicht.

Frühinterventionen

Bei schädlichem Gebrauch von Alkohol bzw. während der frühen Phase der Entwicklung einer Alkoholabhängigkeit sind Frühinterventionen in Form **aufklärender und konfrontierender Gespräche** angezeigt. Diese beinhalten im Wesentlichen die genannten Elemente der Motivationsarbeit sowie psychoedukative Elemente. So werden beispielsweise dezidiert die Diagnosekriterien für Alkoholmissbrauch und -abhängigkeit sowie die Laborbefunde des Patienten durchgesprochen.

Die Wirksamkeit solcher kurzer Frühinterventionen konnte insbesondere **bei weniger schwerer Abhängigkeit** nachgewiesen werden. Offenbar profitieren Frauen mehr von diesen Interventionen als Männer.

Therapie der akuten Alkoholintoxikation

Die Therapiemaßnahmen bei der akuten Alkoholintoxikation richten sich nach der Schwere des Rauschzustandes und etwaigen Komplikationen. Die häufigsten **Problemsituationen** im Rahmen von akuten Alkoholintoxikationen stellen dar:

- **Erregungszustände:** Hier ist neben einem beruhigenden Gespräch und der etwaigen Hinzuziehung von Angehörigen, zu denen der Patient Vertrauen hat, die Gabe von 5–10 mg Haloperidol indiziert. Bei der akuten Alkoholintoxikation dürfen sedierende Medikamente wie Benzodiazepine (z. B. Valium®) oder Clomethiazol (Distraneurin®) nicht gegeben werden.
- **Stürze mit Kopfverletzungen:** Hier ist zum Ausschluss einer intrazerebralen Blutung nach neurologischer Untersuchung (Herdbefund?) notfallmäßig ein CT des Schädels durchzuführen. Auch im Verlauf ist an die Entwicklung eines Subduralhämatoms zu denken.
- **Suizidversuch:** Ursache einer Alkoholintoxikation kann auch ein Suizidversuch sein, der explizit exploriert werden muss. Insbesondere ist hier auch auf die Einnahme von Überdosen anderer Medikamente zu achten.
- **Lebensgefährliche Alkoholintoxikation:** Bei sehr hohen Alkoholspiegeln und schweren Rauschzuständen muss der Patient, notfalls auch gegen seinen Willen, auf einer medizinischen Intensivüberwachungsstation behandelt werden. Auf eine sachgerechte Lagerung (Aspirationsgefahr!) und medizinische Überwachung während des Transportes ins Krankenhaus ist zu achten.

Qualifizierte Entzugsbehandlung

Die Entzugsbehandlung (**„Entgiftung“**) wird in Deutschland in der Regel **stationär** in psychiatrischen oder internistischen Krankenhäusern durchgeführt. Unter zunehmendem Kostendruck wird in anderen europäischen Ländern allerdings bereits das Therapiekonzept des langsamen ambulanten „Heruntertrinkens“ unter engmaschiger ärztlicher Therapiekontrolle favorisiert. Bei stationärer Behandlung wird Alkohol abrupt abgesetzt.

Während man in internistischen Krankenhäusern in der Regel eine rein körperliche Entzugsbehandlung durchführt, bieten viele psychiatrische Kliniken sog. **qualifizierte Entzugsbehandlungen** an, bei denen der körperliche Entzug von Motivationsarbeit für ein Leben ohne Alkohol und für die Teilnahme an weiterführenden Langzeittherapieprogrammen begleitet wird. Solche Programme haben bessere Erfolge bezüglich der Rückfallraten und der Vermittlung in weiterführende Entwöhnungsbehandlungen.

Medikamentöse Behandlung des Alkoholentzugssyndroms

Bei ca. 30–50% der Entzugsbehandlungen muss eine medikamentöse Therapie erfolgen. Die medikamentöse Behandlung prädeliranter und deliranter Zustände erfolgt durch **sedierende Pharmaka**.

Clomethiazol (Distraneurin®) ist hier das Mittel der ersten Wahl. In den USA, wo Clomethiazol nicht zugelassen ist, erfolgt die Behandlung v.a. durch Benzodiazepine wie Diazepam und Chlordiazepoxid. Bei halluzinatorischen Symptomen werden zusätzlich auch Neuroleptika eingesetzt, v.a. Butyrophenonderivate wie Haloperidol (z.B. 5–10 mg Haldol®), bei denen das Risiko der Auslösung von Krampfanfällen vergleichsweise gering ist. Wichtig ist auch die Flüssigkeits- und Elektrolytsubstitution, da die vegetative Entgleisung mit z.B. starkem Schwitzen zu Flüssigkeits- und Elektrolytverlust führt. Zur Anfallsprophylaxe kann Carbamazepin (z.B. Timonil® oder Tegretal® als Saft) gegeben werden.

> **Praxistipp**
> Da generalisierte Krampfanfälle praktisch immer in den ersten beiden Tagen des Alkoholentzugs auftreten, müssen bei einer anfallsverhütenden Therapie mit Carbamazepin schnell wirksame Plasmaspiegel aufgebaut werden. Allerdings wirkt Clomethiazol auch sehr gut antikonvulsiv, so dass eine alleinige Therapie mit Clomethiazol in der Regel ausreichend ist.

Leichte Entzugssyndrome können auch mit Doxepin (Aponal®, bis 300 mg/Tag) behandelt werden. Zur Therapie der **noradrenergen Hyperaktivität** während des akuten Alkoholentzugssyndroms eignet sich auch die i.v. Gabe des zentralen α_2-Agonisten **Clonidin (Paracefan®)**. Clonidin ist jedoch wie Doxepin aufgrund der fehlenden antikonvulsiven und delirverhütenden Wirkung dem Clomethiazol unterlegen.

Um der Entwicklung eines Korsakow-Syndroms bzw. einer **Wernicke-Enzephalopathie** vorzubeugen, sollte insbesondere bei schweren Entzugssyndromen und Alkoholdelirien Vit. B_1 (Thiamin) gegeben werden (↗ 7.1.4)

Clomethiazol (Distraneurin®): Zur Behandlung des **unkomplizierten Alkoholentzugsyndroms** ist Clomethiazol (Distraneurin®) Mittel der ersten Wahl. Die Vorteile von Clomethiazol liegen darin, dass es sedierend, hypnotisch sowie antikonvulsiv wirkt und in der Lage ist, die Entwicklung eines Delirs zu verhindern. Bei unkomplizierten Entzügen wird Distraneurin® oral gegeben (bis max. 16–20 Kps./Tag). Beim Alkoholdelir wird es i.v. verabreicht (Clomethiazol 0,8% 500–1500 ml, max. 2000 ml/d). Wegen der Gefahr der Atem- und Kreislaufdepression darf die i.v. Gabe nur unter intensivmedizinischer Überwachung erfolgen. Durch die gesteigerte Bronchialsekretion kann es zu einem Bronchospasmus kommen.

Merke
Clomethiazol (Distraneurin®) ist wegen seiner hypnotischen und antikonvulsiven Wirkung sehr gut zur Behandlung des Alkoholentzugssyndroms geeignet.

Einzelheiten zum Wirkmechanismus, zur Pharmakokinetik, Wechselwirkungen, Nebenwirkungen und Kontraindikationen sind in Kapitel 3 nachzulesen.

Prinzipiell ist Clomethiazol, insbesondere wenn es oral verabreicht wird, sehr gut verträglich. Wegen potentiell gefährlicher Interaktionen mit Alkohol sollte die Therapie erst begonnen werden, wenn der Alkoholspiegel auf unter 1 Promille gesunken ist. Da Clomethiazol selbst ein hohes Abhängigkeitspotential besitzt, sollte es ausschließlich stationär eingesetzt und langsam ausgeschlichen werden.

Folgende allgemeine **Therapierichtlinien** sind zu beachten:

- nur stationäre Therapie, ambulante Distraneurin®-Gabe ist aufgrund der hohen Gefahr der Abhängigkeitsentwicklung kontraindiziert
- Überwachen von Bewusstseinslage, Atemfunktion und Blutdruck (Abb. 7-6, Überwachungsbogen)
- Höchstdauer der Therapie zwei bis drei Wochen.

Praxistipp
Beginn mit zwei Kapseln Distraneurin®. Falls keine Sedierung innerhalb von 30–60 Min. eintritt, kann die Dosis schrittweise bis auf eine Maximaldosis von 20 Kapseln/Tag erhöht werden. Oft reichen 3 × 2 Kps. am Tag und 2 × 2 Kps. zur Nacht aus. Ein Überwachungsbogen (Abb. 7-6) zur Kontrolle der Entzugssymptomatik sollte geführt werden.

Psychotherapeutische Behandlungsstrategien

Einen wesentlichen Anteil an psychotherapeutischen Interventionen zum Aufbau von Motivation für ein alkoholfreies Leben haben im Rahmen qualifizierter Entzugsbehandlungen von Psychologen oder Ärzten geleitete **Einzel- und Gruppentherapieprogramme.** Diese beinhalten beispielsweise:

- Informationsvermittlung (i.d.R. in der Gruppe)
- Entspannungsverfahren (i.d.R. in der Gruppe)
- Vermittlung von Techniken zur Rückfallprävention (Gruppe und Einzeltherapie)
- Verhaltensanalysen und kognitive Umstrukturierung (i.d.R. in der Einzeltherapie)

Gruppentherapeutische Angebote haben sich auch gerade deshalb als sehr wirksam erwiesen, weil die Patienten auch sehr von den Erfahrungen ihrer Mitpatienten profitieren. Weiterhin kann auch **Selbsthilfeliteratur** eingesetzt werden.

Langzeitentwöhnungsbehandlung

Stationäre Langzeitentwöhnungsbehandlungen haben die **Festigung der Abstinenz** zum Ziel. Sie schließen sich daher direkt oder mit einer gewissen Verzögerung (Antragstellung bei den Versicherungsträgern) an eine (qualifizierte) Entzugsbehandlung an. Die Dauer der Therapie wird individuell vereinbart, wobei sie bei leichteren Fällen etwa zwei bis vier Monate und bei schwereren Fällen vier bis sechs Monate beträgt. Bisher nimmt pro Jahr nur ca. 1% aller Alkoholabhängigen diese Behandlungsform in Anspruch.

Der Schwerpunkt der Langzeittherapien liegt auf der **psychotherapeutischen Arbeit**, wobei unterschiedliche Therapieprogramme aus unterschiedlichen Schulen zur Anwendung kommen, ohne dass deutliche Unterschiede in der Wirksamkeit gefunden wurden.

Durch Langzeittherapien werden die besten **langfristigen Behandlungserfolge** verzeichnet: Eine stabile Besserung kann langfristig bei 40–50% der Patienten erreicht werden.

Pharmakotherapie zur Rezidivprophylaxe

Zur Rezidivprophylaxe stehen seit einigen Jahren auch Substanzen zur Verfügung, die das Verlangen nach Alkohol reduzieren sollen. Sie werden daher auch als **„Anticraving-Substanzen"** bezeichnet. Zur Verfügung stehen Acamprosat und Naltrexon, deren Wirksamkeit in randomisierten, placebokontrollierten Studien gezeigt wurde (↗ Kap. 3). Diese Substanzen sollten allerdings nie ohne eine begleitende psychosoziale Therapie eingesetzt werden.

- **Acamprosat** (Campral®) ist v.a. dann indiziert, wenn eine Alkoholabhängigkeit ohne Komorbidität mit hohem Craving vorliegt. Meist wird das Medikament sehr gut vertragen, initial können aber Magen-Darm-Beschwerden oder selten allergische Reaktionen auftreten. Acamprosat wird bei

Patienten-Etikett	Universitäts-klinikum	Verlaufsprotokoll – Alkoholentzugsbehandlung	Universitätsklinik für Psychiatrie und Psychosomatik

Blatt Nr.:	Datum:																							
Uhrzeit →	08_	09_	10_	11_	12_	13_	14_	15_	16_	17_	18_	19_	20_	21_	22_	23_	00_	01_	02_	03_	04_	05_	06_	07_
Blutdruck																								
Puls																								
Temperatur																								
Schwitzen																								
Tremor																								
Übelkeit/Emesis																								
Schwindel																								
Unruhe																								
Angst																								
depr. Verstimmung																								
Aggression																								
Halluzinieren																								
Fehlorientierung																								
Sprechstörung																								
Kontaktstörung																								
Patient schläft																								
Medikation																								

Besondere Vorkommnisse:	
Skalierung in Anlehnung an die Mainzer Alkohol-Entzugs-Skala (MAES) Bezugszeitraum: die letzte Stunde	
Schwitzen	0 = nicht vorhanden 1 = mäßig (fühlbar an Hand und Stirn) 2 = deutlich 3 = ausgeprägt (am ganzen Körper sichtbar)
Tremor	0 = nicht vorhanden 1 = mäßig (Fingertremor beim Ausstrecken) 2 = deutlich (Handtremor) 3 = ausgeprägt (Hand- und Rumpftremor auch in Ruhe)
Übelkeit/Emesis	0 = keine 1 = Übelkeit 2 = Würgereiz 3 = Erbrechen
Schwindel	0 = keiner 1 = Patient klagt über Schwindel 2 = Patient schwankt 3 = Erbrechen
Unruhe	0 = keine 1 = mäßig (im Wesentlichen innere Unruhe) 2 = deutlich (objektivierbare Unruhe) 3 = ausgeprägt (völlig unfähig, ruhig zu sein)
Angst	0 = keine 1 = mäßig (nur auf Befragen eruierbar) 2 = deutlich (im Ausdrucksverhalten erkennbar)
Depressive Verstimmung	0 = keine 1 = auf Befragen leicht bis mäßig 2 = auf Befragen schwer 3 = von außen ersichtlich, schwer
Aggression	0 = keine 1 = gereizt, dysphorisch 2 = verbal aggressiv 3 = Tätlichkeiten gegen Personen oder Gegenstände
Halluzination *sofort* ← *Arzt* ← *verständigen* ←	0 = nicht vorhanden 1 = mäßig (gelegentlich, Distanzierung nicht möglich) 2 = deutlich (häufig, Distanzierung kaum noch möglich) 3 = ausgeprägt (fast ständig, keine Distanzierung mehr möglich)
Fehlorientierung	0 = keine 1 = mäßig (voll orientiert, aber unsichere Antworten) 2 = örtlich und situativ nicht orientiert 3 = zur eigenen Person nicht orientiert oder verwirrt
Sprechstörungen	0 = keine 1 = verwaschene, undeutliche Sprache 2 = Patient lallt 3 = Patient ist nicht mehr zu verstehen
Kontaktstörungen	0 = keine 1 = mäßig (unaufmerksam, abgelenkt) 2 = deutlich (Kontakt kaum herstellbar oder wieder aufnehmbar) 3 = ausgeprägt (kein Kontakt mehr zum Untersucher)

Abb. 7-6 Überwachungsbogen bei Alkoholentzugssyndrom

einem Körpergewicht > 60 kg in einer Dosis von 3 × 2 Kps. am Tag gegeben, bei einem Körpergewicht < 60 kg in einer Dosis von 2 – 1 – 1 Kps. Die Therapie sollte für mindestens 6 Monate nach der Entzugsbehandlung erfolgen (↗ Kap. 3).
- **Naltrexon** (Nemexin®): Dieser µ-Opiat-Antagonist wird für mindestens 3 Monate in einer Dosis von 50 mg/Tag gegeben (↗ Kap. 3).
- **Disulfiram** (Antabus®): Die Therapie mit Disulfiram (Antabus®) ist eine so genannte Aversivbehandlung, die bei kooperativen, motivierten und sozial stabilen Patienten mit Alkoholabhängigkeit durchgeführt werden kann. Das Medikament wird täglich kontrolliert verabreicht und erzeugt bei Alkoholkonsum eine Disulfiram-Alkoholreaktion mit Erbrechen, Angst, Schwindel etc. Durch diese aversive negative Konsequenz sollen Rückfälle verhindert werden (↗ Kap. 3).

Ambulante Nachbetreuung

Patienten, die nach einer qualifizierten Entzugsbehandlung oder einer Langzeitentwöhnungsbehandlung ärztlich/psychologisch weiterbetreut werden, haben eine bessere Langzeitprognose. **Elemente der Nachbetreuung** sind:
- Teilnahme an Selbsthilfegruppen (z.B. Anonyme Alkoholiker, AA)
- Regelmäßige Kontakte beim Hausarzt bzgl. körperlicher Symptome
- Einzeltherapie bei einem Psychiater oder Psychologen, v.a. wenn komorbide Erkrankungen vorliegen.

Die wichtigsten **Selbsthilfegruppen** für Alkoholiker sind: Anonyme Alkoholiker (AA), Blaues Kreuz, Guttempler, Kreuzbund. Einzige Voraussetzung für die Aufnahme in die **AA** ist der vom Betroffenen geäußerte Wunsch, mit dem Trinken aufhören zu wollen. Der Einzelne soll sich seiner Schwäche und Machtlosigkeit dem Alkohol gegenüber bewusst werden, um dann die Hauptstütze in seinem lebenslangen Kampf gegen die Sucht („einmal Alki, immer Alki") in der Solidarität der Gruppengemeinschaft zu sehen, die auch Rückfälle auffangen kann. Außerdem soll in der besonderen Gruppendynamik das Verantwortungsgefühl für sich und die anderen gestärkt werden. Um sich selbst nicht zu überfordern, werden die Abstinenzversprechen nur für einen kurzen Zeitraum gegeben. Ein weiteres wichtiges Element bildet der Grundsatz, dass die Botschaften der AA an andere Alkoholiker weitergegeben werden.

7.2 Störungen durch Drogen

Definition und Epidemiologie

Die ICD-10 unterscheidet nicht wie häufig in der Alltagssprache und bei epidemiologischen Untersuchungen zwischen „weichen" (z.B. Cannabis) und „harten" Drogen (z.B. Heroin, Kokain), sondern enthält sich entsprechender Wertungen. In diesem Kapitel sollen die Störungen besprochen werden, die unter den relativ weit gefassten Drogenbegriff fallen. Dazu gehören nicht Störungen durch Alkohol, Tabak und Medikamente (Sedativa und Hypnotika, Analgetika).

Die wichtigsten Drogen sind:
- **Opioide** (ICD-10 F11.X)
- **Cannabinoide** (ICD-10 F12.X)
- **Kokain** (ICD-10 F14.X)
- **Andere Stimulanzien** (ICD-10 F15.X)
- **Halluzinogene** (ICD-10 F16.X)
- **Phencyclidin.**

Cannabis wird weltweit am häufigsten konsumiert, wobei die Zahl der regulären Konsumenten auf etwa 200–300 Mio. geschätzt wird. Die Prävalenz für Cannabiskonsum lag 1994 in Deutschland bei ca. 17% (Männer) bzw. 9% (Frauen). Für „harte" Drogen wie Opiate und Kokain lag die Lebenszeitprävalenz in Deutschland 1994 bei ca. 2–3%. In den letzten Jahren hat sich gezeigt, dass die Bedeutung von Heroin gegenüber anderen Drogen eher an Bedeutung verliert, während der Konsum von Cannabis, Kokain, Amphetaminen und insbesondere „Ecstasy" in den letzten Jahren stetig ansteigt.

Diagnostik und Differentialdiagnostik

Durch Drogen ausgelöste Störungen bzw. Intoxikationen lassen sich oft auf Symptomebene nur schwer von organischen psychischen Störungen oder primär psychischen Erkrankungen wie Schizophrenien oder Manien unterscheiden. Zur **differentialdiagnostischen Erkennung drogeninduzierter psychi-**

Tab. 7-10 Drogenscreening im Urin: Nachweisdauer einzelner Substanzen

Substanz	Übliche Nachweisdauer	Maximale Nachweisdauer
Amphetamine	48 Std.	
Barbiturate (kurzwirksame)	24 Std.	
Barbiturate (langwirksame)	7 Tage	
Benzodiazepine	3 Tage	Je nach HWZ Wochen
Cannabinoide	5 Tage	> 3 Wochen
Kokain	3 Tage	Ca. 1 Woche
Codein	48 Std.	
Morphin	48 Std.	
Methadon	3 Tage	
Phencyclidin	3–8 Tage	

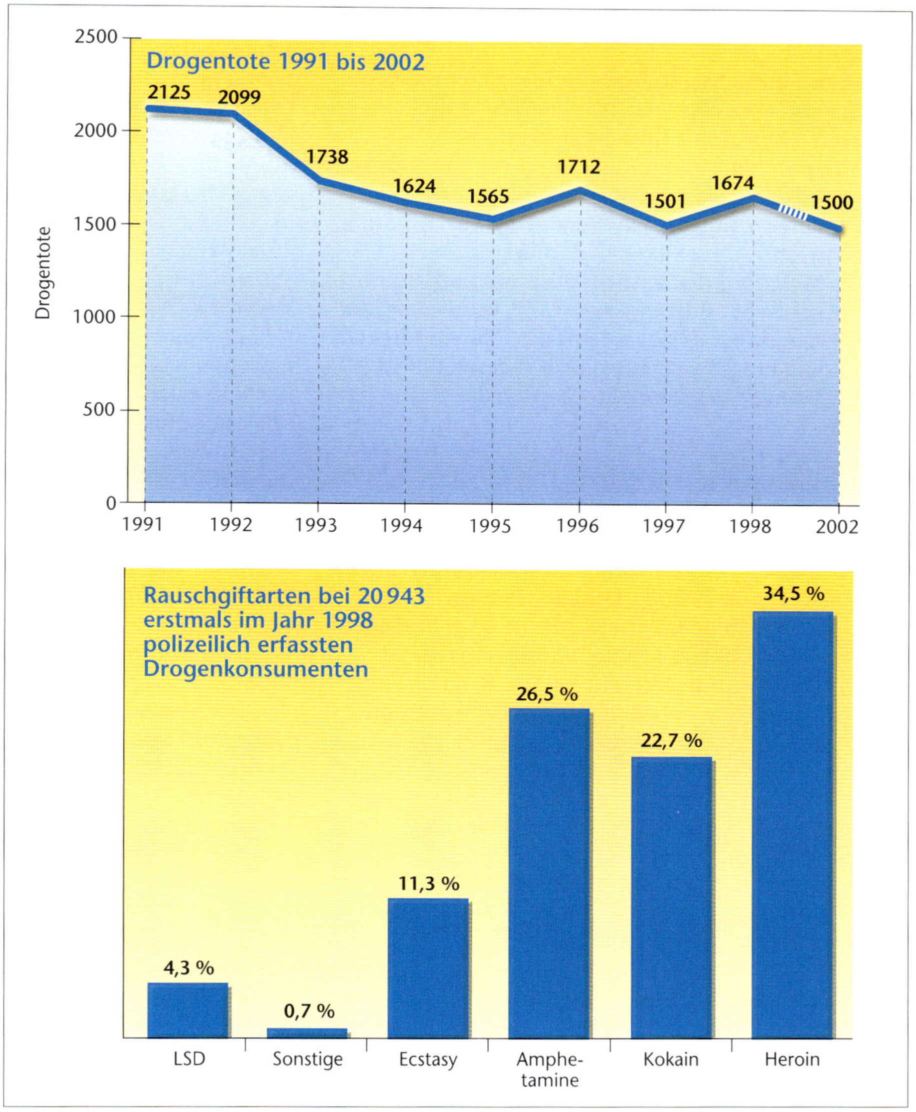

Abb. 7-7 Epidemiologische Daten der Jahre 1991–2002 zu Drogentoten und Rauschgiftarten bei erstmals polizeilich erfassten Drogenkonsumenten

scher Störungen sind folgende diagnostische Maßnahmen hilfreich:

- Anamnese und Fremdanamnese
- Laborbefunde, insbesondere **Drogenscreening**. Ein Drogenscreening kann aus Urin- oder Blutmaterial erfolgen (Tab. 7-10). Die Drogenscreeningverfahren streben eine hohe Sensitivität an, die jedoch oft auf Kosten der Spezifität geht, so dass es in 30–35% der Untersuchungen zu falsch-positiven Ergebnissen kommt. Mittels spezifischer Immunoassays können Einzelsubstanzen quantitativ nachgewiesen werden.
- **Haarfollikelanalyse:** Die meisten Drogen erreichen durch den Blutkreislauf auch die Haarfollikel und werden dort gespeichert. Aus der Annahme, dass die meisten Haare eine bestimmte Länge im Monat wachsen, kann man mit der Analyse verschiedener Haarsegmente den Zeitpunkt bestimmen, an dem eine Person Kontakt mit bestimmten Drogen hatte.

Praxistipp
Die Urinprobengewinnung sollte beim Drogenscreening immer unter Sicht oder zumindest mit Kontrolle der Temperatur erfolgen, die bei frisch gewonnenem Urin zwischen 35,8 und 38 °C liegt. Kontrolluntersuchungen sollten entweder täglich oder unregelmäßig erfolgen.

Komorbiditäten

Drogenbedingte Erkrankungen treten sehr häufig mit anderen psychischen Störungen komorbid auf. So leiden mehr als die Hälfte aller drogenabhängigen Patienten in ihrem gesamten Leben auch unter mindestens einer anderen Form einer psychischen Störung.

Zu den häufigsten komorbiden Erkrankungen gehören:

- affektive Störungen und Angststörungen
- Schizophrenien und andere psychotische Störungen
- Verhaltensstörungen mit Beginn in der Kindheit oder Jugend sowie Persönlichkeitsstörungen

Bei der Mehrzahl der Patienten bestand die komorbide psychische Störung **vor** dem Auftreten der Suchterkrankung. Dies macht die Notwendigkeit einer adäquaten Diagnostik und Therapie psychischer Störungen im Vorfeld des Substanzkonsums deutlich.

7.2.1 Störungen durch Opioide

Substanzen und Wirkmechanismus

Die wichtigsten Substanzen sind **Morphin, Heroin** (Diacetylmorphin) und **Dihydrocodein** (z.B. in DHC und Remedacen®), das z.B. in verschiedenen Husten- und Schmerzmitteln enthalten ist.

Wichtige **Morphinderivate** sind z.B. Hydromorphon (Dilaudid®), L-Methadon (L-Polamidon®), Tramadol (Tramal®), Pethidin (Dolantin®), Piritramid (Dipidolor®), Buprenorphin (Sobutex®, Temgesic®), Pentazocin (Fortral®) und Dextropropoxyphen (Develin retard®), die heute in der Klinik zum Teil als starke Schmerzmittel eingesetzt werden. Diese Stoffe unterliegen fast alle dem Betäubungsmittelgesetz. Ihre Wirkung wird als so genannte Äquivalenzdosis zu 10 mg Morphin veranschaulicht (Tab. 7-11).

Opiate wie Heroin und Morphin entfalten ihre **euphorisierende Wirkung** durch Bindung an μ-Opiat-Rezeptoren. Dadurch kommt es auch zu einer Hemmung der Spontanaktivität von Neuronen v.a. im Locus coeruleus, dem Ursprungsgebiet des noradrenergen Systems (Sympathikus). Daraus lässt sich eine Vielzahl der Symptome der **Opiatintoxikation**, z.B. Bradykardie und Atemdepression, und des Opiatentzugssyndroms erklären. Während sich sehr schnell eine Toleranz gegen die euphorisierende Wirkung einstellt (d.h. mit anhaltendem Konsum tritt die anfangs erlebte euphorisierende Wirkung nicht mehr ein und die Patienten sind nur noch bemüht, den Entzug zu verhindern), entwickelt sich gegen die ausgelöste Miosis und Obstipation praktisch keine Toleranz. Diese Symptome bleiben daher auch bei niedrigeren Dosen bestehen.

Symptomatik

Opiate führen bei Missbrauch zu einer **starken psychischen** und **körperlichen Abhängigkeit**, die sich besonders beim Heroin, der Substanz mit dem größten Suchtpotential, sehr schnell entwickeln kann: Schon zwei bis drei Injektionen können abhängig machen.

Opioide werden von Drogenabhängigen ganz überwiegend **intravenös** injiziert, wobei nicht selten auch zur Injektion ungeeignete Zubereitungen wie Tabletten, Rohopium und „gestrecktes" Material verwendet werden. Dabei wird das Heroin auf einem erhitzten Löffel in mit Ascorbinsäure o.Ä. angesäuertem Wasser aufgelöst und gespritzt. Die intravenöse Applikation birgt nicht nur die **Gefahr der Infektion mit Hepatitis- oder HI-Viren** bei Gebrauch derselben Nadel durch mehrere Drogenabhängige, sondern auch von **Intoxikationen**, die nicht selten tödlich ausgehen.

Andere **Formen des illegalen Opioidkonsums** sind:

- inhalativ: Rauchen von auf einer Aluminiumfolie („Blech") erhitztem Heroin
- intranasal: („sniffen") (seltener)
- oral: Codein, Methadon und andere Opioide
- subkutan: bei Heroin infolge schlechter Venenverhältnisse akzidentiell (Abszessgefahr).

Opiatrausch und Opiatintoxikation

Heroin führt innerhalb von ca. 15 Minuten zu einem **Rauschzustand** mit starker Euphorie, dem Gefühl

Tab. 7-11 Äquivalenzdosen wichtiger Opioide

	Äquivalenzdosis zu 10 mg Morphin i.v. bzw. 30 mg oral	Wirkdauer der unretardierten Form	HWZ aktiver Metaboliten
Morphin		2–4 h	2,5 h
Methadon (Razemat)	5–10 mg p.o.	5–7 h	15–60 h
Levomethadon (z.B. L-Polamidon®)	2,5–5 mg i.m., p.o.	5–7 h	15–60 h
Buprenorphin (z.B. Sobutex®, Temgesic®)	0,4 mg i.m., 0,4–1 mg s.l.	6–10 h	2–3 h
Dihydrocodein (z.B. Remedacen®)	200 mg p.o.	4 h	3,3–4,5 h
Tramadol (z.B. Tramal®)	50–120 mg i.m., p.o.	2–4 h	6–9 h
Tilidin (z.B. Valoron®)	100–120 mg	3 h	3 h

des Losgelöstseins und einem gesteigerten Selbstbewusstsein. Danach folgt zumeist eine **sedierende Wirkung** mit Apathie oder gelegentlich Dysphorie (Gereiztheit) und schließlich psychomotorischer Verlangsamung und kognitiven Störungen. Mit zunehmender **Intoxikation** treten Verwirrtheit, Somnolenz und schließlich Koma auf.

Die **Opiatintoxikation** ist durch ein Überwiegen des Parasympathikus gegenüber dem Sympathikus gekennzeichnet. Zunächst treten eine Rötung des Gesichts, Hautjucken, **Miosis** und Benommenheit auf. Dann kommen Hypotonie, Bradykardie und Hypothermie, Blasensphinkterspasmen und evtl. auch Krampfanfälle hinzu. Gefährlichste Komplikation ist die **Atemdepression** und **Bewusstlosigkeit**. Schwere Intoxikationen können tödlich verlaufen (sog. goldener Schuss). Die Therapie besteht in der i.v. Gabe des reinen Opiatantagonisten Naloxon (Narcanti®).

Praxistipp
Die Therapie der Opiatintoxikation besteht in der Sicherung der Vitalfunktionen mit ggf. Wiederbelebungsmaßnahmen. Naloxon (z.B. Narcanti® Ampullen zu 0,4 mg) wird i.v., i.m. oder intratracheal minutenweise in einer Dosis von 0,1 mg gegeben, bis Atemdepression und Bewusstlosigkeit nachlassen. Die Dosis kann bis 2 mg gesteigert werden. Bei Überdosierung können massive Entzugssymptome auftreten. Eine Nachbeobachtung des Patienten ist notwendig, Naloxon muss wegen seiner kurzen Halbwertszeit nachdosiert werden.

Opiatentzugssyndrom

Opioide führen deutlich schneller als andere Suchtstoffe zur Abhängigkeit, weil sowohl die psychischen als auch die physischen Symptome des Opioidentzugs sehr stark ausgeprägt sind. Entzugssymptome entwickeln sich bereits vier Stunden nach der letzten Opiatdosis, steigern sich von Stunde zu Stunde, erreichen ihr Maximum nach ca. ein bis zwei Tagen und können sich über ein bis zwei Wochen hinziehen (Tab. 7-12).

Psychisch treten mit dem Entzug ein starkes „Craving" (Verlangen nach der Substanz, Suchtdruck), Depressionen, Schlafstörungen, Angst und Unruhe auf.

Physisch besteht die Entzugssymptomatik in Übelkeit, Erbrechen, Diarrhö, Zittern, Schwitzen, Gänsehaut, Muskelschmerzen und Muskelkrämpfen, Pupillenerweiterung, Tränenfluss, Rhinorrhö, Hypertonus, Tachykardie und Fieber.

Die physischen Entzugssymptome halten meist eine Woche nach dem kompletten und abrupten Absetzen an, die psychischen Symptome (Dysphorie, Suchtdruck) können noch über viele Wochen andauern.

Merke
Opioide haben ein sehr hohes Suchtpotential mit der Folge einer schweren psychischen und physischen Abhängigkeit. Die Entzugssymptome ähneln einer starken Grippe mit vegetativer Entgleisung; gleichzeitig besteht ein hoher Suchtdruck mit Herabgestimmtheit und Unruhe.

Kasuistik
Eine 22-jährige Patientin wird vom Notarzt in die Notaufnahme einer Akutklinik gebracht, nachdem sie von Passanten bewusstlos unter einer Brücke liegend gefunden worden war. Die Patientin war sehr ungepflegt, abgemagert, atmete nur noch schnappend, die Haut war livide verfärbt, die Pupillen stecknadelkopfgroß. An den Armen zeigten sich multiple Nadeleinstiche. Sie wurde vom Notarzt unverzüglich intubiert, beatmet und er-

Tab. 7-12 Stadien des Opiatentzugs

Stadium	Symptomatik	nach Morphin	nach Heroin	nach Methadon
0	Angst und Craving	6 h	4 h	12 h
I	Zusätzlich: Gähnen, Schwitzen, Tränenfluss, Rhinorrhö, unruhiger Schlaf	14 h	8 h	32–48 h
II	Zusätzlich: Mydriasis, Piloarrektion, Tremor, Muskelzucken, Hitze- und Kältegefühl, Muskelschmerzen, Anorexie	16 h	12 h	2–3 Tage
III	Zusätzlich: Schlaflosigkeit, Blutdruck- und Temperaturanstieg, Tachykardie, Hyperventilation, Übelkeit, Unruhe	24–36 h	18–24 h	> 2 Tage
IV	Fieber, Erbrechen, Durchfall, Spontanejakulationen, Muskelkrämpfe, Leukozytose, Blutzucker- und Laktatanstieg	36–48 h	24–36 h	> 2 Tage

hielt wiederholte Injektionen mit dem Opiatantagonisten Narcanti®, woraufhin die Spontanatmung einsetzte und die Patientin das Bewusstsein wiedererlangte.

In der Klinik war von ihr zu erfahren, dass sie sich eigentlich den „goldenen Schuss“ setzen wollte und es ihr nicht recht sei, dass sie gerettet wurde. Aufgrund dieser suizidalen Äußerungen wurde ein Psychiater hinzugezogen, der die Verlegung in die Psychiatrische Klinik empfahl. Dort war sie schon von zwei vorherigen Aufnahmen nach ähnlichen Anlässen bekannt.

Am Abend klagte die Patientin über zunehmende Ängste, innere Unruhe, Leibschmerzen, Übelkeit, Tränenfluss und Schweißausbrüche. Der Puls war auf 120/min. beschleunigt, der Blutdruck auf 150/90 erhöht, die Pupillen waren weit. Durch die Gabe von Doxepin kam es zu einer vorübergehenden Besserung der Symptomatik, die aber noch ca. eine Woche andauerte.

Diagnosen: Heroinabhängigkeit (ICD-10 F11.2), Opiatintoxikation in suizidaler Absicht (ICD-10 F11.0), Opiatentzugssyndrom (ICD-10 F11.3).

Therapie

Die **Therapiestufen** Drogenabhängiger lassen sich einteilen in:
- Kontaktaufnahme und Schadensminderung
- Körperliche Entgiftung und Motivationsförderung
- Entwöhnungsbehandlung
- Substitutionsbehandlung mit Opiatagonisten und/oder Behandlung mit Opiatantagonisten
- Nachsorge.

Kontaktaufnahme und Schadensminderung

Durch so genannte **niederschwellige Hilfsangebote**, bei denen die Aufnahme zur Behandlung an keine besonderen Vorbedingungen geknüpft ist, werden eine bessere Erreichbarkeit Drogenabhängiger sowie eine Verminderung der körperlichen, psychischen und sozialen Folgen angestrebt (Schadensminderung).

Zu den **schadensmindernden Interventionen** bei Drogenabhängigen im Rahmen niederschwelliger Hilfsangebote gehören z. B.
- Aufsuchen durch den Straßensozialarbeiter („street worker“)
- Fixerräume
- Kontaktladen und geschützte Räume (Duschen, Notschlafstellen, Vermittlung medizinischer Hilfen)
- Selbsthilfegruppen zur Stärkung der Selbsthilfepotentiale
- Schulung der i.v. Drogenabhängigen
- Spritzenbehälter, Spritzenautomaten, Spritzenaustausch, Kondomautomaten
- Impfprogramme
- Drogennottelefon.

Entgiftungs- und Entwöhnungsbehandlung

Entgiftungsbehandlungen werden meist **stationär** durchgeführt und ähnlich wie bei der Alkoholentzugsbehandlung in Form einer „qualifizierten Entgiftung“ angeboten, bei der Unterstützung und aktive Motivationsförderung zur Weiterbehandlung eine zentrale Rolle spielen.

Die **Entgiftung bei Opiatabhängigen** kann folgendermaßen durchgeführt werden:
- Entgiftung ohne Medikamente (sog. kalter Entzug)
- Medikamentengestützte Entgiftung
- Opioidgestützte Entgiftung (sog. warmer Entzug)
- Forcierte Entgiftung („Turboentzug“).

Die **Entwöhnungsbehandlung** opioidabhängiger Patienten erfolgt in speziellen stationären oder ambulanten Entwöhnungsprogrammen für eine Dauer von vier bis sechs Monaten (↗ 7.2.5).

- **„Kalter“ Entzug und medikamentöse Entzugsbehandlung**
  Bei der Entgiftung ohne Medikamente („kalter“ Entzug) werden die Opiate abrupt abgesetzt und eine Linderung von Entzugssymptomen erfolgt nur durch unterstützende Maßnahmen wie Physiotherapie, Entspannungsverfahren etc. Diese Therapieform wird nur von wenigen Patienten bevorzugt. In der Regel erfolgt die Entgiftung medikamentengestützt, wobei hierbei häufig sedierende Antidepressiva zum Einsatz kommen. Am häufigsten wird Doxepin (Aponal®) eingesetzt, das nicht nur beim Opioidentzug selbst wirksam ist, sondern auch depressiv-unruhige Zustände während und nach der Entzugsphase hilfreich lindert. Die optimale Dosierung liegt bei 3×25 bis 3×75 mg/d. Das im Alkoholentzug häufig eingesetzte Clonidin ist beim Opioidentzug weniger geeignet. Auch Benzodiazepine, die selbst ein hohes Abhängigkeitspotential haben und häufig von Drogenabhängigen gebraucht werden, eignen sich zur Opioidentzugsbehandlung nicht.
- **Opioidgestützter, „warmer“ Entzug**
  Das Prinzip der opioidgestützten, so genannten warmen Entzugsbehandlung besteht darin, das illegal konsumierte Opioid durch einen Ersatzstoff wie z. B. Methadon oder Buprenorphin zu ersetzen und anschließend schrittweise auszuschleichen. Dadurch werden in der Frühphase der Behandlung auftretende Entzugssymptome abgeschwächt oder verhindert.
- **Forcierter Entzug („Turboentzug“)**
  Forcierte Entzugsbehandlungen werden nur in spezialisierten Zentren durchgeführt, weil intensivmedizinische Bedingungen notwendig sind. Die Evidenzen für die Wirksamkeit des Verfahrens sind eher schwach.
  Beim Turboentzug wird innerhalb weniger Stunden unter intensivmedizinischen Bedingungen eine beschleunigte Entgiftung unter starker

Sedierung bzw. Narkose durchgeführt. Dabei werden Opiatantagonisten (Naloxon), Narkosemittel, Clonidin, Benzodiazepine sowie Odansetron (gegen Erbrechen) und Octratide (gegen Diarrhö) eingesetzt.

Substitutionsbehandlung mit Opiatagonisten
Wenn eine Abstinenz aus verschiedenen Gründen nicht erreichbar ist, kann eine Substitutionsbehandlung mit Opiatagonisten wie z.B. Methadon oder auch partiellen Opiatagonisten wie z.B. Buprenorphin durchgeführt werden.

Primäre **Ziele** der Substitutionstherapie sind die Entkriminalisierung des Abhängigen durch Minderung der Beschaffungskriminalität, die Distanzierung von der Drogenszene, die Verbesserung der psychischen und körperlichen Gesundheit (einschließlich Senkung des HIV-Infektionsrisikos) und die Reintegration in den Arbeitsprozess. Im Idealfall wird versucht, nach erfolgter Stabilisierung über eine langsame Dosisreduktion die vollständige Abstinenz zu erreichen.

Voraussetzung für die Durchführung der Opiatsubstitution ist in Deutschland die „Fachkunde Suchtmedizinische Grundversorgung", deren Curriculum auch die gesetzlichen Regelungen des Betäubungsmittelgesetzes (BtMG) und der Betäubungsmittel-Verschreibungsverordnung BtMVV) einschließt.

- **Methadonsubstitutionsbehandlung**
  Methadon ist ein synthetischer Opiatagonist am μ-Rezeptor, der eine lange Wirkungsdauer besitzt (Plasmahalbwertszeit ein bis zwei Tage, daher Einmalgabe pro Tag möglich), aber im Gegensatz zu Morphin oder Heroin keine euphorisierende Wirkung aufweist.

  Methadon ist in Razemat-Form als trinkfertige 1%ige Zubereitung und als Levo-Methadon (Polamidon®, teurer und ohne wesentlichen Vorteil) auf dem Markt und kann über ein Betäubungsmittelrezept (BTM–Rezept) verordnet werden.
  - **Richtlinien**
    Es gibt keine allgemein akzeptierten Richtlinien zur Substitutionsbehandlung. Der „Bundesausschuss der Ärzte und Krankenkassen für die Einführung neuer Untersuchungs- und Behandlungsmethoden" hat jedoch einige **Kriterien** erarbeitet (Tab. 7-13)

    Die Substitution kann **zunächst** für **sechs Monate** mit dem Ziel befristet werden, eine Behandlungsfähigkeit zu erreichen. Eine Ausdehnung der Substitution auf 6–12 Monate ist möglich, wenn eine drogenfreie Therapie unmöglich erscheint, aber Aussicht auf Dosisverminderung besteht. Eine Verlängerung auf 12 Monate kann außerdem bei Schwangerschaft oder schweren körperlichen Erkrankungen zum Einsatz kommen.

    Bei opioidpflichtigen Schmerzzuständen oder sehr schweren, chronischen körperlichen Erkrankungen wie z.B. HIV-Infektion kann auch eine unbefristete Substitution durchgeführt werden.
  - **Dosierung**
    Als **Faustregel** gilt: mg Heroin pro Tag/30 = tägliche Dosis Levo-Methadon in mg (bzw. die doppelte Dosis des Methadon-Razemats). Bsp.: Bei einem Konsum von 1,5 g Heroin pro Tag beträgt die initiale Dosis ungefähr 50 mg Levo-Methadon oder 100 mg Methadon-Razemat pro Tag.

    Diese Formel kann allerdings nur als grobe Orientierung für die tägliche Dosis gelten; abhängig von klinischen Intoxikations- oder Entzugssymptomen muss die Dosis in den ersten Tagen und im weiteren Verlauf optimiert werden.

    Um eine **Intoxikation** zu vermeiden, wird anfangs die Tagesdosis auf 2–3 Gaben verteilt. Am ersten Tag z.B. ungefähr 3 × 15 mg. Am zweiten Tag könnte die Morgendosis 25 mg betragen, die Abenddosis wird dem klinischen Verlauf angepasst (z.B. 20 mg bei Stabilität, Dosissteigerung bei Entzugs-, Dosisreduktion bei Intoxikationssymptomen).

    In den nächsten Tagen wird die Morgendosis in Schritten von 5 mg erhöht und die Abenddosis entsprechend reduziert, bis nach insgesamt ungefähr einer Woche die einmalige Morgendosis erreicht ist.

    Nur eine ausreichende hohe Dosis (Maximaldosis in der Regel 120 mg Methadon-Razemat pro Tag) kann den Druck zum Beigebrauch gering halten!
- **Behandlung mit partiellen Opiatagonisten**
  Der partielle μ-Opiat-Rezeptor-Agonist Buprenorphin (Sobutex®, Temgesic®) hat sich nicht nur in der Entzugsbehandlung dem Methadon als vergleichbar erwiesen, sondern auch in der Substitutionsbehandlung. Der Vorteil von Buprenorphin liegt darin, dass im Vergleich zu anderen Opiaten auch bei höheren Dosen nur eine geringe Atemdepression eintritt und aufgrund der langen Halbwertszeit Entzugssymptome über 48–72 Std. ausbleiben. Auch in der Schwangerschaft ist Buprenorphin wegen des wahrscheinlich geringeren Entzugssyndroms des Neugeborenen gegenüber Methadon zu bevorzugen.

Tab 7-13 Kriterien für eine Substitutionsbehandlung mit Methadon

- Alter > 18 Jahre
- Opiatabhängigkeit länger als zwei Jahre bestehend
- Keine drogenfreie Therapie durchführbar
- Erfolgreiche Vorbehandlung eines Beigebrauchs
- Soziale Substitutionsfähigkeit (z.B. fester Wohnsitz, regelmäßiges Erscheinen zur Medikamentengabe)

Behandlung mit Opiatantagonisten

Bei abstinenzwilligen, kooperativen Patienten, die gesichert von Opiaten entzogen sind, kann eine Therapie mit Opiatantagonisten, z. B. Naltrexon (Nemexin®), erfolgen. Die Einnahme erfolgt 3× wöchentlich (z. B. montags und mittwochs 100 mg, freitags 150 mg). Bei einem Rückfall ist Heroin dann ohne Effekt.

7.2.2 Störungen durch Cannabinoide

Die Prävalenz für den Gebrauch von Cannabinoiden betrug 1994 ca. 17% bei den Männern und ca. 9% bei den Frauen. Ca. 20% der Konsumenten konsumierten Haschisch fast täglich, 60% höchstens einmal pro Jahr.

Substanzen und Wirkmechanismus

Cannabis ist eine der ältesten von Menschen konsumierten psychotropen Drogen mit dem Hauptwirkstoff **Δ-9-Tetrahydrocannabinol (THC)**. Man muss zwei Formen unterscheiden, die beide aus der Hanfpflanze (Cannabis sativa) hergestellt werden: das wirksamere **Haschisch** (Harz der weiblichen Blütenstauden) und das **Marihuana** (tabakartiges Gemisch aus getrockneten Blüten und Blättern). Amerikanische Bezeichnungen für Haschisch sind dope, grass, pot, shit oder tea.

Symptomatik

Haschisch wird meist geraucht (**„kiffen"**) oder gegessen. Beim Rauchen treten die zentralnervösen Wirkungen bereits innerhalb einer Minute nach der Inhalation auf, erreichen ihr Maximum nach 20–30 Minuten und dauern etwa zwei bis drei Stunden. Bei der oralen Aufnahme beginnt die Wirkung nach etwa 30 Minuten, erreicht nach zwei bis drei Stunden ihr Maximum und dauert insgesamt etwa drei bis sechs Stunden an. Der **Rauscheffekt** ist **individuell sehr unterschiedlich** ausgeprägt und hängt wahrscheinlich auch von der momentanen Stimmungslage, der Erwartung und der Persönlichkeitsstruktur ab.

Cannabisrausch und -intoxikation

Die wichtigsten **Symptome** des **einfachen Rausches** sind:

- Angenehme Indifferenz und heitere Euphorie
- Veränderung von Raum- und Zeiterleben
- Intensitätssteigerung optischer und akustischer Wahrnehmungen
- Denkstörungen (vermindertes Abstraktionsvermögen, Ideenflucht, Denken in Bruchstücken)

An **körperlichen Symptomen** finden sich adrenerge und anticholinerge Symptome wie z. B. Tachykardie, Mydriasis, konjunktivale Injektion oder Mundtrockenheit.

Cannabis führt zu einer **psychischen**, wahrscheinlich aber nicht zu einer körperlichen **Abhängigkeit**. Bei häufigerem Drogenkonsum und chronischer Einnahme kann es auch infolge von Kumulationseffekten (lange HWZ) zu protrahierten Räuschen mit verstärkter Symptomatik kommen. Dabei entwickeln sich dann unter Umständen misstrauisch-dysphorische Verstimmungszustände, die Tage bis Wochen anhalten können, schizophrenieartige Psychosen paranoid-halluzinatorischer Art sowie ein **amotivationales Syndrom**.

Letzteres ist gekennzeichnet durch das gleichzeitige Bestehen von **Konzentrations- und Gedächtnisstörungen, Apathie und Planlosigkeit**, die den weiteren Drogenkonsum und das Umsteigen auf „harte Drogen" begünstigen sollen.

Die Gefährlichkeit des Haschischs liegt womöglich weniger in seiner direkten Schädlichkeit – ein bis zwei Joints täglich sind wahrscheinlich nicht schädlicher als 20 Zigaretten pro Tag – als vielmehr in seiner Funktion als **Einstiegsdroge.**

Echopsychosen (Flash-backs), d. h. das Auftreten von Symptomen der Cannabisintoxikation noch mehrere Wochen nach dem letzten Drogenkonsum, sind möglich, jedoch seltener als beim Missbrauch von Halluzinogenen (↗ 7.2.7).

Cannabisentzugssyndrom

Beim Absetzen von Cannabinoiden werden vor allem bei vorausgegangenem Konsum sehr hoher Dosen Absetzphänomene in Form von **Stimmungsänderungen** (Reizbarkeit, Ängstlichkeit) und **physiologischen Veränderungen** (Schwitzen, Übelkeit, Schlafstörungen, Tremor) berichtet.

7.2.3 Störungen durch Kokain und andere Stimulanzien

Substanzen

Kokain gewinnt man aus den Blättern des Kokastrauches. Es wird meistens geschnupft, in den Heimatländern des Kokastrauches (z. B. Peru) auch gekaut. Das einfach und billig herzustellende Kokain-Derivat **Crack** wird geraucht. Crack ist eine Mischung aus Kokainhydrochlorid und Natriumbikarbonat, die beim Rauchen ein typisches Geräusch („crackling sound") hervorruft. Es wirkt schneller und intensiver und ist auch hinsichtlich Komplikationen und Suchtentwicklung gefährlicher als Kokain. Nicht selten wird Kokain mit Heroin gemischt und injiziert („Speedball").

Zu den **Amphetaminen** gehören Amphetamin, Metamphetamin („Speed"; „Ice" = eine besonders reine, kristalline Form) und 3,4-Methylen-dioxymet-Amphetamin (MDMA; „Ecstasy").

Kokain führt wie auch die anderen Stimulanzien zu einer **starken psychischen**, nicht aber körperlichen **Abhängigkeit**.

Wirkmechanismus

Kokain und Amphetamine aktivieren mesolimbische und mesokortikale dopaminerge Neurone. Kokain hemmt dabei im Wesentlichen reversibel den Rücktransport von synaptisch freigesetztem Dopamin in die Nervenzelle (und auch von Noradrenalin und Serotonin), während Amphetamin primär über eine verstärkte Freisetzung von Dopamin und Noradrenalin in den synaptischen Spalt wirkt.

Symptomatik

Stimulanzienrausch und -intoxikation

Kokain und andere Stimulanzien bewirken eine angenehme Gefühlslage (**„rush"**), die durch einen höheren Grad an Wachheit, Euphorie und Wohlbefinden, eine Unterdrückung von Hunger und Ermüdungsgefühl, eine Leistungs- und Antriebssteigerung, Reizabschirmung und eine Verstärkung des sexuellen Erlebens gekennzeichnet ist. Dieser „rush" hält meist nur für Minuten an.

Ecstasy führt neben der amphetaminähnlichen Stimulation zu einer Induktion angenehmer emotionaler Zustände mit Entspannung, Angstfreiheit und Glücksgefühlen. Ecstasy gehört zur Gruppe der „Entaktogene", die eine „Berührung des eigenen Inneren" ermöglichen sollen. Früher wurde es im Rahmen von Psychotherapien verordnet, heute hat es in Diskotheken bei Jugendlichen weite Verbreitung gefunden.

Aus Tierversuchen gibt es Hinweise, dass Ecstasy **neurotoxisch** auf vor allem serotonerge Neurone wirkt. Diese toxische Wirkung auf das serotonerge System kann möglicherweise **lebensbedrohliche Zustände** erklären, die bei einzelnen Jugendlichen unter Ecstasy-Einfluss bei lang andauerndem Tanzen aufgetreten sind: hier zeigte sich ein lebensbedrohliches klinisches Bild, das z.T. dem malignen neuroleptischen Syndrom ähnelte und sich in Koma, starker Hyperpyrexie, disseminierter intravaskulärer Koagulopathie, Rhabdomyolyse und akutem Nierenversagen äußerte. Darüber hinaus traten Krampfanfälle, kardiale Arrhythmien und Leberversagen auf, die in Einzelfällen zum Tod führten. Offenbar hat Ecstacy also im Einzelfall ein hohes Gefahrenpotential, wenn auch Tausende von Jugendlichen durch den Gebrauch der Droge keine gravierenden Störungen erleben. Im Langzeitverlauf könnten die toxischen Effekte auf serotonerge und möglicherweise andere Neurone jedoch zu heute noch nicht absehbaren psychischen und kognitiven Störungen führen.

Nach DSM-IV müssen zur **Diagnose einer Kokain- bzw. Amphetaminintoxikation** zwei oder mehr der folgenden Kriterien erfüllt sein:

- Tachykardie oder Bradykardie
- Pupillendilatation
- Erhöhter oder erniedrigter Blutdruck
- Schwitzen oder Frösteln
- Übelkeit oder Erbrechen
- Gewichtsverlust
- Psychomotorische Agitiertheit oder Verlangsamung
- Muskelschwäche, Atemdepression, Brustschmerzen oder Herzrhythmusstörungen
- Verwirrtheit, Krampfanfälle, Dyskinesien, Dystonien oder Koma.

Für die **Klinik** ist wichtig, dass es durch die Kombination von Kokain und Amphetaminen mit Antidepressiva (Serotonin- und Noradrenalin-Wiederaufnahme-Hemmer, Monoaminooxidasehemmer) zu einer potenzierenden Interaktion kommen kann. Neuroleptika wirken dagegen eher antagonistisch, so dass sie bei einer Intoxikation therapeutisch eingesetzt werden können.

Entzugssyndrom

Nach DSM-IV kann ein Entzugssyndrom von Kokain und Amphetaminen diagnostiziert werden, wenn innerhalb weniger Stunden bis einige Tage nach Beendigung oder Reduktion eines schweren und fortgesetzten Kokain- bzw. Amphetamingebrauchs eine **dysphorische Stimmung** sowie zwei oder mehr der vorliegenden **Kriterien** zutreffen:

- Müdigkeit
- Lebhafte, unangenehme Träume
- Schlaflosigkeit oder Hypersomnie
- Appetitsteigerung
- Psychomotorische Verlangsamung oder Unruhe.

7.2.4 Störungen durch Halluzinogene

Substanzen und Wirkmechanismus

Die wichtigsten Substanzen sind das synthetische Mutterkornalkaloid-Derivat **LSD** (**L**yserg**s**äure**d**iethylamid), das Phenylalkylamin-Derivat **Mescalin** (aus dem Peyote-Kaktus) und das Indolalkaloid **Psilocybin**.

Pharmakologisch wird die halluzinogene Wirkung über eine Aktivierung zentraler serotonerger 5-HT_2-sowie 5-HT_1-Rezeptoren vermittelt.

Symptomatik

Neben initial auftretenden vegetativen Reizerscheinungen wie Schwindel, Tachykardie und Übelkeit sowie innerer Unruhe treten in der Rauschphase **psychedelische Wirkungen** auf, die innerhalb von Minuten einsetzen. Dabei handelt es sich um Pseudohalluzinationen v.a. auf optischem Gebiet mit szenenhaften Erlebnissen, Farb- und Formhalluzinationen, illusionären Verkennungen und Intensivierung der Wahrnehmungsinhalte. Ein **„Trip"** dauert ca. sechs bis acht Stunden und kann in seiner Endphase („Herunterkommen") zu starken Depressionen führen, weshalb oft ein Trip „nachgeworfen" wird. Auf dem Höhepunkt eines Rausches kann es besonders bei Unerfahrenen zu einem **„Horrortrip"** mit panischer paranoider Angst, intensiv erlebter Depersonalisation und extremen Wahrnehmungsstörungen kommen, die Grund für suizidale und fremdaggressive Handlungen sein können.

Flash-back-Erlebnisse (Echo-Phänomene, Nachhall-Phänomene) sind auch nach Tagen und Wochen möglich. Die Ursache dafür ist nicht ein psychologischer Effekt, sondern ein pharmakologisches Phänomen: Da die stark fettlöslichen Substanzen im Fettgewebe gespeichert werden, können sie später irgendwann wieder freigesetzt werden und zu einem erneuten Rauschzustand führen.

Halluzinogene führen zu einer **psychischen**, aber keiner körperlichen **Abhängigkeit**. Gegen die LSD-Wirkungen entwickelt sich sehr schnell eine Toleranz; nach Absetzen wird **kein Entzugssyndrom** beobachtet.

In der Psychiatrie haben Halluzinogene Bedeutung für die Erzeugung von **Modellpsychosen** erlangt.

Phencyclidin (PCP, „Angel dust", „peace pill", „hog") wird am häufigsten der Gruppe der Halluzinogene zugeordnet. PCP wurde ursprünglich als Anästhetikum entwickelt, dann aber wegen der ausgeprägten psychischen Nebenwirkungen nicht vermarktet. Es wirkt über eigene PCP-Rezeptoren im Gehirn, die exzitatorische NMDA-Rezeptoren modulieren sowie das dopaminerge, serotonerge und cholinerge System beeinflussen.

Die **Wirkung** ist dosisabhängig: In niedriger Dosis (< 5 mg) kommt es u.a. zu **Euphorie**, gesteigerten Denkabläufen und Wärmegefühl. An neurologischen Symptomen treten oft Rigor, Dysarthrie, Ataxie, Nystagmus und eine verminderte Schmerzwahrnehmung auf. Hohe Dosen (> 10 mg) können u.a. psychotische Bilder mit Halluzinationen, Verfolgungswahn und starker Angst verursachen. Sehr hohe Dosen (20 mg) führen zu Krampfanfällen, Koma und Tod. An den Rausch (3–6 h) schließt sich oft ein depressiver Zustand an, der einige Tage anhalten kann. PCP führt zu psychischer, nicht aber körperlicher Abhängigkeit.

7.2.5 Flüchtige Lösungsmittel

Bei dieser Suchtform werden unterschiedliche Mittel, v.a. **Lösungs- und Reinigungsmittel**, wie z.B. Benzin, Äther, Chloroform, Lacke oder Klebstoffe, zur Erzeugung eines Rausches **eingeatmet**. Neben einer euphorisierenden Wirkung kann es zu einem „Durchgangssyndrom" kommen mit dem Auftreten von Halluzinationen und neurologischen Symptomen wie Dysarthrie, Gangataxie, Tremor und schließlich Bewusstlosigkeit.

Chronischer Abusus führt zu Schäden des ZNS (**organische Wesensänderung, Polyneuropathien**, motorische und sensible Ausfälle, Krampfanfälle und Atemdepression), Leber- und Niereninsuffizienz, Knochenmarksdepression und **kardialen Rhythmusstörungen**.

Auch beim **Schnüffeln** kann sich eine Toleranzentwicklung mit starker psychischer, aber selten körperlicher Abhängigkeit entwickeln.

7.3 Medikamentenmissbrauch und -abhängigkeit

Folgende therapeutisch eingesetzte Substanzen besitzen ein unterschiedlich stark ausgeprägtes **Abhängigkeitspotential:**

- Opioide (↗ 7.2.4)
- Benzodiazepine, Barbiturate und Clomethiazol
- Andere Analgetika.

Bei **Patienten mit psychischen Erkrankungen** gehören Benzodiazepine, Analgetika und Barbiturate zu den am häufigsten in missbräuchlicher oder abhängiger Weise eingenommenen Arzneimitteln. Dies wird durch eine Studie an drei deutschen psychiatrischen Universitätskliniken (AMÜP-Projekt) belegt, in deren Rahmen bei 1551 von 23545 Aufnahmen (6,6%) Missbrauch oder Abhängigkeit von Arzneimitteln festgestellt wurde. Dabei fanden sich für die unterschiedlichen Medikamentengruppen folgende Prävalenzangaben:

- Benzodiazepine 78,1%
- Nichtbarbiturathaltige und nichtopiathaltige Analgetika 25,1%
- Barbiturate 20,5%
- Clomethiazol 5,7%.

Zu den Erkrankungen, die häufig mit einer Medikamentenabhängigkeit einhergehen, gehören **Depression, Angststörungen, Persönlichkeitsstörungen, chronische Schmerzsyndrome** und **andere Suchterkrankungen**.

Merke
Erkrankungen, im Rahmen derer häufig eine Medikamentenabhängigkeit auftritt, sind depressive Syndrome, Angststörungen, Persönlichkeitsstörungen, chronische Schmerzsyndrome und eine bereits vorbestehende Suchterkrankung.

Im Folgenden werden Einzelheiten für die Substanzgruppe der Benzodiazepine, Barbiturate und Clomethiazol sowie für die nichtbarbiturathaltigen und nichtopioidhaltigen Analgetika vorgestellt.

Da eine Kreuztoleranz zwischen Benzodiazepinen, Barbituraten, Alkohol und Clomethiazol besteht, unterscheiden sich die Zeichen der Intoxikation und des Entzugssyndroms nicht wesentlich. Daher wird die Gruppe der Benzodiazepine, Barbiturate und Clomethiazol gemeinsam besprochen.

7.3.1 Benzodiazepine, Barbiturate und Clomethiazol

Benzodiazepine sind die **weltweit am meisten verschriebenen Arzneimittel**. Im Jahr 1995 wurden in Deutschland 610 Mio. DDD (Defined Daily Dose, empfohlene therapeutische Tagesdosis, z.B. für Diazepam 10 mg) rezeptiert. Ca. 40–50% aller als Anxiolytika oder Hypnotika eingesetzten Benzodiazepine werden entgegen der Herstellerempfehlung (max. vier bis acht Wochen bei ambulanter Behandlung) länger als drei Monate verordnet. In Deutschland wird die Zahl der Benzodiazepinabhängigen auf ca. 1,2 Mio. Menschen geschätzt. Ihre Gesamtsterblichkeit ist auf das ca. 1,8fache erhöht. Die Prävalenz der Benzodiazepinabhängigkeit nimmt ab dem 40. Lebensjahr zu und ist bei Frauen höher.

Zu Einzelheiten bzgl. der Substanzgruppe der Benzodiazepine, Barbiturate und Clomethiazol wird auf das Kapitel 3 verwiesen.

Intoxikation

Symptomatik

Die Symptomatik einer Intoxikation mit Benzodiazepinen, Barbituraten oder Clomethiazol besteht in Somnolenz bis hin zum Koma, arterieller Hypotonie sowie Atemdepression bis hin zum Atemstillstand. Bei Überdosierungen von Barbituraten und Clomethiazol tritt die Symptomatik aufgrund der geringeren therapeutischen Breite rascher ein als bei Benzodiazepinen.

Therapie

Die Therapie der akuten Intoxikation besteht in der **Sicherung der Vitalfunktionen** und der **Giftelimination**. Bei Benzodiazepinen kann Flumazenil (Anexate®, ein kompetitiver Benzodiazepin-Antagonist) in einer Dosis von 0,1 mg intravenös verabreicht werden. Die Dosis kann minütlich bis max. 1–2 mg wiederholt werden. Bedeutsamste Nebenwirkung des Antagonisten ist bei Überdosierung der massive Entzug mit Auslösung eines Delirs oder zerebraler Krampfanfälle.

Entzugssyndrom

Symptomatik

Benzodiazepine, Barbiturate und Clomethiazol können bei Absetzen zu psychischen und körperlichen Entzugssymptomen führen, die individuell sehr unterschiedlich stark ausgeprägt sein können.

- **Psychische Entzugssymptome:** Angstzustände, Unruhe, Reizbarkeit, Schlaflosigkeit und depressive Verstimmung. Bei schweren Entzugssymptomen kann es auch zu einem deliranten Syndrom mit Verwirrtheit und psychotischem Erleben (z. B. Wahnerleben und Halluzinationen) kommen.
- **Körperliche Symptome:** Blutdruck- und Pulserhöhung, Zittern und Schweißausbrüche, Kopf- und Muskelschmerzen und gastrointestinale Symptome (Übelkeit, Erbrechen, Durchfall). Bei schweren Entzugssyndromen können auch epileptische Anfälle auftreten.

Zu den **schweren**, potentiell lebensgefährlichen **Entzugssyndromen**, die bei etwa **20%** der Patienten auftreten, gehören ein **Entzugsdelir** und **epileptische Anfälle.**

Entzugssymptome können auch noch Wochen nach Absetzen der letzten Dosis auftreten.

> **Merke**
> Ein Benzodiazepin-Entzug äußert sich psychisch häufig in Form von Angstzuständen, innerer/motorischer Unruhe, depressiver Verstimmung, Reizbarkeit und Schlafstörungen. Körperlich können Tremor, Tachykardie, Blutdruckerhöhung, Schweißausbrüche, Schmerzen und gastrointestinale Beschwerden auftreten.
> Schwere, potentiell lebensbedrohliche Entzugssymptome sind ein Delir und epileptische Anfälle.

Therapie

Beim Beginn einer Benzodiazepin-Entzugsbehandlung empfiehlt es sich, in den ersten Tagen die Dosis beizubehalten, die der Patient nach eigenen Angaben regelmäßig eingenommen hat, um zu beobachten, ob Entzugssymptome auftreten. Wenn dies nicht der Fall ist, beginnt man schrittweise das Benzodiazepinpräparat zu reduzieren.

Dabei geht man orientierend nach folgendem **Reduktionsschema** vor:

- Reduktion auf 50% der Ausgangsdosis relativ zügig innerhalb von wenigen Tagen
- Anschließend deutlich langsamere Reduktion um maximal 25% der vorherigen Dosis alle sechs bis acht Tage
- Die letzten Reduktionsschritte müssen evtl. noch langsamer über mehrere Wochen durchgeführt werden.

> **Merke**
> Faustregel für das Absetzen von Benzodiazepinen:
> Ausgangsdosis festlegen, relativ rasch auf 50% der Ausgangsdosis reduzieren, dann etwa wöchentlich um jeweils 25% der vorherigen Dosis. Die letzten Reduktionsschritte noch langsamer über mehrere Wochen.

Alternativ kann das gegebene Benzodiazepin-Präparat auf eine Äquivalenzdosis (Tab. 7-14) von Oxazepam (z. B. Adumbran®) umgesetzt werden. Oxazepam verfügt über eine kürzere Halbwertszeit (4–15 h) und muss daher mehrmals täglich gegeben werden, ist aber dadurch in der Anwendung besser steuerbar.

Begleitende Pharmakotherapie

Im Entzug auftretende **Schlafstörungen** und **Ängstlichkeit** können symptomatisch mit Antidepressiva in niedriger Dosierung (z. B. 50 mg Doxepin/z. B. Aponal®, Trimipramin/z. B. Stangyl®) oder mit niederpotenten Neuroleptika (z. B. 50 mg Promethazin, z. B. Atosil®) behandelt werden. Somatische Entzugssyndrome können überdies durch die vorüber-

Tab. 7-14 Äquivalenzdosen und Halbwertszeiten von Benzodiazepinen, bezogen auf 10 mg Valium®

Substanz	Äquivalenzdosen	Halbwertszeiten
Oxazepam (z.B. Adumbran®)	30 mg	4–15 h
Alprazolam (z.B. Tafil®)	1 mg	10–15 h
Bromazepam (z.B. Lexotanil®)	4,5 mg	10–20 h
Lorazepam (z.B. Tavor®)	1–2 mg	8–24 h
Chlordiazepoxid (z.B. Librium®)	20 mg	5–30 h
Diazepam (z.B. Valium®)	10 mg	20–40 h

gehende Verordnung von Betablockern (z.B. Propranolol, Dociton®) abgemildert werden.

Um einen **Entzugsanfall** zu verhindern, empfiehlt sich, insbesondere wenn in der Vorgeschichte bereits ein Entzugsanfall aufgetreten war, die Gabe eines **Antiepileptikums**, das neben seiner anfallsverhütenden Wirkung oft auch die Entzugssymptome lindert. Bewährt hat sich die Gabe von Carbamazepin (z.B. Tegretal®, Timonil®) oder, falls hierfür Kontraindikationen bestehen oder darunter schwere Nebenwirkungen auftreten, auch Valproinsäure (z.B. Orfiril®). Carbamazepin bzw. Valproinsäure sollten dabei aufdosiert werden, bevor mit dem Entzug der Benzodiazepine begonnen wird.

Im Prinzip ist eine schnelle Aufsättigung von Carbamazepin mit z.B. Timonil® Saft möglich. Dies birgt jedoch die Gefahren der Überdosierung und unangenehmer Nebenwirkungen, die überdies die Compliance des Patienten gefährden könnten. Es empfiehlt sich daher eine langsamere Einstellung über mehrere Tage. Der **Plasmaspiegel** von Carbamazepin sollte zwischen **6 und 12 µg/dl** liegen. Die dazu notwendige Dosis kann interindividuell sehr unterschiedlich sein.

7.3.2 Analgetika

Nicht nur die unter das Betäubungsmittelgesetz fallenden Analgetika (↗ 7.2.4) können zu Abhängigkeiten führen, sondern auch „einfache" und sogar rezeptfrei erhältliche Schmerzmittel, v.a. die antipyretischen Analgetika wie Pyrazolon-Derivate und Salizylate.

Besonders problematisch sind dabei die häufig verordneten **Mischpräparate:** z.B. Analgetika mit zugesetztem Koffein (Thomapyrin®, Spalt®, Vivimed®), bei denen die stimulierende Wirkung des Koffeins die Abhängigkeitsentwicklung fördert.

Werden Analgetika nach langem und regelmäßigem Gebrauch abgesetzt, können **Entzugserscheinungen** auftreten wie:

- Kopfschmerzen und Schlafstörungen
- Verstimmungszustände und ängstliche Unruhe
- Durchfälle oder Tremor
- in seltenen Fällen sogar Krampfanfälle und Delirien.

7.4 Störungen durch Tabak

Diagnostik

Nach der ICD-10 kann die Diagnose Tabakabhängigkeit gestellt werden, wenn mindestens drei der folgenden **Kriterien** im Verlauf eines Jahres erfüllt waren:

1. Zwanghafter Tabakkonsum
2. Toleranzentwicklung
3. Körperliche Entzugssymptomatik bei Abstinenz
4. Fortgesetzter Tabakkonsum trotz Folgeschäden
5. Veränderungen der Lebensgewohnheiten, um den Tabakkonsum aufrechtzuerhalten
6. Eingeschränkte Kontrolle über das Rauchverhalten.

Um die Stärke einer Tabakabhängigkeit zu erfassen, eignet sich der **Fagerstrøm-Test für Nikotinabhängigkeit (FTND)** (Tab. 7-15). Er besteht aus sechs Fragen, wobei den beiden Fragen nach dem morgendlichen Rauchverlangen bzw. Craving (Zeit bis zur ersten Zigarette) und nach der Zahl der Zigaretten pro Tag am meisten Bedeutung zukommt:

Epidemiologie

Die wichtigsten epidemiologischen Daten zur Tabakabhängigkeit können folgendermaßen zusammengefasst werden:

- ca. 28% der über 15 Jahre alten Menschen in Deutschland sind Raucher, das entspricht etwa 20 Mio. Deutschen.
- In den letzten 10 Jahren ging der Raucheranteil bei Männern um ca. 2% zurück und stieg bei den Frauen um ca. 1% an.
- Der durchschnittliche Zigarettenkonsum pro Tag beträgt etwa 15 Zigaretten.
- Etwa 70–80% der Raucher erfüllen die Kriterien einer Nikotinabhängigkeit.

Die Nikotinabhängigkeit hat eine **hohe Mortalität**. Etwa 50% der Raucher sterben frühzeitig an **Folgeerkrankungen** des Tabakkonsums. Jeder Raucher verliert im Schnitt acht Jahre seines Lebens. Zwischen 35 und 70 Jahren verursacht Rauchen etwa 35% der kardiovaskulären Todesfälle, 40–45% aller Krebstodesfälle, 75% aller chronisch obstruktiven Lungenerkrankungen und 90–95% aller Lungenkarzinome. In Deutschland sterben an den Folgen des Tabakkonsums pro Jahr ca. 110 000–140 000 Menschen. Die tabakbedingten Krankenfolgekosten werden auf etwa 16 Mrd. Euro pro Jahr geschätzt.

Ätiologie

Für die Entwicklung der Tabakabhängigkeit werden biologische und lerntheoretische Entstehungsmechanismen angenommen.

Biologisch haben die durch Nikotin verursachten Veränderungen auf Transmitterebene eine besondere Bedeutung. Nikotin steigert über nikotinerge Acetylcholinrezeptoren die Dopaminausschüttung im Bereich des so genannten Belohnungssystems, d.h. des mesolimbischen dopaminergen Systems mit Projektion zum Nucleus accumbens. Ein Ausbleiben der Nikotinzufuhr führt im Gegenzug zu einer relativen Vermehrung der nikotinergen Acetylcholinrezeptoren und damit zu Entzugssymptomen.

Lerntheoretisch nimmt man für die Entwicklung der Tabakabhängigkeit sowohl klassische als auch operante Konditionierungsprozesse an. So werden die positiven Effekte des Rauchens an bestimmte Tätigkeiten, Situationen oder Schlüsselreize (wie z.B. Feuerzeug, Kneipe etc.) gekoppelt. Auf der anderen Seite kann eine operante Konditionierung stattfinden, indem die psychotropen Effekte von Nikotin zu Spannungsreduktion, Stimmungsverbesserung, erhöhter Selbstsicherheit, Gruppenzugehörigkeitsgefühl, Konzentrationssteigerung und letztlich auch Wegfall von Entzugssymptomen führen.

Symptomatik

- **Nikotinentzugssyndrom**
  Bei tabakabhängigen Patienten entwickelt sich bereits nach wenigen Stunden ein Entzugssyndrom, das im Wesentlichen aus folgenden Symptomen besteht:
  - zunehmendes Rauchverlangen, Ungeduld, Ängstlichkeit, Konzentrationsstörungen
  - erniedrigte Herzfrequenz und Abfall des diastolischen Blutdrucks und dadurch bedingt orthostatische Probleme
  - Hungergefühle.

  Im weiteren Verlauf können sich Gewichtszunahme, Durchschlafstörungen und Depressivität entwickeln.

  Die Entzugssymptome halten in der Regel ein bis vier Wochen, nur selten Monate an.
- **Psychiatrische Komorbiditäten**
  Einige psychiatrische Krankheitsbilder sind mit einer deutlich erhöhten Raucherprävalenz assoziiert. So rauchen etwa 75–90% aller alkohol- und drogenabhängigen Patienten, 70–90% aller Patienten mit Schizophrenie und 20–50% aller Patienten mit Depression. Damit liegen diese Prävalenzraten weit höher als in der Allgemeinbevölkerung.

Tab. 7-15 Fagerstrøm Test of Nicotine Dependence (FTND)

Anleitung: Bitte lesen Sie die folgenden Aussagen aufmerksam durch und kennzeichnen Sie die für Sie am ehesten zutreffende Antwortmöglichkeit mit einem Kreuz. Die Angaben sollen Ihr Rauchverhalten während der letzten 3 Monate widerspiegeln.

1. **Wann nach dem Aufwachen rauchen Sie Ihre erste Zigarette?**
   - ☐ Innerhalb von 5 Minuten (3 Punkte)
   - ☐ Innerhalb von 6–30 Minuten (2 Punkte)
   - ☐ Innerhalb von 31–60 Minuten (1 Punkt)
   - ☐ Nach 60 Minuten (0 Punkte)
2. **Finden Sie es schwierig, an Orten, wo das Rauchen verboten ist, das Rauchen sein zu lassen?**
   - ☐ nein (0 Punkte)
   - ☐ ja (1 Punkt)
3. **Auf welche Zigarette würden Sie nicht verzichten wollen?**
   - ☐ die erste am Morgen (1 Punkt)
   - ☐ andere (0 Punkte)
4. **Wie viele Zigaretten rauchen Sie im Allgemeinen pro Tag?**
   - ☐ bis 10 (0 Punkte)
   - ☐ 11–20 (1 Punkt)
   - ☐ 21–30 (2 Punkte)
   - ☐ mehr als 30 (3 Punkte)
5. **Rauchen Sie am frühen Morgen im Allgemeinen mehr als am Rest des Tages?**
   - ☐ nein (0 Punkte)
   - ☐ ja (1 Punkt)
6. **Kommt es vor, dass Sie rauchen, wenn Sie krank sind und tagsüber im Bett bleiben müssen?**
   - ☐ nein (0 Punkte)
   - ☐ ja (1 Punkt)

Die Summenwerte ergeben folgende Ausprägungsgrade der Nikotinabhängigkeit:

0–2	geringe Abhängigkeit
3–5	mittlere Abhängigkeit
6–7	schwere Abhängigkeit
8–10	sehr schwere Abhängigkeit

Therapie

Therapieverfahren zur Behandlung der Tabakabhängigkeit sollten immer verhaltenstherapeutische und medikamentöse Verfahren vereinen. Die Abstinenzraten nach einem Jahr liegen zwischen 10 und 30%.

Psychotherapie

Zur Behandlung der Tabakabhängigkeit wurden spezielle verhaltenstherapeutische **Gruppen- und Einzeltherapieverfahren** entwickelt, die in der Regel 6–10 Sitzungen dauern und folgende Therapiebausteine beinhalten:

- soziale Unterstützung
- Problemlösetraining
- Fertigkeitentraining zum Umgang mit Cravingverhalten
- Erlernen von Bewältigungsstrategien
- kognitive Vorbereitung auf die Abstinenz.

Alternativ stehen auch Selbsthilfemanuale zur Verfügung.

Medikamentöse Therapie

Als medikamentöse Entwöhnungshilfen stehen die Nikotinersatztherapie sowie die Therapie mit dem Antidepressivum Bupropion zur Verfügung.

- **Nikotinersatztherapie**
  Zur Nikotinsubstitution werden vor allem Pflaster, Kaugummi und Nasensprays eingesetzt, wodurch sich die Abstinenzrate um das ca. 1,5- bis 2fache steigern lässt. Bei starken Rauchern empfiehlt sich

eine Kombinationsbehandlung mit verschiedenen Nikotinersatzpräparaten. Grundsätzlich sollte die Nikotinersatztherapie in ausschleichender Dosierung über einen Zeitraum von mindestens 12 Wochen durchgeführt werden.

- **Bupropion (Zyban®)**
  Bupropion ist ein Antidepressivum, das in Deutschland nur zur Raucherentwöhnung, nicht jedoch zur Behandlung depressiver Störungen zugelassen ist (Handelsname Zyban®, Zulassung in den USA unter dem Handelsnamen Wellbutrin®). Es wirkt über eine Wiederaufnahmehemmung von Noradrenalin und Dopamin. Bupropion ist in einer Dosis von 300 mg pro Tag zur Raucherentwöhnung geeignet.

Praxistipp
Bei der Behandlung mit Bupropion sollen in der ersten Woche 150 mg Zyban® retard eingenommen werden, in der zweiten Woche dann bei guter Verträglichkeit 2 × 150 mg im Abstand von 8 Std. Erst mit dem Beginn der zweiten Woche sollte der Raucher den Nikotinkonsum einstellen und die Therapie sollte bis mindestens 6 Wochen nach Beginn der Abstinenz fortgesetzt werden.

8 Neurotische, Belastungs- und somatoforme Störungen

Sabine Frauenknecht, Stefan Brunnhuber

Die in diesem Kapitel behandelten Störungen umfassen die in den ICD-10 unter der Bezeichnung **„Neurotische, Belastungs- und somatoforme Störungen" (F4)** zusammengefassten psychischen Erkrankungen (Tab. 8-1):

Neurotische Störungen
Unter dem Begriff der neurotischen Störungen werden die Angsterkrankungen (Phobien und andere Angststörungen, ↗ 8.1), die Zwangsstörungen (↗ 8.2) und die dissoziativen Störungen bzw. Konversionsstörungen (↗ 8.4) zusammengefasst. Diese Erkrankungen wurden in der psychiatrischen Tradition und werden gelegentlich auch noch im klinischen Sprachgebrauch mit Begriffen wie „Angstneurose", „Zwangsneurose" oder „hysterische Neurose" bezeichnet. Auch die somatoformen Störungen (↗ 8.5) können den „Neurosen" zugerechnet werden, denn sie entwickelten sich wie die dissoziativen Störungen aus dem Krankheitskonzept der Hysterie.

Den neurotischen Störungen ist gemeinsam, dass eine psychische oder körperliche Symptomatik vorliegt, die **nicht primär** durch eine **organische Ursache** oder eine **andere psychische Erkrankung** erklärt werden kann. In der Regel ist die Realitätswahrnehmung ungestört und die Betreffenden empfinden ihre Beschwerden als krankhaft. Zumeist leiden sie an der Symptomatik und beklagen Beeinträchtigungen ihrer zwischenmenschlichen Beziehungen, der Leistungsfähigkeit sowie ihrer Arbeits- und Genussfähigkeit.

Belastungsstörungen
Die **akute Belastungsreaktion, die Anpassungsstörungen und die posttraumatische Belastungsstörung** treten als direkte Folge eines einmaligen, außergewöhnlich belastenden Lebensereignisses bzw. Traumas oder einer kontinuierlichen Traumatisierung auf.

Äußere Belastungsfaktoren spielen zwar auch bei der Entstehung zahlreicher anderer psychischer Störungen eine Rolle, doch werden sie dabei nicht als notwendig oder alleine ausreichend für das Auftreten der Störung erachtet. Für die Belastungsstörungen hingegen wird das Einwirken eines äußeren Faktors als **notwendige, kausale Bedingung** aufgefasst.

Somatoforme Störungen
Unter den somatoformen Störungen werden Erkrankungen verstanden, die mit **anhaltenden körperlichen Beschwerden** (z. B. Herzsensationen, Schmerzen) einhergehen, für deren Ausmaß jedoch trotz umfangreicher somatischer Abklärung **keine ausreichende organische Erklärung** gefunden werden kann. Die Beschwerden betreffen häufig **unterschiedliche und wechselnde Lokalisationen** und können in ihrer **Intensität stark fluktuieren**. Die betroffenen Patienten gehen in der Regel davon aus, dass ihre Symptomatik durch eine organisch fassbare Erkrankung verursacht sind (↗ 8.5).

Zur Entwicklung der Begriffe „neurotische Störungen" und „Belastungsstörungen"
Im traditionellen Klassifikationssystem der deutschen Psychiatrie, dem **triadischen System**, wurden psychische Störungen, die weder durch eine körperliche Erkrankung noch durch eine endogene Psychose erklärbar waren, unter dem Begriff der

Tab. 8-1 Übersicht über neurotische, Belastungs- und somatoforme Störungen (nach ICD-10)

Phobische Störungen (F40)	Agoraphobie (mit/ohne Panikattacken) Soziale Phobie Spezifische Phobien
Sonstige Angststörungen (F41)	Panikstörung Generalisierte Angststörung
Zwangsstörung (F42)	Vorwiegend Zwangsgedanken oder Grübelzwang Vorwiegend Zwangshandlungen (Zwangsrituale) Zwangsgedanken und -handlungen gemischt
Reaktionen auf schwere Belastungen und Anpassungsstörungen (F43)	Akute Belastungsreaktion Anpassungsstörungen Posttraumatische Belastungsstörung
Dissoziative Störungen (Konversionsstörungen) (F44)	Dissoziative Amnesie Dissoziative Fugue Dissoziativer Stupor Trance- und Besessenheitszustände Dissoziative Bewegungsstörungen Dissoziative Krampfanfälle Dissoziative Sensibilitäts- und Empfindungsstörungen
Somatoforme Störungen (F45)	Somatisierungsstörung Undifferenzierte Somatisierungsstörung Hypochondrische Störung Somatoforme autonome Funktionsstörung Anhaltende somatoforme Schmerzstörung
Sonstige neurotische Störungen (F48)	Neurasthenie Depersonalisations-, Derealisationssyndrom

„psychogenen Störungen" oder „abnormen Variationen seelischen Wesens" zusammengefasst (↗ Kap. 1.2).

Das Verständnis psychischer Erkrankungen war im triadischen System sehr stark **von ätiologischen Theorien** geprägt. Auch die Behandlung orientierte sich an der jeweiligen Ursache der Störung: Die psychogenen Neurosen waren demnach ausschließlich eine Domäne der Psychotherapie. Dies ist nach heutigen Erkenntnissen nicht mehr haltbar (s. z. B. Therapie mit SSRI bei der Zwangsstörung mit Zwangsgedanken, ↗ 8.2). Diese ätiologischen Vorstellungen schlugen sich noch in der ICD-9 nieder. Viele der traditionellen Begriffe haben bis heute im klinischen Sprachgebrauch überdauert und werden in zum Teil divergierenden Bedeutungen gebraucht (z. B. „Neurose", „hysterisch").

Dem Begriff der **Neurose** liegt das **psychoanalytische Verständnis** über die Entstehung dieser Störungen zugrunde: Aus tiefenpsychologischer Sicht beruhen neurotische Störungen auf ungelösten (unbewussten) Konflikten der Kindheit. Unerträgliche Wünsche, Vorstellungen oder Impulse werden durch intrapsychische Prozesse abgewehrt (↗ Kap. 3). Die neurotische Symptomatik stellt gewissermaßen eine Kompromisslösung des Konfliktes zwischen Trieben und Bedürfnissen („Es"), kontrollierenden Instanzen („Über-Ich"), der äußeren Realität und dem vermittelnden „Ich" dar. Diese Perspektive hat das Verständnis der neurotischen Störungen und deren Behandlung über lange Zeit entscheidend geprägt.

In der zweiten Hälfte des 20. Jahrhunderts konnte das Wissen über die neurotischen Störungen durch die Ergebnisse intensiver **biologischer, psychiatrischer Forschung** und durch **empirische Untersuchungen zur Verhaltenstherapie** erheblich erweitert werden. Für einige der neurotischen Störungen konnte eine Beteiligung genetischer Faktoren nachgewiesen werden (z. B. Zwangsstörungen). Auch die Bedeutung von Lernprozessen für die Entstehung neurotischer Störungen wie die individuelle Lerngeschichte oder die klassische und operante Konditionierung spezifischer Reaktionen (z. B. Angst) ist inzwischen gut belegt. Für viele der Störungen liegen zwischenzeitlich **Modelle** vor, die **psychische, biologische** und **soziokulturelle** Faktoren integrieren.

In den Klassifikationssystemen ICD-10 und DSM-IV schlug sich diese Entwicklung in Form operationalisierter Diagnosekriterien nieder, die sich vorwiegend an Psychopathologie und Verlaufskriterien orientieren, also **deskriptiver** Natur sind. Der Neurosebegriff wurde – nach kontroverser Diskussion – in der Neufassung der psychiatrischen Diagnosemanuale aufgegeben. Dieser weitgehende Verzicht auf ätiologische Konzepte hat einen objektiveren Zugang zu den oben genannten Störungen und eine verbesserte Verständigung über die Diagnosen ermöglicht.

8.1 Angststörungen

Das **Phänomen Angst** ist jedem aus eigenem Erleben bekannt. Angst gehört zu den existenziellen Grunderfahrungen des Menschen. Sie tritt dann auf, wenn eine Gefahr oder Bedrohung subjektiv als nicht zu bewältigen erscheint; der Betreffende fühlt sich „in die Enge getrieben" (Angst von Lat. angustiae = Enge). Neben der **emotionalen** Komponente (dem Gefühl, „in der Falle zu sitzen") zeigt sich das Phänomen Angst auch auf **vegetativer, kognitiver** und **motorischer Ebene** (**vier Ebenen der Angst**): Eine über den Sympathikus vermittelte Erregung führt zu den bekannten körperlichen Erscheinungen wie Schweißausbrüchen, Herzklopfen, schnellem, flachem Atmen oder Mundtrockenheit. Bei höchster Erregung ist die Aufmerksamkeit auf die Gefahrensituation eingeengt und die kognitive Leistungsfähigkeit reduziert („geistige Blockade" bei großer Prüfungsangst!). Es kommt zu einer Erhöhung des Muskeltonus bis zur Inhibition motorischer Reaktionen („vor Angst wie erstarrt sein").

Pathologische Angst unterscheidet sich von der Realangst **nicht** in der **Qualität** der mit ihr verbundenen Empfindungen oder körperlichen Reaktionen. Sie tritt jedoch in Situationen auf, die **real keine Gefahr oder Bedrohung** darstellen. Sie kann sich auf äußere Objekte oder bestimmte Situationen beziehen (z.B. Spinnen, Bus fahren) oder durch als bedrohlich eingeschätzte körperliche Sensationen und Gedanken ausgelöst werden. In der Regel ist den an einer Angststörung leidenden Patienten selbst der irrationale oder übersteigerte Charakter ihrer Ängste zumindest teilweise bewusst. Dennoch fühlen sie sich ihren Ängsten oft ausgeliefert und scheitern häufig bei ihren Versuchen, die Angst in den Griff zu bekommen.

Klassifikation

Sigmund Freud prägte 1895 den Begriff der „Angstneurosen", unter denen er die **„frei flottierenden" Ängste** und die **Phobien („Angsthysterie")** voneinander abgrenzte. Phobien beschrieb er als durch bestimmte Objekte oder Situationen verursachte Ängste, während die „frei flottierenden" Ängste als akute ängstliche Erregung ohne äußere Auslöser auftreten.

In den neueren Diagnosemanualen ist diese Typisierung in Angststörungen mit und ohne situative Auslöser noch nachzuvollziehen. Eine Auflistung der wichtigsten Angststörungen nach der ICD-10 findet sich in Tabelle 8-2. Zu berücksichtigen ist, dass es sich dabei um primäre Angststörungen handelt, d.h. eine Angstsymptomatik, die *nicht* durch eine körperliche oder psychische Grunderkrankung zu erklären ist. Im DSM-IV werden auch die Zwangsstörung und die posttraumatische Belastungsstörung zu den Angststörungen gerechnet.

Tab. 8-2 Einteilung der wichtigsten Angststörungen

Angstneurosen (nach Freud)	Angststörungen (nach ICD-10)
Angsthysterie (Phobien)	**Phobische Störungen (F40)** Agoraphobie mit und ohne Panikstörung (F40.0) Soziale Phobie (F40.1) Spezifische (isolierte) Phobie (F40.2)
Frei flottierende Ängste	**Andere Angststörungen (F41)** Panikstörung (F41.0) Generalisierte Angststörung (F41.1)

Epidemiologie und Verlauf

Die Angststörungen gehören zu den am weitesten verbreiteten psychischen Erkrankungen. Sie treten in der Allgemeinbevölkerung mit einer **Lebenszeitprävalenz** von insgesamt ca. 15% auf. Am häufigsten sind die phobischen Störungen zu beobachten (Tab. 8-3).

Die **Komorbidität** mit anderen psychischen Erkrankungen ist hoch. Insbesondere die Assoziation mit weiteren Angststörungen, depressiven Syndromen, Suchterkrankungen und Substanzmissbrauch (Benzodiazepin-Präparate, Alkohol) gelten als gesichert.

Der **Verlauf** unbehandelter Angststörungen ist ungünstig. Spontanheilungen sind lediglich in etwa 20% der Fälle zu beobachten, während 40–50% der Erkrankten unter einer chronischen Symptomatik leiden. Tragischerweise vergehen vom Zeitpunkt der Erstmanifestation bis zur Diagnosestellung je nach Störungstyp zwischen 5 und 15 Jahre (!). Dies kann zu erheblichem subjektivem Leiden führen und begünstigt eine Chronifizierung der Angstsymptomatik.

Folgen und Komplikationen

Während spezifische Phobien die persönliche Lebensführung in der Regel nur in geringem Maße beeinträchtigen, haben vor allem die **Agoraphobie** und die **Panikstörung**, aber auch die **soziale Phobie** und die **generalisierte Angststörung** erhebliche **negative Konsequenzen** für die **Alltagsbewältigung** und die **Beziehungsgestaltung** der Betroffenen: Das beeinträchtigte Befinden durch wiederkehrende Ängste und die Vermeidung Angst auslösender Situationen führen häufig dazu, dass sich der persönliche Aktionsradius einengt, genussvolle Unternehmungen (z.B. Kinobesuche) aufgegeben werden und Alltagsaktivitäten (z.B. Einkaufen) nicht mehr oder nur mit fremder Hilfe bewältigt werden können. Häufig ist das Selbstwerterleben der Betroffenen reduziert; ihre Beziehungen zu Angehörigen und Freunden werden durch Hilfsbedürftigkeit, schwere Vermittel-

Tab. 8-3 Mittlere Lebenszeitprävalenzen der wichtigsten Angststörungen

Diagnose	Mittlere Lebenszeitprävalenz (Allgemeinbevölkerung)
Soziale Phobie	13%
Spezifische Phobien	9%
Agoraphobie	5%
Generalisierte Angststörung	5%
Panikstörung	3%

barkeit der Symptomatik und sozialen Rückzug belastet.

Die multiplen körperlichen Symptome bei Angsterkrankungen führen – insbesondere bei der Panikstörung – zu häufigen Konsultationen auf verschiedensten medizinischen Fachgebieten. Die den körperlichen Symptomen zugrunde liegende Störung wird dabei nicht immer diagnostiziert. Bei längerem Verlauf entstehen nicht selten finanzielle Einbußen für den Betroffenen sowie erhebliche **sozialmedizinische Folgekosten** durch Arbeitsunfähigkeit und Berentung.

Die Entwicklung zusätzlicher psychischer Erkrankungen wie Depression, Sucht oder Substanzmissbrauch wird als prognostisch ungünstig eingeschätzt. **Lebensbedrohliche Situationen** können durch Suizidalität, Intoxikationen oder Entzugssyndrome entstehen.

Tab. 8-4 Pathogenetische Faktoren bei komplexen Angststörungen [22]

Prädisponierende Faktoren	• Biologische Faktoren (genetisch bedingte erhöhte Vulnerabilität für Angst oder andere psychische Erkrankungen) • Persönlichkeitsstruktur (z.B. ängstlich-vermeidend, dependent) • „Biological Preparedness“ • Entwicklungsgeschichtlicher Hintergrund (z.B. „Überbehütung“, Lernen am Modell ängstlicher Eltern)
Auslösende Bedingungen	• Traumatische Lernerfahrungen (klassisches Konditionieren) • Körperliche Beeinträchtigung (Genussmittel und Drogen, Rekonvaleszenz nach körperlicher Erkrankung, schlechter Trainingszustand) • Stress (akut oder chronisch) • Konfliktsituationen, Entscheidungssituationen (z.B. Autonomie-Abhängigkeits-Konflikt)
Aufrechterhaltende Bedingungen	• Ungünstige Verhaltensweisen und Bewältigungsversuche (verstärkte Selbstbeobachtung, kognitive Verzerrungen, Erwartungsangst, operantes Konditionieren: Vermeidungsverhalten) • Interpersonelle Faktoren (positive Verstärkung/„Krankheitsgewinn“ durch vermehrte Zuwendung und Unterstützung, Entlastung von Verpflichtungen; familiendynamische Prozesse) • Intrapsychische Faktoren (Abwehrmechanismen, Ambivalenzkonflikte) • Psychische Komorbidität, Eigendynamik bei Chronifizierung

Ätiologie

Nach heutiger Auffassung entstehen die Angststörungen durch das komplexe Zusammenspiel **multipler Faktoren: Integrative Modelle** zur Ätiopathogenese der Angststörungen berücksichtigen psychodynamische, lerntheoretische und kognitive Erklärungsansätze sowie Erkenntnisse der biologischen Psychiatrie, der Neurowissenschaften und der Humangenetik. Sie werden in einem **Vulnerabilitäts-Stress-Modell** zusammengefasst, das **prädisponierende, auslösende** und **aufrechterhaltende Faktoren** beschreibt (Tab. 8.4)

Biologische Modellvorstellungen

Zwillingsstudien und Familienuntersuchungen belegen einen mäßigen Einfluss genetischer Faktoren bei der Entstehung von Angststörungen. So kann eine genetische Ausstattung, die zu einer allgemein **erhöhten Ängstlichkeit** führt, als prädisponierender Faktor für die Entstehung einer Angststörung verstanden werden. Neuroanatomische und neurophysiologische Untersuchungen deuten auf eine Beteiligung bestimmter Hirnregionen an der Entstehung pathologischer Angst hin (Locus coeruleus, GABAerges System).

Psychische Faktoren

- **Psychodynamische Erklärungsansätze**
  Freud erklärte die Genese der Angststörungen zunächst durch eine Stauung libidinöser Energie, später durch entwicklungsgeschichtliche Traumata im Zusammenspiel mit konstitutionellen Faktoren. Andere Autoren betonten bei der Entstehung von Angst die Bedeutung zwischenmenschlicher Bindungen bzw. deren drohenden Verlust. Psychodynamische Modelle betrachten Angststörungen als Manifestation unbewusster Objektverlustängste und Autonomiewünsche. Bei der Phobie wird die ursprüngliche Angst vor den bedrohlichen Impulsen oder Konflikten durch die „Verschiebung“ auf äußere Situationen oder Objekte abgewehrt. So wird beispielsweise die Angst vor Autoritäten (Chef) auf ein äußeres Objekt (Brücke) verschoben. Die Panikstörung wird in neueren psychodynamischen Konzepten auf ein Zusammenwirken von konstitutionellen (angeborenen, neurophysiologischen) Komponenten mit einer erhöhten psychischen Vulnerabilität durch einen Angst induzierenden Erziehungsstil der Eltern zurückgeführt.
- **Lerntheoretische und kognitive Modelle**
  Lerntheoretische Ansätze verdeutlichen die Beteiligung klassischer und operanter Konditionierungsprozesse an der Entstehung pathologischer Angst (sog. Zwei-Faktoren-Modell der Angst; ↗ Kap. 3 und 8.1.1). Dass bestimmte neutrale Stimuli im Rahmen dieser Konditionierung Angst auslösend werden können (z.B. enge Räume, Gewitter,

Tiere), andere aber nicht (z. B. Radio), wird mit der Hypothese einer „biological preparedness" erklärt. Das bedeutet, dass vor allem diejenigen Reize pathologische Angst auslösen können, die evolutionsgeschichtlich eine Bedrohung für das Überleben darstellten. Kognitive Verarbeitungsprozesse, beispielsweise die Bewertung von eigentlich ungefährlichen Körpersensationen (z. B. vermehrtes Zittern durch Koffeingenuss) als bedrohlich („Ich zittere ja; gleich kippe ich um!"), werden vor allem für die Entstehung von Panikattacken verantwortlich gemacht. Überdies wird auch dem Modell-Lernen für die Pathogenese von Angststörungen eine wichtige Rolle zugeschrieben (z. B. Umgang der Eltern mit Ängsten).

Diagnostik

Angst bildet die zentrale Symptomatik der Angststörungen, ist für diese aber nicht spezifisch und kann bei vielen psychischen oder körperlichen Erkrankungen auftreten.

Anamneseerhebung

Für die Diagnosestellung ist eine gründliche **Exploration** der Angstsymptome vonnöten:

- Zeit
- Ort
- Situation des Auftretens
- Dauer
- episodisch/persistierend
- vier Ebenen der Angst (s. unten)
- Umstände, die verschlimmern/bessern.

Es sollte geklärt werden, ob die Angst vorwiegend **spontan** (bzw. durch bestimmte Vorstellungen) oder **situationsbedingt** auftritt.

Merke: Die vier Ebenen der Angst
- Emotionale Reaktion
- Vegetative Reaktionen
- Kognitionen
- Motorik/Verhalten

Eingenommene **Medikamente oder Drogen**, insbesondere die zur Selbstmedikation oft benutzten Substanzen (Benzodiazepin-Präparate, Alkohol, pflanzliche Präparate, Betablocker), sollten unbedingt erfragt werden. **Körperliche Erkrankungen** und aufgrund der Angstsymptomatik bereits erfolgte **diagnostische Maßnahmen** müssen erfasst werden.

Befunderhebung

Der **psychopathologische Befund** kann Aufschlüsse über eine die Angstsymptomatik verursachende psychische Grunderkrankung oder eine komorbide Störung geben: Panikattacken oder diffuse Ängste treten beispielsweise nicht selten als Symptome einer depressiven Störung auf; Patienten mit Panikstörung wiederum entwickeln im Laufe ihrer Erkrankung häufig eine depressive Episode. Eine gründliche **körperliche Untersuchung** ist unerlässlich.

Zusatzuntersuchungen

Die **Zusatzuntersuchungen** umfassen in der Regel eine laborchemische Basisdiagnostik sowie die obligaten apparativen Untersuchungen (↗ Kap. 2). Falls sich der Verdacht auf eine körperliche Erkrankung ergibt, sollten die entsprechenden Fachärzte konsultiert werden.

Darüber hinaus sollten die weitere **Psychodiagnostik** sowie die Beurteilung des Therapieverlaufs und -erfolgs durch standardisierte Testverfahren und das Führen von vorstrukturierten Angsttagebüchern unterstützt werden.

Wichtige Differentialdiagnosen

Eine Übersicht über die wichtigsten organischen und psychischen Erkrankungen, von denen die primären Angststörungen abgegrenzt werden müssen, findet sich in den Tabellen 8-5 und 8-6. Auch pharmakologisch induzierte Angstsymptome müssen ausgeschlossen werden (Tab. 8-7).

Organische Erkrankungen

Viele körperliche Erkrankungen können Angstsymptome verursachen. Eine Übersicht über wichtige organische Differentialdiagnosen der Angststörungen gibt Tabelle 8-5.

Psychische Erkrankungen

Angst ist ein Symptom, das im Rahmen **vieler psychischer Erkrankungen** auftreten kann, und bedarf daher einer eingehenden differentialdiagnostischen Abklärung (Tab. 8-6).

- **Depression**
  Für den klinischen Alltag ist die Abgrenzung der Angststörungen von den Depressionen wichtig.

Tab. 8-5 Körperliche Erkrankungen, die zu Angstsymptomen führen können [15]

Endokrine Angstsyndrome	Hyperthyreose, Hypothyreose, Hyperparathyreoidismus, Phäochromozytom, Karzinoidsyndrom, Cushing-Syndrom
Metabolische Angstsyndrome	Hypoglykämie, Hypokaliämie
Kardiale Angstsyndrome	Koronare Herzkrankheit, Herzinsuffizienz, Herzrhythmusstörungen, Myokardinfarkt
Zerebrale Angstsyndrome	Zerebrale Anfallsleiden, Encephalomyelitis disseminata, zerebrale Vaskulitiden, dementielle Erkrankungen, Morbus Parkinson, Chorea Huntington
Pulmonale Angstsyndrome	Asthma bronchiale, chronisch-obstruktive Lungenerkrankung

Tab. 8-6 Psychische Erkrankungen als Ursache für Angstsymptome

- Affektive Störungen, insbesondere depressive Episoden!
- Schizophrenie (auch als Prodromi der psychotischen Symptomatik)
- Zwangsstörungen
- Anpassungsstörungen
- Posttraumatische Belastungsstörung
- Persönlichkeitsstörungen (bes.: ängstlich-vermeidend, dependent)
- Essstörungen
- Somatoforme Störungen
- Substanzgebrauch/-abhängigkeit (Gebrauch, Intoxikation, Entzug)

Depressionen, insbesondere die depressive Episode, gehen regelmäßig mit Ängsten einher, die sich beispielsweise in ständigem Sorgen um Alltägliches oder in anfallsartig auftretenden Panikzuständen äußern können. Wenn die Angstsymptomatik ausschließlich gemeinsam mit der affektiven Symptomatik auftritt und mit deren Remission abklingt, ist sie als Symptom der Depression zu betrachten.
Andererseits entwickeln viele Patienten mit Angststörung im Verlauf ihrer Erkrankung zusätzlich eine Depression. Wesentlich ist, dass die Angstsymptomatik dann unabhängig vom Beginn oder Ende des depressiven Syndroms besteht. Dies kann häufig erst nach Abklingen der affektiven Symptomatik zuverlässig beurteilt werden.

Merke
Depressionen gehen fast immer mit Ängsten einher. Eine Angststörung sollte nur dann zusätzlich zur Depression diagnostiziert werden, wenn die Angstsymptomatik auch längere Zeit unabhängig von der affektiven Symptomatik besteht.

- **Somatoforme Störungen**
  Sowohl bei den **somatoformen Störungen** als auch bei den Angsterkrankungen können eine **erhöhte Ängstlichkeit** und **körperliche Symptome** vorliegen, für die keine organische Ursache festgestellt werden kann. Sowohl von Angstpatienten als auch von Patienten mit somatoformer Störung wird die Sorge geäußert, dass ihren Beschwerden eine körperliche Erkrankung zugrunde liege.
  Das zentrale Merkmal der **Angststörungen** ist jedoch das Erleben intensiver Angst, die episodisch oder anhaltend besteht und in Situationen auftritt, die keine reale Gefahr oder Bedrohung darstellen. Die betreffenden Patienten empfinden ihre Ängste in der Regel als übertrieben und irrational.
  Bei einer **somatoformen Störung** dagegen beklagt der Patient in erster Linie körperliche Beschwerden wie Schmerzen oder vegetative Symptome, von deren organischer Verursachung er in der Regel überzeugt ist. Ängstlichkeit und Sorgen beziehen sich vorwiegend auf körperliche Symptome, eine befürchtete Erkrankung (bei der hypochondrischen Störung) und deren antizipierte negative Folgen.
  Daher sollte bei einer ausgeprägten Angstsymptomatik die Angsterkrankung und nicht die somatoforme Störung diagnostiziert werden. Eine Komorbidität von Angsterkrankungen und somatoformen Störungen ist natürlich möglich.

- **Andere psychische Erkrankungen**
  - Patienten mit **Schizophrenie** können über zahlreiche Ängste berichten, die vor allem im **Prodromalstadium** einer psychotischen Dekompensation diagnostisch schwer einzuschätzen sind. Bei der akuten Schizophrenie beziehen sich die geäußerten Ängste in der Regel auf Themen wie Verfolgung, Beeinträchtigung und Beeinflussung und wirken zumeist bizarr und fremdartig.
  - Bei den **Zwangsstörungen** stehen Ängste vor Kontamination, Verschmutzung, Verletzung oder Unordnung und die zur „Neutralisation" durchgeführten Rituale im Vordergrund der Symptomatik. Ein Patient kann aber durchaus gleichzeitig an einer Angst- und einer Zwangsstörung erkrankt sein.
  - Auch die **Anpassungsstörungen** äußern sich neben deprimierter Stimmungslage und vegetativen Symptomen oft in Furcht, Ängsten und vermehrter Besorgnis. Dabei beziehen sich die erlebten Ängste vorwiegend auf das Lebensereignis, das der Erkrankung vorausging (z. B. die Trennung einer Partnerschaft).
  - Patienten mit **posttraumatischer Belastungsstörung** leiden ebenfalls unter intensiven Angstreaktionen, die bei Konfrontation mit Situationen oder Objekten auftreten, die sie an das auslösende Trauma erinnern. Wesentliche Unterscheidungskriterien zu den Phobien und übrigen Angststörungen sind das der Störung vorausgehende schwere Trauma und das anhaltende Erinnern oder Wiedererleben des traumatischen Ereignisses in Albträumen oder so genannten Flash-backs (↗ 8.3.4).
  - Auch Patienten mit **Bulimia** oder **Anorexia nervosa** berichten über Ängste. Typisch ist die intensive, oft panikartig auftretende Angst, zu dick zu sein oder zu werden, auch wenn objektiv ein normales Körpergewicht oder sogar Untergewicht besteht. Zu beachten ist, dass die Komorbidität von Essstörungen mit Angsterkrankungen hoch ist.

Medikamente und Drogen
Zahlreiche Medikamente und Drogen können bei Einnahme, Missbrauch oder Abhängigkeit Angst

Tab. 8-7 Pharmakologisch wirksame Substanzen, die eine Angstsymptomatik induzieren können

- Schilddrüsenhormone
- Sympathomimetisch wirksame Substanzen (Koffein, Nikotin, Bronchodilatatoren, Appetitzügler)
- Natriumglutamat
- Alkohol, Drogen (v. a. Benzodiazepine, Kokain, LSD) bei Einnahme oder im Entzug
- Sedativa und Hypnotika (v. a. im Entzug)

auslösen (Tab. 8-7). Daher sollte auf zeitliche Zusammenhänge zwischen der Einnahme von Medikamenten und Drogen und dem Auftreten einer Angstsymptomatik geachtet werden (↗ Kap. 7).

Therapie

Phobien und die Panikstörung sprechen sehr gut auf eine kognitiv-behaviorale Therapie an, die ein Expositionsverfahren, kognitive Techniken und Entspannungsverfahren beinhaltet. Auch die Wirksamkeit von Serotoninwiederaufnahmehemmern, trizyklischen Antidepressiva und MAO-Hemmern bei bestimmten Angststörungen ist belegt (s. Therapie der einzelnen Angsterkrankungen, Kap. 8.1.1 bis 8.1.4).

8.1.1 Panikstörung und Agoraphobie

Kasuistik

Eine 25-jährige Jurastudentin stellt sich in der verhaltenstherapeutischen Ambulanz vor. Sie berichtet: „Vor etwa einem halben Jahr hat das angefangen: Ich hatte ziemlich viel Stress mit dem Studium, meinem Kneipenjob, und dann gab es noch eine Menge Auseinandersetzungen mit meinem Freund. An einem Morgen haben wir uns heftig gestritten und er hat wutentbrannt unsere gemeinsame Wohnung verlassen. Ich hatte in der Nacht schlecht geschlafen und deshalb zum Frühstück ordentlich Kaffee getrunken. Ich war ziemlich aufgewühlt. Um mich abzulenken, ging ich in die Stadt. In einem Kaufhaus wurde mir die Wärme unangenehm, und plötzlich wurde mir schwummrig, und ich bekam irrsinniges Herzklopfen. Ich bin schnell rausgerannt und habe mich auf eine Bank gesetzt. Ich bekam aber immer mehr Angst, dass etwas mit mir nicht in Ordnung sein und mein Herz aussetzen könnte und ich umkippen und auf der Straße sterben würde. Dabei habe ich immer mehr gezittert und geschwitzt, mein Kopf hat sich angefühlt wie voll Watte. Die Fußgängerzone und die Leute um mich herum kamen mir absolut unwirklich und weit entfernt vor. Da habe ich schnell meinen Freund über Handy angerufen. Er kam und war sehr besorgt und hat mich in die Notfallambulanz der Uniklinik gebracht. Ich wurde dort durchgecheckt, und organisch war alles in Ordnung. In den Tagen danach habe ich aber immer wieder plötzlich Angst und Herzrasen, Schwindel, Schwitzen und Zittern bekommen, wenn ich zu den Vorlesungen gehen wollte. Ich habe richtig Angst gekriegt, alleine rauszugehen und dann von diesen Anfällen übermannt zu werden. Ich hatte das Gefühl, jetzt werde ich verrückt.

Mir geht es besser, wenn mich mein Freund begleitet, wenn ich mein Fahrrad zum Schieben und Festhalten mitnehme oder ich die Betablocker in der Tasche habe, die mir der Hausarzt verschrieben hat. Aber in der Zwischenzeit habe ich vor immer mehr Dingen Angst bekommen: Ich kann nicht mehr mit der Straßenbahn fahren, mein Freund muss meistens die Einkäufe machen, und mittlerweile habe ich auch immer mehr Probleme, zu den Vorlesungen zu gehen. Ich kann dort nur noch auf einem Randplatz sitzen und habe ständig Angst, wieder Panik zu bekommen. Mit mir stimmt etwas nicht, und mit dem Studium kann es so nicht weitergehen. Außerdem ist mein Freund mittlerweile oft genervt, wenn er mich begleiten soll, und sagt, ich würde mich „anstellen". Deshalb hat mir der Hausarzt vorgeschlagen, zu Ihnen zu kommen."

Definition

Eine **Panikstörung** ist durch das wiederholte Auftreten anfallsartiger Angstzustände (= Panikattacken) charakterisiert, die sich nicht auf spezifische Situationen, Gegenstände oder Tiere beziehen und die für den Betreffenden oft völlig unerwartet auftreten.

Während einer **Panikattacke** erlebt der Patient ein intensives Angstgefühl, das von zahlreichen körperlichen Symptomen und Befürchtungen begleitet ist.

Unter einer **Agoraphobie** (wörtlich: Angst vor dem Marktplatz) versteht man die Angst vor öffentlichen Situationen mit weiten Plätzen, geschlossenen Räumen oder Menschenansammlungen. Für die Störung typisch ist das phobische Vermeidungsverhalten: die Angst auslösenden Situationen werden nach Möglichkeit fluchtartig verlassen oder gar nicht erst aufgesucht.

Symptomatik

Panikattacken

Charakteristisches Symptom der Panikattacke ist eine **episodisch auftretende**, meist als **überwältigend empfundene Angstreaktion**, die sich nicht auf äußere Stimuli oder eine reale Gefahr zurückführen lässt. Der Patient entwickelt im Panikanfall oft **„aus heiterem Himmel"** eine subjektiv **dramatische körperliche Symptomatik**. Typisch sind Zittern, Schweißausbrüche, Herzrasen, Schwindel, Schwächegefühl, Atemnot und Globusgefühl. Die körperlichen Symptome können sich bis zur Hyperventilationstetanie steigern. Viele Patienten berichten zudem, während der Panikattacke ihre Umgebung als fremd und unwirklich zu erleben (= Derealisationserleben). Neben einer panikartigen, intensiven Angst sind kognitive Symptome charakteristisch, die sich auf einen befürchteten Kontrollverlust oder angenommene katastrophale Konsequenzen der Körpersensationen beziehen (z. B. „Jetzt flippe ich gleich aus!", „Gleich fange ich an, herumzuschreien und zu toben!", „Gleich bekomme ich einen Schlaganfall und sterbe!") (Tab 8-8).

Die somatische Symptomatik führt häufig dazu, dass wiederholt Notdienste oder Klinikambulanzen in Anspruch genommen werden, ohne dass bei der körperlichen Diagnostik ein pathologischer Befund erhoben werden kann. Abhängig vom Profil der körperlichen Symptomatik werden häufig Diagnosen wie hyperkinetisches Herzsyndrom, Herzneurose oder chronisches Hyperventilationssyndrom gestellt.

Panikattacken **dauern unterschiedlich lange** (durchschnittlich 30 Minuten), wobei das Angstmaximum meist innerhalb weniger Minuten erreicht ist, die Symptomatik aber auch über ein bis zwei Stunden anhalten kann.

Panikstörung

Eine Panikstörung liegt dann vor, wenn die **Angstanfälle wiederholt auftreten** und zu **Veränderungen im Verhalten** und in der Einstellung des Betreffenden führen. Dazu gehören beispielsweise die ständige Sorge, erneut eine Panikattacke zu erleiden, oder die Furcht vor negativen Konsequenzen der Anfälle (z. B. die Kontrolle zu verlieren oder an einem Herzinfarkt zu sterben; Tab. 8-9). Die Panikattacken beginnen für den Betreffenden meist überraschend. Da keine organische Ursache für die Symptomatik festgestellt werden kann, werden die Patienten mit ihren subjektiv als lebensbedrohlich und quälend empfundenen Beschwerden häufig nicht ernst genommen. Nach mehrfachen Panikanfällen ist das Auftreten eines **agoraphobischen Vermeidungsverhaltens** (s. unten) sehr häufig. Dies entspricht nach ICD-10 der Diagnose einer **Agoraphobie mit Panikstörung**. Gemieden werden entweder **öffentliche Situationen** wie Kaufhäuser, Straßenbahnen, Busse, Kinos oder Wartesituationen, aber auch **interozeptive Reize**, die mit Panik assoziiert werden, wie zum Beispiel durch körperliche Aktivität ausgelöstes Herzklopfen. Letzeres kann dazu führen, dass sich die Patienten über die Maße schonen und infolgedessen erst recht auf körperliche Belastung mit Herzklopfen oder Kurzatmigkeit reagieren.

Tab. 8-8 Charakteristika einer Panikattacke (DSM-IV-TR)

Eine Panikattacke ist eine klar abgrenzbare Episode intensiver Angst und Unbehagens, bei der mindestens vier der nachfolgend genannten Symptome abrupt auftreten und innerhalb von 10 Minuten einen Höhepunkt erreichen:

1. Palpitationen, Herzklopfen oder beschleunigter Herzschlag,
2. Schwitzen,
3. Zittern oder Beben,
4. Gefühl der Kurzatmigkeit oder Atemnot,
5. Erstickungsgefühle,
6. Schmerzen oder Beklemmungsgefühle in der Brust,
7. Übelkeit oder Magen-Darm-Beschwerden
8. Schwindel, Unsicherheit, Benommenheit oder Gefühl, der Ohnmacht nahe zu sein,
9. Derealisation (Gefühl der Unwirklichkeit) oder Depersonalisation (sich losgelöst fühlen),
10. Angst, die Kontrolle zu verlieren oder verrückt zu werden,
11. Angst zu sterben,
12. Parästhesien (Taubheit oder Kribbelgefühle),
13. Hitzewallungen oder Kälteschauer.

Agoraphobie

Hauptsymptome der Agoraphobie sind zum einen die **übergroße Furcht** vor Situationen wie **Menschenmengen, öffentlichen Plätzen** oder **Reisen** und zum anderen deren **Meidung.** Typische Aktivitäten, die nicht mehr oder nur mit größten Unbehagen ausgeführt werden, sind beispielsweise das Stehen in einer Warteschlange, Bus, Zug oder Auto fahren, ins Kino gehen, alleine das Haus verlassen oder eine Brücke überqueren. Die meisten Patienten erleiden in einer oder mehreren der genannten Situationen zunächst Panikattacken, bevor sich das agoraphobische Vermeidungsverhalten einstellt. Im späteren Verlauf können im klinischen Bild Panikattacken völlig fehlen, da alle Angst auslösenden Situationen erfolgreich gemieden werden (Tab. 8-10).

Ein zentrales Phänomen der Agoraphobie ist die Angst vor der Angst (**= Erwartungsangst).** Die meisten Patienten klagen über ängstliche Anspannung bereits vor der Konfrontation mit einer Panik auslösenden Situation und erwarten von vornherein das Auftreten eines Angstanfalls („Gleich geht's wieder los!"). Die Befürchtungen der Patienten richten sich dabei auch häufig auf den Aspekt, sich zu weit von „sicheren" Orten oder Personen zu entfernen oder keine „Fluchtmöglichkeit" zu haben. Sie entdecken **„Hilfsmittel"**, die ihnen das Aufsuchen der entsprechenden Situationen erleichtern: Sie führen ständig ein Medikament mit sich, schieben ein Fahrrad oder tragen draußen immer eine Sonnenbrille.

Neben dem situativen Vermeidungsverhalten ist auch fast immer eine **kognitive Meidung** zu explorieren: Die Angst beim Straßenbahnfahren kann beispielsweise gemildert werden, indem sich der Patient die Möglichkeit eines früheren Aussteigens oder „sichere" Haltestellen (z. B. in der Nähe der Hausarztpraxis oder einer Klinik) gedanklich vor Augen führt.

Obwohl den Patienten bewusst ist, wie irrational und übertrieben ihre Ängste sind, können sie infolge der Symptomatik bald viele wichtige Alltagsaktivitäten nicht mehr oder nur in Begleitung ausführen.

Tab. 8-9 Diagnosekriterien der Panikstörung nach ICD-10 (F41.0)

A. Wiederholte Panikattacken, die nicht auf eine spezifische Situation oder ein spezifisches Objekt bezogen sind und oft spontan auftreten (d.h. die Attacken sind nicht vorhersagbar). Die Panikattacken sind nicht verbunden mit besonderer Anstrengung, gefährlichen oder lebensbedrohlichen Situationen.

B. Eine Panikattacke hat alle folgenden Charakteristika:
   a. Es ist eine einzelne Episode von intensiver Angst oder Unbehagen.
   b. Sie beginnt abrupt.
   c. Sie erreicht innerhalb weniger Minuten ein Maximum und dauert mindestens einige Minuten
   d. Mindestens vier Symptome der unten angegebenen Liste, davon eins von den Symptomen 1. bis 4., müssen vorliegen.

   Vegetative Symptome:
   1. Palpitationen, Herzklopfen oder erhöhte Herzfrequenz
   2. Schweißausbrüche
   3. fein- oder grobschlägiger Tremor
   4. Mundtrockenheit (nicht infolge Medikation oder Exsikkose)

   Symptome, die Thorax und Abdomen betreffen:
   5. Atembeschwerden
   6. Beklemmungsgefühl
   7. Thoraxschmerzen und missempfindungen
   8. Nausea oder abdominelle Missempfindungen (z.B. Unruhegefühl im Magen).

   Psychische Symptome:
   9. Gefühl von Schwindel, Unsicherheit, Schwäche oder Benommenheit
   10. Gefühl, die Objekte sind unwirklich (Derealisation) oder man selbst ist weit entfernt oder „nicht wirklich hier" (Depersonalisation)
   11. Angst vor Kontrollverlust, verrückt zu werden oder „auszuflippen"
   12. Angst zu sterben

   Allgemeine Symptome:
   13. Hitzegefühle oder Kälteschauer
   14. Gefühllosigkeit oder Kribbelgefühle

C. Häufigstes Ausschlusskriterium: Die Panikattacken sind nicht Folge einer körperlichen Störung, einer organischen psychischen Störung (F0) oder einer anderen psychischen Störung wie Schizophrenie und verwandter Störungen (F2), einer affektiven Störung (F3) oder einer somatoformen Störung (F45).

Die agoraphobische Angst kann so intensiv werden, dass der Betreffende nicht mehr in der Lage ist, alleine das Haus zu verlassen.

Klassifikation

Die Panikstörung tritt ausschließlich in Form von Panikanfällen auf (Panikstörung F41.0); in der Mehrheit der Fälle wird sie jedoch durch ein agoraphobisches Vermeidungsverhalten kompliziert (ICD-10: Agoraphobie mit Panikstörung F40.01; DSM-IV: Panikstörung mit Agoraphobie).

Tab. 8-10 Diagnosekriterien für die Agoraphobie nach ICD-10 (F40.0)

A. Deutliche und anhaltende Furcht vor oder Vermeidung von mindestens zwei der folgenden Situationen:
   1. Menschenmengen,
   2. öffentliche Plätze,
   3. allein Reisen,
   4. Reisen mit weiter Entfernung von zu hause.

B. Wenigstens einmal nach Auftreten der Störung müssen in den gefürchteten Situationen mindestens zwei Angstsymptome aus der unten angegebenen Liste (eins der Symptome muss eines der Items 1. bis 4. sein) wenigstens zu einem Zeitpunkt gemeinsam vorhanden gewesen sein:

   Vegetative Symptome:
   1. Palpitationen, Herzklopfen oder erhöhte Herzfrequenz
   2. Schweißausbrüche
   3. fein- oder grobschlägiger Tremor
   4. Mundtrockenheit (nicht infolge Medikation oder Exsikkose)

   Symptome, die Thorax und Abdomen betreffen:
   5. Atembeschwerden
   6. Beklemmungsgefühl
   7. Thoraxschmerzen oder -missempfindungen
   8. Nausea oder abdominelle Missempfindungen (z.B. Unruhegefühl im Magen)

   Psychische Symptome:
   9. Gefühl von Schwindel, Unsicherheit, Schwäche oder Benommenheit
   10. Gefühl, die Objekte sind unwirklich (Derealisation) oder man selbst ist weit entfernt oder „nicht wirklich hier" (Depersonalisation)
   11. Angst vor Kontrollverlust, verrückt zu werden oder „auszuflippen"
   12. Angst zu sterben

   Allgemeine Symptome:
   13. Hitzewallungen oder Kälteschauer,
   14. Gefühllosigkeit oder Kribbelgefühle.

C. Deutliche emotionale Belastung durch das Vermeidungsverhalten oder die Angstsymptome; die Betroffenen haben die Einsicht, dass diese übertrieben oder unvernünftig sind.

D. Die Symptome beschränken sich ausschließlich oder vornehmlich auf die gefürchteten Situationen oder Gedanken an sie.

E. Häufigstes Ausschlusskriterium: Die Symptome des Kriterium A. sind nicht bedingt durch Wahn, Halluzinationen oder andere Symptome der Störungsgruppen organische psychische Störungen (F0), Schizophrenie und verwandte Störungen (F2), affektive Störungen (F3) oder eine Zwangsstörung (F42) oder sind nicht Folge einer kulturell akzeptierten Anschauung.

Eine isolierte Agoraphobie ohne zumindest initial aufgetretene Panikattacken ist dagegen selten. Bei der Agoraphobie ohne Panikstörung (F40.00) bezieht sich die Hauptangst nicht auf das Auftreten von Panik, sondern beispielsweise darauf, in der Öffentlichkeit die Kontrolle über die Darmtätigkeit zu verlieren.

Epidemiologie

Isolierte Panikanfälle sind relativ häufig: sie sollen bei etwa 15–30% der Allgemeinbevölkerung mindestens einmal im Leben auftreten.

Die Lebenszeitprävalenz der **Panikstörung** liegt bei 3%, die der **Agoraphobie** bei etwa 5%. An einer Panikstörung leiden etwa doppelt so viele Frauen wie Männer, für die Agoraphobie wird ein Geschlechterverhältnis mit etwa 3–4 : 1 angegeben. Panikstörung und Agoraphobie beginnen meist im jungen Erwachsenenalter (zwischen 20 und 30 Jahren); eine Erstmanifestation vor der Pubertät oder nach dem 40. Lebensjahr ist selten.

Die Komorbidität mit anderen psychischen Störungen ist hoch: Etwa 90% der Panikpatienten und drei Viertel der von einer Agoraphobie Betroffenen leiden unter mindestens einer weiteren Angststörung. Sehr häufig sind außerdem depressive Syndrome, gefolgt von Suchterkrankungen und Substanzmissbrauch.

Ätiologie

Ätiologische Modellvorstellungen für die Angststörungen im Allgemeinen wurden bereits dargestellt (↗ 8.2, Tab. 8-4).

Der Teufelskreis der Angst

Eine **Panikattacke** lässt sich sehr gut als Teufelskreis sich aufschaukelnder Angst verstehen (Abb. 8-1): Panikanfälle beginnen sehr häufig mit der **Wahrnehmung (1) körperlicher Reize (5)** wie zum Beispiel Herzklopfen oder leichtes Schwitzen. Das Auftreten der Körpersymptome kann durch verschiedenste Hintergrundfaktoren gefördert werden wie beispielsweise körperliche Anstrengung beim Treppensteigen, vermehrten Gebrauch von Genussmitteln oder Stress durch eine belastende Lebenssituation. Entscheidend für die Entwicklung von Angst ist, dass die eigentlich harmlosen Körpersensationen **gedanklich** als Gefahr **bewertet (2)** werden („Mit meinem Herzen stimmt etwas nicht!" „Gleich kippe ich um!"). Dabei spielen häufig aktuelle Lebensereignisse eine Rolle: Viele Panikpatienten berichten über die schwere Erkrankung oder den Tod eines nahe stehenden Menschen in den Monaten vor Erstmanifestation ihrer Angstanfälle. Während einer Panikattacke befürchten die Patienten, an der gleichen körperlichen Erkrankung zu leiden wie der betreffende Angehörige. Oftmals können auch körperliche Störungen der Patienten selbst im Vorfeld der Panikattacken exploriert werden (z.B. eine orthostatische Synkope nach grippalem Infekt, die Dekompensation einer Hyperthyreose). Das Auftreten der als „gefährlich" beurteilten Situation (2) führt auf der **emotionalen Ebene (3)** zu Angst, die ihrerseits über die entsprechenden **physiologischen Mechanismen (4)** (Stressreaktion!) zu typischen **körperlichen Empfindungen (5)** führt (Beschleunigung der Atemfrequenz, Tachykardie, Erhöhung des Muskeltonus, Zittern etc.). Die Körpersensationen werden wiederum wahrgenommen und entsprechend kognitiv verarbeitet („Jetzt bekomme ich einen Herzinfarkt!", „Ich werde ersticken!"). Auf diese Weise können sich Angst und die damit verbundenen körperlichen und kognitiven Reaktionen zu einem dramatischen Ereignis aufschaukeln. Die Betroffenen entwickeln verschiedene Strategien, um die bedrohliche Angst zu lindern: Sie verlassen die Situation, in der die Panik aufgetreten ist, suchen ärztliche Hilfe oder nehmen ein Medikament ein.

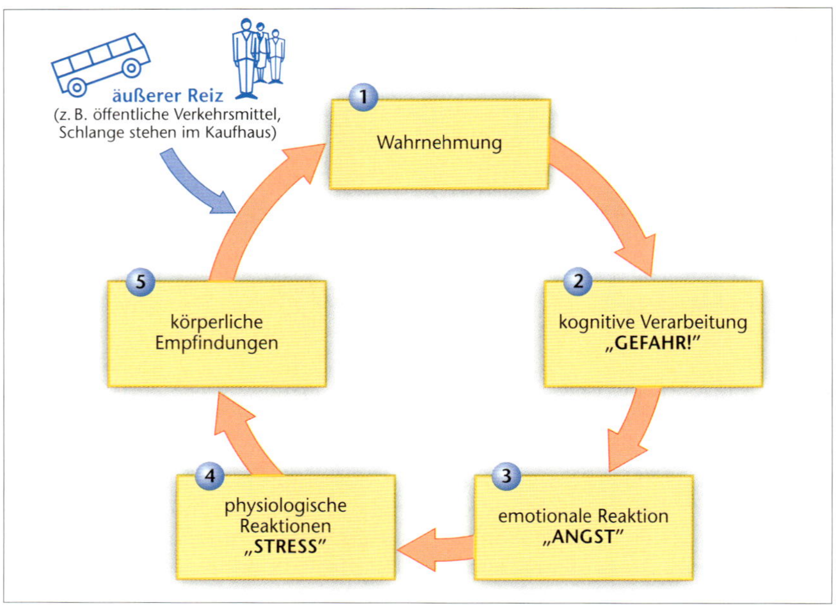

Abb. 8-1 Negativspirale der Angst bei Panikanfällen und Agoraphobie [21]

Das Zwei-Faktoren-Modell der Angst

Für die Entstehung einer **Agoraphobie** sind (neben den allgemein für die Entwicklung von Angststörungen genannten Bedingungen) lerntheoretisch erklärbare Vorgänge von großer Bedeutung: Ein eigentlich neutraler Reiz (z.B. Kaufhaus) wird durch das gleichzeitige Auftreten einer objektiv bedrohlichen Situation (z.B. orthostatische Synkope in der Warteschlange) zum konditionierten Stimulus, der dann später – ohne dass tatsächlich eine Gefahr besteht – Angst auslösen kann (**erster Faktor: klassische Konditionierung**, Abb. 8-2). Dass bestimmte Reiz-Reaktions-Verbindungen (Angst im Kaufhaus) leichter gelernt werden als andere (keine Angst vor einem Radio), wird auf die bereits erläuterte **„biological preparedness"** zurückgeführt.

Die Genese und insbesondere die Aufrechterhaltung des agoraphobischen Vermeidungsverhalten lassen sich dann durch **operante Konditionierungsprozesse (zweiter Faktor)** erklären, d.h. durch das Lernen aus den Konsequenzen des eigenen Verhaltens: Wird der die Angst auslösende konditionierte Stimulus (z.B. Kaufhaus) fluchtartig verlassen oder gemieden, lässt die Angst nach bzw. tritt zunächst nicht mehr auf. Der Wegfall dieser negativen Konsequenz (= Angst) führt dazu, dass das Auftreten des entsprechenden Verhaltens (Flucht, Meidung) gefördert wird. Der Betroffene erlebt dadurch zwar eine kurzfristige Linderung der für ihn so bedrohlichen Angstsymptomatik. Unglücklicherweise verhindert jedoch gerade diese Meidung eine Angstbewältigung und führt mittelfristig zu einer Ausweitung der als Angst auslösend erlebten Stimuli (= Reizgeneralisierung), d.h. neben dem Kaufhausbesuch verursachen schließlich immer mehr verschiedene Situationen Panikanfälle (Besuchen der Vorlesung, das unbegleitete Verlassen des Hauses usw.). Ein zunehmendes Vermeidungsverhalten bewirkt seinerseits wachsende Einschränkungen der persönlichen Mobilität.

Das Zusammenwirken klassischer und operanter Konditionierungprozesse bei der Entstehung der Agoraphobie wird als so genanntes **Zwei-Faktoren-Modell** der Angst (nach Mowrer) bezeichnet.

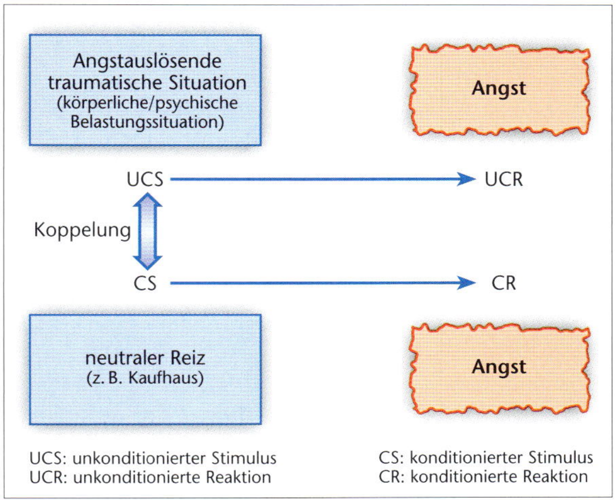

Abb. 8-2 Klassische Konditionierung bei der Entstehung der Agoraphobie

Diagnostik

Der diagnostische Prozess erfolgt in den für die Angststörungen genannten Schritten (s. oben). Zu beachten ist, dass schwer agoraphobische Patienten zunächst oft keine Angstanfälle schildern, wenn sie alle potentiell Angst auslösenden Situationen vermeiden. Vielen Patienten fällt es außerdem schwer, sich im Gespräch, mit Angstfragebogen oder Tagebüchern näher mit ihrer Symptomatik auseinander zu setzen, weil allein die gedankliche Beschäftigung mit dem Thema Angst oder bestimmten Körpersymptomen Panik auslösen kann und daher gerne gemieden wird (kognitive Meidung!).

Patient und Therapeut können in der Regel ein sehr viel besseres Verständnis von der Störung entwickeln, sobald im Rahmen einer Verhaltenstherapie die Problemanalyse anhand des SORK-Modells erarbeitet ist (↗ Tab. 3-26 zeigt, wie eine funktionale Analyse für die eingangs dargestellte Jurastudentin aussehen könnte).

Differentialdiagnose

Eine ausführliche Darstellung von psychischen und körperlichen Erkrankungen, die bei Panikstörung und Agoraphobie differentialdiagnostisch infrage kommen, findet sich unter 8.1.

Therapie

Psychotherapie

Als Mittel der Wahl zur Behandlung einer Panikstörung oder Agoraphobie gilt heute eine kognitive Verhaltenstherapie, deren zentrale Elemente im Folgenden kurz erläutert werden sollen. Ihre Wirksamkeit bei der Behandlung der Agoraphobie mit Panikstörung ist gut belegt. Von einem Expositionsverfahren (s. unten) profitieren 60–75% der Patienten mit Agoraphobie. Bei chronifizierter Symptomatik oder komorbiden Erkrankungen sind die Ansprechraten geringer. Sowohl die Expositionsverfahren als auch kognitive Interventionen können als Einzel- oder Gruppentherapie durchgeführt werden.

- **Reizkonfrontation/Expositionsbehandlung**
  - **Voraussetzungen:** Die Wirksamkeit von **Expositionsverfahren** bei der **Agoraphobie** ist sehr gut dokumentiert. Die Durchführung setzt jedoch voraus, dass Beziehungsaufbau, Diagnostik und Psychoedukation gründlich erfolgt sind.
  Die erfolgreiche Behandlung der Angst ist nur möglich, wenn überdies auch die aufrechterhaltenden Bedingungen **(Funktionalität)** der Störung berücksichtigt werden. Dass die Jurastudentin im Fallbeispiel durch ihre Angsterkrankung von Be-

lastungen in Studium und Partnerschaft zunächst entlastet wird („Krankheitsgewinn"), stellt für die Therapie eine wichtige Tatsache dar.
- **Ziel** der Behandlung ist letztlich, das phobietypische Vermeidungsverhalten durch sinnvollere und mittelfristig erfolgreichere Strategien der Angstbewältigung zu ersetzen.
- **Durchführung der Expositionsbehandlung:** Die Konfrontationsbehandlung (graduierte Exposition in vivo) am Beispiel der Jurastudentin ist in Kapitel 3.4.2 (S. 96f.) beschrieben.

• **Kognitive Verfahren**
Angstanfälle, die vorwiegend durch interozeptive Reize ausgelöst werden **(spontane Panikattacken)**, sprechen gut auf eine Behandlung mit **kognitiven Verfahren** an. Der Patient erarbeitet sich dabei seine persönliche Negativspirale der Angst (vgl. oben) und lernt, Angst verstärkende, unrealistische Bewertungen körperlicher Symptome zu identifizieren (z.B. „Mein Herz rast, es setzt gleich aus!") und durch angemessenere Gedanken zu ersetzen (z.B. „Dass mein Herz jetzt schneller schlägt, ist eine ganz normale Reaktion meines Körpers. Dabei kann mir nichts passieren"). Gefürchtete Körpersensationen, beispielsweise Herzklopfen, können zu Übungszwecken gezielt provoziert werden (forciertes Treppensteigen, Kniebeugen).

Medikamentöse Therapie
Eine medikamentöse Behandlung mit Substanzen aus der Gruppe der **Antidepressiva** ist dann indiziert, wenn ein Patient keine Psychotherapie wünscht, wenn eine chronifizierte Symptomatik vorliegt, die auf eine psychotherapeutische Maßnahme nur unzureichend anspricht, oder wenn zusätzlich ein anhaltendes depressives Syndrom besteht.

Für **Imipramin** (trizyklisches Antidepressivum), **Serotoninwiederaufnahmehemmer** und **MAO-Hemmer** konnte eine kurzfristige Wirksamkeit bei der Panikstörung und der Agoraphobie gezeigt werden. In Deutschland zur Behandlung der Panikstörung zugelassene **Trizyklika** sind Imipramin und Clomipramin, von den **SSRI** Paroxetin und Citalopram und als irreversibler **MAO-Hemmer** Tranylcypromin. Sie werden in Dosierungen angewandt, wie sie bei der Therapie von Depressionen üblich sind. Problematisch sind die durch die Medikamente verursachten unerwünschten Wirkungen, da sie häufig vegetativen Angstsymptomen ähneln oder diese verstärken (z.B. innere Unruhe, Zittern) und dadurch nicht selten zu einem Abbruch der medikamentösen Therapie führen.

Auch **Benzodiazepine** (z.B. Alprazolam) erbringen eine vorübergehende Linderung der Angstsymptomatik, wobei mittelfristige negative Effekte zu berücksichtigen sind (Toleranz- und Abhängigkeitsentwicklung, Rebound-Effekte!). Sie sollten daher, wenn unbedingt erforderlich, nur **zu Beginn** einer Therapie und für eine Dauer von **maximal 2–4 Wochen** angewandt werden.

Ein entscheidender **Nachteil** einer reinen Pharmakotherapie ist, dass die Patienten keine aktiven Strategien zur Angstbewältigung erlernen und das Rückfallrisiko nach Absetzen der Medikamente hoch ist.

Verlauf und Prognose

Unbehandelt verlaufen Panikstörung und Agoraphobie meist chronisch, wobei längere symptomfreie Intervalle und Phasen massiver Angst abwechselnd auftreten können. Spontanheilungen sind eher ungewöhnlich (etwa 10–15%). Für die verhaltenstherapeutische Behandlung der Agoraphobie und Panikstörung werden gute, auch langfristig wirksame Effekte beschrieben (hohe Stabilität des Therapieerfolges, geringe Rückfallquoten).

8.1.2 Soziale Phobie

Definition und Symptomatik

Unter der sozialen Phobie versteht man eine Störung, bei der die Angst vor und die Vermeidung von Situationen in der Öffentlichkeit wie z.B. Essen in Gesellschaft anderer Menschen, Teilnahme an einer Konferenz oder der Besuch einer Party im Mittelpunkt der Symptomatik stehen. Man unterscheidet die **isolierte soziale Phobie**, bei der sich die phobische Angst ausschließlich auf eine spezifische Situation (beispielsweise das Sprechen vor einer Gruppe) bezieht, von der **generalisierten sozialen Phobie**, bei der zahlreiche soziale Aktivitäten gefürchtet und gemieden werden.

Im Unterschied zur Agoraphobie leidet der Betreffende nicht unter der Angst, in einer solchen Situation eine Panikattacke zu bekommen. Vielmehr befürchtet er, durch ungeschicktes oder peinliches Verhalten in Anwesenheit anderer Menschen **Aufmerksamkeit auf sich zu ziehen, sich zu blamieren und negativ bewertet zu werden.** Neben allgemeinen Angstsymptomen, die sich wie eine Panikattacke äußern können, treten typischerweise weitere Symptome auf wie Erröten, Zittern, Ängste, zu erbrechen oder die Kontrolle über Ausscheidungsfunktionen zu verlieren. Die Angstreaktion beginnt, sobald die entsprechende Situation aufgesucht wird, und kann nicht verhindert werden, obwohl sie dem Betreffenden unsinnig und übertrieben erscheint. Je nach Schweregrad der Störung sind berufliches und schulisches Leistungsvermögen, Beziehungsgestaltung und Freizeitaktivitäten in unterschiedlichem Maße beeinträchtigt.

Viele Patienten entwickeln **zusätzlich** einen **Substanzmissbrauch** oder eine **Suchterkrankung**. Häufig werden Alkohol oder Benzodiazepine zur Selbstbehandlung eingesetzt, da diese Substanzen anxiolytisch wirken. Aufgrund ihrer Neigung, soziale Situationen zu vermeiden, stellen sich viele Patienten erst dann beim Arzt vor, wenn zusätzliche Probleme (Sucht, Depression, somatoforme

Störungen) eine Behandlung unvermeidlich machen.

Epidemiologie

Die soziale Phobie ist **sehr häufig**. Nach US-amerikanischen Studien liegt ihre **Lebenszeitprävalenz in der Allgemeinbevölkerung** bei etwa **13%**. Frauen sind häufiger betroffen als Männer, wobei mehr Männer aufgrund der Störung behandelt werden (was auf geschlechtsspezifische Rollenerwartungen und gesellschaftliche Normen zurückgeführt werden könnte). Die Störung beginnt meistens in der Adoleszenz (um das 16. Lebensjahr) und selten nach dem 25. Lebensjahr.

Ätiologie

Wie für die Angststörungen im Allgemeinen ausgeführt, spielt auch bei der Entstehung der sozialen Phobie ein komplexes Zusammenwirken biologischer, psychischer und entwicklungsgeschichtlicher Faktoren eine Rolle.

Zu den **auslösenden Faktoren** wird gerechnet, dass sozial phobische Menschen häufig an ausgeprägten Selbstzweifeln leiden und gleichzeitig hohe Ansprüche an sich selbst stellen. Ängstlich-vermeidende Persönlichkeitszüge sollen bei ihnen sehr häufig zu beobachten sein. Menschen mit sozialer Phobie schenken ihrem Verhalten und den Reaktionen anderer in sozialen Situationen erhöhte Aufmerksamkeit. Auf die soziale Bewertung und die Konsequenzen sozialer Ereignisse reagieren sie stärker und sensibler (Konzept der **erhöhten Selbstaufmerksamkeit**). Überdies bringen sie in ihren Überzeugungen und Erwartungen soziale Situationen von vornherein eher mit negativen Konsequenzen in Verbindung (z.B.: „Ich muss mich in sozialen Situationen perfekt verhalten, sonst werden ich abgewiesen." – „Wenn ich mit meinen Kollegen in der Kneipe sitze, bin ich immer stumm wie ein Fisch, weil mir nie etwas einfällt, worüber ich reden könnte."). Diese Faktoren begünstigen ihrerseits das Auftreten von Angst bzw. körperlichen Angstsymptomen, die dann wiederum zur ängstlichen Beobachtung der Umgebungsreaktionen und der eigenen Körperfunktionen führt.

Diagnostik und Differentialdiagnosen

Bei eingehender Anamnese- und Befunderhebung sollte es keine Schwierigkeit sein, die Diagnose zu stellen (↗ 8.2). Nicht immer ist die soziale Phobie von einer „normalen" Schüchternheit abzugrenzen. Entscheidend für die Diagnose der Störung ist jedoch, dass der Betreffende unter seiner Symptomatik in erheblichem Maße **leidet** und in seiner Leistungsfähigkeit und seinen Beziehungen deutlich **beeinträchtigt** ist.

Nach der ICD-10 müssen für die Diagnose der sozialen Phobie die in Tabelle 8-11 genannten Kriterien erfüllt sein.

Tab. 8-11 Diagnostische Kriterien für die soziale Phobie nach ICD-10 (F40.1)

A. Entweder 1. oder 2.:
   1. deutliche Furcht ,im Zentrum der Aufmerksamkeit zu stehen oder sich peinlich oder erniedrigend zu verhalten
   2. deutliche Vermeidung, im Zentrum der Aufmerksamkeit zu stehen oder von Situationen, in denen die Angst besteht, sich peinlich oder erniedrigend zu verhalten.

Diese Ängste treten in sozialen Situationen auf, wie Essen oder Sprechen in der Öffentlichkeit, Hinzukommen oder Teilnahme an kleinen Gruppen, wie z.B. bei Partys, Konferenzen oder in Klassenräumen.

B. Mindestens zwei Angstsymptome in den gefürchteten Situationen mindestens einmal seit Auftreten der Störung, wie in F40.0, Kriterium B., definiert, sowie zusätzlich mindestens eins der folgenden Symptome:
   a Erröten oder Zittern
   b Angst zu erbrechen
   c Miktions- oder Defäkationsdrang bzw. Angst davor.

C. Deutliche emotionale Belastung durch die Angstsymptome oder das Vermeidungsverhalten. Einsicht, dass die Symptome oder das Vermeidungsverhalten übertrieben und unvernünftig sind.

D. Die Symptome beschränken sich ausschließlich oder vornehmlich auf die gefürchteten Situationen oder auf Gedanken an diese.

E. Häufigstes Ausschlusskriterium: Die Symptome des Kriteriums A. sind nicht bedingt durch Wahn, Halluzinationen oder andere Symptome der Störungsgruppen organische psychische Störungen (F0), Schizophrenie und verwandte Störungen (F2), affektive Störungen (F3) oder eine Zwangsstörung (F42) oder sind nicht Folge einer kulturell akzeptierten Anschauung.

Therapie

Gute Erfolge zeigen **verhaltenstherapeutische Behandlungsprogramme**, die sich aus einer Kombination von **Expositionsübungen, kognitiven Interventionen** und einem **Training sozialer Kompetenzen** zusammensetzen. Besonders günstig ist die Therapie in einer Patientengruppe, da schon allein die Teilnahme an der Gruppe eine Reizkonfrontation darstellt. Überdies kommen im Gruppensetting Aspekte wie das Lernen am Modell sowie gegenseitige Solidarität und Unterstützung der Betroffenen zum Tragen.

Bestimmte **Antidepressiva** wirken günstig auf die Symptome einer sozialen Phobie und sind in Deutschland zur Behandlung der Störung zugelassen (Clomipramin/TZA, Paroxetin/SSRI, Moclobemid/MAO-Hemmer). Sie bewirken jedoch in der Regel allein keine dauerhafte Remission und sind mit dem Nachteil unerwünschter Wirkungen behaftet. In einzelnen Fällen, v.a. bei isolierten sozialen Phobien (z.B. „Lampenfieber" bei Musikern), sollen

Betablocker (z.B. 5–40 mg Propranolol) durch die Unterdrückung körperlicher Angstsymptome hilfreich sein. **Benzodiazepin-Präparate** sollten aufgrund der Gefahr der Toleranz- und Suchtentwicklung bzw. von Rebound- und Entzugssymptomen nicht eingesetzt werden.

8.1.3 Spezifische (= isolierte) Phobien

Definition und Symptomatik

Bei einer **spezifischen Phobie** leidet der Betreffende an einer **umschriebenen Angst** vor einem **bestimmten Objekt** oder einer klar **umschriebenen Situation**. Häufig beziehen sich die Ängste auf **Tiere** (z.B. Spinnen, Schlangen, Insekten, Hunde), **Naturelemente** (Gewitter, Wasser), **räumliche Gegebenheiten** (Höhe, enge, geschlossene Räume wie Aufzüge, Autos) oder **Verletzungen, Blut** und **medizinische Interventionen** (Spritzen, Zahnarztbesuche). Seltener sind isolierte Ängste vor dem Ersticken oder Erbrechen.

Die Konfrontation mit dem entsprechenden Lebewesen oder der gefürchteten Situation führt zu **Angst,** die sich bis zum Panikanfall steigern kann. Der Betreffende vermag diese nicht zu unterdrücken, obwohl sie ihm selbst irrational und unangemessen erscheint. Die Angst tritt am stärksten auf, wenn eine direkte Konfrontation mit dem gefürchteten Objekt stattfindet. Weniger ausgeprägt kann sie durch die Erwartung der gefürchteten Situation oder durch entsprechende Inhalte in Medien ausgelöst werden. Die Konfrontation mit den Angst auslösenden Reizen wird nach Möglichkeit gemieden (Vermeidungsverhalten).

Bei einem Großteil der spezifischen Phobien ist der **subjektive Leidensdruck** nicht sehr hoch, da sie die persönliche Lebensführung nur in **geringem** Maße beeinträchtigen. Schwierigkeiten ergeben sich, wenn die gefürchteten Situationen im Alltag oder Berufsleben nicht vermieden werden können und zu einem Hindernis bei der Alltagsbewältigung oder für das berufliche Fortkommen werden (z.B. Flugangst bei einem Geschäftsreisenden). Erst dann wird nach der ICD-10 die phobische Symptomatik als psychische Erkrankung diagnostiziert. Bei den spezifischen Phobien treten psychische Folgeerkrankungen (Sucht, Substanzmissbrauch, Depressionen) sehr viel seltener auf als bei anderen Angststörungen.

Merke: Gebräuchliche Bezeichnungen für einzelne spezifische Phobien:
- Akrophobie = Höhenangst
- Arachnophobie = Angst vor Spinnen
- Aviophobie = Flugangst
- Klaustrophobie = Angst vor engen, geschlossenen Räumen
- Zoophobie = Angst vor Tieren

Epidemiologie

Spezifische Phobien sind **sehr häufig**. Ihre **Lebenszeitprävalenz** in der Allgemeinbevölkerung liegt bei etwa **9%.** Am häufigsten sollen **Tierphobien** und **Höhenängste** sein. Sie beginnen zumeist schon in der Kindheit und zeigen eine hohe Tendenz zur Spontanremission bis zum Eintritt in die Adoleszenz. Spezifische Phobien, die bis ins Jugendalter persistieren, nehmen meist einen chronischen Verlauf. Frauen sind häufiger betroffen als Männer (Verhältnis etwa 2:1).

Ätiologie

Die Furcht vor bestimmten Tieren (Schlangen, Spinnen) oder Situationen (Höhe, enge, geschlossene Räume) sicherte in der stammensgeschichtlichen Entwicklung das Überleben der menschlichen Spezies und ist damit aus evolutionsbiologischer Sicht eine sinnvolle Reaktion (s. „biological preparedness"). Die Entstehung einer phobischen Angst mit Vermeidungsverhalten als Extrem der phylogenetisch angelegten Furchtreaktion kann auf das Zusammenwirken verschiedener biologischer und psychischer Faktoren zurückgeführt werden (↗ 8.1).

Diagnostik und Differentialdiagnosen

Für das diagnostische Vorgehen und differentialdiagnostische Überlegungen gelten die bereits allgemein zu den Angststörungen gemachten Angaben.

Bei der Exploration sollte die spezifische Angst klar von anderen phobischen Ängsten abgegrenzt werden: Das ängstliche Vermeiden von Fahrten mit dem Aufzug kann beispielsweise auch nach einem schweren Unfall im Rahmen einer posttraumatischen Belastungsstörung auftreten. Phobische Ängste vor Verunreinigung oder Infektion können auf das Bestehen einer Zwangsstörung hinweisen.

Therapie

Da in den meisten Fällen nur ein geringer Leidensdruck besteht, kommen nur wenige Menschen mit einer spezifischen Phobie in Behandlung.

Psychotherapie

Besteht die Indikation zur Therapie (z.B. durch subjektives Leiden und Beeinträchtigung der persönlichen Lebensführung), ist ein **verhaltenstherapeutisches Vorgehen** mit einem **Konfrontationsverfahren in vivo (Reizexposition)** Mittel der ersten Wahl. Die Konfrontation mit den Angst auslösenden Situationen kann graduiert oder massiert, in Eigenregie oder zusammen mit einem Therapeuten durchgeführt werden.

Bei einer Spinnenphobie hat sich beispielsweise die stufenweise Annäherung des Patienten an lebende Spinnen bewährt; sie wird zusammen mit einem Therapeuten durchgeführt. Bei der Blut- und Verletzungsphobie wird vor der Konfrontation mit Angst auslösenden Reizen ein Verfahren vermittelt, mit dem eine vasovagale Synkope verhindert werden kann („applied tension“: abwechselnde gezielte Anspannung und Entspannung der Skelettmuskulatur).

Für die isolierte Flugangst hat sich die Behandlung in einem einmaligen Seminar mit einer massierten Reizexposition als sehr wirksam und praktikabel erwiesen.

Pharmakotherapie

Eine Pharmakotherapie ist bei den spezifischen Phobien **nicht** sinnvoll, da sie keine dauerhafte, durch den Patienten selbst kontrollierte Minderung der Angstsymptomatik erbringt und mit unerwünschten Wirkungen behaftet ist. Rückfälle nach Absetzen der verordneten Präparate (Benzodiazepine, Betablocker, Antidepressiva) sind häufig.

> **Praxistipp**
> Spezifische Phobien sollten verhaltenstherapeutisch behandelt werden. Eine Pharmakotherapie ist nicht zu empfehlen.

Verlauf und Prognose

Unbehandelt nehmen die spezifischen Phobien des **Erwachsenenalters** zumeist einen **chronischen Verlauf**. Bei Anwendung verhaltenstherapeutischer Verfahren zeigt sich in 77–95% der Fälle eine Besserung der Symptomatik.

8.1.4 Generalisierte Angststörung

Definition und Symptomatik

Patienten mit einer **generalisierten Angststörung** (GAS) machen sich viele Gedanken um **alltägliche Angelegenheiten** und leiden unter einer **anhaltenden Ängstlichkeit**. Sie sorgen sich beispielsweise ständig um ihre eigene Gesundheit oder das Wohlergehen ihnen nahe stehender Menschen und grübeln unverhältnismäßig viel über Alltagsereignisse im beruflichen oder privaten Umfeld, ohne dass eine aktuelle Bedrohung oder Gefahr besteht.

Die Inhalte der Befürchtungen gleichen zwar denen gesunder Menschen, unterscheiden sich jedoch in der Häufigkeit und Intensität, mit der sie auftreten: Das Leben wird von den Betreffenden als permanentes Risiko empfunden. Außerdem fühlen sie sich viel weniger als gesunde Vergleichspersonen in der Lage, das Grübeln über ihre Probleme willentlich zu beenden.

Es kann überdies die Angst bestehen, verrückt zu werden oder zu sterben. Die Betreffenden fühlen sich **dauerhaft angespannt** und aufgeregt; sie klagen **häufig** über **körperliche Symptome** wie Nervosität, Einschlafstörungen, Beklemmungsgefühle, Konzentrationsschwierigkeiten, einen „Kloß im Hals“ und eine verstärkte vegetative Erregbarkeit mit Neigung zum Erschrecken, Zittern, Herzklopfen oder Schwitzen. Die Beschwerden bestehen (mit kleineren Fluktuationen) über einen **längeren Zeitraum** hinweg (nach der ICD-10 über mindestens ein halbes Jahr). Extrem selten begeben sich die Patienten primär aufgrund der Ängstlichkeit in psychiatrische oder psychotherapeutische Behandlung. Fast immer sind es die körperlichen Beschwerden, die zu vielfachen Konsultationen des Hausarztes oder anderer Fachärzte führen, ohne dass die zugrunde liegende Störung diagnostiziert wird. Viele Patienten leiden zusätzlich unter einer **depressiven Symptomatik** oder einer **weiteren Angststörung**. Die generalisierte Angststörung wird in den Diagnosemanualen erst seit Ende der neunziger Jahre als eigenständige Störung betrachtet.

Epidemiologie

Die Angaben zur Häufigkeit der generalisierten Angststörung sind noch sehr schwankend. Neuere Untersuchungen sprechen für eine Lebenszeitprävalenz von etwa 5% der Allgemeinbevölkerung. Frauen sollen, vor allem bei frühem Beginn der Störung, häufiger betroffen sein als Männer.

Die Erkrankung nimmt nicht selten einen schleichenden, chronischen Verlauf mit Beginn zwischen 15 und 25 Jahren. Dabei ist die Komorbidität mit der ängstlich-vermeidenden Persönlichkeitsstörung hoch. Gelegentlich beginnt die Symptomatik aber auch erst um das 40. Lebensjahr; hier gehen der Manifestation häufig belastende Ereignisse voraus.

Ätiologie

Das komplexe Bedingungsgefüge der generalisierten Angststörung lässt sich am angemessensten in einem Vulnerabilitäts-Stress-Modell zusammenfassen, wie bereits unter 8.1 ausgeführt.

Diagnostik und Differentialdiagnosen (Tab. 8-12)

Die allgemeine Diagnostik wird durchgeführt wie für die Angststörungen (8.1) beschrieben. Die Diagnosestellung ist oft schwierig, da sich in der Symptomatik **Überschneidungen mit anderen psychischen Störungen** ergeben (depressive Episode, Dysthymia, somatoforme Störungen). Andere psychische Erkrankungen als **Ursache** einer anhaltenden Ängstlichkeit müssen also unbedingt **ausgeschlossen** werden.

In der Abgrenzung zu den **Phobien** beziehen sich die Sorgen und Ängste der Betreffenden mit einer generalisierten Angststörung auf eine Vielzahl von Lebensbereichen und nicht auf spezifische Situationen oder Objekte. Im Vergleich zur **Panikstörung,** die akut und episodisch auftritt, äußert sich die generalisierte Angststörung in einer fluktuierenden, chronischen Ängstlichkeit. Auch bei der **Zwangsstörung** richten sich ängstliche Gedanken oder Handlungen auf spezifische Inhalte wie z. B. Verunreinigung, Ansteckung oder Verletzung. Berichten Patienten über herabgesetzte Stimmungslage und Antriebshemmung, sollte an ein **depressives Syn-**

drom gedacht werden. Methoden zur Selbstbehandlung (Medikamente, Alkohol) sollten unbedingt erfragt werden.

Tab. 8-12 Diagnostische Kriterien für die generalisierte Angststörung nach ICD-10 (F41.1)

A. Ein Zeitraum von mindestens sechs Monaten mit verherrschender Anspannung, Besorgnis und Befürchtungen in Bezug auf alltägliche Ereignisse und Probleme.

B. Mindestens vier Symptome der unten angegebenen Liste, davon eins von den Symptomen 1. bis 4., müssen vorliegen:

Vegetative Symptome:
1. Palpitationen, Herzklopfen oder erhöhte Herzfrequenz
2. Schweißausbrüche
3. fein- oder grobschlägiger Tremor
4. Mundtrockenheit (nicht infolge Medikation oder Exsikkose)

Symptome, die Thorax und Abdomen betreffen:
5. Atembeschwerden
6. Beklemmungsgefühl
7. Thoraxschmerzen und -missempfindungen
8. Nausea oder abdominelle Missempfindungen (z. B. Kribbeln im Magen).

Psychische Symptome:
9. Gefühl von Schwindel, Unsicherheit, Schwäche und Benommenheit
10. Gefühl, die Objekte sind unwirklich (Derealisation) oder man selbst ist weit entfernt oder „nicht wirklich hier" (Depersonalisation)
11. Angst vor Kontrollverlust, verrückt zu werden oder „auszuflippen"
12. Angst zu sterben

Allgemeine Symptome:
13. Hitzegefühl oder Kälteschauer
14. Gefühllosigkeit oder Kribbelgefühle.

Symptome der Anspannung:
15. Muskelverspannung, akute und chronische Schmerzen
16. Ruhelosigkeit und Unfähigkeit zum Entspannen
17. Gefühle von Aufgedrehtsein, Nervosität und psychischer Anspannung
18. Kloßgefühl im Hals oder Schluckbeschwerden

Andere unspezifische Symptome:
19. übertriebene Reaktion auf kleine Überraschungen oder Erschrecktwerden
20. Konzentrationsschwierigkeiten, Leeregefühl im Kopf wegen Sorgen und Angst
21. anhaltende Reizbarkeit
22. Einschlafstörungen wegen der Besorgnis.

C. Die Störung erfüllt nicht die Kriterien für eine Panikstörung (F41.0), eine phobische Störung (F40), eine Zwangsstörung (F42) oder eine hypochondrische Störung (F45.2).

D. Häufigstes Ausschlusskriterium: Die Störung ist nicht zurückzuführen auf eine organische Krankheit wie eine Hyperthyreose, eine organische psychische Störung (F0) oder auf eine durch psychotrope Substanzen bedingte Störung (F1), z. B. auf einen exzessiven Genuss von amphetaminähnlichen Substanzen oder auf einen Benzodiazepinentzug.

Praxistipp
Allgemeine, chronische Ängstlichkeit, Besorgtheit und Anspannung sind unspezifische Symptome und treten häufig bei Depressionen, Angststörungen, Suchterkrankungen, Schizophrenie oder körperlichen Erkrankungen auf. Erst wenn andere psychische Störungen und körperliche Ursachen der Angst ausgeschlossen wurden, sollte die Diagnose einer generalisierten Angststörung gestellt werden.

Therapie

Die Wirksamkeit verschiedener Therapien ist für die generalisierte Angststörung weniger gut untersucht als für andere Angststörungen.

Medikamentöse Interventionen mit bestimmten **Antidepressiva** (Imipramin, Venlafaxin, Paroxetin), **Benzodiazepin-Präparaten** oder **Buspiron** (einem 5-HT-1A-Agonisten) erbringen zumindest kurzfristig eine Linderung der Symptomatik. Nachteilig sind unerwünschte Wirkungen der Pharmaka und eine bislang unbefriedigende langfristige Wirksamkeit.

Psychotherapeutisch zeigten sowohl **kognitiv-verhaltenstherapeutische** als auch **psychodynamische Verfahren** günstige Wirkungen. Empfehlenswert ist eine **kognitive Therapie**, welche die in Tabelle 8-13 genannten Behandlungselemente umfasst.

Psychodynamische Therapieansätze zielen auf eine Veränderung des Selbstkonzeptes (Stärkung

Tab. 8-13 Symptome der generalisierten Angststörung und entsprechende kognitiv-verhaltenstherapeutische Interventionen

Symptom	Intervention
Kognitive Verzerrungen	dysfunktionale Gedanken erfassen und neu bewerten (kognitive Umstrukturierung)
Gefühl des Kontrollverlusts, Hilflosigkeit angesichts der Angstsymptome	Strategien zur Angstbewältigung entwickeln (Angstbewältigungstraining)
Kognitive Vermeidung	Konfrontation in sensu (sog. Grübelkonfrontation)
Schwierigkeiten bei der Bewältigung von Problemen	Problemlösetraining
Einengung der Aufmerksamkeit auf negative Inhalte	Aufbau von (genussvollen) Aktivitäten, die mit Angst inkompatibel sind (Besuch eines Cafés, Sport, Spazierengehen, ein Vollbad nehmen etc.)
Vegetative Erregung	Entspannungsverfahren erlernen und durchführen

oder Nachreifung defizitärer Ich-Funktionen) und eine Verbesserung der Angsttoleranz. Für diese Behandlung werden etwa 30–100 oder mehr Stunden veranschlagt; sie wird supportiv und eher niederfrequent durchgeführt.

Verlauf und Prognose

Der Verlauf der GAS ist wahrscheinlich **ungünstiger** als beispielsweise bei der Panikstörung. Unter Behandlung sind die Beschwerden nach zwei Jahren bei etwa 25% der Patienten remittiert. Eine klinische Besserung soll nach fünf Jahren bei 40–70% der Behandelten eintreten. Komorbide psychische Erkrankungen verschlechtern die Prognose.

8.2 Zwangsstörungen

Kasuistik

Eine 21-jährige Patientin stellt sich in Begleitung ihrer Mutter in der psychiatrischen Ambulanz vor. Der Patientin ist es offensichtlich sehr unangenehm, über ihre Beschwerden zu berichten. Zögerlich, mit leiser Stimme und den Blick auf den Boden gerichtet äußert sie schließlich, dass sie seit etwa sechs Monaten kaum noch außer Haus gehe, weil sie befürchte, sich mit dem HI-Virus zu infizieren bzw. infiziert zu haben. Aus Angst vor AIDS könne sie auch niemanden in die Wohnung hereinlassen und müsse mehrmals täglich duschen, um sich zu reinigen. Sie wisse aber andererseits genau, dass diese Angst unbegründet sei, und ihre Handlungen erscheinen ihr unsinnig. Sogar die Mutter müsse sich duschen und umziehen, wenn diese von draußen komme. Wenn sie selbst außerhalb der Wohnung gewesen sei, müsse sie sich gründlich von Kopf bis Fuß desinfizieren, was bis zu zwei Stunden in Anspruch nehme. Auch Gegenstände, die andere berührt haben, müsse sie genauestens reinigen. In den letzten zwei Monaten habe sie praktisch nur noch ihr eigenes Zimmer benutzt (auch zum Essen), weil sie dieses für einigermaßen sauber halte. In der Wohnung trage sie eine spezielle, „reine“ Bekleidung. Ihre Mutter habe sie so weit gebracht, ihr praktisch alles abzunehmen.

Das Ganze habe vor drei Jahren begonnen, zunächst mit Ängsten, sich zu infizieren. Vor zwei Jahren habe sie angefangen, sich zu waschen, seit einem Jahr sei es ganz schlimm. Kurz vor Beginn der ersten Symptome habe sie erfahren, dass sich ein ehemaliger Mitschüler mit HIV infiziert habe.

Da sie seit drei Monaten zunehmend lust- und kraftloser geworden sei, habe ihr die Hausärztin 75 mg Amitriptylin (trizyklisches Antidepressivum) verordnet, was jedoch kaum Besserung gebracht habe. Das Studium der Architektur habe sie aufgeben müssen. Auch ihre anschließend begonnene Lehre als Einzelhandelskauffrau habe sie vor einem Jahr abgebrochen. Zur Zeit sei sie arbeitslos. Sie stelle sich jetzt auf Empfehlung einer mit der Familie befreundeten Ärztin vor. Über das, was sie geschildert habe, habe sie bisher in diesem Umfang mit keinem Arzt gesprochen.

Die Mutter bestätigt im Wesentlichen das Gesagte und ergänzt, dass ihre Tochter täglich mindestens sechs Stunden mit Reinigungen verbringe. Zur Vorgeschichte befragt, berichtet die Mutter, die Tochter sei schon immer eher ängstlich und besorgt gewesen und habe sich wenig zugetraut. Sie habe immer Angst, kritisiert oder von anderen nicht gemocht zu werden.

(nach Lieb & Heßlinger, 2003)

Definition

Unter **Zwangshandlungen** (engl.: compulsions) werden Verhaltensweisen verstanden, die in bestimmten Situationen sinnvoll sind (z. B. Hände waschen, Kontrollieren von Elektrogeräten), vom Betreffenden aber unzählige Male in ritualisierter Weise durchgeführt werden müssen, obwohl er dies selbst als unsinnig, quälend oder unnötig empfindet. Versucht er, die Handlung zu unterdrücken, empfindet er ein äußerst unangenehmes Gefühl innerer Anspannung, Ängstlichkeit oder Unruhe, die nachlässt, wenn das Ritual durchgeführt wird.

Zwangsgedanken (engl.: obsessions) sind Vorstellungen oder Ideen, deren Inhalt als negativ empfunden wird (z. B. aggressive Gedanken, Befürchtung von Verunreinigung) und die sich immer wieder aufdrängen und wiederholen.

Bei den **Zwangsstörungen** (engl.: obsessive compulsive disorder = OCD) bilden Zwangsgedanken oder -handlungen das zentrale Merkmal der Erkrankung.

Zu den Begriffen „Zwang“ und „Zwangsstörung“

Gelegentlich auftretende Zwangsgedanken wie zum Beispiel das wiederholte Erinnern einer kurzen Musikpassage („Ohrwurm“) oder Zwangsrituale (mehrfaches Kontrollieren des Türschlosses oder eines Elektrogeräts beim Verlassen der Wohnung) werden von vielen Menschen geschildert und sind **ohne Krankheitswert**. In der kindlichen Entwicklung um das zweite und dritte Lebensjahr spielen ritualisierte Handlungsweisen (beispielsweise beim Einschlafen) oder der Glaube an die „Macht der Gedanken“ eine wichtige Rolle. Kinder diesen Alters sind davon überzeugt, dass z. B. aggressive Vorstellungen das entsprechende Geschehen verursachen können. Auch in der Pubertät können transitorisch Zwangsphänomene auftreten. Bestimmte **Rituale** werden von Kindern – wie auch von Erwachsenen in der religiösen Praxis vieler Kulturen – genutzt, um Angst zu verringern und negative Ereignisse abzuwehren. Eine **krankhafte Störung** liegt erst dann vor, wenn die Zwangssymptome in ihrer **Häufigkeit,**

Dauer und Intensität ein solches Ausmaß annehmen, dass der Betreffende darunter **leidet** und in seiner **sozialen oder individuellen Leistungsfähigkeit beeinträchtigt** ist.

Während Zwangssymptome bis in die Neuzeit hinein als „Besessenheit" interpretiert wurden, verstand man sie im 19. Jahrhundert als Symptom der Depression. Erst seit Beginn des 20. Jahrhunderts werden Zwänge als eigenständiges Syndrom mit ungünstigem Verlauf betrachtet. Bis in die 60er Jahre hinein dominierten psychoanalytische Konzepte zur Ätiologie und Therapie das Verständnis über die Erkrankung. Die Entwicklung wirksamer therapeutischer Interventionen auf kognitiver und behavioraler Grundlage seit den 70er Jahren und die Beobachtung günstiger Effekte von serotonerg wirksamen Antidepressiva haben die Einschätzung von Prognose und Therapierbarkeit der Störung zum Positiven verändert.

Merke
Die Zwangsstörung wird oft auch als **Zwangsneurose** oder **anankastische Störung** bezeichnet.

Symptomatik

Zwangsgedanken

Zwangsgedanken beinhalten zumeist **Ideen aggressiven Inhalts** oder **Befürchtungen**, die sich auf **Verschmutzung, Verunreinigung** oder **Ansteckung** beziehen. Patienten mit aggressiven Zwangsgedanken berichten beispielsweise über Vorstellungen, ihr eigenes Kind mit einem Messer zu verletzen oder es vom Balkon fallen zu lassen. Andere befürchten, an einer schweren Erkrankung (AIDS, Krebs) zu leiden und Familienangehörige über direkte Berührung oder gemeinsam benutzte Gegenstände anzustecken. Sie erleben die Gedanken als äußerst **beängstigend, moralisch verwerflich** oder **quälend**. Daher versuchen die Betreffenden, die Zwangsgedanken wegzuschieben oder sich dagegen zu wehren, was aber meist nicht gelingt. Viele Patienten entwickeln **gedankliche Rituale** (Verinnerlichen bestimmter Gebete, leises Wiederholen einzelner Worte) oder **stereotyp ablaufende Rituale** (s. Zwangshandlungen), um die Angst auslösenden Ideen und Impulse zu neutralisieren.

Tab. 8-14 Typische Inhalte von Zwangsgedanken und Zwangshandlungen

Zwangsgedanken	Zwangshandlungen
• Aggressive Vorstellungen oder Impulse • Kontamination (Angst vor Schmutz, Keimen) • Symmetrie, Ordnung • Religiöse Vorstellungen • Sexuelle Impulse oder Gedanken • Pathologische Zweifel an korrekt ausgeführten Handlungen	• Kontrollieren • Waschen/Reinigen • Wiederholen • Zählen • Ordnen • Sammeln/Aufbewahren • Berühren

Zwangshandlungen

Als Zwangshandlungen werden am häufigsten Verhaltensweisen beobachtet, die sich auf das **Kontrollieren** oder **Waschen und Reinigen** beziehen (vgl. Abb. 8-3). So werden beispielsweise Elektrogeräte oder Türschlösser vor dem Verlassen der Wohnung immer wieder kontrolliert, was mehrere Stunden in Anspruch nehmen kann. Häufig ist auch das wiederholte Händewaschen, das auf stereotype Weise abläuft und zigmal im Verlauf des Tages wiederholt wird. Oder die Reinigung der Wohnung und der Wäsche wird in einer bestimmten Abfolge durchgeführt und muss bei erneuter Kontamination von vorne begonnen werden. Oft entwickeln Patienten mit Wasch- und Reinigungszwängen durch die ständige Exposition mit Wasser, Reinigungs- und Desinfektionsmitteln erhebliche Hautläsionen.

Familienangehörige werden häufig in die Zwangshandlungen **mit einbezogen:** Kinder müssen bei einem Reinigungszwang eines Elternteils beispielsweise beim Betreten der Wohnung alle Kleider ablegen und sofort unter der Dusche gesäubert werden; danach darf nur eine vorbereitete, saubere Wohnungsbekleidung getragen werden; auch Bad und Dusche müssen anschließend geputzt und desinfiziert werden.

Zwangsstörung

Bei der Zwangsstörung treten als Leitsymptome Zwangsgedanken oder -handlungen – zumeist gemeinsam – auf. Charakteristisch sind auch die Entwicklung eines ausgeprägten **Vermeidungsverhaltens** für die Angst und Anspannung auslösenden Reize (Schmutz, Unordnung etc.) und die zunehmende Ausweitung der Situationen und Objekte, auf die mit neutralisierenden Vorstellungen oder Verhaltensweisen reagiert werden muss **(= Generalisierung).** In den meisten Fällen empfinden die Betroffenen ihre Verhaltensweisen als sinnlos, irrational und daher äußerst beschämend **(= Ich-dyston).** Sie versuchen deshalb meist, die Erkrankung zu **verheimlichen**. Dies erfordert neben den alltäglichen Verpflichtungen einen ungeheuren Energieaufwand, da die Zwangssymptomatik unter Umständen viele Stunden des Tages in Anspruch nehmen kann. Im weiteren Verlauf der Störung entwickeln viele Patienten – neben dem **subjektiven Leiden** an der Symptomatik – **Schwierigkeiten in ihren Beziehungen**, am **Arbeitsplatz**, in der **Schule** oder in der **Freizeitgestaltung**. Viele Patienten ziehen sich aus Kontakten zurück oder können ihren beruflichen oder häuslichen Anforderungen nicht mehr gerecht werden. Dies ist insbesondere deshalb von großer Bedeutung, da die Zwangsstörung in der Regel **chro-**

nisch verläuft und aufgrund der Verheimlichungstendenz meist viel Zeit vergeht, bis ambulante oder stationäre psychiatrische Hilfe in Anspruch genommen wird (durchschnittlich sieben bzw. elf Jahre).

Viele Patienten leiden **zusätzlich** unter einer **weiteren psychischen Erkrankung:** Am häufigsten entwickeln sich Phobien (v.a. soziale Phobie) und depressive Syndrome (depressive Episoden, Dysthymia), gelegentlich besteht zusätzlich eine Aufmerksamkeitsdefizit-Hyperaktivitäts-Störung (ADHS), eine Alkoholproblematik oder eine Essstörung. Häufig kann auch die zusätzliche Diagnose einer Persönlichkeitsstörung gestellt werden; insbesondere die Persönlichkeitsstörungen des Clusters C (dependente, selbstunsichere, zwanghafte Persönlichkeit) sollen vertreten sein.

Klassifikation

Die ICD-10 sieht vor, die Zwangsstörungen in Formen zu differenzieren, die sich einerseits vorwiegend mit Zwangsgedanken, andererseits hauptsächlich in Zwangshandlungen äußern oder bei denen beide Aspekte vorliegen (Tab. 8-15). Bei den meisten Betroffenen liegen sowohl Zwangsgedanken als auch -handlungen vor.

Epidemiologie

Zwangsstörungen sind nicht selten. Ihre Lebenszeitprävalenz für die Allgemeinbevölkerung in Deutschland liegt bei etwa 2%. Interessanterweise zeigen transkulturelle Untersuchungen, dass die Häufigkeit von Zwangsstörungen in verschiedenen Ländern und Kulturkreisen ähnlich hoch ist. Inhalte oder Themen der Störung können jedoch – abhängig von den soziokulturellen Bedingungen – sehr verschieden sein.

Das **Geschlechterverhältnis** ist **fast ausgeglichen** (etwa 55% Frauen zu 45% Männer). Die Störung beginnt in der Regel in der Adoleszenz oder im jungen Erwachsenenalter (durchschnittlich mit 23 Jahren), wobei Männer etwas früher erkranken als Frauen. Nur 5% der Erkrankungen manifestieren sich nach dem 40. Lebensjahr; Ersterkrankungen bei Menschen über 50 Jahre sind extrem selten. Jeder zweite Zwangspatient lebt ohne festen Partner, was auf eine durch die Symptomatik bedingte hohe Beeinträchtigung zwischenmenschlicher Beziehungen und mangelhaft ausgebildete soziale Kompetenzen zurückgeführt wird.

Zwangsstörungen beginnen häufiger schleichend (vor allem Kontrollzwänge), aber auch eine akut einsetzende Symptomatik ist (z.B. beim überwiegenden Teil der Waschzwänge) möglich. Zwangsstörungen **verlaufen** überwiegend **chronisch**, Spontanremissionen sind sehr selten.

Ätiologie

Auch für die Zwangserkrankungen existiert noch kein einheitliches Entstehungsmodell. Ergebnisse

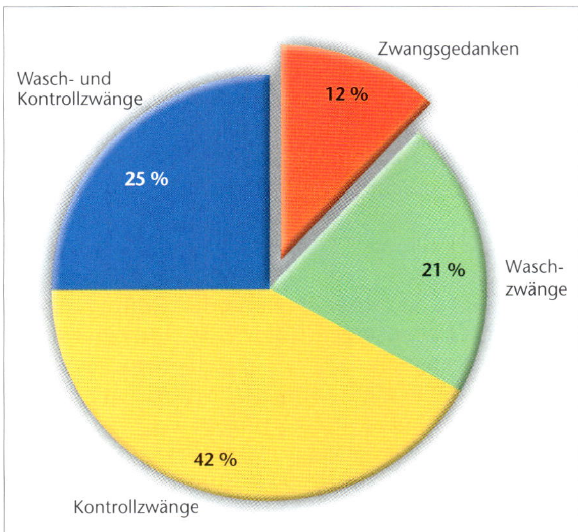

Abb. 8-3 Relative Häufigkeit verschiedener Zwangsformen [10]

Tab. 8-15 Diagnostische Kriterien der Zwangsstörung nach ICD-10 (F42)

A. Entweder Zwangsgedanken oder Zwangshandlungen (oder beides) an den meisten Tagen über einen Zeitraum von mindestens zwei Wochen.

B. Die Zwangsgedanken (Ideen oder Vorstellungen) und Zwangshandlungen zeigen sämtliche folgenden Merkmale:
   1. Sie werden als eigene Gedanken/Handlungen von den Betroffenen angesehen und nicht als von anderen Personen oder Einflüssen eingegeben.
   2. Sie wiederholen sich dauernd und werden als unangenehm empfunden, und mindestens ein Zwangsgedanke oder eine Zwangshandlung wird als übertrieben und unsinnig anerkannt.
   3. Die Betroffenen versuchen, Widerstand zu leisten (bei lange bestehenden Zwangsgedanken und Zwangshandlungen kann der Widerstand allerdings sehr gering sein). Gegen mindestens einen Zwangsgedanken oder eine Zwangshandlung wird gegenwärtig erfolglos Widerstand geleistet.
   4. Die Ausführung eines Zwangsgedanken oder einer Zwangshandlung ist für sich genommen nicht angenehm (dies sollte von einer vorübergehenden Erleichterung von Spannung und Angst unterschieden werden).

C. Die Betroffenen leiden unter den Zwangsgedanken und Zwangshandlungen oder werden in ihrer sozialen oder individuellen Leistungsfähigkeit behindert, meist durch den besonderen Zeitaufwand.

D. Häufigstes Ausschlusskriterium: Die Störung ist nicht bedingt durch eine andere psychische Störung, wie Schizophrenie und verwandte Störungen (F2) oder affektive Störungen (F3).

Tab. 8-16 Faktoren bei der Entstehung von Zwangsstörungen

Vulnerabilität
- biologische/genetische Disposition
- intrapsychische Faktoren (unbewusste Konflikte, Perfektionismus)
- entwicklungsgeschichtliche Aspekte (rigider, überstrenger Erziehungsstil)

Stress
- kritische Lebensereignisse (z. B. Trennung, Heirat, Eintritt ins Berufsleben)

aufrechterhaltende Faktoren
- Vermeidungsverhalten
- intrapsychische Funktion (Abwehr von Angst und Anspannung = primärer Krankheitsgewinn)
- interpersonale Funktion (sekundärer Krankheitsgewinn)
- Eigendynamik (Hilflosigkeit, Kontrollverlust)

unterschiedlicher Erklärungsansätze werden heute zweckmäßigerweise zu einem Modell **multifaktorieller Genese** der Störung zusammengefasst (Tab. 8.16).

Vulnerabilität bzw. verursachende Bedingungen
Es ist davon auszugehen, dass die **Vulnerabilität** für eine Zwangsstörung von **genetisch-biologischen** und **entwicklungspsychologischen Komponenten** beeinflusst wird:

- **Neurobiologische Modelle**
  Neurobiologische Modellvorstellungen, die sich auf bildgebende Verfahren, neurochirurgische Untersuchungen und Erkenntnisse über neurologische Störungen mit Zwangssymptomen beziehen, sprechen für eine Dysfunktion im Bereich der Basalganglien, des limbischen Systems sowie des Frontalkortex. Aufgrund der Wirksamkeit von Serotoninwiederaufnahmehemmern in der Behandlung von Zwangserkrankungen wurde die Hypothese formuliert, dass einer Funktionsstörung serotonerger Systeme eine wichtige Bedeutung zukommt. In Familienuntersuchungen wurde die Häufung von Angst- und Zwangsstörungen beobachtet.
- **Psychodynamische Erklärungsmodelle**
  Psychodynamische Erklärungsmodelle betrachten Zwangsstörungen als Abwehr eines Abhängigkeits-Autonomie-Konflikts: Ein Konflikt zwischen aggressiven Impulsen des Es und einem rigiden und strengen Über-Ich wird durch bestimmte Abwehrmechanismen (Rationalisierung, Reaktionsbildung, Ungeschehenmachen, Affektisolierung, Verschiebung) zwar nicht verdrängt, aber in einer für das Bewusstsein tolerablen Weise bearbeitet.
  Man spricht auch von einer Fixierung in der analen Phase, d.h., der die Störung bedingende Konflikt entsteht etwa im zweiten bis dritten Lebensjahr (anale Phase), wenn das Kind selbstständiger wird und sich immer aktiver seine Umgebung erschließt. Dabei kommt es in Konflikt mit den Eltern, die seinen Autonomiebestrebungen Grenzen setzen. Ein sehr unnachgiebiges, strenges Reagieren der Eltern und die Bestrafung mit Liebesentzug werden als Faktoren angesehen, die zur Ausbildung eines rigiden Über-Ich führen.
- **Lerntheoretische Modelle**
  Lerntheoretisch wurden verschiedene Modelle zur Erklärung der Genese von Zwangsstörungen entwickelt.
  Die Entstehung von Zwangshandlungen kann gemäß dem **Zwei-Faktoren-Modell** (nach Mowrer, Abb. 8-4) durch klassische und operante Konditionierungsprozesse erklärt werden (vgl. auch Agoraphobie). Wie bei den Angststörungen ist das sich dabei entwickelnde Vermeidungsverhalten für die Aufrechterhaltung der Störung von wesentlicher Bedeutung.
- **Kognitive Erklärungsmodelle**
  Kognitive Ansätze können die Genese von Zwangsgedanken veranschaulichen: Gelegentlich auftauchende Gedanken aggressiven Inhalts oder magischen Denkens werden als normalpsychologische Phänomene im Gedankenfluss des gesunden Menschen betrachtet. Die subjektive Bewertung solcher Gedanken als inakzeptabel, unmoralisch, verboten oder höchst verwerflich führt zu unangenehmen Sensationen (Unruhe, Anspannung, Angst). Den Inhalten wird damit einerseits vermehrt Aufmerksamkeit geschenkt, andererseits ist der Betreffende bemüht, die für ihn unangenehmen Inhalte aus seinem Gedächtnis zu bannen (z. B. durch neutralisierende Gedanken oder Handlungen). Beides führt dazu, dass die entsprechenden Vorstellungen oder Impulse leichter und häufiger ins Bewusstsein des Betreffenden treten (zur Veranschaulichung: Denken Sie jetzt nicht an einen rosa Elefanten!). Auch biographischen Faktoren, die die **lerngeschichtliche** Entwicklung bestimmter subjektiver Regeln oder **Grundannahmen** bedingen, werden dabei eine wichtige Rolle zugeschrieben (z. B. hat ein erwachsener Zwangspatient als Kind immer wieder die folgende mit den entsprechenden Affekten verbundene Lernerfahrung gemacht: „Wenn ich nicht das tue, was Mama will, dann liebt sie mich nicht mehr und lässt mich alleine.“).

Auslösende und aufrechterhaltende Bedingungen
Belastende Lebensereignisse wie der Tod einer wichtigen Bezugsperson oder die eigene körperliche Erkrankung, aber auch chronische Stresssituationen und andere Lebensveränderungen (Heirat, Geburt eines Kindes) werden von vielen Patienten für den Zeitraum vor Beginn ihrer Störung angegeben. Sie können als **unspezifische Faktoren** betrachtet werden, die ein vulnerables System „zum Kippen“ bringen und damit einen **Auslöser** für die Entstehung der Symptomatik darstellen.

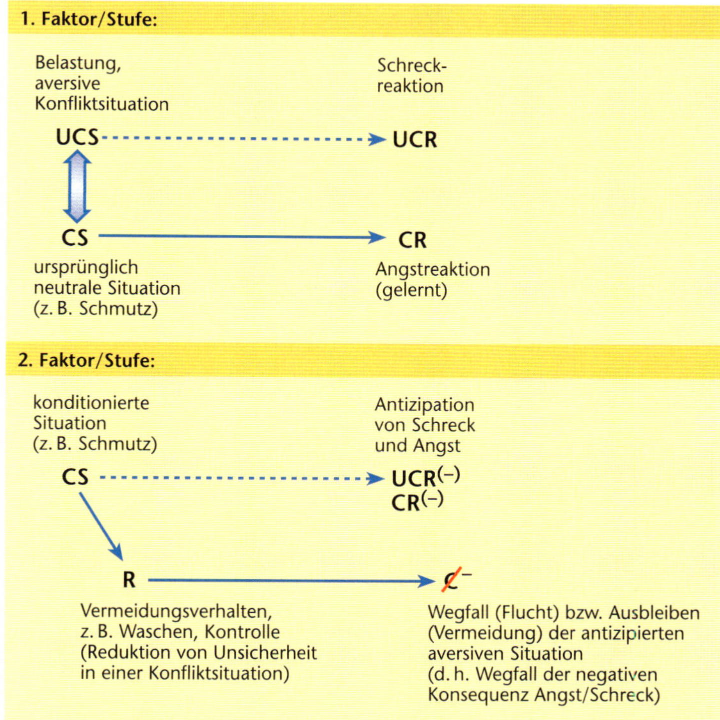

UCS: unkonditionierter Stimulus
UCR: unkonditionierte Reaktion
CS: konditionierte Reaktion
R: Reaktion
C̸⁻: Wegfall negativer Konsequenzen = sog. negative Verstärkung

Abb. 8-4 Das Zwei-Faktoren-Modell in der Genese der Zwangsstörung

Als **aufrechterhaltender Faktor** wurde bereits das **Vermeidungsverhalten** genannt. Es verhindert die Erfahrung, dass Zwangsgedanken nicht zu einer tatsächlichen Bedrohung führen und dass Anspannung und Unruhe wieder abnehmen, wenn der Betreffende nur lange genug in der auslösenden Situation (z.B. bestimmte aggressive Gedanken, Schmutz) verbleibt. Er erreicht über seine Neutralisierungsrituale ein Gefühl vermeintlicher Sicherheit und damit verbundener intrapsychischer Entlastung (primärer Krankheitsgewinn). Von wesentlicher Bedeutung ist auch die **Funktionalität** der Symptomatik **für die psychosoziale Situation** des Patienten: So können die Zwänge dem Betreffenden beispielsweise helfen, seine Machtposition in einem Partnerschaftskonflikt zu untermauern, oder ihn durch Arbeitsunfähigkeit von einer beruflichen Überlastung befreien (in der psychoanalytischen Terminologie werden die zwei zuletzt genannten Faktoren als sekundärer Krankheitsgewinn bezeichnet).

Diagnostik

Anamneseerhebung

Die Zwangssymptomatik wird selten spontan berichtet, so dass diese nur **durch genaue Exploration** erfasst werden kann. Viele Patienten stellen sich auf Drängen ihrer Angehörigen in einer Behandlungseinrichtung vor, so dass die **Motivation** zur Behandlung oft erst **aufgebaut** werden muss. Bestimmte **Merkmale von Zwangspatienten** (Neigung zu ambivalentem Verhalten, Hoffnungslosigkeit durch Chronifizierung und erfolglose Vorbehandlungen und die Tendenz zu aggressiv, feindselig oder rigide anmutendem Interaktionsverhalten) machen Diagnostik und Therapie oft zu einer Herausforderung und fordern vom Therapeuten ein hohes Maß an Toleranz, Ruhe und Empathie. Einen Leitfaden zur Anamneseerhebung bei Zwangspatienten gibt Tabelle 8-17.

Befunderhebung

Die übrige Diagnostik folgt dem für die Angststörungen angegebenen Prozedere (↗ 8.1). Neben der laborchemischen und apparativen Basisdiagnostik sollte eine erweiterte Diagnostik zum Ausschluss einer organischen Grunderkrankung erfolgen (Liquor, Drogen- und Medikamenten-Screening im Urin, Lues-Serologie, Folsäure, Vitamin B_{12}, Schädel-MRI, ↗ auch Kap. 2).

Psychometrische Verfahren, die im diagnostischen und therapeutischen Prozess sowie zu Forschungszwecken häufig eingesetzt werden, sind die Yale-Brown Obsessive Compulsive Scale (Y-BOCS) und das Hamburger Zwangsinventar (HZI).

Differentialdiagnostik

Zwangssymptome sind nicht spezifisch für die Zwangsstörungen, sondern können bei einer Viel-

Tab. 8-17 Fragen zur Anamneseerhebung bei Zwangsstörungen (nach dem DIPS-Interviewleitfaden von Margraf, Schneider & Ehlers [23])

- Passiert es gelegentlich, dass Ihnen unangenehme oder beängstigende Gedanken durch den Kopf gehen und es Ihnen schwer fällt, diese wieder loszuwerden, obwohl sie Ihnen unsinnig oder irrational vorkommen?
- Denken Sie dabei immer wieder daran, dass Ihnen oder einem Ihrer Angehörigen etwas Schreckliches passieren könnte, zum Beispiel dass Sie einen Angehörigen angreifen und verletzen könnten? Oder dass Ihre Familie einen schweren Verkehrsunfall erleiden könnte? Oder dass Ihre Angehörigen anderweitig zu Schaden kommen könnten (durch Ansteckung, Erkrankung)?
- Versuchen Sie diese Gedanken loszuwerden oder zu neutralisieren? Wie machen Sie das?
- Spüren Sie oft den Drang, eine bestimmte Handlung immer wieder durchzuführen, obwohl Sie Ihnen nutzlos und unsinnig vorkommt (zum Beispiel etwas immer wieder zu zählen oder zu waschen oder zu überprüfen)? Beschreiben Sie die Handlung genau.
- Versuchen Sie sich gegen das Zählen/Waschen etc. zu wehren? Was geschieht, wenn es Ihnen gelingt, dem Zählen etc. zu widerstehen?
- Was würde Ihrer Auffassung nach geschehen, wenn Sie diese Handlungen nicht ausführen würden?
- Vermeiden Sie bestimmte Situationen oder Gegenstände, weil Sie befürchten, dass der Kontakt damit wieder die unangenehmen Gedanken oder Handlungen auslösen könnte? Lassen Sie sich deshalb von anderen Menschen bestimmte Aufgaben abnehmen?
- Wie oft am Tag treten unangenehme Gedanken und/oder wiederholte Handlungen auf? Wie viel Zeit des Tages verbringen Sie damit? Wann haben diese Probleme begonnen?

zahl psychischer, neuropsychiatrischer und organischer Erkrankungen sowie unter Einnahme pharmakologisch wirksamer Substanzen auftreten. Die differentialdiagnostische Abgrenzung ist daher nicht immer einfach.

Psychische Erkrankungen als Ursache einer Zwangssymptomatik

- **Depression**
  In der klinischen Praxis spielt die Abgrenzung von Zwangssymptomen und Depression eine wichtige Rolle. Dabei ist zu klären, ob die Zwänge **als Symptom** einer depressiven Episode auftreten oder ob sich **zusätzlich** zur Zwangserkrankung ein depressives Syndrom entwickelt hat. Bei etwa 5% aller schweren depressiven Episoden sind Zwangsgedanken oder Zwangshandlungen in der akuten Phase der Erkrankung zu beobachten. Sie treten erst nach Beginn der affektiven Symptomatik in Erscheinung und bessern sich bei Remission der Grunderkrankung. Mehr als die Hälfte aller Zwangspatienten entwickeln eine depressive Episode im Verlauf der Erkrankung. Dabei besteht die Zwangssymptomatik schon über längere Zeit vor Beginn der affektiven Störung.
- **Angststörungen**
  Bei einer Zwangsstörung äußern Patienten Gefühle von Ängstlichkeit, Anspannung oder Unbehagen, wenn sie mit den entsprechenden Reizen konfrontiert werden. Diese Angst kann sich bis zum Bild einer Panikattacke steigern. Wie bei den Angststörungen kann es zu einer phobischen Vermeidung auslösender Stimuli (z.B. Berührung von Türklinken) kommen. Aufgrund dieser Überschneidungen wird die Zwangsstörung im DSM-IV den Angststörungen zugeordnet. Als Unterscheidungskriterien können die Zwangshandlungen selbst und die Art der Angst auslösenden Objekte und Situationen dienen. Natürlich können Zwangsstörungen auch gemeinsam mit einer Angststörung diagnostiziert werden, wenn die entsprechenden Diagnosekriterien erfüllt sind. Hier können psychometrische Verfahren hilfreich sein.
- **Drogen und Medikamente**
  Die Einnahme psychotrop wirksamer Substanzen wie zum Beispiel Amphetamine oder Kokain, aber auch von Medikamenten wie Kortikosteroiden oder L-Dopa können zur Entwicklung von Zwangsphänomenen führen. Bei der **Anamneseerhebung** sollte daher immer auf einen zeitlichen Zusammenhang zwischen dem Auftreten einer Zwangssymptomatik und der Einnahme bestimmter Medikamente oder Drogen geachtet werden.
- **Schizophrenie**
  Zwänge können aber auch als Prodromi oder Akutsymptome einer Schizophrenie auftreten. Sie haben dabei oft (aber nicht immer!) einen bizarr und fremdartig anmutenden Charakter. Besonders bei **schleichendem Beginn** in der Adoleszenz können über einen längeren Zeitraum hinweg Zwangshandlungen oder -gedanken bestehen, ohne dass schon eine typische psychotische Symptomatik vorliegt. Bei einer **akuten Schizophrenie** kann sich der Betreffende nicht mehr von den Inhalten seiner Zwänge distanzieren: Er muss beispielsweise bestimmte Rituale durchführen, weil er **unverrückbar** davon überzeugt ist, dass beim Unterlassen der Handlungen ein Familienangehöriger stirbt (= Wahn). Im Vergleich dazu empfindet ein Patient mit Zwangsstörung seine Symptomatik als **irrational und unsinnig**. Umgekehrt kann die Abgrenzung zur Schizophrenie bei sehr **schweren und chronifizierten Zwangsstörungen** schwierig sein, insbesondere wenn letztere mit einer Verlangsamung von Bewegungsabläufen (zwanghafte Langsamkeit), dem Murmeln von Satzfetzen oder Abbrüchen normaler Bewegungsabläufe einhergehen. Gelegentlich fällt es auch Zwangspatienten schwer, sich von bestimmten Denkinhalten (wie z.B. der vorgestellten Gefahr, sich durch Berühren einer Türklinke mit HIV zu infizieren) zu distanzieren (im Sinne einer **überwertigen Idee**; ↗ dazu auch Kap. 2).

- **Zwanghafte (= anankastische) Persönlichkeitsstörung**
  Die zwanghafte Persönlichkeitsstörung ist durch ein **überdauerndes Muster** rigider, perfektionistischer Verhaltensweisen, übermäßiger Gewissenhaftigkeit, Pedanterie, Vorsicht und sozialer Angepasstheit charakterisiert. Dabei können Perfektionismus und Skrupelhaftigkeit die Durchführung bestimmter Tätigkeiten behindern.

Merke
Im **Unterschied zur Zwangsstörung**, bei der die Betreffenden ihre Verhaltensweisen oder Gedanken als unsinnig und irrational empfinden (= Ich-dyston), bewerten Menschen mit anankastischer Persönlichkeitsstörung ihre Verhaltensweisen als richtig, rational und gerechtfertigt (= Ich-synton). Während sich Zwangspatienten selbst erheblich von ihrer Symptomatik gequält fühlen, sind bei der zwanghaften Persönlichkeitsstörung meist Angehörige oder sonstige Kontaktpersonen die Leidtragenden (↗ Kap. 9.2.3).

- **Impulskontrollstörungen**
  Bei den Impulskontrollstörungen besteht ein **Drang, bestimmte Verhaltensweisen exzessiv und wiederholt durchzuführen** (z.B. Glücksspiel, Stehlen). Sie sind für den Betreffenden schwer zu unterdrücken oder abzubrechen, und gelegentlich besteht eine Neigung zu magischem Denken. Im Vergleich zu den Zwangserkrankungen sind die Handlungen jedoch stark lustbetont und werden wegen des erwünschten „Kicks" durchgeführt.
- **Frühkindlicher Autismus**
  Die Störung beginnt typischerweise im frühen Kindesalter (in der Regel vor dem dritten Lebensjahr) und geht häufig mit Zwängen und anderen repetitiven Verhaltensmustern einher. Leitsymptome sind Auffälligkeiten der Sprachentwicklung, der sozialen Interaktion und eine gestörte Entwicklung des Spielverhaltens (↗ auch Kap. 12).
- **Gilles-de-la-Tourette-Syndrom**
  Typisch für diese Störung sind **multiple vokale und motorische Tics**, die über längere Zeit viele Male am Tag auftreten und in mehr oder weniger stereotyper Form ablaufen. Häufig sind wiederholtes Husten, Räuspern oder Lachen, aber auch das Ausstoßen obszöner Worte. Motorische Tics äußern sich oft als Zuckungen der mimischen Muskulatur (z.B. Zwinkern, Naserümpfen) oder in dem Drang, bestimmte Körperteile zu bewegen oder zu berühren. Vor Beginn der Handlungen empfindet der Betreffende häufig ein unangenehmes Anspannungsgefühl; die Tics können willentlich unterdrückt werden. Sie sind in etwa der Hälfte der Fälle mit Zwangsgedanken oder -handlungen assoziiert, aber auch mit anderen psychischen Auffälligkeiten (ADHS, selbstverletzendes Verhalten, Persönlichkeitsstörungen). Die Störung beginnt meist im Kindes- oder Jugendalter (↗ Kap. 12).

Tab. 8-18 Differentialdiagnose der Zwangsstörung

Psychische Erkrankungen	Organische Ursachen für Zwänge
• Depression • Schizophrenie • Angststörungen • Zwanghafte Persönlichkeitsstörung • Suchterkrankungen • Impulskontrollstörungen • Autismus • Gilles-de-la-Tourette-Syndrom	• Chorea minor (Sydenham) • Epilepsie • Enzephalitis • Schädel-Hirn-Trauma • Tumoren des ZNS • Hirnabszess • Ischämische Hirnläsionen • Medikamente • Zustand nach Vergiftungen (Kohlenmonoxid, Mangan)

Organische Erkrankungen als Ursache einer Zwangssymptomatik
Grundsätzlich können organische Erkrankungen des Gehirns, die das **limbische System**, die **Basalganglien**, den **frontoorbitalen Kortex**, aber auch Temporallappen und Hippokampus betreffen, eine Zwangssymptomatik verursachen (Tab. 8-18).

Insbesondere bei **Erstmanifestation der Zwänge nach dem 40. Lebensjahr** sollte an eine organische Grunderkrankung gedacht werden (Tumor, Ischämie, Abszess). Intoxikationen, die zu einer Schädigung der Basalganglien führen, können ebenfalls Zwänge auslösen.

Im **Kindesalter** kann die **Chorea minor (Sydenham)** als zerebrale Manifestation des rheumatischen Fiebers zu einer Zwangssymptomatik führen. Betroffene Kinder entwickeln Wochen bis Monate nach einer Infektion mit β-hämolysierenden Streptokokken der Gruppe A eine typischen Symptomatik mit ausfahrenden, überschießenden Bewegungen oder Grimassieren, Muskelhypotonie und emotionaler Labilität. Die Behandlung erfolgt mit Penizillin und in schweren Fällen symptomatisch mit sedierend wirkenden Medikamenten (Diazepam, Chloraldurat) oder Valproinsäure.

Auch stereotyp durchgeführte Bewegungen (Berühren, Verrücken von Gegenständen, Grimassieren etc.) bei **komplex-fokalen Krampfanfällen** können gelegentlich an Zwangssymptome erinnern; überdies können Schädigungen der oben genannten zerebralen Strukturen (z.B. bei einer tuberösen Sklerose) zu einer *neben* den Anfällen bestehenden Zwangssymptomatik führen.

Im Falle einer nachgewiesenen organischen Ursache der Zwangssymptomatik sollte nach der ICD-10 die Diagnose einer **organischen psychischen Stö-**

rung aufgrund einer Schädigung oder Funktionsstörung des Gehirns oder einer körperlichen Krankheit (F06.8) gestellt werden.

Therapie

Bei der Behandlung der Zwangsstörungen kommen sowohl **psychotherapeutische** als auch **biologische Therapieverfahren** zur Anwendung. Abhängig von der klinischen Symptomatik der Betreffenden werden die Verfahren isoliert oder in Kombination angewandt.

Wenn möglich, sollte die Behandlung **ambulant** durchgeführt werden, damit der Patient in seinem alltäglichen Umfeld verbleiben kann. Die Indikation zur **stationären Therapie** ist dann gegeben,

- wenn die Schwere der Störung eine ambulante Behandlung unmöglich macht,
- wenn zusätzlich eine schwere depressive Symptomatik besteht,
- wenn ein massiver familiärer oder Partnerschaftskonflikt vorliegt,
- wenn vorherige ambulante Therapieversuche keinen ausreichenden Erfolg hatten oder
- wenn in der näheren Umgebung des Patienten keine adäquates ambulantes Therapieangebot existiert.

Psychotherapeutische Behandlung

Verhaltenstherapeutische und kognitive Interventionen: Als **Methode der Wahl** zur Psychotherapie von Zwangsstörungen wird heute die **multimodale Verhaltenstherapie** betrachtet. Ihre Wirksamkeit konnte in zahlreichen kontrollierten Studien belegt werden. Neben den für eine Verhaltenstherapie obligaten Elementen des Beziehungsaufbaus und der Diagnostik (vgl. 7-Phasen-Modell nach Kanfer, ↗ 3.4.2) bilden die **Reizkonfrontation** im Rahmen einer **Expositionsbehandlung** und bestimmte **kognitive Techniken** den zentralen Bestandteil der Therapie.

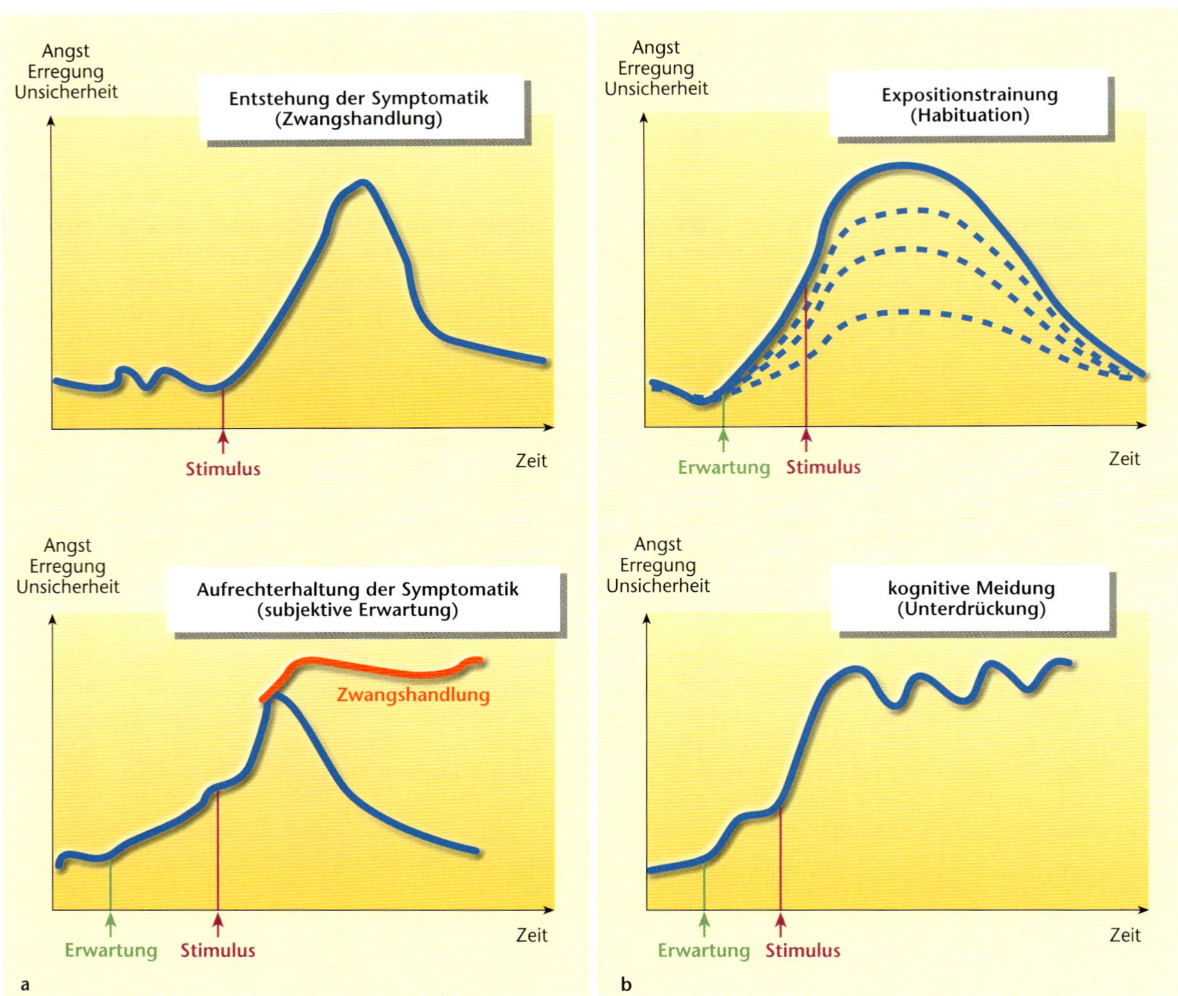

Abb. 8-5 Grundlagen der Reizkonfrontation in vivo bei Zwangshandlungen; Verlauf der dabei erlebten Anspannung und ängstlichen Unruhe [24]

- **Reizkonfrontation bei Zwangshandlungen**
  Mit diesen Verfahren erlernt der Patient, sich den von ihm **gefürchteten Situationen** (z. B. Berühren einer Türklinke mit der bloßen Hand) auszusetzen und die dabei auftretenden Gefühle von Angst und Anspannung bis zu deren Abklingen **auszuhalten**. Ziel ist es, das bislang praktizierte **Vermeidungsverhalten** (z. B. neutralisierende Handlungen wie das Händewaschen) **zu verhindern**. Die Behandlung basiert auf der Erkenntnis, dass sich Angst, Anspannung und Unruhe bei Konfrontation mit dem auslösenden Reiz ohne neutralisierendes Ritual nicht – wie vom Patienten befürchtet – bis ins Unermessliche steigern, sondern nach einer gewissen Zeit ein Plateau erreichen und dann sogar abfallen (Abb. 8-5).
  Der Patient macht dabei die Erfahrung, dass die unangenehmen Gefühle und Körperreaktionen auch ohne Durchführung eines Rituals im Rahmen einer physiologischen Reaktion nachlassen und die von ihm befürchtete Katastrophe (z. B. Erkrankung an AIDS) nicht eintritt (Korrektur verzerrter Kognitionen). Obwohl eine **massierte Konfrontation** (d. h., dass der Patient als extrem schwierig erachtete Situationen wiederholt aufsucht) wahrscheinlich zu besseren Therapieergebnissen führt, wird aufgrund der höheren Praktikabilität, Akzeptanz und der Möglichkeit, die Exposition im Selbstmanagement durchzuführen, häufiger ein **graduiertes Vorgehen** gewählt. Die auslösenden Reize müssen dafür präzise identifiziert werden (also z. B. Berühren des Türgriffs an der eigenen Haustüre mit der ganzen, bloßen Hand für mindestens eine Minute) und werden vom Patienten beim graduierten Vorgehen in eine Hierarchie von wenig bis stark Anspannung auslösenden Situationen gebracht (Abb. 8-6).
  Die entsprechenden Situationen werden, beginnend mit einem als **mäßig Anspannung** (50–60 %) auslösenden Reiz, mehrfach aufgesucht, bis Intensität und Dauer der unangenehmen Gefühle für den Patienten subjektiv deutlich nachlassen. Dann wird die Konfrontation mit einer schwierigeren Situation fortgesetzt. Dadurch erfährt der Patient eine **Symptomreduktion**, die ihn zu weiteren Therapieschritten motivieren kann. Bei Zwangshandlungen, die nicht durch konkrete Gegenstände, sondern bestimmte Gedanken ausgelöst werden, erfolgt eine **Reizkonfrontation in sensu**, d. h. der Patient stellt sich die Angst auslösenden Gedanken so lange vor oder schildert sie detailliert, bis er Anspannung und den Drang zu neutralisierenden Handlungen verspürt. Da dieses Verfahren für den Patienten durchaus mit Schwierigkeiten und Unannehmlichkeiten verbunden ist (Auslösung unangenehmer Gefühle und Gedanken), müssen die vorbereitenden Schritte (Beziehungsaufbau und Diagnostik) gründlich erfolgt sein. Überdies wird vorausgesetzt, dass der Patient ein ausreichendes Verständnis über das individuelle Gefüge seiner Erkrankung und den rationalen Hintergrund der Therapie entwickelt hat.

Individuelle Hierarchie Anspannung und Zwangshandlungen auslösender Situationen	
100 %	Schmutz auf dem Boden meines Zimmers; jemand betritt mit Straßenschuhen mein Zimmer.
90 %	Jemand betritt mit Straßenschuhen die Wohnung.
80 %	Essen in der Küche.
70 %	Mutter betritt in Straßenkleidung, ungeduscht, aber in sauberen Hausschuhen die Wohnung.
60 %	Straßenbahn fahren und mit der bloßen Hand an einer Stange festhalten.
50 %	Berühren meiner Kreditkarte mit den Händen, nachdem die Kassiererin sie angefasst hat.
40 %	Berühren unserer Haustür mit der bloßen Hand.
30 %	Mit sauberen Hausschuhen in das Wohnzimmer gehen.
20 %	Kochen einer Mahlzeit (Hauptmahlzeit).
10 %	Blumen gießen.
0 %	In meinem Zimmer sitzen mit frischen Kleidern, gerade geduscht und von Kopf bis Fuß desinfiziert; alle Arbeiten erledigt.

Abb. 8-6 Individuelle Hierarchie Anspannung und Zwangshandlungen auslösender Situationen

Kasuistik
Die oben vorgestellte Patientin beginnt die Reizkonfrontation damit, dass sie nach dem Einkaufen die zuvor benutzte Payback-Karte in die bloße Hand nimmt, daran reibt und sie mehrere Minuten in der Hand behält. Dem begleitenden Therapeuten schildert sie innere Anspannung und Unruhe von 80% und den starken Drang, sofort nach Hause zu gehen, um die Hände zu waschen und sich zu duschen bzw. zu desinfizieren. Sie äußert ihre Gedanken: „Wenn ich meine Hände nicht sofort wasche, infiziere ich mich mit HIV. Ich muss nach Hause. Ich halte das nicht aus.“ Der Therapeut ermutigt sie, nochmals darüber nachzudenken, für wie wahrscheinlich sie eine Ansteckung mit HIV über die Karte halte. „Ich weiß, eigentlich kann man sich nur über Blut und Geschlechtsverkehr anstecken. Ich möchte aber gerne sicher sein ...“ Nach etwa einer Stunde äußert die Patientin, die Anspannung habe auf etwa 60% nachgelassen. Nach weiteren 20 Minuten ist die Anspannung bei 20%, und sie hält die Wahrscheinlichkeit, sich angesteckt zu haben, für gering (10%). Nach einer kurzen Pause ist sie bereit, die Übung zu wiederholen.

In den ersten Expositionssitzungen werden nicht selten **ein bis zwei,** aber auch **mehr** Stunden benötigt, um einen **Anspannungsabfall** zu erreichen. Sie werden, wenn möglich, zunächst täglich oder jeden zweiten Tag durchgeführt, später in größeren Zeitabständen (wöchentlich). Meistens ist die Begleitung durch den Therapeuten in den ersten Sitzungen unumgänglich, um die vom Patienten entwickelten Vermeidungsstrategien erfolgreich zu verhindern. Zwischen den Therapiesitzungen und im weiteren Verlauf der Behandlung wird der Patient zum Üben in Eigenregie angeleitet.

- **Reizkonfrontation bei Zwangsgedanken**
  Zwangsgedanken lassen sich durch den Einsatz von Konfrontationsverfahren und kognitiven Techniken wesentlich besser behandeln als früher; dennoch stellen sie Therapeuten und Patienten vor größere Probleme: Einerseits sollen Angst und Anspannung auslösende Gedanken (= gedankliche Zwänge mit **Stimuluscharakter**) identifiziert und besprochen werden. Andererseits sollen sie nicht mehr in dem Maße beachtet und bewertet werden, dass die anschließende gedankliche Neutralisierung erforderlich wird. Bei der Reizkonfrontation in sensu wird der Patient gebeten, detailliert die Gedanken zu schildern, die bei ihm ängstliche Unruhe verursachen, ohne die emotionale Komponente durch gedankliche Rituale (= gedankliche Zwänge mit **Reaktionscharakter**) wie z. B. Beten oder durch das stereotype Wiederholen bestimmter Phrasen abzubrechen oder zu vermeiden. Neben der aktiven Schilderung Angst erzeugender Stimuli können diese zu Expositionszwecken auch auf Band gesprochen und wiederholt abgehört werden.
- **Kognitive Verfahren**
  Sowohl bei der Behandlung von Zwangsgedanken als auch bei Zwangshandlungen spielen kognitive Techniken eine wichtige Rolle. Schon durch die Erfahrungen bei der Konfrontationsbehandlung **überprüft** der Patient seine **dysfunktionalen Überzeugungen** (wie z. B. die Erwartung, sich durch Berühren einer Türklinke mit AIDS zu infizieren und einen qualvollen Tod zu erleiden). Der Patient kann dazu angeleitet werden, verzerrte Kognitionen und die damit verbundenen emotionalen Reaktionen in einem **Tagebuch** zu erfassen und sie zunächst gemeinsam mit dem Therapeuten, später im Selbstmanagement auf die Wahrscheinlichkeit ihres Eintretens bzw. ihren Realitätsgehalt zu überprüfen.
  Hilfreich kann auch die Aufklärung des Patienten über die mit verursachenden neurobiologischen Faktoren sein, um ihm eine **emotionale Distanzierung** von den Zwangssymptomen zu ermöglichen: Der Betreffende kann die Zwänge dabei u. a. als Symptome einer neurobiologischen Dysfunktion begreifen, auf die er selbst mit bestimmten Strategien aktiv und wirksam reagieren kann („It's not me, it's my OCD!“; OCD = Obsessive Compulsive Disorder = Zwangsstörung).
- **Angehörigenarbeit**
  Der Arbeit mit den Bezugspersonen des Patienten kommt eine große Bedeutung zu, da viele Angehörige in die „Abwicklung“ von Zwangshandlungen eingebunden und durch die Störung in hohem Maß belastet sind. Psychoedukative Maßnahmen wie die ausführliche Aufklärung über die Erkrankung und ihre Entstehungsbedingungen sowie die therapeutischen Möglichkeiten erbringen in der Regel schon eine deutliche Entlastung für alle Beteiligten. Allerdings kann es bei jahrelangem Verlauf der Störung und dadurch bedingter zunehmender Distanzierung von Angehörigen schwierig sein, diese zur aktiven Unterstützung des Patienten zu motivieren. Erschwerend können zuvor bestehende Partnerschaftskonflikte hinzukommen.

Psychodynamische Psychotherapie: Zwangserkrankungen galten lange als Domäne der Psychoanalyse, obwohl sich die Behandlung bei vielen Zwangspatienten als sehr langwierig und wenig erfolgreich erwies. Neuere Konzepte psychodynamischer Interventionen als Einzel- oder Gruppenbehandlung sollen durchaus wirksam sein; empirisch gesicherte Nachweise ihrer klinischen Effektivität stehen jedoch noch aus.

Im Mittelpunkt einer psychodynamisch orientierten Behandlung steht die Bearbeitung des **Autonomie-Abhängigkeits-Konfliktes**, der mit zur Störung führt. Als für die Therapie bedeutsame Faktoren gelten, dass der Betreffende Einsichten in die Psychodynamik des Konfliktes gewinnt, sein Über-Ich entlastet, Schuldgefühle abbaut und bislang tabuisierte Bedürfnisse, Vorstellungen und Wünsche äußern kann. Dabei werden auch Bedingungen berücksichtigt, die die Störung aufrechterhalten, wie z. B. sekundärer Krankheitsgewinn oder die autoprotektiven Funktionen des Zwangs (Bindung von Angst).

Pharmakotherapie

Zur medikamentösen Behandlung von Zwangssymptomen werden in erster Linie **serotonerg wirksame trizyklische Antidepressiva** (z. B. Clomipramin) oder **Serotoninwiederaufnahmehemmer** (z. B. Fluvoxamin, Paroxetin, Sertralin, Citalopram) eingesetzt. Zu beachten ist dabei, dass die verwendeten Substanzen bei der Therapie von Zwängen etwa **doppelt so hoch dosiert** werden müssen (Tab. 8-19) und ihre therapeutische Wirkung **deutlich später** entfalten (nach etwa 6–12 Wochen) als bei der Behandlung von Depressionen. Etwa 60–80% der Zwangspatienten profitieren von der Einnahme eines serotonerg wirksamen Medikaments in der Form, dass sich ihre Beschwerden deutlich bessern. Problematisch dabei ist, dass Komplettremissionen durch die alleinige medikamentöse Behandlung sehr selten sind, der therapeutische Erfolg höchstwahrscheinlich an die Einnahme des Pharmakons gebunden ist (Rückfälle beim Absetzen!) und wenig über die langfristige Wirksamkeit der Therapie bekannt ist. Nach heutigem Wissensstand kann also eine isolierte medikamentöse Behandlung der Zwangsstörungen nicht empfohlen werden.

Schwere, chronifizierte und **therapierefraktäre Zwangsstörungen** und Zwangsstörungen, deren Symptomatik den Charakter einer **überwertigen Idee** aufweist (der Patient kann sich z. B. kaum mehr von der Überzeugung distanzieren, sich bei Berühren eines Haltegriffs in der Straßenbahn an AIDS zu infizieren), können durch die zusätzliche **niedrig dosierte Gabe eines atypischen Neuroleptikums** (z. B. Risperidon, Olanzapin) günstig beeinflusst werden.

Differentialindikation der verschiedenen Therapieverfahren

Sowohl die psychotherapeutischen als auch die pharmakologischen Behandlungsstrategien für Zwangsstörungen stoßen, wie bereits ausgeführt, in der klinischen Praxis auf ihre Grenzen. Nach dem heutigen Wissensstand sollten die verfügbaren therapeutischen Möglichkeiten differenziert und abhängig vom klinischen Bild eingesetzt werden (Tab. 8-20).

Prognose und Verlauf

Zwangsstörungen verlaufen **unbehandelt** fast immer **chronisch,** Spontanremissionen sind extrem selten. Durch eine **multimodale Verhaltenstherapie** erreichen in der klinischen Praxis etwa **60–80% der Behandelten** eine **deutliche Besserung** der Zwangssymptome. Dieser Effekt lässt sich auch im längerfristigen Verlauf (nach 2–6 Jahren) noch bei der Hälfte bis drei Viertel der Patienten nachweisen.

Die **pharmakologische Behandlung** mit Clomipramin oder einem SSRI führt bei ebenfalls 60–80% der Patienten zu einem Rückgang ihrer Beschwerden. Ca. drei Viertel der Behandelten sollen nach Absetzen des Medikaments einen Rückfall erleiden.

Bei der Behandlung von Zwangsstörungen, die vorwiegend mit Zwangsgedanken einhergehen, oder

Tab. 8-19 Medikamente zur Behandlung von Zwangsstörungen

Stoffklasse	Medikament	Dosierung	Besonderheiten
Trizyklisches Antidepressivum	• Clomipramin	225–300 mg	häufig cholinerge/kardiale Nebenwirkungen
SSRI	• Fluvoxamin	250–300 mg	kann die Plasmakonzentration anderer Pharmaka erhöhen (Inhibitor von CYP 1A2)
	• Fluoxetin	60–80 mg	lange Eliminationshalbwertszeit, kann die Plasmakonzentration anderer Pharmaka deutlich erhöhen (potenter Inhibitor von CYP 2D6)
	• Paroxetin	40–60 mg	kann den Plasmaspiegel anderer Medikamente erhöhen (Inhibitor von CYP 2D6)
	• Sertralin	150–200 mg	noch nicht für diese Indikation zugelassen
	• Citalopram	40–60 mg	noch nicht für diese Indikation zugelassen
Atypische Neuroleptika	• Risperidon	2–4 mg	(dosisabhängige) EPMS
	• Olanzapin	2,5–5 mg	(dosisabhängige) Sedierung und Gewichtszunahme

CYP = Cytochrom P (Leberenzym)
EPMS = extrapyramidalmotorische Symptome

Tab. 8-20 Differentialindikation zur Behandlung von Zwangsstörungen [24]

Symptomatik	Therapie
Vorwiegend Zwangshandlungen	multimodale Verhaltenstherapie
Vorwiegend Zwangsgedanken	Kombination aus multimodaler Verhaltenstherapie und Clomipramin oder SSRI
Zwangsstörung und (sekundäre) Depression	Kombination aus Clomipramin/SSRI und multimodaler Verhaltenstherapie
Fehlende Möglichkeit zur spezifischen Psychotherapie oder lange Wartezeiten; Patient nicht zu Psychotherapie motiviert	Clomipramin oder SSRI
Überwertige Ideen, therapierefraktäre Symptomatik, Komorbidität mit Gilles-de-la-Tourette-Syndrom	zusätzlich (zur multimodalen Verhaltenstherapie und Clomipramin/SSRI) Gabe eines atypischen Neuroleptikums

bei Komorbidität mit Depression ist die Kombination einer Pharmakotherapie mit einer multimodalen Verhaltenstherapie der alleinigen verhaltenstherapeutischen Intervention wahrscheinlich überlegen.

8.3 Reaktionen auf schwere Belastungen und Anpassungsstörungen

Die Reaktion eines Menschen auf kritische Belastungen kann sich auf vielfältige Weise äußern. Sie zeigt jedoch meist einige grundlegende klinische Phänomene. Sie umfasst **Veränderungen** auf **emotionaler, somatischer** und **kognitiver** Ebene: Neben Angst, Schrecken, Verzweiflung, innerer Leere, „Betäubung", Verwirrung, Anspannung oder Hilflosigkeit können körperliche Erscheinungen wie Schlafstörungen, Appetitverlust, Herzklopfen, Schwitzen oder Zittern auftreten. Unabhängig vom Ausmaß der Belastung kann eine Situation subjektiv ganz unterschiedlich bewertet werden (als bedrohlich und überwältigend, als Herausforderung oder Chance).

Die Eigenschaft des Menschen, auf einschneidende Ereignisse so zu reagieren, kann als Mittel betrachtet werden, das ihn befähigt, das Geschehene zu **verarbeiten** und sich an die veränderte Situation **anzupassen**. Ob diese Anpassungsleistung gelingt, ohne dass sich eine Symptomatik entwickelt, die sich nachhaltig auf die Alltagsgestaltung und die Beziehungen des Betreffenden auswirkt, hängt nach heutigen Vorstellungen von verschiedenen Faktoren ab: nicht nur vom **Ausmaß des Traumas**, sondern insbesondere von der **individuellen Belastungsgrenze** des Betreffenden. Diese wiederum ist von Faktoren wie der Persönlichkeitsstruktur, der biologischen Vulnerabilität, von entwicklungsgeschichtlichen Aspekten und dem verfügbaren sozialen Netz abhängig.

Aus wissenschaftlicher Perspektive können psychosoziale Belastungen nach ihrem **Schweregrad** in **Traumata, kritische Lebensereignisse** und so genannte **Übergänge** eingeteilt werden. Anhand der Dauer lassen sich **akute** von **chronischen Belastungen** unterscheiden (Tab. 8-22).

- Unter einem **Trauma** wird ein Ereignis verstanden, das von jedem Menschen als extrem belastend oder katastrophal erlebt werden würde. Der Betreffende erfährt eine oder mehrere Situationen, in denen er lebensbedrohlichen Ereignissen oder Handlungen ausgesetzt war, durch die er körperlich schwer verletzt wurde oder die seine psychische Integrität bedrohten. Ebenso wird darunter das Miterleben der genannten Situationen als Zeuge verstanden, wenn primär andere Personen davon betroffen sind. Als Beispiele für traumatische Situationen werden im DSM-IV Naturereignisse, von Menschen verursachte Katastrophen, Kampfhandlungen, schwere Unfälle oder die Beobachtung eines gewaltsamen Todes anderer und das Erleben von Folter, Terrorismus, Vergewaltigung oder anderen Verbrechen genannt.
- Als **kritische Lebensereignisse** werden Vorkommnisse bezeichnet, die den bestehenden Lebensentwurf eines Menschen bedrohen und einschneidende Veränderungen in der alltäglichen Lebensführung mit sich bringen. Typische Situationen sind beispielsweise der plötzliche Verlust des Arbeitsplatzes, ein schwerer Unfall oder der frühe, unerwartete Tod eines Partners.
- Lebensveränderungen, die vorhersehbar sind oder sich über einen längeren Zeitraum entwickeln, werden auch biographische **Übergänge** genannt. Darunter fallen Ereignisse wie z. B. das Verlassen des Elternhauses, Heirat, der Antritt der ersten Arbeitsstelle, ein Umzug oder körperliche Einschränkungen im hohen Alter.

Belastende Lebensereignisse spielen bei der Auslösung vieler psychischer Störungen eine wichtige Rolle (↗ Kap. 5 und 7 zur Ätiologie affektiver Störungen und von Schizophrenien). Für eine bestimmte Gruppe von Erkrankungen wird jedoch das Einwirken eines **äußeren Faktors** als **notwendige, ursächliche Bedingung** für das Auftreten der Symptomatik be-

Tab. 8-21 Reaktionen auf schwere Belastungen und Anpassungsstörungen (F43)

- akute Belastungsreaktion (F43.0)
- posttraumatische Belastungsstörung (F43.1)
- Anpassungsstörung (F43.2)

Tab. 8-22 Einteilung von Belastungen (nach Basisdokumentation Kompetenznetz Depression)

Belastungen des Patienten/der Patientin (bitte jeweils einschätzen)	
Akute Ereignisse	**Länger dauernde Lebensumstände**
1 *keine* keine akuten Ereignisse, die im Zusammenhang mit der Störung stehen	1 *keine* keine länger andauernden belastenden Lebensumstände, die im Zusammenhang mit der Störung stehen
2 *leicht* Auseinanderbrechen der Freundschaft mit Freund oder Freundin; Schulbeginn oder -abschluss; Kind verlässt Elternhaus	2 *leicht* familiäre Streitigkeiten; Unzufriedenheit mit der Arbeit; Leben in einer Wohngegend mit hoher Kriminalität
3 *mittel* Heirat; Trennung der Ehepartner, Arbeitsplatzverlust; Pensionierung; Misserfolge	3 *mittel* Eheprobleme; schwerwiegende finanzielle Probleme; Ärger mit den Vorgesetzten; allein erziehender Elternteil
4 *schwer* Scheidung; Geburt des ersten Kindes	4 *schwer* Arbeitslosigkeit, Armut
5 *sehr schwer (extrem)* Tod eines nahen Verwandten, Diagnose einer schweren körperlichen Erkrankung; Opfer einer Vergewaltigung	5 *sehr schwer (extrem)* eigene schwere chronische Erkrankung oder des Kindes; fortwährende körperliche Misshandlungen oder sexueller Mißbrauch
6 *katastrophal* Tod eines Kindes; Suizid eines nahen Angehörigen; verheerende Naturkatastrophe	6 *katastrophal* Gefangennahme als Geisel; Erfahrungen im Konzentrationslager
0 *ungenügende Information*	0 *ungenügende Information*
Punktzahl: ☐	Punktzahl: ☐

trachtet: Es handelt sich dabei um die psychischen Störungen, die in der ICD-10 als **Reaktionen auf schwere Belastungen und Anpassungsstörungen** zusammengefasst werden (Tab. 8-21).

Diese Diagnosegruppe stellt, was das klinische Bild anbelangt, einerseits eine sehr inhomogene Gruppe psychischer Störungen dar. Andererseits ist ihnen jedoch gemeinsam, dass sie ohne das Bestehen der äußeren Belastung nicht entstanden wären. Diese Störungsgruppe ist somit auch die einzige in der ICD-10, die über ein ätiologisches Konzept definiert wird.

8.3.1 Akute Belastungsreaktion

Kasuistik

Ein 22-jähriger Zimmermann wird vom Notarzt und in Begleitung eines Arbeitskollegen in die psychiatrische Ambulanz gebracht. Der Kollege berichtet, dass der 22-Jährige am Nachmittag „ausgetickt" sei. Nach einem Telefonat mit seinem Handy während der Frühstückspause habe er wie versteinert gewirkt und auf Ansprache nur mit einem unwirschen „Lass mich in Ruhe!" reagiert. Seine Arbeit habe er zunächst mit abwesendem Gesichtsausdruck fortgesetzt. Nach der Mittagspause sei er mit starrem Blick aufgestanden, auf der Baustelle das Gerüst hochgestiegen und habe gemurmelt: „Jetzt ist alles vorbei." Er sei dann auf eine Dachgaube geklettert, habe auf Anrufe des Kollegen nicht reagiert und den Eindruck erweckt, sich vom Dach stürzen zu wollen. Der Kollege und ein herbeigerufener Notarzt hätten ihn jedoch von seinem Unterfangen abbringen und zu einer Vorstellung in der Klinik überreden können.

Der Zimmermann sitzt gebeugt und mit starrem Blick im Untersuchungszimmer. Während er stockend redet, steht er immer wieder auf und geht im Zimmer umher. Er berichtet, dass er homosexuell sei und vor etwa einem Jahr sein „Coming-out" gehabt habe, was mit erheblichen Konflikten in seiner Familie verbunden gewesen sei. Vor sechs Monaten habe er sich heftig in einen Mann verliebt und sei bereit gewesen, ihm zuliebe in ein anderes Bundesland umzuziehen und sein bisheriges Leben komplett aufzugeben. Seit einigen Tagen habe sich sein Partner seltsam verhalten und sich immer mehr zurückgezogen, ohne dass es zu einer Aussprache gekommen sei. Heute habe er ihn von der Baustelle aus angerufen. Dabei habe ihm der Partner eröffnet, dass er sich in einen anderen Mann verliebt habe und die Beziehung mit ihm beenden wolle.

Im ersten Moment sei er völlig überrollt gewesen von dieser Nachricht und habe sich ganz taub und erstarrt gefühlt. Er habe nichts mehr denken können außer „Jetzt ist alles vorbei!"; er sei in ein riesiges schwarzes Loch gefallen. Er habe keinen klaren Gedanken mehr fassen können. Später sei er sehr verzweifelt geworden und habe gedacht: „Dann bringe ich mich halt um." Wie unter einem inneren Zwang sei er auf das Baugerüst und die Dachgaube geklettert und sei entschlossen gewesen hinunterzuspringen. Er habe aber doch noch gezögert und sei oben sitzen geblieben, bis ihn der Notarzt herunterbegleitet habe. Was der Notarzt mit ihm gesprochen habe, daran könne er sich gar nicht mehr so genau erinnern. „Ich weiß gar nicht, wo mir der Kopf steht", sagt er, während er die Hände vors Gesicht schlägt.

Definition

Unter einer **akuten Belastungsreaktion** wird eine ausgeprägte klinische Symptomatik verstanden, die innerhalb von Minuten bis einer Stunde nach einem außergewöhnlich belastenden Ereignis auftritt und nach 8 bis 48 Stunden wieder abklingt. Sie umfasst Reaktionen wie ein Gefühl der „Betäubung" und eine Einengung des Bewusstseins mit verringerter Aufmerksamkeit, kann sich dann aber auch in einer erheblichen motorischen Unruhe bis zu Fluchttendenzen äußern. Beim Betreffenden bestand zuvor keine manifeste psychische Erkrankung. Das Zustandsbild wird gelegentlich auch als akute Krisenreaktion, Krisenzustand, psychischer Schock, „Nervenzusammenbruch" oder „Nervenschock" bezeichnet.

Symptomatik

Charakteristisch ist, dass der Betreffende in der **ersten Phase** kurze Zeit nach dem traumatischen Ereignis zunächst ein Gefühl von **„Betäubung"** oder **innerer Leere** empfindet, das von weiteren körperlichen und psychischen Symptomen begleitet wird (Tab. 8-23). Diesem Zustand folgt zumeist eine **zweite Phase** mit **Antriebsminderung**, sozialem **Rückzug** und Desinteresse. Gelegentlich werden auch eine **motorische Hyperaktivität**, Gefühle von **Verzweiflung, Angst, Panik, Ärger** mit verbal aggressivem Verhalten oder ein **dissoziativer Stupor** beobachtet.

Nach Abklingen der initialen Symptomatik folgt nicht selten eine **dritte Phase** mit **herabgesetzter Stimmungslage** und anderen Symptomen eines depressiven Syndroms. Auch **Suizidgedanken** oder **-handlungen** können auftreten. Für die dem traumatisierenden Ereignis folgenden Reaktionen kann eine teilweise **Amnesie** bestehen.

Ereignisse, die eine akute Belastungsreaktion auslösen können, sind beispielhaft in Tabelle 8-23 aufgeführt.

Epidemiologie

Da die Symptomatik **akut auftritt** und in der Regel **rasch** wieder **abklingt**, erfolgt selten die Konsultation einer psychiatrischen Einrichtung. Daher liegen keine empirisch gesicherten Daten zur Prävalenz vor.

Die akute Belastungsreaktion ist insofern für die klinische Praxis von großer Bedeutung, da sie in der Allgemeinbevölkerung wahrscheinlich relativ häufig vorkommt und in der Regel nicht psychiatrisch oder psychologisch ausgebildete Helfer oder Ärzte als Erste mit ihr konfrontiert sind.

Ätiologie

Wie bereits in der Einleitung ausgeführt spielen für die Entwicklung der Störung neben dem **traumatisierenden Ereignis** auch **individuelle Aspekte** wie **neurobiologische Faktoren** (Neigung zu überschießenden vegetativen Reaktionen bei Stress), die **Entwicklungs- und Lerngeschichte** sowie **spezifische Persönlichkeitszüge** eine Rolle.

Diagnostik und Differentialdiagnosen

Angesichts des kurz zuvor eingetretenen verursachenden Ereignisses sowie der akut auftretenden und schnell abklingenden Symptomatik lässt sich nach psychiatrischer Anamnese- und Befunderhebung die Diagnose einer akuten Belastungsreaktion meist leicht stellen.

Allerdings können auch andere **psychische** und **organische Erkrankungen** gelegentlich mit einem

Tab. 8-23 Charakteristika der akuten Belastungsreaktion

Auslösendes Ereignis	Akute Symptomatik	Später auftretende Symptome
(1) überwältigende traumatische Geschehen (Naturkatastrophen, schwere Unfälle, Gewaltverbrechen, Krieg) mit ernsthafter Bedrohung für den Betroffenen oder eine geliebte Person oder: (2) plötzliche, schwerwiegende Veränderungen der psychosozialen Situation (Todesfälle in der Familie, unerwarteter Arbeitsplatzverlust, Verlassenwerden in einer Beziehung etc.)	(1) „Betäubung", Gefühl innerer Leere, Derealisation, Depersonalisation, körperliche Symptomatik (Zittern, Schwitzen, Herzklopfen etc.), Bewusstseinseinengung, verminderte Aufmerksamkeit und Aufnahmefähigkeit dann: (2) Desinteresse, Antriebsminderung, sozialer Rückzug, gelegentlich dissoziativer Stupor oder: (3) unproduktive motorische Hyperaktivität, Unruhe, Weglauftendenzen (Fugue), Gefühle von Verzweiflung, Angst, Panik, Ärger/Wut evtl. mit verbal aggressivem Verhalten, Suizidalität	deprimierte Stimmung, Hoffnungslosigkeit, Neigung zum Weinen, Ängstlichkeit, Schreckhaftigkeit, Grübeln, Gedankenkreisen, Schlafstörungen, Appetitverlust, Suizidalität

Zustandsbild einhergehen, das der Belastungsreaktion ähnelt (Tab. 8-24).

Psychische Erkrankungen
Grundsätzlich kann jede zuvor bestehende psychische Störung auf akute Belastungen in Form eines **Erregungszustandes** exazerbieren. Begleitende psychopathologische Veränderungen (wie z. B. Stimmenhören, Verfolgungsängste, bizarres Verhalten bei Schizophrenie) geben dabei den entsprechenden diagnostischen Hinweis.

Körperliche Erkrankungen
Die Frage nach **zuvor bestehenden organischen Erkrankungen** (z. B. arterielle Hypertonie, Diabetes mellitus) und die **körperliche Untersuchung** (z. B. auffälliger neurologischer Befund bei transitorischer ischämischer Attacke, Hypoglykämie im Schnelltest) liefern weitere wesentliche Informationen für die Differentialdiagnose der Störung. Erhärtet sich der Verdacht auf eine organische Verursachung der Symptomatik, sollte die entsprechende Zusatzdiagnostik durchgeführt werden (Labor, EKG, Computertomographie des Kopfes etc.).

Therapie

In vielen Fällen ist beim Auftreten der akuten Belastungsreaktion keine spezifische Therapie erforderlich. Helfer, die beispielsweise an einem Unfallort eintreffen, sollten bei den am Unfall Beteiligten **auf entsprechende Reaktionen achten**. Die betreffende Person sollte **vom Unfallort weggebracht** und **nicht alleine gelassen** werden. Beruhigende Ansprache oder verständnisvolles Zuhören, das Herbeirufen von Angehörigen und die Abschirmung von sonstigen Außenreizen können bereits zu einer Besserung der Symptomatik führen. Wenn eine **dissoziative Symptomatik anhält** oder eine **erhebliche motorische Unruhe** mit Fluchttendenzen oder **Suizidalität** besteht, ist eine **stationäre Krisenintervention** indiziert. Eine **ambulante psychotherapeutische Kurzzeitintervention** kann zur Verarbeitung des belastenden Ereignisses hilfreich sein.

Die stationäre Krisenintervention dient in der Regel dazu, den Betreffenden so weit zu **stabilisieren**, dass keine akute Gefährdung mehr besteht und gegebenenfalls eine ambulante psychotherapeutische Bearbeitung der aktuellen Belastung möglich ist. Die stationäre psychotherapeutische Intervention muss auf die spezifischen Bedürfnisse des Betreffenden ausgerichtet sein. Sie sollte zu einer **emotionalen Entlastung** führen und eine Unterstützung bei der **Entwicklung von ersten Bewältigungsstrategien** bieten. Als Behandlungsverfahren kommen dabei die **kognitive Psychotherapie**, die **Gesprächspsychotherapie** oder **psychodynamische Kurzzeittherapien** zur Anwendung. Kontrollierte Therapiestudien zur akuten Belastungsreaktion liegen noch nicht vor.

Tab. 8-24 Erkrankungen, die zu Erregungszuständen führen können und von denen eine akute Belastungsreaktion abgegrenzt werden muss:

Psychische Erkrankungen	Organische Erkrankungen
• Angststörungen, v. a. Panikstörung • Depressive Episode • Akute Schizophrenie • Posttraumatische Belastungsstörung • Borderline-Persönlichkeitsstörung und andere Persönlichkeitsstörungen (narzisstische, histrionische, dissoziale, paranoide) • Intoxikation bei Suchterkrankung • Anpassungsstörung • Dissoziative Störungen • Zwangsstörungen	grundsätzlich: alle, die zu einem Delir/Verwirrtheitszustand führen können! • endokrine Störungen (z. B. Hypoglykämie bei Diabetes mellitus, Hyperthyreose) • neurologische Störungen (dementielle Erkrankungen, Epilepsie [v. a. komplex-fokale Anfälle], zerebrovaskuläre Erkrankungen [z. B. TIA, Hirninfarkt]) • Medikamenten-Intoxikation • kardiovaskuläre Erkrankungen (z. B. Herzrhythmusstörungen)

Verlauf und Prognose

Die akuten Beschwerden klingen in den meisten Fällen **innerhalb von zwei Tagen** deutlich ab. Persistieren depressive, ängstliche oder andere Symptome über längere Zeit, sollte das Bestehen einer **anderen psychischen Störung** (z. B. Anpassungsstörung, depressive Episode, posttraumatische Belastungsstörung, vgl. Tab. 8-24) überprüft und frühzeitig die entsprechende Behandlung eingeleitet werden.

Besonderheiten

Das Bestehen einer akuten Belastungsreaktion kann unter Umständen **forensische Bedeutung** haben, wenn es beispielsweise im Rahmen der Symptomatik **(„im Affekt")** zu einer Körperverletzung oder einem Verkehrsunfall kommt. Kann davon ausgegangen werden, dass ein solcher, im juristischen Sprachgebrauch als **„tief greifende Bewusstseinsstörung"** bezeichneter psychischer Zustand bestanden hat, wird sich dies in einem Strafrechtsprozess entsprechend auf die Beurteilung der Schuldfähigkeit des Betreffenden auswirken (↗ Kap. 16.1).

8.3.2 Anpassungsstörung

Kasuistik
Eine 21-jährige Kunststudentin stellt sich in der psychologischen Beratungsstelle der Universität vor. Sie berichtet, dass sie drei Monate lang mit einem älteren Mitstudenten zusammen gewesen sei. Sie habe ihn bereits vor einem Jahr in einem Seminar kennen gelernt und sich Hals über Kopf in ihn verliebt. Lange Zeit habe sie sich nicht getraut, ihn anzusprechen. Bei einer Studenten-Party habe

es dann auch bei ihm „geschnackelt". Sie habe ihn sehr bewundert und ihn als den idealen Partner empfunden.

Im Laufe der drei Monate ihres Zusammenseins habe sie jedoch gelegentlich das Gefühl beschlichen, er verhalte sich ihr gegenüber zu distanziert. Ihre Wünsche nach gemeinsamen Unternehmungen habe er unverhältnismäßig oft mit der Begründung eines herannahenden Prüfungstermins abgelehnt. Schließlich habe er ihr vor genau zwei Wochen eröffnet, ihr zwar freundschaftlich sehr verbunden zu sein, sie aber nicht zu lieben.

Seither fühle sie sich schlecht, als ob man ihr den Boden unter den Füßen weggezogen habe. Sie müsse oft weinen und könne einfach nicht glauben, dass alles vorbei sein solle. Sie erinnere sich immer wieder an ihre gemeinsamen Erlebnisse und verspüre ständig den Drang, Kontakt mit ihm aufzunehmen. Andererseits gehe es ihr nach jedem Telefonat mit ihm noch schlechter. Sie reagiere jetzt oft gereizt und sei bei ihren Arbeiten für das Studium leicht ablenkbar. Gelegentlich empfinde sie einen unbändigen Zorn auf ihren Exfreund. Sie habe an manchen Tagen etwas weniger Appetit als sonst, schlafe aber gut. An Kleinigkeiten wie einer Tasse Kaffee oder einem Spaziergang könne sie sich schon noch freuen. Auch Ablenkung durch gemeinsame Unternehmungen mit Freundinnen helfe ein bisschen. Aber sie wisse einfach nicht, wie sie aus diesem Tief jemals wieder herauskommen solle. Wenn der Schmerz sehr groß sei, wünsche sie sich, einfach einzuschlafen und nicht mehr aufzuwachen.

Definition

Unter einer **Anpassungsstörung** wird eine emotionalen Symptomatik vorwiegend mit **Deprimiertheit, Angst, Besorgnis oder Anspannung** verstanden, die nach einem **belastenden Lebensereignis** psychischer oder physischer Art auftritt. Der Betreffende leidet erheblich unter den Symptomen und diese wirken sich negativ auf seinen Alltag (Beziehungen, berufliche Leistungsfähigkeit) aus. Die Symptomatik beginnt innerhalb eines Monats nach dem auslösenden Ereignis und dauert länger an als bei der akuten Belastungsreaktion (in der Regel maximal sechs Monate, außer bei der längeren depressiven Reaktion). Der **Stressor** wird als **ursächlicher** Faktor für die Entwicklung der Störung betrachtet, wobei der individuellen Vulnerabilität bei der Anpassungsstörung eine größere Bedeutung zugeschrieben wird als bei der Entstehung einer akuten Belastungsreaktion oder einer posttraumatischen Belastungsstörung.

Symptomatik

Auslösende Ereignisse für eine Anpassungsstörung können **akut** aufgetreten sein (wie z. B. die Diagnose einer schweren körperlichen Erkrankung, der Tod eines Angehörigen oder das Zerbrechen einer Beziehung). Die Belastungen können sich aber auch über einen **längeren Zeitraum** erstrecken und weniger dramatisch wirken (Arbeitsplatzprobleme, Eheschwierigkeiten), werden jedoch vom Betreffenden als nicht kontrollierbar und ausweglos erlebt (Tab. 8-25).

Die bei den Anpassungsstörungen zu beobachtende Symptomatik ist sehr variabel und reicht von deprimierter Stimmungslage, Angst, Besorgnis oder Gefühlen von Überforderung und Hilflosigkeit bis zu Reizbarkeit, Anspannung und Aggressivität mit dissozialem Verhalten (z. B. Schulschwänzen bei Jugendlichen). Oftmals werden vegetative Symptome wie Herzklopfen, Zittern, muskuläre Anspannung oder Schlafstörungen beklagt. Am häufigsten sind jedoch depressive und ängstliche Reaktionsformen. Kinder können im Rahmen einer Anpassungsstörung regressive Phänomen wie Daumenlutschen, Babysprache oder Einnässen entwickeln.

Zu beachten ist, dass bei den Anpassungsstörungen nicht selten Suizidgedanken oder -impulse bestehen und die Störung mit einem erhöhten Risiko für Suizidversuche einhergeht.

Die Dauer der Beschwerden ist zeitlich begrenzt (höchstens sechs Monate). Eine Ausnahme bildet die längere depressive Reaktion, die als Folge einer chronischen Belastungssituation auftritt und maximal zwei Jahre anhält.

Merke
Gerade bei akuten Belastungsreaktionen und Anpassungsstörungen sollte man nicht vergessen, Lebensüberdruss und Suizidalität zu explorieren!

Klassifikation

Die Anpassungsstörungen werden in der ICD-10 abhängig von der im Vordergrund stehenden Sympto-

Tab. 8-25 Typische Belastungsfaktoren bei Anpassungsstörungen (in geschätzter Reihenfolge der Häufigkeiten; [25])

Jugendliche	• Schulprobleme • Elterliche Zurückweisung oder Trennung der Eltern (Eheprobleme der Eltern, Trennung von Freund, Freundin) • Arbeitsplatzprobleme • Drogen-/Alkoholprobleme, rechtliche Probleme • Umzug
Erwachsene	• Ehe-/Beziehungsprobleme • Trennung/Scheidung/Tod • Probleme mit Kindern • Arbeitsplatzprobleme, finanzielle Probleme • Krankheit • Alkohol-/Drogenprobleme, rechtliche Probleme

matik in verschiedene Untergruppen eingeteilt (Tab. 8-26).

Verwandte Begriffe

- **Trauerreaktion**
  Das Leiden eines Menschen infolge des Todes einer ihm nahe stehenden Person wird als natürliche, dem normalen menschlichen Erleben entsprechende **Trauer** betrachtet **(normale, kulturspezifische Trauerreaktion)** und nicht als Anpassungsstörung bewertet.
  Die Reaktion eines Menschen auf den Tod einer wichtigen Bezugsperson umfasst verschiedene **Phasen** mit jeweils charakteristischen Emotionen, Gedanken und Verhaltensweisen (Abb. 8-7). Die Trauernden durchlaufen die einzelnen Phasen nicht notwendigerweise nacheinander, sondern erleben oftmals rasche Wechsel zwischen den unterschiedlichen Zuständen. Die adäquate Verarbeitung des Verlustes stellt die Voraussetzung dafür dar, dass der Betreffende sich wieder in der Lage fühlen kann, sein Leben der veränderten Situation angemessen und auf befriedigende Weise fortzusetzen.
- **Abnorme Trauerreaktion**
  Von einer abnormen Trauerreaktion spricht man erst, wenn sie in der Art, der Intensität oder dem Inhalt außergewöhnlich ist und deutlich von gesellschafts- und kulturspezifischen Normen abweicht.

Tab. 8-26 Diagnostische Kriterien und Unterteilung der Anpassungsstörungen nach ICD-10 (F43.2)

A.	Identifizierbare psychosoziale Belastung, von einem nicht außergewöhnlichen oder katastrophalen Ausmaß; Beginn der Symptome innerhalb eines Monats.
B.	Symptome und Verhaltensstörungen (außer Wahngedanken und Halluzinationen), wie sie bei affektiven Störungen (F3), bei Störungen des Kapitels F4 (neurotische, Belastungs- und somatoforme Störungen) und bei den Störungen des Sozialverhaltens (F91) vorkommen. Die Kriterien einer einzelnen Störung werden aber nicht erfüllt. Die Symptome können in Art und Schwere variieren.
F43.20	kurze depressive Reaktion (nicht länger als ein Monat)
F43.21	längere depressive Reaktion (nicht länger als 2 Jahre)
F43.22	Angst und depressive Reaktion gemischt
F43.23	mit vorwiegender Beeinträchtigung von anderen Gefühlen
F43.24	mit vorwiegender Störung des Sozialverhaltens
F43.25	mit gemischter Störung von Gefühlen und Sozialverhalten
F43.28	mit sonstigen vorwiegend genannten Symptomen

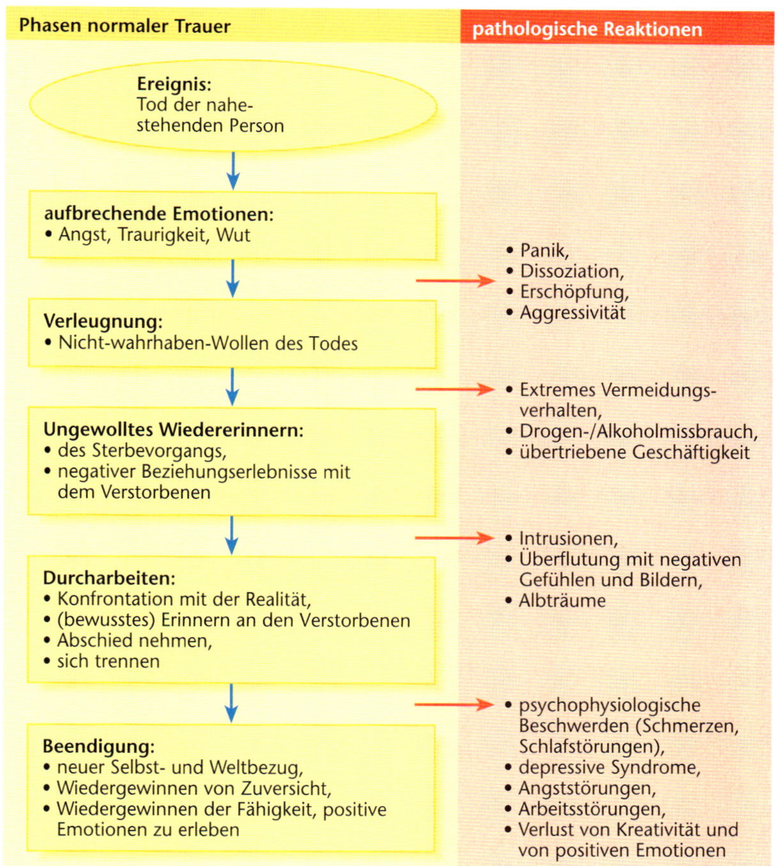

Abb. 8-7 Phasen normaler und pathologischer Trauer [36]

Bestimmte Phasen des Trauerprozesses werden dabei gar nicht durchlaufen (z. B. emotionale Ausbrüche von Trauer, Wut etc.) oder erscheinen in pathologischer Übersteigerung (z. B. maladaptives Vermeidungsverhalten als Extremform der Verleugnung: nicht zur Beerdigung gehen, nicht über den Toten sprechen).

Der **Affekt** ist in der Regel **deprimiert** und in der Auslenkbarkeit eingeschränkt. Häufig findet man folgende weitere Symptome: Selbstanklagen, „Versteinerung", gesteigerte Gereiztheit, aggressive Regungen, Kontaktstörungen, soziale Isolierung, Schuldgefühle, psychovegetative Störungen oder übertriebene Geschäftigkeit.

Eine pathologische Trauerreaktion kann diagnostisch als **Anpassungsstörung** eingeordnet werden. Dabei sollte nicht übersehen werden, dass in der Folge eines Trauerfalls auch eine **depressive Symptomatik** (depressive Episode, Dysthymia) auftreten kann, die entsprechend medikamentös und psychotherapeutisch behandelt werden sollte. Deshalb muss – auch wenn bei einer pathologischen Trauerreaktion zunächst die Diagnose einer Anpassungsstörung gestellt wird – **frühzeitig** überprüft werden, ob nicht die Kriterien für eine affektive Störung erfüllt sind!

Epidemiologie

Aufgrund der unscharfen Diagnosekriterien liegen keine verlässlichen Daten zur Verbreitung der Anpassungsstörungen vor. Die Lebenszeitprävalenz in der Allgemeinbevölkerung wird auf 5–20% geschätzt; die Angaben schwanken abhängig von der untersuchten Altersgruppe oder den Untersuchungsbedingungen jedoch erheblich. Wahrscheinlich sind Frauen und jüngere Menschen häufiger betroffen. Das **Suizidrisiko** ist bei den Anpassungsstörungen **erhöht**, insbesondere bei gleichzeitig bestehenden Persönlichkeitsstörungen oder Substanzmissbrauch.

Ätiologie

Die Entstehung einer Anpassungsstörung wird anhand eines Vulnerabilität-Stress-Modells erklärt. **Individuelle lebensgeschichtliche Ereignisse**, **Persönlichkeitszüge, verfügbare Bewältigungsstrategien** und **genetische Faktoren** beeinflussen die Vulnerabilität des Betreffenden. Insbesondere die **subjektive Einschätzung der Belastungssituation** und der **eigenen Bewältigungsmöglichkeiten** bestimmen, ob das kritische Ereignis adäquat bewältigt werden kann oder ob es zu einer beeinträchtigenden psychischen Symptomatik kommt. Die individuelle Disposition soll für die Entstehung der Anpassungsstörung eine größere Rolle spielen als für die akute Belastungsreaktion und die posttraumatische Belastungsstörung. Als häufige kritische Ereignisse gelten insbesondere Schwierigkeiten in der Partnerschaft und berufliche Probleme.

Diagnostik und Differentialdiagnostik

Die Diagnose wird nach den Kriterien der ICD-10 gestellt, wenn angenommen werden kann, dass die Belastung alleine ausreicht, um die Symptomatik einer Anpassungsstörung zu verursachen. In der klinischen Praxis fällt die diagnostische Unterscheidung jedoch nicht immer leicht.

So sollte bei einer länger als zwei Wochen anhaltenden depressiven Symptomatik unbedingt überprüft werden, ob eine depressive Episode vorliegt, die vom belastenden Ereignis mit ausgelöst wurde und die zusätzlich zu einer psychotherapeutischen Intervention eine medikamentöse Behandlung erfordert. Auch die Übergänge der längeren depressiven Reaktion zur Dysthymia sind zu beachten. Die **affektiven Störungen** bilden somit die wichtigste Differentialdiagnose der Anpassungsstörungen.

Sie sollten außerdem von der **akuten Belastungsreaktion**, der **posttraumatischen Belastungsstörung** (↗ 8.3.3) und den **Angststörungen** abgegrenzt werden.

> **Merke**
> Bei anhaltender depressiver Symptomatik im Rahmen einer Anpassungsstörung sollte man immer frühzeitig an das Vorliegen einer depressiven Episode denken und die Diagnose entsprechend überprüfen!

Auch eine **organische Grunderkrankung** als direkte somatische Ursache der Symptomatik sollte ausgeschlossen werden. Dies kann insbesondere dann schwierig sein, wenn die Anpassungsstörung nach Diagnose einer schweren körperlichen Erkrankung auftrat.

Normale Reaktionen auf belastende Lebensereignisse (z. B. Trauer) sollten nicht als Anpassungsstörung diagnostiziert werden, wenn sie nicht an Intensität, Inhalt oder Dauer die gesellschaftsspezifische Norm überschreiten. Auch sonstige unklare Symptomkonstellationen sollten nicht unkritisch mit der Diagnose „Anpassungsstörung" etikettiert werden.

Therapie

Zur Effektivität spezifischer therapeutischer Interventionen liegen keine gesicherten Daten vor. In der Praxis hat sich ein an die individuellen Bedingungen angepasstes Vorgehen bewährt. Es kommen **psychotherapeutische** und **medikamentöse** Behandlungsansätze zur Anwendung.

Psychotherapeutische Interventionen

Durch die aktuelle Belastung befinden sich die betroffenen Patienten in der Regel in einem psychischen „Ausnahmezustand", der ein adäquates Reagieren auf die veränderte Situation und den Zugriff auf konstruktive Bewältigungsstrategien erschwert oder unmöglich macht.

Neben dem Schutz bei drohender Eigengefährdung durch Suizidalität dient die initiale **Krisenintervention** einer ersten emotionalen Entlastung, d. h. einer Linderung von Schuldgefühlen, Ängsten, Depression oder Anspannung. Dies wird durch eine empathische, unterstützende Haltung des Therapeuten erreicht, der den Betreffenden zum Ausdruck der belastenden Emotionen ermutigt. Im Weiteren wird der Patient dabei begleitet, Bewältigungsmöglichkeiten für die aktuelle Situation zu entwickeln (Ressourcenaktivierung) und sich nach Möglichkeit von nahe stehenden Menschen unterstützen zu lassen (Aktivierung des sozialen Netzes).

Zumeist kann die Beratung **ambulant** erfolgen. Ist die Symptomatik schwer ausgeprägt, besteht akute Suizidalität oder fehlt jegliche soziale Unterstützung, sollte der Betreffende **stationär** aufgenommen werden (beispielsweise in einem Kriseninterventionszentrum oder einem psychiatrischen Fachkrankenhaus).

Diese kurzfristigen Interventionen können, gegebenenfalls unterstützt durch eine punktuelle medikamentöse Entlastung, bei der Behandlung leichterer Anpassungsstörungen bereits ausreichend sein. Bei einem erheblichen Schweregrad der belastenden Faktoren, geringen individuellen Bewältigungsmöglichkeiten und der fehlenden Verfügbarkeit sozialer Unterstützung ist eine weitere ambulante **Psychotherapie** sinnvoll.

Medikamentöse Behandlung

Für die Pharmakotherapie der Anpassungsstörungen können aufgrund mangelnder empirischer Daten keine spezifischen Empfehlungen gemacht werden.

Eine kurzzeitige medikamentöse Behandlung kann im Akutstadium der Störung zu einer Linderung des „emotionalen Drucks" und anderer belastender Symptome (z. B. Schlaflosigkeit, Anspannung) beitragen. Sie sollte jedoch nicht ohne gleichzeitige psychologische bzw. psychotherapeutische Begleitung durchgeführt werden.

Medikamente, die symptomorientiert zur Anwendung kommen, sind Benzodiazepin-Präparate (z. B. Diazepam 5–10 mg), sedierend wirkende trizyklische Antidepressiva (z. B. Trimipramin 50 mg zur Nacht) oder pflanzliche Präparate (z. B. Baldrian- oder Johanniskraut-Präparate), bei älteren Menschen auch sedierend wirkende Neuroleptika (z. B. Melperon 50 mg zur Nacht).

Verlauf und Prognose

Definitionsgemäß dauern die Anpassungsstörungen nicht länger als sechs Monate (bzw. zwei Jahre bei der längeren depressiven Reaktion). Die **Prognose** für die Anpassungsstörungen im Erwachsenenalter ist **günstig:** Etwa 80% der Patienten sind nach fünf Jahren gesund; immerhin 20% leiden zu diesem Zeitpunkt jedoch an einer anderen psychischen Störung. Eine Chronifizierung mit Übergang in ein depressives Syndrom (z. B. depressive Episode, Dysthymia) ist insbesondere bei chronischen Belastungen nicht selten.

8.3.3 Posttraumatische Belastungsstörung (PTBS)

Kasuistik

Frau G., eine 26 Jahre alte Bankangestellte, wendet sich an eine niedergelassene Fachärztin für Psychiatrie. Sie beklagt Schlafstörungen, „Nervosität" mit der Neigung zu Schweißausbrüchen und Zittern, allgemeine Ängstlichkeit und schlechte Stimmung. Sie fühle sich sehr erschöpft und wolle endlich wieder einmal richtig schlafen können. „Das alles" habe vor drei Monaten begonnen, kurz nach einem Ereignis, über das sie nur sehr schwer sprechen könne.

Frau G. berichtet knapp, dass sie vor etwa 3½ Monaten nachts auf dem Heimweg nach einem Kneipenbesuch von zwei Männern vergewaltigt worden sei. Sie sei mit dem Fahrrad an einer größeren Ausfallstraße alleine unterwegs gewesen. In einer Parkbucht habe ein Wagen mit einer aufgeklappten Motorhaube gestanden. Auf den Zuruf einer der beiden Männer habe sie unter der Annahme angehalten, es handele sich um eine Panne. Völlig unerwartet habe sie einer der beiden gepackt und in ein nahe gelegenes Gebüsch gezerrt. Zunächst sei sie wie erstarrt gewesen, dann aber habe sie begonnen zu schreien und sich zu wehren. Beide Männer hätten sie jedoch festgehalten und nacheinander vergewaltigt. Anschließend sei sie von ihnen bedroht und gezwungen worden, zu sagen, es habe ihr Spaß gemacht. Aus purer Todesangst habe sie sich dem Willen der Männer gebeugt. Schließlich hätten sie die Männer mit der Äußerung „sonst machen wir dich kalt" davor gewarnt, zur Polizei zu gehen. Dann seien sie in ihr Auto gestiegen und abgefahren. Sie wisse nicht mehr, wie sie nach Hause gekommen sei. Sie habe sich anfangs völlig betäubt und „neben der Spur" gefühlt. – Während ihrer Schilderungen muss sie immer wieder innehalten, kämpft mit den Tränen, zittert und wirkt sichtlich aufgewühlt.

Auf weitere Nachfragen gibt Frau G. an, zwei Wochen später hätten furchtbare Albträume begonnen, in denen sie das Ereignis immer wieder erlebe, und sie habe deshalb schreckliche Angst vor dem Einschlafen. Aber auch tagsüber laufe in ihrem Kopf ungewollt immer wieder alles wie ein Film ab. Sie sei sehr ängstlich geworden und könne nach Anbruch der Dunkelheit nicht mehr alleine aus dem Haus gehen. Ihr Fahrrad habe sie nach dem Ereignis in den Keller gestellt und seither nie wieder benutzt. Sie fühle sich „wie ein einziges

Nervenbündel", völlig überreizt und unfähig, sich zu entspannen. Sie habe ständig Angst, den Tätern auf der Straße wieder zu begegnen. Ihre Arbeitskollegen habe sie in letzter Zeit oft ohne Grund „angeschnauzt". Auch mit dem Lebenspartner sei es zu Spannungen gekommen; sie habe sich innerlich von ihm zurückgezogen und könne körperliche Nähe nicht mehr ertragen. Sie fühle sich beschmutzt und nicht wert, geliebt zu werden. Aus Scham habe sie sich aus vielen Kontakten zurückgezogen. Sie sei ja auch selbst schuld, dass ihr das passiert sei.

Definition

Die posttraumatische Belastungsstörung (PTBS) (englisch: posttraumatic stress disorder [PTSD]) ist eine Erkrankung, die nach **schwersten, katastrophalen Belastungssituationen** auftritt und durch ein ständiges **Wiedererinnern und -erleben** des Traumas (z. B. in Form von Nachhallerinnerungen oder Albträumen), ein **phobisches Vermeidungsverhalten, Abflachung der allgemeinen Reagibilität** sowie durch eine **psychophysiologische Übererregbarkeit** charakterisiert ist. Die Störung beginnt in der Regel einige Wochen bis Monate nach dem traumatisierenden Ereignis.

Tab. 8-27 Diagnostische Kriterien der posttraumatischen Belastungsstörung nach ICD-10 (F43.1)

A. Die Betroffenen sind einem kurz oder lang anhaltenden Ereignis oder Geschehen von außergewöhnlicher Bedrohung oder mit katastrophalem Ausmaß ausgesetzt, das nahezu bei jedem tief greifende Verzweiflung auslösen würde.

B. Anhaltende Erinnerungen oder Wiedererleben der Belastung durch aufdringliche Nachhallerinnerungen (Flash-backs), lebendige Erinnerungen, sich wiederholende Träume oder durch innere Bedrängnis in Situationen, die der Belastung ähneln oder mit ihr in Zusammenhang stehen.

C. Umstände, die der Belastung ähneln oder mit ihr in Zusammenhang stehen, werden tatsächlich oder möglichst vermieden. Dieses Verhalten bestand nicht vor dem belastenden Erlebnis.

D. Entweder 1. oder 2.
   1. Teilweise oder vollständige Unfähigkeit, einige wichtige Aspekte der Belastung zu erinnern.
   2. Anhaltende Symptome einer erhöhten psychischen Sensitivität und Erregung (nicht vorhandenen vor der Belastung) mit zwei der folgenden Merkmale:
      a. Ein- und Durchschlafstörungen
      b. Reizbarkeit oder Wutausbrüche
      c. Konzentrationsschwierigkeiten
      d. Hypervigilanz
      e. Erhöhte Schreckhaftigkeit.

E. Die Kriterien B., C. und D. treten innerhalb von sechs Monaten nach dem Belastungsereignis oder nach Ende einer Belastungsperiode auf. (In einigen speziellen Fällen kann ein späterer Beginn berücksichtigt werden, dies sollte aber gesondert angegeben werden).

Symptomatik

Ereignisse, die eine PTBS auslösen können, sind nach der ICD-10 **extrem traumatische Situationen** außergewöhnlicher Bedrohung oder katastrophenartigen Ausmaßes, die bei fast jedem Menschen eine tiefe Verzweiflung hervorrufen würden (Tab. 8.27). Die Situationen beinhalten eine **vitale Bedrohung** für den Betroffenen oder andere Menschen, er erfährt selbst eine **schwere Verletzung** oder eine **Bedrohung seiner psychischen Integrität** oder wird Zeuge eines solchen Geschehens. Beispiele für Belastungen dieser Art sind Naturkatastrophen, von Menschen ausgelöste Katastrophen, schwere Unfälle, Kampfhandlungen oder Folterung, Terrorismus, Vergewaltigung und andere Verbrechen (objektive Stressorkriterien). Im DSM-IV werden auch Belastungen wie der plötzliche, unerwartete Tod eines Familienangehörigen oder die Diagnose einer lebensbedrohlichen organischen Erkrankung zu den Stressoren gezählt, die geeignet sind, eine PTBS auszulösen.

Das DSM-IV bezieht überdies das **individuelle Erleben** (subjektive Stressorkriterien) des Betreffenden wie intensive Furcht, Entsetzen, Hilflosigkeit, Kontrollverlust sowie das Leiden an den Symptomen bzw. die daraus resultierenden psychosozialen Folgen (Beeinträchtigung der Beziehungsführung, des beruflichen Fortkommens etc.) mit in die diagnostischen Kriterien ein.

Wesentlich für die PTBS sind die folgenden drei Symptomkomplexe:

- **Wiedererinnern des Traumas**
  Die betreffenden Personen werden von **wiederkehrenden, sich aufdrängenden Erinnerungen** an das Trauma gequält **(Intrusionen)**. Sie sehen das Ereignis immer wieder ungewollt vor ihrem inneren Auge ablaufen und können auch dabei aufgetretene Körpersensationen (z. B. Schmerz) oder Sinneseindrücke (z. B. Körpergerüche, äußere Merkmale des Täters) wieder erleben. Dabei können die Betreffenden das Gefühl entwickeln, das traumatische Ereignis tatsächlich noch einmal zu durchleben (**Flash-backs**). In manchen Fällen kann sich die Symptomatik bis zu einem dissoziativen Stupor oder zu Pseudohalluzinationen zuspitzen. Die Erinnerungen können spontan auftreten oder durch Reize ausgelöst werden, die mit dem Trauma assoziiert sind (z. B. Vorbeifahren am Ort des traumatischen Ereignisses, Witterungsbedingungen und Tageszeit wie zum Zeitpunkt des Traumas, entsprechende Presseberichte). Typischerweise treten dabei auch vegetative Reaktionen mit intensiver Angst und Fluchttendenzen auf. Viele Patienten schildern neben unspezifischen Schlafstörungen beängstigende **nächtliche Albträume**, in denen sie das Trauma immer wieder

durchleben müssen und aus denen sie mit panischer Angst schweißgebadet erwachen.

- **Vermeidungsverhalten und Einschränkung der allgemeinen Reagibilität**
  Da viele Reize (wie Zeitungsberichte, bestimmte Orte, Gerüche), die mit dem Trauma in Verbindung stehen, bei den Betreffenden extrem aversive Reaktionen verursachen (s. oben), versuchen die Patienten verständlicherweise die **Konfrontation** mit den genannten Stimuli **zu umgehen (= Vermeidungsverhalten)**. So wird beispielsweise nach einem Überfall oder einer Vergewaltigung der Tatort weiträumig umfahren oder umgangen, selbst wenn dafür erhebliche Umwege in Kauf genommen werden müssen. Das **Vermeidungsverhalten** kann so stark ausgeprägt sein, dass die Betreffenden beispielsweise bei Dunkelheit nicht mehr alleine das Haus verlassen. Für einzelne Abschnitte des traumatischen Ereignisses können **Erinnerungslücken** bestehen.
  Viele Patienten schildern, sich nach dem traumatischen Ereignis von ihrem Alltag und von ihren wichtigen Bezugspersonen **entfremdet und isoliert** zu fühlen, „nicht mehr zu dieser Welt" zu gehören. Sie erleben sich als verändert und deprimiert, sie erwarten sich von ihrer Zukunft keinerlei erfreuliche Entwicklungen mehr. Das **affektive Erleben ist eingeschränkt**, so dass beispielsweise dem Partner oder den Kindern gegenüber keine zärtlichen, liebevollen Gefühle mehr empfunden werden können, was oft zu massiven Selbstvorwürfen und Schuldgefühlen führt. Die Patienten neigen zum **Grübeln** und quälen sich häufig mit der Frage „Warum ich?" oder hypothetischen Überlegungen „Was wäre gewesen, wenn ... ich in dieser Nacht zehn Minuten früher losgefahren wäre?". Nicht selten fühlen sich die Betreffenden für ihre Traumatisierung oder die Verletzung anderer Personen im Rahmen des traumatischen Ereignisses zu Unrecht **verantwortlich**. Aufgrund der Tatsache, dass sie selbst das Ereignis überlebt haben und andere Beteiligte nicht, können sie intensive Schuldgefühle entwickeln **(„Überlebensschuld")**. Das Interesse an bisher für die Person wichtigen Aktivitäten (z. B. Sport, Musik, Sexualität) nimmt deutlich ab. Nahe stehende Personen verstehen das veränderte Verhalten des Betreffenden oftmals nicht und geben ihm Ratschläge („Reiß dich halt zusammen!", „Das Leben geht weiter!") oder ziehen sich von ihm zurück.
- **Erhöhtes Erregungsniveau (Arousal)**
  Typischerweise besteht bei vielen Patienten eine **erhöhte psychische Reagibilität**, die sich in Reizbarkeit, Anspannung, Wutausbrüchen, Schreckhaftigkeit, dem Gefühl, ständig „auf der Hut" sein zu müssen (Hypervigilanz), und Konzentrationsschwierigkeiten äußern kann. Auch **vegetative Zeichen des erhöhten Arousals** werden beschrieben wie die Neigung zu Herzklopfen, Schweißausbrüchen, Zittern, Schlafstörungen oder die Unfähigkeit zu entspannen.
  Gefühle von **Ärger und Wut** können gerade bei einer lang andauernden oder ständigen Erinnerung an das Trauma (beispielsweise durch bleibende körperliche Einschränkungen oder den Tod einer geliebten Person) gehäuft und intensiv auftreten. Sie können sich in dem Empfinden, ständig „unter Druck" zu stehen, in verbalen Aggressionen, in der durch Wut bedingten Unfähigkeit, bestimmte Situationen aushalten zu können (in der Familie, am Arbeitsplatz etc.), oder in aggressiven Handlungen (z. B. Selbstverletzungen, im Extremfall Verletzung oder Tötung anderer Personen) äußern.

Folgen

Es wird deutlich, dass die Symptomatik einer PTBS **äußerst quälend** ist und zu erheblichen negativen Konsequenzen in allen Lebensbereichen führen kann. Problematisch ist insbesondere, dass durch Unverständnis und ablehnende Reaktionen nahe stehender Personen oder konsultierter Therapeuten, durch anhaltende juristische Auseinandersetzungen oder berufliche Rückschläge eine **sekundäre Traumatisierung**, Chronifizierung und komorbide psychische Störungen mit verursacht werden können. Als **komorbide Störungen** entwickeln sich häufig depressive Syndrome (depressive Episode, Dysthymia) oder der Missbrauch bzw. die Abhängigkeit von Angst und Anspannung reduzierenden Substanzen (Alkohol, Benzodiazepin-Präparate).

Viele Patienten **schämen** sich angesichts der Symptome und ordnen sie als Probleme ein, die sie selbst in den Griff bekommen müssten. Aus diesem Grund begeben sie sich selten primär in psychiatrische oder psychotherapeutische Behandlung. Häufig werden zunächst Therapeuten anderer Fachrichtungen wegen **unspezifischer Beschwerden** wie Schlafstörungen, Schmerzen, Libidoverlust oder allgemeiner Erschöpfung konsultiert. Nicht selten besteht die Störung über einen längeren Zeitraum, bevor sie diagnostiziert und adäquat behandelt wird.

Merke: Leitsymptome der PTBS (nach DSM-IV):
- Ständiges Wiedererinnern und Wiedererleben der traumatischen Situation
- Vermeidungsverhalten bezüglich aller Reize, die mit dem Trauma assoziiert sind, oder
- Abflachung der allgemeinen Reagibilität (z. B. Teilnahmslosigkeit, Gefühl der Entfremdung)
- Symptome gesteigerter Erregbarkeit

Weitere Unterformen und verwandte Diagnosen

Das DSM-IV-TR unterscheidet, je nach Verlauf der Symptomatik
- **Akute PTBS:** Die Symptome halten weniger als drei Monate an.

- **Chronische PTBS:** Die Symptome dauern länger als drei Monate an.
- **PTBS mit verzögertem Beginn:** Die Symptomatik beginnt frühestens sechs Monate nach dem traumatisierenden Ereignis.

Überdies sieht das DSM-IV-TR mit der Diagnose einer **akuten Belastungsstörung (= Acute Stress Disorder = ASD)** die separate Klassifikation einer posttraumatischen Reaktion vor, die über mindestens zwei Tage, höchstens vier Wochen anhält und innerhalb von vier Wochen nach dem belastenden Ereignis auftritt. Im Vergleich zur akuten Belastungsreaktion der ICD-10 sind neben dem ursächlichen katastrophalen Trauma (zusätzlich zu den initialen Gefühlen von Betäubung oder Derealisation) das ständige Wiedererinnern des Geschehens, Vermeidungsverhalten und erhöhtes Arousal Voraussetzungen für die Diagnose.

Komplexe PTBS: Zusätzlich zu den Symptomen einer posttraumatischen Belastungsstörung treten Störungen der Affektregulation, Impulskontrollverluste, multiple Somatisierungen, schwere dissoziative Zustände, Beeinträchtigungen des Identitätserleben, Täteridealisierung, die Gefahr der Retraumatisierung, Rückzug und Isolation, ausgeprägte interpersonelle Störungen sowie ein genereller Sinn- und Werteverlust auf.

Viktimisierungssyndrom: Darunter wird eine Symptomatik verstanden, die (neben den obligatorischen Symptomen der PTBS) eine schwere Erschütterung zwischenmenschlicher Beziehungen und des individuellen Wertesystems sowie eine gestörte Wahrnehmung des Täters (Idealisierung, Identifikation mit dem Täter, verzerrte Wahrnehmung des Täters als allmächtig) umfasst. Es bestehen somit Überschneidungen mit dem Begriff der komplexen PTBS.

Andauernde Persönlichkeitsänderung nach Extrembelastung: Schwerste Traumatisierungen können auch zu Veränderungen der gesamten Persönlichkeitsstruktur führen, die auch nach Ende der traumatischen Situation stabil persistieren. Die ICD-10 sieht dafür die Diagnose einer andauernden Persönlichkeitsänderung nach Extrembelastung (F62.0) vor. Diese Störung tritt beispielsweise bei Opfern andauernder extremer Gewalt und Bedrohung in Konzentrationslagern, durch Folter oder in anderweitigen Katastrophensituationen auf und führt unter Umständen zu einer lebenslangen Beeinträchtigung (↗ auch 8.3.4).

Epidemiologie

Häufigkeit und Dauer

Derzeit wird für die PTBS von **einer Lebenszeitprävalenz zwischen 5 und 10%** in der Allgemeinbevölkerung ausgegangen. Frauen sollen in einem Verhältnis von etwa 2 : 1 häufiger betroffen sein als Männer. 60% aller Menschen erfüllen im Laufe ihres Lebens die objektiven Stressorkriterien eines Traumas, aber nur ca. 14% entwickeln eine PTBS. Ein Drittel der Patienten mit PTBS war dabei vortraumatisiert.

Die **Häufigkeit,** mit der von einem Trauma betroffene Personen eine PTBS entwickeln hängt von der **Art des belastenden Ereignisses** ab: Nach einer Vergewaltigung leiden etwa 55–80% der Opfer unter einer PTBS, wobei ein erhöhtes Risiko besteht, wenn die Vergewaltigung durch Fremde, mit dem Einsatz von Waffen oder körperlicher Gewalt und mit einer Verletzung der Betroffenen einherging. Nach Kriegseinsätzen liegt die Häufigkeit der PTBS bei ca. 35%, nach Unfällen bei 8% und nach Naturkatastrophen bei etwa 5%. Ebenso kann die **Dauer** der Störung sehr stark variieren. Die Symptomatik besteht bei Frauen durchschnittlich 48 Monate, bei Männern zwölf Monate lang. Sind die Patienten **selbst** vom Trauma betroffen gewesen, hält die Symptomatik in der Regel länger an, als wenn sie **Zeuge** des Ereignisses waren. Die Dauer der Störung ist überdies wiederum mit der Art des Traumas assoziiert (Dauer: nach Naturkatastrophen kürzer als nach Kriegserlebnissen und hier kürzer als nach einer Vergewaltigung).

Diese Daten legen den Schluss nahe, dass die PTBS **keine seltene Erkrankung** ist. Umgekehrt wird jedoch auch klar, dass ein Großteil der von einem schweren Trauma betroffenen Menschen **keine** signifikante Symptomatik entwickelt.

Komorbidität

Komorbide Erkrankungen sind häufig, insbesondere der Missbrauch oder die Abhängigkeit von Alkohol oder Benzodiazepin-Präparaten (im Sinne eines gescheiterten Selbstheilungsversuchs), depressive Episoden und Angststörungen (v. a. Agoraphobie). Das Suizidrisiko ist für Personen mit PTBS im Vergleich zur Allgemeinbevölkerung auf das etwa Achtfache erhöht.

Ätiologie

Nicht alle Traumatisierten entwickeln eine PTBS. Dies wird als Hinweis darauf interpretiert, dass neben dem ursächlichen Trauma auch andere Faktoren wirksam sein müssen, um die Symptomatik auszulösen. Integrative ätiologische Modelle für die PTBS umfassen daher neben Erkenntnissen über charakteristische **Merkmale des Traumas** auch **biologische** und **psychologische** Erklärungsansätze (Tab. 8-28).

Neurobiologie

Neurobiologisch werden **erhöhte Katecholaminspiegel** mit einer starken vegetativen Erregung sowie mit der spezifischen Verarbeitung der traumatischen Situation in Zusammenhang gebracht: Die traumatische Situation und die mit ihr verbundenen intensiven Emotionen werden nicht wie andere Wahrnehmungen nach kortikaler Verarbeitung, sondern vermutlich direkt in einer Art neuronalem „Kurzschluss" als **unbewertete, fragmentierte** und **mit ho-**

her vegetativer Erregung verbundene Gedächtnisinhalte gespeichert, die durch Außenreize leicht abgerufen werden können (Traumagedächtnis).

Erniedrigte Serotoninspiegel bei Menschen mit Traumatisierungen sollen mit Schlafstörungen, Zwangsgedanken, depressiver Stimmung und Panikattacken assoziiert sein und Veränderungen in der Hypothalamus-Hypophysen-Nebennierenrinden-Achse (HHN) sowie in zentralen adrenergen Systemen bewirken.

Patienten mit PTBS weisen häufig einen **erniedrigten Serumspiegel für Cortisol** bei gleichzeitig erhöhtem CRH (Corticotropin Releasing Hormon) auf. Dabei ist unklar, ob diese Eigenschaft prämorbide bestand und einen Vulnerabilitätsfaktor für die Entwicklung einer PTBS darstellt oder ob sie die Reaktion auf die chronische psychische Symptomatik darstellt.

Bildgebende Verfahren (MRI) legen Assoziationen zwischen traumatischen Ereignissen und einem **verminderten Volumen hippokampaler Strukturen** (Gedächtnisfunktion!) nahe, wobei auch hier mögliche kausale Zusammenhänge noch nicht geklärt sind. Verfahren der funktionellen Bildgebung (PET, fMRT) deuten auf eine **erhöhte Reaktivität der Amygdalae** hin.

Tab. 8-28 Wesentliche Faktoren für die Entstehung einer PTBS

Charakteristika des Traumas	Risiko für PTBS erhöht • bei **hohem Schweregrad** des Traumas (schwere Bedrohung der körperlichen oder psychischen Unversehrtheit, schwere Verletzungen) • abhängig von der **Art des Traumas** (z. B. Vergewaltigung) • abhängig von der **Dauer der Traumatisierung** (wiederholt, anhaltend)
Biologische Faktoren	• **genetisch** bedingte Disposition • **neurobiologische, physiologische** und **morphologische** Veränderungen als Reaktionen auf anhaltenden Stress
Psychologische Aspekte	• **psychodynamische** Ansätze (Überflutung des „Ich" durch traumatische Außenreize, Abwehr und zwanghaftes Wiederholen als nicht erfolgreiche Bewältigungsstrategien) • **kognitiv-behaviorale** Ansätze (Zwei-Faktoren-Modell, individuelle kognitive Bewertung der traumatischen Situation) • **andere Risikofaktoren** (höheres Risiko bei prämorbide bestehenden psychischen Auffälligkeiten oder Erkrankungen; bei akuten oder chronisch belastenden Lebensereignissen vor dem Trauma)

Psychologische Aspekte

Psychodynamisches Erklärungsmodell: In psychodynamischen Ansätzen wird die Reaktion eines Individuums auf die traumatische Situation durch verschiedene Prozesse erklärt:

- durch den Einfluss des Traumas auf das Selbstkonzept der betreffenden Person sowie auf ihre Sichtweise anderer Menschen,
- auf durch das Ereignis aktivierte Selbst- und Objektrepräsentanzen, die dem bisherigen „Weltbild" widersprechen,
- und durch die Mobilisierung bestimmter Abwehrmechanismen (Dissoziation, Spaltung) zur Bewältigung der durch das Trauma ausgelösten Widersprüche und schmerzlichen Empfindungen.

Diese Prozesse werden durch die Reizüberflutung im Rahmen des Traumas ausgelöst.

Es wird davon ausgegangen, dass durch das traumatische Ereignis unbewusste Konflikte früherer Entwicklungsstufen reaktiviert werden können, die Themen wie z. B. Schutzbedürftigkeit, Geborgenheit, Unabhängigkeit, Machtbedürfnis, Verletzung, Angst vor Vergeltung oder Rivalität berühren.

Die Abwehrmechanismen führen zur Vermeidung vieler mit dem Trauma verbundenen Gegenstände, Situationen und Gedanken und zu einer Regression, welche die Wiederholung unangemessener, unreifer oder konflikthafter Beziehungsmuster beinhaltet.

Kognitiv-behaviorale Erklärungsmodelle: Wie bei den Angst- oder Zwangsstörungen kann das **Zwei-Faktoren-Modell nach Mowrer** (1960) als Konzept für die Entstehung einer PTBS herangezogen werden: Ein unkonditionierter Reiz (schwere Bedrohung im Rahmen einer Vergewaltigung) löst eine unkonditionierte Reaktion (Hilflosigkeit, Ohnmachtsgefühle, Todesangst) aus. Weitere Stimuli, die in dieser Situation wahrgenommen werden (Körpergerüche, äußere Merkmale des Täters, z. B. Vollbart), werden durch ihre Koppelung an die Gefahrensituation zu konditionierten Stimuli, die später isoliert eine massive Angstreaktion auslösen, ohne dass eine objektive Bedrohung besteht (Angst bei der Begegnung mit Männern, die einen Vollbart tragen). **Operante Konditionierungsprozesse** führen dazu, dass künftig auslösende Stimuli (z. B. Ort des Traumas) vermieden werden oder die rasche Flucht erfolgt. Das Abklingen der Angstreaktion beim Verlassen der auslösenden Situation fördert den Einsatz von „Flucht" oder „Vermeidung" als Bewältigungsstrategien. Die konditionierte Angstreaktion wird somit auch nicht gelöscht (abgebaut). Mit dieser Theorie können insbesondere erhöhtes Arousal und Vermeidungsverhalten bei PTBS gut erklärt werden.

Dass viele Traumatisierte keine PTBS entwickeln, legt jedoch nahe, dass Konditionierungsprozesse nicht allein an der Entstehung der Störung beteiligt sind. Eine große Bedeutung wird individuellen **kognitiven Verarbeitungsprozessen** zugeschrieben, d. h.

der Art, wie die traumatische Situation interpretiert und bewertet wird. Insbesondere kognitive Verzerrungen, die sich auf die wahrgenommene Bedrohung, die Person des Täters, die Vorhersehbarkeit des Ereignisses oder die Kontrollierbarkeit beziehen, können zur Aufrechterhaltung der Störung beitragen (Bsp.: „Ich allein bin schuld daran, dass ich vergewaltigt wurde", „Ich hätte es verhindern können, dass sie stirbt"). Auch dysfunktionale Bewertungen der eigenen Person oder der Umwelt nach dem Trauma spielen eine wichtige Rolle („Autofahren ist an sich lebensgefährlich", „Männern kann man grundsätzlich nicht trauen").

Andere Risikofaktoren

Personen, die in ihrer Vorgeschichte an einer **psychischen Erkrankung** gelitten haben oder **andere psychische Auffälligkeiten** aufweisen, sollen ein **erhöhtes Risiko** haben, nach einem traumatischen Ereignis eine PTBS zu entwickeln. Auch **belastende Lebensereignisse** vor dem Trauma sind nach aktueller Datenlage mit einer höheren Wahrscheinlichkeit für eine PTBS verbunden. Ebenso werden weibliches Geschlecht, fehlende soziale Unterstützung, geringer Bildungsgrad, frühere Traumata und bestimmte Persönlichkeitszüge (Neurotizismus, Extraversion) als Risikofaktoren betrachtet. Als protektive Faktoren gelten ein hohes Maß an innerer Kontrolle über das Ereignis, „emotionale Reife", ein hoher Bildungsgrad sowie eine stabile Lebensphilosophie oder Religiosität.

Diagnostik

Patienten mit PTBS stellen sich oft **erst nach längerer Dauer der Störung** und aufgrund **psychovegetativer Symptome** vor (z. B. Schlafstörungen, Schreckhaftigkeit, Erschöpfung). Primär werden häufig nicht psychiatrisch oder psychologisch ausgebildete Personen konsultiert. Erschwerend kommt hinzu, dass sich viele Patienten angesichts ihrer Beschwerden schämen und selten spontan die wegweisenden Symptome nennen. Außerdem haben sie vielleicht bereits die Erfahrung gemacht, in ihrem Leiden nicht ernst genommen und als Simulanten abgewertet worden zu sein.

Dies macht deutlich, dass die Kardinalsymptome einer PTBS gezielt exploriert werden müssen. Grundlage dafür ist eine **vertrauensvolle Beziehung zum Therapeuten,** der über eine einfühlsame, empathische Grundhaltung gegenüber dem Betroffenen verfügen sollte.

Über die Anamneseerhebung und den psychischen Befund sollte man sich Klarheit darüber verschaffen, ob neben der PTBS eine weitere psychische Erkrankung (depressive Episode, Substanzmissbrauch etc.) besteht. Auch die Überschneidungen mit Symptomen nach körperlichen Verletzungen (z. B. Amnesie, Konzentrationsschwierigkeiten oder Irritabilität nach Schädel-Hirn-Trauma) oder eine anhaltende körperliche Beeinträchtigung durch die Traumafolgen sollten erfasst werden.

Differentialdiagnose (Tab. 8-29)

Angesichts der charakteristischen Symptomkonstellation nach dem auslösenden Trauma dürfte es in der Regel nicht schwer fallen, die Diagnose zu stellen. Diagnostische Unklarheiten ergeben sich bei Überschneidungen mit den **Folgen einer organischen Verletzung** oder **komorbide bestehenden psychischen Störungen** (Alkohol-, Drogenkonsum, Persönlichkeitsstörungen, depressive Syndrome).

Abzugrenzen ist die PTBS von der **Agoraphobie mit Panikstörung**, für die ein traumatisches Ereignis nicht notwendig ist und bei der Wiedererinnerungen nicht auftreten. Eine allgemeine erhöhte Ängstlichkeit mit Reizbarkeit und Irritabilität kann auch an eine **generalisierte Angststörung** denken lassen; aber auch hier fehlen die charakteristischen Intrusionen, Flash-backs oder dissoziative Phänomene. **Dissoziative Störungen** können dagegen durchaus mit Amnesien, Flash-backs oder einer verminderten allgemeinen Reagibilität einhergehen; Intrusionen, Vermeidungsverhalten oder vegetative Übererregbarkeit sind jedoch zumeist nicht vorhanden. Schwierigkeiten können sich in der Abgrenzung zur **Borderline-Persönlichkeitsstörung** ergeben, da nicht wenige der Patienten mit BPS schwere Traumata in ihrer Kindheit erfahren haben (vgl. Kap. 9). Bei bis zu 50% dieser Patienten können auch beide Störungen gleichzeitig vorliegen.

Tab. 8-29 Differentialdiagnose der PTBS – psychische Erkrankungen

- Agoraphobie mit Panikstörung
- Panikstörung
- Generalisierte Angststörung
- Borderline-Persönlichkeitsstörung
- Dissoziative Störungen

Therapie

Die PTBS kann zum einen mit **psychologisch-psychotherapeutischen Interventionen** und zum anderen mit einer **medikamentösen Therapie** behandelt werden. Dabei ist zu unterscheiden, ob die Symptomatik Ausdruck eines kurz zurückliegenden Traumas darstellt (im Sinne einer Acute Stress Disorder) oder bereits seit längerem besteht (PTBS).

Akute Stressreaktion (ASD)

Bei einer aktuell aufgetretenen Stressreaktion nach schwerem Trauma sollte die betroffene Person emotionale Unterstützung erfahren und möglichst rasch vom Ort des Geschehens weggebracht werden.

Eine daran anschließende **Krisenintervention** psychodynamischer oder verhaltenstherapeutischer Ausrichtung dient dazu, die akute emotionale und körperliche Symptomatik zu mildern. Im Vordergrund stehen **psychoedukative Elemente**, die die Symptomatik als „normale Reaktion auf eine unnormale Situation" verstehbar machen. Der Betreffende wird darin unterstützt, die mit dem Geschehnis verbundenen **Emotionen und Gedanken auszusprechen**. Leiden die Betreffenden an stark ausgeprägten psychovegetativen Symptomen (Schlaflosigkeit, Unruhe) kann die **kurzzeitige Gabe eines sedierenden Medikaments** sinnvoll sein (z. B. Benzodiazepin-Präparat; sedierendes, REM-Schlaf unterdrückendes trizyklisches Antidepressivum; Betablocker zur Behandlung der Tachykardie).

Für traumatisierte Einsatzkräfte bei Katastrophen oder schweren Unfällen werden präventiv so genannte **„Debriefing"-Verfahren** eingesetzt (engl.: debriefing = Einsatzbesprechung). Üblicherweise werden dabei kurz nach dem Ereignis Gruppengespräche geführt, in denen die Beteiligten ihre Eindrücke, Gefühle und Erfahrungen verbalisieren können. Außerdem erhalten die Helfer Informationen zu Symptomen, die infolge des traumatischen Ereignisses auftreten können, und zu Bewältigungsmöglichkeiten für eventuell auftretende Beschwerden.

Die Wirksamkeit der aufgeführten Frühinterventionen ist jedoch umstritten. Untersuchungen zu Debriefing-Verfahren deuten darauf hin, dass dieser Ansatz nicht sicher präventiv wirkt oder sogar negative Effekte auf die Langzeitprognose der Traumatisierten hat. Andererseits wird ein Debriefing von vielen Betroffenen subjektiv als entlastend beurteilt. Die frühzeitige Anwendung von kognitiv-verhaltenstherapeutischen Interventionen im Umfang von drei bis sechs Stunden zeigte in mehreren kleinen Studien eine günstige Wirkung.

Posttraumatische Belastungsstörung (PTBS)

Angesichts der Komplexität der Störung ist es sinnvoll, die Behandlung einer PTBS auf der Basis eines integrativen Therapiekonzepts durchzuführen, das sowohl Frühinterventionen, psychodynamische, kognitiv-verhaltenstherapeutische als auch pharmakologische Ansätze umfasst.

Kognitiv-behaviorale Psychotherapie: Bei der Behandlung einer PTBS nach akutem, einmaligem Trauma ist nach heutiger Erkenntnis eine kognitive Verhaltenstherapie gut wirksam, deren zentraler Bestandteil die Reizkonfrontation (Exposition) ist. Eine Übersicht über die Bausteine einer solchen Psychotherapie gibt Tabelle 8-30.

- **Setting**
  Die Psychotherapie wird, soweit möglich, **ambulant** durchgeführt und fokussiert die Bearbeitung des traumatischen Ereignisses. Zu Beginn sind unter Umständen zwei Sitzungen pro Woche à 90 Minuten sinnvoll, gegen Ende der Behandlung können die Zeitintervalle zwischen den Terminen größer und die Sitzungen selbst kürzer sein.
  Eine **stationäre Behandlung** wird dann erforderlich, wenn die PTBS schwer ausgeprägt ist oder komorbide Störungen wie eine depressive Episode, Substanzmissbrauch, eine Abhängigkeitsproblematik oder akute Suizidalität bestehen.
- **Reizkonfrontation**
  Als für den Therapieerfolg wesentlicher Bestandteil wird heute die Reizkonfrontation betrachtet. Voraussetzung für eine erfolgreiche Konfrontationsbehandlung ist selbstverständlich, dass eine vertrauensvolle therapeutische Beziehung besteht und der Patient ein ausreichendes Verständnis über die Natur der Erkrankung sowie deren Behandlung gewonnen hat. Beispiele für die Anwendung der Reizkonfrontationsverfahren finden sich in Kapitel 3.4.2 (S. 97).
  Die Konfrontationsverfahren **reaktivieren die Erinnerung an das Trauma** sowie die damit verbundenen **Emotionen** und **Kognitionen**. Sie bieten jedoch auch **neue Informationen**, wie z. B. die Abnahme von Angst und Erregung durch **Habituation** oder die **kognitive Neubewertung** bestimmter Aspekte des Ereignisses („Das Ereignis war so nicht vorhersehbar und schuld daran ist der Täter" statt „Ich allein bin schuld daran, dass ich vergewaltigt wurde"). Die Aktivierung dieser „Furchtstruktur" und die Vermittlung neuer Information mit kognitiven und affektiven Inhalten werden als Bedingungen dafür betrachtet, dass eine Veränderung stattfinden kann. Diese Art der **sekundären Verarbeitung** des Traumas kann als Mittel verstanden werden, die Erinnerungen des „im Kurzschluss" gebildeten Traumagedächtnisses in „normale", komplexe Gedächtnisverarbeitungsprozesse zu überführen (s. Ätiologie).

Psychodynamische Verfahren: Auch für die **dynamische Kurzzeittherapie** (s. Horowitz et al., 1993) konnte bei der Behandlung von PTBS (und pathologischer Trauer) ein Wirksamkeitsnachweis erbracht werden. Allerdings soll sie deutlich weniger effektiv sein als eine kognitiv-behaviorale Therapie.

Sie basiert auf dem Modell, dass die Verarbeitung eines traumatischen Ereignisses wie bei einer Trauerreaktion (↗ 8.3.2) in verschiedenen Phasen abläuft. Die PTBS ist durch eine pathologische Übersteigerung der einzelnen Phasen gekennzeichnet (z. B. extremes Vermeidungsverhalten statt einfacher Verleugnung). Die psychodynamische Therapie hat zum Ziel, die pathologischen Symptome zu lindern und eine Verarbeitung des Traumas zu ermöglichen. Sie enthält folgende Elemente:

- den raschen Aufbau einer stabilen, vertrauensvollen therapeutischen Beziehung,
- die mehrfache Schilderung des traumatischen Ereignisses in Anwesenheit eines ruhigen, empathischen, mitfühlenden, nicht wertenden Therapeuten,
- die Bearbeitung unangemessener, unreifer oder konflikthafter Beziehungsmuster, die durch das Trauma reaktiviert oder verstärkt wurden,

Tab. 8-30 Bausteine der kognitiv-behavioralen Psychotherapie bei PTBS

Intervention	Inhalt	Ziel
Psychoedukation	Informationen über Symptome, Ätiologie, Häufigkeit, Behandlungsmöglichkeiten der Störung	Entlastung, Einordnen der Symptomatik als verständliche/gut erklärbare/häufig vorkommende Reaktion auf ein schweres Trauma, Vermitteln von Hoffnung und Grundlagen der Reizkonfrontation
Selbstbeobachtung (Symptom-Tagebuch)	Erfassen von Symptomen (Flash-backs, Albträume, vegetative Erregung etc.), auslösenden Situationen bzw. Gedanken oder Körperwahrnehmungen, Reaktionen (Vermeidungsverhalten, Einnahme von Alkohol etc.) und begleitenden Emotionen und Kognitionen	Wiedergewinnen von Kontrolle durch vermehrte Einsicht in die Symptomatik, Entstehung und Aufrechterhaltung der Störung; Informationsgewinn zur Vorbereitung des Konfrontationsverfahrens
Techniken zur Angstbewältigung		
Entspannungstraining	Erlernen der progressiven Muskelrelaxation nach Jacobson	Verringern muskulärer Anspannung und vegetativer Erregung
Stressimpfungstraining	Analyse der mit einer spezifischen Stresssituation verbundenen Probleme, Erarbeitung von Bewältigungsstrategien (Entspannungsverfahren, kognitive Verfahren) und wiederholte Erprobung (Übungs- und Anwendungsphase)	Bewältigung von Stresssituationen, Abbau von Angst und vegetativer Erregung
SAtemtraining	Erlernen von ruhiger Bauchatmung mit verlängerter Exspirationszeit (z. B. langsames Ausatmen auf das Wort „Ruhe")	Entspannung, Abnahme des vegetativen Arousals und der Angst, Verhindern einer Hyperventilation
SKognitive Umstrukturierung	Erfassen, Hinterfragen und Korrigieren automatischer, irrationaler Kognitionen, die sich zumeist auf Vorhersehbarkeit, Verursachung und Verantwortlichkeit für das Trauma beziehen	Abbau von Angst und unrealistisch pessimistischen Einstellungen, Wiedergewinnen von Kontrolle und Zuversicht
STraining sozialer Kompetenz	(Wieder-)Erlernen angemessener sozialer Fertigkeiten (z. B. nach Vergewaltigung)	Abbau von Angst, sozialem Rückzug und Isolation, Verringerung von Vermeidungsverhalten in ungefährlichen sozialen Situationen
Reizkonfrontationstechniken		
Exposition in sensu	Wiederholtes detailliertes Schildern des traumatischen Ereignisses in der „Ich-Form" mit damit verbundenen Gefühlen, Sinneswahrnehmungen und Gedanken	Reduktion von Angst, Schmerz und Erregung bei Erinnerung an das Trauma, Wiedergewinnen von Kontrolle, Abbau von Vermeidungsverhalten
SExposition in vivo	Graduierte Exposition: eigenständiges oder begleitetes Aufsuchen Angst auslösender Situationen (z. B. Ort des Traumas)	Abbau von Vermeidungsverhalten in ungefährlichen Situationen, Reduktion von Angst und anderen emotionalen Reaktionen, Wiedergewinnen von Kontrolle

- das Erarbeiten der Bedeutung, die das Trauma für das Selbstkonzept des Betreffenden hat,
- das Aufzeigen unreifer Abwehrmechanismen
- und die Herstellung der Beziehung zu früheren traumatischen Erlebnissen und/oder unbewussten Konflikten.

Zusätzliche Verfahren: EMDR (= Eye Movement Desensitization and Reprocessing). Als möglicherweise wirksam wird nach aktueller Datenlage die **EMDR-Therapie beurteilt**. Dieses Verfahren wird im Rahmen einer psychotherapeutischen Behandlung kognitiv-behavioraler oder psychodynamischer Ausrichtung eingesetzt. Während sich der Patient durch die Schilderung des Traumas mit den damit verbundenen Emotionen und Kognitionen konfrontiert, wird er gebeten, den Finger des Therapeuten zu fixieren. Dieser wird vor dem Gesicht des Patienten in schnellen, regelmäßigen Bewegungen so lange hin- und hergeführt, bis der Patient ein Nachlassen der schmerzhaften Empfindungen angibt. Danach wird eine hilfreichere Kognition zu der vorgestellten Szene eingeführt. Durch dieses Vorgehen wird das Trauma über eine kontrollierte Konfrontation in sensu noch einmal durchgearbeitet. Einzelne kontrollierte Studien zur Wirksamkeit liegen bereits vor.

Tab. 8-31 Medikamentöse Therapie bei PTBS

Substanzklasse	Dosierung pro Tag	Wirkmechanismus	Indikation	Besonderheiten
Serotoninwiederaufnahmehemmer (SSRI), z. B.				**allgemein:** niedrige Anfangsdosis (Nebenwirkungen), später evtl. höhere Dosierungen als bei Depressionsbehandlung erforderlich, späterer Wirkungseintritt, längere Erhaltungstherapie
Sertralin	25–150 (max. 200) mg	zentral serotonerg	nach Expertenmeinung und Wirksamkeitsstudien derzeit erste Wahl bei PTBS, v. a. bei chronifizierter Symptomatik oder Komorbidität mit depressivem Syndrom	in Deutschland nicht für PTBS zugelassen
Fluoxetin	10–60 mg			lange Halbwertszeit, kann die Plasmakonzentration zahlreicher Pharmaka erhöhen (potenter Inhibitor von CYP 2D6*) in Deutschland nicht für PTBS zugelassen
Paroxetin	10–50 mg			kann die Plasmakonzentration zahlreicher Pharmaka erhöhen (potenter Inhibitor von CYP 2D6*) in Deutschland für PTBS zugelassen!
Trizyklische Antidepressiva, z. B. Imipramin	25–150 (max. 300) mg	zentral noradrenerg und serotonerg, REM-Schlaf-Unterdrückung	PTBS mit depressiver Episode; Unterdrückung von Albträumen	Nebenwirkungsspektrum beachten; Anwendungs- und Dosierungshinweise: wie bei SSRI
Amitriptylin	25–150 (max. 300) mg			
MAO-Hemmer, z. B. Tranylcypromin	5–20 (max. 40) mg	irreversibler Hemmer der Monoaminooxidase	chronische PTBS, PTBS mit therapierefraktärer Depression	tyraminarme Diät erforderlich!
Benzodiazepin-Präparate, z. B. Alprazolam	0,25–1,5 (max. 4) mg	Sedierung, Muskelrelaxation und Anxiolyse durch Verstärkung der hemmenden Wirkung zentraler GABA-erger Neuronen	punktuelle Anwendung bei Schlafstörungen, starker Angst oder Unruhe im Rahmen einer Frühintervention	Nebenwirkungsspektrum beachten (insbesondere Toleranz- und Abhängigkeitsentwicklung, Rebound-Effekte, Entzugssymptomatik!); längere Einnahme bei PTBS: kein positiver therapeutischer Effekt nachgewiesen!
Diazepam	2,5–15 mg			
Betablocker, z. B.: Propranolol	zwei- bis dreimal 20–40 mg	nichtselektiver Betablocker ohne intrinsische sympathomimetische Aktivität	als Frühintervention zur Dämpfung vegetativer Erregung	keine präventive Wirkung (d. h. Schutz vor Entwicklung einer PTBS) nachgewiesen
Andere Clonidin	0,0375–0,15 mg	zentraler Alpha-2-Agonist,	als Frühintervention zur Dämpfung vegetativer Übererregung	Nebenwirkungsspektrum beachten (cholinerge NW, orthostatische Dysregulation!)

*CYP 2D6 = Isoenzym des Cytochrom P, hepatisches Enzym

Pharmakotherapie der PTBS

In der medikamentösen Therapie der PTBS haben sich verschiedene antidepressiv wirksame Substanzen als effektiv gezeigt (s. Tab. 8-31). Die Entscheidung, welche Substanz im Einzelfall angewandt wird, sollte nach individuellen Gesichtspunkten erfolgen (spezifische Symptomatik, Dauer und Schweregrad der Störung, psychische Komorbidität).

Grundsätzlich sollte die **pharmakologische Behandlung eingebettet in eine psychotherapeutische Intervention** erfolgen. Die ausführliche Information des Betreffenden über den Grund, die Handhabung, die Wirkung und die möglichen Nebenwirkungen einer medikamentösen Therapie ist für eine dauerhafte, regelmäßige Einnahme von großer Bedeutung.

Nach aktueller Datenlage und klinischer Erfahrung sollten bei PTBS **in erster Linie SSRI** zur Anwendung kommen. Dabei ist zu beachten, dass die SSRI wie auch trizyklische Antidepressiva initial sehr vorsichtig dosiert werden sollten, da die Patienten unter Umständen sehr ängstlich auf eventuelle Nebenwirkungen reagieren können. Gelegentlich wird eine höhere Zieldosis erforderlich als bei der Behandlung von Depressionen. Die Wirkung des Medikaments setzt oft später ein als bei der Depressionsbehandlung, daher sollte in einer therapeutisch wirksamen Dosierung über 8–12 Wochen behandelt werden, bevor der Therapieerfolg beurteilt wird. Für die Erhaltungstherapie werden derzeit je nach Ausprägung der Symptomatik ein bis zwei Jahre empfohlen.

Verlauf und Prognose

Epidemiologische Daten deuten darauf hin, dass nicht wenige der von einer PTBS betroffenen Menschen **über längere Zeit** an ihrer Symptomatik leiden (s. Epidemiologie). Die Spontanremissionrate liegt bei zirka einem Drittel. Bei einem weiteren Drittel der Patienten ist die Symptomatik noch nach 10 Jahren nachweisbar. Spezifische psychotherapeutische und pharmakologische Interventionen können eine deutliche Besserung der Symptomatik erbringen. Von prognostischer Bedeutung ist der Umstand, ob es dem Patienten gelingt, das Trauma in seine Gesamtbiographie zu integrieren (so genannter „posttraumatic growth").

8.3.4 Andauernde Persönlichkeitsänderung nach Extrembelastung

Extrem schwere, insbesondere lang anhaltende oder wiederholte Traumata wie die Internierung in einem Konzentrationslager, Folterung, andauernde massive Gewalt im häuslichen Bereich, in Krisenregionen oder Kriegsgebieten sowie anderweitige Katastrophensituationen können zu **überdauernden Beeinträchtigungen** führen. Nach Ende der traumatisierenden Situation können sich neben den für eine PTBS typischen Symptomen, die über Jahrzehnte in massiver Form persistieren können, anhaltende Persönlichkeitsveränderungen zeigen, die mit unflexiblem und fehlangepasstem Verhalten verbunden sind. In der ICD-10 wurde für eine solche anhaltende Störung die Diagnose der **andauernden Persönlichkeitsänderung nach Extrembelastung (F62.0)** geschaffen.

Die betreffende Person fürchtet – auch wenn die Gefahrensituation objektiv beendet ist – nichts mehr, als dass sich die schrecklichen Ereignisse wiederholen könnten. Sie neigt deshalb zu größtem **Misstrauen** und dazu, ihre Umwelt generell als **feindlich** zu betrachten. Sie leidet unter einer **intensiven, anhaltenden Angst**, fühlt sich schreckhaft und lebt mit dem Gefühl, „immer auf der Hut" sein zu müssen. Alle Anzeichen antizipierter oder realer Gefahr (z. B. der Anblick vergitterter Fenster, Begegnung mit einer uniformierten Person) lösen massive Furchtreaktionen mit einer erheblichen Zunahme des ohnehin bestehenden vegetativen Arousals aus. Infolge dieser Unfähigkeit, sich zu entspannen, entwickeln sich oft **Schlaflosigkeit** und vielfältige **körperliche Beschwerden** (chronische Kopf-, Bauch- oder Rückenschmerzen, Zittern, Magen-Darm-Beschwerden).

Vermeidungs- und Rückzugsstrategien können ein solches Ausmaß erreichen, dass sich der Betreffende nicht nur räumlich aus allen gesellschaftlichen Bezügen entfernt, sondern sich auch innerlich von jeder Beschäftigung mit der Vergangenheit, angenehmen Erinnerungen, Beziehungen, Gefühlen und Wahrnehmungen zurückzieht. Viele Traumatisierte sprechen nie über ihre Erfahrungen, selbst nicht gegenüber späteren Ehepartnern oder Familienangehörigen.

Bisherige **Wertvorstellungen, Ideale, Ziele**, aber auch **die Wahrnehmung des eigenen Körpers** können **verändert** oder **zerstört** sein. Betroffene Personen schildern, „nicht mehr derselbe" zu sein, in besonders gravierenden Fällen auch, sich „nicht mehr als Mensch" zu fühlen. Sie werden von massiven Schuld- und Schamgefühlen gepeinigt. Häufig wird das eigene Überleben angesichts des Todes anderer, nahe stehender Menschen als schuldhaft beurteilt (**„Überlebensschuld"**). Lang anhaltende depressive Zustände können die Situation weiter zuspitzen.

Für die Diagnose einer andauernden Persönlichkeitsänderung nach Extrembelastung ist eine mindestens **zweijährige Persistenz** des Beschwerdebildes gefordert.

8.4 Dissoziative Störungen

Definition

Als dissoziative Störungen werden Erkrankungsbilder bezeichnet, die auf einem **teilweisen oder völligen Verlust** der **integrierenden Funktion** des Gedächtnisses oder des Bewusstseins beruhen. Der selektive Abruf von Erinnerungen an die Vergangenheit, das Identitätserleben sowie die Wahrnehmung von Empfindungen oder Körperbewegungen werden normalerweise in hohem Maße bewusst von der betreffenden Person beeinflusst und kontrolliert. **Dissoziation** bedeutet, dass diese Fähigkeit zur bewussten Beeinflussung und Kontrolle für bestimmte psychische oder körperliche Bereiche gestört ist, d. h., bestimmte Gedächtnisinhalte, Körperwahrnehmungen oder -bewegungen sind **vom „normalen" Bewusstsein abgespalten** und können nicht mehr in das eigene Erleben oder die aktuellen Erfahrungen integriert werden.

Am häufigsten kommt es zur Abspaltung der bewussten Kontrolle über **körperliche Funktionen**, was sich oft in Form scheinbar neurologischer Symptome darstellt (z. B. **dissoziative Lähmungen, dissoziative Krampfanfälle**). Eine Desintegration **bestimmter Gedächtnisinhalte** kann sich als **dissoziative Amnesie** äußern. Ein verändertes **Identitätserleben** wird beispielsweise bei **Trancezuständen** beobachtet. Die Symptomatik kann plötzlich oder schleichend beginnen und einen stark fluktuierenden Verlauf nehmen.

Andere Begriffe, die zur Bezeichnung dieser heterogenen Gruppe von Erkrankungsbildern verwendet wurden und z.T. noch werden sind die **Konversionsstörung, Konversionsneurose, Konversionsreaktion, Hysterie** oder **hysterische Neurose**.

Zur Entwicklung der Begriffe „Hysterie", „Konversionsneurose" und „dissoziative Störungen"
Mit dem Begriff Hysterie wurde über viele Hunderte von Jahren eine Krankheit bezeichnet, die ausschließlich Frauen betrifft und mit unklaren, unverständlichen und wechselnden Symptomen einhergeht. Mit Bezug auf das griechische Wort für Gebärmutter „hystéra" wurden die vielfältigen Beschwerden ohne organisches Korrelat, die aus heutiger Sicht unter die dissoziativen, somatoformen oder psychosomatischen Störungen fallen, seit der ägyptischen Hochkultur mit einem **krankhaften Umherwandern des Uterus im Körper** der Betroffenen erklärt. Das Spektrum, in dem die Symptomatik eingeordnet und beurteilt wurde, reichte von der „Simulation" einerseits bis zur „Besessenheit" oder „Hexerei" andererseits mit allen Folgen von Ignoranz bis zur Folterung und zum qualvollem Tod der betreffenden Frauen. Ein Historiker bezeichnete die Hysterie als „anschauliche medizinische Metapher für alles, was Männern am anderen Geschlecht rätselhaft und unkontrollierbar erschien" (zitiert bei Herman, 1993).

Im Zuge der **Aufklärung** und dem damit verbundenen Aufblühen der wissenschaftlichen Arbeits- und Denkweise wurde die Hysterie erstmals im 19. Jahrhundert Gegenstand systematischer Beobachtung. Als erster Arzt und Wissenschaftler, der sich mit der Erforschung des Phänomens beschäftigte, gilt Jean-Martin Charcot (1825–1893). In seiner Klinik, der Salpêtrière in Paris, die neben „Geisteskranken" auch Armen und Prostituierten Zuflucht bot, erfasste er systematisch vorwiegend neurologisch anmutende Symptomkonstellationen und erregte durch die „Vorführung" von Patientinnen in seinen Vorlesungen großes Aufsehen. Er postulierte, die Hysterie werde durch **die Abspaltung bestimmter Erlebnisanteile aus dem Bewusstsein** verursacht.

Zu seinen Schülern gehörte auch der junge Sigmund Freud, der sich in der Folge intensiv mit „hysterischen Frauen" beschäftigte und dabei seinen Schwerpunkt auf das „Innenleben" der Betreffenden legte. Viele der Frauen, mit denen Freud sprach, berichteten über **schwerwiegende traumatische Ereignisse in der Kindheit** (nicht selten ein sexueller Missbrauch) und belastende Erfahrungen kurz vor Beginn der hysterischen Symptomatik. Daraus schloss Freud, dass die Hysterie durch psychische Traumata verursacht sei: Für das Bewusstsein unerträgliche Gefühlsreaktionen auf ein Trauma bewirken eine Bewusstseinsänderung, die zur Entwicklung der hysterischen Symptome führt. Dieser veränderte Bewusstseinszustand wurde als **„doppeltes Bewusstsein"** (Freud) oder **„Dissoziation"** (Janet) bezeichnet. Den Beschwerden liegt die **„Konversion"** eines intrapsychischen, unbewussten Konfliktes in eine körperliche Symptomatik zugrunde. Den hysterischen Symptomen wurde ein gewisser **Symbolcharakter** für das auslösende Ereignis zugeschrieben.

Die Konversion führt nach Freud einerseits zu einer Reduktion von intrapsychischer Spannung **(primärer Krankheitsgewinn)**, andererseits aber auch zu Veränderungen im Umfeld der Patientin, wie zum Beispiel vermehrter Zuwendung oder Entlastung von Verpflichtungen **(sekundärer Krankheitsgewinn)**. Freud betrachtete die Fähigkeit zur Dissoziation zunächst nicht wie viele seiner Kollegen als Zeichen psychischer Schwäche. Mit seinen Beobachtungen zu sexuellen Traumata brach er allerdings ein gesellschaftliches Tabu, was entsprechend negativ sanktioniert wurde und schließlich zum Widerruf eines Teils seiner Theorien führte: Zu einem späteren Zeitpunkt äußerte Freud die Meinung, dass die Berichte der Frauen über sexuelle Traumatisierungen als Phantasien und nicht als reale Erlebnisse zu bewerten seien.

In der Folgezeit geriet der für die Störungsgruppe zentrale Begriff der Dissoziation zunächst in Vergessenheit. Hysterie und Konversionsneurose wurden **in verschiedenste Unterformen aufgespalten** (z. B. hysterische Störung, funktionelle Syndrome, psychogene Störung, psychovegetative Reaktion). Die Hysterie bildete eine uneinheitliche, unscharfe diagnostische Bezeichnung für eine Vielzahl von Störungsbildern. Erst in der zweiten Hälfte des 20. Jahrhunderts kam erneut ein Interesse an der Erforschung dieser Störungsbilder auf. Bis heute impliziert der Begriff Hysterie oder Konversionsneurose ein klares ätiopathogenetisches Konzept. Überdies sind die Begriffe „Hysterie“ oder „hysterisch“ im alltäglichen Sprachgebrauch fast immer mit einer erheblichen Abwertung und Diskriminierung verbunden.

Aus diesen Gründen wurde der **Hysteriebegriff** in den Konzeptionen des DSM-IV und der ICD-10 **aufgegeben**. Stattdessen wurden – nach der jeweils im Vordergrund stehenden Symptomatik – vier diagnostische Kategorien gebildet.

- die dissoziativen Störungen (mit dissoziativen Phänomenen auf psychischer Ebene),
- die Konversionsstörungen (mit dissoziativen neurologischen Symptomen oder Ausfällen),
- die Somatisierungsstörung (mit multiplen, wiederholt auftretenden und häufig wechselnden körperlichen Symptomen; ↗ Kap. 8.5),
- die histrionische Persönlichkeitsstörung (↗ Kap. 9).

Symptomatik

Die **dissoziativen Störungen** und die **Konversionsstörungen** werden als psychogen betrachtet, d. h., sie beginnen im Zusammenhang mit einem belastenden oder traumatisierenden Ereignis, unlösbaren oder unerträglichen Konflikten oder gestörten Beziehungen. Die Verbindung zwischen dem Beginn der Störung und einer solchen Belastung wird vom Patienten verneint, auch wenn sie für viele Außenstehende offensichtlich erscheint.

Allen dissoziativen Störungen ist gemeinsam, dass sie bei einem längeren Verlauf zu **erheblichen psychosozialen Konsequenzen** führen. Neben dem subjektiven Leiden verursachen sie massive Beziehungsstörungen, beeinträchtigen die berufliche Leistungsfähigkeit, haben nicht selten erhebliche Krankheitskosten zur Folge und können mit Selbstverletzungen, aggressiven Impulsen und Suizidalität einhergehen.

Dissoziative Störungen auf psychischer Ebene = dissoziative Bewusstseinsstörungen

- **Dissoziative Amnesie**
  Typisch ist eine **Gedächtnislücke**, die in ihrem Ausmaß und ihrer Vollständigkeit variiert und die sich auf für die Person wesentliche Erinnerungen oder Lebensabschnitte oder ein aktuelles traumatisierendes Ereignis bezieht. Die Gedächtnislücke ist so schwerwiegend, dass sie nicht durch normale Vergesslichkeit oder Müdigkeit erklärt werden kann. Demgegenüber sind die sonstige kognitive Leistungsfähigkeit und die übrigen Gedächtnisfunktionen ungestört.
- **Dissoziative Fugue**
  Charakteristisch für die dissoziative Fugue ist, dass der Betreffende plötzlich, aber geordnet sein gewohntes Umfeld (Zuhause, Arbeitsplatz) verlässt und sich **für Tage oder längere Zeitspannen an einen neuen Aufenthaltsort** begibt. Bisherige Beziehungen oder Verbindungen werden dabei abgebrochen. Gelegentlich reist der Betreffende an einen Ort, der für ihn mit einer bestimmten emotionalen Bedeutung verknüpft ist. Für die Zeit der Reise wird eine veränderte oder völlig **neue Identität** angenommen. Äußerlich wirkt der Betreffende meist unauffällig und kann die für die Alltagsbewältigung erforderlichen Handlungen organisiert ausführen (Versorgung mit Nahrung und Flüssigkeit, Körperhygiene, Kauf von Fahrkarten etc.). Für den Fuguezustand besteht fast immer eine mehr oder weniger vollständige (dissoziative) Amnesie.
- **Dissoziativer Stupor**
  Im Stupor sind **willkürliche Bewegungen** und **normale Reaktionen auf äußere Reize** wie z. B. Geräusche, Berührung oder Licht in erheblichem Maße **eingeschränkt oder fehlen ganz**. Der Betreffende steht, sitzt oder liegt teilnahmslos im Bett und reagiert weder auf Ansprache noch auf Berührung; das Bewusstsein des Patienten wirkt eingeengt und nach innen gerichtet. Zumeist ergeben sich Anhaltspunkte für ein kurz zuvor aufgetretenes belastendes Ereignis oder erhebliche zwischenmenschliche Konflikte. Nicht selten geht dem Stupor ein Zustand extremer innerer Anspannung mit überwältigenden emotionalen Regungen oder einem Gefühl innerer Leere und Betäubung voraus. Ein dissoziativer Stupor kann isoliert auftreten; er ist aber auch im Rahmen einer PTBS oder bei der Borderline-Persönlichkeitsstörung zu beobachten.
- **Trance- und Besessenheitszustände**
  Trance- oder Besessenheitszustände sind dadurch gekennzeichnet, dass die betreffende Person das **Gefühl für ihre Identität vorübergehend verliert** (d. h. die Gewissheit, die Person zu sein, die man auch bisher immer war). Auch die **bewusste Wahrnehmung** der Umgebung ist erheblich **eingeschränkt** und konzentriert sich unter Umständen auf ein oder zwei Aspekte. Gelegentlich verhält sich ein Mensch in Trance so, als sei er „besessen“ oder von einer höheren Macht beherrscht. Mimik, Gestik und Sprache wirken monoton oder von der vielfachen Wiederholung einzelner Elemente geprägt. Die Diagnose sollte allerdings nur für tranceartige Zustandsbilder verwendet werden, die unkontrolliert und ohne bewusste Entscheidung eintreten und nicht im Rahmen kulturspezifischer Ereignisse (z. B. religiöser Rituale) willentlich herbeigeführt werden.
- **Dissoziative Identitätsstörung (multiple Persönlichkeitsstörung)**
  Dieses Störungsbild wird kontrovers diskutiert, Häufigkeit und mögliche Kulturspezifität sind unklar. Hauptmerkmal ist die **Aufspaltung des Ich** der betreffenden Person in zwei oder mehr unterscheidbare, dissoziierte „Identitäten“, die in sich

schlüssig und abgeschlossen wirken, jedoch wenig integrierte Persönlichkeitsfacetten darstellen. Die verschiedenen Persönlichkeitsmuster können als völlig voneinander getrennt und ohne Wissen um die Existenz der anderen erlebt werden. Sie können sich aber auch der Existenz anderer Persönlichkeitszustände und deren Gefühle und Gedanken bewusst sein. Für die **Entstehung** der Störung sollen **schwerste Traumata in der Kindheit** verantwortlich sein, die durch extremen Sadismus und massivste Brutalität gekennzeichnet sind, aber auch iatrogene Mechanismen werden diskutiert. Der erste „Wechsel" in eine andere Identität soll mit einem solchen Trauma in Zusammenhang stehen; spätere Wechsel zwischen den Persönlichkeitsmustern sollen im Rahmen belastender Ereignisse oder bei der Anwendung von Hypnose oder Entspannungstechniken auftreten.

Dissoziative Störungen der Bewegung oder der Sinnesempfindung = Konversionsstörungen

Konversionsstörungen äußern sich in verschiedenen körperlichen, oft scheinbar neurologischen Störungen, ohne dass eine organische Ursache zur Erklärung der Beschwerden nachweisbar ist:

- **Dissoziative Bewegungsstörung**
  Bei der dissoziativen Bewegungsstörung leidet der Betreffende unter einer **Schwäche oder Lähmung bestimmter Körperpartien**. Sie kann sich jedoch auch in Form einer Koordinationsstörung **(Ataxie**), der Unfähigkeit, ohne fremde Hilfe zu gehen **(Abasie)** oder zu stehen **(Astasie),** äußern. Auch übertriebenes Schütteln oder Zittern von Körperteilen und andere unspezifische Symptome wie Aphonien oder Dysarthrien können auftreten. Die Symptome folgen oft den subjektiven Vorstellungen des Patienten von einer körperlichen Krankheit, die von anatomischen oder physiologischen Gegebenheiten abweichen können. Nicht selten finden sich jedoch auch Symptomkonstellationen, die neurologische Erkrankungen nahezu perfekt imitieren (wie z.B. eine Encephalomyelitis disseminata). Zumeist ist den Betreffenden die Erkrankung aus ihrem näheren Umfeld bekannt. Die früher als typisch für die Konversionsstörungen beschriebene „belle indifférence" (d.h. das scheinbar gleichmütige Annehmen einer schweren körperlichen Beeinträchtigung) kann dabei auffallen, ist jedoch nicht die Regel und kann auch bei ernsten körperlichen Erkrankungen zu beobachten sein.
- **Dissoziative Empfindungs- und Sensibilitätsstörungen**
  Diese sind in erster Linie durch **Dysästhesien, Hypästhesien oder Anästhesien bestimmter Hautareale** gekennzeichnet, wobei die betroffenen Partien mehr den Vorstellungen des Patienten über die Körperfunktionen entsprechen als neurologischem Wissen. So werden Sensibilitätsstörungen beispielsweise als handschuh- oder strumpfförmig oder scharf in der Mittellinie des Körpers begrenzt empfunden. Störungen des Sensoriums können das Sehvermögen (Tunnelsehen, Verlust der Sehschärfe, Blindheit), seltener das Gehör (Taubheit) oder den Geruchssinn (Anosmie) betreffen. Treten motorische und sensorische Phänomene gleichzeitig auf (z.B. als Bild einer sensomotorischen Hemiparese), sollte eine **gemischte dissoziative Störung** diagnostiziert werden.
- **Dissoziative Krampfanfälle**
  Diese können in ihrem Erscheinungsbild einen **epileptischen Anfall** imitieren, sich aber auch in Form von **Synkopen** („Ohnmachtsanfällen") äußern. Im Vergleich zum epileptischen Anfallsgeschehen sind die Patienten bei den so genannten psychogenen Anfällen **nicht bewusstlos**, und es fehlen in der Regel Phänomene wie Zungenbiss, Einnässen, Einkoten, Zyanose, Hypersalivation, Sturzverletzungen und postiktale Prolaktinerhöhung.

Depersonalisations-/Derealisationssyndrom (F48.1)

Aufgrund der durch wissenschaftliche Untersuchungen gesicherten Zusammenhänge zwischen Dissoziation und **Derealisations- bzw. Depersonalisationserleben** wird im DSM-IV die Depersonalisationsstörung den dissoziativen Störungen zugeordnet, während sie in der ICD-10 unter den **sonstigen neurotischen Störungen** subsumiert wird.

Bei dieser Störung beklagen die Patienten vor allem, dass phasenweise ihre Umgebung fremd und entfernt wirke oder dass sich ihr Körper und das Erleben ihrer geistigen Aktivität verändere. Sie können das Gefühl entwickeln, dass das Leben um sie herum ohne Farbe, künstlich oder wie auf einer Bühne abläuft („Ich fühle mich wie unter einer Glasglocke", „Gegenstände erscheinen größer oder kleiner"). Sie können ihren Körper als leblos, losgelöst oder anormal empfinden oder den Eindruck haben, nicht länger ihr eigenes Denken, ihre Vorstellungen oder Erinnerungen zu erleben. Manchmal erleben die Betreffenden, wie sie sich aus ihrem Körper entfernen und sich mit Abstand selbst beobachten. Das Depersonalisations-/Derealisationssyndrom ist Phänomenen, wie sie bei so genannten Nah-Tod-Erlebnissen oder in Momenten extremer Lebensgefahr auftreten können, verwandt.

Vorübergehendes Depersonalisations- und Derealisationserleben ist auch bei psychisch Gesunden zu beobachten, beispielsweise im Zustand starker Müdigkeit, beim Erwachen und Einschlafen oder bei sensorischer Deprivation und im Rahmen zahlreicher psychischer Erkrankungen (z.B. Panikstörung, depressive Episoden, Schizophrenie, Intoxikationen). Ein isoliert auftretendes Derealisations- oder Depersonalisationssyndrom ist jedoch relativ selten.

Sonstige dissoziative Störungen
Neben der **multiplen Persönlichkeitsstörung** (s. oben), den **vorübergehenden dissoziativen Störungen in der Kindheit und Jugend** sowie Störungen wie psychogenen Dämmer- oder Verwirrtheitszuständen wird in der ICD-10 unter dieser Kategorie das **Ganser-Syndrom** genannt. Darunter wird eine Störung verstanden, die durch demonstrativ wirkendes Vorbeiantworten und systematisch erscheinende Fehlhandlungen charakterisiert ist. Der Betreffende antwortet auf die Frage, was 3 + 4 ergebe beispielsweise mit elf oder versucht, seine Kleider zu kämmen statt seiner Haare. Insgesamt entsteht das Bild, als ob der Betreffende sich bewusst als „psychotisch" oder „verrückt" darstellen wolle. Gleichzeitig treten mehrere dissoziative Symptome auf, wie zum Beispiel eine psychogene Amnesie für die Ereignisse und sein eigenes Verhalten. Diese Reaktionsform ist sehr selten und soll vor allem in belastenden Situationen (wie z. B. bei einer Verhaftung) auftreten.

Epidemiologie

Angaben zur Häufigkeit dissoziativer Störungen sind nur schwer zu machen, da Prävalenzraten in hohem Maße von unterschiedlichen Diagnosekriterien, der Anwendung bestimmter standardisierter Fragebogen und von kulturellen Faktoren abhängig sind.

Während einzelne dissoziative Symptome relativ häufig vorkommen sollen (z. B. bei etwa 20–30% der stationären psychiatrischen Patienten), sind **dissoziative Störungen im engeren Sinne** eher **selten**. Für die Allgemeinbevölkerung wird eine Lebenszeitprävalenz von 0,5–4,6% angegeben. Frauen sollen in einem Verhältnis von etwa 3 : 1 häufiger betroffen sein als Männer. Immerhin sollen dissoziative Störungen mit pseudoneurologischen Symptomen etwa 8–9% aller stationären neurologischen Patienten betreffen. Drei Viertel der Patienten erkranken zwischen dem 17. und dem 32. Lebensjahr.

Die **Komorbidität** mit anderen psychischen Erkrankungen ist hoch: Dissoziative Störungen treten oft gemeinsam mit Persönlichkeitsstörungen (ca. 30%, v. a. der Borderline-Persönlichkeitsstörung), Angsterkrankungen (12–25%) oder somatoformen Störungen (ca. 15%) auf.

Bis zur Diagnosestellung vergeht oft viel Zeit, da die Patienten häufig als körperlich krank betrachtet und teilweise über Jahre hinweg verschiedensten diagnostischen und therapeutischen Maßnahmen unterzogen werden.

Ätiologie

Psychodynamische Modellvorstellungen
Neuere psychodynamische Konzepte verstehen den Vorgang der **Dissoziation als Abwehrmechanismus**. Er stellt den Versuch dar, ein traumatisches Erlebnis, einen unerträglichen intrapsychischen Konflikt oder nicht tolerable Wünsche und Impulse durch Abspaltung aus der bewussten Wahrnehmung und Kontrolle durch das „Ich" zu „bewältigen". Während eines schweren akuten Traumas (z. B. Vergewaltigung, Folter) kann die Dissoziation als adaptiver Mechanismus verstanden werden, das extreme Ereignis psychisch und körperlich zu überstehen. Dissoziative Phänomen können sich jedoch auch zum stereotypen Reaktionsmuster auf kleinere äußere Belastungen oder in Konfliktsituationen entwickeln und damit zu einer dysfunktionalen dissoziativen Symptomatik führen.

Kognitiv-behaviorale Modellvorstellungen
Verhaltenstherapeutische Ansätze veranschaulichen die Entstehung dissoziativer Störungen mit einem **Vulnerabilitäts-Stress-Modell**, das lerntheoretische und biologische Erkenntnisse integriert.

Das Phänomen **Dissoziation** kann **nicht per se als pathologisch** betrachtet werden. Meditation oder künstlerische Betätigung können beispielsweise vorübergehend zu einer gewollten „Abspaltung" von bestimmten Wahrnehmungsebenen führen.

Auch die Fähigkeit, in extremsten Belastungssituationen „zu dissoziieren", d. h. mit einem „Totstellreflex" („freezing") zu reagieren, kann als physiologischer und evolutionsbiologisch sinnvoller Mechanismus verstanden werden: Der Zustand, vom eigenen Körper losgelöst zu sein, und die oft gleichzeitig bestehende Analgesie verringern die Intensität der emotionalen Reaktionen und der körperlichen Schmerzen, die das Individuum in einer lebensbedrohlichen oder ausweglosen Situation erlebt.

Vulnerabilität: Zwischen einer guten **Hypnotisierbarkeit** und der Neigung, in bestimmten Situationen zu dissoziieren, konnte ein Zusammenhang beobachtet werden. Diese Fähigkeit ist bei unterschiedlichen Menschen verschieden stark ausgeprägt. In Zwillingsstudien konnte eine **genetische Disposition** für die Entwicklung dissoziativer Symptome belegt werden. Neurobehaviorale Modelle postulieren, dass zentrale **Opioid**- und **serotonerge Systeme** in extremen Gefahrensituationen aktiviert werden und zu einem „Herunterfahren" afferenter neuronaler Systeme mit den entsprechenden Veränderungen (z. B. Einengung des Bewusstseins, Analgesie) führen.

Als weiterer Vulnerabilitätsfaktor für dissoziative Störungen werden **traumatische Erfahrungen in der frühen Kindheit** betrachtet, insbesondere wiederholte schwere körperliche Gewalt, sexueller Missbrauch oder Vernachlässigung durch wichtige Bezugspersonen (↗ auch Borderline-Persönlichkeitsstörung, Kap. 9.2.5).

Stress: Bei einer genetisch oder traumatisch bedingten erhöhten Neigung zu dissoziativen Reaktionen kann sich dieses Verhaltensmuster im Laufe der Entwicklung verselbstständigen. Entsprechende **Lebensumstände** (weitere traumatische Erlebnisse, fortgesetzte, andauernde Gewalt oder Missbrauch, ungünstige intrapsychische Faktoren) können zu einem **Wiederauftreten dissoziativer Phänomene** beitragen. Aus der subjektiven Erfahrung, dass mit der Dissoziation ein extrem schmerzhafter oder emotional unerträglicher Zustand beendet werden kann, entwickelt sich im Rahmen **operanter Konditionierungsprozesse** die Tendenz, auch bei erneuten, leichteren Belastungen oder Konflikten derart zu reagieren. Dissoziation kann dann im Sinne einer Generalisierung bei immer niederschwelligeren und einer zunehmenden Zahl verschiedener Reize auftreten.

Aufrechterhaltende Faktoren: Zum einen wird die bereits erläuterte „Entlastung" von körperlichen und psychischen Schmerzen durch Dissoziation als Faktor betrachtet, der ein Wiederauftreten dissoziativer Phänomene begünstigt. Zum anderen können auch die weiteren Konsequenzen einer dissoziativen Störung zur Aufrechterhaltung der Symptomatik beitragen (beispielsweise die vermehrte Fürsorge des Partners in einer konflikthaften Ehesituation, die Entlastung von bestimmten alltäglichen Verpflichtungen).

Diagnostik

Die Diagnose einer dissoziativen Störung sollte nur dann in Erwägung gezogen werden, wenn neben der für die jeweilige Erkrankung **typischen Symptomkonstellation**

- **körperliche Erkrankungen**, die die klinische Symptomatik verursachen könnten, **ausgeschlossen** wurden und
- ein überzeugender **zeitlicher Zusammenhang** zwischen dem Auftreten der **dissoziativen Symptome** und **belastenden Ereignissen, Problemen oder Bedürfnissen** besteht.

Die Diagnosestellung gestaltet sich oftmals **schwierig**. Dafür kann es mehrere Gründe geben:

- Die **Symptomatik wirkt** auf den Untersucher oftmals **„unscharf"** und schwer zu erfassen. Daher müssen die Beschwerden des Patienten sehr genau exploriert werden, d.h. auf ihre Qualität, Häufigkeit, Dauer, Intensität, gegebenenfalls Lokalisation und auf Bedingungen, unter denen sich die Symptome bessern oder verschlechtern.
- Überdies sind **dissoziative Syndrome** nicht nur isoliert, sondern auch oft **im Rahmen einer anderen psychischen Erkrankung** zu beobachten, die bei der Diagnosestellung berücksichtigt werden muss (z.B. PTBS, Borderline-Persönlichkeitsstörung).
- **Belastende Ereignisse**, die mit dem Beginn der Störung in Zusammenhang stehen, werden vom Patienten zumeist **nicht erinnert** oder nicht als auslösende Faktoren wahrgenommen.
- Nicht selten leiden Patienten mit einer Konversionssymptomatik **gleichzeitig** an einer **körperlichen Erkrankung**, die aber nicht das Ausmaß der vom Patienten beklagten Beschwerden erklärt.
- Nicht zuletzt treten **interaktionelle Probleme** hinzu: Der Patient, der unter Umständen schon seit Jahren an seinen Beschwerden leidet und zahlreiche diagnostische und therapeutische Maßnahmen unter dem Verdacht einer körperlichen Erkrankung über sich hat ergehen lassen, spürt sehr deutlich, ob der Untersucher seine Störung ernst nimmt oder nicht. Entwickelt der Patient den Eindruck, der Untersucher betrachte ihn (wie vielleicht einige Ärzte vor ihm) aufgrund der fehlenden organischen Ursache als „nicht wirklich krank", kann dies zum raschen Abbruch der therapeutischen Beziehung führen.

Bei der **Anamneseerhebung** kommt der **Fremdanamnese** eine wichtige Rolle zu, da häufig nur die Kontaktpersonen, nicht aber der Patient selbst über einen Zusammenhang der Erkrankung mit äußeren Ereignissen oder Konfliktsituationen Auskunft geben kann.

Neben Anamnese-, psychiatrischer und körperlicher Befunderhebung und der Routine-Zusatzdiagnostik sollte genau abgeklärt werden, welche organischen Erkrankungen noch ausgeschlossen werden müssen. Befunde bereits durchgeführter Untersuchungen sollten unbedingt beschafft werden, um bereits erfolgte diagnostische Maßnahmen nicht nochmals einzuleiten und somit der iatrogenen Fixierung des Patienten auf eine organische Genese entgegenzuwirken.

Sehr hilfreich ist bei der Diagnostik der dissoziativen Störungen die zusätzliche Anwendung standardisierter Verfahren, z.B. eines strukturierten Interviews (nach den Kriterien der ICD-10 oder des DSM-IV-TR) oder eines Fragebogens zur Selbstbeurteilung (z.B. Heidelberger Dissoziationsinventar [HDI], Dissociative Experience Scale [DES]).

Differentialdiagnostik

Entsprechend der oft wechselnden Symptomatik und des heterogenen Bildes der dissoziativen Störungen gibt es zahlreiche Erkrankungen, die differentialdiagnostisch abgegrenzt werden sollten.

Organische Erkrankungen, die für die dissoziative Symptomatik verantwortlich sein können, müssen durch Zusatzuntersuchungen in den entsprechenden medizinischen Fachgebieten ausgeschlossen werden (z.B. neurologische Diagnostik bei V.a. Encephalomyelitis disseminata).

Auch zahlreiche **psychische Erkrankungen** können zu dissoziativen Symptomen führen. Insbesondere sollte an **Suchterkrankungen** und **Drogenmissbrauch, Schizophrenien, affektive Störungen** (v.a. depressive Episoden), **Angststörungen, PTBS**, die **Borderline-Persönlichkeitsstörung** und die **akute Belastungsreaktion** gedacht werden. Stehen multiple, wiederkehrende und wechselnde körperliche Beschwerden im Vordergrund der Symptomatik, sollte auch eine **Somatisierungsstörung** erwogen werden. Tabelle 8-32 gibt eine Übersicht über die wichtigsten Differentialdiagnosen der einzelnen dissoziativen Störungen.

Richtungweisend sind die detailliert explorierte Symptomatik (z.B. lückenhafte, im Ausmaß wechselnde psychogene Amnesie im Gegensatz zu einer klar umschriebenen retrograden und anterograden Amnesie), anamnestische Angaben, psychischer und körperlicher Befund und die Ergebnisse von Zusatzuntersuchungen (z.B. Anfallsäquivalente im EEG und postiktale Prolaktinerhöhung im Serum bei Epilepsie).

Tab. 8-32 Differentialdiagnose der dissoziativen Störungen (Auswahl)

Diagnose	Differentialdiagnose
Dissoziative Amnesie	• dissoziative Symptome bei PTBS • Amnesie nach Schädel-Hirn-Trauma • postiktale Amnesie bei Epilepsie • Drogen-/Medikamenten- oder sonstige Intoxikation • zerebrovaskuläre Erkrankungen (z.B. transiente ischämische Attacke) • transiente globale Amnesie* • Simulation
Dissoziative Fugue	allgemein: Fuguezustände, z.B. bei • Epilepsie • Alkohol-/Drogenintoxikation • Schizophrenie • Demenz • bipolarer affektiver Störung
Dissoziativer Stupor	• katatone Schizophrenie • Borderline-Persönlichkeitsstörung • PTBS • affektive Störungen (schwere Depression oder Manie) • Drogen-/Medikamentenintoxikation • Epilepsie
Trance- und Besessenheitszustände	• Intoxikation • delirantes Syndrom jeglicher Ursache
Dissoziative Persönlichkeitsstörung	• Borderline-Persönlichkeitsstörung • Schizophrenie
Dissoziative Störungen der Bewegung oder der Sinnesempfindung = Konversionsstörungen	• somatoforme Störung • Epilepsien • zerebrovaskuläre Erkrankungen • Encephalomyelitis disseminata • Multisytematrophien • vorgetäuschte Störung/Simulation
Depersonalisations-/Derealisationssyndrom:	• starke Ermüdung • Drogen-/Medikamentenintoxikation • Schizophrenie • affektive Störung • Angststörungen • Persönlichkeitsstörungen

* transiente globale Amnesie (TGA): seltene, klar umschriebene, anterograde Amnesie ohne andere psychische Symptome, gelegentlich Übelkeit, Schwindel oder Kopfschmerz, Dauer meist sechs bis acht Stunden; Assoziation mit Spannungskopfschmerz und Migräne, unklare Ätiologie, Minderperfusion der Hippokampi im SPECT, gelegentlich temporale Dysrhythmie im EEG.

Therapie

Bei der Behandlung der dissoziativen Störungen kommen neben symptomatischen somatischen Therapieformen (z.B. Physiotherapie) in erster Linie **psychotherapeutische Interventionen** zur Anwendung.

Pharmakotherapie

Für die medikamentöse Therapie konnte bislang kein Wirksamkeitsnachweis erbracht werden. In Einzelfällen kann eine medikamentöse Behandlung punktuell und symptomorientiert eingesetzt werden (z.B. trizyklische Antidepressiva zur Behandlung von Schlafstörungen und Ängstlichkeit; Opiatantagonisten zur Beendigung schwerer dissoziativer Zustände bei Borderline-Persönlichkeitsstörung). Benzodiazepin-Präparate können dissoziative Phänomene verstärken und sollten daher nicht angewandt werden.

Psychotherapie

Die Schwierigkeiten, die sich in der Kontaktaufnahme, Diagnosestellung und im Beziehungsaufbau mit Patienten ergeben können, die an einer dissoziativen Störung leiden, wurden bereits im Abschnitt „Differentialdiagnose" erläutert.

Die Vorstellung des Patienten an einer psychiatrisch-psychotherapeutischen Einrichtung erfolgt häufig erst dann, wenn die Symptomatik über mehrere Jahre hinweg besteht und eine umfangreiche Organdiagnostik sowie therapeutische Maßnahmen ohne Erfolg durchgeführt wurden. Im klinischen Alltag gebräuchliche Bezeichnungen wie „psychisch überlagert", „psychogen", „funktionell", „neurotisch", „Aggravation" oder „Simulation" enthalten eine Wertung, auf die der Patient verständlicherweise mit großem Misstrauen, Enttäuschung, Ärger, Rückzug und Beziehungsabbruch reagieren kann.

Der **initialen Kontaktaufnahme** und dem **Beziehungsaufbau** zwischen Patienten und dem (oft im Konsiliardienst konsultierten) Therapeuten kommt daher eine große Bedeutung zu. Eine wertschätzende, empathische, das Leiden des Betreffenden ernst nehmende Grundhaltung ist unabdinglich. Keinesfalls sollte der Patient zu früh mit der Annahme eines psychogenen Krankheitskonzeptes durch den Therapeuten konfrontiert werden.

Psychotherapeutische Interventionen bei dissoziativen Störungen enthalten in der Regel folgende Elemente:

- genaues Erfassen der Symptomatik
- Analyse prädisponierender, auslösender und aufrechterhaltender Faktoren

- Exploration des Krankheitskonzeptes* des Patienten
- Abklären der Introspektionsfähigkeit und der Behandlungsmotivation, Motivationsaufbau
- psychoedukative Elemente
- symptomorientierte Behandlungsstrategien (z. B. Physiotherapie bei Lähmungserscheinungen, Ergotherapie bei Koordinationsstörungen, kognitive Verfahren bei Amnesien)
- supportive Psychotherapie mit dem Angebot von Entspannungs- (z. B. progressive Muskelrelaxation, autogenes Training) oder Hypnoseverfahren
- nach individuellen Gesichtspunkten: Anschluss einer kognitiv-verhaltenstherapeutischen Behandlung oder einer psychodynamischen (konfliktbearbeitenden) Therapie.

Es kann notwendig sein, den Patienten zunächst über längere Zeit im Rahmen eines Konsiliardienstes psychotherapeutisch zu betreuen (beispielsweise während eines stationären Aufenthaltes in einer neurologischen Rehabilitationsklinik), bis der Betreffende bereit ist, zur Linderung seiner Beschwerden auch mittelfristig ein Psychotherapieangebot anzunehmen (Motivationsaufbau).

Psychoedukative Elemente sollen dazu dienen, den Patienten über ätiologisches Wissen zu seiner Störung zu informieren. Dem Betreffenden soll auf einfühlsame Weise verständlich gemacht werden, welchen Einfluss belastende Ereignisse, intrapsychische Prozesse und Konfliktsituationen auf die Entstehung und Aufrechterhaltung seiner Beschwerden haben. Dabei soll ihn jedoch nicht das Gefühl vermittelt werden, er werde als „Simulant" eingeschätzt.

Wenn möglich, sollte die Behandlung im **ambulanten Setting** stattfinden. Der **Schweregrad** einer dissoziativen Störung (z. B. dissoziative Lähmung mit Paraparese), **Komplikationen** (Suizidalität) oder **komorbide Störungen** (Persönlichkeitsstörungen, Angsterkrankungen) können eine **stationäre Therapie** erforderlich machen. Einen günstigen Effekt auf die Symptomatik sollen bestimmte gruppentherapeutische Ansätze haben, die in eine Einzeltherapie integriert durchgeführt werden.

Verlauf und Prognose

Nicht selten **beginnen** dissoziative Störungen **plötzlich** und **remittieren spontan** innerhalb von Wochen oder Monaten. Bei einer Erkrankungsdauer von **mehr als zwei Jahren** sind **Spontanremissionen selten**. Eine ohne Begleiterkrankungen aufgetretene dissoziative Amnesie und die Konversionsstörungen im engeren Sinne sollen häufiger in Episoden verlaufen, während dissoziative Krampfanfälle, Fugue oder Persönlichkeitsstörung eher mit einem schleichenden Beginn und einem chronischen Verlauf assoziiert sind.

* Krankheitskonzept: individuelle Überzeugungen und Meinungen des Patienten zu Ursachen seiner Erkrankung, sinnvollen therapeutischen Maßnahmen, Wegen zur Genesung etc. Man spricht auch von der „subjektiven Krankheitstheorie".

8.5 Somatoforme Störungen

Definition

Unter den somatoformen Störungen wird eine Gruppe von Erkrankungsbildern zusammengefasst, deren gemeinsames Merkmal **andauernde körperliche Beschwerden wechselnder Intensität oder Lokalisation** sind, für deren Ausmaß trotz umfangreicher somatischer Abklärung **keine ausreichende organische Erklärung** gefunden werden kann. Sie werden als Resultat eines komplexen Zusammenspiels verschiedener Faktoren betrachtet, bei dem **psychophysiologische Vorgänge** und unangenehme **Lebensereignisse**, **Probleme oder Konfliktsituationen** eine entscheidende Rolle spielen. Üblicherweise gehen betroffene Patienten von einer organischen Genese ihrer Beschwerden aus und verlangen – trotz wiederholter unauffälliger Befunde – immer wieder aufs Neue organdiagnostische Interventionen zur Abklärung ihrer Symptome. Eine psychische Mitverursachung erscheint den meisten Patienten abwegig.

Durch die Beschwerden entstehen neben dem subjektiven Leiden ein mehr oder weniger stark ausgeprägtes Vermeidungsverhalten und eine Einengung der Aufmerksamkeit auf die Körpersymptome. Dies führt in der Regel zu erheblichen psychosozialen Beeinträchtigungen.

Abhängig von der dominierenden Symptomatik werden verschiedene Unterformen der somatoformen Störungen unterschieden (s. Tab. 8-33).

Im DSM-IV werden die Konversionsstörungen, d.h. die dissoziativen Störungen, die mit einer

Tab. 8-33 Wichtige Formen somatoformer Störungen nach ICD-10 (F45) und DSM-IV

ICD-10	DSM-IV
Somatisierungsstörung (F45.0)	Somatisierungsstörung (300.81)
Somatoforme autonome Funktionsstörung (F45.3)	
Anhaltende somatoforme Schmerzstörung (F45.4)	Schmerzstörung (307.8)
Hypochondrische Störung und dysmorphophobe Störung (F45.2)	• Hypochondrie (300.7) • Körperdysmorphe Störung (300.7)
(Konversionsstörungen werden in der ICD-10 codiert unter dissoziative Störungen, F44)	Konversionsstörung (300.11)

komplexen körperlichen Symptomatik einhergehen (z. B. Hemiparese, Blindheit), aufgrund der im Vordergrund stehenden körperlichen Symptomatik zu den somatoformen Störungen gerechnet. In der ICD-10 wird für diese Störungen eher der Aspekt der Dissoziation als zentrales Merkmal betrachtet, und sie werden deshalb den dissoziativen Störungen zugeordnet.

Zum Begriff „somatoforme Störungen"
Das Konzept der somatoformen Störungen leitet sich von dem in Kapitel 8.4 erläuterten Begriff der **Hysterie** ab. Als Ahnherr der systematischen Erfassung und Abgrenzung der **Somatisierung** wird Paul Briquet betrachtet, der Mitte des 19. Jahrhunderts bei seinen Studien zur Hysterie diese polysymptomatische Unterform der Hysterie abgrenzte. Daher wurde in vielen Arbeiten des 20. Jahrhunderts das „Briquet-Syndrom" zur Bezeichnung somatoformer Störungen verwendet.

Häufig werden diese Erkrankungsbilder auch mit den Begriffen „funktionelles Syndrom", „psychovegetatives Syndrom" oder gar der „psychischen Überlagerung" belegt. Da diese Bezeichnungen eine stark wertende Komponente enthalten und die betreffenden Patienten zu Unrecht immer wieder als „Simulanten" betrachtet werden, sollten sie nicht mehr verwendet werden.

Symptomatik

Körperliche Beschwerden, die vorübergehend und ohne fassbares organisches Korrelat auftreten, sind ein häufiges Phänomen. Erst Dauer und Intensität der Beschwerden, das Ausmaß, mit der sich das Erleben auf diese Körpererscheinungen einengt, sowie die daraus resultierenden psychosozialen Folgen machen die behandlungsbedürftige Störung aus.

Merke
In der klinischen Praxis sind die folgenden Formen der somatoformen Störungen am häufigsten zu beobachten:
- die andauernde somatoforme Schmerzstörung,
- die Somatisierungsstörung und
- die hypochondrische Störung.

Anhaltende somatoforme Schmerzstörung
In Vordergrund der Störung steht ein anhaltender schwerer Schmerz, für dessen Dauer und Intensität keine organische Ursache festgestellt werden kann. Die Schmerzen werden oft in fluktuierender Qualität, Intensität oder Dauer empfunden (= polymorph), betreffen verschiedene Körperteile oder wechseln häufig ihre Lokalisation (= polytop) (Tab. 8-34).

Kasuistik
Frau T., eine 55-jährige Krankenschwester, stellt sich während einer stationären neurologischen Rehabilitationsmaßnahme dem psychiatrischen Konsiliararzt vor. Zunächst äußert sie, sich nicht sehr viel von diesem Gespräch zu erhoffen; schließlich sei sie ja „nicht bekloppt". Allerdings sei sie bereit, alles zu versuchen, um endlich „die grauenhaften Schmerzen" wieder loszuwerden.

Sie äußert, unter stärksten, zerrenden Schmerzen im Bereich der Halswirbelsäule zu leiden, die oft in den gesamten linken Arm ausstrahlten. Aber auch der untere Rücken sei betroffen und so sei sie von Kreuzschmerzen unterschiedlicher Stärke geplagt.

Die Schmerzen bestünden ungefähr seit ihrem 34. Lebensjahr. Es gebe gute und schlechte Tage, aber sie sei nie mehr über längere Zeit beschwerdefrei gewesen. Angefangen habe das Ganze wahrscheinlich mit 28 Jahren im Rahmen ihrer Berufstätigkeit auf einer neurochirurgischen Station der Universitätsklinik. Diese Arbeit habe sie – obwohl sie immer gerne Krankenschwester gewesen sei – als extrem psychisch und körperlich belastend erlebt. Sie habe damals eine schwere Lumboischialgie mit Ausstrahlung ins linke Bein entwickelt, ohne dass eine Bandscheibenschädigung bestanden habe. Physiotherapie und medikamentöse Behandlung hätten ein vollständiges Verschwinden der Symptomatik bewirkt. Es sei jedoch in den folgenden Jahren erneut zu mehreren ähnlichen Attacken gekommen; 1983 sei schließlich ein Bandscheibenvorfall auf der Höhe des fünften Lendenwirbels diagnostiziert und nach erfolgloser konservativer Behandlung eine OP durchgeführt worden. Diese OP habe jedoch keine deutliche Linderung ihrer Schmerzen bewirkt, und seit dieser Zeit habe sie sich nicht wieder völlig erholt. Anfangs habe sie alles Mögliche versucht: Neben Physiotherapie und Gymnastikgruppen habe sie sich homöopathisch behandeln lassen und auch mehrere Heilpraktiker aufgesucht. Mittlerweile habe sie jedoch völlig resigniert und aufgrund der Schmerzen viele ihrer Hobbys aufgeben müssen. Seit ihrem 40. Lebensjahr könne sie nicht mehr im Stationsbereich arbeiten, was sie sehr vermisse. Immerhin habe man ihr die Möglichkeit geboten, an die Anmeldung der neurologischen Ambulanz zu wechseln, was mit einer geringeren körperlichen Belastung verbunden sei.

Die derzeitigen Schmerzen seien mehrfach mit Computertomographien, Kernspintomographie und neurophysiologischen Untersuchungen abgeklärt worden. Man habe ihr immer wieder gesagt, da sei „nichts Organisches". Sie könne das jedoch nicht glauben, denn sie spüre doch den Schmerz. Jetzt nehme sie eben dauerhaft ein Muskelrelaxans, Diclofenac und Tramadol-Tropfen ein.

Frau T. ist als zweitjüngstes von sieben Geschwistern aufgewachsen. Der Stiefvater habe sehr viel Alkohol getrunken; ihre Kindheit und Jugend sei „nicht schön" gewesen. Dennoch habe sie es geschafft, gegen den Willen der Eltern nach einem Realschulabschuss ihren Wunschberuf der Krankenpflege zu erlernen. Sie habe mit großem Engagement gearbeitet. Viel Spaß habe ihr auch immer sportliche Betätigung gemacht, was sie aber seit einigen Jahren gar nicht mehr machen könne. Auch von ihren Freundinnen habe sie sich wegen der Schmerzen zurückgezogen. Vom 29. bis zum 36. Lebensjahr habe sie in einer festen Partnerschaft gelebt; es sei aber wegen vieler Konflikte, insbesondere weil der Partner sie bedrängt habe, eine Familie zu gründen, zur Trennung gekommen. Seither lebe sie alleine.

Tab. 8-34 Diagnostische Kriterien der anhaltenden somatoformen Schmerzstörung nach ICD-10 (F45.4)

A. Mindestens sechs Monate kontinuierlicher, an den meisten Tagen anhaltender, schwerer und belastender Schmerz in einem Körperteil, der nicht adäquat durch den Nachweis eines physiologischen Prozesses oder einer körperlichen Störung erklärt werden kann, und der anhaltend der Hauptfokus für die Aufmerksamkeit der Patienten ist.

B. Häufigstes Ausschlusskriterium: Die Störung tritt nicht während einer Schizophrenie oder einer verwandten Störung (F20–F29) auf oder ausschließlich während einer affektiven Störung (F30-F39), einer Somatisierungsstörung (F45.0), einer undifferenzierten somatoformen Störung (F45.1) oder einer hypochondrischen Störung (F45.2).

Somatisierungsstörung

Kasuistik

Eine 32-jährige, verheiratete Fachverkäuferin wird von ihrer Hausärztin an die psychiatrische Ambulanz überwiesen. Die Ärztin schreibt in ihrem Überweisungsbericht, die Patientin klage schon seit mehr als zwei Jahren über wechselnde körperliche Beschwerden, ohne dass jemals ein richtungsweisender somatischer Befund festgestellt worden sei. Zuletzt habe die Abklärung von Magen-Darm-Beschwerden mehr als sechs Monate in Anspruch genommen. Es seien eine Gastroskopie, eine Koloskopie, eine Stuhluntersuchung auf pathogene Keime und eine Magen-Darm-Passage durchgeführt worden, ohne dass sich ein pathologischer Befund erheben ließ.

Beim Erstkontakt berichtet die Patientin sehr ausführlich und detailliert von ihren unterschiedlichen Beschwerden, die vor mehr als zwei Jahren begonnen hätten. Damals habe sie an einer schweren Bronchitis gelitten, die erst auf eine Antibiotikagabe nachgelassen habe. Überhaupt habe sie damals viel Stress gehabt, mit ihrem Mann habe sie sich häufig gestritten. Direkt im Anschluss an die Bronchitis habe sie über mehrere Monate an Brustschmerzen und Kurzatmigkeit gelitten. Später hätten sich Gelenkschmerzen sowie Taubheits- und Kribbelgefühle eingestellt. Vor einem Jahr sei es dann ganz schlimm geworden: Sie habe starke Schmerzen beim Wasserlassen gehabt; dies habe sich auch durch eine mehrmalige Antibiotikabehandlung nicht gebessert. Seit ungefähr sechs Monaten habe sie ständig einen schlechten Geschmack im Mund, leide häufig unter dünnem Stuhlgang und empfinde ihren Bauch als aufgebläht.

Sie glaube, dass hinter den Beschwerden eine körperliche Erkrankung stecke. Sie taste sich daher häufig den Bauch ab, um Verhärtungen aufzuspüren. Wenn die Hausärztin keine körperliche Ursache gefunden habe, sei sie zwar für kurze Zeit beruhigt. Sobald die Beschwerden aber wieder begännen, mache sie sich erneut große Sorgen und grüble über die Ursache nach. Inzwischen könne sie ihrem Beruf nicht mehr richtig nachgehen; sie sei häufig krank geschrieben gewesen, insgesamt 50 Tage im letzten Jahr. Bei der Arbeit müsse sie immer wieder Pausen machen und lege sich oft hin, um auszuruhen. Das ewige Hin und Her mit den Symptomen und den Arztbesuchen mache sie „ganz fertig". Dass sie einmal bei einem Psychiater und Psychotherapeuten landen würde, hätte sie nie gedacht.

(nach Lieb & Heßlinger, 2003)

Bei der Somatisierungsstörung treten über längere Zeit immer wieder körperliche Symptome in wechselnder Intensität und Qualität auf, für die keine als Erklärung ausreichende organische Ursache gefunden werden kann. Die Symptomatik kann sich auf **verschiedene Organsysteme** beziehen. Besonders häufig sind der Gastrointestinaltrakt und das kardiovaskuläre System betroffen. Die Patienten verbringen viel Zeit damit, sich mit ihren körperlichen Beschwerden zu beschäftigen (Grübeln, diagnostische und therapeutische Maßnahmen) und ziehen sich aufgrund der subjektiv oft als sehr quälend erlebten Beeinträchtigungen auch aus vielen ihrer sozialen Aktivitäten zurück (Tab 8-35).

Somatoforme autonome Funktionsstörung

Hier betreffen die vom Patienten beklagten Beschwerden in erster Linie Symptome einer erhöhten vegetativen Erregung wie beispielsweise Herzsensationen (Herzklopfen, Herzrasen), erhöhter Harndrang oder Hitzewallungen, für die sich kein organisches Korrelat finden lässt. In der Literatur wird auch vielfach vom „psychovegetativen Syndrom" oder „vegetativer Dystonie" gesprochen. Begriffe, die Störungen bestimmter Organsysteme bezeichnen, sind beispielsweise das Da Costa-Syndrom für

Tab. 8-35 Diagnosekriterien für die Somatisierungsstörung nach ICD-10 (F45.0)

A. Eine Vorgeschichte von mindestens zwei Jahren mit anhaltenden Klagen über multiple und wechselnde körperliche Symptome, die durch keine diagnostizierbare körperliche Krankheit erklärt werden können. Eine eventuell vorliegende bekannte körperliche Krankheit erklärt nicht die Schwere, das Ausmaß, die Vielfalt und die Dauer der körperlichen Beschwerden oder die damit verbundene soziale Behinderung. Wenn einige vegetative Symptome vorliegen, bilden sie nicht das Hauptmerkmal der Störung, d.h., sie sind nicht besonders anhaltend oder belastend.

B. Die ständige Sorge um die Symptome führt zu andauerndem Leiden und dazu, dass die Patienten mehrfach (dreimal oder öfter) um Konsultationen oder Zusatzuntersuchungen in der Primärversorgung oder beim Spezialisten nachsuchen. Wenn aus finanziellen oder geographischen Gründen medizinische Einrichtungen nicht erreichbar sind, kommt es zu andauernder Selbstmedikation oder mehrfachen Konsultationen bei örtlichen Laienheilern.

C. Hartnäckige Weigerung, die medizinische Feststellung zu akzeptieren, dass keine ausreichende körperliche Ursache für die körperlichen Symptome vorliegt. Akzeptanz der ärztlichen Mitteilung allenfalls für kurze Zeiträume bis zu einigen Wochen oder unmittelbar nach einer medizinischen Untersuchung.

D. Insgesamt sechs oder mehr Symptome aus der folgenden Liste, mit Symptomen aus mindestens zwei verschiedenen Gruppen:

Gastrointestinale Symptome:
1. Bauchschmerzen
2. Übelkeit
3. Gefühl von Überblähung
4. schlechter Geschmack im Mund oder extrem belegte Zunge
5. Klagen über Erbrechen oder Regurgitation von Speisen
6. Klagen über häufigen Durchfall oder Austreten von Flüssigkeit aus dem Anus.

Kardiovaskuläre Symptome:
7. Atemlosigkeit ohne Anstrengung
8. Brustschmerzen.

Urogenitale Symptome:
9. Dysurie oder Klagen über die Miktionshäufigkeit
10. unangenehme Empfindungen im oder um den Genitalbereich
11. Klagen über ungewöhnlichen oder verstärkten vaginalen Ausfluss.

Haut- und Schmerzsymptome:
12. Klagen über Fleckigkeit oder Farbveränderungen der Haut
13. Schmerzen in den Gliedern, Extremitäten oder Gelenken
14. unangenehme Taubheit oder Kribbelgefühl.

E. Häufigstes Ausschlusskriterium: Die Störung tritt nicht ausschließlich während einer Schizophrenie oder einer verwandten Störung (F2), einer affektiven Störung (F3) oder einer Panikstörung (F41.0) auf.

kardiale Beschwerden oder das psychogene Colon irritabile (Tab. 8-36).

Hypochondrische Störung

Unter dieser diagnostischen Kategorie werden zum einen die hypochondrische Störung im engeren Sinne und zum anderen die dysmorphophobe Störung zusammengefasst.

Bei der **hypochondrischen Störung** im engeren Sinne ist der Betreffende davon überzeugt, an einer schweren körperlichen Erkrankung wie z.B. AIDS oder einem bösartigen Tumor zu leiden. Der Patient kann die Krankheit genau benennen (z.B. Magenkrebs) und schildert auch körperliche Beschwerden, die mit dieser Diagnose in Einklang zu bringen sind. Somatische Missempfindungen oder Symptome jeder Art werden ängstlich beobachtet und als Bestätigung der vermuteten Erkrankung bewertet. Es werden wiederholt medizinische Institutionen und Fachpersonal konsultiert und eingehende diagnostische Maßnahmen verlangt. Obwohl die Diagnostik immer wieder unauffällige Befunde erbringt, lässt

Tab. 8-36 Diagnosekriterien für die somatoforme autonome Funktionsstörung nach ICD-10 (F45.3)

A. Symptome der autonomen (vegetativen) Erregung, die von den Patienten einer körperlichen Krankheit in einem oder mehreren der folgenden Systeme oder Organe zugeordnet werden:
1. Herz und kardiovaskuläres System
2. oberer Gastrointestinaltrakt (Ösophagus und Magen)
3. unterer Gastrointestinaltrakt
4. respiratorisches System
5. Urogenitalsystem.

B. Zwei oder mehr der folgenden vegetativen Symptome:
1. Palpitationen
2. Schweißausbrüche (heiß oder kalt)
3. Mundtrockenheit
4. Hitzewallungen oder Erröten
5. Druckgefühl im Epigastrium, Kribbeln oder Unruhe im Bauch.

C. Eines oder mehrere der folgenden Symptome:
1. Brustschmerzen oder Druckgefühl in der Herzgegend
2. Dyspnoe oder Hyperventilation
3. außergewöhnliche Ermüdbarkeit bei leichter Anstrengung
4. Aerophagie, Singultus oder brennendes Gefühl im Brustkorb oder im Epigastrium
5. Bericht über häufigen Stuhlgang
6. erhöhte Miktionsfrequenz oder Dysurie
7. Gefühl der Überblähung oder Völlegefühl.

D. Kein Nachweis einer Störung von Struktur oder Funktion der Organe oder Systeme, über die die Patienten klagen.

E. Häufigstes Ausschlusskriterium: Die Symptome treten nicht ausschließlich im Zusammenhang mit einer phobischen (F40.0.–F40.3) oder einer Panikstörung (F41.0) auf.

sich der Betreffende dadurch nicht oder nur kurzzeitig beruhigen. Für die Störung wird auch oft der Begriff der „Hypochondrie" verwendet.

Von der hypochondrischen Störung abzugrenzen ist ein Phänomen von „Gesundheitsangst", das unter dem Begriff der **„Medical Student's Disease"** bekannt ist:

Viele Medizinstudenten berichten, vor allem während des klinischen Teils ihres Studiums, über Phasen vorübergehender hypochondrischer Ängste. Dabei werden vermehrt körperliche Beschwerden wahrgenommen und vom Betreffenden auf eine vermutete organische Erkrankung zurückgeführt. Typischerweise werden diejenigen Krankheiten befürchtet, die auch gerade Gegenstand des Studiums sind. Das Phänomen kommt wahrscheinlich durch eine selektive Aufmerksamkeitszuwendung auf den eigenen Körper und eine spezifische kognitive Bewertung der Körperempfindungen zustande, die durch die Auseinandersetzung mit neuem medizinischem Wissen ausgelöst wird.

Bei der **dysmorphophoben Störung** (oder körperdysmorphen Störung, DSM-IV) erlebt sich die betreffende Person als durch eine vermeintliche körperliche Anomalie entstellt oder missgebildet. Dysmorphophobe Ängste beziehen sich häufig auf bestimmte Gesichtspartien (z. B. bei der Überzeugung, ein über die Maßen vorspringendes und damit entstellendes Kinn oder eine extrem verunstaltende Nase zu haben). Für die Umgebung sind die Befürchtungen des Betreffenden unverständlich und nicht nachvollziehbar. Nicht selten entwickeln die Patienten entgegen aller Überzeugungsversuche den drängenden Wunsch, die vermeintliche Missbildung durch eine kosmetische Operation beseitigen zu lassen. Im klinischen Alltag kann ein fließender Übergang zwischen dysmorphophoben Ängsten im Sinne einer überwertigen Idee und einem manifesten Wahn mit der unverrückbaren Überzeugung der körperlichen Missbildung beobachtet werden.

Neurasthenie

Die Neurasthenie (F48.0) wird in der ICD-10 neben dem Depersonalisations-/Derealisationssyndrom unter den **sonstigen neurotischen Störungen** aufgeführt. Aufgrund der dabei auftretenden Symptomatik mit

- anhaltender oder quälender Erschöpfung nach geringer geistiger Anstrengung oder
- andauernder Müdigkeit und Schwäche nach leichten körperlichen Anstrengungen

kann sie zu den somatoformen Störungen gerechnet werden. Zusätzlich zur leichten Ermüdbar- und Erschöpfbarkeit treten **weitere körperliche Symptome** auf wie z. B. Kopf- und Muskelschmerzen, Schlafstörungen und Reizbarkeit.

Die Überschneidungen mit der Symptomatik des Fibromyalgie-Syndroms und des Chronic-Fatigue-Syndroms werden dabei deutlich (s. unten).

Für die Neurasthenie konnte bislang kein klares ätiologisches Modell formuliert werden. Es ist anzunehmen, dass ein komplexes Zusammenspiel verschiedener Faktoren wie eine körperliche Erkrankung, belastende Lebensereignisse oder Konfliktsituationen und die individuelle Persönlichkeitsstruktur an der Entstehung der Beschwerden beteiligt sind.

Andere Störungen mit körperlicher Symptomatik unklarer Genese

In den Publikationen der vergangenen zehn Jahre tauchen vermehrt diagnostische Begriffe auf, mit denen fragliche neue Krankheiten bezeichnet werden sollen. Sie gehen wie die somatoformen Störungen mit körperlichen Beschwerden einher, für die bislang keine ausreichende organische Ursache fassbar ist. Diese „modernen Gesundheitsstörungen" werden in ihrer Bedeutung kontrovers diskutiert. Am bekanntesten sind die Diagnosen des „Chronic Fatigue Syndrome" (CFS) und der „Multiple Chemical Sensitivity" (MCS).

- **Chronic-Fatigue-Syndrom (CFS)**
  Im Vordergrund des CFS steht eine über **mindestens sechs Monate** anhaltende **Müdigkeit** und **leichte Ermüdbarkeit**, die in Kombination mit anderen unspezifischen körperlichen Beschwerden wie Hals- und Kopfschmerzen, Lymphknotenschwellungen, Muskelschmerzen, nicht entzündlichen Arthralgien oder Konzentrations- und Gedächtnisstörungen einhergeht. Die Ätiologie ist unklar, häufig soll den Symptomen eine körperliche Erkrankung vorausgehen. Möglicherweise spielen immunologische Prozesse nach abgeklungenen Virusinfektionen eine Rolle, aber auch eine Beziehung zu affektiven Störungen (v. a. Dysthymie) wird diskutiert. Ätiologische Nachweise (z. B. einer Virusinfektion) konnten jedoch bislang nicht erbracht werden.
  Es bestehen Überschneidungen mit der Neurasthenie und dem Fibromyalgie-Syndrom (s. unten).
- **Multiple Chemical Sensitivity (MCS)**
  Bei der MCS werden **multiple körperliche Beschwerden** geäußert, wie z. B. eine verstärkte Geruchsempfindlichkeit, Kakosmie und Nahrungsmittelunverträglichkeiten sowie neurologische Beschwerden (z. B. Kopfschmerzen, Konzentrations- und Gedächtnisstörungen, Schwindel). Die Patienten gehen von einer Verursachung durch Umweltfaktoren, beispielsweise einer Belastung durch Umweltgifte oder Elektrosmog, aus. Die Ätiologie dieses Syndroms ist ebenfalls ungeklärt. Eine ähnliche Symptomatik tritt beim so genannten **„Sick Building Syndrome" (SBS)** auf, das auf den Einfluss eines schlechten Raumklimas von Gebäuden zurückgeführt wird.
- **Fibromyalgie-Syndrom (= generalisierte Tendomyopathie)**
  Betroffene Patienten beklagen **Schmerzen**, die **zunächst lokalisiert** (z. B. in den Beinen oder im Be-

reich der HWS) auftreten und sich im weiteren Verlauf **schubförmig** oder **chronisch progredient** auf den gesamten Körper ausbreiten. Als diagnostische Kriterien werden neben den generalisierten Schmerzen von Muskeln und Sehnenansätzen die Schmerzhaftigkeit von mindestens elf der so genannten 18 „Tender Points", d.h. spezifischen Druckpunkten (z.B. Trochanter major, M. supraspinatus), genannt. Vegetative Symptome wie Mundtrockenheit, kalte Akren, Hyperhidrosis und Tremor sollen ebenfalls vorkommen. Frauen sind erheblich häufiger betroffen als Männer; die Erkrankung beginnt zumeist zwischen dem 30. und 60. Lebensjahr. Die Ätiologie der Erkrankung sowie eine kausale Behandlung sind bislang nicht bekannt.

Epidemiologie

Aufgrund der Verwendung unterschiedlicher Diagnosekriterien sind Angaben zur Häufigkeit der somatoformen Störungen nur sehr schwierig zu machen.

Die **Lebenszeitprävalenz** der **somatoformen Störungen** insgesamt wird auf 13% geschätzt, wobei Frauen in einem Verhältnis von 2:1 häufiger betroffen sind als Männer. Unter den stationär behandelten Patienten in einem Allgemeinkrankenhaus leiden etwa 17–30%, in einer neurologischen Abteilung etwa ein Drittel an einer somatoformen Störung.

Am häufigsten ist die **somatoforme Schmerzstörung**, wobei insbesondere über Rücken- oder Kopfschmerzen geklagt wird.

Bei **etwa zwei Dritteln** der Patienten besteht eine **Komorbidität** mit anderen psychischen Störungen. Insbesondere **depressive Syndrome** sind sehr häufig. Dabei sollte klar abgegrenzt werden, ob eine von der somatischen Symptomatik unabhängige affektive Störung oder aber gar keine somatoforme Störung, sondern eine depressive Episode mit vorwiegend körperlicher Symptomatik („larvierte Depression") vorliegt. Auch **Angststörungen** (Panikstörung, Phobien, generalisierte Angststörung), **Persönlichkeitsstörungen** (histrionische, antisoziale) und **Substanzmissbrauch** oder **-abhängigkeit** können oft gleichzeitig diagnostiziert werden.

Somatoforme Störungen können in jedem **Alter** auftreten. Die Somatisierungsstörung beginnt oft schon im Jugendalter und manifestiert sich häufig bis zum dritten Lebensjahrzehnt, die somatoforme Schmerzstörung tritt mit einem Gipfel zwischen dem 40. und 50. Lebensjahr etwas später auf.

Ätiologie

Bislang existiert für die somatoformen Störungen **kein einheitliches ätiologisches Modell**. Es wird davon ausgegangen, dass bei der Entstehung dieser Störungen verschiedene Faktoren **biologischer** und **psychologischer** Art von Bedeutung sind.

Auslöser

Eine vorübergehende körperliche Erkrankung, aber auch kritische Lebensereignisse wie z.B. die Trennung von einem Lebenspartner (Abb. 8-8, (1)), führen bei jedem psychisch Gesunden zu einer Ausnahmesituation, die mit entsprechenden, individuell unterschiedlich stark ausgeprägten emotionalen, kognitiven und körperlichen (2) Reaktionen einhergeht.

Verfügt der Betreffende über einen günstigen Bewertungsstil und ein ausreichendes Maß an Bewältigungsstrategien, klingen die Beschwerden wieder ab. Werden die Beschwerden jedoch als **„gefährlich"** oder **bedrohlich** eingestuft (4), nimmt die physiolo-

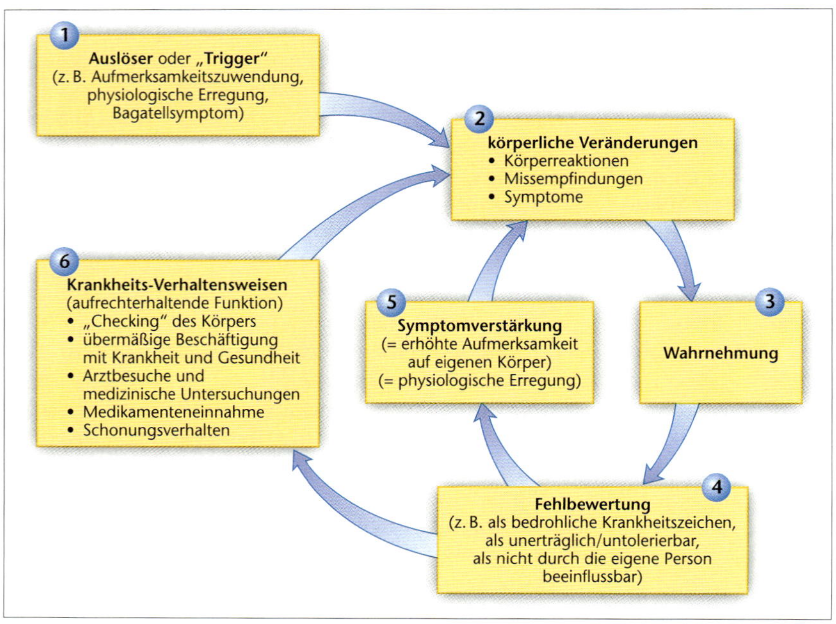

Abb. 8-8 Modell für die Entstehung und Aufrechterhaltung somatoformer Störungen, Erläuterungen im Text [26]

gische Erregung zu und die Aufmerksamkeit engt sich auf die körperlichen Probleme ein (5). Dies wiederum führt zu einer **Verstärkung** der wahrgenommenen Beschwerden.

Aufrechterhaltende Bedingungen
Die dysfunktionale Bewertung körperlicher Prozesse resultiert überdies in einer immer **zeitaufwendigeren Beschäftigung** mit dem somatischen Problem (6). Das wiederholte Untersuchen des eigenen Körpers (checking-behaviour), eine gedankliche Einengung auf die bestehenden gesundheitlichen Probleme und das daraus resultierende Verhalten (Vermeiden von körperlicher Betätigung, Rückzug aus sozialen Beziehungen, Entlastung von Verpflichtungen und Verantwortung) tragen zur **Aufrechterhaltung** der Störung und zur **Eskalation** der Symptomatik bei.

Vulnerabilität
Faktoren, die mit einer erhöhten **Anfälligkeit** für somatoforme Störungen in Verbindung gebracht werden können, sind zum einen **genetische Komponenten** (Zwillingsstudien: Konkordanzraten von 29% der eineiigen vs. 10% der zweieiigen Zwillinge), zum anderen aber auch **entwicklungsgeschichtliche Aspekte**. Insbesondere sind für Letzeres die Erfahrung von **körperlicher Gewalt** oder **sexuellem Missbrauch** in der Kindheit und andere, schwere **Traumata** von Bedeutung. Auch bestimmte prämorbide **Persönlichkeitszüge**, die **individuelle Schmerzempfindlichkeit** bzw. eine **erhöhte Sensibilität für interozeptive Reize** werden diskutiert.

Aus tiefenpsychologischer Sicht stehen Kränkungserlebnisse (z. B. Arbeitsplatzverlust, Trennung vom Partner) im Mittelpunkt. Die Schmerzsymptome wirken dabei wie eine „Plombe", die die Ich-Struktur zusammenhalten.

Ein Konzept, das häufig als Erklärung für die Entstehung der Somatisierung herangezogen wird, stammt aus der psychoanalytischen Tradition und ist unter der Bezeichnung **Alexithymie** bekannt geworden. Unter dem gelegentlich auch als „emotionales Analphabetentum" bezeichneten Konzept wird das Unvermögen einer Person verstanden, Gefühle auszudrücken oder näher zu benennen sowie emotionale Regungen und körperliche Empfindungen voneinander zu unterscheiden. Es äußert sich überdies in verminderten imaginativen Fähigkeiten der Phantasie und einem rationalen, konkretistischen Denkstil. Ob kausale Zusammenhänge mit den somatoformen Störungen bestehen, wird kontrovers diskutiert.

Diagnostik

Viele der bei der Diagnostik von dissoziativen Störungen auftretenden Probleme (↗ 8.4) stellen sich auch bei den somatoformen Störungen. Im psychiatrisch-psychotherapeutischen Erstgespräch, das häufig nach einer langen Odyssee des Patienten durch verschiedenste organmedizinische Fachgebiete erfolgt, sollten die **Symptomatik** (Qualität, Lokalisation, Häufigkeit, Dauer etc.), das **subjektive Krankheitsmodell**, bereits durchgeführte **Voruntersuchungen**, bislang unternommene **Behandlungsversuche** (z. B. physikalische Therapie, Medikamente) und die **Konsequenzen** der Erkrankung (z. B. Beeinträchtigung der beruflichen Leistungsfähigkeit, Entlastung von Verantwortung) genau exploriert werden. Dem Patienten sollte Raum gegeben werden, seine Beschwerden ausführlich darzustellen. Die Symptome und Klagen müssen vom Untersucher **ernst genommen** werden; eine wertschätzende und ermutigende Grundhaltung ist für den Aufbau einer tragfähigen therapeutischen Beziehung unabdingbar.

Das diagnostische Prozedere folgt ansonsten der psychiatrischen Basisdiagnostik. **Organische** und **psychische Erkrankungen**, die für die Symptomatik des Patienten verantwortlich sein könnten, müssen durch die entsprechenden Zusatzuntersuchungen **ausgeschlossen** werden.

Differentialdiagnostik

Grundsätzlich sollten **alle organischen Erkrankungen**, die als Ursache für die spezifische somatische Symptomatik infrage kommen, durch eine angemessene Diagnostik ausgeschlossen werden. Mehrfachuntersuchungen sind möglichst zu vermeiden; bei Änderungen des Beschwerdebildes sollten die neuen Symptome jedoch nicht unkritisch als psychogen eingeordnet, sondern durch erneute diagnostische Maßnahmen abgeklärt werden. Nicht selten werden bei Patienten mit einer bereits diagnostizierten somatoformen Störung später hinzutretende körperliche Erkrankungen übersehen. Besonders bei Erstmanifestation nach dem 40. Lebensjahr muss verstärkt an eine organische Genese gedacht werden.

> **Merke**
> Bei Erstmanifestation einer somatoformen Symptomatik nach dem 40. Lebensjahr oder Änderungen des Beschwerdebildes sollte unbedingt an eine organische Verursachung gedacht und die entsprechende Diagnostik eingeleitet werden.

Unklare körperliche Beschwerden können bei vielen **psychischen Erkrankungen** auftreten. Am häufigsten sind sie bei
- affektiven Erkrankungen („larvierte Depression"), aber auch bei
- Angststörungen
- Schizophrenien
- wahnhaften Störungen
- dissoziativen Störungen
- artifiziellen Störungen (s. unten)
- und der Simulation.

Treten die körperlichen Beschwerden ausschließlich im Rahmen der psychischen Erkrankung auf (z. B. bei einer Panikstörung), hat die entsprechende psychiatrische Diagnose Vorrang gegenüber der Kategorie der somatoformen Störungen. Der Übergang zwischen der hypochondrischen/körperdysmorphen Störung und einer Wahnentwicklung ist oft fließend.

Die somatoformen Störungen sollten – neben den oben aufgeführten Erkrankungen – gegen die folgenden Diagnosen bzw. Syndrome abgegrenzt werden:

Artifizielle Störungen (F68.1)

Bei dieser **seltenen** Gruppe von Erkrankungen fügen sich die Betreffenden **heimlich** durch **Selbstverletzungen** oder andere **Manipulationen** körperliche **Symptome** zu mit dem Ziel, **als organisch erkrankt zu gelten** und entsprechend **behandelt** zu werden.

Beispiele für solche Verhaltensweisen sind die wiederholte Injektion pyogenen Materials (mit der Folge rezidivierender Abszesse oder Fieber) oder die Induktion von Hypoglykämien durch die Einnahme oraler Antidiabetika. Auch psychische Beschwerden können vorgetäuscht werden, wie z. B. durch die Anwendung von psychotrop wirksamen Substanzen. Typischerweise werden die Symptome heimlich und wenigstens teilweise in einem Zustand **qualitativer Bewusstseinsänderung** (Anspannungszustand, Dissoziation) erzeugt.

Es handelt sich dabei also **nicht** um eine **Simulation (Z76.5)**, bei der die Symptome bewusst und gezielt vorgetäuscht werden, um sich in einer bestimmten Situation (Haft, Berentung, Musterung) einen Vorteil (Erlangen leichterer Haftbedingungen, illegaler Drogen, finanzieller Zuwendungen, Vermeiden des Miltärdienstes etc.) zu verschaffen.

> **Merke**
> Unter Simulation versteht man das bewusste und gezielte Vortäuschen von Symptomen, mit dem ein bestimmter Vorteil erreicht werden soll.

Viele Patienten mit artifizieller Störung werden wiederholt stationär und nicht selten mit invasiven Eingriffen behandelt. Andere Begriffe, mit der diese Störungen bezeichnet werden, sind das **„Münchhausen-Syndrom“**, **„Koryphäen-Killer-Syndrom“**, **„Hospital Hopper Syndrome“**, **„Mimikry-Syndrom“** oder **„Factitious Disease“**.

Als **erweitertes Münchhausen-Syndrom** oder **Münchhausen-by-proxy-Syndrom** wird das Vortäuschen einer Erkrankung **bei einer anderen Person** bezeichnet (typischerweise körperliche Schädigung eines Kindes durch seine Mutter).

Die **Ätiologie** der Störung ist unklar; viele der Patienten waren als Kinder häufig erkrankt und in langwieriger medizinischer Behandlung oder haben anderweitig engeren Kontakt zu medizinischen Institutionen und Berufen. Die Störung beginnt oft im Jugendalter und verläuft in der Regel **chronisch**, die **Prognose** wird als eher **ungünstig** eingeschätzt. Die **Komorbidität** mit anderen psychischen Erkrankungen (affektive Störungen, Suchterkrankungen, Essstörungen, Persönlichkeitsstörungen) ist **hoch**.

So genannte Rentenneurose

Eine tatsächlich bestehende Krankheit, Folgen einer Verletzung oder körperliche Behinderungen werden vom Betreffenden **aggraviert** oder **halten länger an**, als nach dem aktuellen organischen Befund zu erwarten wäre. Charakteristisch ist, dass der Patient sehr viel Aufmerksamkeit für seine Beschwerden beansprucht und häufig zusätzliche unspezifische Symptome entwickelt, die nicht auf die Grunderkrankung zurückgeführt werden können.

Nicht erfüllte Wünsche nach persönlicher Zuwendung durch Mitarbeiter medizinischer Institutionen, Unzufriedenheit über das medizinische Prozedere oder den Behandlungserfolg sowie die Möglichkeit einer finanziellen Entschädigung sollen bei der Entstehung der Störung eine Rolle spielen. In der ICD-10 wird die Erkrankung als **Entwicklung körperlicher Symptome aus psychischen Gründen** (F68.0) klassifiziert.

„Burn-out-Syndrom“

Der Begriff bezeichnet eine **Reaktion auf anhaltende Belastungen und Überforderungen am Arbeitsplatz**, vor allem im Bereich so genannter helfender Berufe. Die Störung kann mit einer Vielzahl körperlicher (Gefühl körperlicher Erschöpfung, Schlafstörungen, Kopf- und Rückenschmerzen etc.) und psychischer Symptome (Traurigkeit, Hoffnungslosigkeit, Reizbarkeit, Schuldgefühle usw.) verbunden sein. Unter dem Begriff werden häufig sowohl normalpsychologische Reaktionen auf schwere berufliche Belastungen als auch Störungen mit Krankheitswert wie zum Beispiel depressive Syndrome oder Anpassungsstörungen unkritisch zusammengefasst.

Therapie

Psychotherapie

Kognitive Verhaltenstherapie: Patienten mit somatoformen Störungen sollten nach heutigem Wissensstand **psychotherapeutisch** behandelt werden. Für die anhaltende somatoforme Schmerzstörung konnte die Wirksamkeit **kognitiv-verhaltenstherapeutischer Verfahren** empirisch untermauert werden; dieser Ansatz soll aber auch bei den übrigen somatoformen Störungen wirksam sein.

Einen Überblick über die wesentlichen Bausteine einer kognitiv-behavioralen Psychotherapie bei somatoformen Störungen gibt Tabelle 8-37.

Eine besondere Bedeutung kommt bei Patienten mit somatoformen Störungen dem **Aufbau** einer vertrauensvollen, tragfähigen **therapeutischen Beziehung** und der Förderung von **Behandlungsmotiva-**

Tab. 8-37 Elemente einer kognitiv-behavioralen Psychotherapie bei somatoformen Störungen ([27]; Erläuterungen im Text)

Therapieziele	Therapeutische Interventionen
Beziehungsaufbau	den Patienten bitten, seine Beschwerden detailliert zu schildern; zuhören, akzeptierende, wertschätzende, empathische Haltung des Therapeuten
Aufbau von Behandlungsmotivation	mögliche psychotherapeutische Interventionen und deren Wirkungsweise erläutern (z. B. Muskelrelaxation zur Linderung von Schmerzen, Stressabbau); realistische Ziele und Teilziele vereinbaren
Erarbeiten eines allgemeinen psychosomatischen Krankheitsmodells	Krankheitsverständnis des Patienten akzeptieren und allmählich durch psychoedukative Interventionen erweitern (Information über wissenschaftlich untermauerte Zusammenhänge zwischen „Körper und Psyche", Verhaltensexperimente, Symptomtagebuch, Biofeedback-Methoden)
Verbesserte Symptombewältigung	Entspannungsverfahren erlernen (z. B. progressive Muskelrelaxation), Übungen zur gezielten Aufmerksamkeitslenkung, Ablenkungsstrategien, Entdecken (Symptomtagebuch) und gezieltes Einsetzen von Faktoren, die die Symptomatik bessern
Abbau von Schonverhalten und Rückzug	Ermutigung des Patienten zu genussvollen Aktivitäten und zur Wiederaufnahme/Pflege sozialer Kontakte (= Aufbau positiver Verstärker); Aufnahme körperlicher/sportlicher Aktivitäten; Ermutigung zur (Rück-)Übernahme von Verantwortung (familiär, beruflich)
Abbau von Medikamenteneinnahme/-missbrauch	Information über Risiken der Medikamenteneinnahme (Abhängigkeit, unerwünschte Nebenwirkungen, paradoxe Effekte, z. B. Induktion eines Dauerkopfschmerzes bei Langzeiteinnahme von Paracetamol), Dosisreduktion/Ausschleichen
Reduktion krankheitsbezogener Interaktionen und organmedizinischer Interventionen	Unwirksamkeit wiederholter ärztlicher Rückversicherungen verständlich machen, systematische Reduktion bzw. Unterlassen von Rückversicherungen; klare Absprachen über die Häufigkeit und Art somatischer Interventionen
Abbau von Stress, Förderung der Lebenszufriedenheit	Aufbau genussvoller Aktivitäten, Stressbewältigungstraining, Erlernen von Problemlösestrategien
Analyse und Veränderung dysfunktionaler Gedanken/Erwartungen und der damit verbundenen Emotionen	Protokoll dysfunktionaler Krankheitsüberzeugungen und anderer verzerrter Kognitionen, Erarbeiten realistischerer Einschätzungen

tion zu. Da die Patienten zumeist von einer organischen Verursachung ihrer Symptome ausgehen und nicht selten die Erfahrung machen, als Simulanten abgestempelt zu werden, stehen sie einer psychotherapeutischen Intervention eher **misstrauisch** oder gar **ablehnend** gegenüber („Jetzt schickt mich mein Arzt zu Ihnen, weil er denkt, ich bin verrückt und bilde mir das alles nur ein"). Daher ist es äußerst wichtig, für die Schilderungen des Patienten Zeit einzuplanen und ihn in seinem Leiden ernst zu nehmen. Viele Patienten können zunächst nicht nachvollziehen, wie ihnen eine Psychotherapie helfen soll. Aus diesem Grund sollten ihnen Methoden und Möglichkeiten einer solchen Behandlung ausführlich **erläutert** werden. Ohne sich mit dem Patienten in Diskussionen zu verstricken, sollten Schritt für Schritt Zusammenhänge zwischen psychischen Faktoren und seinen körperlichen Beschwerden erarbeitet werden. Hierfür sind die vom Patienten geführten **Symptomprotokolle oder -tagebücher** von größter Wichtigkeit (Abb. 8-9).

- Verständlicherweise geben die meisten Patienten als **Behandlungsziel** an, wieder komplett schmerz- oder beschwerdefrei zu werden. Dieser Wunsch sollte **vorsichtig relativiert** werden, da eine **vollständige Remission** der Symptome eher **selten** zu erreichen ist. Vielmehr sollten **realistische Ziele oder Teilziele** vereinbart werden. (z. B. Entspannungsverfahren einmal pro Tag durchführen; jeden Tag eine angenehme Aktivität einplanen; Abnahme der Schmerzen um 20%).
- Neben den Entspannungsverfahren kommt der **gezielten Aufmerksamkeitslenkung** eine große Bedeutung zu. Der Patient kann durch den Einsatz von „Ablenkungsstrategien" (z. B. Telefonat mit einer Freundin, Spazierengehen, Entspannungsübungen) die Beobachtung machen, dass sich die Beschwerden bessern, und entwickelt dadurch Möglichkeiten, seine Befindlichkeit selbst positiv zu beeinflussen.
- Viele Patienten mit somatoformen Störungen vernachlässigen aufgrund ihrer Erkrankung soziale

Tagesprotokoll **Datum:** ______

Tageszeit	Durchschnittliche Schmerzstärke (keine – extrem stark)	Schmerzdauer in Stunden
Nacht (0–6 Uhr)	0 1 2 3 4 5 6 7 8 9 10	0 1 2 3 4 5 6
Morgen (6–12 Uhr)	0 1 2 3 4 5 6 7 8 9 10	0 1 2 3 4 5 6
Nachmittag (12–18 Uhr)	0 1 2 3 4 5 6 7 8 9 10	0 1 2 3 4 5 6
Abend (18–24 Uhr)	0 1 2 3 4 5 6 7 8 9 10	0 1 2 3 4 5 6

Wie viele Stunden in Ihrer Wachzeit hatten Sie heute insgesamt Schmerzen? ______ Stunden

Tagesablauf (am Abend ausfüllen)

Arztbesuche (wegen Schmerzen): ______ mal | Andere medizinische Maßnahmen: ______ mal

Medikamente/Spritzen (Dosis/Menge)

A: ______ C: ______

B: ______ D: ______

1) In welchem Ausmaß hat der Schmerz Sie heute daran gehindert, das zu tun, was Sie eigentlich wollten?

gar nicht 0 1 2 3 4 5 6 7 8 9 10 sehr stark

Was konnten Sie heute nicht tun? ______

2) In welchem Ausmaß fühlen Sie sich heute durch Ihre Schmerzen in Ihrer Stimmung beeinträchtigt?

gar nicht 0 1 2 3 4 5 6 7 8 9 10 sehr stark

3) Wie wohl haben Sie sich heute gefühlt?

gar nicht 0 1 2 3 4 5 6 7 8 9 10 sehr wohl

4) Haben Sie heute, außer durch Medikamente, selbst Einfluss auf Ihre Schmerzen nehmen können?

gar nicht 0 1 2 3 4 5 6 7 8 9 10 sehr gut

Wodurch? ______

5) In welchem Ausmaß hatten Sie heute außer den Schmerzen noch andere Belastungen (Stress, Ärger, Angst, Sorgen usw.)?

gar keine 0 1 2 3 4 5 6 7 8 9 10 sehr viele

Welche? ______

6) In welchem Ausmaß hat der Schmerz in der vergangenen Nacht Ihren Schlaf gestört?

gar nicht 0 1 2 3 4 5 6 7 8 9 10 sehr stark

Bitte kreuzen Sie an, was Sie heute durchgeführt haben:

1) Entspannungsübungen ______ mal
2) Ablenkung __
3) Aktiver Bewegungsausgleich __
4) Angenehmes Erleben, Genießen __
5) Veränderung negativer Gedanken __

Abb. 8-9 Beispiel für ein Symptomtagebuch bei der Behandlung der anhaltenden somatoformen Schmerzstörung

Kontakte und genussvolle Aktivitäten, so dass ihr Lebensalltag eintönig, freudlos und beziehungsarm wird. Damit wird der vermehrten Beschäftigung mit den körperlichen Beschwerden Vorschub geleistet. Das **geplante, regelmäßige Durchführen von angenehmen Aktivitäten,** gerade **trotz** der körperlichen Symptomatik, erbringt hier häufig eine deutliche Besserung der Stimmung, der

Lebenszufriedenheit und schließlich auch der Körpersymptome.

- Untersuchungen zu **kognitiven Bewertungsprozessen** bei Patienten mit Somatisierungsstörung zeigten, dass die Patienten dazu neigen, Körpermissempfindungen schnell als bedrohlich oder gefährlich einzuschätzen (Katastrophisieren) oder sich selbst als extrem wenig belastbar und „kränklich" zu beurteilen. Diese kognitiven Verzerrungen lassen sich im Rahmen der Therapie beispielsweise mit **Verhaltensprotokollen** erfassen. Sie werden dann in den Therapiesitzungen besprochen, um dem Patient das Erarbeiten realistischerer oder sinnvollerer Kognitionen zu ermöglichen (Abb. 8-10).

Praxistipps für die Behandlung der somatoformen Störungen:
- die Beschwerden des Patienten ernst nehmen und akzeptieren,
- den Patienten nicht zu früh mit einem psychologischen Störungsmodell konfrontieren,
- der Motivationsaufbau ist ein wesentlicher Bestandteil der Behandlung und Vorbedingung für die weitere Therapie,
- Therapieziele möglichst präzise und in mehreren „Zwischenzielen" formulieren,
- enge Kooperation und Informationsaustausch mit Ärzten/Therapeuten anderer Fachgebiete (insbesondere mit dem Hausarzt),
- unnötige diagnostische Interventionen vermeiden,
- Funktionalität der Störung beachten.

Psychodynamisch orientierte Psychotherapie: Auch psychodynamische Ansätze, die speziell auf die Bedürfnisse von Patienten mit somatoformen Störungen zugeschnitten sind, werden als wirksam betrachtet.

Für die somatoforme Schmerzstörung wurde beispielsweise eine psychodynamisch-interaktionelle Gruppentherapie entwickelt, die sich nach **psychoedukativen** und anderen vorbereitenden Elementen auf die **Beziehungsgestaltung** und frühere (eventuell traumatische) **Beziehungserfahrungen** der Patienten konzentriert. Eine psychodynamisch orientierte Therapie kommt dann in Frage, wenn der Patient selbst in ausreichendem Maße akzeptiert, dass psychische Faktoren für die Genese und Aufrechterhaltung der Störung verantwortlich sind, und wenn er grundsätzlich bereit ist, sich mit wichtigen lebensgeschichtlichen Ereignissen, Problemen oder Konflikten zu beschäftigen.

Pharmakotherapie

Zur medikamentösen Behandlung der somatoformen Störungen existieren nur **wenige abgesicherte Ergebnisse**.

- Für die Behandlung der **Somatisierungsstörungen** und **der somatoformen autonomen Störung** konnte die Wirksamkeit von **Opipramol** (trizyklisches Piperazinyl-Derivat, Anxiolytikum) nachgewiesen werden.
- Bei der **hypochondrischen Störung** werden **Serotoninwiederaufnahmehemmer** als wahrscheinlich effektiv eingeschätzt.
- Bei der **somatoformen Schmerzstörung** kann mit der Gabe **trizyklischer Antidepressiva** in niederer Dosierung (z. B. Amitriptylin 75 mg) oft eine Besserung der Schmerzen erzielt werden. Auch **Gabapentin** (Antiepileptikum) soll eine schmerzlindernde Wirkung entfalten.

Auf die Anwendung von **Benzodiazepinpräparaten** oder **Neuroleptika** (z. B. Fluspirilen) sollte aufgrund ihres Nebenwirkungsspektrums **verzichtet** werden (Toleranz-/Abhängigkeitsentwicklung bzw. Gefahr extrapyramidalmotorischer Symptome). Auch die unkritische, dauerhafte Behandlung mit **Analgetika** ist zu **vermeiden**, da hierdurch unerwünschte Folgen wie der durch Analgetika induzierte Dauerkopfschmerz, Nierenschädigungen (beides bei nichtsteroidalen Antirheumatika) oder eine Abhängigkeit (Opiate, Opioide) verursacht werden können.

Verlauf und Prognose

Somatoforme Störungen verlaufen in der Regel **chronisch** mit **fluktuierender Symptomatik. Spon-**

Welche Situation? (Was war? Wann? Wo? Mit wem?)	Wie hat mein Körper reagiert? (einschließlich Muskelanspannung)	Welche Gefühle und Gedanken hatte ich in der Situation?	Was hätte ich denken können?	Was habe ich getan?
Habe die Küche aufgeräumt, muss jetzt einkaufen gehen.	Rückenschmerzen, bin müde, etwas angespannt.	Die Schmerzen machen mich fertig. Mir wird alles zu viel. Verzweiflung, Traurigkeit, Ärger.	Jetzt erst 'mal Pause machen und nachdenken. Ich weiß, dass der Schmerz auch wieder besser wird.	Hingelegt, Musik gehört. Festgestellt, dass es reicht, wenn ich morgen einkaufen gehe.

Verhaltensprotokoll

Abb. 8-10 Beispiel für ein Verhaltensprotokoll bei der Behandlung der anhaltenden somatoformen Schmerzstörung

tanremissionen sind eher **selten**. Das Ausmaß der durch die Störung verursachten Beeinträchtigungen im körperlichen, sozialen und beruflichen Bereich kann stark variieren.

Als **prognostisch ungünstig** werden unter anderem die folgenden Faktoren angesehen: eine hohe Funktionalität der Störung (hoher sekundärer Krankheitsgewinn), Unabhängigkeit der Symptomatik von belastenden Lebensereignissen oder Angst, Festhalten an der Überzeugung einer ausschließlich organischen Genese der Beschwerden, eine lange Vorgeschichte invasiver Interventionen und komorbide psychische Erkrankungen.

9 Persönlichkeitsstörungen und Verhaltensstörungen

Sabine Frauenknecht, Klaus Lieb

9.1 Einführung in die Persönlichkeitsstörungen

Unter der **Persönlichkeit** eines Menschen versteht man die individuelle Konstellation seiner Eigenschaften, seine unverwechselbare Art, zu denken, zu empfinden und Beziehungen zu gestalten. Sie macht das Verhalten eines Menschen in spezifischen Situationen erklärbar oder vorhersehbar und ermöglicht Überleben, Wachstum und Anpassung an veränderte Lebensbedingungen. Die Persönlichkeitsentwicklung resultiert aus dem Zusammenspiel von genetisch-biologischen Voraussetzungen mit psychosozialen und physikalischen Umgebungsbedingungen. Nach heutiger Auffassung stellt die Persönlichkeitsentwicklung und -reifung einen über das ganze Leben andauernden Prozess dar.

Definition und Symptomatik

Von einer **Persönlichkeitsstörung** (PS) spricht man, wenn bestimmte Eigenschaften, Verhaltensweisen, affektive Reaktionen oder Denkmuster einer Person derart ausgeprägt sind, dass sie ein flexibles, wechselnden Situationen und Umgebungsbedingungen angemessenes Verhalten behindern. Die mit den akzentuierten Persönlichkeitszügen verbundenen Einstellungen und Verhaltensweisen weichen dabei deutlich von den Erwartungen des soziokulturellen Umfeldes ab. Die betreffende Person neigt dazu, unter verschiedenen sozialen und persönlichen Gegebenheiten immer wieder mit denselben „Strategien" zu reagieren, ob diese nun eine „erfolgreiche" Bewältigung der Situation ermöglichen oder nicht. Daraus entsteht **der Person selbst** oder **ihrer Umgebung erhebliches Leiden**. Die starren Erfahrungs- und Verhaltensmuster bestehen in der Regel stabil über lange Zeit und lassen sich bis ins Kindes- oder Jugendalter zurückverfolgen. Charakteristisch ist, dass die von der Norm abweichenden Verhaltens- oder Denkmuster vom Betreffenden zumeist nicht als störend oder gar „krankhaft" erlebt werden **(Ich-Syntonie)**. Das Gefühl, mit ihm selbst sei vielleicht etwas „nicht ganz in Ordnung", entwickelt sich meist erst dann, wenn zunehmende Interaktionsprobleme zu einem entsprechenden Leidensdruck führen.

Nur wenn diese Bedingungen erfüllt sind und die Auffälligkeit nicht durch eine andere psychische oder organische Grunderkrankung erklärt werden kann, darf die Diagnose einer Persönlichkeitsstörung überhaupt gestellt werden. In der ICD sind die allgemeinen Kriterien für die Diagnose einer Persönlichkeitsstörung wie in Tabelle 9-1 dargestellt formuliert.

Persönlichkeitsveränderungen, die infolge einer Extrembelastung (z.B. KZ-Internierung, Folter) oder einer psychischen Erkrankung auftreten, werden in der ICD-10 gesondert kodiert (F62.0, F62.1).

Tab. 9-1 Allgemeine Kriterien für die Diagnose einer Persönlichkeitsstörung nach ICD-10 (F60)

G1.	Die charakteristischen und dauerhaften inneren Erfahrungs- und Verhaltensmuster der Betroffenen weichen insgesamt deutlich von kulturell erwarteten und akzeptierten Vorgaben („Normen") ab. Diese Abweichung äußert sich in mehr als einem der folgenden Bereiche: 1. Kognition (d.h. Wahrnehmung und Interpretation von Dingen, Menschen und Ereignissen; Einstellungen und Vorstellungen von sich und anderen) 2. Affektivität (Variationsbreite, Intensität und Angemessenheit der emotionalen Ansprechbarkeit und Reaktion) 3. Impulskontrolle und Bedürfnisbefriedigung 4. Zwischenmenschliche Beziehungen und die Art des Umganges mit ihnen.
G2.	Die Abweichung ist so ausgeprägt, dass das daraus resultierende Verhalten in vielen persönlichen und sozialen Situationen unflexibel, unangepasst oder auch auf andere Weise unzweckmäßig ist (nicht begrenzt auf einen speziellen auslösenden Stimulus oder eine bestimmte Situation).
G3.	Persönlicher Leidensdruck, nachteiliger Einfluss auf die soziale Umwelt oder beides, deutlich dem unter G2. beschriebenen Verhalten zuzuschreiben.
G4.	Nachweis, dass die Abweichung stabil, von langer Dauer ist und im späten Kindesalter oder in der Adoleszenz begonnen hat.
G5.	Die Abweichung kann nicht durch das Vorliegen oder die Folge einer anderen psychischen Störung des Erwachsenenalters erklärt werden. Es können aber episodische oder chronische Zustandsbilder der Kapitel F0–F5 und F7 neben dieser Störung existieren oder sie überlagern.
G6.	Eine organische Erkrankung, Verletzung oder deutliche Funktionsstörung des Gehirns müssen als mögliche Ursache für die Abweichung ausgeschlossen werden (falls eine solche Verursachung nachweisbar ist, soll die Kategorie F07 verwendet werden).

Zum Begriff „Persönlichkeitsstörung"

In der psychiatrischen Tradition wurden die Persönlichkeitsstörungen wie die Neurosen den psychogenen Störungen zugeordnet (triadisches System, ↗ Kap. 1) und als „abnorme Persönlichkeiten" oder „Psychopathien" bezeichnet. Von Kurt Schneider stammt die folgende Definition: „Psychopathische Persönlichkeiten sind solche abnormen Persönlichkeiten, die unter ihrer Abnormität leiden oder unter deren Abnormität die Gesellschaft leidet." Im angloamerikanischen Raum war über lange Zeit der Begriff der „Soziopathie" gebräuchlich. Der mit der Psychopathie verwandte Begriff der „Charakterneurose" stammt aus der psychoanalytischen Tradition, die eine akzentuierte Persönlichkeit durch das Vorherrschen eines bestimmten Triebs, dessen Abwehr oder Hemmung erklärt.

Problematisch an allen Begriffen war und ist eine einseitig auf die **Defizite** des Betreffenden ausgerichtete Sichtweise. Auch die „Persönlichkeitsstörung", welche die Bezeichnungen „Psychopathie" und „Charakterneurose" ersetzt hat, beinhaltet immer noch die Gefahr der **Stigmatisierung**, d.h. dass die Person, mit der interaktionelle Schwierigkeiten bestehen, als „gestörte Person" bezeichnet und damit einseitig als „Störungsursache" bewertet wird. Dabei wird oft übersehen, dass aktuell „schwierige" oder „andersartige" Verhaltensweisen oder Einstellungen eines Menschen unter Umständen zu einem entwicklungsgeschichtlich früheren Zeitpunkt **sinnvolle Strategien** darstellten, die eine **Anpassung an** oder ein **emotionales Überleben in aversiven oder extrem ungünstigen Umgebungsbedingungen** überhaupt erst ermöglichten. Eine Perspektive, welche die „Andersartigkeit" des Gegenübers respektiert und versucht, die subjektiven Gründe für sein Verhalten nachzuvollziehen, ist für die therapeutische Arbeit mit „persönlichkeitsgestörten" Menschen unabdingbar.

Klassifikation

Neben den **allgemeinen Kriterien für die Diagnose einer Persönlichkeitsstörung** unterscheidet sowohl die ICD-10 unter der Kategorie F60 als auch das DSM-IV **zehn verschiedene spezifische PS**. Aufgrund konzeptueller Überlegungen oder redaktioneller Gründe weichen die beiden Manuale in manchen Diagnosen voneinander ab (Tab. 9-2). Die modernen Klassifikationssysteme ermöglichen eine **multiaxiale Diagnostik**, d.h. bei einem Patienten können gleichzeitig mehrere psychische Störungen vorliegen. Im **DSM-IV** werden die Persönlichkeitsstörungen gesondert auf der zweiten von insgesamt 5 Achsen diagnostiziert (↗ Kap. 1). Das bedeutet, dass eine Persönlichkeitsstörung **zusätzlich** zur Diagnose einer psychischen Erkrankung auf Achse 1 (z.B. affektive Störung, neurotische Störung, Anpassungsstörung) erfasst werden kann.

Das DSM unterscheidet dabei **drei Hauptgruppen** von Persönlichkeitsstörungen, die auch als **Cluster** bezeichnet werden. Die Einteilung erfolgte aufgrund der im Vordergrund stehenden klinischen Symptomatik in die Gruppen der

- **„exzentrischen, sonderbaren" Störungen (Cluster A)**
- **„dramatischen, emotionalen, launischen" Störungen (Cluster B)** und
- **„ängstlichen" Störungen (Cluster C)**.

Einen Überblick über die den verschiedenen Hauptgruppen zugeordneten Persönlichkeitsstörungen und deren charakteristische Muster inneren Erlebens und Verhaltens gibt Tabelle 9-3.

Neben der Perspektive der modernen Diagnosemanuale, die verschiedene **„Prototypen"** von Persönlichkeitsstörungen unterscheiden, sind auch **dimensionale Modelle** für Persönlichkeit aus der

Persönlichkeitsforschung zu erwähnen. Letztere verstehen Persönlichkeitsstörungen als **Extremvarianten „normaler" menschlicher Verhaltensweisen**.

Am bekanntesten ist das **Fünf-Faktoren-Modell (Big Five)**, das die stabilen Wesensmerkmale einer Persönlichkeit in fünf Dimensionen beschreibt:

1. **„Extraversion/Introversion"**: das nach außen oder innen gerichtete Verhalten und Erleben und damit das Ausmaß an Kontaktfreudigkeit bzw. Zurückhaltung
2. **„Neurotizismus"**: das Maß an Überempfindlichkeit bzw. Entspanntheit
3. **„Offenheit"**: die Fähigkeit, aus neuen Erfahrungen zu lernen, Kreativität bzw. Phantasielosigkeit
4. **„Gewissenhaftigkeit"**: der Umgang mit Aufgaben und Anforderungen, gründliches bzw. unsorgfältiges Vorgehen
5. **„soziale Verträglichkeit"**: das Ausmaß von aggressivem, streitsüchtigem bzw. friedfertigem Verhalten.

Bestimmte Persönlichkeitsmerkmale wie z. B. eine erhöhte Aggressivität werden als Risikofaktoren für die Entwicklung dysfunktionaler Verhaltens- und Denkmuster betrachtet.

Epidemiologie

Persönlichkeitsstörungen treten in der deutschen Allgemeinbevölkerung mit einer Prävalenz von etwa 11% auf. Insgesamt betrachtet sind Frauen und Männer gleich häufig betroffen; für die spezifischen Formen der Persönlichkeitsstörungen ergeben sich in der Geschlechterverteilung jedoch deutliche Unterschiede: Die dissoziale und die zwanghafte Persönlichkeitsstörung treten häufiger bei Männern auf, dagegen sind deutlich mehr Frauen von der Borderline-Störung, der dependenten oder der ängstlich-vermeidenden Persönlichkeitsstörung betroffen.

Tab. 9-2 Spezifische Persönlichkeitsstörungen (PS) in der ICD-10 und dem DSM-IV

Cluster	ICD-10	DSM-IV
A	Paranoide PS Schizoide PS (Schizotype Störung: F21)	Paranoide PS Schizoide PS Schizotypische PS
B	Dissoziale PS Emotional instabile PS: • Impulsiver Typus • Borderline-Typus Histrionische PS –	Antisoziale PS – Borderline-PS Histronische PS Narzisstische PS
C	Ängstliche PS Abhängige PS Anankastische PS	Selbstunsichere PS Abhängige PS Zwanghafte PS

Tabelle 9-4 gibt einen Überblick über die Häufigkeit der spezifischen Persönlichkeitsstörungen in der Allgemeinbevölkerung. Bei psychiatrisch behandelten Patienten liegen die Prävalenzen einzelner PS deutlich höher.

Zwischen 40 und 60% aller Patienten in psychiatrischer Behandlung haben Persönlichkeitsstörungen; in der forensischen Psychiatrie soll die Häufigkeit sogar bei 70–90% liegen. Bei der Behandlung psychisch erkrankter Menschen wird man am häufigsten mit der dependenten, der ängstlich-vermeidenden, der dissozialen und der Borderline-Persönlichkeitsstörung in Berührung kommen.

Ungefähr zwei Drittel aller Patienten mit Persönlichkeitsstörung leiden zusätzlich an einer weiteren psychischen Erkrankung. Persönlichkeitsstörungen des Clusters B gehen häufig mit einer Suchterkrankung einher; Menschen mit Persönlichkeitsstörung

Tab. 9-3 Hauptgruppen spezifischer Persönlichkeitsstörungen und deren charakteristische Muster inneren Erlebens und Verhaltens (nach DSM-IV)

Cluster	Diagnose	Charakteristika
A „sonderbar, seltsam, exzentrisch"	Paranoide PS Schizoide PS Schizotypische PS	Misstrauen und Argwohn, Interpretation der Motive anderer als böswillig Distanziertheit, Isolation, eingeschränkter emotionaler Ausdruck Soziales Unbehagen, eigentümliches Verhalten, Verzerrungen des Denkens
B „dramatisch, emotional, launisch"	Dissoziale PS Borderline-PS Histrionische PS Narzisstische PS	Missachtung und Verletzung der Rechte anderer Instabilität zwischenmenschlicher Beziehungen, des Selbstbildes und der Affektivität, Impulsivität Übermäßige Emotionalität, Expressivität, Aufmerksamkeit heischendes Verhalten Gefühl der Großartigkeit, Bedürfnis nach Bewunderung, „Selbstverherrlichung", mangelnde Empathie
C „ängstlich"	Ängstlich-vermeidende PS Dependente PS Zwanghafte PS	Soziale Hemmung, Gefühl der Unzulänglichkeit, Überempfindlichkeit gegenüber negativer Bewertung Unterwürfiges und anklammerndes Verhalten, übermäßiges Bedürfnis, umsorgt zu werden, Gefühl der Hilflosigkeit/Schwäche Ständige Beschäftigung mit Ordnung, Perfektionismus, Kontrolle, „Sollen"

Tab. 9-4 Häufigkeit spezifischer Persönlichkeitsstörungen

	Spezifische Formen	Prävalenz in der Allgemeinbevölkerung
Cluster A	Paranoide PS	1,5–3%
	Schizoide PS	0,5–1,5%
	Schizotypische PS	3%
Cluster B	Dissoziale PS	3–7% ♂ 1–2% ♀
	Borderline PS	0,8–2%
	Histrionische PS	2–3%
	Narzisstische PS	0,0–0,4%
Cluster C	Ängstlich-vermeidende PS	0,9%
	Dependente PS	1–2%
	Zwanghafte PS	1–2%

aus Cluster C leiden überzufällig häufig an einer somatoformen Störung. Grundsätzlich haben Menschen mit Persönlichkeitsstörung ein **erhöhtes Risiko**, an einer **Angsterkrankung,** einer **affektiven Störung** oder einer **Essstörung** zu erkranken. Sie leiden auch häufig an weiteren **Persönlichkeitsstörungen**.

Die Komorbidität ist insofern von großer Bedeutung, als psychische Erkrankungen bei Menschen mit Persönlichkeitsstörungen (z.B. depressive Episode) oftmals schwerer ausgeprägt sind und tendenziell einen komplizierteren Behandlungsverlauf mit geringerem Therapieerfolg aufweisen.

Ätiologie

Für die **Genese** der Persönlichkeitsstörungen gibt es bislang **kein einheitliches, durch empirische Daten untermauertes Entstehungsmodell**. Die verschiedenen Konzepte zur Ätiologie von Persönlichkeitsstörungen werden nach wie vor kontrovers diskutiert. Glücklicherweise widmen sich zunehmend mehr Autoren einer schulenübergreifenden, integrativen Sichtweise, die sich auf das Verständnis von der Entstehung und der Therapie der Persönlichkeitsstörungen positiv ausgewirkt hat.

Die wichtigsten Konzepte zur Ätiologie von Persönlichkeitsstörungen sollen hier in Kürze dargestellt werden.

Psychoanalytische Konzepte

Wie bereits ausgeführt, werden in der **psychoanalytischen Tradition** pathologische Persönlichkeitsakzentuierungen auch als **Charakterneurosen** bezeichnet. Durch eine Reifungs- und Entwicklungsstörung in bestimmten Phasen der frühkindlichen Entwicklung kann eine bestimmte **Triebregung** (z.B. Aggressivität) **in übermäßiger Form** (z.B. als Wutausbrüche oder sadistisches Verhalten) auftreten oder wird durch primitive **Abwehrmechanismen** wie die Reaktionsbildung (Kontrolle, Pedanterie) oder Sublimierung (z.B. Einschlagen einer militärischen/juristischen Laufbahn) „reguliert" (vgl. a. Neurosenlehre, Kap. 3.4.3). Man spricht auch von einer **Fixierung** auf die Bedürfnisse und Reaktionsweisen einer früheren Entwicklungsstufe. Diese Überlegungen wurden in der 2. Hälfte des 20. Jahrhunderts von zahlreichen Autoren weiterentwickelt und teilweise erheblich modifiziert. In den Vordergrund der Theoriebildung traten nun die Entwicklung der **Objektbeziehungen**, d.h. das subjektive Wahrnehmen und Erleben des „Selbst" und des Anderen („Objekt"), und deren Bedeutung für die Ausbildung der Persönlichkeit.

Interpersonelle Schule

In der **Interpersonellen Schule** wird Persönlichkeit als individuelles, relativ stabiles Muster betrachtet, mit welchem ein Individuum mit anderen in Beziehung tritt. Das **„Selbst"** wird per se als **interpersonell** und durch Beziehungen definiert betrachtet. Die interpersonellen Erfahrungen, die ein Individuum mit seinen Bezugspersonen macht, werden in Form so genannter **Selbst-Schemata** gespeichert. Diese Schemata beinhalten bestimmte **Annahmen, Erwartungen, Affekte** und **Verhaltensweisen**, welche die zukünftige Gestaltung von Beziehungen bestimmen. Es besteht die Neigung, **schemakonform wahrzunehmen** bzw. **zu kommunizieren**, d.h. die Interaktion mit anderen Menschen den eigenen Erfahrungen gemäß zu interpretieren und sich dementsprechend zu verhalten.

Hat ein Mensch beispielsweise als kleines Kind häufig die Erfahrung extremer Verlassenheit gemacht und aus der Unfähigkeit, alleine zurechtzukommen, ein Gefühl massiver Hilflosigkeit erlebt, wird er möglicherweise auch in späteren Beziehungen äußerst empfindlich auf Distanzierungsbestrebungen des Gegenübers reagieren und alles tun, um die befürchtete Trennung und das als katastrophal erlebte Verlassen-Sein zu verhindern. Starke Anklammerungstendenzen können nun ihrerseits erst recht zum Rückzug des Gegenübers aus der Beziehung führen und somit das Schema des Betreffenden, auf der Welt eigentlich allein gelassen zu sein, bestätigen.

Neben der Tendenz zur schemakonformen Wahrnehmung und Kommunikation wird auch die **Darstellung des** eigenen **Selbst** von den gemachten Erfahrungen bestimmt. Im oben ausgeführten Beispiel würde sich der Betreffende bei einer antizipierten Trennung gegenüber der Bezugsperson als hilflos und schwach darstellen, um Zuwendung, Fürsorge und emotionale Nähe zu sichern. Es sollte beachtet werden, dass der größte Teil der geschilderten „schemakonformen" Wahrnehmungs- und Selbstdarstellungsprozesse **nicht** der **bewussten Kontrolle** unterliegt.

Zwischenmenschliche Prozesse, die zu nicht-schemakonformen Wahrnehmungen führen, bedingen zumeist als **negativ erlebte affektive Zustände**. So wird zum Beispiel ein Mensch mit Borderline-Persönlichkeitsstörung auf ein Lob für eine gut erledigte Aufgabe mit Scham- und Schuldgefühlen reagieren und das Geleistete selbst abwerten oder die Aufrichtigkeit des Gegenübers in Zweifel ziehen.

Je ausgeprägter eine Persönlichkeitsstörung ist, umso mehr „Anstrengungen" unternimmt der betreffende Mensch, um Erlebnisse – durch eine verzerrte Wahrnehmung und Interpretation – mit seinen bisherigen Erfahrungen in Einklang zu bringen (vgl. o. schemakonforme Wahrnehmung und Interpretation). Die subjektive Wahrnehmung und das Erleben sind dann für die Umgebung nur noch schwer oder nicht mehr nachvollziehbar und führen häufig zur Abwertung oder Ablehnung des Betreffenden.

Kognitiv-lerntheoretische Modelle

Die **kognitiv-lerntheoretische Sichtweise** bezieht sich teilweise auf die interpersonelle Schule und betont die besondere Bedeutung **kognitiver Grundannahmen**. Diese beeinflussen als Bestandteil bestimmter Verarbeitungsstrukturen (so genannter Schemata), auf welche Weise ein Mensch das von ihm wahrgenommene Erlebte interpretiert. Die individuelle kognitive Verarbeitung löst spezifische emotionale Reaktionen aus, die wiederum das Verhalten des Betreffenden bestimmen. Beck und seine Mitarbeiter erarbeiteten ein Konzept, das die Persönlichkeitsstörungen als Folge von **überstark entwickelten, dysfunktionalen kognitiven Grundannahmen**, aber **auch unterentwickelten günstigen kognitiven Schemata** versteht. Die zentralen, verzerrten Grundannahmen eines Menschen mit ängstlich-vermeidender Persönlichkeitsstörung lauten beispielsweise „Ich bin nicht liebenswert" oder „Ich bin wertlos". Entsprechend sind die Grundeinstellungen, als Person „in Ordnung", „wertvoll" oder ein liebenswerter Mensch zu sein, kaum entwickelt. Aus seinen Überlegungen entwickelte Beck die **„kognitive Therapie der Persönlichkeitsstörungen"**, die ihren Schwerpunkt auf die Identifikation und Bearbeitung der dysfunktionalen Grundannahmen legt (Beck, 1999).

Neurobiologische und genetische Ansätze

Neurobiologische und **genetische Forschungsansätze** bereichern die Vorstellung von der Ätiologie der Persönlichkeitsstörungen um weitere Aspekte: Sie zeigen, dass Persönlichkeitsvariablen wie die Neigung zu dissoziativen Zuständen, affektiver Labilität oder antisozialen Verhaltensweisen in hohem Maße **genetisch** beeinflusst sind. Etwa die Hälfte der Persönlichkeitseigenschaften eines Menschen wird als genetisch determiniert betrachtet. Es gibt Forschungsansätze, die versuchen, bestimmte genetisch angelegte Verhaltensdimensionen (z. B. das Ausmaß an Neugier und Interesse für neue Reize) mit der Funktionsweise bestimmter neurobiologischer Systeme (z. B. dopaminerge Vermittlung explorativen Verhaltens) in Verbindung zu bringen.

Diagnostik und Differentialdiagnostik

Bei der Diagnostik von Persönlichkeitsstörungen sind – im Vergleich zu anderen psychischen Störungen – einige Besonderheiten zu beachten.

Ein Anhalt für die Akzentuierung bestimmter Persönlichkeitszüge erschließt sich dem Untersucher gelegentlich schon im **psychiatrischen Erstgespräch**. Für die sichere Diagnose einer Persönlichkeitsstörung sind in der Regel jedoch wesentlich mehr Informationsquellen und der Bezug auf einen längeren Zeitraum erforderlich. Zum einen liegt dies darin begründet, dass der Betreffende selbst die von anderen als abnorm oder störend erlebten Verhaltensweisen nicht als krankhaft, sondern als zu seiner Person gehörend (**„ich-synton"**) erlebt. Zum anderen kann häufig nur dann geklärt werden, ob es sich bei den Auffälligkeiten um überdauernde Muster des Erlebens und des Verhaltens handelt, wenn **fremdanamnestische Angaben** zur Verfügung stehen.

Überdies stellen sich viele Menschen mit Persönlichkeitsstörung eher aufgrund einer **anderen psychischen Erkrankung** (Achse-1-Störungen wie z. B. eine depressive Episode oder eine somatoforme Störung) in einer Behandlungseinrichtung vor als wegen der Persönlichkeitsstörung selbst. Die Diagnose einer Persönlichkeitsstörung kann aber nur dann gestellt werden, wenn zu klären ist, welche Verhaltens- und Denkmuster auf die **aktuelle Erkrankung** und welche auf **überdauernde Persönlichkeitsmerkmale** zurückzuführen sind. So ist es beispielsweise kaum möglich, während einer akuten Depression die Persönlichkeitszüge eines Menschen unverzerrt zu erfassen, da seine Weise, zu denken, sich zu verhalten, zu empfinden und auch sich zu erinnern, durch das depressive Syndrom massiv beeinflusst ist.

Merke
Wenn eine akute psychische Erkrankung (Achse 1) besteht, sollte die Diagnostik einer Persönlichkeitsstörung so lange zurückgestellt werden, bis die Achse-1-Störung (weitgehend) remittiert ist.

Wie bereits erläutert, müssen für die Diagnose einer Persönlichkeitsstörung nach den modernen Diagnosemanualen erst bestimmte **allgemeine Kriterien** erfüllt sein (Tab. 9-1).

Als weitere Informationsquelle können neben eigen- und fremdanamnestischen Angaben **standardisierte Untersuchungsinstrumente** eingesetzt werden. Diese werden beispielsweise als strukturiertes Interview oder in Form eines Selbstbeurteilungs-Fragebogens durchgeführt. Als wichtigste diagnostische Instrumente zur Erfassung von Persönlichkeitsstörungen, die insbesondere im wissenschaftlichen Bereich verwendet werden, gelten das SKID-II (Strukturiertes Klinisches Interview zur Diagnose von Persönlichkeitsstörungen nach DSM-IV, Achse 2) und das IPDE (= International Personality Disorder Examination).

Eine den Auffälligkeiten zugrunde liegende körperliche Erkrankung muss im Rahmen der organischen Basisdiagnostik und ggf. weiter reichender Zusatzuntersuchungen ausgeschlossen werden.

Weitere differentialdiagnostische Erwägungen sind unter den spezifischen Formen der Persönlichkeitsstörungen aufgeführt.

Therapie

Psychotherapie

Die Behandlung von Persönlichkeitsstörungen stellt zwar eine besondere Herausforderung dar, da sie ein hohes Maß an Kompetenz, Einfühlungsvermögen, Geduld und Flexibilität vom Therapeuten erfordert. Sie ist jedoch keineswegs so erfolglos und schwierig, wie vielfach behauptet wird. Zwar liegen nur für wenige Formen von Persönlichkeitsstörungen manualisierte, störungsspezifische Therapiekonzepte vor (z.B. dialektische-behaviorale Therapie nach Linehan für die Borderline-Störung). Dennoch lassen sich für die Persönlichkeitsstörungen einige allgemeine Bedingungen und Strukturmerkmale festhalten, die zum günstigen Verlauf der Behandlung beitragen.

Hierarchisierung von Problembereichen: Ein häufiges Problem in der Therapie von Menschen mit Persönlichkeitsstörungen ist das Vorliegen **mehrerer Problembereiche**, wie zum Beispiel Suizidalität, Missbrauch von Alkohol und agoraphobischen Ängsten bei einem Patienten mit histrionischer Persönlichkeitsstörung. Hier ist eine **Hierarchisierung** der vorliegenden Problembereiche von großem Nutzen: Die Behandlung **fokussiert** immer das Problem, von dem **aktuell** die **größte Gefährdung** für den Patienten oder für die Fortsetzung der therapeutischen Arbeit ausgeht (Abb. 9-1): Wird der oben genannte Patient nach einem Suizidversuch in die Klinik eingeliefert, steht zunächst eine Krisenintervention zur Abwendung der Eigengefährdung ganz im Vordergrund der Behandlung. Anschließend rückt der Alkoholmissbrauch ins Zentrum der therapeutischen Arbeit, bevor eine spezifische Behandlung der agoraphobischen Symptomatik durchgeführt wird. Treten im Verlauf der Behandlung erneut Suizidgedanken auf, werden diese sofort wieder zum Behandlungsfokus.

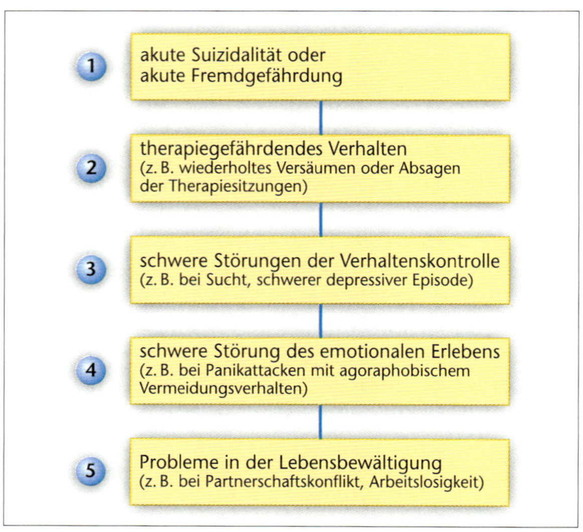

Abb. 9-1 Hierarchisierung von Behandlungszielen

Strukturelle Merkmale einer Psychotherapie bei Persönlichkeitsstörungen (Tab. 9-5): Zu Beginn der Behandlung muss eine detaillierte und durch standardisierte Verfahren gestützte **Diagnostik** erfolgen. Die **Modalitäten** der Behandlung, d.h. Dauer, Anzahl der Sitzungen, Fragen der Kostenübernahme und der Umgang mit Krisensituationen (z.B. Suizidalität, Drogeneinnahme), sollten klar geregelt sein.

Eine besondere Bedeutung kommt dem **Beziehungsaufbau** zwischen Patient und Therapeut zu. Nicht immer stellen sich Patienten mit Persönlichkeitsstörung aufgrund subjektiven Leidensdrucks bei einem Therapeuten vor, vielmehr werden sie oft von wichtigen Bezugspersonen dazu gedrängt, „endlich etwas zu unternehmen“ (z.B. angesichts eines Partnerschaftskonfliktes). Je stärker ausgeprägt die dysfunktionalen Verhaltens- oder Erlebensmuster des Betreffenden sind, umso mehr erwartet er vom Therapeuten, dass dieser seine Sichtweise akzeptiert und bestätigt und sich damit „schemakonform“ verhält. Eine zu frühe Irritation des Patienten durch „nicht schemakonforme“, auf Veränderung zielende Interventionen kann dazu führen, dass der Patient die Behandlung nach den ersten Sitzungen abbricht. Andererseits verhindert jedoch eine ausschließlich wertschätzende, tolerierende und den Patienten bestätigende Haltung des Therapeuten auf Dauer die Veränderung dysfunktionaler Verhaltensweisen. Daher besteht die große Kunst in der Behandlung von Persönlichkeitsstörungen darin, akzeptierendes, wertschätzendes, bestätigendes Verhalten einerseits und die Induktion von Irritationen bzw. das Drängen auf Veränderung andererseits angemessen auszubalancieren.

Eine Psychotherapie ist dann erfolgreich, wenn der Patient seine **Fähigkeiten** weiterentwickelt, **psychosoziale Problemstellungen** zu lösen. Dabei kommen psychoedukative Interventionen, das Lernen am Modell sowie andere Formen der Beratung und Instruktion zur Anwendung. Weitere verhaltenstherapeutische Vorgehensweisen sind das Erarbeiten einer ausführlichen funktionalen Analyse des problematischen Verhaltens sowie die Identifikation, Aktivierung und Bearbeitung dysfunktionaler Muster oder Schemata (↗ Kap. 3.4.2). Wesentlich ist, dass dem Patienten der Transfer der in der Psychotherapie gewonnenen Erfahrungen auf seinen Alltag, insbesondere auf seine interpersonellen Beziehungen gelingt.

Pharmakotherapie

Auch **pharmakotherapeutische Interventionen** können bei der Behandlung von Persönlichkeitsstörungen sinnvoll sein.

Zum einen sind sie oft zur Therapie einer **komorbiden psychischen Störung** indiziert (z.B. schwere depressive Episode bei zwanghafter Persönlichkeitsstörung). Zum anderen kommen sie zur Behandlung der **Persönlichkeitsstörung an sich** zum Einsatz (z.B. atypische Neuroleptika zur Therapie der Borderline-Persönlichkeitsstörung) oder um symptomatisch bestimmte **Teilaspekte einer Persönlichkeitsstörung** zu bessern (z.B. Verringerung von Aggressivität bei dissozialer Persönlichkeitsstörung mit einem SSRI oder Lithium). Selbstverständlich ist die **isolierte Gabe** eines Medikaments **nicht ausreichend**, um die komplexe Symptomatik einer Persönlichkeitsstörung anhaltend positiv zu verändern. Daher sollten pharmakologische Interventionen nur **integriert** in eine psychotherapeutische Behandlung oder Beratung erfolgen.

Auf keinen Fall dürfen komorbid bestehende psychische Erkrankungen wie eine depressive Episode oder Suchterkrankungen neben der Diagnose „Persönlichkeitsstörung" übersehen werden. Eine spezifische (medikamentöse) Therapie dieser Erkrankung ist dann unabdingbar.

Verlauf und Prognose

Es ist charakteristisch, dass sich die für die jeweilige Störung spezifischen, maladaptiven Muster inneren Erlebens und sozialen Verhaltens bis in die Kindheit und Jugend des Betreffenden zurückverfolgen lassen. Das **Ausmaß** an erlebten interpersonellen Schwierigkeiten und subjektivem Leiden kann hingegen im Verlauf der Zeit stark schwanken. Bei entsprechenden Lebensumständen und Umweltbedingungen kann die Leistungsfähigkeit und Beziehungsgestaltung durchaus befriedigend verlaufen. Schwierigkeiten ergeben sich meist dann, wenn **veränderte Lebenssituationen** ein flexibles Reagieren erforderlich machen. Ein Beispiel wäre ein Versicherungsangestellter mit anankastischer Persönlichkeitsstörung, der bislang seine Arbeit sehr korrekt und zur Zufriedenheit seiner Vorgesetzten erledigt hat, von dem nach einer Beförderung jedoch mehr Verantwortung, Organisationstalent und Führungsstärke verlangt werden und der daraufhin eine depressive Symptomatik entwickelt.

Die meisten Persönlichkeitsstörungen nehmen einen chronischen Verlauf, wobei der Grad der dadurch verursachten Beeinträchtigung sehr unterschiedlich sein kann. Etwa ⅓ **der Patienten** sollen einen **langfristig ungünstigen Verlauf** mit massiven psychosozialen Beeinträchtigungen zeigen. Es ist andererseits davon auszugehen, dass etwa **die Hälfte** aller Patienten mit Persönlichkeitsstörung deutlich **von einer Therapie profitieren.**

Tab. 9-5 Strukturmerkmale einer Psychotherapie bei Persönlichkeitsstörungen [28]

- Diagnostik und Therapievereinbarung
- Aufbau einer therapeutischen Beziehung
- Verbesserung der psychosozialen Kompetenzen
- Strukturierung des sozialen Umfeldes
- Bearbeitung dysfunktionaler Ziele oder Verhaltensmuster
- Generalisierung des Erlernten im sozialen Umfeld
- Supervision des Therapeuten

9.2 Spezifische Persönlichkeitsstörungen

9.2.1 Ängstlich-vermeidende (= selbstunsichere) Persönlichkeitsstörung

Symptomatik

Menschen mit ängstlicher bzw. selbstunsicherer Persönlichkeitsstörung (DSM-IV) haben große **Angst** vor **negativer Bewertung** oder **Ablehnung** in sozialen Kontakten. Sie erleben sich selbst als **minderwertig**, anderen Menschen **unterlegen** und **ungeschickt** in Beziehungen. Sie wirken im Kontakt oft schüchtern und verlegen. Sie **vermeiden** enge Bindungen, Konfliktsituationen, berufliche Herausforderungen oder andere risikoreiche Aktivitäten aus **Angst vor Misserfolgen**. Andererseits verspüren sie den starken **Wunsch nach Akzeptanz**, persönlicher Wertschätzung und **emotionaler Nähe** zu anderen Menschen. Die Sehnsucht nach Nähe und Bindung bei gleichzeitigem Vermeiden sozialer Herausforderungen führen dazu, dass die Betreffenden großen Wert auf die Möglichkeit legen „Distanz zu wahren" (z.B. Weigerung, nach langjähriger Wochenendbeziehung mit dem Lebenspartner an einen gemeinsamen Wohnort zu ziehen). Die unterentwickelten Fähigkeiten zur Selbstbehauptung und zum Erleben von Geselligkeit bedingen, dass berufliche Erfolgserlebnisse und Freude an befriedigenden Beziehungen ausbleiben. Menschen mit ängstlicher Persönlichkeitsstörung erleben daher oft intensive Gefühle von **Dysphorie**. Ihre **Grundannahmen** lauten häufig: „Ich bin nichts wert" oder „Ich bin nicht liebenswert". Sie gehen ferner davon aus, unangenehme Gefühle nicht ertragen zu können. Ihre größte Befürchtung ist, als Hochstapler entlarvt oder gedemütigt und abgelehnt zu werden: „Da gehe ich nicht hin; die anderen können das viel besser und kritisieren mich dann", oder: „Wenn die anderen wüssten, wie ich wirklich bin, dann würden sie sich nicht mehr mit mir abgeben".

Merke
Hauptmerkmale der ängstlich-vermeidenden (= selbstunsicheren) Persönlichkeitsstörung sind Gefühle der Unzulänglichkeit, eine Überempfindlichkeit gegenüber Kritik und die daraus resultierende soziale Hemmung.

Komorbidität

Für Menschen mit ängstlicher Persönlichkeitsstörung besteht offenbar ein hohes Risiko, eine andere psychische Erkrankung zu entwickeln, insbesondere eine **Angststörung**, eine **Zwangsstörung**, **depressive Syndrome** oder eine **somatoforme Störung**.

Epidemiologie

Die Häufigkeit in der Allgemeinbevölkerung wird auf etwa 1% geschätzt. Jeder zehnte psychiatrisch behandelte Patient soll an einer ängstlich-vermeidenden Persönlichkeitsstörung leiden.

Ätiologie

Eine genetisch bedingte erhöhte Ängstlichkeit, Störungen der Autonomieentwicklung und das Fehlen positiver Erfahrungen in der Bewältigung sozialer Situationen spielen bei der Entstehung der Störung eine Rolle. Angst und Überforderungsgefühle in sozialen Situationen werden durch Rückzug und Vermeidung „gelindert". Eine niedrige Toleranz für negative Gefühle und das Vermeiden sozialer Herausforderungen verhindern ihrerseits die Entwicklung von Bewältigungsstrategien im Umgang mit unangenehmen Emotionen und schwierigen sozialen Situationen.

Diagnose

Für die Diagnose einer ängstlichen (vermeidenden) Persönlichkeitsstörung sollten die in Tabelle 9-6 genannten Kriterien erfüllt sein.

Tab. 9-6 Diagnostische Kriterien für die ängstliche (vermeidende) Persönlichkeitsstörung nach ICD-10 (F60.6)

Mindestens vier der folgenden Eigenschaften oder Verhaltensweisen müssen vorliegen:
1. andauernde und umfassende Gefühle von Anspannung und Besorgtheit
2. Überzeugung, selbst sozial unbeholfen, unattraktiv oder minderwertig im Vergleich mit anderen zu sein
3. übertriebene Sorge, in sozialen Situationen kritisiert oder abgelehnt zu werden
4. persönliche Kontakte nur, wenn Sicherheit besteht, gemocht zu werden
5. eingeschränkter Lebensstil wegen des Bedürfnisses nach körperlicher Sicherheit
6. Vermeidung beruflicher oder sozialer Aktivitäten, die intensiven zwischenmenschlichen Kontakt bedingen, aus Furcht vor Kritik, Missbilligung oder Ablehnung.

Differentialdiagnose

Differentialdiagnostisch ist die ängstlich-vermeidende Persönlichkeitsstörung vor allem von der sozialen Phobie, der schizoiden und der dependenten Persönlichkeitsstörung abzugrenzen (s. dort).

Therapie

Schwerpunkte der therapeutischen Arbeit liegen auf der Vermittlung sozialer Fertigkeiten, von Strategien zur Angstbewältigung und der Korrektur dysfunktionaler Selbsteinschätzungen.

9.2.2 Abhängige (= dependente) Persönlichkeitsstörung

Kasuistik
Eine 63-jährige Hausfrau stellt sich in einer tagesklinischen Einrichtung vor. Aufgrund einer depressiven Episode, die mittlerweile fast vollständig remittiert ist, war sie kurz zuvor stationär psychiatrisch behandelt worden. Nun habe ihr niedergelassener Nervenarzt eine teilstationäre Behandlung angeraten, da sie zu Hause alleine überhaupt nicht zurechtkomme. Ohne ihren Mann sei sie eben völlig hilflos.

Sie berichtet, dass ihr Mann vor einem halben Jahr innerhalb kurzer Zeit an den Folgen eines bösartigen Nierentumors verstorben sei. Sie sei danach in ein tiefes Loch gefallen. Eigentlich gehe es ihr jetzt schon viel besser, aber sie fühle sich verloren und überfordert ohne ihn, obwohl sie Unterstützung durch die Söhne habe.

Sie sei als Jüngste von vier Kindern geboren. Ihre Mutter und die drei älteren Brüder hätten sie als „Nesthäkchen" sehr umsorgt und verwöhnt. Sie sei auch immer ein bisschen scheu und ängstlich gewesen. Ihren 10 Jahre älteren Mann habe sie mit 18 kennen gelernt und sofort gewusst, er sei „der Richtige". Sie habe seine Überlegenheit, seine Lebenserfahrung und Entscheidungskraft sehr bewundert. Aufgrund einer ungeplanten Schwangerschaft habe man ein Jahr später geheiratet. Sie seien gut aufeinander eingespielt gewesen: Sie habe den Haushalt geführt und die 3 Kinder versorgt, er habe in allen wichtigen Entscheidungen die Richtung angegeben und Finanzen, Versicherungen und Ähnliches verwaltet. Sie habe sich immer auf ihn verlassen können und bei jeder wichtigen Entscheidung seinen Rat eingeholt. Zwar habe ihr Mann gelegentlich ein bisschen „über den Durst" getrunken und sie in betrunkenem Zustand geschlagen. Zwei oder drei Mal habe er sie auch sexuell belästigt. Nach seiner Berentung habe er mehrere Reisen geplant, auf die sie ihm zuliebe mitgegangen sei, obwohl sie sich eigentlich aus Reisen nichts mache. Während seiner Erkrankung habe sie ihren Mann bis zu seinem Tod zu Hause gepflegt.

Ein Sohn berichtet fremdanamnestisch, dass die Ehe der Eltern sehr konfliktbeladen gewesen sei. Der Vater habe zeitweise viel Alkohol getrunken und sei in betrunkenem Zustand immer verbal und tätlich aggressiv geworden. Er habe die Mutter mehrfach krankenhausreif geschlagen und sie auch einige Male vergewaltigt. Er und seine Brüder hätten ihr immer wieder geraten, sich von dem „Patriarchen" zu trennen, aber die Mutter habe es einfach nicht geschafft. Seine Mutter lebe sehr zurückgezogen. Außer ihrem Ehemann und der Familie habe sie eigentlich nie andere Kontakte gehabt, zumal der verstorbene Partner auch sehr schnell mit Eifersucht reagiert habe.

Symptomatik

Hauptmerkmal der abhängigen Persönlichkeitsstörung ist das überdauernde Muster, sich in Beziehungen immer wieder dauerhaft auf „überlegene", „führende", „starke" Menschen zu verlassen, ihnen zuliebe **eigene Wünsche** und **Bedürfnisse zurückzustellen** und ihnen **alle wichtigen Entscheidungen zu überlassen**. Die größte **Angst** eines Menschen mit dependenter Persönlichkeitsstörung ist, von wichtigen Bezugspersonen **verlassen zu werden**. Er tut alles, um eine Beziehung aufrechtzuerhalten, auch wenn dafür Verhaltensweisen geduldet werden müssen, die sich für den Betreffenden negativ auswirken (z.B. verbale Aggressionen, Missbrauch). Die Patienten werden von der Grundannahme geleitet: „Ich völlig hilflos und alleine." Daraus resultieren Kognitionen wie „Ich komme im Leben nur dann zurecht, wenn ich durch einen kompetenten, überlegenen Menschen unterstützt werde" und entsprechend „Tu alles, um den anderen an dich zu binden und die Beziehung so eng wie möglich zu gestalten".

Als schrecklichstes vorstellbares Ereignis wird dementsprechend die Trennung von dieser Bezugsperson durch Verlassenwerden oder den Tod erlebt. Menschen mit abhängiger Persönlichkeitsstörung reagieren sehr sensibel auf Autonomiebestrebungen eines Partners und entwickeln sofort die Angst, von ihm verlassen zu werden. Durch anklammerndes Verhalten oder das Signalisieren von Hilflosigkeit versuchen sie, den Partner an sich zu binden, was nicht selten zur weiteren Distanzierung oder zu demütigenden, aggressiven Verhaltensweisen des Partners führt.

Merke
Hauptmerkmal der abhängigen (= dependenten) Persönlichkeitsstörung ist ein massives Gefühl von Hilflosigkeit und Schwäche, was sich in extrem unterwürfigem und anklammerndem Verhalten sowie dem übermäßigen Bedürfnis, umsorgt zu werden, äußert.

Komorbidität

Menschen mit abhängiger Persönlichkeitsstörung haben ein erhöhtes Risiko für die Entwicklung einer zusätzlichen psychischen Erkrankung. Besonders häufig sind **Angststörungen, depressive Syndrome, Suchterkrankungen, Zwangsstörungen** und **andere Persönlichkeitsstörungen**.

Ätiologie

Neben den bereits genannten allgemeinen Faktoren (↗ 9.1) werden sozialen Lernprozessen eine große Bedeutung für die Entwicklung der dependenten Persönlichkeitsstörung zugeschrieben. Überfürsorgliches, verwöhnendes Verhalten oder die Vernachlässigung durch die Eltern bei einem eher ängstlichen, zurückhaltenden Kind verhindern, dass es autonome Lernerfahrungen macht und so seine eigene Handlungsfähigkeit entwickelt und erweitert.

Epidemiologie

In der Allgemeinbevölkerung wird die Prävalenz auf etwa 1–2% geschätzt. Etwa ein Zehntel aller stationär behandelten Patienten sollen betroffen sein.

Diagnose

Die Diagnosekriterien für die abhängige Persönlichkeitsstörung sind in Tabelle 9-7 zusammengefasst.

Differentialdiagnose

Die abhängige Persönlichkeitsstörung muss von der **ängstlich-vermeidenden Persönlichkeitsstörung** abgegrenzt werden. Während bei der **dependenten Persönlichkeitsstörung** die **Angst vor dem Alleinsein** bzw. dem Verlassenwerden und ein übergroßes Streben nach Nähe im Vordergrund stehen, fürchten Menschen mit ängstlich-vermeidender Persönlich-

Tab. 9-7 Diagnosekriterien für die abhängige Persönlichkeitsstörung nach ICD-10 (F60.7)

Mindestens vier der folgenden Eigenschaften oder Verhaltensweisen müssen vorliegen:

1. Ermunterung oder Erlaubnis an andere, die meisten wichtigen Entscheidungen für das eigene Leben zu treffen
2. Unterordnung eigener Bedürfnisse unter die anderer Personen, zu denen eine Abhängigkeit besteht, und unverhältnismäßige Nachgiebigkeit gegenüber deren Wünschen
3. mangelnde Bereitschaft zur Äußerung selbst angemessener Ansprüche gegenüber Personen, von denen man abhängt
4. unbehagliches Gefühl, wenn die Betroffenen alleine sind, aus übertriebener Angst, nicht für sich alleine sorgen zu können
5. häufiges Beschäftigtsein mit der Furcht, verlassen zu werden und auf sich selber angewiesen zu sein
6. eingeschränkte Fähigkeit, Alltagsentscheidungen zu treffen, ohne zahlreiche Ratschläge und Bestätigungen von anderen.

keitsstörung die Ablehnung und Abwertung in sozialen Situationen und vermeiden deshalb emotional enge, verbindliche Beziehungen.

Therapie

Wesentlicher Bestandteile einer Psychotherapie sind die **Verbesserung der Eigenwahrnehmung** für Gefühle und Bedürfnisse, die Vermittlung **sozialer Kompetenzen** und die **Identifikation und Modifikation verzerrter Kognitionen** (z. B. „Wenn ich nicht alles so mache, wie er es will, verlässt er mich und ich bin dann völlig hilflos und alleine"). Bei konflikthaften Partnerschaften kann das Einbeziehen des Lebenspartners erforderlich werden.

9.2.3 Anankastische (= zwanghafte) Persönlichkeitsstörung

Symptomatik

Menschen mit anankastischer Persönlichkeitsstörung werden von ihrer Umwelt oft als **pflichtbewusste, korrekte**, aber **unflexible, pedantische** und **eigensinnige** Personen wahrgenommen. Sie zeichnen sich durch ein hohes Maß an **Perfektionismus** aus und verlieren sich bei der Erledigung von Aufgaben oft in Details, was letztendlich deren Fertigstellung erheblich behindern kann. Übermäßiger Zweifel und das Streben nach Perfektion erschweren häufig auch Entscheidungsprozesse. Menschen mit zwanghafter Persönlichkeitsstörung arbeiten äußerst **gewissenhaft** und orientieren sich sowohl im Privat- als auch im Berufsleben sehr stark an **Normen, Ordnungen, Systemen, Regeln** oder **Listen**. Sie sind stets vom **„Sollen"** getrieben, was dazu führt, dass **genussvolle Aktivitäten**, Muße oder **zwischenmenschliche Beziehungen** zu Gunsten der zu erledigenden Aufgaben und Verpflichtungen **stark vernachlässigt** werden. Aufgrund ihres Perfektionismus und ihrer hohen Anspruchshaltung fällt es ihnen schwer, Aufgaben an andere zu delegieren oder „nachlässige", „inkompetente" und „verantwortungslose" Verhaltensweisen ihrer Mitmenschen zu tolerieren. Viele von ihnen neigen zu **übertriebener Sparsamkeit** oder es fällt ihnen schwer, alte Gegenstände wegzuwerfen („Ich sollte die alte Jacke nicht weggeben, weil ich sie vielleicht doch irgendwann noch einmal gebrauchen könnte"). Angesichts der zumeist wenig ausgebildeten Fähigkeit zu Spontaneität und Ausgelassenheit wirken sie im Kontakt zumeist **kontrolliert** und angespannt.

Im **kognitiven Bereich** neigen anankastische Persönlichkeiten dazu, alles Erlebte mit „richtig" und „falsch" zu bewerten. Sie sind selten in der Lage, zwischen „Schwarz" und „Weiß" oder „Alles" und „Nichts" auch die „Zwischenstufen" eines Erlebnisses oder einer Situation wahrzunehmen und zu akzeptieren (**„dichotomes Denken":** „Entweder ich mache die Sache richtig, oder ich mache sie gar nicht", „Wenn ich für das Referat nicht Goethes Gesamtwerk lese, taugt die ganze Arbeit nichts"). Zentrale Annahmen sind Kognitionen wie „Wenn ich kein System habe, dann wird das völlige Chaos ausbrechen", „Ich muss alles perfekt machen" oder „Jede Einzelheit ist wesentlich". Sie legen oft großen Wert auf die umfassende Entwicklung ihrer intellektuellen Fähigkeiten „bis zur Allwissenheit".

Menschen mit zwanghafter Persönlichkeitsstörung befürchten stets, die „Kontrolle" über eine Situation zu verlieren und dann überwältigt, funktionsunfähig und hilflos zu sein. Sie reagieren empfindsam auf Kritik und erleben Angst, Enttäuschung, Schuldgefühle und den Drang, sich selbst zu bestrafen, wenn sie ihre eigenen Ansprüche nicht erfüllen können. Insbesondere Lebenssituationen, die mit Veränderungen einhergehen (z. B. Beförderung, Umzug) und die ein flexibles, kreatives, großzügiges und an Prioritäten orientiertes Handeln erfordern, können bei anankastischen Persönlichkeiten zu schweren Krisen mit depressiven Syndromen führen.

> **Merke**
> Hauptmerkmale der anankastischen (= zwanghaften) Persönlichkeitsstörung sind die ständige Beschäftigung mit Ordnung, Perfektionismus und Kontrolle sowie eine übertriebene Orientierung an Normen, Regeln und Systemen auf Kosten genussvoller Aktivitäten und zwischenmenschlicher Beziehungen.

Komorbidität

Sehr häufig erkranken Menschen mit zwanghafter Persönlichkeitsstörung an einer **Depression**, einer **Angsterkrankung** oder einer **somatoformen Störung**. Die Komorbidität mit der Zwangsstörung ist dagegen von untergeordneter Bedeutung (< 10 %).

Epidemiologie

Etwa 2 % aller Menschen der Allgemeinbevölkerung leiden an einer anankastischen Persönlichkeitsstörung.

Ätiologie

Aus **psychoanalytischer Sicht** liegen der zwanghaften Persönlichkeitsstörung ein tief verwurzeltes **Insuffizienzerleben** und die **Verdrängung aggressiver** oder **nicht normkonformer Wünsche** und Impulse zugrunde. Im Sinne einer **Reaktionsbildung** („Wendung ins Gegenteil") werden Verhaltensweisen oder Gedanken entwickelt, die den inakzeptablen Bedürfnissen genau entgegengesetzt sind.

Interpersonelle und **lerntheoretisch** orientierte Autoren betonen die Bedeutung einer gering entwickelten Selbstachtung bei rigidem, strengem Erziehungsstil der Eltern, welcher Verhaltensweisen, die „anders" sind als von den Eltern gewünscht, und alle autonomen Handlungsversuche bestraft. Ein solcher Erziehungsstil führt zu aggressiven Regungen wie Wut und Ärger gegenüber den Bezugspersonen. Die aggressiven Impulse und Gefühle sind jedoch „schlecht" und „verboten" und stellen damit eine „Gefahr" für die Beziehung dar. Dies und ein oft widersprüchliches, unberechenbares Verhalten der Eltern sollen dazu führen, dass ein Kind lernt, sich vorwiegend an Normen und Regeln zu orientieren, um sich und die Umwelt unter Kontrolle zu bringen und damit schmerzvolle Gefühle von Hilflosigkeit und Überwältigtsein zu vermeiden.

Diagnose

Tabelle 9-8 zeigt die Kriterien zur Diagnose einer anankastischen Persönlichkeitsstörung.

Tab. 9-8 Diagnostische Kriterien für die anankastische Persönlichkeitsstörung nach ICD-10 (F60.5)

Mindestens vier der folgenden Eigenschaften oder Verhaltensweisen müssen vorliegen:
1. Gefühle von starkem Zweifel und übermäßiger Vorsicht
2. ständige Beschäftigung mit Details, Regeln, Listen, Ordnungen, Organisation oder Plänen
3. Perfektionismus, der die Fertigstellung von Aufgaben behindert
4. übermäßige Gewissenhaftigkeit und Skrupelhaftigkeit
5. unverhältnismäßige Leistungsbezogenheit unter Vernachlässigung bis zum Verzicht auf Vergnügen und zwischenmenschliche Beziehungen
6. übertriebene Pedanterie und Befolgung sozialer Konventionen
7. Rigidität und Eigensinn
8. unbegründetes Bestehen darauf, dass andere sich exakt den eigenen Gewohnheiten unterordnen, oder unbegründete Abneigung dagegen, andere etwas machen zu lassen.

Differentialdiagnose

Die anankastische Persönlichkeitsstörung muss in erster Linie von den **Zwangsstörungen** abgegrenzt werden (↗ Kap. 8.2). Anankastisch anmutende Verhaltensweisen können auch bei **hirnorganischen Erkrankungen** (z. B. vaskuläre Demenz, M. Parkinson und anderen Basalganglienerkrankungen) oder im Rahmen einer Depression auftreten.

Therapie

In der Behandlung anankastischer Persönlichkeitsstörungen hat sich der Einsatz von **kognitiven Verfahren** bewährt. Dysfunktionale Kognitionen und Grundannahmen (z. B. „Ich darf nicht die Kontrolle verlieren") werden erfasst und **die dazugehörigen Emotionen aktiviert** (Hilflosigkeit, Angst, Wut, Trauer). Ziel ist, dass die überstrenge, kontrollierende Instanz vom Patienten als Konsequenz einer kritiklosen Übernahme elterlicher Regeln und Maßstäbe identifiziert und als kindliche „Überlebensstrategie" in einer schwierigen Eltern-Kind-Beziehung verstanden und betrauert werden kann. Entspannungsverfahren, die Beratung des Lebenspartners und von Familienangehörigen können ebenfalls sinnvoll sein.

9.2.4 Dissoziale (= antisoziale) Persönlichkeitsstörung

Symptomatik

Hauptmerkmale der dissozialen (oder antisozialen, DSM-IV) Persönlichkeitsstörung sind eine Neigung zu **unbedachten, impulsiven Verhaltensweisen ohne Rücksicht** auf die Folgen für sich oder andere, eine **geringe Frustrationstoleranz** sowie ein **Mangel an Empathie, Schuldbewusstsein** und **Verantwortungsgefühl**. Menschen mit dissozialer Persönlichkeitsstörung sind gesteuert von der Maxime „Hilf dir selbst, sonst hilft dir keiner". Sie fühlen sich in einer Welt, die vom „Fressen und Gefressen-Werden" regiert wird, dazu berechtigt, sich unter **Missachtung von Regeln, Normen und Gesetzen** das „zu holen", was ihnen ihrer Meinung nach zusteht. Dabei kann sich das „ausbeuterische" Verhalten eher verdeckt in Manipulationen, Betrug und Lügen, aber auch nach außen hin deutlich erkennbar in Form von Gewalt und Verbrechen zeigen.

Menschen mit antisozialer Persönlichkeitsstörung führen häufig **rasch wechselnde Beziehungen** und verhalten sich gegenüber Bezugspersonen unzuverlässig, verletzend oder manipulativ. Sie verfügen über eine **hohe Risikobereitschaft** und empfinden selten Angst. Die Fähigkeit, aus den negativen Konsequenzen ihres Verhaltens zu lernen, ist unterentwickelt. Wenn sie in schwierige Lebenssituationen geraten, neigen sie dazu, andere (den Arbeitgeber, die Partnerin, die Gesellschaft etc.) für ihre Schwierigkeiten verantwortlich zu machen.

Merke
Hauptmerkmale der dissozialen (= antisozialen) Persönlichkeitsstörung sind Impulsivität, eine geringe Frustrationstoleranz sowie ein Mangel an Empathie, Schuldbewusstsein und Verantwortungsgefühl, was sich in der Missachtung und Verletzung der Rechte anderer äußert.

Komorbidität

Sehr häufig (>30%) sind komorbide **Suchterkrankungen** und **Substanzmissbrauch** (insbesondere von Alkohol!). Auch die Diagnose einer weiteren **Persönlichkeitsstörung** wird sehr häufig gestellt (Borderline-PS, selbstunsichere und histrionische PS). Nicht selten liegt gleichzeitig eine Aufmerksamkeitsdefizit-Hyperaktivitäts-Störung vor (↗ 9.4).

Epidemiologie

In der Allgemeinbevölkerung kommt die dissoziale Persönlichkeitsstörung bei 3–7% aller Männer und 1–2% aller Frauen vor. Besonders häufig soll die

Störung bei Häftlingen sein, wobei die statistischen Angaben stark schwanken.

Ätiologie

Für die Entwicklung einer dissozialen Persönlichkeitsstörung spielen **biologische Faktoren** eine große Rolle: Untersuchungen an eineiigen Zwillingen zeigen Konkordanzraten für die Störung von 50–60%. Überdies sind **Suchterkrankungen der Eltern** sowie **Komplikationen** während der **Schwangerschaft** und unter der **Geburt** von ursächlicher Bedeutung. Die Zusammenhänge zwischen einer **serotonergen Minderfunktion** und erhöhter Risikobereitschaft, Impulsivität und einem Mangel an Angst gelten als gesichert. Bildgebende Verfahren deuten auf eine **Störung der Affektkontrolle** in frontalen und limbischen Strukturen hin.

Ein inkonsistenter, vernachlässigender **Erziehungsstil**, zerrüttete **Familienverhältnisse** (Scheidung der Eltern) und der negative Einfluss von entsprechenden **Peergroups** sind an der Entstehung der Störung ebenfalls ursächlich beteiligt.

Integrative Modelle betrachten die biologisch bedingte Impulsivität und die hohe Risikobereitschaft bei gering ausgeprägter Angst als Basis für die mangelhafte Entwicklung einer das Verhalten kontrollierenden Instanz (Gewissen, Über-Ich). Das Verhalten des Betreffenden wird somit von kurzfristigen, rasch wechselnden Zielen gesteuert und von grenzüberschreitenden Handlungen bestimmt.

Diagnose

Kriterien für die Diagnose einer dissozialen Persönlichkeitsstörung sind in Tabelle 9-9 zusammengefasst.

Tab. 9-9 Diagnostische Kriterien für die dissoziale Persönlichkeitsstörung nach ICD-10 (F60.2)

Mindestens drei der folgenden Eigenschaften oder Verhaltensweisen müssen vorliegen:

1. herzloses Unbeteiligtsein gegenüber den Gefühlen anderer
2. deutliche und andauernde verantwortungslose Haltung und Missachtung sozialer Normen, Regeln und Verpflichtungen
3. Unfähigkeit zur Aufrechterhaltung dauerhafter Beziehungen, obwohl keine Schwierigkeit besteht, sie einzugehen
4. sehr geringe Frustrationstoleranz und niedrige Schwelle für aggressives, einschließlich gewalttätiges Verhalten
5. fehlendes Schuldbewusstsein oder Unfähigkeit, aus negativer Erfahrung, insbesondere Bestrafung, zu lernen
6. deutliche Neigung, andere zu beschuldigen oder plausible Rationalisierungen anzubieten für das Verhalten, durch welches die Betreffenden in einen Konflikt mit der Gesellschaft geraten sind.

Differentialdiagnose

Sowohl Menschen mit dissozialer als auch solche mit narzisstischer Persönlichkeitsstörung erleben sich als grandios oder besonders. Dabei verstoßen Menschen mit antisozialer Persönlichkeitsstörung bewusst und gezielt gegen Regeln und Gesetze, da sie sich im Recht dazu sehen, andere zu schädigen oder auszubeuten. Narzisstische Persönlichkeiten hingegen erwarten, dass die Umwelt ihre Einzigartigkeit und Grandiosität anerkennt, was sich auch darin widerspiegelt, dass sie von geltenden Regeln und Normen ausgenommen sind.

Therapie

Die Therapie mit Menschen, die an einer dissozialen Persönlichkeitsstörung leiden, gilt als schwierig, da eine Psychotherapie von den Betreffenden oft **fremdbestimmt** begonnen wird (z. B. aufgrund einer gerichtlichen Auflage) und die Patienten zumeist andere Menschen oder Institutionen als ausschließliche Ursache ihrer Schwierigkeiten betrachten. Der Therapeut befindet sich oft in einem Balanceakt zwischen resignativer, pessimistischer Haltung einerseits und einem Verlust der kritischen Distanz mit inadäquatem therapeutischem Optimismus andererseits.

Als spezifische Elemente der Therapie gelten Methoden zur **Verbesserung der Spannungstoleranz**, der **Aufmerksamkeits-Fokussierung**, die **Entwicklung von Empathie** und Mitgefühl für andere Menschen und einer **sozial angemessenen Autonomie**. Als günstig erweist sich der endgültige Abbruch von Beziehungen ins Drogenmilieu oder zu kriminellen Netzwerken.

9.2.5 Emotional instabile Persönlichkeitsstörung/ Borderline-Persönlichkeitsstörung (BPS)

Kasuistik

Sie haben Nachtdienst in der Notaufnahme der Psychiatrischen Klinik. Um 23.00 Uhr wird Ihnen eine 22-jährige Patientin aus der Chirurgischen Poliklinik zur Abklärung von Suizidalität vorgestellt.

Dem Kurzarztbrief entnehmen Sie, dass sich die Patientin eine tiefe Schnittwunde am linken Unterarm (Außenseite, längs verlaufender Schnitt ohne Verletzung von großen Gefäßen) zugefügt hatte, die chirurgisch versorgt werden musste. Auch eine Platzwunde, die sich die Patientin durch Schlagen des Kopfes gegen die Wand zugefügt hatte, musste genäht werden. Das Notfalllabor war bis auf einen leicht erniedrigten Hämoglobin- und Hämatokritwert unauffällig. Im Bericht wird auch erwähnt, dass an beiden Armen multiple Narben nach Schnittverletzungen sichtbar sind.

Die Patientin habe in der Chirurgischen Poliklinik einen wenig kooperativen Eindruck gemacht und von Suizidgedanken gesprochen. Bei Aufnahme wirkt die Patientin zwar angespannt, ist jedoch

kontrolliert und kooperativ. Sie berichtet, dass sie seit Tagen an einer zunehmenden inneren Spannung leide. Diese sei im Wesentlichen darin begründet, dass ihre Therapeutin, bei der sie wöchentlich zweimal Therapie mache, im Urlaub sei; zusätzlich habe sie massive Probleme mit ihrer Freundin. Die Spannung sei schließlich so unerträglich gewesen, dass sie nicht mehr anders gekonnt habe, als sich die Schnittwunde zuzufügen und den Kopf zweimal heftig gegen die Wand zu schlagen. Dabei habe sie keinen Schmerz gespürt. Anschließend habe sie sich selbst in der Chirurgie vorgestellt. Seit sie sich selbst verletzt habe, gehe es ihr deutlich besser. Auch die Suizidgedanken seien zurückgegangen. Sie wünsche, sofort nach Hause entlassen zu werden, da ihre Therapeutin morgen aus dem Urlaub zurückkehre und sie die Therapie ambulant fortsetzen wolle.
(aus Lieb & Heßlinger, 2003)

Symptomatik

Im Zentrum der Symptomatik der Borderline-Persönlichkeitsstörung steht eine **gestörte Affektregulation**. Sie äußert sich in einer **niedrigen Reizschwelle** für die Auslösung emotionaler Reaktionen, einem **hohen Erregungsgrad** und einer **verlängerten Dauer bis zum Abklingen** der Gefühlsreaktionen. Die erlebten Stimmungen und Gefühle können aber auch **abrupt wechseln** oder nebeneinander als überwältigendes **„Gefühlschaos"** auftreten. Menschen mit Borderline-Störung haben überdies große Schwierigkeiten, verschiedene Gefühlsqualitäten (z. B. Traurigkeit, Unzufriedenheit, Wut, Ärger, Stolz, Zufriedenheit) differenziert wahrzunehmen, und erleben stattdessen (insbesondere an Stelle „negativer" Emotionen) quälende, lang anhaltende **Spannungszustände**, die nicht selten mit dissoziativen Phänomenen, einer Analgesie oder anderen Körperwahrnehmungsstörungen einhergehen. Viele Patientinnen mit BPS „lernen", dass sie die Spannungszustände durch **selbstverletzende Handlungen** (z. B. Schneiden, Brennen, Schlagen mit dem Kopf gegen die Wand) unterbrechen können, und setzen diese Verhaltensweisen regelmäßig zur Spannungsregulation ein. **Suizidgedanken und -handlungen** sind im Zusammenhang mit emotionaler Spannung oder intensiven Gefühlen von Schuld und Scham häufig. Andererseits äußern viele Patientinnen, auf emotionaler Ebene unerträgliche Zustände **innerer Leere („Taubheit")** und **Depressivität** zu erleben. Sie sind häufig von **Schlafstörungen, Alpträumen** und **„Flash-backs"** gequält, die sich auf frühere traumatische Erlebnisse beziehen. Die Flash-backs können bis zu mehreren Tagen anhalten und mit **Pseudohalluzinationen** einhergehen (die halluzinatorischen Erlebnisse werden auch als solche identifiziert = Ich-dyston). Episoden von **Derealisations-** und **Depersonalisationserleben** sind ebenfalls häufig. Ein Großteil der Patientinnen mit BPS schildert zudem das anhaltende Gefühl, nicht zu wissen, wer sie wirklich seien. Diese **Störung des Identitätserlebens** bezieht sich auch auf das Erleben des eigenen Körpers, das zumeist als negativ beschrieben wird.

Im **kognitiven Bereich** dominieren Grundannahmen wie „Ich bin ein schlechter Mensch. Ich bin der letzte Dreck. Ich bin schuldig". In Bezug auf die Umwelt kann dies auch sein „Die Welt ist gefährlich. Andere Menschen werden mir Böses antun". Gleichzeitig sind die Patienten von der eigenen Macht- und Hilflosigkeit überzeugt („Ich kann meine Gefühle nicht kontrollieren. Ich komme alleine nicht zurecht. Ich kann mich nicht schützen)."

Nicht selten werden **hochriskante Verhaltensweisen** wie das Balancieren auf Brückengeländern, das Sitzen auf Bahnschienen oder Rasen im Straßenverkehr zur „Kompensation" von Ohnmachtsgefühlen eingesetzt. Andere dysfunktionale Muster, die der Emotionsregulation dienen, sind **Alkohol-, Medikamenten- und Drogenkonsum, Störungen des Essverhaltens** (Fressanfälle mit und ohne selbstinduziertes Erbrechen, anorektische Episoden) oder **impulshaftes, inadäquates Einkaufen**. Als weitere Probleme auf der Verhaltensebene sind ein **promiskuitiveses, riskantes Sexualleben**, **Zwangshandlungen** oder **aggressive Durchbrüche** zu nennen.

Entsprechend turbulent und konflikthaft gestalten sich die **Beziehungen** von Menschen mit BPS: Sie sind geprägt vom raschen Wechsel zwischen Annäherung und abrupter Distanzierung **(Störung der Nähe-Distanz-Regulation)** und der wiederholten Demonstration von Hilflosigkeit und Leiden **(„passive Aktivität")**. Die Patientinnen sind bestrebt, tatsächliches oder imaginäres Alleinsein unter allen Umständen zu vermeiden. Dementsprechend erleben die Patientinnen einen Mangel an tragfähigen, stabilen verlässlichen Beziehungen und überfordern ihre Bezugspersonen durch den Wunsch nach absoluter Nähe und Zuwendung. Dies nährt das ohnehin bestehende Grundgefühl, „anders" zu sein als andere Menschen und „nicht zu dieser Welt zu gehören".

Merke
Hauptmerkmale der Borderline-Persönlichkeitsstörung sind eine Störung der Affektregulation, Impulsivität sowie Instabilität des Identitätserlebens und zwischenmenschlicher Beziehungen, was sich in Form von Spannungszuständen, Selbstverletzungen, rezidivierender Suizidalität oder aggressiven Durchbrüchen äußert.

Komorbidität

Zusätzliche psychische Erkrankungen sind bei Patienten mit Borderline-Persönlichkeitsstörung sehr häufig. Einen Überblick über die Lebenszeitprävalenz der häufigsten Zusatzdiagnosen gibt Tabelle 9-10.

Tab. 9-10 Häufige komorbide psychische Erkrankungen bei BPS

Diagnose	Lebenszeitprävalenz ca.
Depressive Syndrome	98%
Angststörungen	90%
Alkohol-/Drogenmissbrauch	50%
Schlafstörungen	50%
Essstörungen	45%
Zwangsstörungen	25%
Dependente Persönlichkeitsstörung	50%
Ängstlich-vermeidende Persönlichkeitsstörung	40%
Paranoide Persönlichkeitsstörung	40%
Passiv-aggressive Persönlichkeitsstörung	25%
Antisoziale Persönlichkeitsstörung	25%
Histrionische Persönlichkeitsstörung	15%

Tab. 9-11 Diagnostische Kriterien der Borderline-Persönlichkeitsstörung, zusammengefasst nach DSM-IV [29]

Um die Diagnose einer Borderline-Persönlichkeitsstörung stellen zu können, müssen mindestens fünf der neun Kriterien erfüllt sein:

Affektivität
- Unangemessene starke Wut oder Schwierigkeiten, Wut oder Ärger zu kontrollieren (z. B. häufige Wutausbrüche, andauernder Ärger, wiederholte Prügeleien)
- Affektive Instabilität, die durch eine ausgeprägte Orientierung an der aktuellen Stimmung gekennzeichnet ist
- Chronisches Gefühl der Leere

Impulsivität
- Impulsivität in mindestens zwei potenziell selbstschädigenden Bereichen (z. B. Sexualität, Substanzmissbrauch, rücksichtsloses Fahren, Fressanfälle)
- Wiederkehrende Suiziddrohungen, -andeutungen oder -versuche oder selbstschädigendes Verhalten

Kognition
- Vorübergehende stressabhängige paranoide Vorstellungen oder schwere dissoziative Symptome
- Identitätsstörungen: eine ausgeprägte Instabilität des Selbstbildes oder des Gefühls für sich selbst

Interpersoneller Bereich
- Verzweifeltes Bemühen, reales oder imaginäres Alleinsein zu verhindern
- Ein Muster von instabilen und intensiven zwischenmenschlichen Beziehungen

Auch eine Komorbidität mit der Aufmerksamkeitsdefizit-Hyperaktivitäts-Störung des Erwachsenalters lässt sich nicht selten beobachten.

Klassifikation

In der ICD-10 werden unter der Diagnose der emotional instabilen Persönlichkeitsstörung zum einen der **impulsive Typus** und zum anderen der **Borderline-Typus** unterschieden. Aus didaktischen Gründen werden hier die Diagnosekriterien des DSM-IV-TR vorgestellt (Tab. 9-11).

Epidemiologie

Die Prävalenz der Borderline-Persönlichkeitsstörung in der Allgemeinbevölkerung liegt bei etwa 1–2%. Frauen sind etwa doppelt so häufig betroffen wie Männer. Ungefähr jeder zehnte ambulant behandelte psychiatrische Patient leidet unter einer BPS; etwa 15–20% aller stationären psychiatrischen Patienten sind betroffen. Die Suizidrate von Borderline-Patienten ist ca. 50-mal höher als in der Allgemeinbevölkerung: bis zu 10% der Patienten sterben durch Suizid.

Ätiologie

Die Ätiologie der BPS ist bislang nur teilweise verstanden und wird durch das komplexe Zusammenspiel mehrerer Faktoren erklärt (Abb. 9-2).

Als **psychosoziale Risikofaktoren** für die Entwicklung einer BPS werden weibliches Geschlecht bzw. Sozialisation, eine frühe Traumatisierung (durch körperliche Gewalt, sexuellen Missbrauch oder Vernachlässigung durch primäre Bezugspersonen) sowie das Erleben von Gewalt im Erwachsenenalter genannt. Auch das Fehlen einer zweiten Bezugsperson, die Schutz und Geborgenheit bietet und die Wahrnehmungen und Empfindungen des Betreffenden bestätigt, soll von wesentlicher Bedeutung sein. Etwa 60% aller Patienten mit BPS berichten über Erfahrungen sexueller Gewalt in der Kindheit. Die BPS entwickelt sich jedoch auch bei Menschen, die keine Traumatisierung erlebt haben.

Auf **biologischer Ebene** gilt ein genetischer Einfluss für die Entwicklung affektiver Labilität, Impulsivität und insbesondere dissoziativer Zustände als gesichert. Bildgebende Verfahren ergaben Hinweise für Funktionsstörungen im frontalen Kortex, in den Amygdalae und dem Hippokampus, die mit der emotionalen Instabilität und dem Hyperarousal in Verbindung gebracht werden. Dabei ist jedoch nicht geklärt, ob die Funktionsstörungen als genetisch bedingt, als Folge von Traumatisierung oder als neurobiologisches Korrelat der BPS zu verstehen sind.

Das **Zusammenwirken** der genannten psychosozialen und biologischen Variablen soll zu einer Störung des assoziativen Lernens und zur Entwicklung dysfunktionaler Grundannahmen und Schemata führen (z. B. „Ich bin ein schlechter Mensch", verbunden mit Schuldgefühlen). Diese erschweren eine adäquate Interpretation psychosozialer Situationen („Ich habe es verdient, dass er mich so schlecht behandelt.") und münden in entsprechend inadäquaten Bewältigungsstrategien (z. B. Demonstration von Hilflosigkeit, Selbstverletzung, Fressanfall). Die dysfunktionalen Problemlösestrategien erbringen zwar kurzfristig eine vorübergehende Linderung des subjektiven Leidens, mittel- und langfristig fördern sie jedoch die weitere psychische Labilisierung (z. B. depressive Syndrome durch gestörtes Essverhalten, Rückzug von Bezugspersonen wegen „Überlastung" durch den Patienten). Die dysfunktionalen Schemata und Verhaltensweisen verhindern außerdem, dass positive, adäquate Lernerfahrungen gemacht werden und frühere traumatische Erlebnisse verarbeitet und relativiert werden können. Daraus resultieren ein allgemeines Misstrauen gegenüber anderen Menschen und das Erleben der Welt als bedrohlich und unberechenbar.

Diagnose

Die Diagnosekriterien für die Borderline-Persönlichkeitsstörung wurden bereits in Tabelle 9-11 dargestellt. Hilfreich für die Diagnosestellung sind die gängigen strukturierten klinischen Interviews wie z. B. die IPDE (International Personality Disorder Examination, ↗ 9.1). Speziell für die BPS sind das DIB-R (Diagnostisches Interview für das Borderline-Syndrom – revidierte Fassung) und das Borderline-Persönlichkeitsinventar konzipiert.

Patientinnen mit Borderline-Persönlichkeitsstörung kommen häufig nach selbstschädigendem Verhalten oder Suizidversuchen in ärztliche Behandlung. Eine psychiatrische Konsultation erfolgt aber auch nicht selten aufgrund einer depressiven Symptomatik, einer Drogenproblematik oder einem gestörten Essverhalten.

Merke
Bei wiederholter Suizidalität, Selbstverletzungen, selbstschädigenden Verhaltensweisen und emotionalen Spannungszuständen immer an eine Borderline-Persönlichkeitsstörung denken!

Differentialdiagnose

Wird die Symptomatik detailliert exploriert und sind die allgemeinen Kriterien für die Diagnose einer Persönlichkeitsstörung erfüllt, dürfte die Identifikation einer Borderline-Persönlichkeitsstörung in der Regel keine Schwierigkeiten machen.

Probleme ergeben sich unter Umständen in der Abgrenzung zu **depressiven Syndromen, Suchterkrankungen, Essstörungen** und anderen **Persönlichkeitsstörungen**. Hier können die bereits erwähnten strukturierten klinischen Interviews von großem Nutzen sein. Auch an die sehr seltene **artifizielle Störung** sollte differentialdiagnostisch gedacht werden. Bei dieser Störung fügt sich der Betreffende heimlich Verletzungen oder körperliche Symptome zu, um als organisch erkrankt zu gelten und entsprechend medizinisch behandelt zu werden, während bei der BPS durch Selbstverletzungen primär die Beendigung quälender emotionaler Anspannungszustände beabsichtigt ist.

Therapie

Psychotherapie

Wichtige störungsspezifische Therapieverfahren sind die **„dialektisch behaviorale Therapie" (DBT)** nach M. Linehan sowie die von O.F. Kernberg entwickelte psychodynamisch ausgerichtete **„übertragungsfokussierte Therapie" („Transference Focussed Therapy", TFT)**.

Übertragungsfokussierte Therapie (TFT): Bei der TFT liegt der Behandlungsschwerpunkt auf der Arbeit mit **Übertragungs- und Gegenübertragungsprozessen** in der **therapeutischen Beziehung**, in der sich primitive internalisierte Objektbeziehungen widerspiegeln. Die BPS wird als Fixierung oder Regression auf die entwicklungsgeschichtliche Stufe der „Separations-Individuations-Phase" (2.–4. Lebensjahr) verstanden. Die Aktivierung und das Durcharbeiten dieser internalisierten Repräsentanzen und der damit verbundenen Affekte sollen zu einer „Nachreifung" und Stabilisierung der Persönlichkeit führen.

Dialektisch behaviorale Therapie (DBT): Die DBT wurde als störungsspezifische Behandlung für chronisch suizidale Patienten mit Borderline-Persönlichkeitsstörung als zweijährige ambulante Psychotherapie entwickelt. In einigen Zentren wird die

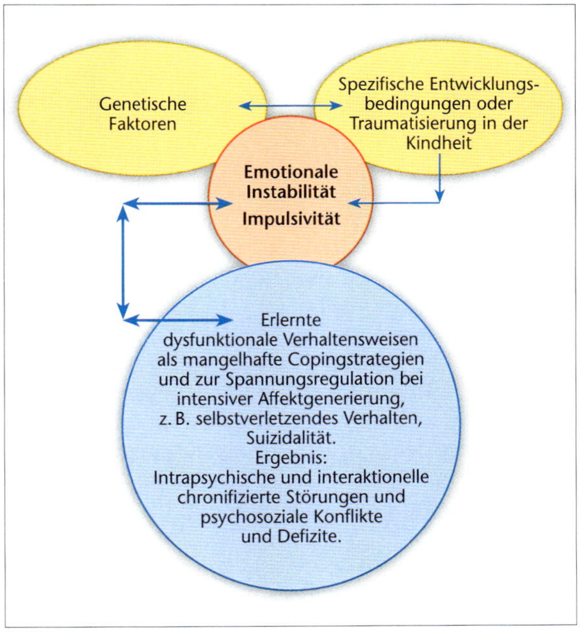

Abb. 9-2 Pathogenetische Faktoren in der Entstehung der BPS

erste Phase der DBT auch im Rahmen eines 12-wöchigen stationären Therapieprogramms angeboten.

Bei der DBT handelt es sich um eine Form der **kognitiven Verhaltenstherapie,** die jedoch um weitere **Elemente** ergänzt wurde. Hier ist insbesondere ein **Fertigkeitentraining in der Gruppe** zu nennen, in dem Kompetenzen in den Bereichen Spannungstoleranz, Emotionsregulation, zwischenmenschliche Beziehungen und Konzentration vermittelt werden. Überdies erlernen die Patienten Techniken der Aufmerksamkeitsfokussierung im „Hier und Jetzt", die der Zen-Meditation entliehen wurden.

Typisch für die DBT ist die **Hierarchisierung der jeweiligen Behandlungsziele,** wobei die Therapie in **vier Phasen** abläuft:

- In der **Vorbereitungsphase** wird der Patient ausführlich über die Diagnose und die Behandlungsmöglichkeiten informiert. Die Therapieziele, Behandlungsbedingungen und Motivation der Betreffenden werden besprochen.
- Die **erste Therapiephase** widmet sich der Reduktion von suizidalem bzw. parasuizidalem und therapiegefährdendem Verhalten (z. B. Beziehungsabbrüchen Versäumen von Therapiesitzungen) sowie Verhaltensweisen, welche die Lebensqualität beeinträchtigen (z. B. Drogenkonsum, Fressanfälle). Der Patient erlernt im Fertigkeitentraining in der Gruppe alternative Techniken zum Umgang mit Gefühlen, mit anderen Menschen und um Spannungszustände zu regulieren und damit Selbstverletzungen zu verhindern. Ziel ist eine Erhöhung der emotionalen Belastbarkeit als Voraussetzung für die zweite Therapiephase.
- In der **zweiten Therapiephase** werden die Folgen traumatischer Erlebnisse bearbeitet. Etwa 60% aller weiblichen Patientinnen mit BPS wurden in ihrer Kindheit sexuell missbraucht. Sie entwickeln neben Symptomen, wie sie auch bei der posttraumatischen Belastungsstörung beobachtet werden (Albträume, Flash-backs, Vermeidungsverhalten, Hyperarousal etc., ↗ Kap. 8.3.3), dysfunktionale Verhaltensweisen, die eine Gefährdung für sie selbst darstellen (z. B. Selbstverletzungen zum Abbruch eines Spannungszustandes mit „Flashbacks") und die adäquate Verarbeitung des Traumas behindern.
- Das Ziel der **dritten Therapiephase** ist, die traumatischen Erfahrungen als Teil der eigenen Person und ihrer Lebensgeschichte betrachten zu können. Neuorientierungen in Beziehungen oder im beruflichen Bereich erfordern nicht selten eine weitere therapeutische Begleitung.

Pharmakotherapie

Eine Pharmakotherapie kommt entweder zur Behandlung **komorbider psychischer Erkrankungen** (z. B. depressive Episode) oder aber zur **Therapie bestimmter Symptome der BPS** selbst in Frage. Zur Behandlung der BPS sind in Deutschland keine spezifischen Medikamente zugelassen.

SSRIs können Symptome wie affektive Labilität, Impulsivität, Angst und Wut bessern. Auch der Einsatz so genannter **„mood stabilizers"** wie z. B. Valproinsäure oder **atypischer Neuroleptika** (z. B. Olanzapin, Risperidon, Clozapin) kann hilfreich sein. Eine adrenerge Hyperaktivität kann unter Umständen durch die Anwendung des zentralen **α_2-Agonisten** Clonidin oder einen **Betablocker** (z. B. Propranolol) günstig beeinflusst werden. Schwere dissoziative Zustände sprechen bei einigen Patientinnen auf die Gabe eines **Opiatantagonisten** (z. B. Naltrexon) an.

Eine Pharmakotherapie der BPS sollte nur punktuell und zeitlich begrenzt durchgeführt werden, z. B. um den Beginn einer Psychotherapie überhaupt zu ermöglichen oder um Krisensituationen zu entschärfen, solange der Patient noch nicht über ausreichende anderweitige Bewältigungsstrategien verfügt.

Verlauf und Prognose

Unbehandelt muss der **Krankheitsverlauf** als eher **ungünstig** bezeichnet werden. Die Suizidrate liegt zwischen 4 und 10%. Persistierende schwerwiegende psychopathologische Auffälligkeiten sind oft trotz jahrelanger psychotherapeutischer Behandlung häufig. Für die DBT konnte in Therapiestudien eine gute Wirksamkeit nachgewiesen werden.

9.2.6 Histrionische Persönlichkeitsstörung

Symptomatik

„Histrionisch" stammt aus dem Lateinischen von „histrio", dem Schauspieler. Mit der Bezeichnung „histrionische Persönlichkeitsstörung" wurde der Begriff der „hysterischen Persönlichkeit" ersetzt, der mit Bezug auf das Konzept der Hysterie eine extrem negative Bewertung und ätiologische Vorstellungen beinhaltet (↗Kap. 8.4). Er bezeichnet eine Persönlichkeit, die durch **theatralisches, dramatisch wirkendes Verhalten** und eine **übertriebene Emotionalität** auffällt. Menschen mit dieser Persönlichkeitsstörung streben danach, ständig **im Mittelpunkt** des Geschehens zu stehen und Anerkennung, Lob und Aufmerksamkeit von anderen zu erhalten. Sie wirken extravertiert und charmant und können übertrieben attraktiv und verführerisch erscheinen. Histrionische Menschen lieben rasche Abwechslung und ständig neue Reize. Im näheren Kontakt werden histrionische Menschen hinter ihrer interessanten „Fassade" nicht selten als unecht und „ohne Tiefgang" empfunden. Im Grunde ihres Herzens spüren sie selbst oft sehr deutlich, wie künstlich die von ihnen gezeigten „Inszenierungen" sind.

Ihr **Denken** ist von **Sprunghaftigkeit, Ungenauigkeit** und **Unschärfe** gekennzeichnet **(impressionistischer Denkstil)**. Von anderen Menschen oder Ereignissen lassen sie sich leicht beeinflussen **(erhöhte Suggestibilität)**. Ihre kognitiven **Grundannahmen** spiegeln ein tief verwurzeltes Gefühl von Ungewollt- oder Unerwünschtsein und ein reduziertes Selbstwerterleben wider: „Ich bin als Mensch unzulänglich und unattraktiv", „Ich bin überflüssig", „Ich bin unfähig, mein Leben selbstständig zu bewältigen". Sie sorgen dementsprechend dafür, dass sich andere in ausreichendem Maße um sie kümmern. Ihre große Angst, von anderen abgelehnt zu werden, kompensieren sie durch das verzweifelte Streben nach vollkommener Anerkennung und Bewunderung. Die Fähigkeiten zu angemessenem, reflektiertem sozialem Handeln oder zu strukturiertem Vorgehen bleiben dabei unterentwickelt.

In **Krisensituationen** geraten sie häufig dann, wenn die Trennung von einer wichtigen Bezugsperson erfolgt oder wenn körperliche und sexuelle Attraktivität im Rahmen des natürlichen Alterungsprozesses abnehmen. Suizidalität kann dann, auch wenn sie impulsiv oder dramatisierend wirkt, einen ernsthaften Verlauf nehmen.

Merke
Hauptmerkmale der histrionischen Persönlichkeitsstörung sind übermäßige Emotionalität, Expressivität, impressionistischer Denkstil und aufmerksamkeitsheischendes Verhalten mit dem Bestreben, stets im Mittelpunkt des Geschehens zu stehen.

Komorbidität

Die zusätzliche Erkrankung an einer **depressiven Episode**, an **Angst- und Zwangsstörungen, Essstörungen, Substanzmissbrauch** oder **somatoformen Störungen** ist nicht selten.

Epidemiologie

Die **Prävalenz** der histrionischen Persönlichkeitsstörung in der Allgemeinbevölkerung liegt bei 2–3%. Etwa 5% aller psychiatrisch behandelten Patienten erfüllen die Kriterien dieser Störung.

Ätiologie

Die **traditionelle Psychoanalyse** versteht die „hysterische Charakterentwicklung" als Folge einer Fixierung auf die ödipale Phase der Entwicklung (3.–6. Lebensjahr). Uneingestandene libidinöse Wünsche gegenüber dem gegengeschlechtlichen Elternteil und aggressive Regungen gegenüber dem gleichgeschlechtlichen Elternteil werden verdrängt. Zu einem späteren Zeitpunkt wird der unbewusste Konflikt z. B. durch äußere Ereignisse wie eine Trennung reaktiviert und führt zur entsprechenden Symptombildung.

Vertreter anderer Schulen betonen die Bedeutung der **Primärpersönlichkeit** der Betreffenden (Extraversion, Lebhaftigkeit) im Zusammenspiel mit dem **Erziehungsstil** der Eltern (intermittierende Verstärkung für Verhalten, das den Normen/Wünschen Erwachsener entspricht, Mangel an negativen Konsequenzen für unerwünschtes Verhalten) und die Rolle **kognitiver Prozesse.**

Tab. 9-12 Diagnostische Kriterien für die histrionische Persönlichkeitsstörung nach ICD-10 (F60.4)

Mindestens vier der folgenden Eigenschaften oder Verhaltensweisen müssen vorliegen:
1. dramatische Selbstdarstellung, theatralisches Auftreten oder übertriebener Ausdruck von Gefühlen
2. Suggestibilität, leichte Beeinflussbarkeit durch andere oder durch Ereignisse (Umstände)
3. oberflächliche, labile Affekte
4. ständige Suche nach aufregenden Erlebnissen und Aktivitäten, in denen die Betreffenden im Mittelpunkt der Aufmerksamkeit stehen
5. unangemessen verführerisch in Erscheinung und Verhalten
6. übermäßige Beschäftigung damit, äußerlich attraktiv zu erscheinen.

Diagnose

In Tabelle 9-12 sind die diagnostischen Kriterien für die histrionische Persönlichkeitsstörung zusammengefasst.

Differentialdiagnose

Auch Menschen mit **dependenter Persönlichkeitsstörung** geraten bei antizipierten oder realen Trennungen in Krisen. Im Vergleich zu histrionischen Personen versuchen sie, der Trennung durch unterwürfiges Verhalten und die Demonstration von Hilflosigkeit entgegenzuwirken. Menschen mit histrionischer Persönlichkeitsstörung dagegen verstärken ihre Bemühungen, mittels theatralischen und dramatischen Verhaltens die Anerkennung, Bewunderung und Zuwendung des Anderen zu erlangen.

Therapie

Psychoanalytisch orientierte Therapien konzentrieren sich auf die Identifikation und das Durcharbeiten unbewusster **ödipaler Konflikte**.

Kognitive und verhaltenstherapeutische Strategien fokussieren die **Modifikation des impressionistischen Denkstils** bzw. den Aufbau **adäquater Kommunikationsstrategien**. Therapieelemente, die dabei zum Einsatz kommen, sind beispielsweise das Problemlösetraining, Entspannungsverfahren, Achtsamkeitsübungen aus der Tradition der Zen-Meditation, das soziale Kompetenztraining oder das Selbstinstruktionstraining (↗ Kap. 3.4.2). Ziel ist letztlich, dass der Patient ein positiveres und stabileres Selbstwerterleben entwickeln kann und sich weniger stark an äußeren Gegebenheiten und Bedingungen orientieren muss.

9.2.7 Narzisstische Persönlichkeitsstörung

Symptomatik

Menschen mit narzisstischer Persönlichkeitsstörung sind in hohem Maße von **Phantasien grenzenlosen Erfolgs,** von **Macht, Glanz, Schönheit** oder **Liebe** eingenommen. Sie übertreiben ihre Bedeutung oder ihre Fähigkeiten und streben danach, in ihrer Großartigkeit bewundert zu werden. Sie erleben sich als etwas Besonderes und Einzigartiges und erwarten deshalb, mit anderen einzigartigen oder privilegierten Menschen zu verkehren oder nur die besten Institutionen in Anspruch zu nehmen. Gegenüber anderen Menschen erleben sie sich als überlegen und meinen, aufgrund ihres Sonderstatus von allgemein geltenden Regeln und Normen entbunden zu sein.

Ihre **Grundannahmen** lauten: „Ich bin etwas Besonderes, daher steht mir auch eine besondere Behandlung zu." Oder: „Ich bin anderen Menschen überlegen, und sie sollten dies entsprechend anerkennen."

Wird ihnen die erwartete „Sonderbehandlung" nicht gewährt, können sie mit großem **Ärger** und **aggressiven Ausbrüchen** reagieren. Sie sind oft **neidisch** oder glauben, andere seien neidisch auf sie. Sie neigen zu konkurrierendem Verhalten, wenn sie meinen, ein anderer Mensch erhalte die eigentlich ihnen zustehende Bewunderung, Besitz oder Macht. Im sozialen Kontakt wirken Menschen mit narzisstischer Persönlichkeitsstörung nicht selten **arrogant, überheblich, prahlerisch** und **großspurig** und lassen ein Interesse an den Belangen des anderen oft vermissen. Gleichzeitig bestehen zumeist ein äußerst **fragiles Selbstwerterleben, Schüchternheit**, ein **Mangel an Einfühlungsvermögen** für die Gefühle und Positionen anderer sowie eine **übergroße Angst vor Kritik**.

Krisenhafte Zuspitzungen mit depressiven Reaktionen und Gefühlen völliger Erniedrigung, Wertlosigkeit und Leere können als Folge von **Kritik** oder beruflichen und privaten **Niederlagen** auftreten. Dabei kann es auch zu suizidalen Handlungen kommen.

> **Merke**
> Hauptmerkmale der narzisstischen Persönlichkeitsstörung sind Gefühle der Großartigkeit, das Bedürfnis nach Bewunderung und „Selbstverherrlichung" sowie mangelnde Empathie für andere bei gleichzeitig fragilem Selbstwerterleben.

Komorbidität

Menschen mit narzisstischer Persönlichkeitsstörung leiden oft zusätzlich an einer **depressiven Episode**, einer **Alkohol- oder Drogenproblematik**, einer **sozialen Phobie**, einer **somatoformen Störung** oder einer **Essstörung**. Die Überschneidung mit anderen Persönlichkeitsstörungen ist hoch, insbesondere mit der **histrionischen Persönlichkeitsstörung**.

Klassifikation

Die narzisstische Persönlichkeitsstörung wurde – unter anderem, weil Überschneidungen mit vielen anderen Persönlichkeitsstörungen bestehen – nicht als eigenständige diagnostische Kategorie in die ICD-10 aufgenommen. Daher beziehen sich diese Ausführungen auf die Diagnosekriterien des DSM-IV-TR (s. u.).

Epidemiologie

Im Vergleich zu den bisher behandelten Persönlichkeitsstörungen ist die narzisstische Persönlichkeitsstörung **selten**. In der Allgemeinbevölkerung soll sie mit einer Häufigkeit von < 1% auftreten, unter psychiatrischen Patienten mit einer Prävalenz bis 1,3%. Männer sind wahrscheinlich häufiger betroffen als Frauen.

Ätiologie

Der Begriff des **Narzissmus** bezieht sich auf eine klassische griechische Sage. Der Jüngling Narcissus verschmäht die Liebe einer Nymphe und wird mit einer solchen Selbstliebe bestraft, dass er sich an einem Teich in sein eigenes Spiegelbild verliebt. Er leidet und verzehrt sich an seinem unbefriedigten Begehren und wird schließlich in eine Narzisse verwandelt.

Der **infantile Narzissmus** (im Sinne der Selbstliebe) wurde von Freud später als eine Phase der **normalen** psychischen Entwicklung aufgefasst. Erst unberechenbare oder unzuverlässige primäre Bezugspersonen, die ihr Kind oder dessen Fähigkeiten überbewerten, bewirken eine Fixierung auf die narzisstische Phase der Entwicklung. **Selbstüberschätzung** wird damit als **Abwehrmechanismus** für die durch Deprivation oder Feindseligkeit der Eltern hervorgerufenen Gefühle von Wut, Neid oder Angst betrachtet.

Lerntheoretisch orientierte Modelle betonen die Rolle eines ungünstigen Erziehungsstils oder Rollenverhaltens der Eltern, welche die Begabungen ihres Kindes überbewerten und das Kind bei Konfrontationen mit der Realität (z. B. schlechte Zensuren, weil nie Hausaufgaben gemacht werden) vor den Reaktionen anderer in Schutz nehmen („Du bist was Besonderes; dem ist dein Lehrer halt nicht gewachsen."). Die vermeintliche Großartigkeit wird später immer wieder von Interaktionspartnern hinterfragt und führt demzufolge beim Betreffenden zu verdoppelten Anstrengungen, das überhöhte Selbstkonzept zu stabilisieren. Dies verursacht wiederkehrende, sich aufschaukelnde interpersonelle Konfliktsituationen, aus denen sich der Betreffende nicht selten gekränkt und wütend zurückzieht.

Diagnose

Die Diagnose der narzisstischen Persönlichkeitsstörung wird nach den Kriterien der DSM-IV-TR gestellt (Tab. 9-13).

Differentialdiagnose

Die Abgrenzung von anderen Persönlichkeitsstörungen kann schwierig sein. Insbesondere die **histrionische Persönlichkeitsstörung** tritt häufig gemeinsam mit der narzisstischen Persönlichkeitsstörung auf. Eine pathologische Überschätzung der eigenen Bedeutung und Fähigkeiten ist auch bei der **Manie** oder bestimmten organischen psychischen Störungen zu beobachten. Bei der Manie treten sie jedoch als zeitlich abgrenzbare Episoden auf, bei den **organischen Psychosyndromen** (z. B. Frontalhirnsyndrom) lässt sich ein direkter Zusammenhang zu einer organischen Erkrankung herstellen.

Therapie

Die Behandlung von Menschen mit narzisstischer Persönlichkeit wird oft als schwierig empfunden. Selbstüberschätzung, hohe Ansprüche des Betreffenden an den Therapeuten und die Neigung, bestehende Schwierigkeiten eher bei anderen Menschen zu suchen, erfordern viel Geduld und Einfühlungsvermögen. Ein Schwerpunkt der Behandlung liegt auf der **Verbesserung der Empathiefähigkeit** in konkreten interaktionellen Situationen, insbesondere beim Geben und Annehmen von Rückmeldungen (Feedback). Auch **Beratungs- und Coaching-Strategien**, die den Patienten zunächst darin unterstützen, etwas an seinem Umfeld zu verändern, bieten oft einen Einstieg zur kritischen Reflexion des eigenen Verhaltens.

Tab. 9-13 Diagnosekriterien für die narzisstische Persönlichkeitsstörung (DSM-IV-TR)

Ein tief greifendes Muster von Großartigkeit (in Phantasie oder Verhalten), Bedürfnis nach Bewunderung und Mangel an Empathie. Die Störung beginnt im frühen Erwachsenenalter und tritt in den verschiedensten Situationen auf. Mindestens 5 der folgenden Kriterien müssen erfüllt sein:

1. hat ein grandioses Gefühl der eigenen Wichtigkeit (übertreibt z. B. die eigenen Leistungen und Talente; erwartet, ohne entsprechende Leistungen als überlegen anerkannt zu werden),
2. ist stark eingenommen von Phantasien grenzenlosen Erfolgs, von Macht, Glanz, Schönheit oder idealer Liebe,
3. glaubt von sich, „besonders" und einzigartig zu sein und nur von anderen besonderen oder angesehenen Personen (oder Institutionen) verstanden zu werden oder nur mit diesen verkehren zu können,
4. verlangt nach übermäßiger Bewunderung,
5. legt ein Anspruchsdenken an den Tag, d. h. übertriebene Erwartungen an eine besonders bevorzugte Behandlung oder automatisches Eingehen auf die eigenen Erwartungen,
6. ist in zwischenmenschlichen Beziehungen ausbeuterisch, d. h. zieht Nutzen aus anderen, um die eigenen Ziele zu erreichen,
7. zeigt einen Mangel an Empathie: ist nicht willens, die Gefühle und Bedürfnisse anderer zu erkennen oder sich mit ihnen zu identifizieren,
8. ist häufig neidisch auf andere oder glaubt, andere seien neidisch auf ihn/sie,
9. zeigt arrogante, überhebliche Verhaltensweisen oder Haltungen.

9.2.8 Paranoide Persönlichkeitsstörung

Symptomatik

Paranoide Persönlichkeiten hegen ein **tiefes Misstrauen** und **Argwohn** gegenüber anderen Menschen: Sie erleben sie als grundsätzlich böswillig, diskriminierend und manipulativ und versuchen, die Motivation anderer für bestimmte Verhaltensweisen genau zu ergründen. Sie sind stets wachsam und vermuten auch hinter den harmlosesten und freundlichsten Verhaltensweisen anderer eine verschwörerische Aktivität. Sie lehnen die Beantwortung persönlicher Fragen oder das Sprechen über für sie wichtige Ereignisse oft ab. Damit können sie selbst bei anderen eine gewisse Zurückhaltung oder Feindseligkeit verursachen, die ihrerseits ihre Weltsicht bestätigen („Anderen Menschen kann man nicht trauen." „Andere wollen mich hintergehen und schädigen." „Andere können mich leicht verletzen."). In Partnerschaften reagieren sie oft sehr **eifersüchtig** und interpretieren auch belanglose Geschehnisse als Beweis für den vermuteten Betrug. Sie sind extrem empfindlich und nachtragend gegenüber Kritik, Beleidigungen, Verletzungen und Ungerechtigkeiten. Eine angeblich schlechte Behandlung kann massiven Ärger beim Betreffenden auslösen.

Manche Menschen mit paranoider Persönlichkeitsstörung leiden dagegen hauptsächlich unter massiven, quälenden **Ängsten** angesichts der von ihnen wahrgenommenen ständigen Bedrohung. Gelegentlich können sich bei paranoiden Menschen auch querulatorische Züge oder fanatisches Verhalten entwickeln, was sich in komplizierten Rechtsstreitigkeiten bzw. dem vollständigen, kompromisslosen Aufgehen in einer politischen oder religiösen Ideologie äußern kann.

Merke

Hauptmerkmale der paranoiden Persönlichkeitsstörung sind ein tiefes Misstrauen und Argwohn gegenüber anderen Menschen, deren Motive grundsätzlich als böse oder diskriminierend interpretiert werden.

Komorbidität

Als zusätzliche psychische Erkrankungen entwickeln Menschen mit paranoider Persönlichkeitsstörung häufig eine **depressive Episode, Angst- oder Zwangsstörungen** und **Suchterkrankungen**. Nicht selten lässt sich gleichzeitig eine andere Persönlichkeitsstörung diagnostizieren (v. a. schizotype, narzisstische, ängstlich-vermeidende und Borderline-PS). Kurze psychotische Dekompensationen in Krisensituationen und Übergänge in eine wahnhafte Störung sind möglich.

Epidemiologie

Die Häufigkeit der paranoiden Persönlichkeitsstörung in der Allgemeinbevölkerung wird auf 1,5–3% geschätzt. Männer sind häufiger betroffen als Frauen. Etwa 10% aller stationären psychiatrischen Patienten mit Persönlichkeitsstörung sollen an einer paranoiden Persönlichkeitsstörung leiden.

Ätiologie

Kognitive und psychoanalytische Schulen gehen davon aus, dass die paranoiden Muster eine „Bewältigungsstrategie" für Schamgefühle darstellen, die angesichts der empfundenen eigenen Unzulänglichkeit, Unfähigkeit und Unvollkommenheit auftreten. Diese Gefühlsreaktionen werden auf sadistische oder erniedrigende Verhaltensweisen der primären Bezugspersonen zurückgeführt.

Diagnose

Die Diagnosekriterien für die paranoide Persönlichkeitsstörung zeigt Tabelle 9-14.

Differentialdiagnose

Die **paranoide Persönlichkeitsstörung** muss insbesondere von der **paranoid-halluzinatorischen Schizophrenie** und den **isolierten wahnhaften Störungen** abgegrenzt werden. Auch an **organische Erkrankungen** oder **chronische Drogen- und Alkoholeinnahme** als Ursache einer Persönlichkeitsveränderung muss gedacht werden.

Therapie

Menschen mit paranoider Persönlichkeitsstörung begeben sich aufgrund ihres Misstrauens und der Überzeugung, dass andere an ihrer Misere schuld seien, **nur selten** in psychiatrische oder psychotherapeutische Behandlung. Zumeist suchen sie wegen **sekundärer Probleme** (depressive Verstimmung, Zuspitzung eines Partnerschaftskonfliktes, Alkoholmissbrauch etc.) therapeutische Hilfe. Grundbedingung für eine erfolgreiche Behandlung ist der Aufbau einer **tragfähigen therapeutischen Beziehung**, was aufgrund des **Argwohns des Patienten** häufig sehr viel Zeit sowie Geduld und Empathie von Seiten des Therapeuten beansprucht. Entspannungsverfahren oder die Unterstützung bei der Bewältigung aktueller Problemsituationen können den „Einstieg" in weitere therapeutische Maßnahmen erleichtern.

Schwerpunkt der Behandlung ist später die Identifikation, Überprüfung und Modifikation der entwicklungsgeschichtlich verständlichen, aber aktuell dysfunktionalen Grundannahmen und Verhaltensmuster (z. B.: „Die anderen führen grundsätzlich Böses gegen mich im Schilde.").

Tab. 9-14 Diagnosekriterien für die paranoide PS nach ICD-10 (F60.0)

Mindestens vier der folgenden Eigenschaften oder Verhaltensweisen müssen vorliegen:
1. übertriebene Empfindlichkeit auf Rückschläge und Zurücksetzungen
2. Neigung, dauerhaft Groll zu hegen, d. h. Beleidigungen, Verletzungen oder Missachtungen werden nicht vergeben
3. Misstrauen und eine anhaltende Tendenz, Erlebtes zu verdrehen, indem neutrale oder freundliche Handlungen anderer als feindlich oder verächtlich missdeutet werden
4. Streitbarkeit und beharrliches, situationsunangemessenes Bestehen auf eigenen Rechten
5. häufiges ungerechtfertigtes Misstrauen gegenüber der sexuellen Treue des Ehe- oder Sexualpartners
6. ständige Selbstbezogenheit, besonders in Verbindung mit starker Überheblichkeit
7. häufige Beschäftigung mit unbegründeten Gedanken an Verschwörungen als Erklärungen für Ereignisse in der näheren oder weiteren Umgebung.

9.2.9 Schizoide Persönlichkeitsstörung

Symptomatik

Schizoide Persönlichkeiten fallen durch **Einzelgängertum**, **Distanziertheit in sozialen Beziehungen**, ein hohes Maß an **Autonomiebestrebungen** und eine **eingeschränkte Bandbreite emotionalen Ausdrucks** im zwischenmenschlichen Bereich auf. Schon als Kind oder Jugendlicher halten sie sich von anderen entfernt und beschäftigen sich lieber mit technischen oder wissenschaftlichen Spezialgebieten. Dabei können sie im intellektuellen Bereich durchaus überragende Leistungen erbringen. Sie haben **keine engeren Freunde** und nur **selten einen Lebenspartner**. An sexuellen Aktivitäten zeigen sie meist ein nur geringes Interesse. Sie befürchten, durch zu große emotionale Nähe in ihrer Autonomie und ihrer Mobilität eingeschränkt zu werden. Im Kontakt wirken sie steif, unbeteiligt, kühl und distanziert, was nicht selten zu Beziehungsabbrüchen durch das Gegenüber führt. Sie sind geleitet von **Grundannahmen** wie „Letztlich bin ich immer ganz allein", „Enge Beziehungen zu anderen Menschen sind eher hinderlich und lästig" oder „Ich komme alleine besser zurecht". Die Fähigkeit, verschiedene Aktivitäten lustvoll zu erleben oder Freude am zwischenmenschlichen Miteinander zu empfinden, ist bei ihnen nur wenig entwickelt. Durch ihr oft gering ausgeprägtes Gespür für soziale Normen oder die Feinheiten von Interaktionsprozessen verhalten sie sich gelegentlich **in sozialen Situationen** ohne Absicht **unbeholfen** oder **unpassend**.

Merke
Hauptmerkmale der schizoiden Persönlichkeitsstörung sind Einzelgängertum, Isoliertheit, Dis-

tanziertheit, eingeschränkte emotionale Ausdrucksfähigkeit und ausgeprägte Autonomiebestrebungen in sozialen Beziehungen.

Komorbidität

Zusätzlich kann die Diagnose einer **weiteren Persönlichkeitsstörung** vorliegen (v.a. selbstunsichere, zwanghafte, paranoide Persönlichkeitsstörung). **Depressive Syndrome, Angsterkrankungen** oder **somatoforme Störungen** kommen ebenfalls vor.

Epidemiologie

Die schizoide Persönlichkeitsstörung ist **selten**. In der Allgemeinbevölkerung kommt sie mit einer Prävalenz von etwa 0,5–1,5% vor. Auch im klinischen Bereich liegt ihre Häufigkeit unter 2%.

Ätiologie

Es existieren bislang keine Modellvorstellungen, die durch empirisch gesicherte Daten untermauert wären. Mehrere Autoren betrachten die **Auffälligkeiten der affektiven Reagibilität** (geringe emotionale Ansprechbarkeit, reduzierte Auslenkbarkeit, rasche Habituation) als zentrales Agens der Störung.

Theoretische Modelle betonen die Bedeutung einer **frühen Störung der Affektregulation:** Negieren primäre Bezugspersonen anhaltend die Versuche des Säuglings, Kontakt zu suchen, Neues zu entdecken oder positive und negative Gefühle auszudrücken, verringert der Säugling seine Kommunikation auf ein Minimum. Dieses Verhalten könnte im Sinne einer früh erlernten „Überlebensstrategie" zu einer dauerhaft unterentwickelten Affektwahrnehmung und -kommunikation führen.

Diagnose

Um eine schizoide Persönlichkeitsstörung zu diagnostizieren, müssen die in Tabelle 9-15 aufgeführten Kriterien erfüllt sein.

Tab. 9-15 Diagnosekriterien für die schizoide Persönlichkeitsstörung nach ICD-10 (F60.1)

Mindestens vier der folgenden Eigenschaften oder Verhaltensweisen müssen vorliegen:

1. wenn überhaupt, dann bereiten nur wenige Tätigkeiten Freude
2. zeigt emotionale Kühle, Distanziertheit oder einen abgeflachten Affekt
3. reduzierte Fähigkeit, warme, zärtliche Gefühle für andere oder Ärger auszudrücken
4. erscheint gleichgültig gegenüber Lob oder Kritik von anderen
5. wenig Interesse an sexuellen Erfahrungen mit einem anderen Menschen (unter Berücksichtigung des Alters)
6. fast immer Bevorzugung von Aktivitäten, die alleine durchzuführen sind
7. übermäßige Inanspruchnahme durch Phantasien und Introvertiertheit
8. hat keine oder wünscht keine engen Freunde oder vertrauensvollen Beziehungen (oder höchstens eine)
9. deutlich mangelhaftes Gespür für geltende soziale Normen und Konventionen. Wenn sie nicht befolgt werden, geschieht das unabsichtlich.

Differentialdiagnose

Die schizoide Persönlichkeitsstörung muss in erster Linie von **anderen Persönlichkeitsstörungen** abgegrenzt werden, die mit einem einzelgängerischen, zurückgezogenen Lebensstil einhergehen können. Bei der **schizotypischen Persönlichkeitsstörung** dominieren nicht ein emotionales Unbeteiligtsein sondern vielmehr exzentrisch und schrullig wirkende Verhaltensweisen sowie fremdartige, magische Denkinhalte. Im Vergleich zur **paranoiden Persönlichkeitsstörung** bestehen bei der schizoiden Persönlichkeitsstörung kein Misstrauen oder paranoide Ideen. **Selbstunsichere Persönlichkeiten** vermeiden Kontakte aus Angst vor negativer Bewertung oder Ablehnung. Menschen mit **zwanghafter Persönlichkeitsstörung** vernachlässigen Beziehungen aufgrund ihrer starken Beschäftigung mit Arbeiten und Verpflichtungen und auch aus Unbehagen gegenüber emotionalen Regungen. Schwierigkeiten kann die Abgrenzung der schizoiden PS von der **autistischen Störung** bereiten. In der Regel ist beim Autismus die soziale Interaktion stärker beeinträchtigt und es fallen stereotype Verhaltensweisen und Interessen auf.

Auch **organische Erkrankungen** oder **anhaltender Drogenkonsum** (z.B. Kokain) kann zu ähnlichen Persönlichkeitsveränderungen führen.

Therapie

Menschen mit schizoider Persönlichkeitsstörung begeben sich selten in Behandlung und wenn, dann zumeist wegen einer zusätzlichen psychischen Erkrankung (z.B. Depression, Angststörung). Der Beziehungsaufbau gestaltet sich aufgrund des gering ausgebildeten Interesses an zwischenmenschlichen Bindungen in der Regel sehr schwierig. Zentrale Bestandteile einer Therapie sind Interventionen, mit denen der Betreffende die **Wahrnehmung** seiner Emotionen, seines Körpers und seiner Sinnesqualitäten **verbessern** kann. Einzelne Elemente aus Programmen zum Training sozialer Kompetenz können die kommunikativen Fähigkeiten erweitern. Kognitive und andere Techniken zielen auf die Aktivierung und Bearbeitung dysfunktionaler Schemata. Ziel ist letztlich, dass der Patient in der Lage ist, seine soziale Integration zu verbessern.

9.2.10 Schizotype (= schizotypische) Persönlichkeitsstörung

Schizotype Persönlichkeiten leiden unter sozialen Defiziten, die sich als **Unbehagen in Beziehungen** oder als **Unfähigkeit, Bindungen einzugehen,** manifestieren. Zudem fallen sie durch **merkwürdige, verschroben wirkende Verhaltensweisen** und einen **eigenwilligen Denkstil** auf. Sie sind oft mit magischen Denkinhalten oder seltsamen Überzeugungen beschäftigt, äußern Beziehungsideen oder paranoide Vorstellungen. Sie leben häufig isoliert und leiden unter ausgeprägten sozialen Ängsten, die zumeist von ihren paranoiden Befürchtungen gespeist werden.

Im DSM-IV wird diese Störung den Persönlichkeitsstörungen, in der ICD-10 den Schizophrenien und anderen psychotischen Störungen zugeordnet. Die Beziehungen zur Schizophrenie sind zwar noch unklar; in Familienuntersuchungen wurde jedoch ein gehäuftes Auftreten von Schizophrenien bei Verwandten von Menschen mit schizotyper Persönlichkeitsstörung und umgekehrt beobachtet. Nur eine kleine Anzahl der Personen mit schizotyper Persönlichkeitsstörung entwickelt jedoch das Vollbild einer Schizophrenie. Die Störung soll bei bis zu 3% der Allgemeinbevölkerung vorkommen (↗ Kap. 6.2.1).

9.3 Abnorme Gewohnheiten und Störungen der Impulskontrolle

Unter den Störungen der Impulskontrolle werden Verhaltensauffälligkeiten zusammengefasst, die **wiederholt** auftreten und deren Gemeinsamkeit **unkontrollierbare Impulse und Handlungen** sind. Der Betreffende empfindet einen **intensiven, unwiderstehlichen Drang**, die entsprechende Handlung (z. B. Glücksspiel, Stehlen) auszuführen, und erlebt während oder nach dem Handlungsablauf ein **Gefühl der Euphorie**, der **Lust** oder der **Erleichterung**. Dabei lässt sich **kein vernünftiges Motiv** für die Durchführung der Handlungen erkennen, d.h. die Episoden erbringen dem Betreffenden **keinen persönlichen Nutzen oder Gewinn**, sondern fügen ihm selbst oder anderen Menschen **Schaden** zu (z. B. große finanzielle Verluste bei pathologischem Glücksspiel, Sachbeschädigung bei Brandstiftung).

Unter den **Störungen der Impulskontrolle (ICD-10: F63)** werden verstanden:

- **das pathologische Glücksspiel (F63.0)**
- **die pathologische Brandstiftung (Pyromanie, F63.1)**
- **das pathologische Stehlen (Kleptomanie, F63.2) und**
- **die Trichotillomanie (pathologisches Haareausreißen, F63.3).**

Im Folgenden werden zunächst allgemein Ätiologie, Diagnose, Differentialdiagnose und Therapie der Impulskontrollstörungen vorgestellt, bevor auf die einzelnen Störungsbilder eingegangen wird.

Ätiologie

Die Ätiologie der Impulskontrollstörungen ist **noch nicht geklärt**. Faktoren, die bei der Entstehung wahrscheinlich eine Rolle spielen, sind:

- **Lernprozesse** (Aufrechterhaltung des Verhaltens durch positiv empfundene Gefühle wie Euphorie, Lust, Erleichterung, Spannungsabbau, Beruhigung, z. B. bei der Spielsucht)
- **Persönlichkeitsfaktoren** (z. B. die Neigung, neue Reize/Erregung zu suchen, um Langeweile zu verhindern)
- **Neurobiologische Faktoren** (veränderte Aktivität des zerebralen Serotonin- und Dopamin-Systems, häufige Assoziation mit ADHS im Kindesalter)
- **andere psychische Erkrankungen** (z. B. Kleptomanie als Ausdruck einer affektiven oder einer dissoziativen Störung).

Diagnose und Differentialdiagnose

Charakteristisch für die Impulskontrollstörungen sind das **Fehlen eines Motivs** sowie der typische **Spannungsaufbau und -abfall** im Verlauf der durchgeführten Handlung.

Davon müssen Verhaltensweisen abgegrenzt werden, die **mit Vorsatz**, z. B. mit dem Ziel der persönlichen Bereicherung (Glücksspiel, Stehlen), als „Mutprobe“ (Stehlen) oder aus Rache (Legen eines Feuers) ausgeführt werden. Ebenso muss ausgeschlossen werden, dass die beobachteten Verhaltensweisen **ausschließlich während der Episode einer anderen psychischen Erkrankung** aufgetreten sind (z. B. Brandstiftung aus paranoiden Befürchtungen bei einer Schizophrenie, Stehlen oder exzessives Spielen im Rahmen einer Manie).

Therapie

Zur Behandlung von impulsivem Verhalten kommen **psychotherapeutische** und **pharmakologische** Interventionen in Frage.

Als wahrscheinlich effektiv können **verhaltenstherapeutische Techniken** betrachtet werden, die sich an suchtspezifischen Methoden orientieren und Elemente wie z. B. Strategien zur Verbesserung der Affektregulation, der Selbstwahrnehmung, zur Identifikation automatisierter Handlungsabläufe und dysfunktionaler Kognitionen sowie Entspannungsverfahren beinhalten (↗ Kap. 3.4.2).

Zur **Pharmakotherapie** sind nach aktueller Datenlage vorrangig Antidepressiva aus der Gruppe der selektiven Serotonin-Wiederaufnahme-Hemmer (SSRI) zu empfehlen.

9.3.1 Pathologisches Glücksspiel

Symptomatik

Die Betreffenden können dem **Drang zum wiederholten Glücksspiel** nicht widerstehen. Beim Spielen erleben sie eine **rauschhafte Euphorie** und ein **gesteigertes Selbstwertgefühl**. Später entwickelt sich ein **zunehmender Kontrollverlust**, d.h. sie spüren immer häufiger das Verlangen, mit immer höheren Einsätzen zu spielen, um den dabei entstehenden

„Kick“ zu erleben. Auch nach dem Verlust großer Geldsummen und bei beginnenden finanziellen Schwierigkeiten können die Betreffenden das Spielen nicht einstellen, was nicht selten zu **kriminellen Handlungen** mit dem Ziel der **Geldbeschaffung** führt. Verluste und zunehmender Zeitaufwand für das Spielen resultieren in **massiven finanziellen, beruflichen und interpersonellen Problemen**. Das Verhalten wird gegenüber der Umwelt so lange als möglich **verheimlicht**. Trotz der verheerenden Konsequenzen wird weitergespielt, Abstinenzversuche enden unweigerlich im Rückfall.

Komorbidität, Epidemiologie und Verlauf

Als **Begleiterkrankungen** treten häufig affektive Störungen, Substanzmissbrauch/bzw. -abhängigkeit und die Aufmerksamkeitsdefizit-Hyperaktivitäts-Störung (ADHS) auf.

Epidemiologische Studien in verschiedenen Ländern erbrachten, dass bei ca. 0,1–3% der Allgemeinbevölkerung die Kriterien für das pathologische Glücksspiel erfüllt sind. In Deutschland wird die Zahl der pathologischen Spieler auf etwa 100 000 geschätzt, wobei Männer etwa doppelt so häufig betroffen sind wie Frauen. Die Erkrankung **beginnt** zumeist in der **Adoleszenz** und verläuft unbehandelt in der Regel **chronisch.**

9.3.2 Pathologische Brandstiftung (Pyromanie)

Symptomatik

Bei der **Pyromanie** empfinden die Betreffenden den **unwiderstehlichen Drang, Feuer zu legen**. Es kommt **wiederholt** zur versuchten oder vollendeten Brandstiftung. Typischerweise beschäftigen sich die Betreffenden ständig mit den **Themenbereichen Feuer, Feuerlegen oder Brand** (z. B. auch mit Feuerwehrautos, Brandbekämpfung, Rufen der Feuerwehr). Nicht selten sind sie Mitglied der freiwilligen Feuerwehr und unter Umständen sogar an den Löscharbeiten am von ihnen gelegten Feuer beteiligt. Vor der Brandstiftung empfinden sie eine starke Spannung und Unruhe, die auch von Euphorie begleitet sein kann. Während der Tat erleben die Betreffenden zumeist Lustgefühle oder einen Abfall der Anspannung. In der Regel können die Brandstifter kein Motiv für ihre Taten angeben und zeigen sich angesichts der entstehenden Schäden emotional unbeteiligt.

Komorbidität, Epidemiologie und Verlauf

Die Pyromanie ist **sehr selten** und betrifft **häufiger Männer**. Es handelt sich oft **um sozial unterprivilegierte Personen** (niedrigere Gesellschaftsschicht, niedrigeres Bildungsniveau). Der Verlauf der Störung ist wahrscheinlich **episodisch** mit längeren symptomfreien Intervallen. Die Pyromanie ist überdies häufig mit Störungen des Sozialverhaltens, Lernschwierigkeiten, der Aufmerksamkeitsdefizit-Hyperaktivitäts-Störung, anderen Impulskontrollstörungen, Intelligenzminderung und körperlichen Defiziten assoziiert.

9.3.3 Pathologisches Stehlen (Kleptomanie)

Symptomatik

Die betreffenden Personen erleben wiederholt den **Drang, Diebstähle zu begehen**, obwohl ihnen daraus weder ein persönlicher Nutzen noch eine Bereicherung entstehen. Auch beim pathologischen Stehlen ist der typische Spannungsverlauf mit Erregung vor, Lustempfinden bei und Erleichterung nach der Tat zu beobachten. Die Diebstähle werden von den Betreffenden als **Ich-dyston** erlebt, d. h. sie sind sich darüber im Klaren, dass sie etwas Verbotenes oder Sinnloses tun.

Komorbidität, Epidemiologie und Verlauf

Die Kleptomanie ist sehr häufig mit affektiven Störungen, Angststörungen, Essstörungen, der Aufmerksamkeitsdefizit-Hyperaktivitäts-Störung und Persönlichkeitsstörungen assoziiert. Die Störung ist **sehr selten**. Obwohl Ladendiebstahl sehr häufig vorkommt, ist nur ein geringer Bruchteil der Diebstähle (< 5%) durch eine Impulskontrollstörung bedingt. **Frauen** sind im Verhältnis von etwa 3:1 **häufiger** betroffen als Männer. Es kommen **episodische und chronische Verläufe** vor.

9.3.4 Trichotillomanie

Symptomatik

Bei der Trichotillomanie können die Betreffenden nicht dem Verlangen widerstehen, sich **Haare auszureißen**, was zu einem **sichtbaren Haarverlust** führt. Sie entwickeln eine starke Anspannung vor dem Ausreißen und erleben ein Gefühl der Lust oder Erleichterung, wenn sie dem Impuls nachgeben. Typischerweise werden bevorzugt Haare des Kopfes ausgerissen; es können aber auch Haare anderer Körperpartien (Augenbrauen, Lider, Bart, Schambehaarung) betroffen sein. In der Regel besteht die Tendenz, das Verhalten zu verheimlichen, beispielsweise durch das Vorgeben einer dermatologischen Erkrankung oder das Tragen einer Kopfbedeckung. Die Trichotillomanie ist häufig mit **anderen Verhaltensstörungen** wie z. B. dem Haareausreißen bei Puppen, Aufessen der Haare (Trichophagie), Nägelkauen oder Kratzen assoziiert.

Komorbidität, Epidemiologie und Verlauf

Haareausreißen kann bei Kindern als **vorübergehende Gewohnheit** auftreten, die dem Abbau von Anspannung dient. Die Lebenszeitprävalenz der **krankhaften** Trichotillomanie wird auf 0,6–2% geschätzt, wobei die Geschlechterverteilung im Kindesalter ausgeglichen ist. Im **Erwachsenenalter** sollen **Frauen häufiger** betroffen sein. Die Erkrankung beginnt durchschnittlich mit 10 Jahren und kann **episodisch, fluktuierend oder chronisch-kontinuierlich** verlaufen. Sie ist überzufällig häufig mit affektiven Störungen, Angsterkrankungen, Substanzmissbrauch und Zwangsstörungen assoziiert.

9.3.5 Andere Störungen der Impulskontrolle

Weitere **Verhaltensauffälligkeiten**, die zu den Störungen der Impulskontrolle gerechnet werden können, sind

- die **Störung mit intermittierender Reizbarkeit** (DSM-IV: episodenhaft auftretende impulsive Aggressivität ohne Motiv)
- das **pathologische Kaufen**
- der **pathologische Internetgebrauch** (vorgeschlagene Diagnose zur Bezeichnung von impulshaftem, exzessivem Internet-Surfen)

Andere Erkrankungen, die im weiteren Sinne mit einer Störung der Impulskontrolle einhergehen, sind beispielsweise die stoffgebundenen Süchte, die Bulimia nervosa oder Deviationen des Sexualverhaltens.

9.4 Die Aufmerksamkeitsdefizit-Hyperaktivitäts-Störung (ADHS) des Erwachsenenalters

Kasuistik

Frau Z., eine 48-jährige Germanistin, wird von ihrer Psychotherapeutin mit der Diagnose einer Depression zur stationären Aufnahme überwiesen. Am Tag des Aufnahmetermins ruft sie an, sie könne erst einen Tag später kommen, da sie mit ihrem Sohn noch einen dringenden Arzttermin wahrnehmen müsse.

Bei der Begrüßung in der Klinik entschuldigt sich Frau Z. zunächst für das terminliche Durcheinander, das sie verursacht habe. Der Sohn habe jedoch unbedingt noch ein Rezept für ein dringend benötigtes Medikament gebraucht. Im Aufnahmegespräch schildert Frau Z., sie fühle sich seit längerem immer wieder deprimiert, innerlich leer und unzufrieden. Diese Zustände kämen episodenweise und hielten manchmal für Stunden, manchmal aber auch über ein paar Tage an. Dabei könne sie ihre Arbeit und den Haushalt zumeist „wie immer chaotisch" bewältigen. Sie sei auch in der Lage, Freude oder Traurigkeit zu empfinden. Ihrem Leben fehle aber einfach der rote Faden, und darüber müsse sie nun angesichts der zunehmenden Selbständigkeit ihrer Kinder immer wieder nachgrübeln. Sie fühle sich oft nervös und erschöpft, aber sie habe ja als berufstätige Alleinerziehende mit ihren drei Kindern alle Hände voll zu tun. Schlafen könne sie aber gut und auch der Appetit sei normal. Frau Z. unterrichtet Deutsch für Ausländer an einem Goethe-Institut. Die Arbeit mache sie sehr gerne und sie sei als Mitarbeiterin geschätzt. Es gebe jedoch immer wieder Konflikte mit ihren Kollegen wegen verlegter Unterlagen, versäumter Konferenzen oder ihrer notorischen Unpünktlichkeit.

Ihre Kinder im Alter von 10, 13 und 17 Jahren habe sie nach der Trennung vom Ehemann vor 10 Jahren alleine erzogen. Das Verhältnis zu ihnen sei gut, obwohl sie keine besonders gute Mutter sei. Sie habe es zum Beispiel selten geschafft, für regelmäßige, gemeinsam eingenommene Mahlzeiten an einem schön gedeckten Tisch zu sorgen. Essen und andere Haushaltsaktivitäten seien immer „irgendwie chaotisch abgelaufen". Sie schaffe es auch nicht, in der Wohnung mal ordentlich aufzuräumen, denn irgendwie komme dann doch immer etwas anderes dazwischen. Eine Herausforderung sei außerdem die Betreuung des 10 Jahre alten Sohnes, der neben einer Legasthenie an einer deutlichen Hyperaktivitätsstörung leide und deshalb mit Ritalin® (= Methylphenidat) behandelt werde. Sie selbst sei schon immer ein bisschen chaotisch und schräg gewesen. Als Kind habe man ihr oft gesagt, sie sei „unmöglich", „zu laut" und „zu lebhaft". Sie sei als Kind davon überzeugt gewesen, mit ihr stimme irgendetwas nicht. In der Schule habe sie sich oft gelangweilt, außer in sprachlichen Fächern, da sie immer sehr viel gelesen habe. Das Lesen habe sie oft über die fehlenden Freundinnen hinweggetröstet. Sie habe sich nämlich selten getraut, andere Mädchen anzusprechen, weil sie sich als minderwertig erlebt habe. Eigentlich fühle sie sich nicht „krank genug" für eine stationäre Behandlung, aber sie erhoffe sich, doch etwas mehr Klarheit über ihren Zustand zu erhalten.

Definition

Unter der ADHS wird eine Störung verstanden, die in der **Kindheit beginnt** und als **Leitsymptome** eine **gestörte Aufmerksamkeit**, **Impulsivität**, **emotionale Instabilität** und **Überaktivität** aufweist. Bei etwa jedem 10. Kind persistiert das Vollbild der Störung bis ins Erwachsenenalter und kann dort durch die Grundsymptome, aber noch mehr durch die **sozialen und psychischen Konsequenzen** erhebliches Leiden verursachen.

Klassifikation

Das DSM-IV unterscheidet als Unterformen einen vorwiegend **hyperaktiv-impulsiven Subtyp**, der vermehrt bei Jungen auftritt, einen **vorwiegend unaufmerksamen Subtyp**, der eher Mädchen betrifft, und einen **Mischtyp**.

Symptomatik

Die Grundsymptome der ADHS sind auch im Erwachsenenalter in dann altersspezifischer Ausgestaltung zu beobachten.

Ein **Mangel an Aufmerksamkeit** kann sich in Form von Konzentrationsstörungen, Desorganisiertheit und „geistiger Abwesenheit" äußern. Die betroffenen Personen wirken im Gespräch unaufmerksam und zerstreut und neigen zur Vergesslichkeit. Sie wirken oft sprunghaft, sprudeln vor Ideen und lassen sich leicht ablenken. Tätigkeiten, die eine längere Aufmerksamkeitsspanne oder monotone Aktivitäten erfordern, werden nicht durchgehalten. „Organisatorisches Chaos" bei der Erledigung von Alltagsaktivitäten oder anfallenden beruflichen Aufgaben ist an der Tagesordnung und behindert die Beendigung von Arbeiten.

Ihre **Impulsivität** zeigt sich in raschen, unbedachten Entscheidungen oder Aktivitäten, wie z. B. riskanten beruflichen Transaktionen, unerwarteten Partnerwechseln, unüberlegten Arbeitsplatzwechseln oder waghalsigen sportlichen Unternehmungen.

In ihrem **affektiven Erleben** neigen sie zu **raschen Stimmungswechseln** zwischen Euphorie und Depriemiertheit. Neben der Tendenz zu schnell aufwallenden aggressiven Regungen beschreiben viele Erwachsene mit zunehmendem Alter ein Überwiegen innerer Leere, allgemeiner Unzufriedenheit, Depressivität und Langeweile. Sehr viele Patienten entwickeln dann auch depressive Störungen oder Angstsymptome.

Die **motorische Hyperaktivität** des Kindesalters ist bei Erwachsenen oftmals nicht mehr oder nur in leichter Form nachweisbar. Häufiger ist dagegen ein ständiges Gefühl innerer Unruhe und Anspannung, der Eindruck, ständig „auf dem Sprung" zu sein und nicht gut „abschalten" zu können. Viele Patienten regulieren diese Anspannung durch regelmäßige sportliche Aktivitäten.

Verlauf

Entscheidend für den Verlauf der Störung sind zumeist **nicht** die erläuterte **Grundsymptomatik**, sondern die daraus resultierenden **psychosozialen Konsequenzen**. Kinder mit ADHS werden oftmals wegen „Zappeligkeit", Ungeduld, „Schusseligkeit", schlechter Noten und „Zu-laut-Sein" gerügt und bestraft. Sie entwickeln sehr früh ein **Gefühl der Unzulänglichkeit und Minderwertigkeit**, das nicht selten zu einem **dauerhaft herabgesetzten Selbstwerterleben** führt. Während sich ein hohes Maß an Flexibilität, Ideenreichtum und Mobilität in bestimmten beruflichen Gebieten als nützlich erweist (z. B. Vertretertätigkeit, Anstellung als Graphikdesigner in einer Werbeagentur), können diese Eigenschaften in anderen Bereichen zu erheblichen Behinderungen führen. Berufliche Laufbahnen, die ein hohes Maß an Durchhaltevermögen und Konzentration erfordern (z. B. Feinmechaniker, Architekt), werden oftmals schon während der Ausbildung abgebrochen oder können nicht mit dem den eigentlichen Begabungen und intellektuellen Fähigkeiten entsprechenden Erfolg vorangebracht werden. Zwischenmenschliche Beziehungen können durch Unzuverlässigkeit und Sprunghaftigkeit erheblich belastet werden. Unter Patienten mit ADHS finden sich erheblich mehr geschiedene und arbeitslose Personen als in der Allgemeinbevölkerung.

Komorbidität

Als **komorbide psychische Störungen** treten bei der ADHS häufig **Substanzmissbrauch/-abhängigkeit**, **nicht-substanzgebundene Süchte, affektive Störungen**, **Angsterkrankungen** und **Persönlichkeitsstörungen** (insbesondere die dissoziale und emotional instabile Persönlichkeitsstörung) auf. Die zusätzlichen Erkrankungen komplizieren die bereits vorhanden Schwierigkeiten im privaten oder beruflichen Bereich noch weiter.

Merke

Menschen mit ADHS beklagen typische Störungen in folgenden Bereichen:

- **Kognition:** **Mangel an Aufmerksamkeit**
- **Affektivität:** **emotionale Instabilität**
- **Motorik:** **Überaktivität**
- **Verhalten:** **Impulsivität**

Epidemiologie

Etwa **3–10% aller Kinder** erfüllen die diagnostischen Kriterien einer ADHS. Bei etwa jedem 10. Kind persistiert das Vollbild der Symptomatik bis ins Erwachsenenalter, ca. 80% aller betroffenen Kinder weisen im Erwachsenenalter zumindest leicht ausgeprägte Restsymptome auf. Die **Prävalenz einer persistierenden ADHS** wird **auf 1% aller Erwachsenen** geschätzt. Dabei ist zu beachten, dass die Diagnose ADHS nicht automatisch das Vorliegen einer Krankheit impliziert. Die mit der ADHS verbundenen Eigenschaften können in manchen Lebensbereichen durchaus einen Vorteil darstellen, so dass man in diesen Fällen besser von einer **„symptomatischen ADHS ohne Krankheitswert"** sprechen sollte. Wenn die ADHS bis ins Erwachsenenalter persistiert, verläuft sie in der Regel **chronisch**.

Bereits im Kindesalter sind mehr Jungen als Mädchen betroffen (3-4:1), im Erwachsenenalter liegt das Geschlechterverteilung bei etwa 2:1 (Männer: Frauen).

Ätiologie

In der Ätiologie einer ADHS spielen nach heutiger Erkenntnis **biologisch-genetische Faktoren** eine wichtige Rolle. Verwandte ersten Grades von Personen mit ADHS haben ein 5- bis 8-fach erhöhtes Risiko, ebenfalls eine ADHS aufzuweisen. Die gute Wirksamkeit von Stimulanzien auf die Symptomatik sowie bildgebende Verfahren lassen auf eine **Veränderung des Dopaminstoffwechsels in fronto-striatalen Strukturen** schließen. Erziehungsfaktoren und Umwelteinflüsse sind für die Verursachung der Symptomatik wahrscheinlich von untergeordneter

Tab. 9-16 Diagnosekriterien für die hyperkinetischen Störungen nach ICD-10 (F90)

Unaufmerksamkeit:
1. sind häufig unaufmerksam gegenüber Details oder machen Sorgfaltsfehler bei den Schularbeiten und sonstigen Arbeiten und Aktivitäten
2. sind häufig nicht in der Lage, die Aufmerksamkeit bei Aufgaben und beim Spielen aufrechtzuerhalten
3. hören häufig scheinbar nicht, was ihnen gesagt wird
4. können oft Erklärungen nicht folgen oder ihre Schularbeiten, Aufgaben oder Pflichten am Arbeitsplatz nicht erfüllen (nicht wegen oppositionellen Verhaltens oder weil die Erklärung nicht verstanden werden)
5. sind häufig beeinträchtigt, Aufgaben und Aktivitäten zu organisieren
6. vermeiden ungeliebte Arbeiten, wie Hausaufgaben, die häufig geistiges Durchhaltevermögen erfordern
7. verlieren häufig Gegenstände, die für bestimmte Aufgaben wichtig sind, z.B. für Schularbeiten, Bleistifte, Bücher, Spielsachen und Werkzeuge
8. werden häufig von externen Stimuli abgelenkt
9. sind im Verlauf der alltäglichen Aktivitäten oft vergesslich

Überaktivität:
1. fuchteln häufig mit Händen und Füßen oder winden sich auf den Sitzen
2. verlassen ihren Platz im Klassenraum oder in anderen Situationen, in denen Sitzenbleiben erwartet wird
3. laufen häufig herum oder klettern exzessiv in Situationen, in denen dies unpassend ist (bei Jugendlichen oder Erwachsenen entspricht dem nur ein Unruhegefühl)
4. sind häufig unnötig laut beim Spielen oder haben Schwierigkeiten bei leisen Freizeitbeschäftigungen
5. zeigen ein anhaltendes Muster exzessiver motorischer Aktivitäten, die durch den sozialen Kontext oder Verbote nicht durchgreifend beeinflussbar sind

Impulsivität:
1. platzen häufig mit der Antwort heraus, bevor die Frage beendet ist
2. können häufig nicht in einer Reihe warten oder warten, bis sie bei Spielen oder in Gruppensituationen an die Reihe kommen
3. unterbrechen und stören andere häufig (z.B. mischen sie sich ins Gespräch oder Spiel anderer ein)
4. reden häufig exzessiv, ohne angemessen auf soziale Beschränkungen zu reagieren

Bedeutung. Dabei sollte natürlich berücksichtigt werden, dass die **sekundären Folgen** der ADHS in hohem Maße durch Reaktionen des psychosozialen Umfeldes und physikalische Lebensbedingungen beeinflusst werden.

Diagnose und Differentialdiagnose

Sowohl das DSM-IV als auch die ICD-10 führen lediglich Kriterien zur Diagnose der Störung im Kindesalter auf (Tab. 9-16). Fragt man Erwachsene mit ADHS nach ihren Erinnerungen an die Grundschulzeit, werden sie eine Vielzahl der in den Diagnosemanualen aufgeführten Symptome und Verhaltensweisen nennen.

Als Screeningverfahren für die Diagnose einer ADHS im Erwachsenenalter steht die „Wender Utah Rating Scale" zur Verfügung.

Testpsychologische Untersuchungen objektivieren gelegentlich – aber nicht immer! – das Vorliegen einer reduzierten Aufmerksamkeitsspanne und eines verminderten Durchhaltevermögens.

Therapie

Pharmakotherapie

Während die pharmakologische Behandlung der ADHS im Kindesalter mit Stimulanzien eine Responderrate von etwa 70% zeigt, sprechen nur ca. die Hälfte aller Erwachsenen mit ADHS darauf an. **Relative Kontraindikationen** für eine Stimulanzien-Behandlung sind beispielsweise das Vorliegen einer **Suchterkrankung** oder einer **dissozialen Persönlichkeitsstörung**. Das **Amphetamin-Derivat Methylphenidat** (Ritalin®, Medikinet®) unterliegt dem BtM-Gesetz. Methylphenidat wird in Schritten von 5 mg langsam auf eine Tagesdosis von 10–60 mg (maximal 0,5-1 mg/kg KG) aufdosiert. Wegen der kurzen Wirkdauer von 2–4 h muss die Einnahme auf mehrere Einzeldosen verteilt werden; es sollte nicht abends eingenommen werden (verursacht Schlafstörungen!).

Zeigt Methylphenidat keine Wirksamkeit oder bestehen Kontraindikationen für eine Stimulanzientherapie, kommen als Alternativen **noradrenerg (bzw. dopaminerg) wirksame Antidepressiva** wie z.B. **Desipramin**, **Reboxetin**, **Venlafaxin** und **Bupropion** in Frage. Sie sind jedoch für die Behandlung der ADHS in Deutschland **noch nicht zugelassen**. Eine Anwendung ist nach Aufklärung des Patienten über diesen Sachverhalt im Rahmen der ärztlichen Therapiefreiheit jedoch möglich. Häufige Nebenwirkungen der Behandlung sind anticholinerge Effekte, orthostatische Dysregulation, reflektorische Tachykardie und Schlafstörungen.

Psychotherapie

Zur Effektivität von Psychotherapie bei ADHS im Erwachsenenalter liegen bislang keine kontrollierten Untersuchungen mit großer Fallzahl vor. Erste Studien zur Wirksamkeit eines strukturierten, an die dialektisch-behaviorale Therapie der Borderline-Störung angelehnten Konzeptes in der Gruppe erbrachten positive Effekte (Heßlinger et al., 2002). Als hilfreich werden neben psychoedukativen Elementen die Entwicklung von Fertigkeiten zum Umgang mit Stress und Emotionen, die Verbesserung zwischenmenschlicher Fähigkeiten und eine verbesserte Selbstwahrnehmung durch ein an der Zen-Tradition orientiertes „Achtsamkeits-Training" betrachtet. Mittelfristig dient das Programm einer Verbesserung der Alltagsstrukturierung, der Beziehungsgestaltung, der Handlungsplanung und einer Steigerung der Selbstachtung.

10 Sexualstörungen

Stefan Brunnhuber

Menschliche Sexualität beinhaltet nicht nur die biologische Funktion der Fortpflanzung **(reproduktiver Anteil).** Durch das Fehlen einer Brunstzeit ist menschliche Sexualität ständig präsent und aktuell. Es gibt zudem alters- und geschlechtsspezifische Unterschiede. Menschliche Sexualität hat keine homöostatisch-regulatorische Funktion (wie etwa die Nahrungsaufnahme oder der Schlaf). Da der Sexualakt zudem kein reines Instinktgeschehen ist, sind zahlreiche individuelle Ausdrucksformen (Askese, Abstinenz, Hypersexualität) möglich. Sexualität kann als sinnliche Erfahrung einen wichtigen Beitrag zum Wohlempfinden und zur persönlichen Zufriedenheit darstellen **(intrapsychischer Anteil).** Darüber hinaus ist sie in besonderer Weise in den sozialen und kulturellen Kontext eingebunden und vor allem durch die Geschlechtsdifferenz geprägt **(interaktioneller Anteil).** Folgende Zuordnungen werden unterschieden:

- **Biologisches Geschlecht:** chromosomales Geschlecht, innere/äußere, sekundäre Geschlechtsmerkmale
- **Geschlechtsidentität:** subjektives Gefühl der Zugehörigkeit als „Mann" oder „Frau", verbunden mit der gesellschaftlichen Geschlechtsrolle
- **Sexuelle Orientierung:** Ausrichtung auf das Geschlecht des Partners (hetero-, homo-, bisexuell)
- **Sexuelle Präferenz:** bestimmte Vorlieben, Praktiken
- **Geschlechtsrolle:** Erwartungen der Gesellschaft an das geschlechtsspezifische Verhalten als Mann oder Frau („soziales Geschlecht").

10.1 Die „normale" Sexualität

Das Verständnis normaler Sexualität beinhaltet ein **Entwicklungsmodell (S. Freud)** und die Kenntnis der **Phasen der Erregung**. Bereits im Kindesalter spielen sexuelle Aspekte eine Rolle. S. Freud hat dabei folgende Entwicklungsschritte genannt:

- **Orale Phase** (1. Lebensjahr): Sie ist charakterisiert durch das lustvolle Gefühl bei der Nahrungsaufnahme, des Einverleibens und des Versorgtwerdens.
- **Anale Phase** (2.–3. Lebensjahr): Sie ist gekennzeichnet durch die subjektive Kontrolle der Ausscheidungsfunktionen, des Loslassens und der Abgrenzung.
- **Phallisch-ödipale Phase** (4.– 6. Lebensjahr): In ihr wird das Erleben der Geschlechtsunterschiede, des Werbens und der Konkurrenz wichtig.
- **Latenzperiode** (7.–12. Lebensjahr): Hier kommt es zu einer Abnahme des sexuellen Interesses und Zunahme an Umweltaktivitäten und sensomotorischen Fertigkeiten.

Die Grenzen zwischen den einzelnen Phasen sind fließend. Das Eintreten der Menarche bei Mädchen liegt heute bei 13–14 Jahren. Bei Jungen beginnt und endet die Pubertät später. Im Alter ist die Sexualität prinzipiell nicht eingeschränkt. Häufig findet man jedoch eine verlängerte Refraktärzeit sowie eine Zunahme der erektilen Dysfunktion. Sexualität und Beziehungserfahrungen hängen über das ganze Leben eng zusammen.

Die sexuelle Erregung der reifen und normalen Sexualität verläuft in **vier Phasen: Erregungsphase** mit zunehmendem Lustgefühl und lokaler Vasokonstriktion, **Plateauphase, Orgasmusphase** mit rhythmischer Kontraktion der Beckenmuskulatur und Ejakulation und **Entspannungs- und Rückbildungsphase** mit dem Gefühl der Befriedigung und einem Erregungsabfall. Einen typischen Reaktionszyklus bei Mann und Frau zeigt Abbildung 10-1.

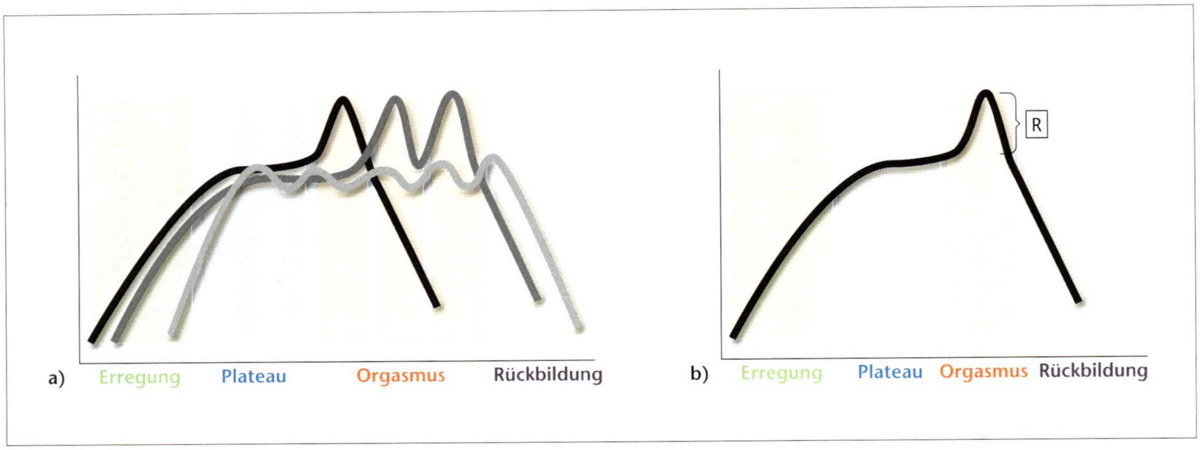

Abb. 10-1 Reaktionszyklus der Erregung bei Frau und Mann
a) Weiblicher Reaktionszyklus mit Orgasmusmanschette, b) Männlicher Reaktionszyklus

Homosexualität

Bei der Homosexualität handelt es sich um sexuelle Zuwendung zum gleichgeschlechtlichen Partner. Man spricht auch von „Schwulheit" oder Homophilie.

Etwa ein Drittel aller Männer haben mindestens einmal in ihrem Leben ein homosexuelles Erlebnis, wobei nur in 4% der Fälle eine Neigungshomosexualität vorliegt.

Die Anzahl der eindeutig homosexuell (lesbisch) festgelegten Frauen liegt bei 1–2%. Etwa 10–15% aller Frauen sollen im Laufe ihres Lebens mindestens einmal einen intensiven homophilen Kontakt gehabt haben. In den meisten Fällen wissen die Frauen mit ca. 20–25 Jahren, ob sie homosexuell sind. Die Partnerschaften sind in der Regel konstanter und dauerhafter als bei den homosexuellen Männern.

Homosexualität zählt zwischenzeitlich zur Variationsbreite normalen menschlichen Verhaltens und stellt keine sexuelle Störung mehr dar.

Man unterscheidet verschiedene Formen der Homosexualität:

- **Neigungshomosexualität** (Ich-synton)
  Bei der Neigungshomosexualität liegt eine **dauerhafte** und entschiedene Zuwendung zum **gleichgeschlechtlichen reifen Partner** vor. Nicht selten bleiben die Betroffenen unerkannt und unauffällig für die Umwelt, manche sind sogar verheiratet. Ein **Leidensdruck** entsteht häufig nur indirekt, bedingt durch das ablehnende Verhalten der Umwelt und die damit verbundene soziale Isolierung. Das Suizidrisiko ist v.a. im Alter erhöht. Konstitutionell-somatische, hormonelle und chromosomale Abweichungen und Charakteristika fehlen.
- **Hemmungshomosexualität**
  Häufig findet man **ichschwache,** infantile und unreif gebliebene Männer vor, die gegenüber dem weiblichen Geschlecht unsicher und gehemmt wirken. Die Angst vor heterosexuellem Kontakt führt dann zu Handlungen im homophilen Bereich. Neben neurotischer Fehlentwicklung müssen psychotische und hirnorganische Erkrankungen in Betracht gezogen werden.
- **Entwicklungshomosexualität**
  Hierbei handelt es sich um einen **vorübergehenden** homophilen Kontakt im Rahmen der psychosexuellen Entwicklung. Die Entwicklungshomosexualität ist relativ häufig und betrifft ca. 30% aller Männer.
- **Pseudohomosexualität** (Ich-dyston)
  Sie liegt in Abgrenzung zu den oben genannten Formen dann vor, wenn Männer, ohne homophil zu empfinden, homosexuelle Ersatzbefriedigungen ausführen. Im Vordergrund der Motivation steht häufig der materielle Gewinn (Strichjunge/männliche Prostitution/Haft).

Etwa $\frac{1}{3}$ der Homosexuellen suchen eine Behandlung oder eine Beratung auf. Die Patienten leiden vor allem an der Reaktion der Umwelt („outing"). Der **Leidensdruck** entsteht in den meisten Fällen **indirekt** aus der gesellschaftlichen Ächtung und nicht primär aus der homophilen Neigung. Chronischer Alkoholmissbrauch, Selbstmordgedanken sowie soziale Isolierung können die Folge sein. Somatische (hormonelle) Therapieverfahren werden nicht mehr eingesetzt. Bei Vorliegen einer Neigungshomosexualität stehen die Beratung und Begleitung im Vordergrund.

Störungen der Sexualität

Sexuelles Erleben und Verhalten ist störanfällig und sensibel und kann während der Ausbildung zur reifen genitalen Sexualität wie auch im Rahmen der Phasen des sexuellen Reaktionszyklus zu unterschiedlichen Störungsbildern führen. Sexualstörungen im weitesten Sinne umfassen Beschwerden im Bereich des sexuellen Verhaltens und Erlebens.

Tab. 10-1 Einteilung der Sexualstörungen nach ICD-10

Sexuelle Funktionsstörungen (F52)	• Störungen der sexuellen Appetenz • Störungen der sexuellen Erregung • Störungen mit sexuell bedingten Schmerzen • Störungen des Orgasmus • Postergastische Verstimmung
Störungen der Geschlechtsidentität (F64)	• Transsexualität
Störungen der Sexualpräferenz (F65)	• Präferenzstörungen in Bezug auf Sexualpraxis • Präferenzstörungen in Bezug auf Sexualobjekte • Präferenzstörungen mit polymorphem Charakter

Hierzu zählen nach ICD 10 (Tab. 10-1):
- Sexuelle Funktionsstörungen
- Störungen der Geschlechtsidentität
- Störungen der Sexualpräferenz

Störungen und Abweichungen der Sexualität sind in starkem Maße kultur- und kontextabhängig und unterliegen zudem dem biopsychologischen Entwicklungsstand des Individuums (Pubertät, Senium). Das Spektrum reicht von intimen und individuellen Verhaltensstörungen bis hin zu forensisch bedeutsamen Abweichungen (Sexualstraftäter).

10.2 Sexuelle Funktionsstörungen

Nach Sigusch (2001) bezeichnen sexuelle Funktionsstörungen alle Einschränkungen der (Teil-)Funktionen der genitophysiologischen und affektiven Reaktionen menschlicher Sexualität unabhängig von der Ätiologie (psychogen, somatisch). Grundsätzlich können dabei alle Funktionen ausfallen, geschwächt, krankhaft gesteigert oder verändert sein. In Anlehnung an die Phasen der sexuellen Interaktion lassen sich hier einzelne Störungsbilder zuordnen.

Epidemiologie

Störungen der sexuellen Funktionen gehören zu den häufigsten Beschwerden innerhalb der Sexualstörungen. In der Allgemeinbevölkerung geben bis zu 15% beider Geschlechter sexuelle Versagensängste an. Es gibt jedoch deutliche Geschlechtsunterschiede bei den einzelnen Funktionsstörungen (Tab. 10-2). Bei Frauen stehen Appetenzstörungen, Probleme während der Erregungs- und Orgasmusphase sowie Schmerzen beim Verkehr im Vordergrund, bei Männern hingegen dominieren Erektionsstörungen und vorzeitiger Samenerguss. Unter Appetenzstörungen leiden ca. 5–15% der Männer.

Ätiologie

Nur in seltenen Fällen lässt sich eine alleinige Ursache nennen. Selbst sexuelle Traumatisierungen führen nicht automatisch zu einer sexuellen Funktionsstörung. In den meisten Fällen spielen sowohl körperliche als auch psychosoziale Ursachen eine Rolle. Beides kann sich gegenseitig verstärken. Zu den häufigsten **somatischen Ursachen** gehören vaskuläre Erkrankungen. Hinzu kommen endokrinologische Störungen (Diabetes mellitus, Akromegalie, M. Addison, Hypothyreose), dermatologische Ursachen, Operationen im Urogenitalbereich sowie Drogen-, Alkoholmissbrauch und Nebenwirkungen von Medikamenten (vor allem Psychopharmaka).

Daneben spielen **psychische Faktoren** eine wichtige Rolle. Meist sind es nicht isolierte und einmalige Erlebnisse, sondern die Kumulation mehrerer Aspekte. Hierzu zählen: Selbstverunsicherung, kognitive Einstellung und erlernter Erziehungsstil, selbstverstärkende Versagensängste, Partnerschaftsprobleme, hohe Leistungsanforderungen und mangelnde Lernerfahrungen. Hinzu kommen psychosexuelle Traumatisierungen (Missbrauch) und berufliche Stresssituationen.

Merke
Bei jungen Männern sind eher psychische Ursachen, bei älteren Männern dagegen eher somatische Ursachen einer sexuellen Funktionsstörung zu bedenken.

Tab. 10-2 Sexuelle Funktionsstörungen bei Frau und Mann

	Frau	Mann
Appetenz	Minderung des sexuellen Verlangens (Libido), sexuelle Aversion, Ekel, Ängste (F52.0)	
Erregung	Lubrikationsstörung Hypersekretion (F52.1)	Erektionsstörungen Priapismus (F52.2)
Schmerz	Schmerzhafte Kohabitation (Dyspareunie, Vaginismus) (F52.5)	
Orgasmus	Anorgasmie (F52.3)	Ejaculatio praecox (F52.4.4), E. tarda, Ejakulation ohne Orgasmus (F52.11)
Entspannung	Nachorgastische Gereiztheit, Schlafstörungen, Weinanfälle, innere Unruhe (F52.9)	

Zu bedenken ist ebenfalls, dass bei scheinbar reinem Beratungs- und Informationsbedürfnis der Patienten (z. B. Antikonzeption, Infertilität) nicht selten eine sexuelle Störung vorliegt.

Man unterscheidet bei sexuellen Funktionsstörungen **Entstehungsfaktoren** und **Bedingungen der Aufrechterhaltung** (Abb. 10-2).

10.2.1 Sexuelle Appetenzstörungen

Im Vordergrund stehen anhaltendes sexuelles Desinteresse und eingeschränkte sexuelle Aktivität bzw. Gleichgültigkeit gegenüber Sexualität. Die Appetenzstörung kann sich auch in Ekel, Angst, Sich-belästigt-Fühlen, passivem Widerstand und sexueller Aversion (Koitusphobie) äußern. Appetenzstörungen sind bei Männern seltener und zählen bei Frauen zu den häufigsten Funktionsstörungen. Die interindividuellen Unterschiede in der klinischen Ausprägung sind jedoch erheblich. Im Gegensatz zu einer verminderten oder fehlenden Appetenz (Alibidimie) kann auch ein gesteigertes sexuelles Verlangen (Hypersexualität) als Problem geäußert werden. Häufig äußern Patienten die Beschwerden nicht spontan, sondern nur auf aktives Nachfragen.

10.2.2 Erregungsstörungen

Man spricht beim Mann auch von **Impotentia coeundi** oder erektiler Impotenz: Beim Versuch der Kohabitation liegt eine für den Geschlechtsverkehr in Dauer und Stärke nicht ausreichende Erektion vor. Bei der Frau entwickelt sich die Schwell- und Lubrikationsreaktion nicht ausreichend.

Die sexuelle Libido ist normal. Eine Ejakulation bleibt aus. Bei der Selbstbefriedigung sind jedoch eine Erektion sowie eine Ejakulation oft möglich. Man unterscheidet eine primäre Form, bei welcher immer schon eine erektile Impotenz bestanden hat, von einer sekundären Form, welche erst später auftritt. Von fakultativer Impotenz spricht man, wenn sie sich nur bei einem bestimmten Partner zeigt, von obligater Impotenz, wenn sie generell beim Geschlechtsverkehr auftritt. Die Erektionsschwäche zählt zu den häufigsten sexuellen Störungen beim Mann.

Merke
Das Gegenteil der Erektionsschwäche ist der Priapismus. Hierbei kommt es zu einer schmerzhaften, lang andauernden Erektion. Ätiologisch kommen Medikamenteneinnahme, Leukämie sowie Komplikationen bei einer Schwellkörper-Autoinjektionstherapie in Frage.

10.2.3 Schmerzhafte Kohabitation

Vaginismus (Scheidenkrampf)

Es kommt zu einer reflektorischen **Anspannung der Scheide** und der Beckenbodenmuskulatur beim Versuch, den Penis einzuführen. Oft ist der Leidensdruck der Patientinnen gering. Die Persönlichkeitsstruktur der Patientinnen kann eine naiv-kindliche Einstellung zur Sexualität und zum eigenen Körper („Dornröschensyndrom“) aufweisen. Nicht selten kann aber auch eine von Konkurrenz, Macht und Aggression geprägte Lebenshaltung vorliegen („Brunhildtyp“). Die Einstellung des Partners ist bei der Entwicklung des Vaginismus von entscheidender Bedeutung: Ablehnendes und abwertendes Verhalten des Partners kann die Störung beeinflussen.

Dyspareunie

Man spricht auch von Algopareunie. Der sexuelle Verkehr ist mit **Schmerzen,** Brennen, Jucken ver-

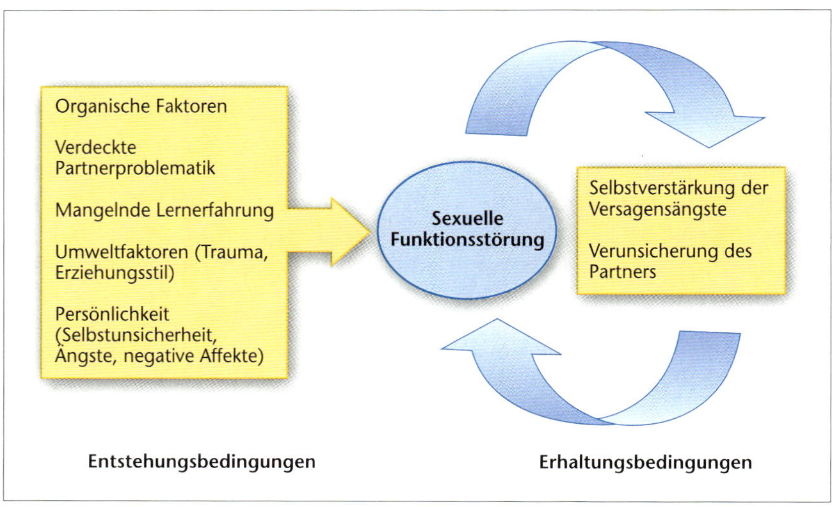

Abb. 10-2 Modell der Entstehung und Aufrechterhaltung sexueller Funktionsstörungen

bunden und wird so oft unmöglich. Ursächlich stehen Infekte und hormonelle Störungen im Vordergrund, aber auch Narben, Strikturen und postoperative Zustände sind mögliche Ursachen. Die Dyspareunie kommt bei beiden Geschlechtern vor, ist jedoch bei Frauen viel häufiger und kann durch Schmerzerwartungen in eine Chronifizierung münden.

10.2.4 Orgasmusstörungen

Weibliche Orgasmusstörungen

Die Orgasmusfähigkeit der Frau ist stärker als beim Mann von emotionalen und situativen Einflüssen abhängig. Die volle Orgasmusfähigkeit wird nicht selten erst nach mehreren Jahren des Sexualverkehrs erreicht. 30% der Frauen leiden unter Orgasmusstörungen, ca. 5–10% erleben niemals einen Orgasmus. Es besteht jedoch kein eindeutiger Zusammenhang zwischen einem erfüllten und befriedigenden Sexualleben und dem Orgasmus. Emotionale Intimität, Nähe, tiefe Gefühle und Zärtlichkeiten sind mindestens genauso wichtig für ein glückliches Sexualleben. Eine globale Anorgasmie ist eher selten und umfasst auch die Masturbation.

Männliche Orgasmusstörungen

Vorzeitiger Samenerguss: Ejaculatio praecox
Der Samenerguss erfolgt zu früh, d.h. er tritt vor oder unmittelbar nach dem Einführen des Penis in das weibliche Genitale (Immissio penis) auf. Die Ejaculatio praecox gehört zu den häufigsten Funktionsstörungen des Mannes. Das diagnostische Kriterium ist die mangelnde Erregungssteuerung.

Bei den Patienten besteht oft ein hoher Leidensdruck. Meist handelt es sich um jüngere oder sexuell unerfahrene Männer. Die Störung ist in den allermeisten Fällen **psychisch bedingt**. Häufig ist die Ejaculatio praecox mit einer mangelnden Erektion und einer geringeren Orgasmusfähigkeit verbunden.

Gehemmter Orgasmus: Ejaculatio tarda
Die Ejaculatio tarda ist eine weitaus seltenere Störung als die Ejaculatio praecox. Häufig besteht Angst vor dem orgastischen Erleben sowie vor dem emotionalen Einlassen auf den Partner. Ist die Störung chronisch, muss immer auch an eine homosexuelle Entwicklung gedacht werden. Differentialdiagnostisch kommen Medikamente (Psychopharmaka), die Einnahme von Alkohol oder auch neurologische Erkrankungen in Frage.

Impotentia satisfactionis
Trotz des Samenergusses kommt es nicht zum Erlebnis der sexuellen Befriedigung. Auf die Dauer entstehen Missempfindungen und Anspannungen.

> **Merke**
> Man unterscheidet zwischen **Ejakulationsstörung** und **Oligospermie:** Bei der Ejakulationsstörung ist das Spermiogramm in der Regel normal, die Störung ist vor allem psychogen. Die Oligospermie ist die Folge einer Dysfunktion des Hodens und führt zu einer Impotentia generandi (Zeugungsunfähigkeit). Es liegt eine organische Ursache vor.

10.2.5 Postorgastische Verstimmung

Nach dem Orgasmus können funktionelle Störungen wie Schlaflosigkeit oder Kopfschmerzen auftreten. Ursachen dafür können z. B. unausgesprochene partnerschaftliche Konflikte sein.

Beim pelvinen Schmerzsyndrom (unspezifische Schmerzen im Beckenbereich) oder bei Prostatabeschwerden liegen oft ebenfalls psychogene Störungen vor.

10.2.6 Therapie

Nicht immer ist eine Therapie indiziert. Manchmal reicht auch ein aufklärendes und beratendes Gespräch aus.

Psychotherapeutisch stehen störungsspezifische Interventionen mit „übenden“ Verfahren in Verbindung mit interaktionellen und partnerschaftsorientierten Maßnahmen im Vordergrund. Im **Sensualitätstraining** wird der Austausch von Zärtlichkeiten eingeübt. Bei Körpertherapieverfahren soll die Körperwahrnehmung sensibilisiert werden. Unbewusste Aversionen dem Partner gegenüber, aber auch Ängste vor möglichen Genitalverletzungen oder ungewollter Schwangerschaft, religiöse Erziehungsstile und gesellschaftliche Normen beeinflussen die Ausprägung, den Verlauf und den Schweregrad sexueller Funktionsstörungen. Bei der Ejaculatio praecox wird eine hohe Erfolgsquote mit der **verhaltenstherapeutischen Start-und-Stopp-Technik** nach Kaplan erreicht. Dabei soll durch Stimulation (Start) und Abbruch der Stimulation (Stopp) die verfrühte Ejakulation hinausgeschoben werden.

Von den genannten Behandlungsverfahren profitieren Frauen mit Vaginismus, Anorgasmie sowie Männer mit Ejaculatio praecox und Erektionsstörung am meisten. Am wenigsten erfolgreich sind sie bei Appetenzstörungen. Insgesamt liegen die Erfolgsquoten bei 50–70%. Ein integratives Behandlungsmodell stellt das PLISSIT-Modell dar (Abb. 10-3).

Auch bei der **medikamentösen Behandlung**, z. B. mit Phosphodiesterase-Hemmern (etwa Sildenafilcitrat (Viagra®), Tadalafil (Cialis®) oder Schwellkörper-Autoinjektionstherapie (SKAT-Methode), sollte immer der Partner mit einbezogen werden. Es gilt: Sexualtherapie ist Paartherapie. Nicht selten werden Informationssuche und somatische Beschwerden

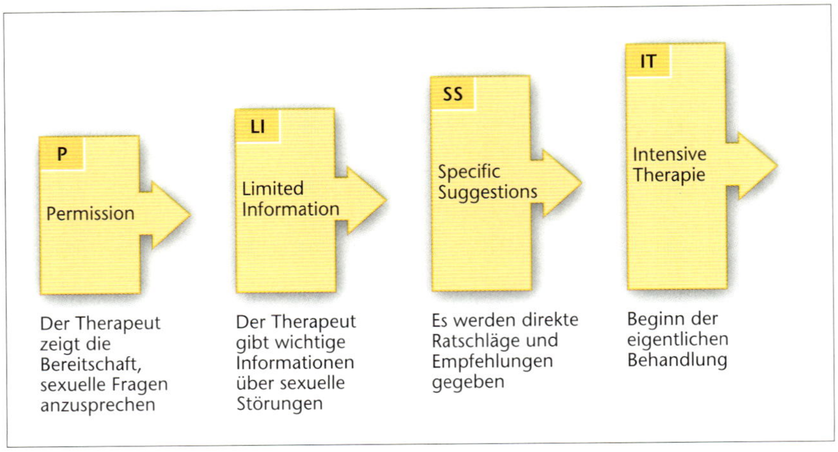

Abb. 10-3 PLISSIT-Modell zur Behandlung sexueller Funktionsstörungen

vorgeschoben. Oft liegt die Sexualstörung nicht nur beim „Symptomträger".

10.3 Störungen der Geschlechtsidentität

Man spricht auch von Transsexualität. Es besteht eine anhaltende Diskrepanz zwischen dem angeborenen biologischen Geschlecht und der psychisch erlebten Geschlechtsidentität mit dem Wunsch, dem anderen Geschlecht anzugehören.

Ätiologie und Pathogenese

Die **Ätiologie** ist nicht bekannt. Es besteht **keine Beziehung zum Zwittertum.** Dieses Krankheitsbild muss vor der Diagnose einer Transsexualität ausgeschlossen werden. Körperliche Ursachen sind bisher nicht nachgewiesen. Auch wenn sich das vollständige transsexuelle Syndrom erst nach der Pubertät manifestiert, lässt es sich häufig bis in die Kindheit zurückverfolgen. Diskutiert werden einschneidende lebensgeschichtliche Ereignisse wie Trennungserlebnisse bei gleichzeitiger Abwehr der Identifikation mit der Mutter oder dem Vater. Dabei spielen Prägungsvorgänge mit Verstärkung gegengeschlechtlicher Eigenschaften ätiologisch eine Rolle.

Epidemiologie

Der Mann-zu-Frau-Transsexualismus liegt bei 1:40 000, die Frau-zu-Mann-Transsexualität bei 1:100 000. Näherungsweise können Prävalenzraten der Anträge auf Namensänderung herangezogen werden, die bei 2,1 bis 2,4 Transsexuellen pro 100 000 Volljährigen beziffert werden. Die Unterschiede werden durch die geringere Flexibilität der männlichen Rolle in unserer Gesellschaft erklärt, welche eher den Wunsch nach einem Geschlechtswechsel provoziert. Bis zu 25% der Betroffenen haben auch homosexuelle Beziehungen.

Symptomatik und Verlauf

Es besteht der dauerhafte Wunsch, sich mit dem anderen Geschlecht psychisch und biologisch zu identifizieren, verbunden mit der entsprechenden gesellschaftlichen Anerkennung. Die Personen fühlen sich wie „im falschen Körper", als „Fehler der Natur". Gleichzeitig bestehen ein dauerhaftes Unbehagen und Ablehnung gegenüber den eigenen biologischen Geschlechtsmerkmalen. Daraus resultiert der Wunsch nach einem Wechsel der Geschlechtsidentität (juristisch, operativ, hormonell) in Verbindung mit der Nachahmung der jeweils gegengeschlechtlichen Verhaltensweisen (Kleidung, Beruf). Das Tragen von gegengeschlechtlicher Kleidung, auch „crossdressing" genannt, ist mit diesem Störungsbild ebenfalls verbunden. Da die Störung die Kernidentität als Mann oder Frau betrifft, sind damit alle Lebensbereiche betroffen. Es handelt sich hier um **keine sexuelle Perversion.** Die Schwierigkeiten liegen im Bereich der sexuellen Identität und nicht im Bereich des Sexualverkehrs. Einige Autoren plädieren für eine „Entpathologisierung" der Transsexualität.

Entscheidend ist, dass nicht der Sexualtrieb im Mittelpunkt steht, sondern die geschlechtliche Identifikation in Verbindung mit der sozialen Anerkennung. Transsexuelle **empfinden** überwiegend **heterosexuell,** es handelt sich hier also nicht um homosexuelle Phantasien. Transsexuelle Patienten wollen als das andere Geschlecht verstanden und sexuell akzeptiert werden.

Bei einigen biologischen Männern lässt sich die Transsexualität bis in die Kindheit zurückverfolgen (early onset). Die sexuelle Orientierung ist vor allem androphil. Eine zweite Gruppe zeigt fetischistisch-transvestitische Symptome, das transsexuelle Syndrom zeigt sich dann meist erst später (late onset). Diese Männer sind vorwiegend gynophil.

Bei biologischen Frauen ist die sexuelle Orientierung meist weiblich (gynophil). Da der eigene Körper abgelehnt wird, können sie keine „Frau-zu-Frau-Beziehung" erleben, und es besteht der Wunsch, von der heterosexuellen Partnerin als Mann akzeptiert zu werden.

Merke
Bei der **Transsexualität** handelt es sich um eine Störung der Geschlechtsidentität mit dem dauerhaften Wunsch, dem anderen Geschlecht anzugehören. Das Tragen von Kleidern des Gegengeschlechts dient nicht der sexuellen Erregung.

Der **Fetischismus** ist eine sexuelle Perversion. Hier dienen Gegenstände, Objekte des anderen Geschlechts (z.B. Frauenschuhe, Frauenwäsche) der sexuellen Erregung (↗ 10.4.5).

Der **Transvestitismus** gilt ebenfalls als Perversion. Hier besteht der Wunsch, vorübergehend die Rolle des anderen Geschlechts zu übernehmen. Weder muss das „cross-dressing" zwingend als sexuell erregend erlebt werden, noch besteht ein dauerhaftes Verlangen dem anderen Geschlecht anzugehören (↗ 10.4.5).

Während Transvestitismus und Fetischismus fast ausschließlich bei Männern vorkommen, gibt es Transsexualität auch häufig bei Frauen. Zwischen den einzelnen Syndromen bestehen klinische Überschneidungen und Übergänge.

Differentialdiagnose

Differentialdiagnostischen Überlegungen kommt aufgrund der juristischen, psychischen und biologischen Konsequenzen eine große Bedeutung zu. Zu denken ist vor allem an transsexuelle Symptome bei Psychosen, fetischistischen Transvestitismus, Persönlichkeitsstörungen, vor allem Borderlinestörungen, entwicklungsbedingte transsexuelle Symptome in der Adoleszenz sowie Unzufriedenheit mit den gesellschaftlich festgelegten Normen über Geschlechterrollen. Abgegrenzt werden muss das transsexuelle Syndrom von Hypogenitalismus, Temporallappenepilepsien (komplex-motorischen Anfälle) und Intersexualität (Vorliegen beider biologischer Geschlechtsmerkmale).

Therapie

Störungen der Geschlechtsidentität machen eine langjährige multidisziplinäre Betreuung notwendig, welche neben der psychotherapeutischen Begleitung mit einer mindestens einjährigen **Betreuung und Beobachtung** einhergeht. Dabei muss die Behandlung „neutral im Hinblick auf die transsexuellen Bedürfnisse" sein. Ziel der Behandlung ist eine schrittweise Anpassung der biologischen und der psychischen Geschlechtsidentität. Hinzu kommt der **Alltagstest**. Dies beinhaltet eine Phase, in der der Patient probeweise mindestens ein Jahr in der anderen Geschlechterrolle lebt und die veränderten persönlichen und sozialen Reaktionen im therapeutischen Setting bearbeitet. Erst dann werden eine **Hormonbehandlung** sowie schließlich eine **Transformationsoperation** durchgeführt.

75% der Patienten zeigen eine deutliche Besserung im Sinne einer „Linderung von Leiden" und einer „Zunahme subjektiver Zufriedenheit", obwohl das transsexuelle Syndrom letztendlich in den meisten Fällen nicht vollständig psychotherapeutisch aufzulösen ist. Prognostisch günstig sind regelmäßiger Kontakt im Rahmen der psychotherapeutisch-psychiatrischen Behandlung, Durchführung der Hormonbehandlung, Qualität der umwandelnden Operation sowie die Anerkennung der Geschlechtsumwandlung (Namens- und Personenstand). Die Ergebnisse sind bei Männern etwas besser als bei Frauen. Der Wunsch nach Rückumwandlung ist eher selten.

Merke
Transsexuellen-Gesetz (1980); Für eine Namensstandsänderung (§ 1) ist erforderlich, dass sich der Patient mindestens seit drei Jahren nicht mehr dem ursprünglichen Geschlecht angehörig fühlt und sich diese Zugehörigkeit nicht mehr ändern wird. Für eine Personenstandsänderung (§ 8) ist außerdem gefordert, dass sich der Patient einer geschlechtsumwandelnden Operation unterzogen hat, dauerhaft fortpflanzungsunfähig und nicht verheiratet ist. Zwei unabhängige Sachgutachten sind gefordert.

10.4 Störungen der Sexualpräferenz

Diagnostische Kriterien

Die große Bandbreite menschlicher Sexualität betrifft auch den Grenzbereich „normaler Sexualität" und seine Abweichungen. Man spricht dann auch gleichbedeutend von Paraphilien oder sexuellen Deviationen oder Perversionen. Diagnostisch wird gefordert, dass

- der Wunsch nach unüblichen sexuellen Phantasien und/oder Praktiken über mindestens einen Zeitraum von 6 Monaten besteht.
- ein suchtartiger Charakter mit Impulskontrollverlust besteht.
- die Sexualpraktiken in einer stereotypen, ritualisierten Form auftreten.
- soziale und persönliche Kompetenzen in ihrem Funktionsniveau eingeschränkt sind.
- der Partner als Objekt instrumentalisiert wird und mit den sexuellen Praktiken nicht einverstanden ist.
- die sexuelle Befriedigung nur unter den für die Deviation charakteristischen Bedingungen ermöglicht wird (Inszenierung) und von der genitalen Sexualität abweicht.

Es lassen sich klinisch vier Schweregrade unterscheiden (Schorsch, 1985):

Stufe 1: Das abweichende Verhalten tritt unter Belastungen einmalig oder selten auf.
Stufe 2: Der deviante Impuls wird zu einem wiederholungsstabilen Muster der Konfliktlösung.
Stufe 3: Aus dem abweichenden Impuls wird eine stabile sexuelle Orientierung **(Fixierung)**.
Stufe 4: Die Fixierung mündet in eine dauerhafte Entwicklung.

Zwei Verlaufsformen sind beschrieben: Einmal ein **progredienter Verlauf,** bei welchem die paraphilen Phantasien vor allem in Belastungssituationen nicht mehr ausreichen und es zunehmend zu devianten Impulsen und Handlungen kommt. Zum anderen **sexuelle Impulshandlungen**, bei denen es raptusartig zu einer paraphilen Handlung kommt, ohne dass die Person sich im Vorfeld hinreichend damit auseinander setzen konnte. Diese Form steht mit Gewaltdelikten in Verbindung. Der Betroffene kann oft auch nach der Tat seine Reaktionen nicht verstehen und einordnen.

Ätiologie und Pathogenese

Psychoanalytisch orientierte Therapeuten propagieren zwei Ansätze (Abb.10-4). Einmal wird paraphiles Verhalten als eine **Abwehrleistung reifer und genitaler Sexualität** angesehen. Entwicklungsdefizite, Traumatisierungen und Konflikte vor allem mit der mütterlichen Primärperson führen zu einer perversen Organisation und Symptombildung. Gemäß der psychoanalytischen Entwicklungspsychologie verfügt das Kind über alle sexuellen Verhaltensweisen („polymorph pervers"). Die fehlende Ablösung von der Primärperson in Verbindung mit der unvollständigen Ausbildung einer eigenen Geschlechtsidentität führt zu Verschmelzungsphantasien, Unsicherheiten und Verleugnung der eigenen Unselbständigkeit. Die damit verbundenen Ängste werden durch eine Aufspaltung („Partialisierung") der kindlichen sexuellen Triebe unterdrückt. Der Patient entwickelt in der Folge ein paraphiles Verhalten und verhindert damit, dass er sich den Anforderungen einer reifen Sexualität stellt.

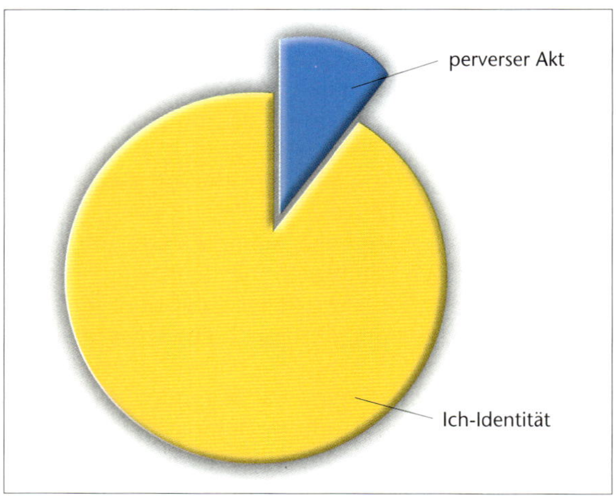

Abb. 10-4 Das Plombenmodell aus psychoanalytischer Sicht

Zum anderen wird darauf hingewiesen, dass die deviante Organisation eine **Ich-stabilisierende und reparative Funktion** hat. Das sexualisierte Körperschema dient in Verbindung mit den ritualisierten Handlungen dazu, aktuellen und früheren Kränkungserlebnissen sowie einer drohenden Selbstfragmentierung entgegenzuwirken. Die Paraphilie stellt damit eine Art „Plombe" (Morgenthaler) dar. Nicht der sexuelle Akt, sondern seine Funktion als lustvoll erlebtes, ständig wiederholendes und selbstinszeniertes Ritual verleiht dem paraphilen Patienten eine vorübergehende Reparatur seiner Selbstpathologie („Das Trauma wird in Triumph umgewandelt").

Von **lerntheoretischer Seite** wird das abweichende Verhalten als Fehlkonditionierung realer oder phantasierter Reize angesehen. Eine andere Modellvorstellung (Money) geht davon aus, dass sexuelle Deviationen durch das Zusammenspiel biologischer Faktoren während spezifischer kritischer Entwicklungsphasen (um das 8. Lebensjahr) in Verbindung mit psychischen Faktoren entstehen. Dabei führen kritische Life-Events über sexuell-erotische Phantasiewelten (love-maps) in die Paraphilie. Bei **sexuell delinquenten Patienten** lässt sich eine fehlende Differenzierung und Trennung der evolutionsbiologisch angelegten Verhaltensweisen Aggression, Selbsterhaltung und Sexualität feststellen. Bis auf vereinzelte EEG-Veränderungen bei einigen Patienten lassen sich organisch keine eindeutigen Auffälligkeiten feststellen.

Verlässliche Zahlen über Häufigkeiten liegen nicht vor. Die Nachfrage auf dem Pornographiemarkt und der Sextourismus lassen auf eine hohe Prävalenz schließen. Die Störungen beginnen meist in der Pubertät oder im frühen Erwachsenenalter. Der erste Arztkontakt entsteht jedoch oft erst um das 30. bis 40. Lebensjahr. Pädophilien und exhibitionistische Paraphilien sind im klinischen Patientengut am häufigsten. Die Komorbidität mit Persönlichkeitsstörungen ist nicht selten und verschlechtert die Prognose. Dabei sind starke deviante Fixierungen, sadistische Paraphilien sowie dissoziale Persönlichkeitsmerkmale und Alkoholismus besondern ungünstig. Die Rückfallquote bei Behandelten liegt um ca. 30% deutlich niedriger als bei Nicht-Behandelten. Ein Therapieabbruch ist prognostisch ebenfalls ungünstig. Eindeutige Unterschiede zwischen den Therapieformen lassen sich derzeit nicht ausmachen. Differentialdiagnostisch muss immer an deviantes Verhalten im Rahmen von organischen Störungen gedacht werden. Wichtig sind hier vor allem der M. Pick und frontale Hirntumoren, aber auch psychotische Residualzustände können Ursache paraphilen Verhaltens sein.

Formen devianten Verhaltens

Die wichtigsten sexuellen Deviationen im Sinne von fixierten, unüblichen sexuellen Phantasien und Praktiken, welche mindestens über sechs Monate anhalten, sind in Tabelle 10-3 aufgeführt.

Kasuistik
Ein 35-jähriger Mann kommt in Begleitung seines Vaters zur Sprechstunde. Er ist unverheiratet und lebt zu Hause bei seinen Eltern in einem kleinen Dorf. Er berichtet über eine depressive Verstimmung mit Schlafstörungen, Antriebsdefizit, Leistungseinbrüchen und Konzentrationsstörungen. Mittlerweile habe er bereits über 17 Arbeits- und Ausbildungsstellen wegen der genannten Beschwerden abgebrochen. Dies sei bis heute sehr kränkend für ihn. Mittlerweile habe er Angst vor dem weiteren Versagen und gehe kaum mehr aus dem Haus. Im Hinblick auf seine Sexualanamnese berichtet der Proband, dass das Thema Sexualität immer schon ein wichtiges Thema gewesen sei, er aber selbst nicht wisse, wo er stehe. Zwischen dem 6. und 16. Lebensjahr habe er wechselnd immer wieder Frauenkleider getragen, was für ihn sexuell erregend gewesen sei. Im Alter von 15 Jahren habe er den ersten sexuellen Kontakt mit einem zwei Jahre älteren Mädchen gehabt. In den Folgejahren sei es zu mehreren sexuellen Kontakten mit Männern und Frauen gekommen. Über die letzen 12 Jahre habe er immer wieder masturbatorische Phantasien mit kleinen Mädchen und Jungen gehabt. Zu einer entsprechenden Handlung sei es jedoch nicht gekommen. In den letzten Monaten hätten jedoch die Phantasien an Intensität und Frequenz zugenommen. Außerdem verspüre er immer wieder Lust, wenn er Tiere quälen könne. Auch das „Unterwerfen" und Quälen von Menschen mache ihm in der Phantasie Spaß. Bei sich auf dem Dorf habe er letzten Monat die sexuell erregende Phantasie gehabt, mit einem Kalb zu koitieren.

Diagnostisch kann von einer multiplen Störung der Sexualpräferenz (F 65.9) ausgegangen werden. Behandlungstechnisch steht die enge Verbindung von Versagensängsten und chronischen Kränkungserlebnissen mit der sexuellen Fehlentwicklung in Vordergrund. Eine ambulante Psychotherapie bestand aus einer edukativen und supportiven Phase von ca. 6 Stunden, welche zu einer deutlichen Verringerung des Handlungsdrucks für deviantes Verhalten führte. Dabei wurden Verhaltensstrategien zur Vermeidung von Auslösesituationen (Kinderspielplätze, pornographische TV-Sendungen) erarbeitet. In der Folge entwickelte der Patient eine zunehmende Introspektionsfähigkeit für biographische Zusammenhänge. In einer 180-stündigen analytisch orientierten Behandlung konnten die Kränkungserlebnisse, der Wunsch nach uneingeschränkter Versorgung und der Aufbau einer männlichen Geschlechtsidentität angesprochen und erarbeitet werden. Der Patient bekam für das erste Behandlungsjahr begleitend einen Serotoninantagonisten. Er blieb bis zuletzt straffrei.

10.4.1 Exhibitionismus

Exhibitionistisch veranlagte Männer erreichen sexuelle Befriedigung durch anonyme Demonstration des (erigierten) Penis, die daraus resultierende Schreckreaktion der Frau und anschließender Masturbation. Die Betroffenen sind meist schüchtern und ängstlich. Im heterosexuellen Kontaktverhalten sind sie selbstunsicher. In der Regel handelt es sich um Männer im mittleren Alter, Rückfälle sind häufig. Der innere Drang wird oft als schwer kontrollierbar und persönlichkeitsfremd empfunden. Exhibitionisten bleiben in der Regel in ausreichender Entfernung von ihrem „Opfer" und werden nicht handgreiflich oder straftätig. Meist entstehen nach der Tat quälende Schuldgefühle. Die Neigung zu anderen sexuellen Auffälligkeiten ist groß. Bestraft werden können exhibitionistische Handlungen nach dem §183 StGB (Erregung öffentlichen Ärgernisses). Diese Gruppe stellt etwa 20% der Sexualstrafdelikte dar.

10.4.2 Voyeurismus

Man spricht auch von Spannern, Schaulust, Skoptophilie oder „Peeper". Sexuelle Befriedigung wird dadurch erreicht, dass entkleidete Frauen oder auch der Geschlechtsakt heimlich beobachtet werden. Die Störung tritt nur bei Männern auf. Es handelt sich eher um schüchterne und ängstliche Personen. Das entscheidende Merkmal ist, dass der Voyeur nicht auf einen sexuellen Akt aus ist, sondern es bei der **Schaulust** bewenden lässt und ausschließlich hier seine sexuelle Befriedigung erreicht. Der Voyeur ist zum einen auf der Suche nach seiner eigenen

Tab. 10-3 Formen devianten Verhaltens

Präferenzstörung in Bezug auf die Sexualpraxis
F65.2 Exhibitionismus
F65.3 Voyeurismus
F65.5 Sexueller Masochismus/Sadismus/Sadomasochismus
F65.6 Frotteurismus
Präferenzstörung in Bezug auf das Sexualobjekt
F65.0 Fetischismus
F65.1 Transvestitischer Fetischismus
F65.4 Pädophilie
Präferenzstörung mit polymorphem Charakter
F65.9 Multiple Störungen der Sexualpräferenz

männlichen Identität, welche in seinen Phantasien grandios ausgemalt wird. Zum anderen wird er von ständigen Zweifeln und Angst vor einem sexuellen Versagen geplagt. Die Schaulust ist eine Gratwanderung mit einer dauernden Kompromissbildung zwischen Phantasie und Realität. Das Ausmaß der heutigen Pornographie kann gleichsam als Minimalvariante des Voyeurismus verstanden werden.

10.4.3 Sadomasochismus

Sadismus = Quälsucht, Masochismus = Lust am Leiden. Man spricht auch von aktiver bzw. passiver Algolagnie. Beim Sadismus wird eine sexuelle Befriedigung und Erregung dadurch erreicht, dass einem anderen Schmerzen zugefügt werden. Beim Masochismus werden die vom anderen zugefügten Schmerzen als sexuelle Erregung und Befriedigung erlebt. Sadismus und Masochismus gehören eng zusammen. Am Anfang einer **sadomasochistischen Entwicklung** steht häufig eine in der Kindheit gestörte Sexualentwicklung in Verbindung mit einer pathologischen Beziehung zur Primärperson. Die ursprüngliche Form der Interaktion und der menschlichen Begegnung ist fast ausschließlich vom Erlebnis des Zerstörens/Gewinnens und/oder des Unterwerfens/Verlierens geprägt. Jeder Kontakt ist sozusagen ein Kampf um Macht, Konkurrenz, Leistung und Zweckmäßigkeit, welcher entweder positiv (Gewinn) oder negativ (Verlust) verarbeitet wird. Die ganze menschliche Begegnungsfähigkeit (des Nehmens und Gebens, des Spielerischen und Abwartens, des Vertrauens und der Hoffnung, des Liebevollen usw.) ist auf die Dialektik von Besiegen und Unterwerfen reduziert und abgewertet. Sadomasochistische Patienten pendeln ständig zwischen einer Grundstimmung maßloser Angst und höchster Lust hin und her. Erst hier, in der Verbindung von Angst, Lust und Schmerz, werden Leere und Sinnlosigkeit des eigenen Handelns und Erlebens durchbrochen und Affekte spürbar. Betroffene sind häufig Menschen mit einer großen Sehnsucht nach liebevollen und affektvollen menschlichen Kontakten, jedoch sind sie oft unfähig zu solchen Begegnungen. Bei diesem Störungsmuster ist die sexuelle Handlung in den allermeisten Fällen auf Gegenseitigkeit ausgerichtet und Delikte sind äußerst selten.

Als Extremvariante des sexuellen Sadismus gilt der **Sexualmord** (Lustmord). Hier kommt es im Zuge der Weiterentwicklung in der Störung der Sexualpräferenz zur praktischen Umsetzung der Tötungsphantasien. Die Tötung selbst ist dann Bestandteil der ritualisierten und zumeist sadistischen Phantasie. Aggression und Sexualität vermengen sich dabei, indem Aggressionen erotisiert werden. Insgesamt macht die Gruppe der sexuell motivierten Tötungen etwa 3–5% aller Morddelikte aus. Davon fällt der größte Teil jedoch auf Tötungen im Zusammenhang mit Impulsdurchbrüchen und Vergewaltigungen. Nur ein sehr kleiner Teil der sexuell motivierten Tötungsdelikte betrifft die sexuell sadistischen Tötungen.

Der Sadismus ist beim Mann häufiger. Nicht selten handelt es sich um impotente Patienten bzw. das Erlangen einer Erektion wird nicht als wichtiges Ziel der sexuellen Handlung angesehen. Die eigenen Befürchtungen und Ängste, nicht geliebt zu sein, werden aktiv am Anderen ausgelebt. Frühkindliche Frustrationserlebnisse mit Hass und Aggression der Primärperson gegenüber werden generalisiert. Beim Masochismus wird eine nicht aktivierbare Aggression nach innen gewendet und durch das Erleiden von Schmerzen Befriedigung erreicht.

10.4.4 Frotteurismus

Hier wird eine sexuelle Erregung durch Anpressen und Reiben des eigenen Körpers an andere Menschen erreicht.

10.4.5 Fetischismus und Transvestitismus

Von **Fetischismus** spricht man, wenn leblose Objekte (vor allem Kleider) zu sexueller Erregung führen. Häufig ist der Fetisch Ersatz, Flucht und Ausweg aus einer realen und altersentsprechenden Beziehung. Der fetischistische Transvestitismus gilt als Spezialform hierzu. Männer werden dabei durch das Tragen weiblicher Kleidung (cross-dressing) sexuell erregt. Im Verlauf kann das Erregungspotential nachlassen. Man spricht dann von **Transvestitismus**, welcher sich als stabile Lebensform ausgestalten kann. Die Personen sind meist verheiratete, heterosexuelle Männer mit einer eindeutigen männlichen Geschlechtsidentität. Sie lehnen jedoch die als aggressiv erlebte männliche Geschlechterrolle ab. Das Leben eines Transvestiten in zwei Welten hat in der Regel erhebliche Spannungen in Beruf und Partnerschaft zur Folge.

10.4.6 Pädophilie

Darunter versteht man sexuelle Neigungen Kindern gegenüber, die sich in der Vorpubertät oder im frühen Stadium der Pubertät befinden. Die zwei **entscheidenden Merkmale** der Pädophilie sind die **Altersdifferenz** zwischen „Opfer" und Täter sowie die **Motivation** des Täters. Es wird nicht eine gleichgerichtete partnerschaftliche Beziehung gesucht, sondern das Niedliche, Kleine, Weiche, Unbeholfene und Kindliche ist das sexuell Stimulierende. Häufig stehen hinter dem Kontakt mit Kindern die narzisstische Bestätigung als väterliche Bezugsperson, Ängste, eine reife Sexualität auszubilden, wie auch Sehnsüchte nach einer Wiederherstellung der eigenen kindlichen Situation. Man unterscheidet eine pädophile **Hauptströmung** mit ausschließlich pädophiler Präferenz von einer **Nebenströmung**, bei der auch noch eine altersadäquate Sexualität als befriedigend erlebt wird. Hinzu kommen pädophile Syndrome im Alter, die dann als Alterspädophilie oder Sexualität der Schwäche bezeichnet werden. Hier finden sich zumeist Symptome eines hirnorganischen Abbaus. Etwa ein Fünftel der Pädophilen sind bisexuell eingestellt, wobei aus der Hinwendung zu einem Jungen oder Mädchen nicht zwangsläufig auf die sexuelle Orientierung der Pädophilen geschlossen werden kann. Die Prognose ist – ohne therapeutische Intervention – schlecht, da sich die sexuelle Deviation oft chronisch progredient ausbreitet, an Differenzierung und Spezialisierung verliert, an Frequenz zunimmt und schließlich einen suchtartigen Charakter gewinnen kann. Gesicherte epidemiologische Daten liegen nicht vor. Man nimmt an, dass etwa ein Viertel der Sexualdelinquenten eine Störung der Sexualpräferenz aufweist, wobei die Pädophilie mit insgesamt 15–20% dominiert.

Unterscheide: Pädophilie und Kindesmissbrauch

Es gibt zwar Überschneidungen zwischen Pädophilien und Sexualdelikten an Kindern, dennoch ist der Anteil an Personen, die sich Sexualdelikten an Kindern schuldig machen und zugleich ein pädophiles Täterprofil haben, vergleichsweise gering. Beim kindlichen Missbrauch kommen die Täter meist aus dem familiären Umfeld des Opfers und die Tat ist häufig eine Ersatzhandlung sozial ausgegrenzter, zerrütteter Persönlichkeiten. Chronische Disharmonie innerhalb der Familien, niedrige sozioökonomische Schicht, große Familien in engem Wohnraum und kriminelles Verhalten eines Elternteils sind Risikofaktoren. Die Täter sind in mehr als 90% der Fälle männlich. Die Dunkelziffer ist hoch. Dabei wird das gegebene Macht- und Kompetenzgefälle zur eigenen sexuellen Stimulation ausgenutzt.

10.4.7 Multiple Störungen der Sexualpräferenz

Klinisch treten paraphile Orientierungen nicht nur als isolierte, abgrenzbare Syndrome, sondern häufig in wechselnder typologischer Ausprägung auf. Früher sprach man auch vom **polymorph perversen Syndrom**. Dieses tritt im Querschnitt häufig und im Längsschnitt bei mehr als 50% auf. Das heißt, sexuell deviantes Verhalten hat im Zeitverlauf (Längsschnitt) sehr häufig einen polymorphen Charakter, indem die Patienten unterschiedlichen paraphilen Reaktionen und Impulsen nachgehen, wobei fetischistische Anteile am häufigsten mit anderen Ausgestaltungen auftreten. Das isolierte perverse Syndrom ist meist Ergebnis einer langen Entwicklung. Aber bereits der psychopathologische Befund (Querschnitt) lässt häufig multiple Störungen der Sexualpräferenz zu.

Als seltene Ausdrucksform menschlicher Sexualität sollte noch die **Erotophonie** genannt werden. Hier führen Telephonanrufe mit sexuellen und anstößigen Inhalten zur sexuellen Erregung. Erheblich seltener findet man fixierte sexuelle Befriedigungen mit Tieren **(Sodomie)**, mit Leichen **(Nekrophilie)**, mit Urin **(Urophilie)** oder mit Fäkalien **(Koprophilie)**.

10.4.8 Therapie

Die sexuelle Andersartigkeit ist **nicht in jedem Fall behandlungsbedürftig.** Die Therapiemotivation ist häufig ambivalent. Häufig führen jedoch der hohe subjektive Leidensdruck und Reaktionen aus dem Umfeld dazu, dass der Patient einen Arzt oder Psychologen aufsucht. Hier können Aufklärung, Information und Beratung bereits eine hohe Entlastungsfunktion haben. Der psychoanalytische Zugang zur Behandlung von Paraphilien ist erschwert, da gerade der Leidensdruck Voraussetzung für die Triebbefriedigung ist. Nicht selten bleiben die Patienten therapieresistent. Ein psychotherapeutischer Erfolg gelingt dort, wo auch ein Leidensdruck bezüglich einer Änderung des Verhaltens vorliegt.

Neben der Rückfallprävention, der Erarbeitung sozialer Kompetenz und dem Einüben normaler Sexualpraktiken (nach Masters und Johnson) kommen **spezifische verhaltenstherapeutische Interventionen** zum Einsatz: Durch **verdeckte Sensibilisierung** soll der Patient sich die paraphilen Phantasien ins Gedächtnis rufen und diese dann mit aversiven und unangenehmen Ereignissen verbinden (zum Beispiel „Entdecktwerden"). Durch **Stimuluskontrollmethoden** soll der Patient für Trigger und Auslösesituationen des paraphilen Verhaltens (z.B. Kinderspielplätze) sensibilisiert werden und diese dann vermeiden lernen. Besonders bei delinquenten Patienten ist die Bearbeitung von dysfunktionalen Kognitionen („Der andere will gequält werden", „Kinder haben immer Spaß bei Sex") wichtig.

Bei lang dauernden, schwer ausgeprägten und vor allem aggressiven Sexualdeviationen oder auch Deviationen bei Minderbegabung ist an eine **pharmakotherapeutische Intervention** zu denken. Diese zumeist als **hormonelle Kastration** bezeichnete Behandlung wurde früher mit dem Antiandrogen Cyproteronacetat (50–300 mg/d) durchgeführt. Dabei kommt es innerhalb von 4 Wochen zu einer kompetitiven Testosteron-Rezeptor-Blockade und damit zu einem Rückgang der Libido. Die Verträglichkeit ist gut und der Zustand reversibel. Nach einer langjährigen Behandlung kann es jedoch zu Hodenatrophie und Tubulussklerose kommen. Das Medikament hat keinen Einfluss auf die Impulskontrolle oder das Aggressionspotential, sondern nur auf die sexuelle Appetenz. Neue Wirksubstanzen setzen nicht mehr am Hoden als Zielorgan an, sondern greifen als LHRH-Analoga im Bereich der zentralnervösen Steuerungsmechanismen an. Die bisher durchgeführten Untersuchungen kommen zu dem Ergebnis, dass mit dieser Medikation sexuell deviante Wünsche und Verhaltensweisen, besonders aber die Intensität und Frequenz sexuell devianter Phantasien verringert werden.

Merke
Differentialdiagnostisch ist daran zu denken, dass Sexualstörungen bei nahezu allen psychiatrischen Erkrankungen auftreten können, insbesondere bei affektiven Störungen, dementiellen Syndromen, Intelligenzminderung, Epilepsien oder psychotischen Verläufen.

11 Schlafstörungen und Essstörungen

Sabine Frauenknecht

11.1 Schlafstörungen

11.1.1 Einführung

Das Phänomen Schlaf hat über die ganze Menschheitsgeschichte hinweg Dichter, Philosophen, Geistliche, Künstler und Wissenschaftler fasziniert und beschäftigt. Der Begriff „schlafen" stammt aus dem Gotischen „sleps" sowie dem Alt- und Mittelhochdeutschen „slaf", was ursprünglich „schlapp" oder „schlaff" werden bedeutet.

Der **Schlaf als biologischer Mechanismus** gehört zu den überlebensnotwendigen Bedürfnissen des Menschen. Er äußert sich als Bewusstseinsminderung, die jederzeit durch innere oder äußere Reize beendet werden kann. Es treten typische vegetative Veränderungen auf: Herz- und Atemfrequenz sowie Muskelspannung nehmen ab, Blutdruck und Körpertemperatur sinken, während bestimmte endokrine Systeme nachts eine deutlich höhere Aktivität aufweisen als im Wachzustand. Auf den ersten Blick scheint der Schlaf ein evolutionsbiologisch ungünstiger Zustand zu sein, da sich ein schlafendes Lebewesen erhöhter Gefahr aussetzt: So drohen Tod oder Verletzung durch den Angriff von Feinden, durch Hitze oder Kälte bzw. Schäden durch Wahrnehmungs- oder Verhaltensfehler. Dass sich der Schlaf entwicklungsgeschichtlich dennoch durchgesetzt hat, wird damit erklärt, dass die Vorteile dieser biologischen Funktion gegenüber ihren Nachteilen überwiegen.

Allerdings sind die vielfältigen **Aufgaben des Schlafs** bislang nur teilweise erforscht; neben der Entspannung und „Entmüdung" des Körpers sind bestimmte Schlafphasen höchstwahrscheinlich für Lern- und Gedächtnisleistungen, für die Funktion des Immunsystems sowie für regenerative Prozesse des Stoffwechsels von Bedeutung.

Physiologie des Schlafs

Schlafstadien

Auf biologischer Ebene stellt sich der menschliche Schlaf als zyklische Abfolge bestimmter Schlafstadien dar. Diese werden bei der Untersuchung im Schlaflabor mit Hilfe der Polysomnographie erfasst. Die Polysomnographie zeichnet kontinuierlich die Hirnaktivität mit Hilfe des EEG (= Elektroenzephalogramm), die Muskelspannung im EMG (= Elektromyogramm) und die Augenbewegungen durch EOG (Elektrookulogramm) auf. Zusätzlich können weitere Parameter wie z. B. Herztätigkeit, Atembewegungen, Sauerstoffsättigung und Beinaktivität registriert werden (↗ Kap. 2.8.1).

Man unterscheidet insgesamt fünf Schlafstadien: zum einen die Non-REM-Schlafstadien (die Schlafstadien 1 bis 4) und zum anderen den REM-Schlaf (REM = rapid eye movement) (Tab. 11-1).

Während das EEG eines gesunden Probanden im Wachzustand von α- und β-Aktivität dominiert wird, treten beim Übergang zum Schlafen typischerweise δ-Wellen auf (Stadium 1). Der eigentliche Schlafbeginn (Stadium 2) ist durch das Auftreten so genannter Schlafspindeln und K-Komplexe charakterisiert. Der **Leichtschlaf** (Stadium 1 und 2) nimmt etwa 55–60% der Gesamtschlafzeit ein. Stadium 3 und 4 werden auch als **Tiefschlafphasen** bezeichnet; auf sie entfallen 15–25% der Gesamtschlafzeit. Die Weckbarkeit nimmt vom Stadium 1 zum Stadium 4 hin ab (Abb. 11-1).

Die **REM-Phase** wird auch als **paradoxer** oder **aktiver Schlaf** bezeichnet, da hier im Vergleich zu den

Tab. 11-1 Einteilung der Schlafstadien und charakteristische Merkmale

Non-REM-Schlaf	REM-Schlaf
Stadium 1: Einschlafen, EEG: ϑ-Aktivität, langsame, rollende Augenbewegungen, leichte Muskelhypotonie Stadium 2: Leichtschlaf, EEG: Schlafspindeln, K-Komplexe Stadium 3: mittlerer Schlaf, EEG: δ-Wellen, gelegentlich Schlafspindeln Stadium 4: Tiefschlaf, EEG: δ-Wellen	schnelle Augenbewegungen, EEG: β-/ϑ-Aktivität, Träume, Muskelatonie

anderen Schlafstadien Herzaktivität, Atemtätigkeit und Hirndurchblutung gesteigert sind, die Weckschwelle jedoch so hoch ist wie im Tiefschlaf. Beim Aufwecken aus dem REM-Schlaf werden sehr viel häufiger Träume erinnert als nach Erwachen aus Non-REM-Schlafstadien. Die Trauminhalte sind in der Regel sehr plastisch und emotional, sie werden gegen Morgen hin oft bizarr und immer weniger realitätsbezogen. Etwa 20–25% der Gesamtschlafdauer entfallen auf das REM-Stadium, wobei Anteil und Dauer des REM-Schlafs in der ersten Nachthälfte noch gering sind, jedoch im Verlauf der Nacht zunehmen (Abb. 11-2).

Ein Schlafzyklus beginnt bei einem gesunden Menschen zunächst mit einem oberflächlichen Schlaf (Stadien 1 und 2), der von einer Tiefschlafperiode gefolgt wird (Stadien 3 und 4). Der daran anschließende REM-Schlaf beendet den Zyklus.

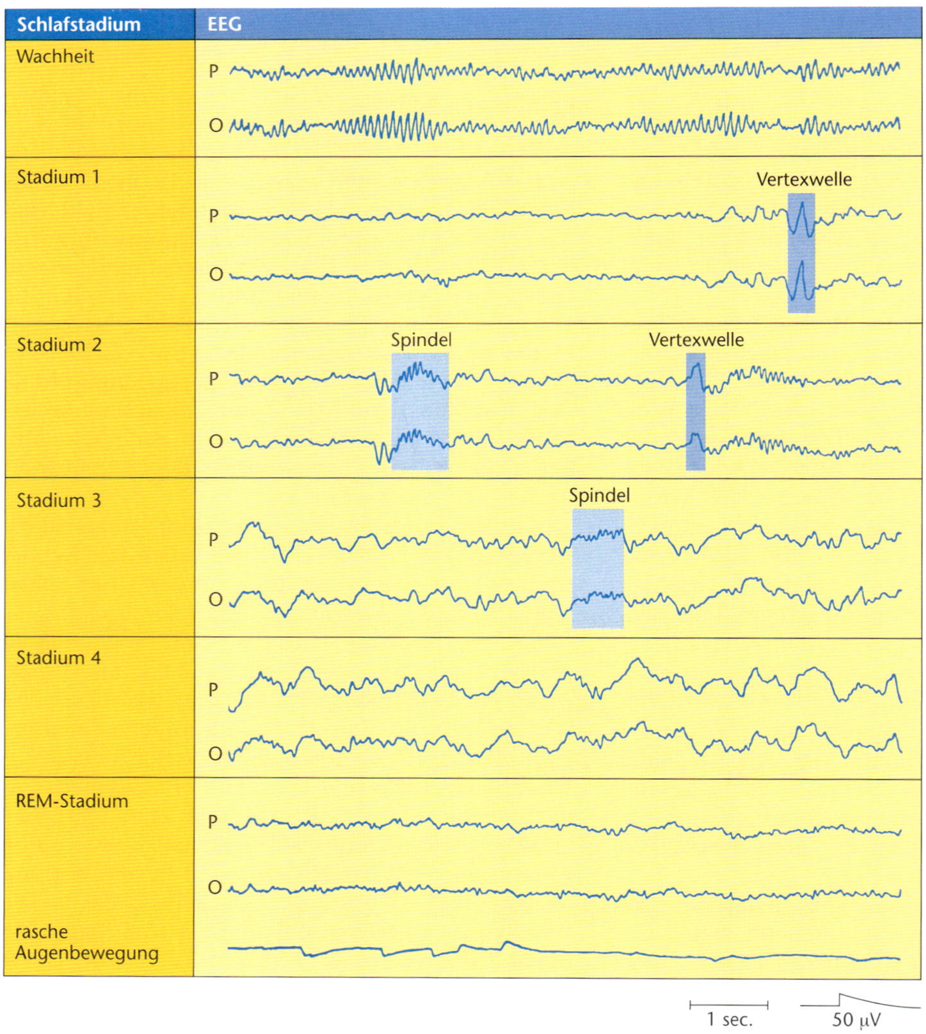

Abb. 11-1 Darstellung der verschiedenen Schlafstadien [30]

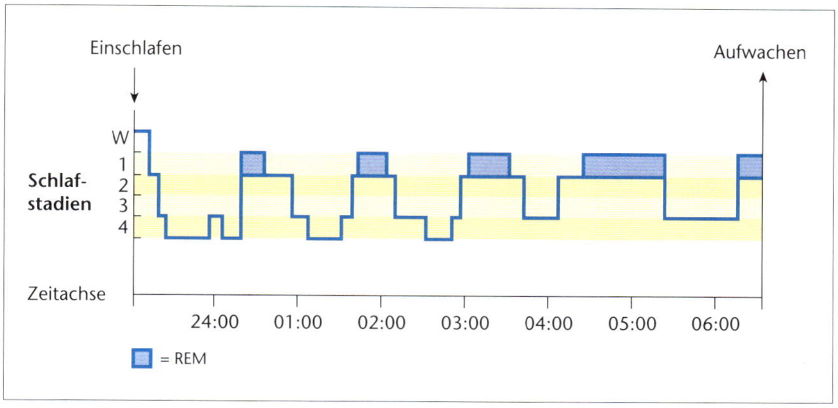

Abb. 11-2 Schlafprofil eines jungen, gesunden Menschen [30]

Während des Nachtschlafs werden insgesamt 4 bis 6 dieser Zyklen durchlaufen.

Entwicklung des Schlafs in Abhängigkeit vom Lebensalter

Die Verteilung von Schlaf- und Wachphasen, die Gesamtschlafzeit pro Tag sowie die Anteile von Non-REM- und REM-Schlaf ändern sich im Laufe des Lebens: Beim Neugeborenen wiederholen sich Schlaf-wach-Zyklen alle drei bis vier Stunden, wobei der REM-Schlaf einen hohen Anteil (ca. 50%) an der Gesamtschlafzeit von etwa 16 Stunden hat. Bis zum 30. Lebensjahr nimmt die Gesamtschlafdauer kontinuierlich ab und erreicht dann ein Niveau von durchschnittlich sieben bis acht Stunden (wobei große interindividuelle Unterschiede bestehen). Der Anteil des Tiefschlafs erreicht sein Maximum beim jungen Erwachsenen und nimmt dann – ebenso wie der REM-Schlaf – mit zunehmendem Alter zugunsten des oberflächlichen Schlafs (Stadien 1, 2) ab. Auch die Schlafeffizienz, d.h. das Verhältnis der tatsächlich geschlafenen Zeit zur gesamten Bettzeit, wird im Laufe des Lebens kontinuierlich geringer.

Während beim Neugeborenen noch ein polyphasisches Schlafmuster vorliegt, findet sich ab dem Kleinkindalter eine bi- oder monophasische Verteilung des Schlafs. Im höheren Lebensalter ist durch die Wiederaufnahme des Mittagsschlafs häufig wieder ein biphasisches Schlafmuster zu beobachten (Abb. 11-3).

Schlafstörungen

Schlafstörungen sind ein häufiges Phänomen und in den westlichen industrialisierten Nationen ein Problem hoher sozialmedizinischer und gesellschaftlicher Relevanz: Die Industrialisierung und der gesellschaftliche Wandel der vergangenen 50 Jahre (Kommunikationstechnik, Medien, zunehmende Mobilität) haben zu einer wachsenden Beanspruchung der geistigen Leistungsfähigkeit (Zunahme von Fahr-, Steuer- und Überwachungstätigkeiten und zu einer Abnahme der körperlichen Auslastung bei Arbeit und Freizeit geführt. Ist eine Erholung durch den Schlaf nicht gewährleistet, können Störungen kognitiver Fähigkeiten bis hin zu schweren Fehlleis-

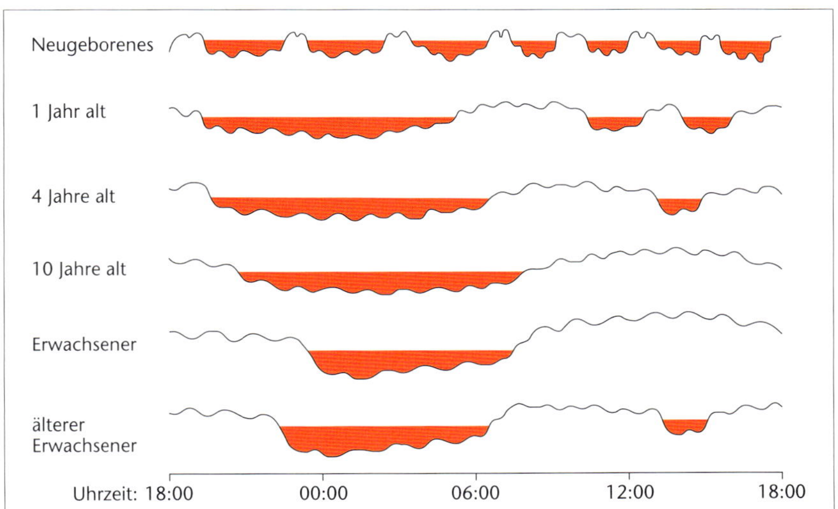

Abb. 11-3 Schlaf-wach-Muster vom Säuglingsalter bis ins hohe Lebensalter (nach Riemann & Backhaus, 1996)

Tab. 11-2 Klassifikation der Schlafstörungen nach ICD-10

Dyssomnien	F51.0 nicht-organische Insomnie F51.1 nicht-organische Hypersomnie F51.2 nicht-organische Störung des Schlaf-wach-Rhythmus
Parasomnien	F51.3 Schlafwandel F51.4 Pavor nocturnus F51.5 Alpträume
andere	F51.8 andere nicht-organische Schlafstörungen F51.9 nicht näher bezeichnete nicht-organische Schlafstörungen

tungen (beispielsweise beim Autofahren) die Folge sein. Eine dauerhafte Störung des Schlafs führt so neben dem subjektiven Leiden zu einer eingeschränkten Fähigkeit, die (Leistungs-)Anforderungen des Alltags zu bewältigen.

Klassifikation

Tabelle 11-2 zeigt die Einteilung der Schlafstörungen nach ICD-10.

Eine umfassende Übersicht zu den Schlafstörungen, in die auch ätiologische Aspekte Eingang gefunden haben, findet sich in der Internationalen Klassifikation der Schlafstörungen (ICSD-R). Darin werden drei Gruppen von Schlafstörungen voneinander unterschieden:

- Dyssomnien
- Parasomnien
- Schlafstörungen bei körperlichen oder psychischen Erkrankungen.

Die **Dyssomnien** sind durch das Auftreten von Ein- oder Durchschlafstörungen in Verbindung mit einer verstärkten Tagesmüdigkeit charakterisiert. Sie werden wiederum in drei Gruppen unterteilt: die **intrinsischen und** die **extrinsischen Schlafstörungen** sowie die **Störungen des zirkadianen Rhythmus**. Den intrinsischen Schlafstörungen wird eine im Inneren des Körpers liegende Ursache zugeschrieben, die organischer oder psychischer Natur sein kann (z.B. Restless-Legs-Syndrom, nichtorganische Insomnie). Die extrinsischen Schlafstörungen sind durch äußere Bedingungen ausgelöst (z.B. Lärm). Störungen des zirkadianen Rhythmus umfassen die Störungen des Schlaf-wach-Rhythmus (z.B. Jetlag).

Unter den **Parasomnien** werden Störungen zusammengefasst, die beim (partiellen) Erwachen oder beim Wechsel von Schlafstadien auftreten und den Schlaf unterbrechen (z.B. Alpträume, Schlafwandeln).

Schlafstörungen bei körperlichen oder psychischen Erkrankungen werden auch als **sekundäre Schlafstörungen** bezeichnet, da sie als Symptom einer spezifischen Grunderkrankung auftreten.

Unter der Rubrik **vorgeschlagene Schlafstörungen** sind Störungsbilder zusammengefasst, die Krankheitswert haben, aber noch nicht ausreichend durch Forschungsdaten als eigenständige Diagnosen abgegrenzt werden konnten (z.B. Schlafstörung während der Schwangerschaft). Aus diesem Grund wird auf sie hier nicht näher eingegangen.

Die Einteilung der ICSD-R wird aus didaktischen Gründen für die Darstellung der wichtigsten Schlafstörungen in den folgenden Abschnitten übernommen.

Weitere in der Schlafmedizin gebrauchte Begriffe sind die

- **Insomnie:** Schlafstörung, die durch Einschlafstörungen, Durchschlafstörungen oder Klagen über einen ungenügend erholsamen Schlaf charakterisiert ist. Der Begriff wird häufig auch synonym für Schlafstörungen im Allgemeinen verwendet.
- **Hyposomnie:** Schlafstörung mit verringerter Schlafdauer durch gestörtes Ein- oder Durchschlafen
- **Asomnie/Agrypnie:** (extreme) Schlaflosigkeit
- **Hypersomnie:** erhöhtes Schlafbedürfnis, zumeist mit verstärkter Tagesmüdigkeit.

Diagnostik

Grundlagen der Diagnostik sind eine gründliche Exploration der Störung und die Erhebung eines körperlichen Befundes (vgl. unten). Als weitere diagnostische Mittel kommen ein vom Patienten geführtes Schlaftagebuch (Abb. 11-4) und standardisierte Schlaffragebögen zur Anwendung.

Praxistipp
Eine Polysomnographie sollte erst nach gründlicher Anamnese- und Befunderhebung sowie nach Ausschluss einer organischen oder psychischen Grunderkrankung als Ursache der Schlafstörung veranlasst werden.

Anamneseerhebung

- Schlafbezogene Anamnese
  - genaues Erfassen der Symptomatik: Ein-/Durchschlafstörung, Schlafdauer, Tagesmüdigkeit, Einschlafattacken, Leistungseinbußen, begleitende körperliche („Brennen/Kribbeln" in den Beinen, Schnarchen) und psychische (Grübeln, Anspannung, Wut, Ärger) Symptome, Dauer, Häufigkeit, Umstände, die zu einer Verbesserung/Verschlechterung führen, Vorbehandlung
  - Umgebungsbedingungen: Lärm, Temperatur, Licht, Schlafgelegenheit, Bettpartner
  - Schlafgewohnheiten: Nickerchen, Tag-Nacht-Rhythmus, im Bett verbrachte Zeit, Abendgestaltung
  - Probleme des zirkadianen Rhythmus: Schichtarbeit, Jetlag

Abendprotokoll (vor dem Lichtlöschen!)						
Wochentag	**Wie fühlen Sie sich jetzt?** 1 = angespannt 2 = ziemlich angespannt 3 = eher angespannt 4 = eher entspannt 5 = ziemlich entspannt 6 = entspannt	**Wie war heute Ihre durchschnittliche Leistungsfähigkeit?** 1 = gut 2 = ziemlich gut 3 = eher gut 4 = eher schlecht 5 = ziemlich schlecht 6 = schlecht	**Haben Sie sich heute erschöpft gefühlt?** 0 = nein 1 = ein wenig 2 = ziemlich 3 = sehr	**Haben Sie heute tagsüber geschlafen?** Wie lange? Wann?	**Haben Sie in den letzten 4 Stunden Alkohol zu sich genommen?** Was? Wie viel?	**Wann sind Sie zu Bett gegangen?** Uhrzeit?
Montag 12.09.	4	3	1	20 Min., 14:30–14:50	0,2 l Wein	22:30

Morgenprotokoll (nach dem Aufstehen!)							
Wie erholsam war Ihr Schlaf? 1 = sehr 2 = ziemlich 3 = mittelmäßig 4 = kaum 5 = gar nicht	**Wie fühlen Sie sich jetzt?** 1 = bedrückt 2 = ziemlich bedrückt 3 = eher bedrückt 4 = eher unbeschwert 5 = ziemlich unbeschwert 6 = unbeschwert	**Wie lange hat es nach dem Lichtlöschen gedauert, bis Sie einschliefen?** Minuten?	**Waren Sie nachts wach?** Wie oft? Wie lange **insgesamt**? Minuten!	**Wann sind Sie endgültig aufgewacht?** Uhrzeit!	**Wie lange haben Sie insgesamt geschlafen?** Stunden und Minuten!	**Wann sind Sie endgültig aufgestanden?** Uhrzeit!	**Haben Sie gestern Abend Medikamente zum Schlafen genommen?** Präparat, Dosis, Uhrzeit!
3	4	40 Min.	1 x, 30 Min.	06:30	6 Std., 50 Min.	07:15	Ximovan, 1 Tab., 21:00

Abb. 11-4 Schlaftagebuch (nach Fischer et al., 2002)

- aktuelle und frühere körperliche Beschwerden oder Erkrankungen (s. u.)
- psychische Erkrankungen oder psychologische Faktoren (s. u.)
- Drogen- und Medikamentenanamnese
- Familienanamnese
- Fremdanamnese.

Befunderhebung
- Internistische und neurologische Untersuchung
- psychischer Befund.

Besteht der Verdacht, dass die Schlafstörung durch eine organische oder psychische Erkrankung verursacht wird, sollte eine weitere fachmedizinische Abklärung erfolgen. Kann eine sekundäre Schlafstörung ausgeschlossen werden, sollte eine Untersuchung an einem schlafmedizinischen Zentrum veranlasst werden (Abb. 11-5).

> **Praxistipp**
> Erst *nach* Ausschluss einer organischen oder psychischen Grunderkrankung als Ursache der Schlafstörung sollte der Patient zur weiteren Diagnostik an ein schlafmedizinisches Zentrum überwiesen werden!

Epidemiologie

Schlafstörungen sind sehr häufig. Ein- und Durchschlafstörungen treten bei bis zu 25% der Bevölkerung auf. Es ist davon auszugehen, dass in der Bundesrepublik Deutschland ca. 5% der Bevölkerung von einer schweren Insomnie (Ein- und Durchschlafstörung, starke Beeinträchtigung der Tagesbefindlichkeit) betroffen sind, darunter überproportional viele Frauen und ältere Menschen. Außerdem liegt eine hohe Komorbidität mit psychischen und organischen Erkrankungen vor. Etwa ebenso

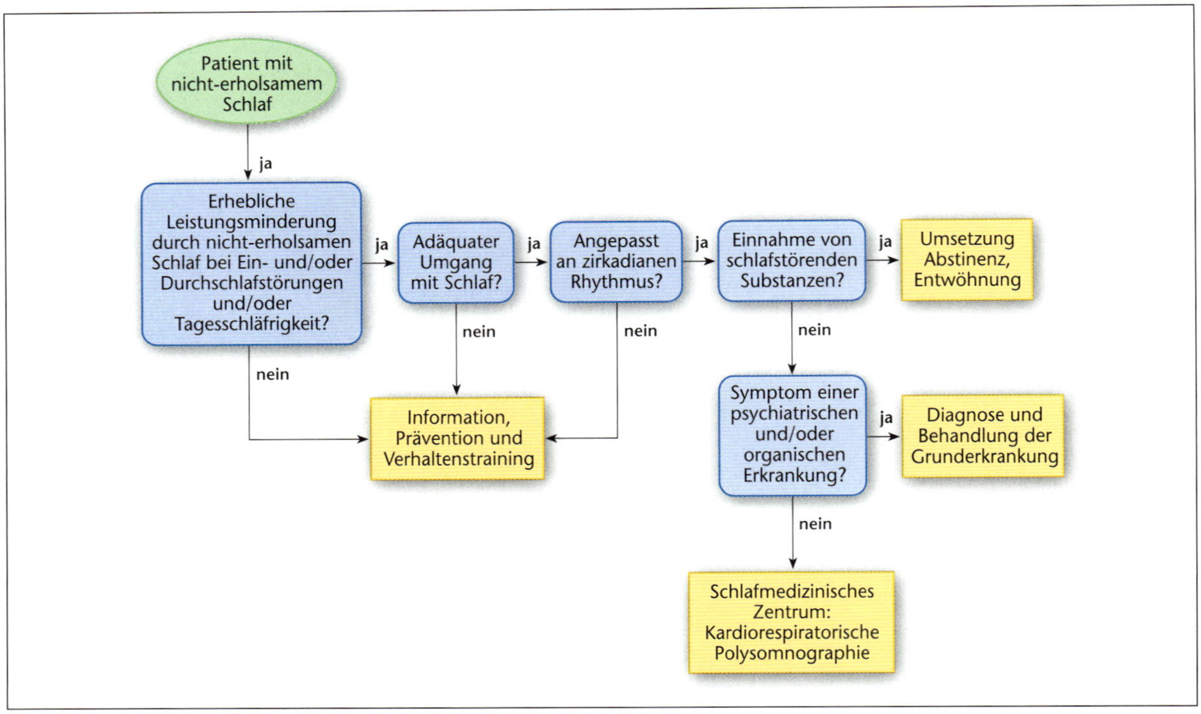

Abb. 11-5 Klinischer Algorithmus: nicht erholsamer Schlaf [31]

viele Bundesbürger (ca. 5%) klagen über eine schwere Hypersomnie.

11.1.2 Dyssomnien

Intrinsische Schlafstörungen

Nichtorganische (= psychophysiologische = primäre) Insomnie

Kasuistik

Ein 50-jähriger, bei einem Unternehmen angestellter Abteilungsleiter stellt sich auf Anraten seiner Hausärztin in der Schlafambulanz vor. Er beklagt, dass er seit etwa sieben Jahren große Schwierigkeiten mit dem Schlafen habe: Er liege vor dem Einschlafen stundenlang grübelnd wach, schlafe dann nur oberflächlich und mit vielen Unterbrechungen. Tagsüber fühle er sich müde und zerschlagen und könne sich nur mit Mühe auf seine Arbeit konzentrieren. In der Mittagspause müsse er sich für eine Stunde zum Schlafen hinlegen, sonst überstehe er den Tag nicht. In den vergangenen Monaten seien ihm bei der Arbeit vermehrt Fehler unterlaufen, und er könne sein gewohntes Pensum nicht mehr leisten; deshalb stelle er sich jetzt vor. Die Einnahme baldrianhaltiger Präparate sowie auch die kurzzeitige Anwendung eines Benzodiazepinpräparates hätten nur eine vorübergehende Besserung erbracht. Abends vor dem Fernseher und beim autogenen Training, das er erlernt habe, schlafe er regelmäßig ein, nicht aber im Bett. Er gehe schon voller Anspannung und mit der Befürchtung, wieder nicht genug schlafen zu können, zu Bett.

Er habe schon immer einen leichten Schlaf gehabt, was ihn aber bis zu seiner Beförderung vor sieben Jahren nicht sonderlich gestört habe. Damals habe er aufgrund des neuen Verantwortungsbereichs viel von der Arbeit „gedanklich mit nach Hause genommen" und im Bett darüber nachgegrübelt. Obwohl er sich schnell in sein neues Gebiet eingearbeitet habe, seien die Schlafschwierigkeiten irgendwie „hängen geblieben". Er trinke morgens zwei Tassen Kaffee, keinen Alkohol und ist normalgewichtig. Bei Kopfschmerzen nehme er etwa einmal im Vierteljahr eine Tablette Paracetamol ein. Es bestünden keine körperlichen Erkrankungen. Seine Mutter habe ebenfalls einen leichten Schlaf gehabt, ansonsten gebe es in der Familie keine Schlafstörungen. Seine Frau berichtet, er schnarche gelegentlich, aber ohne auffällige Atempausen.

Definition

Typisch für die nichtorganische (= psychophysiologische = primäre) Insomnie sind nach den Kriterien der ICD-10 Einschlafstörungen, Durchschlafstörungen oder eine schlechte Schlafqualität mindestens dreimal pro Woche während mindestens eines Monats (Tab. 11-3).

Symptomatik und Ätiologie

Die Kasuistik beschreibt die für die primäre Insomnie charakteristische Symptomkonstellation aus Ein- und Durchschlafstörungen mit Früherwachen und Klagen über einen nicht erholsamen Schlaf mit entsprechender Tagesschläfrigkeit und kognitiven Einbußen. Anamnese, Befunderhebung und weiterführende organische Diagnostik ergeben keine Hinweise auf eine organische, psychische oder äußere Ursache der Beschwerden.

Auffällig ist die große Besorgnis der Betroffenen tagsüber, wie und ob sie in der kommenden Nacht schlafen werden. Sie beschäftigen sich gedanklich immer mehr mit dem Thema Schlaf und den realen oder vermeintlichen gesundheitlichen Problemen, die aus den Schlafstörungen resultieren (schlafbehindernde Gedanken). Dadurch kommt es zu einem erhöhten Niveau innerer Anspannung und Ängstlichkeit in Bezug auf die Fähigkeit, schlafen oder nicht schlafen zu können (Aktivierung/Erregung); dies führt – neben ungünstigen Schlafgewohnheiten – zu einer Aufrechterhaltung der Symptomatik (Abb. 11-6).

Tab. 11-3 Diagnosekriterien für die nichtorganische Insomnie (nach ICD-10)

A.	Klagen über Einschlafstörungen, Durchschlafstörungen oder eine schlechte Schlafqualität.
B.	Die Schlafstörungen treten mindestens dreimal pro Woche während mindestens eines Monats auf.
C.	Die Schlafstörungen verursachen entweder einen deutlichen Leidensdruck oder wirken sich störend auf die soziale und berufliche Funktionsfähigkeit aus.
D.	Verursachende organische Faktoren fehlen, wie z. B. neurologische oder andere internistische Krankheitsbilder, Einnahme psychotroper Substanzen oder eine Medikation.

Epidemiologie

Ausgehend von Untersuchungen zur Insomnie in den westlichen Industrienationen wird geschätzt, dass etwa 5–8% der Bevölkerung an einer primären Insomnie leiden.

Diagnostik

Die Abklärung einer primären Insomnie erfolgt wie zuvor beschrieben (↗ 11.1.1). Organische und psychische Ursachen sowie andere intrinsische Störungen (Schlafapnoesyndrom) müssen ausgeschlossen werden. Als diagnostisches Instrument ist das **Schlaftagebuch** zur Aufzeichnung der Schlafgewohnheiten unerlässlich. Es ermöglicht dem Patienten und dem Therapeuten, das Ausmaß der Schlafstörung objektiver zu beurteilen oder evtl. Zusammenhänge zwischen äußeren Ereignissen oder katastrophisierenden negativen Bewertungen („Wenn ich jetzt wieder nicht schlafe, werde ich morgen zu überhaupt nichts fähig sein“) und den Schlafstörungen herzustellen.

Therapie

Mittel der Wahl zur Behandlung der nichtorganischen Insomnie ist eine psychotherapeutische Inter-

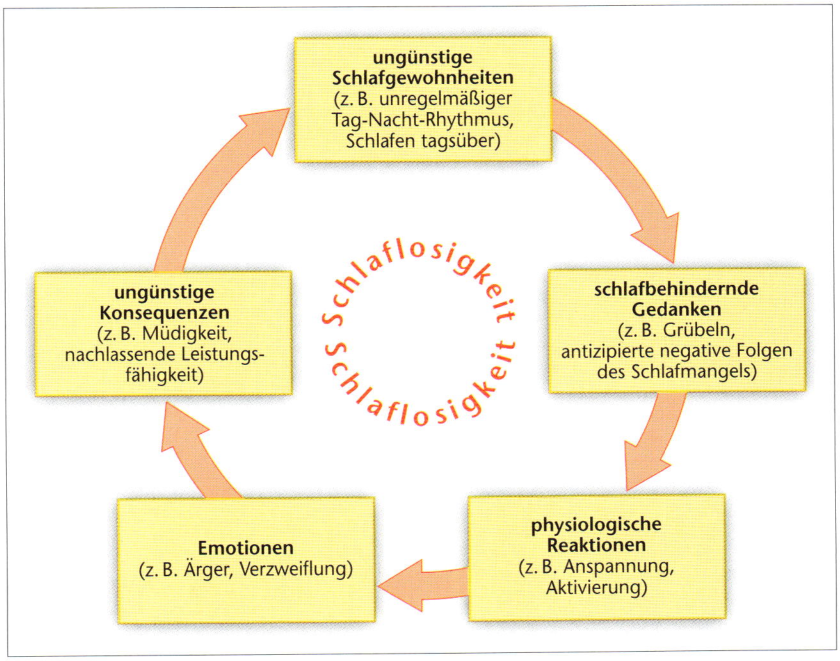

Abb. 11-6 Teufelskreis der Entstehung und Aufrechterhaltung von Schlaflosigkeit bei primärer Insomnie

Tab. 11-4 Nichtmedikamentöse Therapieverfahren bei Insomnien

A	Schlafhygienische Maßnahmen und Psychoedukation (vgl. Tab. 11-5)
B	regelmäßiges Einsetzen der progressiven Muskelrelaxation oder anderer Entspannungsmethoden (Ruhebild, Phantasiereise)
C	paradoxe Intervention („Symptomverschreibung": Patient wird angewiesen, möglichst lange wach im Bett liegen zu bleiben)
D	Stimuluskontrolle: Das Bett nur bei ausgeprägter Müdigkeit aufsuchen, keine Aktivitäten im Bett wie Essen, Lesen, Fernsehen; bei längeren Wachphasen in der Nacht nicht im Bett grübeln, sondern aufstehen und etwas Angenehmes tun, bis Müdigkeit einsetzt; regelmäßig um die gleiche Zeit aufstehen und die Dauer des Nachtschlafs begrenzen, auch am Wochenende; nicht tagsüber schlafen
E	Schlafrestriktion mit dem Ziel, den Schlafdruck zur Nacht hin zu erhöhen
F	kognitive Restrukturierung, d.h. Erheben und Überprüfen verzerrter Kognitionen (z.B. „Ich benötige zehn Stunden Schlaf, um fit zu sein." „Ich muss jetzt einschlafen, sonst bin ich morgen nicht zu gebrauchen.")
G	Anwendung von Biofeedback-Techniken

vention auf kognitiv-verhaltenstherapeutischer Basis, deren Wirksamkeit besonders als Kurzzeitprogramm in der Gruppe gut belegt ist. Neben der Anleitung und Auswertung zum Führen des Schlaftagebuchs erhält der Betroffene ausführliche Informationen über den „normalen Schlaf" und erlernt spezifische Strategien, welche auf die Faktoren zugeschnitten sind, die den gestörten Schlaf aufrechterhalten. Von essenzieller Bedeutung ist es, den Patienten zur **Schlafhygiene** (Tab. 11-5) und zu weiteren Selbstkontrolltechniken zu beraten und so die Entwicklung günstiger Schlafgewohnheiten zu fördern (Tab. 11-4).

Tab. 11-5 Schlafhygienische Maßnahmen und Psychoedukation [15]

1.	Regelmäßige nächtliche Schlafzeiten mit Bettzeiten von max. acht Stunden auch am Wochenende; tagsüber oder abends vor dem Fernseher nicht schlafen, eine halbstündige Ruhepause am frühen Nachmittag ist „erlaubt"
2.	konsequenter Verzicht auf Alkohol und koffeinhaltige Getränke nach dem Mittagessen
3.	keine schweren Mahlzeiten am Abend
4.	regelmäßige körperliche Aktivität, jedoch nicht in den späten Abendstunden
5.	allmähliche Verringerung geistiger und körperlicher Anstrengung vor dem Zubettgehen
6.	persönliches Einschlafritual entwickeln
7.	kein Arbeiten oder Fernsehen im Bett
8.	abgedunkelte und ruhige Schlafumgebung
9.	in der Nacht nicht auf die Uhr schauen

Die Patienten erlernen ein Entspannungsverfahren (z.B. progressive Muskelrelaxation nach Jacobson; ↗ Kap. 3) und Methoden, mit deren Hilfe man die geistige Anspannung reduzieren kann, wie z.B. die Vorstellung einer als entspannend erlebten Naturszene (Ruhebild), einer Phantasiereise oder anderer subjektiv angenehmer Gedanken. Techniken aus der kognitiven Verhaltenstherapie sind z.B. die paradoxe Intervention (der Patient wird dazu angeleitet, im Bett so lange wie möglich die Augen offen zu halten und wach zu bleiben) und die Umstrukturierung dysfunktionaler Gedanken (statt: „Wenn ich nicht gleich einschlafe, wird der morgige Tag eine komplette Katastrophe", adäquaterer Gedanke: „Ich werde morgen vielleicht müde sein, kann aber bestimmt trotzdem einige Dinge zu meiner und anderer Zufriedenheit erledigen"). Spezifische Konfliktsituationen im Alltag des Betroffenen (z.B. berufliche Überforderung) können, wenn der Patient dies wünscht, im späteren Verlauf der Therapie gezielt bearbeitet werden.

Eine **medikamentöse Behandlung** kann gelegentlich erforderlich werden, sollte aber immer nur eingebettet in eine nichtmedikamentöse Therapie durchgeführt werden. Zunächst ist ein Versuch mit pflanzlichen Präparaten sinnvoll; bei mangelnder Wirksamkeit können vorübergehend auch sedierende Antidepressiva, Benzodiazepin-Präparate oder Benzodiazepin-Rezeptor-Agonisten zur Anwendung kommen. Bei älteren Menschen ist die Gabe eines niederpotenten Neuroleptikums in geringer Dosierung oft günstiger, da dessen Anwendung mit einem geringeren Risiko vegetativer (kardiale Komplikationen, Sturzgefahr) und anderer Nebenwirkungen (Tab. 11-6) behaftet ist. Benzodiazepin-Präparate und -Analoga sollten aufgrund ihres Nebenwirkungsspektrums lediglich für kurze Zeit (max. drei Wochen) eingenommen und dann langsam abgesetzt werden.

Merke
Die primäre Insomnie wird in erster Linie mit Hilfe nichtmedikamentöser Verfahren behandelt. Eine medikamentöse Therapie sollte Einzelfällen vorbehalten, in nichtmedikamentöse Verfahren eingebettet und nur von kurzer Dauer sein.

Verlauf und Prognose

Durch Metaanalysen ließ sich zeigen, dass eine Kombinationsbehandlung aus kognitiven und beha-

Tab. 11-6 Medikamente zur Behandlung von Schlafstörungen

Medikamentengruppe	Beispiele für Wirkstoffe	Vor- und Nachteile
Pflanzliche Präparate	Baldrian, Melisse, Hopfen, Kava-Kava	geringe hypnotische Wirkung
Endogene Substanzen	L-Tryptophan	geringe hypnotische Potenz
Antihistaminika	Diphenhydramin, Doxylamin	relativ geringe hypnotische Wirkung, anticholinerge Nebenwirkungen
Sedierende Antidepressiva	Trimipramin, Doxepin, Trazodon, Mirtazapin	gute Wirksamkeit, Nebenwirkungen beachten (anticholinerge Effekte, orthostatische Dysregulation, Hangover)
Sedierende Neuroleptika	Pipamperon, Melperon	weniger gut wirksam als sedierende Antidepressiva; v. a. im geriatrischen Bereich eingesetzt, Nebenwirkungen: selten vegetative Nebenwirkungen, selten extrapyramidalmotorische Störungen (EPMS)
Benzodiazepin-Rezeptor-Agonisten	Zaleplon (bei Einschlafstörungen), Zolpidem (bei Einschlafstörungen), Zopiclon (bei Ein- und Durchschlafstörungen)	gute hypnotische Wirkung; etwas geringeres Suchtpotential als Benzodiazepine
Benzodiazepine	Lormetazepam, Temazepam	gute hypnotische Wirkung, Nebenwirkungen beachten! (Rebound-Effekte, Hangover, Toleranzentwicklung, Entzugssymptomatik; paradoxe Wirkungen, Verwirrtheit und Sturzgefahr bei älteren Patienten)

vioralen Therapieelementen und einem Entspannungsverfahren sehr effektiv sind. Kurzzeitprogramme sind gleich wirksam wie umfangreichere Therapieprogramme; die Einzeltherapie ist der Behandlung in der Gruppe nicht oder nur minimal überlegen. Die Langzeitprognose der primären Insomnie ist nach Abschluss eines solchen Behandlungsprogramms gut.

Hypersomnien

Unter dem Begriff Hypersomnie werden Schlafstörungen unterschiedlicher Genese zusammengefasst, die mit einem **verstärkten Schlafbedürfnis** und **erhöhter Tagesmüdigkeit** einhergehen. Die wichtigsten Beispiele für hypersomnische Schlafstörungen sind die nichtorganische Hypersomnie, das Schlafapnoesyndrom, die Narkolepsie und das Restless-Legs-Syndrom, die im Folgenden besprochen werden.

a) Nichtorganische (primäre) Hypersomnie

Die Betroffenen klagen typischerweise trotz langer Schlafdauer über eine ausgeprägte Tagesmüdigkeit und große Schwierigkeiten, „richtig wach“ zu werden, was zu erheblichen Problemen in der Schule und am Arbeitsplatz führen kann (Verspätungen, mangelnde Konzentrationsfähigkeit, Leistungseinbußen). Die Störung ist mit einer Prävalenz von 3–6 zu 10 000 relativ selten und beginnt meist im Jugendalter. Die Ätiologie ist noch unklar; die Störung ist wahrscheinlich durch genetische Faktoren mit bedingt.

Die Diagnose kann erst nach detaillierter Anamneseerhebung und gründlicher Diagnostik mit Ausschluss organischer und psychiatrischer Ursachen der Symptomatik gestellt werden (Tab. 11-7). Eine Untersuchung im Schlaflabor mit Polysomnogra-

Tab. 11-7 Diagnosekriterien für die nichtorganische (primäre) Hypersomnie (FS1.1, ICD-10)

A. Klagen über übermäßige Schlafneigung während des Tages oder über Schlafanfälle oder über einen verlängerten Übergang zum vollen Wachzustand (Schlaftrunkenheit) (nicht durch eine inadäquate Schlafdauer erklärbar).

B. Diese Schlafstörung tritt fast täglich über mindestens einen Monat oder in wiederkehrenden Perioden kürzerer Dauer auf und verursacht entweder einen deutlichen Leidensdruck oder eine Beeinträchtigung der sozialen und beruflichen Funktionsfähigkeit.

C. Fehlen von zusätzlichen Symptomen einer Narkolepsie (Kataplexie, Wachanfälle, hypnagoge Halluzinationen) oder von klinischen Hinweisen für eine Schlafapnoe (nächtliche Atempausen, typische intermittierende Schnarchgeräusche etc.).

D. Verursachende organische Faktoren fehlen, wie z. B. neurologische oder internistische Krankheitsbilder, Einnahme psychotroper Substanzen oder eine Medikation.

phie und Multiple-Schlaflatenz-Test (MSLT) ist in den meisten Fällen unverzichtbar (MSLT: mehrfache Ableitung eines [Schlaf-]EEG tagsüber in einem abgedunkelten Raum, um eine erhöhte Einschlafneigung zu objektivieren).

Die Störung sollte in erster Linie mit Hilfe nichtmedikamentöser Verfahren behandelt werden (Schlafhygiene, keine sedierenden Substanzen); zur Besserung der Vigilanz können bei schwerer Symptomatik versuchsweise auch Stimulanzien angewandt werden.

b) Schlafapnoesyndrom

Definition und Symptomatik

Charakteristisch für das Schlafapnoesyndrom (SAS) sind Atempausen während des Schlafs von mindestens 10 bis über 60 Sekunden Dauer. Im gleichen Raum schlafende Personen schildern fremdanamnestisch laute und unregelmäßige, von den beschriebenen Atemstillständen unterbrochene Schnarchgeräusche. Der Patient selbst klagt meist über eine ausgeprägte Tagesmüdigkeit oder -schläfrigkeit (Hypersomnie), v.a. bei eintönigen Aktivitäten (Autofahren); weitere Symptome können morgendliche Kopfschmerzen, Störungen der Aufmerksamkeit und des Gedächtnisses, Verstimmungszustände oder Potenzstörungen sein. Die Apnoe-Attacken führen neben einer Hypoxie zu zahlreichen Schlafunterbrechungen mit entsprechendem Schlafdefizit und einer Abnahme der Schlafqualität (Reduktion des Tiefschlafanteils). Zudem gehen sie mit einem erhöhten Risiko für kardiovaskuläre Komplikationen einher (Sinusarrhythmie, Verschlechterung einer arteriellen Hypertonie, respiratorische Insuffizienz, Myokardinfarkt, Schlaganfall).

Epidemiologie

Das SAS tritt bei etwa 0,5–2% der Allgemeinbevölkerung auf; das obstruktive SAS ist häufiger bei Männern und im Alter von über 40 Jahren zu beobachten.

Ätiologie und Klassifikation

Das Schlafapnoesyndrom wird in zwei Unterformen eingeteilt, wobei häufig Mischformen vorliegen. In über 90% handelt es sich dabei um ein vorwiegend **obstruktives** Schlafapnoesyndrom, das durch einen Kollaps der Schlundmuskulatur bei nachlassendem Muskeltonus im Schlaf verursacht wird. Begünstigt wird dies durch Erkrankungen des Hals-Nasen-Rachen-Raums (z.B. Nasenpolypen), eine bestehende Adipositas, Alkoholgenuss oder die Einnahme von Tranquilizern. Das SAS ohne Obstruktion ist sehr viel seltener und wird auf eine zentral bedingte Störung der Aktivierung der Atemmuskulatur (= **zentrales** SAS) oder chronische Lungenerkrankungen sowie muskuloskelettale Erkrankungen zurückgeführt.

Diagnostik

Nach Anamneseerhebung und eingehender körperlicher Untersuchung sollte ein HNO-ärztliches Konsil erfolgen. Bestätigt sich die Verdachtsdiagnose durch eine ambulante Voruntersuchung, wird die weitere Diagnostik im Schlaflabor durchgeführt (kardiorespiratorische Polysomnographie, d.h. mit Ableitung von EKG und Atemtätigkeit).

Differentialdiagnosen

- Obstruktives Schnarchen ohne Apnoe im Schlaf
- Hypersomnie organischer Genese (z.B. bei Hirntumor, schweren Infektionen, demenziellen Prozessen)
- Narkolepsie
- Hypersomnie bei Kleine-Levin-Syndrom (= Hypersomnia periodica: Erkrankung unbekannter Ätiologie, die vorwiegend männliche Jugendliche betrifft und mit periodischer Hypersomnie und Heißhungerattacken einhergeht).

Therapie

- Verhaltensmedizinische Maßnahmen wie Gewichtsreduktion, Alkohol-/Nikotinkarenz, Vermeiden Apnoe verstärkender Medikamente (z.B. Benzodiazepinpräparate), regelmäßiger Schlaf-wach-Rhythmus, Schlafen in Seitenlage und nicht in Höhen von mehr als 1000 m über dem Meeresspiegel können beim obstruktiven SAS bereits eine deutliche Besserung der Symptomatik bewirken.
- Bei einem schwer ausgeprägten obstruktiven SAS kommt die nächtliche CPAP-Beatmung zur Anwendung (Continuous Positive Airway Pressure), beim zentralen SAS je nach Unterform die intermittierende Beatmung (IPPV = Intermittent Positive Pressure Ventilation) oder CPAP.

Verlauf und Prognose

Bei einer Anzahl von mehr als 20 Atemstillständen pro Stunde besteht beim unbehandelten obstruktiven Schlafapnoesyndrom eine erhöhte Mortalität (etwa 40% innerhalb von acht Jahren). Kardiovaskuläre Folgeerkrankungen und die erhöhte Mortalität können durch konsequente Anwendung von CPAP erfolgreich verhindert werden.

c) Narkolepsie

Definition und Symptomatik

Eine Narkolepsie beginnt typischerweise mit einem kontinuierlichen Müdigkeitsgefühl und Einschlafattacken, die v.a. bei monotonen Aktivitäten auftreten. Später hinzukommende charakteristische Symptome sind:

- **Kataplexien** (anfallartige Erschlaffung von Muskelgruppen bis zum Hinstürzen ohne Bewusst-

seinsverlust, häufig an bestimmte Affekte gekoppelt)
- **hypnagoge Halluzinationen** (lebhafte, häufig negativ erlebte, meist visuelle Sinneswahrnehmungen beim Einschlafen)
- **Schlafparalyse** (Unfähigkeit, sich für einige Minuten nach dem Aufwachen bewegen oder sprechen zu können)
- **automatische Handlungen** (Routinetätigkeiten werden bei Ermüdung in einer Art Halbschlaf durchgeführt).

Im weiteren Verlauf klagen Betroffene über häufige Wachzeiten während der Nacht.

Merke
Unter der **narkoleptischen Tetrade** versteht man Einschlafattacken, Kataplexien, hypnagoge Halluzinationen und Schlafparalyse.

Epidemiologie

Die Narkolepsie ist eine seltene Erkrankung und tritt mit einer Prävalenz von etwa 1 zu 1000 in der Allgemeinbevölkerung auf. Sie manifestiert sich fast immer vor dem 35. Lebensjahr.

Ätiologie und Diagnostik

Für die Entstehung der Erkrankung spielen genetische Faktoren eine Rolle (familiäre Häufung, Koppelung an das HLA-DR2-Gen). Entsprechend lässt sich die Diagnose durch die HLA-DR2-Bestimmung in Kombination mit der klinischen Symptomatik und polysomnographischer Untersuchung bestätigen.

Differentialdiagnosen

Eine Hypersomnie wird beim Schlafapnoesyndrom, vielen schweren organischen Erkrankungen und auch bei akuten Depressionen beobachtet. Kataplexien sind von orthostatischen Synkopen und epileptischen Anfällen (v.a. Petit Mal) abzugrenzen.

Therapie

Schlafhygienische Maßnahmen (regelmäßiger Schlaf-wach-Rhythmus, geplante Schlafzeiten tagsüber) und Alkohol- und Nikotinkarenz sowie eine Gewichtsreduktion können bereits eine leichte Besserung bewirken. Kataplexien, hypnagoge Halluzinationen und Schlafparalyse sind mit dem REM-Schlaf assoziierte Phänomene und sprechen deshalb gut auf Medikamente an, die den REM-Schlaf unterdrücken, z.B. trizyklische Antidepressiva oder Monoaminooxidasehemmer (Tab. 11-8).

Bei ausgeprägter Tagesmüdigkeit kann die Vigilanz durch die intermittierende Gabe von Amphetaminderivaten (Methylphenidat, Amfetaminil) oder analog wirksame Substanzen (Modafinil) gesteigert werden. Die medikamentöse Therapie sollte in eine psychotherapeutische Begleitung des Patienten und seiner Angehörigen eingebettet sein, die psychoedukative Elemente, sozialmedizinische Unterstützung und die Vermittlung von Bewältigungsstrategien umfasst.

d) Restless-Legs-Syndrom

Definition und Symptomatik

Das Restless-Legs-Syndrom (RLS) äußert sich in für den Betroffenen schwer beschreibbaren Parästhesien oder Dysästhesien der Beine („Ziehen, Reißen,

Tab. 11-8 Medikamente zur Behandlung der Narkolepsie

Substanz	Dosierung (mg/d)	Wirkprinzip	Besonderheiten
Trizyklische Antidepressiva		REM-Schlaf-Unterdrückung	in Deutschland nicht für die Behandlung der Narkolepsie zugelassen, anticholinerge Nebenwirkungen
Clomipramin	10–150 mg		
Imipramin	25–150 mg		
Monoaminooxidase-hemmer		REM-Schlaf-Unterdrückung	keine Kombination mit SSRI, bei Tranylcypromin tyraminarme Diät erforderlich
Selegilin	mind. 30 mg		
Tranylcypromin	5–15 mg		
Stimulanzien Amphetaminderivate		Vigilanzsteigerung durch zentrale Stimulierung (noradrenerge und dopaminerge Wirkung)	Nebenwirkungen durch sympathische Stimulation (Tachykardie, Blutdruckerhöhung, selten: Erregungszustände, Krampfanfälle), Toleranz-/Abhängigkeitsentwicklung (Medikamentenpausen erforderlich) Fenetyllin, Methylphenidat und Modafinil: BTM-pflichtig
• Pemolin	20–100 mg		
• Amfetaminil	5–30 mg		
• Ephedrin	25–250 mg		
• Fenetyllin	12,5–200 mg		
• Methylphenidat	10–60 mg		
andere		zentrale Stimulation durch Agonismus an postsynaptischen NA-Rezeptoren, Reduktion der GABAergen Neurotransmission	bislang keine Toleranz-/Abhängigkeitsentwicklung bekannt
• Modafinil	200–600 mg		

Tab. 11-9 Obligate Diagnosekriterien des Restless-Legs-Syndroms [32]

1. Bewegungsdrang der Beine, gewöhnlich begleitet von oder verursacht durch ein unbehagliches und unangenehmes Gefühl in den Beinen (manchmal besteht der Bewegungsdrang ohne das unangenehme Gefühl, und manchmal sind zusätzlich zu den Beinen auch die Arme oder andere Körperregionen betroffen).
2. Der Bewegungsdrang oder die unangenehmen Gefühle beginnen oder verschlechtern sich während Ruhezeiten oder bei Inaktivität wie Sitzen oder Liegen.
3. Der Bewegungsdrang oder die unangenehmen Gefühle bessern sich bei Bewegung wie Laufen oder Dehnen teilweise oder vollständig, zumindest so lange, wie diese Aktivität andauert.
4. Der Drang, sich zu bewegen, oder die unangenehmen Gefühle sind am Abend oder nachts schlimmer als während des Tages oder treten ausschließlich am Abend oder nachts auf (wenn die Symptome sehr stark sind, kann es sein, dass die Verschlechterung in der Nacht nicht mehr bemerkbar ist, aber sie muss früher einmal bestanden haben).

Tab. 11-10 Supportive Kriterien für die Diagnose eines Restless-Legs-Syndroms [32]

- positive Familienanamnese (RLS bei Angehörigen ersten Grades etwa drei- bis fünfmal so hoch wie bei Angehörigen von Personen ohne RLS)
- Ansprechen auf dopaminerge Therapie (L-Dopa oder niedrige Dosen von Dopaminagonisten)
- periodische Beinbewegungen (Periodic Limb Movements in Sleep – PLMS im Wachzustand oder im Schlaf bei mindestens 85% der erwachsenen RLS-Patienten)

Kribbeln, Spannungsgefühl, Schmerzen“), die im Ruhezustand gegen Abend oder nachts auftreten. Sie sind von einer Unruhe in den Beinen begleitet, die sich bei körperlicher Aktivität (Bewegen der Beine, Umhergehen) bessert.

Epidemiologie

Das RLS soll in der Allgemeinbevölkerung eine Prävalenz von 5–10% haben, das schwere, behandlungsbedürftige RLS etwa 1%. Bei über 60 Jahre alten Menschen soll das RLS sogar mit einer Häufigkeit von 34% auftreten. Nicht selten vergehen viele Jahre, bevor bei den Betroffenen die Störung ernst genommen und diagnostiziert wird.

Ätiologie und Klassifikation

Zu unterscheiden ist das **idiopathische RLS** (bei etwa zwei von drei Fällen), das in gut der Hälfte der Fälle mit familiärer Häufung auftritt (autosomal-dominanter Erbgang), von **sekundären Formen** (z.B. bei Niereninsuffizienz, Eisen-, Folsäure-, Vitamin-B_{12}-Mangel, in der Schwangerschaft). Etwa 80% der RLS-Patienten leiden gleichzeitig unter periodischen nächtlichen Beinbewegungen, die in der Regel während des Schlafs auftreten und durch Arousal-Effekte zu einer Schlaffragmentierung führen. Als Ursache wird die Dysfunktion zentraler (und peripherer) dopaminerger Systeme diskutiert, die mit einer gesteigerten Erregbarkeit mono- und polysynaptischer Reflexbögen auf Hirnstamm- und Rückenmarksebene einhergehen.

Diagnostik und Therapie

Die Diagnose des idiopathischen (= primären) RLS wird nach Ausschluss organischer Ursachen (s.o.) anhand des klinischen Bildes gestellt (Tab. 11-9 und 11-10); in unklaren Fällen ist eine polysomnographische Untersuchung indiziert. Sie erfasst die Anzahl periodischer Beinbewegungen im Schlaf, die zur Störung des Nachtschlafes führen. Das Auftreten von mehr als fünf dieser nächtlichen Bewegungsserien gilt als pathologisch.

Beim **primären RLS** sind L-Dopa oder lang wirksame Dopaminagonisten (letztere noch nicht für diese Indikation zugelassen) Mittel der Wahl. Sie werden einschleichend dosiert und abends – initial in Kombination mit einem Antiemetikum (Domperidon, z.B. dreimal 10–20 mg täglich) – eingenommen. Bei einer leicht ausgeprägten Symptomatik kann zunächst ein Therapieversuch mit Magnesium (12–15 mmol) zur Nacht gemacht werden. Wenn durch dopaminerge Substanzen beim primären RLS keinerlei Besserung erzielt werden kann, sollte die Behandlung mit einem Opioid in Betracht gezogen werden. Bei allen **sekundären Formen** muss zunächst die organische Grunderkrankung therapiert werden (Tab. 11-11).

Differentialdiagnosen

Eine **Akathisie (Sitzunruhe)**, die unter Medikation mit hochpotenten Neuroleptika auftreten kann, äußert sich oft in Form eines Unruhegefühls im gesamten Körper und ist nicht auf die Abendstunden oder die Nacht beschränkt. Differentialdiagnostisch ist auch an eine **arterielle Verschlusskrankheit** der Beine, Schmerzen bei **Varikose**, sensible Symptome einer **Polyneuropathie** oder an nächtliche **Wadenkrämpfe** anderer Ursache zu denken.

Verlauf und Prognose

Die Erkrankung nimmt oft einen progredienten Verlauf, Spontanremissionen sind selten. Während einer Schwangerschaft verschlechtert sich die Symptomatik häufig. In der Regel führt eine dopaminerge Medikation zu einer deutlichen Besserung.

Praxistipp
Bei unklarer abendlicher und nächtlicher Beinunruhe mit schwer beschreibbaren Missempfindun-

Tab. 11-11 Medikamente zur Behandlung des primären RLS

Substanz	Zieldosis	Besonderheiten
Magnesium	12–15 mmol	nur bei milder Symptomatik!
Dopaminagonisten: • Bromocriptin • Pergolid • Cabergolin • Pramiprexol	 2,5–7,5 mg 0,15–0,75 mg 0,25–2,0 mg 0,25–0,375 mg	gastrointestinale (Übelkeit, Erbrechen), kardiovaskuläre (orthostatische Hypotension, Arrhythmien), zentrale Nebenwirkungen (Schwindel, Verwirrtheit, psychotische Symptome, Kopfschmerzen, seltener: Tagesmüdigkeit mit Einschlafattacken) beachten! (noch nicht für diese Indikation zugelassen)
L-Dopa • Levodopa (+ peripherer Decarboxylase-hemmer)	 L-Dopa 100–600 mg	Nebenwirkungen beachten (s. Dopaminagonisten) Wirkungsverlust nach etwa zwei Jahren möglich, starke Rebound-Effekte (Auftreten der Symptomatik in den Morgenstunden oder tagsüber, Verstärkung der Symptomatik am Nachmittag)
Opioide • Codein • Dextropropoxyphen	 30–100 mg 150 mg	nur bei Versagen der dopaminergen Medikation; Nebenwirkungsspektrum beachten!

gen sollte man immer an ein Restless-Legs-Syndrom denken!

Extrinsische Schlafstörungen

Extrinsische Schlafstörungen sind durch **äußere Faktoren** verursacht, wie z.B. ungünstige Umgebungsfaktoren (Lärm, Licht, Wärme), nächtliches Essen oder Trinken, eine inadäquate Schlafhygiene, aber auch durch die Einnahme von Alkohol, Medikamenten oder Drogen. In der Regel lässt sich die Störung durch die Beseitigung der auslösenden Faktoren beheben. Es ist jedoch beispielsweise möglich, dass sich auf der Basis einer extrinsischen Schlafstörung eine psychophysiologische Insomnie entwickelt, die auch nach Behebung äußerer Faktoren persistiert.

Störungen des zirkadianen Rhythmus

Betroffene schildern dauerhafte Schwierigkeiten, zu den in ihrer Umgebung üblichen Bettzeiten zu schlafen, und fühlen sich tagsüber müde und nicht leistungsfähig. Insbesondere **Schichtarbeiter** und Reisende, die häufig mehrere Zeitzonen überfliegen **(Jetlag)**, sind davon betroffen. Der Störung liegt eine Desynchronisation zwischen Schlaf-wach-Rhythmus und anderen zirkadian ablaufenden Rhythmen (z.B. Körpertemperatur, Kortisol-Ausschüttung) zugrunde.

11.1.3 Parasomnien

Alpträume

In Alpträumen werden **Episoden** und Situationen „erlebt", die als **lebensbedrohlich, äußerst Angst einflößend** oder **beschämend** empfunden werden. Das Erleben im Traum ist trotz oft bizarr anmutender Inhalte sehr lebendig und emotional. Im Kindes- und Erwachsenenalter treten Alpträume gelegentlich auf, ohne dass ihnen eine pathologische Bedeutung zukommt. Ein gehäuftes Vorkommen ist in der Regel auf eine extreme Belastung durch entsprechende Lebensereignisse, eine psychische Erkrankung (posttraumatische Belastungsstörung) oder das Absetzen von REM-Schlaf unterdrückenden Substanzen (Alkohol, bestimmte Antidepressiva) zurückzuführen. Alpträume treten **im REM-Schlaf** und vorzugsweise in den frühen Morgenstunden auf. Nach dem Erwachen ist der Betroffene **sofort orientiert** und kann die Trauminhalte wenigstens teilweise erinnern.

Bei gehäuftem Auftreten sollte eine psychotherapeutische Intervention erfolgen; zur symptomatischen Behandlung können vorübergehend REM-Schlaf unterdrückende Pharmaka (z.B. bestimmte trizyklische Antidepressiva) angewandt werden (Tab. 11-12).

Pavor nocturnus

Im Vergleich zu den Alpträumen ist der Pavor nocturnus vorwiegend an den **Tiefschlaf** gebunden, tritt in der ersten Nachthälfte auf, beginnt oft mit einem lauten Schrei und geht mit einer hohen **vegetativen Erregung** und vorübergehender **Desorientiertheit beim Erwachen** einher. Die Betroffenen – zumeist Kinder oder Jugendliche – setzen sich im Bett auf oder springen voller Panik auf. Bezugspersonen können die Betroffenen durch gutes Zureden in der Regel nicht beruhigen. Für das Ereignis besteht am anderen Morgen typischerweise eine Amnesie (Tab. 11-13). **Pavor nocturnus und Schlafwandeln treten häufig gemeinsam auf**; bei der Ätiologie der Störung ist eine genetische Komponente wahrscheinlich.

Tab. 11-12 Diagnosekriterien für Alpträume (ICD-10, F51.5)

A.	Aufwachen aus dem Nachtschlaf oder dem Nachmittagsschlaf mit detaillierter und lebhafter Erinnerung an heftige Angstträume, die meistens Bedrohungen des eigenen Lebens, der Sicherheit oder des Selbstwertgefühles beinhalten. Das Aufwachen erfolgt zu jeder Zeit der Schlafperiode, obgleich die Alpträume typischerweise in der zweiten Nachthälfte auftreten.
B.	Nach dem Aufwachen aus erschreckenden Träumen sind die Betroffenen rasch orientiert und wach.
C.	Das Traumerleben selbst und die Störung des Schlafes, die durch das Aufwachen zusammen mit den Episoden resultiert, verursachen bei den Betroffenen einen deutlichen Leidensdruck.
D.	Verursachende organische Faktoren fehlen, wie z. B. neurologische und internistische Krankheitsbilder, Einnahme psychotroper Substanzen oder eine Medikation.

Während der Pavor nocturnus bei Erwachsenen selten und meist in Belastungssituationen auftritt, wird bei Kindern und Jugendlichen eine Prävalenz von 3% für mindestens eine Episode angenommen. Differentialdiagnostisch müssen v. a. Alpträume und schlafbezogene epileptische Anfälle ausgeschlossen werden. In der Mehrheit der Fälle ist bei Kindern und Jugendlichen die Aufklärung der Familie über die Harmlosigkeit des Phänomens therapeutisch ausreichend.

Tab. 11-13 Diagnosekriterien für Pavor nocturnus (ICD-10, F51.4)

A.	Wiederholte Episoden (zwei oder mehr) von Erwachen aus dem Schlaf mit einem Panikschrei, heftiger Angst, Körperbewegungen und vegetativer Übererregbarkeit mit Tachykardie, Herzklopfen, schneller Atmung und Schweißausbruch.
B.	Diese Episoden treten während des ersten Drittels des Nachtschlafes auf.
C.	Die Dauer beträgt weniger als 10 Minuten.
D.	Wenn andere Personen versuchen, auf die Patienten während der Episoden beruhigend einzuwirken, hat dies keinen Erfolg. Solchen Bemühungen folgen Desorientiertheit und perseverierende Bewegungen.
E.	Die Erinnerung an das Geschehene ist sehr begrenzt.
F.	Verursachende organische Faktoren fehlen, wie z. B. neurologische oder internistische Krankheitsbilder, Einnahme psychotroper Substanzen oder eine Medikation.

Somnambulismus

Wie der Pavor nocturnus tritt das Schlafwandeln (Somnambulismus) überwiegend in der ersten Nachthälfte im **Tiefschlaf** auf. Mit geöffneten Augen sitzt der Betreffende im Bett, nestelt, gestikuliert, spricht oder steht auf und geht im Zimmer umher. Auf Ansprache reagiert er kaum und ist nur unter großen Schwierigkeiten aufzuwecken. Auch hier sind nach dem Erwachen eine **vorübergehende Desorientiertheit** und eine **Amnesie** für die Episode zu beobachten.

Etwa 15% aller Kinder im Alter von 5–12 Jahren schlafwandeln mindestens einmal. Auch bei der Entstehung des Somnambulismus spielen **genetische Faktoren** eine Rolle; wie beim Pavor nocturnus liegt dem Phänomen eine Störung biologischer Mechanismen zugrunde, die den Übergang vom Tiefschlaf zum Erwachen steuern. Differentialdiagnostisch sollte unbedingt an ein schlafgebundenes Anfallsleiden gedacht werden (Tab. 11-14).

Weitere Parasomnien

Auch das **Zähneknirschen (Bruxismus)**, das **nächtliche Einnässen (Enuresis nocturna)**, nächtliche Wadenkrämpfe oder das Sprechen im Schlaf werden zu den Parasomnien gerechnet (weiterführende Angaben in der Literatur zur Schlafmedizin, z. B. Steinberg, 2000).

Tab. 11-14 Diagnosekriterien für Somnambulismus (Schlafwandeln; ICD-10, F51.3)

A.	Das vorherrschende Symptom sind wiederholte Episoden (zwei oder mehr), in denen die Betroffenen das Bett während des Schlafes verlassen und mehrere Minuten bis zu einer halben Stunde umhergehen, meist während des ersten Drittels des Nachtschlafes.
B.	Während einer solchen Episode haben die Betroffenen meist einen leeren, starren Gesichtsausdruck, sie reagieren verhältnismäßig wenig auf die Bemühungen anderer, den Zustand zu beeinflussen oder mit ihnen in Kontakt zu kommen, und sind nur unter großen Schwierigkeiten aufzuwecken.
C.	Nach dem Erwachen (entweder nach dem Schlafwandeln oder am nächsten Morgen) haben die Betroffenen eine Amnesie für die Episode.
D.	Innerhalb weniger Minuten nach dem Aufwachen aus der Episode besteht keine Beeinträchtigung der Aktivität oder des Verhaltens, obgleich anfänglich eine kurze Phase von Verwirrung und Desorientiertheit auftreten kann.
E.	Fehlende Belege für eine organische psychische Störung wie eine Demenz oder eine körperliche Störung wie Epilepsie.

Tab. 11-15 Internistische Erkrankungen als Ursache von Schlafstörungen

- Kardiovaskuläre Erkrankungen (z. B. nächtliche Angina pectoris)
- Lungenkrankheiten (z. B. schlafbezogenes Asthma bronchiale)
- Erkrankungen des Gastrointestinaltraktes (z. B. gastroösophagealer Reflux)
- Chronische Nierenkrankheiten
- Endokrinologische Störungen (z. B. Hyperthyreose)
- Erkrankungen des rheumatischen Formenkreises
- Malignome
- Chronische Infektionen

Tab. 11-16 Neurologische Erkrankungen als Ursache von Schlafstörungen

- Degenerative Hirnerkrankungen
- Zerebrovaskuläre Erkrankungen (z. B. Schlaganfall)
- Epilepsien mit schlafbezogenen Anfällen
- Extrapyramidalmotorische Erkrankungen (z. B. M. Parkinson)
- Schlafbezogene Kopfschmerzen
- Polyneuropathien
- Multiple Sklerose
- Neuromuskuläre Erkrankungen (z. B. Myasthenie, Myopathien)
- Malignome

11.1.4 Schlafstörungen bei körperlichen und psychischen Erkrankungen

Schlafstörungen bei organischen Krankheiten

Klagt ein Patient über einen nicht erholsamen Schlaf, können dem eine Vielzahl **organischer Ursachen** zugrunde liegen. Bevor im Kontakt mit einem Patienten an die Diagnose einer primären Insomnie gedacht wird, müssen auf jeden Fall **körperliche Grunderkrankungen** (im internistischen oder neurologischen Fachgebiet) oder der **Gebrauch von schlafstörenden Pharmaka bzw. Suchtmitteln** ausgeschlossen werden. Dies erfordert eine gründliche (und damit zeitaufwendige) Anamnese- und Befunderhebung sowie ggf. eine weitere organische Diagnostik (↗ 11.1.1 Diagnostik Schlafstörungen).

Eine Auswahl häufiger internistischer oder neurologischer Grunderkrankungen, die zu Schlafstörungen führen können, finden sich in den Tabellen 11-15 und 11-16. Neben den körperlichen Beschwerden (wie z. B. Atemnot oder Schmerzen) ist natürlich auch die psychische Belastung durch die Erkrankung von Bedeutung. Es sollte überdies berücksichtigt werden, dass auch zahlreiche Pharmaka, die zur Behandlung einer organischen Erkrankung angewandt werden, selbst Schlafstörungen verursachen können (Tab. 11-17).

Im Vordergrund der Therapie steht die **Aufklärung des Patienten über die Genese der Schlafstörung** und die **Behandlung der körperlichen Grunderkrankung**. Bei schweren Schlafstörungen kann die kurzzeitige Gabe eines sedierenden Medikaments indiziert sein. Dieses sollte entsprechend der organischen Erkrankung und dem ihm eigenen Nebenwirkungsspektrum ausgewählt werden (↗ Tab. 11-6). Zur Anwendung kommen dabei Benzodiazepinpräparate (die jedoch wegen der Gefahr einer Toleranz- und Abhängigkeitsentwicklung nur über einen kurzen Zeitraum gegeben werden sollten), Benzodiazepin-Analoga und bestimmte trizyklische Antidepressiva in niedriger Dosierung (z. B. Doxepin, Trimipramin). Bei alten und kardial vorgeschädigten Patienten empfiehlt sich die Gabe eines sedierenden, niederpotenten Neuroleptikums (z. B. Melperon, Pipamperon). Leichtere Schlafstörungen können unter Umständen bereits mit einem pflanzlichen Präparat oder einem Antihistaminikum günstig beeinflusst werden. **Ungünstige Schlaf- und Bett-**

Praxistipp: Welches Schlafmittel ist wann günstig?

Substanz	Anwendung
Pflanzliche Präparate (z. B. Baldrian, Hopfen, Melisse)	leichte Schlafstörungen
Antihistaminika (z. B. Diphenhydramin)	leichte Schlafstörungen, keine kardiale Vorschädigung
Benzodiazepine (z. B. Lormetazepam) oder **Benzodiazepin-Analoga** (z. B. Zopiclon)	kurzzeitige medikamentöse Intervention, mittelgradige oder schwere Schlafstörungen, junger Patient oder Patient mittleren Alters
Sedierende Neuroleptika (z. B. Melperon, Pipamperon)	längerfristige Anwendung bei älteren und kardial vorgeschädigten Patienten
Trizyklische Antidepressiva (z. B. Trimipramin, Doxepin)	Patienten jüngeren und mittleren Alters, keine wesentliche kardiale Vorschädigung, gleichzeitiges Bestehen chronischer Schmerzen

Tab. 11-17 Pharmakologische Substanzen, die Schlafstörungen verursachen können

- Antihypertensiva (z. B. Betablocker)
- Asthma-Medikamente (z. B. Theophyllin-Präparate)
- Parkinson-Medikamente
- Antiepileptika
- Hormonpräparate (z. B. Kortikosteroide, L-Thyroxin)
- Antibiotika (z. B. Gyrasehemmer),
- Nootropika
- Acetylsalicylsäure
- Diuretika
- antriebssteigernde Antidepressiva (z. B. Serotonin-Wiederaufnahme-Hemmer, ↗ Kap. 3.2.2 Antidepressiva)
- Hypnotika (v. a. Benzodiazepin-Präparate)
- Stimulanzien (Amphetamine)
- Genussmittel (Koffein, Nikotin, Alkohol)

gewohnheiten sollten ebenfalls berücksichtigt werden.

Besteht der Verdacht, dass die Ursache der Schlafstörung ein Medikament ist, sollte dies nach Möglichkeit abgesetzt werden. Schwierig ist die Situation, wenn ein den Schlaf störendes Medikament für den Patienten überlebensnotwendig ist; die **Aufklärung** über den Grund der Schlafstörungen kann hier bereits eine erhebliche Entlastung erbringen. Darüber hinaus sind im Einzelfall zusätzliche Interventionen wie schlafhygienische Maßnahmen (↗ 11.1.2) oder eine kurzzeitige medikamentöse Behandlung sinnvoll.

Schlafstörungen bei psychischen Erkrankungen

Wie bereits aufgeführt, kann auch der **Missbrauch oder die Abhängigkeit von psychotrop wirksamen Substanzen** zu erheblichen Schlafstörungen führen. Dabei kann es sich um die direkte Wirkung der eingenommenen Substanz, um Rebound- oder paradoxe Effekte, eine Toleranzentwicklung oder eine Entzugssymptomatik handeln. So leiden beispielsweise fast alle alkoholabhängigen Patienten unter einer erheblichen Reduktion des Tiefschlafs, etwa die Hälfte an einer Störung der Schlafkontinuität.

Besonders häufig sind Klagen über gestörten oder oberflächlichen Schlaf **bei akuten affektiven Störungen, Schizophrenien** oder **demenziellen Erkrankungen**.

Da Schlafstörungen z. B. während einer depressiven Episode als extrem quälend erlebt werden und Schlafmangel in der Manie zur Aufrechterhaltung der Symptomatik beiträgt, sollten diese im Akutzustand symptomatisch mit Benzodiazepinen zur Nacht gelindert werden (z. B. Diazepam 5–10 mg, Lorazepam 0,5–1mg). Der Patient sollte über das Abhängigkeitspotential und die symptomatische Wirkung der Benzodiazepine entsprechend aufgeklärt werden. Unerlässlich ist aber die Therapie der Grunderkrankung.

Bei **demenziellen Prozessen** können Schlafstörungen – neben der symptomatischen Behandlung der Grunderkrankung – in leichteren Fällen mit niederpotenten Neuroleptika gebessert werden (z. B. Pipamperon 40–80 mg, Melperon 25–75 mg). Sie sind hier bei den zumeist älteren Patienten aufgrund des Nebenwirkungsprofils (gute sedierende Eigenschaften, keine anticholinergen Effekte) anderen Substanzgruppen vorzuziehen.

Merke
Bei sekundären Insomnien, die durch eine akute psychische Erkrankung verursacht sind, sollte neben der Therapie der Grunderkrankung unbedingt eine symptomatische Behandlung der Schlafstörung erfolgen.

11.2 Essstörungen

11.2.1 Einführung

Die **Zufuhr von Nahrung und Flüssigkeit** ist für den menschlichen Körper **überlebensnotwendig**. In der Ontogenese des Menschen waren Quantität und Qualität der Nahrungsmittelversorgung starken Schwankungen unterworfen. Daher war es unter evolutionsbiologischen Gesichtspunkten vorteilhaft, innerhalb kurzer Zeit möglichst viel hochkalorische Nahrung aufnehmen und speichern zu können, um für Zeiten des Mangels gerüstet zu sein. Auch die Verringerung des Grundumsatzes in Hungerzeiten sichert das Überleben des Organismus ab; dies geschieht dadurch, dass die Energie, die über die Nahrung zugeführt wird, besser genutzt wird. In den Überflussgesellschaften der westlichen industrialisierten Länder scheint dieser Vorteil zur Last zu werden: Lebensmittel sind einem großen Anteil der Bevölkerung jederzeit und im Überfluss verfügbar, und immer mehr Menschen leiden unter Übergewicht.

Neben den biologischen Gegebenheiten sind unsere Ess- und Trinkgewohnheiten in hohem Maße mit unserem **soziokulturellen Hintergrund** verknüpft: Ob, wann und welche Nahrungsmittel gegessen werden oder nicht, in welchem Rahmen Essen und Trinken vor sich geht und welche Bedeutung Überfluss, Fasten und Askese zukommt, ist stark von gesellschaftlichen und religiösen Normen beeinflusst. Auch wie Dick- oder Dünnsein bewertet wird, hängt von diesen Faktoren ab. War Leibesfülle früher ein Zeichen von Gesundheit und Wohlstand, wird „Dicksein" in unserer Gesellschaft mit Begriffen wie Willensschwäche, Faulheit, Dummheit oder Maßlosigkeit in Zusammenhang gebracht. Schlankheit dagegen wird mit Attraktivität, Erfolg, Intelligenz und Gesundheit assoziiert. Parallel zur verbesserten Versorgung mit Nahrungsmitteln ist der „ideale Körper" immer schlanker geworden. Vieles spricht dafür, dass die Adipositas in unserer Gesellschaft ohne die gegenregulierende Kraft dieses Schönheitsideals vom „schlanken Menschen" noch sehr viel weiter verbreitet wäre. Andererseits treten dafür gehäuft Essstörungen wie die Anorexia nervosa oder die Bulimie auf, die in Ländern der so genannten Dritten Welt nur als extrem seltene Einzelfälle beobachtet werden.

Was nun heute aus medizinischer Sicht als „normalgewichtig", als „zu dick" oder als „zu dünn" betrachtet wird, gibt Tabelle 11-18 an. Als praktikables Maß zur Einschätzung der Körperfettmasse hat sich der **Body Mass Index** etabliert. Er berechnet sich wie folgt:

$$\text{BMI (kg/m}^2\text{)} = \frac{\text{Körpergewicht (kg)}}{(\text{Körpergröße (m)})^2}$$

Aufgrund der mit ihnen verbundenen **Komplikationen** und des **oft chronischen Verlaufs** stellen die Adipositas und die Essstörungen im engeren Sinne (Anorexia und Bulimia nervosa, Binge Eating Disorder) Krankheiten von **hoher sozialmedizinischer Relevanz** dar. Es wird beispielsweise geschätzt, dass in Deutschland durch die Adipositas und ihre Folgeerkrankungen jährlich etwa 10–18 Mrd. Euro Krankheitskosten entstehen.

Unter dem Begriff der **Essstörungen** werden in der ICD-10 Erkrankungen zusammengefasst, die mit einer intensiv erlebten Angst, zu dick zu sein oder zu werden, selbst auferlegtem Fasten, abnormem Essverhalten, einer Störung der Körperwahrnehmung und erheblich reduziertem Selbstwertgefühl verbunden sind. Sie sind nicht durch eine organische oder andere psychische Erkrankung verursacht und gehen mit **Untergewicht**, einer **Adipositas** oder **normalem Körpergewicht** einher (Tab. 11-19).

Die Adipositas und die Essstörungen im engeren Sinne sollten nicht als klar voneinander getrennte diagnostische Kategorien betrachtet werden, da sich in der klinischen Praxis zum Teil erhebliche Überschneidungen ergeben: So entwickeln Patientinnen mit Anorexia nervosa nicht selten im weiteren Verlauf bulimische Episoden; bei beiden Störungen äußern Betroffene immer wieder die Angst, zu dick zu werden, obwohl Normal- oder Untergewicht besteht. Bei einer bulimischen Patientin kann gleichzeitig eine Adipositas vorliegen. Auch für ätiologische Faktoren, das diagnostische Vorgehen und für therapeutische Ansätze ergeben sich Gemeinsamkeiten. Aus didaktischen Gründen sollen die einzelnen Störungen hier dennoch getrennt besprochen werden, wobei störungsübergreifende Aspekte exemplarisch am Beispiel der Anorexia nervosa dargestellt werden.

Tab. 11-18 Klinische Einteilung des Körpergewichts nach BMI [33]

Klassifikation	BMI in kg/m²
Hochgradiges Untergewicht	< 14
Mittelgradiges Untergewicht	14 bis 16
Leichtgradiges Untergewicht	16 bis 18
Normalgewicht	18 bis 26
Übergewicht (Adipositas Grad I)	26 bis 30
Adipositas (Adipositas Grad II)	30 bis 40
Extreme Adipositas (Adipositas Grad III)	>40

11.2.2 Anorexie

Kasuistik

Barbara, eine 19-jährige Abiturientin, stellt sich in Begleitung ihrer Mutter in einer Ambulanz für Essstörungen vor. Die Mutter berichtet: „Seit etwa anderthalb Jahren hat sie immer mehr Gewicht verloren und immer weniger gegessen. Zunächst habe ich mir nichts dabei gedacht, doch jetzt ist Barbara so dünn, dass ich mir Sorgen mache. Ich habe versucht, die Tochter zum Essen zu animieren, aber sie hat sich meistens geweigert, gemeinsam mit der Familie am Tisch zu sitzen und hat sich zunehmend abgekapselt. Am Schluss hat sie nur noch Salat, Äpfel und gekochte Kartoffeln gegessen: in kleinste Stückchen zerteilt und minutenlang gekaut. Wegen des Essens gab es oft Streit. Sie will einfach nicht einsehen, dass sie viel zu dünn ist. Bei einer Körpergröße von 1,69 hat sie von 65 kg auf etwa 47 kg abgenommen. Trotzdem hat

Tab. 11-19 Klassifikation der Essstörungen und Adipositas nach ICD-10 und DSM-IV

ICD-10	DSM-IV
Essstörungen (F50)	**Essstörungen**
• Anorexia nervosa (F50.0)	• Anorexia nervosa (307.1)
• Bulimia nervosa (F50.2)	• Bulimia nervosa (307.51)
• Essattacken bei sonstigen psychischen Störungen (F50.4)	
• Erbrechen bei sonstigen psychischen Störungen (F50.5)	
• Sonstige Essstörungen (F50.8)	• Nicht näher bezeichnete Essstörung (307.50)
	• Binge Eating Disorder (Appendix B)
Fettsucht (E66)	

sie drei- bis viermal in der Woche mindestens eine Stunde gejoggt oder ist mit dem Mountainbike gefahren." Barbara hält die Aussagen der Mutter für übertrieben und kann deren Sorgen bezüglich des Körpergewichts nicht teilen: „Ich fühle mich körperlich fit und selbstbewusst wie nie zuvor." In einem Gespräch unter vier Augen schildert Barbara, dass sie seit einem halben Jahr alleine lebe und ein Praktikum in einem Altenheim mache. Seit dieser Zeit erlebe sie mehrmals wöchentlich unkontrollierbare Heißhungeranfälle und verschlinge dabei große Mengen ansonsten „verbotener" Lebensmittel wie Bananen, Nudeln, Sahne oder Schokolade. Um ihr Gewicht zu halten, rufe sie anschließend Erbrechen hervor. Sie sei im Anschluss an diese Attacken häufig niedergeschlagen und mache sich Vorwürfe. Diese Anfälle wolle sie gerne wieder „in den Griff" bekommen, um ihr „Zielgewicht" von 45 kg zu erreichen.

Definition

Bei der Anorexia nervosa handelt es sich um eine Essstörung, bei der die Betroffenen durch ein **restriktives Essverhalten** und **willentliches Hungern** einen erheblichen **Gewichtsverlust** herbeiführen. Es kommt zu einem – teilweise massiven – **Untergewicht** und entsprechenden körperlichen Folgen. Trotz Abmagerung empfinden die Patientinnen eine übergroße Angst, zu dick zu werden, erleben sich auch bei starkem Untergewicht als „zu fett" und verleugnen ihren körperlichen Mangelzustand und das Bestehen einer Erkrankung. Das **Selbstwerterleben** der Betroffenen ist oft herabgesetzt und in hohem Maße an das Körpergewicht gekoppelt (Tab. 11-20).

Zum Begriff „Anorexie"

Der Begriff Anorexie bedeutet eigentlich **„Appetitverlust"** oder **„Appetitlosigkeit"**. Er beschreibt die oben genannte Störung daher nicht korrekt, denn bei der Anorexia nervosa steht nicht ein Verlust des Appetits, sondern ein auffälliges Essverhalten und eine Veränderung der Körperwahrnehmung im Vordergrund der Störung. Synonym verwendete Begriffe sind auch die **„Pubertätsmagersucht"**, **„juvenile Magersucht"** oder „psychogene Anorexie". Bereits 1691 verfasste der englische Geistliche William Morton eine erste ausführliche Beschreibung der Störung. 1868 und 1873 veröffentlichten unabhängig voneinander der Londoner Internist Sir William Gull und der französische Neurologe Ernest Charles Lasègue genaue Beschreibungen der „Anorexia nervosa" bzw. „anorexie hystérique" als eigenständige Erkrankung. Die Symptomatik wurde von zahlreichen Autoren Ende des 19. Jahrhunderts sehr differenziert und umfassend dargestellt. Dabei wurden sowohl körperliche Auffälligkeiten (Amenorrhö, Bradykardie, Hypothermie, körperliche Unruhe) als auch familiäre Bedingungen oder vorausgehende Lebensereignisse minutiös erfasst. Aus diesen Berichten geht hervor, dass die Störung damals nicht selten gewesen sein kann. Für Verwirrung sorgten nach 1916 die Arbeiten des Hamburger Pathologen Morris S. Simmonds, der mehrere Fälle hypophysär bedingter Kachexie beschrieb und daraus folgerte, „dass man in allen Fällen progressiver Kachexie unbekannten Ursprungs an eine Hypophysiserkrankung zu denken hat" (zitiert bei Gerlinghoff et al., 1999). Die Annahme einer organischen Ursache auch für die Anorexia nervosa beeinflusste das Verständnis der Erkrankung bis in die 70er Jahre. In dieser Zeit publizierte Hilde Bruch ihre bahnbrechende Arbeit „Eating disorders. Obesity, anorexia nervosa and the person within." Sie beschreibt bereits 1962 drei Hauptsymptome der Anorexia nervosa: 1. Störungen des Körperbildes und des Körperkonzepts, 2. Störungen in der Wahrnehmung und kognitiven Interpretation interozeptiver Reize und 3. ein alles umfassendes, lähmendes Gefühl eigener Ineffektivität und Unzulänglichkeit.

Symptomatik

Neben den oben genannten **Leitsymptomen** schildern Betroffene oder Angehörige eine Vielzahl **weiterer auffälliger Verhaltensweisen:** Nahrungsmittel werden in die Kategorien „erlaubt" und „verboten" eingeteilt, wobei die Liste der verbotenen Lebensmittel oft alle kohlenhydrat- und fetthaltigen Lebensmittel umfasst. Der Kaloriengehalt verzehrter Speisen wird peinlich genau erfasst; die Patientinnen wiegen sich oft mehrmals täglich oder kontrollieren wiederholt den Umfang der Oberschenkel, des Bauchs, der Hüften und anderer Körperteile. Im Rahmen der dauerhaften Mangelversorgung kreisen die Gedanken der Betroffenen sehr häufig um die Themen Essen, Lebensmittel, Kalorien und Ernährung; viele magersüchtige Patientinnen bekochen Freunde oder Angehörige, ohne selbst an der Mahlzeit teilzunehmen, oder suchen sich Tätigkeiten im gastronomischen Bereich. Es können bizarr anmutende **Rituale** wie das Zerteilen der Nahrung in kleinste Stückchen, langes Kauen oder Verstecken und Horten von Lebensmitteln beobachtet werden. Subjektiv berichten die Patientinnen über ein Gefühl der Stärke angesichts ihrer Willenskraft, und sie erfahren initial angesichts der Gewichtsabnahme fast immer anerkennende Reaktionen. Störungen der Körperwahrnehmung erstrecken sich auf vielfältige Bereiche wie Gewicht, Größe oder Form, aber auch enterozeptive Reize (Hunger, Sättigungsgefühl). Die Überzeugung, zu dick zu sein, äußert sich in ihrer Intensität oft wie eine überwertige Idee. Im Verlauf der Erkrankung vermeiden es die Patientinnen immer häufiger, gemeinsam mit anderen zu essen, und ziehen sich aus Beziehungen zurück. Die dauerhafte **Mangelernährung** kann eine Vielfalt körperlicher Probleme bis hin zum Tod mit sich bringen (Abb. 11-7). Nicht selten treten komplizie-

Tab. 11-20 Diagnostische Kriterien der Anorexia nervosa nach ICD-10 und DSM-IV

ICD-10 (F50.0)	DSM-IV (307.1)
A. Gewichtsverlust oder bei Kindern fehlende Gewichtszunahme. Dies führt zu einem Körpergewicht von mindestens 15% unter dem normalen oder dem für das Alter und die Körpergröße erwarteten Gewicht.	A. Weigerung, das Minimum des für Alter und Körpergröße normalen Körpergewichts zu halten (z.B. der Gewichtsverlust führt dauerhaft zu einem Körpergewicht von weniger als 85% des zu erwartenden Gewichts; oder das Ausbleiben einer während der Wachstumsphase zu erwartenden Gewichtszunahme führt zu einem Körpergewicht von weniger als 85% des zu erwartenden Gewichts).
B. Der Gewichtsverlust ist selbst herbeigeführt durch Vermeidung von „fett machenden" Speisen.	B. Ausgeprägte Ängste vor einer Gewichtszunahme oder davor, dick zu werden, trotz bestehenden Untergewichts.
C. Selbstwahrnehmung als „zu fett", verbunden mit einer sich aufdrängenden Furcht, zu dick zu werden. Die Betroffenen legen für sich selbst eine sehr niedrige Gewichtsschwelle fest.	C. Störung in der Wahrnehmung der eigenen Figur und des Körpergewichts, übertriebener Einfluss des Körpergewichts oder der Figur auf die Selbstbewertung oder Leugnen des Schweregrades des gegenwärtigen geringen Körpergewichts.
D. Umfassende endokrine Störung der Achse Hypothalamus–Hypophyse–Gonaden; sie manifestiert sich bei Frauen als Amenorrhö, bei Männern als Interesseverlust an Sexualität und Potenzverlust. Eine Ausnahme stellt das Persistieren vaginaler Blutungen bei anorektischen Frauen dar, die eine Hormonsubstitution erhalten (meist als kontrazeptive Medikation).	D. Bei postmenarchalen Frauen das Vorliegen einer Amenorrhö, d.h. das Ausbleiben von mindestens drei aufeinander folgenden Menstruationszyklen (Amenorrhö wird auch dann angenommen, wenn bei einer Frau die Periode nur nach Verabreichung von Hormonen, z.B. Östrogen, eintritt).
E. Die Kriterien A. und B. für eine Bulimia nervosa (F50.2) werden nicht erfüllt.	

rend noch weitere psychische Symptome wie bulimische Attacken, eine depressive Affektlage, Angst- oder Zwangssymptome hinzu.

Unterformen der Anorexia nervosa

Im DSM-IV werden zwei Unterformen der Anorexia nervosa voneinander unterschieden:

- der **restriktive Typus** der Anorexia nervosa (oder: **asketische Anorexia nervosa**), bei dem das Untergewicht ausschließlich durch striktes Diäthalten erreicht und aufrechterhalten wird,
- der **„purging type"** (oder die **bulimische Form**), der mit Heißhungerattacken mit anschließendem Erbrechen, der Einnahme von Laxanzien, Diuretika oder anderen Substanzen zur Gewichtsregulation einhergeht (to purge: reinigen, entschlacken).

Epidemiologie

Häufigkeit

Die jährliche Inzidenz der Anorexia nervosa hat seit den 60er Jahren von etwa 0,3 pro 100 000 Einwohner auf 1 pro 100 000 Einwohner zugenommen. Viele Untersuchungen sprechen dafür, dass auch die **Prävalenz** der Erkrankung in der Bevölkerung **gestiegen** ist. Anorexia nervosa tritt bei Frauen mit einer Lebenszeitprävalenz von etwa 0,5% auf. **Frauen** sind mit einem Verhältnis von ca. 10–12 zu 1 **wesentlich häufiger betroffen als Männer**. Bei Mädchen im Alter zwischen 15 und 19 Jahren wird das Vorkommen der Störung auf 3% geschätzt; in bestimmten Risikogruppen (z.B. Kunstturnerinnen, Tänzerinnen) soll die Erkrankung noch wesentlich

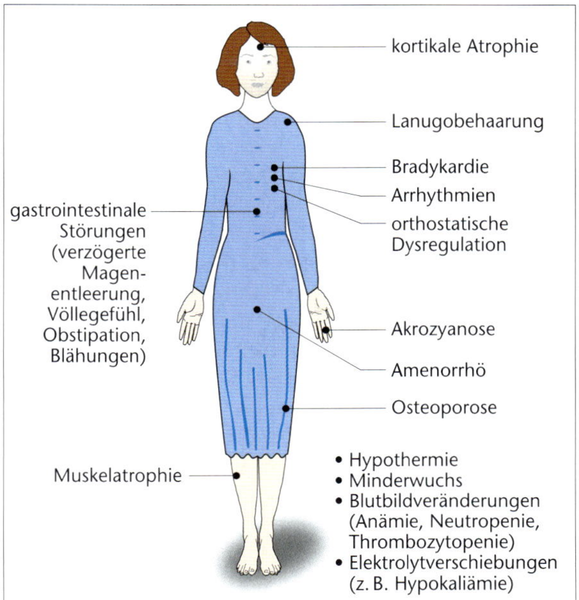

Abb. 11-7 Körperliche Symptome und Komplikationen der Anorexia nervosa

häufiger auftreten. Das **Ersterkrankungsalter** liegt bei durchschnittlich 16 Jahren; die Störung beginnt selten vor der Pubertät oder nach dem 40. Lebensjahr. Patientinnen mit Anorexie stammen überzufällig häufig aus Familien der mittleren oder oberen Gesellschaftsschichten und sind oft überdurchschnittlich intelligent.

Komorbidität
Sehr häufig finden sich depressive Episoden, Dysthymie, Angst- und Zwangserkrankungen sowie Persönlichkeitsstörungen (z.B. zwanghafte Persönlichkeitsstörung, Borderline-Persönlichkeitsstörung), bei bulimischer Anorexia nervosa auch Alkoholmissbrauch.

Ätiologie

Für die Ätiologie und Pathogenese der Anorexia nervosa gibt es kein einheitliches Modell, das sich durch empirisch gesicherte Daten belegen lässt. Nach den bislang vorliegenden Erkenntnissen aus verschiedenen Forschungsbereichen kann von einem multifaktoriellen Geschehen ausgegangen werden. Dies lässt sich am ehesten im Sinne eines Vulnerabilitäts-Stress-Modells begreifen, das das Auftreten der Störung als komplexes Zusammenspiel von prädisponierenden, auslösenden und die Erkrankung aufrechterhaltenden Faktoren beschreibt (Abb. 11-8).

Auslösende Bedingungen

- **Soziokulturelle Faktoren**
  Seit Mitte der 50er Jahre hat sich in den westlichen industrialisierten Ländern ein erheblicher Wandel vollzogen. Auf dem Boden eines veränderten Gesundheitsbewusstseins hat sich das **Schönheitsideal** für Frauen immer mehr in Richtung einer extrem schlanken, androgyn wirkenden Figur entwickelt. Schlankheit wird in hohem Maße mit Schönheit, Intelligenz, beruflicher Kompetenz, Dynamik und Erfolg gleichgesetzt. Gleichzeitig hat sich das **durchschnittliche Körpergewicht** von Frauen bei gestiegenem Nahrungsmittelangebot und abnehmender körperlicher Beanspruchung **erhöht**. Daher erleben viele Frauen eine **Diskrepanz** zwischen ihrer tatsächlichen Figur und dem vorgegebenen Ideal. Trotz oder vielleicht gerade wegen des veränderten Rollenverständnisses der Frau spielt körperliche Attraktivität für das Selbstwerterleben der meisten Frauen heute noch immer eine extrem wichtige Rolle. Aus diesem Grunde ist es nicht verwunderlich, dass sich bereits die Mehrheit weiblicher Jugendlicher als „zu fett" erlebt. Es ist davon auszugehen, dass mehr als 50% aller 11–18-jährigen Mädchen mindestens eine **Diät** gemacht haben. Wiederholte Diäten können bei prädisponierten Frauen durch die daraus resultierenden Konsequenzen den „Einstieg" in eine Essstörung bilden (vgl. „gezügeltes Essverhalten").
- **Biologische Faktoren**
  Genetische Untersuchungen ergaben ein erhöhtes Erkrankungsrisiko für Anorexie bei Verwandten ersten Grades. Auch die Konkordanzraten bei eineiigen (55%) im Vergleich zu zweieiigen Zwillingen (5%) belegen eine **genetische Prädisposition**. Die bei einer Anorexie beobachteten hormonellen Veränderungen im Hypothalamus-Hypophysen-Nebennierenrinden-System mit Amenorrhö und erhöhtem Serumkortisolspiegel sind mit größter Wahrscheinlichkeit nicht – wie früher teilweise angenommen – Ursache der Störung, sondern Folge der andauernden Mangelernährung.
- **Familienstruktur**
  Die familiäre Interaktion betroffener Familien soll vermehrt durch Beziehungsmuster wie **Rigidität, Konfliktvermeidung** und Verstrickung geprägt sein. Auch das offene Äußern von Bedürfnissen und Gefühlen soll weniger akzeptiert sein. Es bleibt jedoch noch unklar, ob diese Auffälligkeiten bereits vor oder erst nach Beginn der Erkrankung auftreten und inwieweit sie spezifisch für die Familien essgestörter Patientinnen sind.
- **Lernprozesse**
  Eine Nahrungsaufnahme, die häufig unabhängig vom physiologischen Hunger- und Sättigungsgefühl erfolgt, kann dazu führen, dass die genannten Empfindungen „verlernt" werden. Für eine bulimische Symptomatik soll von Bedeutung sein, inwieweit Essen in der Kindheit und Jugend als **Mittel zur Entspannung oder Belohnung** erfahren wurde.
- **Dysfunktionale Kognitionen und unbewusste Konflikte**
  Bei essgestörten Patientinnen ließen sich bestimmte **irrationale Denkprinzipien** beobachten, wie von Beck in seinem kognitiven Modell zur Entstehung der Depression beschrieben (↗ Kap. 3.4.2). Typisch sind Kognitionen wie „Ich bin schön und attraktiv, wenn ich dünn bin" (selektive Abstraktion), „Wenn ich zwei Kilo zunehme, kann ich keine Shorts mehr tragen" (Übertreibung) oder „Wenn ich jetzt Schokolade esse, werde ich die Kontrolle komplett verlieren und fett werden" (Alles-oder-Nichts-Denken).
  Aus tiefenpsychologischer Sicht liegt der Anorexie ein **unbewusster Konflikt** zugrunde, der sich in Form der Essstörung äußert. Die Erkrankung wird dabei als Abwehr des Konfliktes verstanden, bei dem sexuelle Wünsche oder einander zuwiderlaufende Autonomiebestrebungen und Abhängigkeitswünsche eine wesentliche Rolle spielen sollen. Als charakteristisch wird auch ein alles durchdringendes, lähmendes Gefühl eigener Unzulänglichkeit und Ineffektivität betrachtet (Hilde Bruch), das durch die Erkrankung scheinbar „kompensiert" wird.
- **Lebensereignisse, akute oder chronische Belastungen**

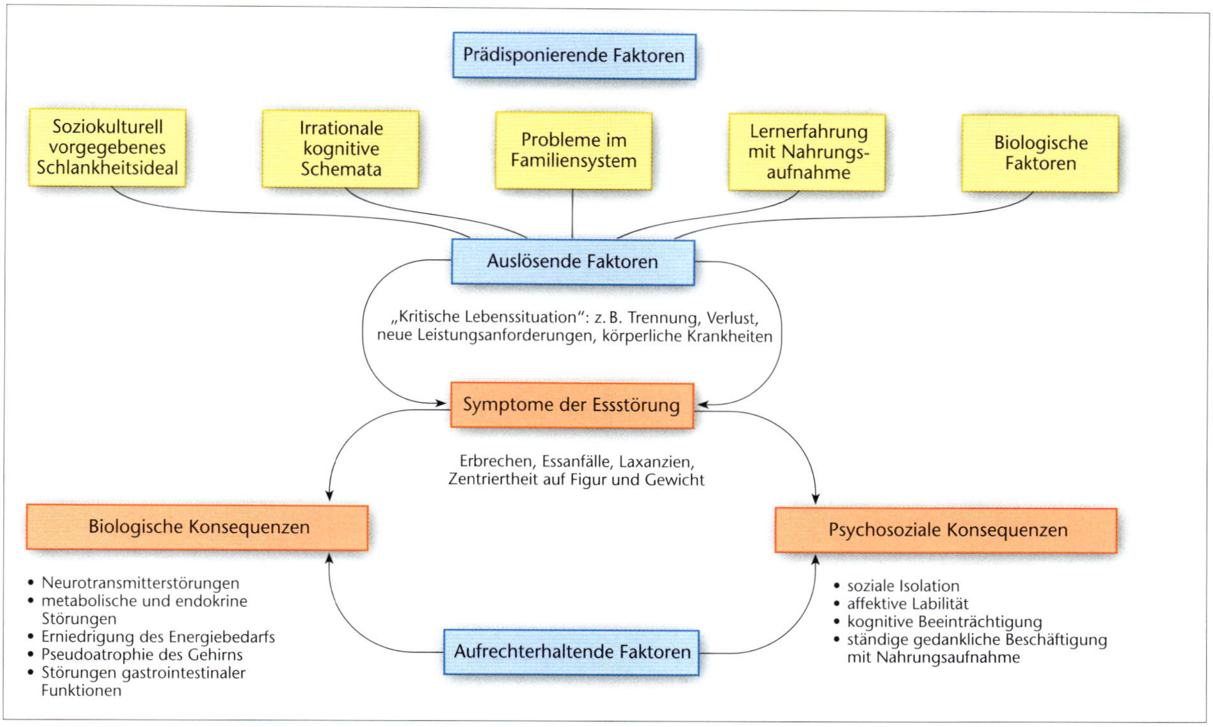

Abb. 11-8 Zusammenfassendes Störungsmodell für Anorexia nervosa und Bulimie (Erläuterungen im Text) [26]

Eine anorektische oder bulimische Symptomatik tritt überzufällig häufig nach einem belastenden Lebensereignis („life-event") auf. Insbesondere Trennungen von wichtigen Bezugspersonen, neue Anforderungen, Angst vor Leistungsversagen oder auch körperliche Erkrankungen sollen dabei von Bedeutung sein.

Aufrechterhaltende Faktoren

Für die **Aufrechterhaltung der Störung** sind das gezügelte Essverhalten selbst sowie bestimmte Lernerfahrungen von Bedeutung:

- **Gezügeltes Essverhalten**
  Unter diesem Begriff wird ein **auf Gewichtsreduktion oder -erhalt ausgerichtetes Essverhalten** verstanden, das willentlich kontrolliert wird und sich nicht an Wahrnehmungen wie Appetit, Hunger und Sättigungsgefühl orientiert. Es ist charakterisiert durch spezifische Verhaltensweisen wie z. B. das Durchführen von Diäten, das Auslassen von Mahlzeiten, das Kalorienzählen, den Verzicht auf hochkalorische Nahrungsmittel oder den Gebrauch von Diätprodukten.
  Welche **psychischen und körperlichen Konsequenzen** eine anhaltende **Mangelernährung** auf gesunde Menschen hat, wurde eindrucksvoll durch die Beobachtung von Probanden in **Fastenstudien** dokumentiert: Emotionale Reaktionen umfassen Depressivität, Reizbarkeit, Ängstlichkeit und Affektlabilität. Es tritt eine gedankliche Einengung auf das Thema „Essen" ein; Kochrezepte werden gesammelt und ausgetauscht. Viele der Hungernden entwickeln seltsam anmutende Essrituale wie extrem langsames Essen, Spielen mit oder Verstecken von Nahrungsmitteln. Auch ein gieriges und rasches Verschlingen von Nahrungsmitteln wird beobachtet. Störungen der Konzentrations- und Entscheidungsfähigkeit sind häufig. Das Interesse an sozialen Kontakten und Sexualität geht zurück. Vielfältige vegetative Störungen wurden berichtet (z. B. Schlafstörungen, Kopfschmerzen, gastrointestinale Funktionsstörungen). Weitere **körperliche Konsequenzen** sind eine Abnahme von Herz- und Atemfrequenz sowie der Körpertemperatur und des Grundumsatzes.
  Längerfristiges, aber auch intermittierendes Hungern führt zu **metabolischen und endokrinologischen Veränderungen**, die als **Anpassungsleistung des Körpers** zu verstehen sind, trotz eines reduzierten Energieangebots funktionsfähig zu bleiben. Diese Veränderungen bleiben auch nach Ende des Fastens noch längere Zeit bestehen und sollen – v. a. bei wiederholten Diäten – zu einer besseren „Verwertung" der zugeführten Kalorien führen.
  Die zuletzt genannten Bedingungen erklären möglicherweise den **„Jojo-Effekt",** über den viele Personen nach einer Diät berichten: Nach Beendigung der Diät wird rasch wieder das alte oder sogar ein etwas höheres Gewicht erreicht. Dies stellt

häufig die Motivation dafür dar, eine neue Diät zu beginnen, die ihrerseits wieder zur Aufrechterhaltung der oben genannten psychischen und körperlichen Veränderungen führt.

- **Lernerfahrungen**
  Die Betroffenen erfahren durch die erreichte Gewichtsabnahme zunächst Anerkennung und Zuwendung und fühlen sich anfangs oft selbstsicherer, attraktiver oder überlegen. Diese **positive Verstärkung** stellt ihrerseits nun wieder einen hohen Anreiz zur Beibehaltung des gezügelten Essverhaltens dar.

Diagnostik

Angesichts der charakteristischen Symptomatik ist es nach gezielter Exploration und Untersuchung in der Regel keine Schwierigkeit, die Diagnose zu stellen. Zusätzlich zur **Exploration des Essverhaltens** (Tab. 11-21) sollten das Krankheitsverständnis der Patientin, der Einfluss zwischenmenschlicher Beziehungen auf die Symptomatik, relevante intrapsychische Konflikte und akzentuierte Persönlichkeitszüge verstanden werden. In der psychiatrischen Befunderhebung sollte überdies auf **zusätzliche psychische Symptome** wie z.B. Depressivität oder Substanzmissbrauch geachtet werden; diese können die Behandlung der Essstörung komplizieren (z.B. Suizidalität oder Abhängigkeitsentwicklung). Überdies müssen **körperliche Probleme gründlich erfasst** werden, um potentiell **lebensbedrohliche Komplikationen** frühzeitig zu erkennen und abzuwenden.

Neben dem körperlichen Befund sollten die in Tabelle 11-22 aufgeführten **Basisparameter** erfasst werden.

Bei speziellen Indikationen sollten **weiterführende Untersuchungen** veranlasst werden (z.B. Computertomographie des Kopfes, endokrinologische Diagnostik).

Merke
Die Diagnostik der Essstörungen sollte drei Bereiche abdecken:
- die Symptome der Essstörung,
- die psychiatrische Komorbidität
- und die körperliche Abklärung.

Differentialdiagnosen

Differentialdiagnostisch müssen bei der Anorexia nervosa zum einen psychiatrische und zum anderen organische Ursachen des Untergewichts ausgeschlossen werden (Tab. 11-23). Bei **depressiven Episoden** ist die – zumeist nicht gewollte – Gewichtsabnahme in der Regel durch einen Verlust des Appetits oder eine Antriebshemmung verursacht. Psychotische Symptome wie ein Vergiftungswahn oder religiöse Wahnideen können bei **Schizophrenien** zu bizarrem Essverhalten mit erheblichem Gewichtsverlust führen. Wegweisend für die Diagnosefindung sind hier die Leitsymptome der genannten psychischen Erkrankungen. Bei **körperlichen Erkrankungen**, die zu Untergewicht führen, äußern die Betroffenen oft den Wunsch, zu essen und wieder zuzunehmen. Sie fühlen sich körperlich erschöpft und müde und zeigen nicht die bei anorektischen Patientinnen oft zu beobachtende körperliche Überaktivität.

Tab. 11-21 Interviewleitfaden Essstörungen [34]

Was wiegen Sie im Augenblick? Wie groß sind Sie? Was habe Sie vor der Essstörung gewogen? Haben Sie Ihre Periode noch? Wenn nein, bei welchem Gewicht ist sie ausgeblieben? Nehmen Sie die Pille? Wie war der bisherige Gewichtsverlauf (Minimum, Maximum)? Was würden Sie gern wiegen? Fühlen Sie sich jetzt zu dick, zu dünn, gerade richtig? Sagen andere Menschen, dass Sie zu dick oder zu dünn sind? Haben Sie Angst, Gewicht zuzunehmen? Nehmen Sie Abführmittel, Appetitzügler oder andere Medikamente, um Gewicht abzunehmen?
Wie viele Stunden am Tag/pro Woche bewegen Sie sich? Welcher Art ist die Bewegung? Sind Sie aktiver oder passiver geworden? Fühlen Sie sich schneller müde?
Was essen Sie, wie viel, wann, wo? Essen Sie lieber alleine? Gibt es für Sie verbotene Nahrungsmittel? Fasten Sie manchmal? Wenn ja, wie lange und wie oft? Haben Sie manchmal Angst, mit dem Essen nicht mehr aufhören zu können? Haben Sie Essanfälle? Wenn ja, wie oft? Beschreiben Sie bitte einen typischen Essanfall! Erbrechen Sie nach dem Essen? Wenn ja, wie oft? Denken Sie häufig an Essen?

Tab. 11-22 Basisparameter zur Diagnostik einer Essstörung

Klinische Befunde	Labor
• Gewicht • Größe • Blutdruck	• Differentialblutbild • Natrium • Kalium • Kalzium • Magnesium • Phosphat • Harnstoff • Kreatinin • Amylase • Leberenzyme (GOT, GPT, γ-GT, AP) • Schilddrüsenparameter • Urinstatus **Apparative Untersuchungen** • EKG

Therapie

Nach heutiger Erkenntnis kann die Anorexia nervosa als **multifaktoriell bedingte Erkrankung** aufgefasst werden. Der Essstörung kommt dabei die Funktion einer Kompromisslösung zu, die kurzfristig zu einer emotionalen Stabilisierung, mittel- und langfristig jedoch zu erheblichen negativen Konsequenzen führt (emotionale Labilisierung, Depressivität, körperliche Beeinträchtigungen). Entsprechend der Komplexität der Störung haben sich **mehrdimensionale Therapiekonzepte** durchgesetzt. Sie haben letztendlich zum Ziel, die Betroffenen in die Lage zu versetzen, ihre intrapsychischen und interpersonellen Schwierigkeiten auf konstruktivere Art zu lösen und damit die Esstörung „überflüssig" zu machen.

Nach den **Leitlinien der APA** (American Psychiatric Association, 2000) sollte die Therapie von Essstörungen im Allgemeinen **drei Bereiche** abdecken:

- **Ernährungsrehabilitation**
- **Psychosoziale Rehabilitation**
  - Psychoedukation
  - Psychotherapie
  - Behandlung komorbider psychischer Probleme
- **Medikamentöse Therapie.**

Tab. 11-23 Differentialdiagnose der Anorexia nervosa

Körperliche Erkrankungen
- maligne Tumoren (z.B. des ZNS, Leukämien und Lymphome)
- Infektionskrankheiten (z.B. Tuberkulose, Endokarditiden)
- endokrinologische Störungen (z.B. Hyperthyreose, Diabetes mellitus, M. Addison)
- gastrointestinale Erkrankungen (z.B. M. Crohn, Zöliakie)

Psychische Erkrankungen:
- affektive Störungen (z.B. depressive Episode)
- schizophrenien
- Somatoforme Störungen
- primärer Substanzmissbrauch oder Abhängigkeit
- Angst- oder Zwangserkrankungen (mit ernährungsbezogenen Ängsten oder Zwängen)

Ernährungsrehabilitation

Dieser Baustein umfasst Elemente wie

- eine ausführliche **Beratung** zu ausgewogenem und vielfältigem Ernährungsverhalten und
- das „Einüben" **angemessenen Essverhaltens** (regelmäßige, strukturierte Mahlzeiten)
- mit dem Ziel einer **Gewichtsnormalisierung**.

Gewichtsnormalisierung: Aufgrund der kognitiven, emotionalen und körperlichen Konsequenzen einer starken Mangelernährung (s. gezügeltes Essverhalten) erleichtert eine **initiale Gewichtszunahme** bei sehr untergewichtigen Patientinnen oft weitere psychotherapeutische Interventionen.

Eine **kontrollierte Gewichtszunahme** mit einer Mindestgrenze (etwa 0,8 kg pro Woche) ist möglich, wenn die Patientin erste Erkenntnisse über die Natur ihrer Störung erlangt hat und zur Therapie ausreichend motiviert ist. Wird auf diesem Weg innerhalb einer verabredeten Zeitspanne (z.B. drei Wochen) keine ausreichende Gewichtszunahme erzielt, sollte mit der Patientin ein **kontingenter Gewichtsvertrag** geschlossen werden. Patientin und Therapeutin treffen hier eine schriftlich festgelegte Absprache, in der man den gezielten Einsatz von „Belohnungen" bei der angezielten Gewichtszunahme vereinbart (beispielsweise Besuch eines klassischen Konzerts für eine Musikerin, Zugang zu einem Mountainbike für die Sportlerin).

Die **forcierte „Wiederauffütterung" per Magensonde** als generelle Therapiemaßnahme, die von einigen Autoren propagiert wird, ist abzulehnen, da sie von vielen Betroffenen als traumatisch und bestrafend erlebt wird. In Einzelfällen können natürlich lebensbedrohliche Situationen eine parenterale Ernährung oder eine vorübergehende Sondenernährung erforderlich machen.

Nahrungszufuhr und therapeutische Begleitung sollten idealerweise gerade auch bei schwer kranken Patientinnen von Anfang an miteinander verbunden werden.

Ernährungsberatung und angemessenes Essverhalten: Obwohl sich essgestörte Menschen viel mit dem Thema „Essen" beschäftigen und „perfekt" im Kalorienzählen sind, ist ihr Wissen über eine gesunde und ausgewogene Ernährung häufig erstaunlich rudimentär. Daher kommt der Ernährungsberatung durch eine Diätassistentin eine wichtige Rolle in der Therapie zu. **Gemeinsames Kochen und regelmäßiges Essen in der Gruppe**, für das bestimmte Regeln festgelegt sind (z.B. veranschlagte „Mindestzeiten", die pro Mahlzeit am Tisch verbracht werden; von allem probieren), sind wesentliche Bestandteile stationärer und teilstationärer Therapiekonzepte.

Psychosoziale Rehabilitation

Psychoedukation: Es sollten umfassende **Informationen zur Diagnose** selbst (Symptomatik, Epidemiologie, Ätiologie) sowie **zu aufrechterhaltenden Faktoren** (insbesondere der Bedeutung des gezügelten Essverhaltens) und **therapeutischen Möglichkeiten** gegeben werden, damit die Patientinnen ein grundsätzliches Verständnis ihrer Krankheit entwickeln und bei der Ernährungsrehabilitation aktiv mitarbeiten können.

Psychotherapie: Psychotherapeutische Interventionen sind auf verschiedene Problembereiche ausgerichtet: Viele essgestörte Patientinnen haben große Schwierigkeiten, ihren Körper, sensible Qualitäten wie Hunger und Sättigung sowie bestimmte Emotionen (z.B. Ärger, Anspannung, Traurigkeit) angemessen wahrzunehmen. Als **Wahrnehmungstraining** kommen hier körper- und kunsttherapeutische Ansätze oder die Selbstbeobachtung in kritischen Situationen zur Anwendung (z. B. mit Hilfe eines Essprotokolls: Wann wird was gegessen; zu welchen Gefühlen, Gedanken und Tätigkeiten kommt es vor und nach dem Essen). Ist die Patientin in der Lage, Gefühle, Wünsche und Bedürfnisse wahrzunehmen, nicht aber, sie adäquat zu äußern, kann die Therapie durch ein **soziales Kompetenztraining** unterstützt werden (↗ Kap. 3).

In einer **kognitiv-verhaltenstherapeutischen Behandlung** werden dysfunktionale, „verzerrte" Gedanken bearbeitet und verändert. Aus **psychoanalytischer Sicht** kommen der Bearbeitung des Autonomiekonfliktes sowie der Probleme in der Akzeptanz der weiblichen Geschlechterrolle eine wesentliche Bedeutung zu.

Wenn bei der Entstehung und Aufrechterhaltung der Störung familiäre Konflikte eine wesentliche Rolle spielen, haben sich **familientherapeutische Ansätze** bewährt. Auch die **Interpersonelle Psychotherapie** erbrachte insbesondere bei der Behandlung der Bulimie positive Ergebnisse. Insgesamt ist die Wirksamkeit einzelner psychotherapeutischer Ansätze bei den Essstörungen bislang nur mangelhaft durch Studien abgesichert. Die günstigsten Kurzzeiterfolge werden durch die Kombination einer Ernährungsrehabilitation mit Einzel- oder Gruppenpsychotherapie erzielt.

Medikamentöse Therapie

Die medikamentöse Behandlung spielt bei der Anorexia nervosa nur eine **untergeordnete Rolle**. So konnte beispielsweise die Wirksamkeit von Antidepressiva bei Anorexia nervosa nicht belegt werden. In Einzelfällen sollen sich bei zusätzlicher bulimischer Symptomatik Serotonin-Wiederaufnahme-Hemmer günstig auswirken; bei lang anhaltenden depressiven Syndromen sollte jedoch eine medikamentöse antidepressive Behandlung erwogen werden. Schwere Elektrolytentgleisungen werden mit Hilfe einer langsamen Substitution ausgeglichen.

Tab. 11-24 Hierarchie symptombezogener Therapieziele bei der Behandlung essgestörter Patientinnen [33]

1. Abwendung akuter Lebensgefahr (z. B. Suizidalität, lebensbedrohliches Untergewicht, Elektrolytentgleisungen)
2. Aufbau einer ausreichenden Behandlungsmotivation
3. Reduzierung therapiegefährdender Verhaltensweisen (Suizidandrohungen, Selbstverletzungen, Nichteinhalten von Absprachen)
4. Wiederaufbau eines angemessenen Essverhaltens
5. Modifikation dysfunktionaler Schemata im Bereich Figur, Gewicht, Ernährung
6. Aufbau von Verhaltensfertigkeiten (Kommunikation, soziale Kompetenz)
7. Spezifische Behandlung affektiver Störungen
8. Spezifische Behandlung posttraumatischer Störungen
9. Spezifische Behandlung von Persönlichkeitsstörungen
10. Unterstützung beim Erreichen individueller Ziele
11. Verhinderung einer Chronifizierung und Abwendung gesundheitlicher Langzeitrisiken

Weitere Aspekte

Setting: In die Entscheidung, ob eine ambulante, tagesklinische oder stationäre Behandlung indiziert ist, sollten individuelle Faktoren wie Gewicht, Allgemeinzustand, Motivation, Familiensituation, bisheriger Verlauf und psychiatrische Komorbidität einfließen. Eine **stationäre Behandlung** wird unumgänglich, wenn der BMI unter 15 liegt oder wenn es zu schwerwiegenden körperlichen oder psychiatrischen Problemen (z. B. Suizidalität) kommt.

Nicht selten dauert es sehr lange, bis sich essgestörte Patientinnen in eine Therapie begeben. Besonders bei der Anorexia nervosa sind es häufig erst schwere körperliche Komplikationen, die zu einer ersten Hospitalisierung führen. Häufig werden die Betroffenen auch von besorgten Familienangehörigen vorgestellt. Da die Störung von den Betroffenen subjektiv über lange Zeit nicht als Krankheit, sondern als „Stärke" empfunden wird, besteht zu Beginn der Störung wenig **Motivation,** eine Therapie zu beginnen. Selbst wenn die negativen Konsequenzen zu einem späteren Zeitpunkt überwiegen, wird therapeutische Unterstützung häufig abgelehnt.

Schwierigkeiten in der Therapie ergeben sich – neben der fluktuierenden Motivation – auch aus dem starken Autonomiestreben der Patientinnen, das zu Machtkämpfen verleitet, aus dem oft ausgeprägten Perfektionismus und Leistungsanspruch der Betroffenen oder aus negativen Auswirkungen einer familiären Konfliktsituation. Die Arbeit mit anorektischen Patientinnen erfordert daher sehr viel Geduld und Einfühlungsvermögen.

Um sich nicht in der Vielzahl verschiedener Problembereiche zu „verlieren", empfiehlt sich ein **hierarchisches Vorgehen:** Lebensbedrohliche oder die Therapie gefährdende Verhaltensweisen werden bei ihrem Auftreten immer vorrangig behandelt, um überhaupt eine Grundlage für die weitere Therapie zu schaffen oder aufrechtzuerhalten (Tab. 11-24).

Verlauf und Prognose

Untersuchungen zum Langzeitverlauf behandelter Patientinnen ergeben eine vollständige Besserung in etwa 30% der Fälle und eine partielle Besserung (mit überdauernden Störungen der Körperwahrnehmung und fluktuierendem Verlauf) in etwa 35% der Fälle. In etwa 25% nimmt die Erkrankung einen chronischen Verlauf. Die Mortalitätsrate nimmt mit der Erkrankungsdauer zu; sie ist nach 15–20 Jahren mit 10–20% sehr hoch. Der Verlauf soll umso günstiger sein, je früher die Erkrankung während der Adoleszenz beginnt.

11.2.3 Bulimie

Definition

Kennzeichen der Bulimie sind regelmäßige **Heißhungerattacken**, während derer innerhalb kurzer Zeit große Mengen meist hochkalorischer Nahrungsmittel verschlungen und anschließend gezielt **wieder erbrochen** werden. Häufig werden auch Laxanzien oder Diuretika eingenommen oder „Fastenperioden" eingelegt, um eine Gewichtszunahme zu verhindern. Die meist normalgewichtigen Patientinnen erleben während der „Fressanfälle" einen Kontrollverlust hinsichtlich der Nahrungsaufnahme; nach dem Erbrechen dominieren Gefühle von Scham, Schuld und depressiver Verstimmung. Körperliche Probleme infolge des rezidivierenden Erbrechens sind nicht selten. Die Komorbidität mit depressiven Syndromen, Angststörungen, Substanzmissbrauch und Persönlichkeitsstörungen ist hoch.

Zum Begriff „Bulimie"

Der aus dem Griechischen stammende Begriff bedeutet wörtlich „Ochsenhunger" und gibt damit die für die Störung charakteristischen Essanfälle wieder. Tritt die Symptomatik nach oder während einer Anorexie auf, wird dies in der Literatur gelegentlich als Bulimarexie bezeichnet. Aufgrund der Überschneidung zwischen anorektischer und bulimischer Symptomatik wurde lange kontrovers diskutiert, ob die Bulimie überhaupt als eigenständige Störung aufzufassen ist. Seit 1980 wird sie im DSM, seit 1992 auch in der ICD-10 als eigene diagnostische Kategorie (Bulimia nervosa) aufgeführt (Tab. 11-25).

Klassifikation und Symptomatik

Nach dem DSM-IV kann die Bulimia nervosa in zwei Untertypen eingeteilt werden:

- in einen **„purging type"** (Bulimia nervosa mit regelmäßigem Erbrechen oder Laxanzien- bzw. Diuretikaeinnahme) und
- in einen **„non-purging type"** (Bulimia nervosa mit gegensteuernden Maßnahmen wie Fasten oder übermäßiger körperlicher Aktivität).

Auch bei Patientinnen mit Bulimie beobachtet man die Überzeugung, „zu fett" zu sein, eine Einengung auf die Beschäftigung mit dem Thema „Essen", inter-

Tab. 11-25 Diagnostische Kriterien der Bulimia nervosa nach ICD-10 (F50.2) und DSM-IV (307.51)

ICD-10	DSM-IV
A. Häufige Episoden von Fressattacken (in einem Zeitraum von drei Monaten mindesten zweimal pro Woche), bei denen große Mengen an Nahrung in sehr kurzer Zeit konsumiert werden.	A. Wiederholte Episoden von „Fressattacken". Eine „Fressattacken"-Episode ist gekennzeichnet durch beide der folgenden Merkmale: 1. Verzehr einer Nahrungsmenge in einem bestimmten Zeitraum (z. B. innerhalb eines Zeitraums von 2 Stunden), wobei diese Nahrungsmenge erheblich größer ist als die Menge, die die meisten Menschen in einem vergleichbaren Zeitraum und unter vergleichbaren Bedingungen essen würden. 2. Das Gefühl, während der Episode die Kontrolle über das Essverhalten zu verlieren (z. B. das Gefühl, weder mit dem Essen aufhören zu können noch Kontrolle über Art und Menge der Nahrung zu haben).
B. Andauernde Beschäftigung mit dem Essen, eine unwiderstehliche Gier oder Zwang zu essen.	B. Wiederholte Anwendung von unangemessenen, einer Gewichtszunahme gegensteuernden Maßnahmen, wie z. B. selbstinduziertem Erbrechen, Missbrauch von Laxantien, Diuretika, Klistieren oder anderen Arzneimitteln, Fasten oder übermäßiger körperlicher Betätigung.
C. Die Patienten versuchen, der Gewichtszunahme durch die Nahrung mit einer oder mehrerer der folgenden Verhaltensweisen entgegenzusteuern: 1. selbstinduziertes Erbrechen 2. Missbrauch von Abführmitteln 3. zeitweilige Hungerperiode 4. Gebrauch von Appetitzüglern, Schilddrüsenpräparaten oder Diuretika. Wenn Bulimie bei Diabetikern auftritt, kann es zu einer Vernachlässigung der Insulinbehandlung kommen.	C. Die „Fressattacken" und das unangemessene Kompensationsverhalten kommen drei Monate lang im Durchschnitt mindestens zweimal pro Woche vor.
D. Selbstwahrnehmung als „zu fett", mit einer sich aufdrängenden Furcht, zu dick zu werden (was meist zu Untergewicht führt).	D. Figur und Körpergewicht haben einen übermäßigen Einfluss auf die Selbstbewertung.
	E. Die Störung tritt nicht ausschließlich im Verlauf von Episoden einer Anorexia nervosa auf.

mittierend gezügeltes Essverhalten und eine Störung der Körperwahrnehmung sowie der Wahrnehmung emotionaler Qualitäten. Im Vergleich zur Anorexie kommt es jedoch nicht zu einem starken Untergewicht. Bulimische Patientinnen weisen zwar teilweise erhebliche Gewichtsschwankungen auf; sie sind im Durchschnitt jedoch **normal- oder leicht übergewichtig**. Die Rituale, die während der Essanfälle oder zur „Entfernung" der verzehrten Nahrungsmittel entwickelt werden, sind teilweise hoch strukturiert (z. B. Anhören bestimmter Musikstücke während des Essens).

Die Mehrzahl der bulimischen Patientinnen leidet unter einer deutlichen **Selbstwertproblematik**; der Wert der eigenen Person wird in hohem Maße an das Erfüllen sozialer Normen (Schlankheitsideal) und die Meinung anderer Menschen geknüpft. Intensive Gefühle von Scham, Schuld und eigenem Versagen führen häufig dazu, dass sich Betroffene erst nach langjähriger quälender Symptomatik in Behandlung begeben. Bulimische Patientinnen sind als Persönlichkeiten extrovertierter und impulsiver als Frauen mit asketischer Anorexia nervosa.

Kompliziert wird die Erkrankung oft durch **komorbide Störungen** wie Angsterkrankungen (v. a. soziale Phobie), Alkoholmissbrauch oder -abhängigkeit oder depressive Episoden. Treten neben den Essanfällen mehrere andere impulsive Verhaltensweisen auf wie selbstverletzende Handlungen, wiederholte Suizidversuche oder Substanzmissbrauch, sollte an eine gleichzeitig vorliegende Borderline-Persönlichkeitsstörung gedacht werden. Einige Bulimiepatientinnen geraten durch den erhöhten Bedarf an Lebensmitteln in massive finanzielle Schwierigkeiten. Auch Überlappungen mit der Aufmerksamkeitsdefizit-Hyperaktivitäts-Störung sollen vorkommen.

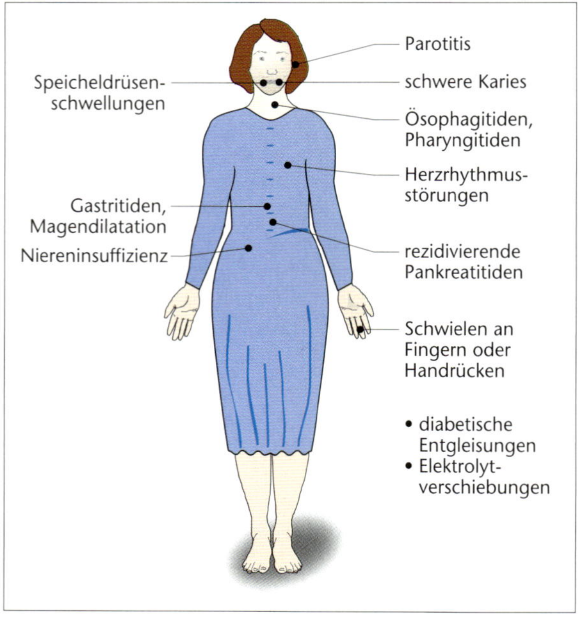

Abb. 11-9 Körperliche Folgen der Bulimia nervosa [8]

Die für die Bulimie typischen **somatischen Probleme** zeigt Abbildung 11-9. Insbesondere eine schwere Hypokaliämie kann zu kardialen Komplikationen und Nierenfunktionsstörungen bis zur chronischen Niereninsuffizienz führen.

Merke
Für die **Diagnose einer Bulimie** müssen nach ICD-10 folgende Kriterien gegeben sein:
- Essanfälle über mindestens drei Monate und mindestens zweimal pro Woche
- andauernde Beschäftigung mit der Nahrungsaufnahme; Gier oder Zwang zu essen
- gegensteuerndes Verhalten mit selbst induziertem Erbrechen, Hungerperioden, Einnahme von Abführmitteln und Medikamenten (Appetitzügler, Diuretika)
- Selbstwahrnehmung als „zu dick", übergroße Furcht vor dem „Dickwerden"

Epidemiologie

Es ist davon auszugehen, dass die Bulimia nervosa in der Allgemeinbevölkerung häufiger auftritt als die Anorexie. Betroffen sind wiederum mehr Frauen mit einer Lebenszeitprävalenz um 1 % (Männer: etwa 0,1 %). Schätzungsweise 0,5–3 % aller Frauen im Alter von 17–35 Jahren leiden nach den Kriterien des DSM-IV an einer Bulimie. Zum Zeitpunkt der Diagnosestellung sind die Patientinnen etwas älter als bei der Anorexie. Nicht selten geht der Entwicklung der Bulimie eine anorektische Phase voraus.

Ätiologie

Das ausführlich dargestellte ätiologische Modell zur Anorexia nervosa lässt sich weitgehend auf die Bulimie übertragen. Auch hier kann das gestörte Essverhalten als „Endstrecke" multipler Faktoren im Sinne eines Vulnerabilität-Stress-Modells verstanden werden.

Zu den biologischen Bedingungen ist anzufügen, dass in den Familien bulimischer Patientinnen überzufällig häufig affektive Störungen, Angsterkrankungen, Alkoholabhängigkeit, Übergewicht oder andere Essstörungen auftreten.

Diagnostik und Differentialdiagnosen

Das diagnostische Vorgehen deckt sich mit dem für die Anorexia nervosa ausgeführten Procedere. Besonders sorgfältig müssen die (nicht immer offensichtlichen) **körperlichen Komplikationen** erfasst werden.

Bei gründlicher Anamnese- und Befunderhebung ist die Diagnose der Störung in der Regel einfach. Essattacken mit und ohne Erbrechen können jedoch auch bei bestimmten psychischen oder somatischen

Erkrankungen auftreten, die als Differentialdiagnosen berücksichtigt werden sollten (Tab. 11-26)

Therapie

Mit Ausnahme der Gewichtszunahme, die bei ausschließlich bulimischen Patientinnen in der Regel nicht erforderlich ist, können die unter der Anorexia nervosa aufgeführten Therapieprinzipien auf die Bulimie übertragen werden.

Ernährungsrehabilitation
(↗ 11.2.2)

Psychosoziale Rehabilitation
Wenn möglich, wird eine **ambulante Psychotherapie** einzeln, in der Gruppe oder als Familientherapie durchgeführt.

Eine **stationäre Behandlung** ist bei der Bulimie nur dann notwendig, wenn schwere körperliche Komplikationen oder eine komorbide psychische Störung (z. B. Suizidalität, schwere depressive Episode, ausgeprägte Persönlichkeitsstörungen, erhebliche Suchtproblematik) vorliegen. Auch bei ausbleibendem Therapieerfolg im ambulanten Setting oder wenn entsprechend ausgebildete Therapeutinnen in einer bestimmten Region nicht verfügbar sind, sollte eine stationäre Aufnahme geplant werden.

Nach Forschungslage wirken sich sowohl **tiefenpsychologisch fundierte** als auch **verhaltenstherapeutisch ausgerichtete Psychotherapien** günstig auf den Verlauf der Erkrankung aus. Empirisch belegt ist v. a. die Wirksamkeit der **kognitiven Verhaltenstherapie**; aber auch die **Interpersonelle Therapie** erwies sich im Langzeitverlauf als effizient.

Medikamentöse Therapie
Die Einnahme eines **Antidepressivums** kann die Häufigkeit von Heißhungerattacken und Erbrechen verringern und als Erhaltungstherapie zum Rückfallschutz beitragen. Dabei kommen aufgrund des Wirkungs- und Nebenwirkungsspektrums v. a. **Serotonin-Wiederaufnahme-Hemmer** zur Anwendung. Sie sind besonders dann indiziert, wenn gleichzeitig Ängste, Zwänge oder ein depressives Syndrom vorliegen. Die Dosierung (z. B. Fluoxetin 60 mg/d) liegt für die SSRI höher als bei der Therapie affektiver Störungen und sollte bei Ansprechen über einen ausreichend langen Zeitraum (6–12 Monate) fortgesetzt werden. Die medikamentöse Behandlung sollte jedoch nur in Kombination mit einem psychotherapeutischen Verfahren durchgeführt werden, da die Psychotherapie bei der Behandlung der Bulimie der alleinigen pharmakologischen Behandlung wahrscheinlich überlegen ist.

Praxistipp
Viele bulimische Patientinnen kommen nicht wegen ihrer Essstörung, sondern aufgrund einer depressiven Symptomatik in psychiatrische oder psychotherapeutische Behandlung. Deshalb sollte man auf entsprechende anamnestische Hinweise oder körperliche Symptome achten.

Tab. 11-26 Differentialdiagnose der Bulimie

Somatische Erkrankungen	Psychische Erkrankungen
• Hypothalamischer/ hypophysärer Tumor • Diabetes mellitus • Kleine-Levin-Syndrom*	• andere Essstörungen • Affektive Störungen (v. a. atypische Depression) • Schizophrenie • Belastungsreaktionen, Anpassungsstörungen

* Kleine-Levin-Syndrom = periodische Hypersomnie: Erkrankung unklarer Ätiologie, betrifft vorwiegend junge Männer, mit periodisch auftretender Hypersomnie, Polyphagie und Verhaltensänderungen (Rückzug, Negativismus, Verlangsamung)

Verlauf und Prognose

Katamnesestudien deuten darauf hin, dass stationär behandelte bulimische Patientinnen mittelfristig einen etwas günstigeren Verlauf aufweisen als Patientinnen mit Anorexia nervosa. Einzelne Todesfälle kommen vor; insgesamt soll die Mortalität geringer sein als bei der Anorexie. Über den Langzeitverlauf der Störung liegen noch keine Untersuchungen vor. Zusätzliche psychische Erkrankungen beeinflussen den Verlauf ungünstig.

11.2.4 Binge Eating Disorder (psychogene Hyperphagie ohne gegensteuernde Maßnahmen)

Definition

Von einer **„Binge Eating Disorder“** spricht man, wenn regelmäßig Essanfälle ohne gegensteuerndes Verhalten auftreten. Meist besteht Übergewicht.

Zum Begriff „Binge Eating Disorder“
„Binge“ bedeutet wörtlich übersetzt „Sauf- oder Fressgelage“ und beschreibt damit die charakteristischen Essanfälle, die nicht durch „purging“ (selbstinduziertes Erbrechen, Laxanziengebrauch, exzessive sportliche Aktivitäten) „kompensiert“ werden. Die Störung wurde 1994 in den Anhang des DSM-IV aufgenommen (für die im Anhang aufgelisteten Störungen stehen weitere Untersuchungen aus, die klären, ob das Syndrom als eigenständige Erkrankung aufzufassen ist oder nicht). Die Überschneidungen mit der Adipositas und der Bulimia nervosa vom „Nicht-Purging“-Typus sind groß.

Symptomatik

Die bei der Binge Eating Disorder auftretenden Essanfälle sind wie bei der Bulimie durch den **Verzehr**

großer Mengen Lebensmittel gekennzeichnet. Während des Essanfalls erleben die Betroffenen das Gefühl, die Kontrolle über das Essen zu verlieren, und essen schneller und mehr als normal. Sie **essen, ohne Hunger zu haben,** bis zu einem unangenehmen Völlegefühl. Aus Verlegenheit über die von ihnen verzehrten Nahrungsmittelmengen essen die Betroffenen meist alleine. Auf die Essanfälle folgen intensive Schamgefühle, Deprimiertheit, Schuld- oder Ekelgefühle. Zur Diagnosestellung ist im DSM-IV überdies gefordert, dass die „Heißhungerattacken" über sechs Monate an mindestens zwei Tagen der Woche auftreten und die Betroffenen erheblich darunter leiden.

Epidemiologie

In der Allgemeinbevölkerung soll die Prävalenz der Störung bei etwa 2–5% liegen, unter den Teilnehmern an Gewichtsreduktionsprogrammen sogar bei bis zu 30%. **Männer und Frauen** sollen **gleich häufig betroffen** sein. Etwa die Hälfte der Betroffenen leiden an Übergewicht (BMI > 27,5), wobei aber nur etwa 5% aller Adipösen in der Allgemeinbevölkerung die Kriterien einer Binge Eating Disorder erfüllen.

Ätiologie

Die Ätiologie der Störung ist noch **unklar.** Ebenso wie bei der Adipositas sollen eine genetische Disposition sowie soziokulturelle und psychische Faktoren eine Rolle spielen. Unter den psychischen Bedingungen ist (neben einer Störung der Körperwahrnehmung und gezügeltem Essverhalten) insbesondere eine erhöhte psychiatrische Morbidität bei Adipösen mit Binge Eating Disorder zu nennen. Es soll sich dabei v.a. um depressive Syndrome, Angsterkrankungen und Persönlichkeitsstörungen handeln.

Diagnostik

Patienten, die an einer psychogenen Hyperphagie leiden, werden sich selten aufgrund dieser Störung in Behandlung begeben oder von sich aus über die Symptomatik sprechen, da diese extrem schambesetzt ist. Vielmehr wird häufig eine **Vorstellung wegen des Übergewichts** erfolgen. Dabei sollten – neben der Abklärung weiterer ursächlicher Faktoren einer Adipositas (↗ 11.2.5) – Auffälligkeiten des Essverhaltens, Störungen der Körperwahrnehmung, emotionale Probleme sowie komorbide psychische Erkrankungen auf einfühlsame Weise erfasst werden.

Differentialdiagnosen

Wie bei der Bulimie müssen **körperliche Erkrankungen**, die zu Heißhungerattacken führen können (z.B. Diabetes mellitus, hypophysärer oder hypothalamischer Tumor), ausgeschlossen werden. Darüber hinaus können zahlreiche Medikamente Heißhunger und Übergewicht auslösen (z.B. bestimmte Neuroleptika, Lithiumsalze, trizyklische Antidepressiva, Glukokortikoide, Östrogene). Auch das **Absetzen stimulierender Substanzen** (Nikotin, Amphetamine, Kokain) kann ähnliche Wirkungen haben.

Therapie

Das auffällige Essverhalten bei der Binge Eating Disorder wird derzeit ähnlich wie bei der Bulimie mit einer Kombination aus **Ernährungsrehabilitation** und **Psychotherapie** behandelt. Es gibt Hinweise darauf, dass sowohl eine angeleitete Selbsthilfe, eine kognitive Verhaltenstherapie als auch die Interpersonelle Therapie bei der psychogenen Hyperphagie wirksam sein sollen. Zudem ist die Behandlung komorbider psychischer Erkrankungen wichtig.

Da in der Regel ein erhebliches Übergewicht besteht, werden zur **Gewichtsreduktion** multimodale Therapiekonzepte aus der Adipositasbehandlung genutzt (↗ 11.2.5).

Medikamente zur Appetitminderung und Gewichtsreduktion erwiesen sich als nur mäßig wirksam.

Antidepressiva aus der Gruppe der **Serotonin-Wiederaufnahme-Hemmer** sind mit einigem Erfolg bei der Binge Eating Disorder eingesetzt worden; Rückfälle nach Beendigung der Therapie waren häufig. Weitere Untersuchungen stehen noch aus.

Verlauf und Prognose

Da die Störung erst seit kurzem als eigenständige Diagnose geführt wird, liegen nur wenige Daten vor. Es wird angenommen, dass Verlauf und Prognose der Essanfälle bei einer Kombination aus Ernährungsrehabilitation mit Gewichtsreduktion und Einzel- oder Gruppenpsychotherapie ähnlich günstig ist wie bei der Bulimia nervosa. Um den Therapieerfolg hinsichtlich des Körpergewichtes (Gewichtsabnahme) aufrechtzuerhalten, sind höchstwahrscheinlich langfristige Maintenance-Programme und „Auffrischungs-Einheiten" erforderlich.

11.2.5 Adipositas

Definition

Die Begriffe Adipositas und Übergewicht **werden oft synonym** gebraucht, obwohl sie Unterschiedliches bezeichnen: Ist der **Anteil von Körperfett an der Ganzkörpermasse zu hoch**, spricht man von **Adipositas**. Mit **Übergewicht** bezeichnet man dagegen eine **Erhöhung der Körpermasse**; d.h., das Körpergewicht liegt oberhalb entsprechender Alters- und Geschlechtsnormen.

Klassifikation

Da viele Messmethoden zur Feststellung des Körperfettanteils (z.B. Unterwasserwiegen, Computertomographie, Magnetresonanztomographie) für die klinische Praxis zu aufwendig sind, hat sich der **BMI (Body Mass Index)** als valides Maß für eine Einschätzung der Fettmasse bei Kindern und Erwachsenen bewährt. Mit Hilfe des BMI kann eine weitere Klassifikation der Adipositas vorgenommen werden (↗ 11.2.1). Ab einem **BMI von 26–30** spricht man von **Übergewicht**; eine **Adipositas** im engeren Sinne liegt bei einem **BMI > 30** vor.

Eine wichtige Rolle spielt auch das **Muster der Fettverteilung:** Es wird zwischen einer **abdominalen** (stammbetonten oder androiden) und einer **gluteofemoralen** (hüftbetonten oder gynoiden) Fettansammlung unterschieden. Letztere ist eher bei Frauen zu beobachten, die abdominale Form häufiger bei Männern. Die abdominale Form ist mit einem sehr viel höheren Risiko für Folgekrankheiten verknüpft.

Symptomatik

Mit einer Adipositas sind sowohl erhebliche **körperliche** als auch **psychosoziale Folgen** verbunden. Eine Aufstellung körperlicher Probleme, die mit der Adipositas einhergehen, findet sich in Tabelle 11-27.

„Dicksein" wird in unserer Gesellschaft mit geringer Intelligenz, Willensschwäche und Faulheit in Verbindung gebracht. Daher erfahren Betroffene nicht selten sozial diskriminierendes Verhalten oder werden ausgegrenzt. Die **gesellschaftliche Stigmatisierung**, aber auch das Übergewicht selbst führen häufig zu einem **reduzierten Selbstwerterleben** und zu **aggressiven Gefühlen gegenüber dem eigenen Körper**. Eine Komorbidität mit Angststörungen oder depressiven Syndromen kommt oft vor.

Epidemiologie

Es ist davon auszugehen, dass **in Deutschland etwa die Hälfte aller Erwachsenen übergewichtig** ist; bei jedem fünften bis sechsten Erwachsenen soll eine Adipositas bestehen. Unter Schulkindern und Jugendlichen sollen etwa 10–20% übergewichtig sein. Insgesamt **nimmt** die **Prävalenz** der Adipositas und des Übergewichtes in Deutschland wie in allen westlichen industrialisierten Ländern **zu**.

Tab. 11-27 Begleiterkrankungen der Adipositas

Betroffenes System	Begleiterkrankung
Kardiovaskuläres System	• arterielle Hypertonie • Herzinfarkt • Herzinsuffizienz • Schlaganfall • primäre Lungenembolie
Endokrines System/ Stoffwechsel	• Diabetes mellitus Typ 2 • Hyperlipidämie • metabolisches Syndrom • Gicht
Sonstige	• Gallenblasenerkrankungen • Katarakte • Krebserkrankungen • Schwangerschaftsprobleme • Schlafapnoesyndrom • orthopädische Beschwerden • erhöhtes Mortalitätsrisiko

Ätiologie

Eine Gewichtszunahme entsteht dann, wenn die mit der Nahrung zugeführte Energie höher ist als der Energieverbrauch des Körpers. Energieaufnahme und -verbrauch werden ihrerseits durch das Essverhalten, den Ruhestoffwechsel und das Ausmaß körperlicher Aktivität beeinflusst (Abb. 11-10). Diese

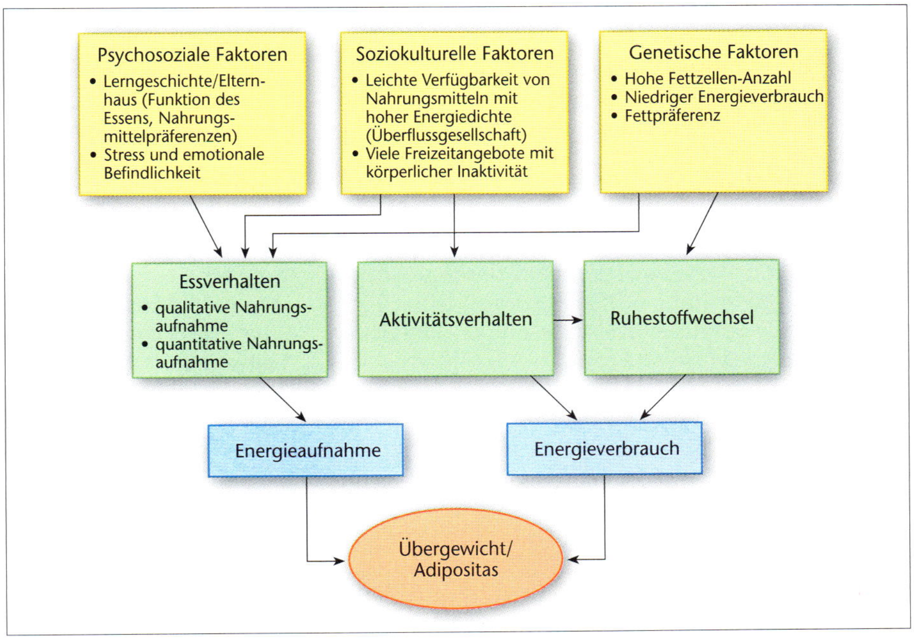

Abb. 11-10 Bio-psychosoziales Modell der Entstehung und Aufrechterhaltung von Übergewicht/Adipositas [35]

wiederum sind von soziokulturellen, psychosozialen und nicht zuletzt von genetischen Faktoren abhängig.

- **Genetische Faktoren**
  Anhand von Familien-, Zwillings- und Adoptionsstudien wurden starke genetische Einflüsse bei der Entstehung der Adipositas nachgewiesen. Der genaue pathogenetische Mechanismus ist noch unklar; von genetischen Einflüssen abhängige Faktoren wie z. B. der Energieverbrauch oder die Anzahl von Fettzellen (Adipozyten) sind hier von Bedeutung.
- **Psychosoziale Faktoren**
  Die Nahrungsaufnahme wird nicht nur durch Gefühle von Hunger und Sättigung beeinflusst, sondern auch durch die **Lernerfahrungen**, die wir im Laufe unserer Entwicklung mit Nahrungsmitteln gemacht haben. Die elterliche Einstellung zu körperlicher Aktivität und familiäre Ess- und Trinkgewohnheiten haben dabei Modellcharakter. Der Einsatz von Süßigkeiten als „Seelentröster" oder starre Tisch- und Verhaltensregeln („Der Teller wird leer gegessen!") sind Beispiele für familiäre Bedingungen, die eine Störung in der Regulation von Hunger und Sättigung begünstigen. Ebenso können auch häufige **Diäten** zu einer gestörten enterozeptiven Wahrnehmung führen (s. gezügeltes Essverhalten, ↗ 11.2.2).
- **Soziokulturelle Faktoren**
  Veränderte Lebensbedingungen mit einem großen, leicht verfügbaren Nahrungsmittelangebot sowie einer Abnahme körperlicher Beanspruchung bei der Arbeit und in der Freizeit bilden den gesellschaftlichen Hintergrund der Störung.

Diagnostik

Eine umfassende Diagnostik der Adipositas sollte folgende Bereiche einschließen:

- Erfassen des Gewichtsstatus (Körpergröße, -gewicht, BMI, Fettverteilungsmuster etc.)
- Ernährungs- und aktivitätsbezogene Anamnese (über Ernährungstagebuch und Aktivitätsprotokoll)
- Erfassen komorbider psychischer Symptome (z. B. depressive Syndrome, Angststörungen, Binge Eating Disorder)
- Erfassen von Folgeerkrankungen (kardiovaskuläre Störungen, metabolisches Syndrom)
- Ausschluss organischer Erkrankungen als Ursache der Adipositas.

Differentialdiagnosen

Eine sekundäre Adipositas kann bei endokrinologischen Erkrankungen (z. B. M. Cushing, Hypothyreose) und Hirntumoren (besonders in Bereich Hypothalamus/Hypophyse) auftreten. Ferner können zahlreiche Medikamente zu Appetitsteigerung und Gewichtszunahme führen (vgl. Differentialdiagnose der Binge Eating Disorder). Es sollte zudem geklärt werden, ob gleichzeitig eine Binge Eating Disorder oder eine Bulimia nervosa vorliegt.

Therapie

Bei der Behandlung der Adipositas hat sich die Kombination verschiedener Therapieansätze im Sinne eines multimodalen Vorgehens bewährt. Es beruht auf drei Säulen:

- **Ernährungsrehabilitation**
  Ziel ist zunächst eine **Gewichtsreduktion**. Diese wird in der Regel durch eine Diät erreicht. Empfehlenswert ist eine hypokalorische Mischkost, d. h. eine Einsparung von ca. 500 Kilokalorien pro Tag bei einer Verteilung von 50–55% Kohlenhydraten, 30% Fett und 15–20% Eiweiß. Sinnvoll ist ein langsamer, kontinuierlicher Gewichtsverlust von etwa 0,5 kg pro Woche. Bei sehr übergewichtigen Personen kann als „Einstieg" ins Therapieprogramm die Durchführung einer Formula-Diät hilfreich sein. Eine langfristige Ernährungsumstellung (fettkontrollierte, kohlenhydratliberale Kost) trägt zu einer **Gewichtsstabilisierung** bei.
- **Sport**
  Regelmäßige sportliche Betätigung führt zu einer Steigerung des Energieumsatzes und unterstützt dadurch eine Gewichtsreduktion und -stabilisierung. Außerdem kann Bewegung das psychische und körperliche Befinden verbessern und therapiemotivierende Erfolgserlebnisse vermitteln. Besonders geeignet sind gelenkschonende Ausdauersportarten (z. B. Walking, Schwimmen, Radfahren).
- **Verhaltenstherapie**
  Bereits während der Diät sollte der Patient mit Hilfe von Selbstbeobachtungsprotokollen und einer detaillierten Analyse seines Essverhaltens weitere **Einsichten über ungünstige Verhaltensweisen** gewonnen haben (z. B. Essen „zwischendurch" aus dem Kühlschrank, Verzehren großer Mengen bei Stress). Daraus entwickelte **Selbstkontrolltechniken** (z. B. jede Mahlzeit am schön gedeckten Tisch einnehmen, Entspannungsübungen als alternatives Verhalten bei Stress) tragen ebenfalls zu einer Reduktion und Stabilisierung des Gewichts bei.

Medikamentöse/operative Ansätze

Eine **medikamentöse Therapie** sollte der schweren Adipositas (BMI > 35 bzw. > 30 bei zusätzlichen Risikofaktoren) vorbehalten sein und nur integriert in ein multimodales Therapiekonzept durchgeführt werden. Zur Anwendung kommen das zentral serotonerg und noradrenerg wirksame Sibutramin (verstärkt das Sättigungsgefühl, erhöht den Energieumsatz) oder Orlistat (hemmt im Darm die Verdauung des aufgenommenen Nahrungsfettes). Die Einzelheiten zur medikamentösen Therapie finden sich in Tabelle 11-28.

Tab. 11-28 Medikamente zur Behandlung der Adipositas

Substanz	Wirkstoffgruppe	Dosierung	Wirkungsweise	Besonderheiten
Sibutramin	Serotonin-Noradrenalin-Wiederaufnahme-Hemmer (Amphetamin-Derivat)	10 mg/d	Zentralnervös serotonerg und noradrenerg; sättigungsverstärkend, erhöht den Energieverbrauch	Nebenwirkungen: Anstieg von Blutdruck und Herzfrequenz, Flush, Übelkeit, Schlafstörungen, Mundtrockenheit u. a.
Orlistat (= Tetrahydrolipstatin)	Lipasehemmer	120 mg (vor, während oder eine Stunde nach jeder Hauptmahlzeit)	Hemmung der intestinalen Fettaufnahme und -verdauung	Durchfälle, Fettstühle, Darmkrämpfe, Meteorismus (abhängig vom Fettgehalt der Nahrung) u. a.

Die Indikation für ein **operatives Vorgehen** besteht nur in ganz wenigen Fällen; sie sollte nur dann erwogen werden, wenn eine extreme Adipositas besteht (BMI > 40), professionell durchgeführte konservative Methoden langfristig ohne Erfolg waren und bestimmte andere Erkrankungen (z. B. endokrinologische Störungen, schwere Depression, Suchterkrankung) ausgeschlossen wurden.

Verlauf und Prognose

Gewichtsabnahme und mittelfristige Gewichtsstabilisierung werden nach heutiger Erkenntnis am ehesten durch multimodale Therapiekonzepte mit verhaltenstherapeutischer Orientierung erreicht. Die Ergebnisse längerfristiger Katamnesestudien sind jedoch eher entmutigend. Es wird geschätzt, dass derzeit nur etwa 20% der adipösen Patienten dauerhaft ihr reduziertes Gewicht halten können.

12 Psychische Störungen bei Kindern und Jugendlichen

Christoph Wewetzer

12.1 Allgemeine Charakteristik psychischer Störungen bei Kindern und Jugendlichen

Psychische Störungen bei Kindern und Jugendlichen werden nach dem multiaxialen Klassifikationsschema (MAS) der WHO auf mehreren Achsen abgebildet (Tab. 12-1).

Psychische Störungen bei Kindern und Jugendlichen sind ohne genaue Kenntnis der Normalentwicklung nicht begreifbar, da gerade individuelle Merkmale, Reifungsprozesse und Milieueinflüsse in einer ständigen Interaktion stehen. Dabei zwingt die Berücksichtigung des Entwicklungsaspekts zu einer multidimensionalen Sichtweise psychischer Störungen im Kindes- und Jugendalter.

Die **Ätiologie** psychischer Störungen im Kindes- und Jugendalter basiert somit auf einer multifaktoriellen Genese, in der biologische, psychologische und soziale Aspekte eine große Rolle spielen (Abb. 12-1).

Um diese verschiedenen Aspekte angemessen berücksichtigen zu können, bedarf es auch einer Mehrebenen-**Diagnostik,** basierend auf einer **multiaxialen Klassifikation**. Neben der Erhebung objektiver Angaben im Rahmen der Familien- und Eigenanamnese spielt die Fremdbeurteilung eine sehr wichtige Rolle. Eine kindgerechte Exploration und Beobachtung des Kindes oder Jugendlichen sowie eine umfassende somatische und psychodiagnostische Untersuchung ergänzen diese Diagnostik.

Ein mehrdimensionales, entwicklungsorientiertes Krankheitsverständnis bei Kindern und Jugend-

Tab. 12-1 Multiaxiales Klassifikationsschema (MAS)

Achse	Klassifikation nach WHO	Beispiele, Klassifikation nach ICD-10 (in Klammern)
Achse 1	Klinisch psychiatrische Syndrome	• Hyperkinetische Störungen (F90) • Ticstörungen (F95) • Enuresis (F98)
Achse 2	Entwicklungsstörungen	• Lese-Rechtschreib-Störung (F81.2) • Rechenstörung (F82.2)
Achse 3	Intelligenzniveau	• Schwere intellektuelle Behinderung (F70)
Achse 4	Körperliche Symptomatik	
Achse 5	Aktuelle psychosoziale Umstände	
Achse 6	Globalbeurteilung der psychosozialen Anpassung	

lichen führt auch zu einem mehrebenenorientierten, personen- und umweltzentrierten sowie altersbezogenen Therapieverständnis. Auch die **Therapie** sollte **mehrdimensional** angelegt werden und umfasst Bereiche wie Psychoedukation, Psychotherapie, Pharmakotherapie sowie intensive Einbeziehung der Familie und des sozialen Umfeldes. Die **Prognose** psychischer Störung bei Kindern und Jugendlichen hängt somit sehr stark von prämorbiden Faktoren, der individuellen Verlaufscharakteristik der Störung, einer möglichen Komorbidität und der Einflussnahme der sozialen Umgebung ab.

12.2 Intelligenzminderung (Oligophrenie, geistige Behinderung) und Demenz im Kindesalter

Definition

Eine **Intelligenzminderung** ist definiert als eine **stehen gebliebene, unvollständige Entwicklung der geistigen Fähigkeit**, die sich im Laufe der Jahre manifestiert; dabei sind insbesondere Fertigkeiten beeinträchtigt, die zum Intelligenzniveau beitragen (z. B. Kognition, Sprache, motorische und soziale Fähigkeiten). Synonyme Begriffe für Intelligenzminderung nach ICD-10 sind Oligophrenie und geistige Behinderung.

Hiervon unterschieden wird die **Demenz**, bei der es sich um einen umschriebenen **Abbauprozess** bereits ausgebildeter und entwickelter Intelligenzfunktionen handelt.

Unter den Intelligenzminderungen ist die leichte Intelligenzminderung mit 80% am häufigsten vertreten. Es folgen die mittelgradige Intelligenzminderung mit ca. 12%, die schwere Intelligenzminderung mit 7% und die schwerste Intelligenzminderung mit weniger als 1%. Intelligenzminderungen werden nach ICD-10 folgendermaßen klassifiziert (Tab. 12-2).

Epidemiologie

In epidemiologischen Studien liegt der Anteil der geistig Behinderten in der deutschen Gesamtbevölkerung bei etwa 2–3% (für Kinder und Jugendliche differenziert nach Geschlechtern: 5,4% bei den Jungen und 2,9% bei den Mädchen. Bei schwereren

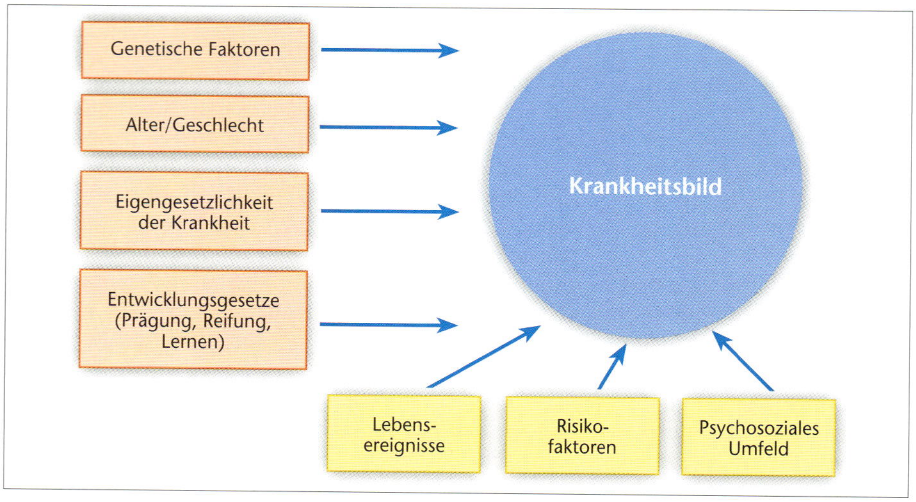

Abb. 12-1 Allgemeine Charakteristik der Entwicklung kinder- und jugendpsychiatrischer Syndrome

Tab. 12-2 Klassifikation nach der Intelligenz und Förderungsmöglichkeit nach ICD-10

Intelligenz	IQ	Auswirkung
Niedrige Intelligenz (Lernbehinderung)	85–70	Können sich im Leben selbständig zurechtfinden, einfache berufliche Tätigkeiten möglich, Besuch der Hauptschule oder der Schule zur individuellen Lernförderung
Leichte Intelligenzminderung (leichte geistige Behinderung, früher Debilität)	69–50	Einfache praktische Tätigkeiten möglich, Besuch der Schule zur individuellen Lernförderung oder individuellen Lebensbewältigung
Mittelgradige Intelligenzminderung (mittelgradige geistige Behinderung, früher Imbezillität)	49–35	Von familiärer oder institutioneller Fürsorge abhängig, einfache Tätigkeiten nur in beschützten Werkstätten möglich, Besuch der Schule zur individuellen Lebensbewältigung
Schwere Intelligenzminderung (schwere geistige Behinderung, früher ausgeprägte Imbezillität)	34–20	Mehrheitlich in Institutionen untergebracht, Schulbesuch kaum möglich, häufig zusätzliche Behinderungen vorhanden, z. B. Lähmungen
Schwerste Intelligenzminderung (schwerste geistige Behinderung)	19–0	Überwiegend Pflegefälle mit Mehrfachbehinderungen

Graden der geistigen Behinderung scheint kein signifikanter Unterschied zwischen den Geschlechtern zu bestehen.

Ätiologie

Trotz des medizinischen Fortschritts ist die Ätiologie bei ca. 50% der von geistiger Behinderung Betroffenen nicht bekannt. Sicherlich nehmen **biologische Faktoren** starken Einfluss auf die Ausbildung von Intelligenzfunktionen. Die biologischen Ursachen lassen sich geordnet nach dem Zeitpunkt der Entstehung unterteilen (Tab. 12-3). Des Weiteren ist die Aufklärung der Ätiologie auch vom Schweregrad der Intelligenzminderung abhängig. Mit zunehmendem Schweregrad sind organische Schäden, Fehlbildungen, Stoffwechselstörungen und andere körperliche Merkmale sehr viel stärker mit einer Intelligenzminderung assoziiert.

Symptomatik

Folgende Symptome können bei einer Intelligenzminderung auftreten:

- Starke Beeinträchtigung der Anpassungsfähigkeit an neue und geänderte Situationen
- Unfähigkeit zur Differenzierung zwischen Wichtigem und Unwichtigem
- Störungen im Bereich des Antriebs und des Affekts
- Ausgeprägter Bewegungsdrang (erethisch) mit Kurzschlusshandlungen
- Bei schwerer geistiger Behinderung kommt es häufig zur Automutilation (Selbstverstümmelung)

Tab. 12-3 Ätiologie der Intelligenzminderung

Pränatal entstandene Formen	Genmutationen	• Stoffwechselstörungen, z. B. Phenylketonurie • Dominant vererbte Genmutationen, z. B. Neurofibromatose • X-chromosomal, z. B. Rett-Syndrom
	Fehlbildungs-, Retardierungssyndrome	z. B. Prader-Willi-Syndrom
	Chromosomenanomalien	• Trisomien, z. B. Down-Syndrom • Deletionen, z. B. Katzenschrei-Syndrom • Gonosomale Aberrationen, z. B. Klinefelter-Syndrom XXY
	Exogen verursacht	• Infektionen, z. B. Röteln • Toxisch, z. B. Alkohol oder Strahlen
Perinatal entstandene Formen	Geburtstraumata	z. B. Sauerstoffmangel oder Frühgeburt
Postnatal entstandene Formen	Schäden	• Schädel-Hirn-Traumata • Entzündungen • Tumoren

- Essen ungenießbarer, nicht zum Essen geeigneter Substanzen und Gegenstände (Pica)
- Psychische Störungen.

Bei Kindern und Jugendlichen mit Intelligenzminderung treten psychische Störungen deutlich häufiger auf als bei normal Intelligenten. Geistig behinderte Kinder und Jugendliche haben ein drei- bis viermal höheres Risiko, an einer psychischen Störung zu erkranken, als normal Intelligente. Schwer geistig Behinderte sind sehr viel häufiger davon betroffen als leicht geistig Behinderte.

Merke
Kinder und Jugendliche mit geistiger Behinderung sind häufiger zusätzlich mit psychischen Störungen belastet.

Diagnose

Diagnostisch bedürfen Kinder und Jugendliche mit einer Intelligenzminderung einer sorgfältigen Anamneseerhebung, einer internistisch-neurologischen Untersuchung, einer neuropsychologischen Testdiagnostik sowie einer Reihe apparativer und laborgestützter Untersuchungen. Bei dem Verdacht auf Vorliegen eines Syndroms bedarf es zusätzlich auch psychogenetischer Untersuchungen.

Differentialdiagnostisch müssen die Intelligenzminderungen zunächst von den Demenzzuständen abgegrenzt werden. Auch der frühkindliche Autismus kann differentialdiagnostisch wichtig sein. Häufig findet sich komorbid ein zerebrales Anfallsleiden, so dass die Ableitung eines EEG obligat ist.

Therapie

Die Therapie ist in den meisten Fällen nicht kausal orientiert, sondern muss in erster Linie **symptomatisch** erfolgen. Dabei sind funktionelle Übungsbehandlungen besonders bei Störungen im motorischen Bereich und speziellen Ausfällen anzuraten. **Verhaltenstherapeutische Maßnahmen** haben sich zur Verminderung oder Beseitigung zusätzlicher Verhaltensauffälligkeiten wie z. B. selbstverletzendes Verhalten bewährt, aber auch um die Ziele der Verselbstständigung wie z. B. selbstständiges Essen oder selbstständiges Anziehen zu erreichen.

Eine **medikamentöse Behandlung** kann nötig sein, um z. B. eine Hyperaktivität zu mildern. Hier kommen in erster Linie niederpotente oder atypische Neuroleptika wie Risperidon infrage.

Von großer Bedeutung ist die **Unterstützung und Beratung** der engen Bezugsperson und des sozialen Umfeldes. Die meisten intelligenzgeminderten Kinder werden auf einer Spezialschule zur individuellen Lebensbewältigung betreut. An den Schulbesuch schließt sich meistens eine Werkstufe an und ein Großteil der stärker eingeschränkten Kinder und Jugendlichen findet Arbeit in betreuten Werkstätten.

12.3 Umschriebene Entwicklungsstörungen

Entwicklungsstörungen nehmen ihren Beginn meist im Kleinkindalter und sind mit der biologischen Reifung des Nervensystems eng verknüpft.

Definitionskriterien einer umschriebenen Entwicklungsstörung nach ICD-10 (F90) sind:
- Beginn ausnahmslos in der Kindheit
- Störungen der sprachlichen, motorischen und schulischen Fertigkeiten sind eng mit der biologischen Reife des ZNS verbunden.
- Sie sind nicht Ausdruck einer allgemeinen Intelligenzminderung.
- Sie sind nicht Ausdruck einer mangelhaften Förderung.
- Der Verlauf ist nicht durch Remissionen oder Rezidive charakterisiert.
- Sie sind nicht Folge einer organischen oder primär psychischen Störung.

Die ICD-10 unterscheidet „umschriebene Entwicklungsstörungen“ und „tief greifende Entwicklungsstörung“.

Innerhalb der umschriebenen Entwicklungsstörungen werden in der ICD-10 die **umschriebenen Entwicklungsstörungen des Sprechens und der Sprache** von umschriebenen Entwicklungsstörungen **schulischer Fertigkeiten** und umschriebenen Entwicklungsstörungen der **motorischen Funktionen** unterschieden (Tab. 12-4). Gemeinsam ist ihnen, dass sie im Kleinkindalter oder in der Kindheit beginnen, die Entwicklungsstörung eng mit der biologischen Reifung des zentralen Nervensystems verknüpft ist und der Entwicklungsstörung keine Periode normaler Entwicklung im betroffenen Bereich vorausgegangen ist.

12.3.1 Umschriebene Entwicklungsstörung des Sprechens und der Sprache

In der Sprachentwicklung eines Kindes kommt es im Alter von drei bis fünf Monaten zu ersten Vokalen, Blas- und freudigen Schreilauten. Ab dem sechsten Lebensmonat werden zunehmend häufiger Konsonanten verwendet und mit sieben bis acht Monaten setzt die Fähigkeit zur unmittelbaren sprachlichen Nachahmung ein. Dabei ist das Sprachverständnis **(rezeptive Sprache)** im Kleinkindalter deutlich früher entwickelt als der sprachliche Ausdruck **(expressive Sprache)**. Die ersten Wörter treten bei den meisten Kindern zwischen dem 12. und 18. Lebensmonat auf. Ab einem Wortschatz von 20 bis 50 Wörtern kommt es zu ersten Zweiwortsätzen. Mit dem Eintritt in den Kindergarten ist die Sprache bei den

Tab. 12-4 Klassifizierung der umschriebenen Entwicklungsstörungen

Entwicklungsstörung	Klassifikation	Beispiele
Umschriebene Entwicklungsstörungen des Sprechens und der Sprache (F80)	Artikulationsstörung (F80.0)	• Dyslalie • Entwicklungsbedingte Artikulationsstörung • Funktionelle Artikulationsstörung • Lallen • Phonologische Entwicklungsstörung
	Expressive Sprachstörung (F80.1)	Dysphasie oder Aphasie, expressiver Typ
	Rezeptive Sprachstörung (F80.2)	• Dysphasie oder Aphasie, rezeptiver Typ • Wernicke-Aphasie • Worttaubheit
	Erworbene Aphasie mit Epilepsie (Landauer-Kleffner-Syndrom) (F80.3)	
	Sonstige Entwicklungsstörungen des Sprechens und der Sprache (F80.8)	Lispeln
Umschriebene Entwicklungsstörungen schulischer Fertigkeiten (F81)	Lese- und Rechtschreibstörung (81.0)	• Entwicklungsdyslexie • Umschriebene Lesestörung • „Leserückstand"
	Isolierte Rechtschreibstörung (F 81.1)	
	Rechenstörung (F81.2)	• Entwicklungsbedingtes Gerstmann-Syndrom • Entwicklungsstörung des Rechnens • Entwicklungsakalkulie
	Kombinierte Störung schulischer Fertigkeiten (F81.3)	
Umschriebene Entwicklungsstörung der motorischen Funktionen (F82)	Umschriebene Entwicklungsstörung der • Grobmotorik (F82.0) • Fein- und Graphomotorik (F82.1) • Mundmotorik (F82.2)	

meisten Kindern so weit entwickelt, dass Kinder beim täglichen Umgang in vollständigen und grammatikalisch weitgehend korrekten Sätzen sprechen können. Dabei kann die Artikulation noch unvollständig sein.

Störungen in der Sprach- und Sprechentwicklung können durch Logopäden (Sprachheilpädagogen) behandelt werden.

Merke
Im Hinblick auf die **Definition** ist es wichtig, **Sprachstörungen** von **Sprechstörungen** zu trennen. Bei der Sprachstörung werden Wortform und Satzform, Wort- und Satzbedeutung fehlerhaft verstanden oder produziert. Sprechstörungen sind hingegen Defizite im **Redefluss.**

Sprachstörungen

Neben der normalen Sprachentfaltung kann es zur Störung der Sprachentwicklung und des Sprachverständnisses kommen; diese können unterschiedliche Ursachen haben. Es kann sich z. B. um eine Hörstummheit **(Audimutitas)** handeln, aber auch um eine fehlende oder unzureichende sprachliche Stimulation eines deprivierenden Umfelds.

Ein Subtyp der Sprachstörung ist die **Artikulationsstörung** (synonyme Begriffe sind **Stammeln** und **Dyslalie**). Hier fehlen einzelne Laute oder Lautverbindungen völlig bzw. sie werden durch andere ersetzt oder entstellt gebildet. Artikulationsstörungen sind die häufigsten Sprachentwicklungsstörungen und finden sich bei etwa 7% der 5-jährigen Jungen und 2% der gleichaltrigen Mädchen. Die Benennung der Art der Lautstörung erfolgt nach der Regel, dass der griechischen Bezeichnung des fehlerhaft gebildeten Lautes die Endung „tismus" oder „zismus" angefügt wird, wie z. B. Sigmatismus, Rhotazismus, Kappazismus.

Agrammatismus und **Dysgrammatismus** sind Sprachstörungen, die auf einer Unfähigkeit beruhen, grammatikalisch korrekt zu sprechen. Dysgrammatismus kommt etwa bei 3% der 6-jährigen Jungen und 1,5% der gleichaltrigen Mädchen vor.

Sprechstörungen

Bei den Sprechstörungen dagegen handelt es sich um Störungen des Sprechablaufes (des Redeflusses). Das **Stottern** ist eine Störung des Sprechflusses (keine Sprachstörung), charakterisiert durch **Hemmung (tonisches Stottern)** und Unterbrechung **(klonisches Stottern)** des Sprechablaufes. Dabei werden Laute, Silben oder Wörter häufig wiederholt oder gedehnt, der rhythmische Sprechfluss ist durch das Innehalten oder Zögern unterbrochen. 5% der 5-jährigen Jungen und 2% der 5-jährigen Mädchen zeigen diese Störung.

Das **Poltern** ist eine Störung des Redeflusses (nicht der Sprache). Dabei zeigt sich eine hohe fehlerhafte **Sprechgeschwindigkeit,** die unrhythmisch und ruckartig verläuft, ohne dass es zu Wiederholungen oder Verzögerungen wie beim Stottern kommt. Poltern ist wie auch das Stottern im Alter zwischen drei und fünf Jahren noch physiologisch. Im Unterschied zum Stottern bessert sich das Sprechverhalten häufig bei Aufmerksamkeitszuwendung und Sprechen vor fremden Personen.

Ätiologie

Ausschlaggebend für die Entstehung von Sprachstörungen sind wahrscheinlich **polygene genetische Faktoren**. Darüber hinaus spielen **psychosoziale Faktoren** sicherlich ebenfalls eine Rolle. So hängt z. B. Sprachanbahnung auch stark von Anregung ab. Somit können sich intrafamiliäre und institutionelle Mangelanregungen nachteilig auf die Sprachentwicklung auswirken.

Differentialdiagnose

Differentialdiagnostisch sind Hörstörungen, geistige Behinderung, frühkindlicher Autismus, sprachliche Deprivation sowie Sprachverlustsyndrome infolge einer erworbenen Hirnschädigung (z. B. Aphasien) auszuschließen. Eine weitere Differentialdiagnose ist der Mutismus, bei dem es sich um eine Sprechverweigerung bei vorhandenem Sprachvermögen handelt.

Nach ausführlicher Diagnostik bedarf es einer differenzierten **logopädischen Behandlung**. Dabei stehen Imitationstraining mit spielerisch gestalteter Übungssituation sowie verhaltenstherapeutisch orientierte Behandlungsprogramme im Vordergrund.

12.3.2 Umschriebene Entwicklungsstörung schulischer Fertigkeiten

Zu den umschriebenen Entwicklungsstörungen schulischer Fertigkeiten gehören die **Lese-Rechtschreib-Störung (Legasthenie)** sowie die **Rechenstörung (Dyskalkulie)** und die Kombination aus beidem. Diesen Lernschwierigkeiten ist gemeinsam, dass sie trotz hinreichender allgemeiner Intelligenz sowie umfassender familiärer und schulischer Lernanregung als **Teilleistungsstörung** vorkommen.

Die Prävalenz von umschriebenen Entwicklungsstörungen schulischer Fertigkeiten liegt bei ca. 10% aller Kinder und Jugendlichen. Dabei sind Jungen deutlich häufiger betroffen. Für die Lese-Rechtschreib-Störung finden sich Prävalenzraten zwischen 4 und 7%, für die Rechenstörung werden bis zu 6% angenommen.

Lese-Rechtschreib-Störung (Legasthenie)

Ätiologie

Im Hinblick auf die Ätiologie der Lese-Rechtschreib-Störung werden genetisch determinierte und nicht genetisch determinierte Besonderheiten der **zerebralen Informationsverarbeitung** betrachtet. Übungen und die Qualität des Unterrichts beeinflussen das Ausmaß der Beeinträchtigung, sie sind jedoch ebenso wie psychosoziale und primär psychische Erkrankungen nicht als ursächlich anzusehen.

Symptomatik

Die Symptomatik zeigt sich im Auslassen, Ersetzen, Verdrehen oder Hinzufügen von Wortteilen oder Wörtern. Dabei ist wichtig festzustellen, dass es die **typischen „Legastheniefehler"** nicht gibt. Kennzeichnend ist vielmehr die Diskrepanz der Fehlerhaftigkeit zur Altersnorm und zur allgemeinen intellektuellen Begabung.

Diagnose

Diagnostisch bedarf es zusätzlich zu den allgemeindiagnostischen Maßnahmen der **Durchführung standardisierter Lese- und Rechtschreibtests** sowie, um die Diskrepanz festzustellen, eines ausführlichen **Intelligenzmessverfahrens**.

Differentialdiagnostisch müssen neurologische Erkrankungen sowie Seh- und Hörstörungen, aber auch der Verlust einer erworbenen Lesefähigkeit (Dyslexie) oder Rechtschreibfähigkeit (Dysgraphie) aufgrund einer erworbenen zerebralen Schädigung ausgeschlossen werden. Bei mangelnder Förderung und Unterrichtung muss auch untersucht werden, ob nicht ein Analphabetismus vorliegt.

Therapie

Therapeutisch stehen die **Beratung** des Kindes und der Eltern sowie eine **spezifische Übungsbehandlung** des Lesens, Rechtschreibens bzw. Rechnens im Vordergrund. In Einzelfällen bedarf es zusätzlich psychotherapeutischer Maßnahmen, darüber hinaus sozialrechtlicher Hilfen und der **Ausschöpfung schulrechtlicher Möglichkeiten**. Die Lese- und Rechtschreibstörung wie auch die Rechenstörung sind in der Regel ab der zweiten und dritten Grundschulklasse diagnostisch feststellbar.

Kasuistik

Bei dem 9-jährigen Sven handelt es sich bis zum Schuleintritt um einen fröhlichen, unbelasteten, altersentsprechend entwickelten Jungen. Mit dem Eintritt in die Schule zeigt sich, dass Sven große Schwierigkeiten hat, das Lesen zu erlernen, und er trotz intensivsten Übens mit seiner Mutter kaum laut vorlesen kann. Dabei weist er auch massive Rechtschreibprobleme auf. In den Nachschriften erreicht Sven trotz der ständigen Nachhilfe durch die Mutter immer nur die Note 6. Die Mutter ist verzweifelt, weil Sven in einem Text die gleichen Wörter ganz verschieden und meistens falsch schreibt. Die Lehrerin teilt Sven mit, dass er im Lesen und Rechtschreiben einfach mehr üben müsse. Dabei erbringt Sven im Rechnen sehr gute Leistungen und liefert auch in anderen Fächern wie Heimat- und Sachkunde gute und durchdachte Beiträge. Bald mag Sven mit der Mutter nicht mehr üben, er verweigert alles, was mit Lesen und Rechtschreiben zu tun hat, und immer häufiger klagt er über Kopf- und besonders Bauchschmerzen. Diese Bauchschmerzen sind besonders morgens vor der Schule sehr schlimm, und Sven hat immer mehr Fehltage. Schließlich lässt die Mutter Sven kinderpsychiatrisch untersuchen, Es zeigt sich, dass er ein sehr gut begabter Junge ist, bei dem eine Teilleistungsstörung in Form einer Lese-Rechtschreib-Störung vorliegt.

Rechenstörung (Dyskalkulie)

Ätiologie

Man nimmt an, dass hier Defizite bei der Sprachinformationsverarbeitung aufgrund von **Defiziten bei der visuell-räumlichen Informationsverarbeitung** und **genetische Aspekte** eine Rolle spielen.

Symptomatik

Symptomatisch finden sich bei der Rechenstörung Schwierigkeiten in der Zahlensemantik. Folglich werden Rechenoperationen nicht verstanden, es liegen aber auch Schwächen im sprachlichen Umgang mit Zahlen vor. Schwierigkeiten bereitet jedoch auch der Erwerb des arabischen Stellenwertsystems und der syntaktischen Regeln und Rechenprozeduren wie Addition, Subtraktion, Multiplikation und Division. Problematisch ist auch das richtige Einordnen von „Einer-“, „Zehner-“ oder „Hunderterstellen“.

Diagnose

Diagnostisch bedarf es auch hier einer standardisierten **Intelligenzfeststellung** sowie der Durchführung standardisierter **Rechentests.** Die weiteren allgemeinen therapeutischen Maßnahmen gleichen denen bei einer Lese-Rechtschreib-Störung.

Bei den umschriebenen Störungen der schulischen Fertigkeiten kommt es häufig durch die negativen schulischen Erfahrungen (Versagen, schlechte Leistungen; Spott etc.) zur **sekundären Ausbildung emotionaler Störungen** wie Ängsten, Depressionen bis hin zu Schulverweigerung, Störungen im Sozialverhalten, psychosomatischen Problemen und Suizidalität.

12.3.3 Umschriebene Entwicklungsstörung der motorischen Funktionen

Epidemiologie

Bei der umschriebenen Entwicklungsstörung der motorischen Funktionen zeigt sich eine Teilleistungsstörung, die in der gestörten motorischen Entwicklung des Kindes zum Ausdruck kommt. Epidemiologisch kann festgestellt werden, dass in der allgemeinen Schülerpopulation etwa 1,4% aller Schüler an motorischen Entwicklungsrückständen leiden. Dabei handelt es sich in zwei Dritteln der Fälle um Jungen.

Ätiologie

Ätiologisch werden **genetische Aspekte**, aber auch **erworbene Besonderheiten**, z. B. durch prä- und perinatale Komplikationen, der für die Sensomotorik pathogenetisch relevanten Hirnfunktionen als ursächlich angesehen.

Symptomatik

Die Kinder mit dieser Entwicklungsstörung sind **ungeschickt** und haben Schwierigkeiten, sich selber anzukleiden, die Schuhe zuzubinden, mit Stiften und Schere zu arbeiten, zu zeichnen und zu malen. Auch komplexere motorische Vorgänge wie Fahrradfahren oder Schwimmen werden deutlich verspätet erlernt. Aufgrund dieser Defizite geraten die Kinder in Schule und Freizeitbereich schnell in eine Außenseiterrolle.

Diagnose

Diagnostische Verfahren zur Bestimmung der motorischen Entwicklung sind z. B. im Vorschulalter der **Denver-Entwicklungstest** oder die **Münchner funktionelle Entwicklungsdiagnostik**. Im Schulalter ist der **Körperkoordinationstest** zu nennen.

Des Weiteren sollten diagnostisch auch visuomotorische Fertigkeiten z. B. mit dem **Frostig-Entwicklungstest** erfasst werden.

Differentialdiagnostisch müssen Zerebralparesen, motorische Entwicklungsbeeinträchtigung bei Intelligenzminderung, Sehbehinderung, aber auch andere psychiatrische Störungen wie Autismus, Zwang oder Psychose ausgeschlossen werden.

Therapie

Therapeutisch bedarf es einer **frühen Förderung motorischer Erfahrungen und Fertigkeiten**. Die Übungsbehandlungen („sensorisch-integrative Therapie“, „Wahrnehmungstraining“) finden im Rahmen von Ergotherapie, Motopädie und Krankengymnastik statt.

12.4 Tief greifende Entwicklungsstörungen

Zu den tief greifenden Entwicklungsstörungen gehören der frühkindliche Autismus nach Kanner (F84.0), die autistische Psychopathie nach Asperger (F84.2) und das Rett-Syndrom (F84.5).

12.4.1 Autismus

Definition

Autistische Störungen zeichnen sich durch eine **qualitative Beeinträchtigung** in den **sozialen Interaktionen** und **Kommunikationsmustern** sowie durch ein eingeschränktes, stereotypes, sich wiederholendes Repertoire von Interessen und Aktivitäten aus. Man unterscheidet klinisch zwei Formen: den **frühkindlichen Autismus nach Kanner** und die **autistische Psychopathie nach Asperger**.

Epidemiologie

Epidemiologische Studien zeigen, dass unter 10 000 Kindern und Jugendlichen bis zu zehn an einem frühkindlichen Autismus nach Kanner leiden. Dabei sind Jungen etwa zwei- bis dreimal häufiger betroffen als Mädchen.

Ätiologie

Die Ätiologie des Autismus ist nicht völlig geklärt. Als Ursache werden Besonderheiten in der kognitiven Informationsverarbeitung angesehen, die in **genetisch** veranlagten neurobiologischen Strukturen und Mechanismen des zentralen Nervensystems ihren Ursprung haben. **Autistische Syndrome sind nicht Produkt falscher Pflege oder Erziehung.**

Symptomatik

In der Symptomatik unterscheidet sich der frühkindliche Autismus nach Kanner von der autistischen Psychopathie nach Asperger (Tab. 12-5).

Frühkindlicher Autismus nach Kanner
Die Symptomatik beim frühkindlichen Autismus nach Kanner entwickelt sich **vor dem dritten Lebensjahr**. Die **nonverbale soziale Interaktion** ist **gestört**: Blickkontakt wird aktiv vermieden, soziales Lächeln entwickelt sich – wenn überhaupt – sehr verspätet, eine differenzierte Mimik und Gestik zum Ausdruck von Gefühlen fehlt. Die **Beziehungsaufnahme** zu anderen Menschen ist **gestört**, dingliche Gegenstände wecken mehr Interesse als vertraute Angehörige. Die Fähigkeit zu emotional wechselseitigem Mitgefühl ist eingeschränkt. Etwa 50% der Kinder mit frühkindlichem Autismus erlernen keine **Sprache**. Wenn Sprache vorhanden ist, zeigen sich häufig stereotype Wort- und Satzfolgen, Neologismen (Wortneuschöpfungen), pronominale Umkehr (Verwechslung von ich und du), Echolalie (stereotypes Wiederholen des Gehörten), Störung der Intonation (zu laut oder zu leise, falsche Betonung des Worts) und des Sprachrhythmus. Im **Affekt** sind die Kinder indifferent und wenig schwingungsfähig, ca. zwei Drittel der Kinder weisen eine **Intelligenzminderung** auf. Die **Motorik** ist stereotyp und monoton und dabei oft auf Teilbereiche objektfixiert. Häufig ist das so genannte digito-okuläre Phänomen zu beobachten; die Kinder bohren mit den Fingern in den eigenen Augen im Sinne einer Autostimulation. Es kann auch zur Automutilation (Selbstverstümmelung) kommen. Eine panische **Veränderungsangst** taucht auf, sobald sich das vorliegende Umfeld auch nur geringfügig ändert. Phantasie, Kreativität und Spielverhalten sind in ihrem Repertoire stark eingeengt.

Autistische Psychopathie nach Asperger
Die Symptomatik bei der autistischen Psychopathie nach Asperger ähnelt dem frühkindlichen Autismus in der beeinträchtigten sozialen Interaktion, im stereotypen Verhaltensrepertoire und in der häufig eingeengten Interessenbildung. Im Unterschied zum frühkindlichen Autismus zeigt sich jedoch eine **unauffällige intellektuelle Leistungsfähigkeit**, die Sprachentwicklung ist nicht verzögert, die Motorik ungeschickt. Die Sprache ist häufig geschraubt, affektiert und oft situationsinadäquat. Typisch sind **Spezial- und Sonderinteressen**, die einseitig auf z. B. technisches oder lexikalisches Wissen ausgerichtet sind (z. B. Fahrpläne, Zentralheizungen etc.). Das **Spielverhalten** ist wenig kreativ oder zeigt ein hoch differenziertes Spielmuster. Die Kinder fallen meist erst im Kindergarten und in der Schule auf, wenn sie sich in Gruppen von Gleichaltrigen integrieren müssen.

Das Krankheitsbild ist bei der autistischen Psychopathie nach Asperger schwächer ausgeprägt als beim frühkindlichen Autismus nach Kanner und hat somit eine günstigere **Sozialprognose**. Nicht selten kommt es zur Überschneidung und zum Übergang beider Formen.

Diagnose

Die diagnostischen Maßnahmen sind umfangreich, bestehen aus Anamnese, Exploration, Entwicklungs- und Intelligenzdiagnostik. Seh- und Hörprüfung sowie neurologische Untersuchung sind unerlässlich. Das Elektroenzephalogramm ist zum Ausschluss einer Epilepsie, die bei bis zu 30% der frühkindlichen Autisten auftritt, unerlässlich.

Differentialdiagnose

Differentialdiagnostisch sind autistische Syndrome abzugrenzen von frühkindlichen Schizophrenien, Entwicklungsstörungen der Intelligenz, Seh- und

Tab. 12-5 Unterschiede zwischen frühkindlichem Autismus nach Kanner und der autistischen Psychopathie nach Asperger

	Frühkindlicher Autismus nach Kanner	Autistische Psychopathie nach Asperger
Früheste Auffälligkeiten	Beginn vor dem 36. Lebensmonat	Etwa ab dem dritten Lebensjahr
Intellektuelle Leistungsfähigkeit	Überwiegend im Bereich der geistigen Behinderung	Durchschnittliche bis gute Intelligenz
Sprache	• Häufig keine Sprachentwicklung (ca. 50%) sowie kommunikative Funktion • später Sprechbeginn • häufig Auffälligkeiten wie Echolalie, Pronominalumkehr und in der Modulation	Entwicklung einer kommunikativen Sprache, aber auch hier (wenn auch seltener) Auffälligkeiten in Wortwahl und Modulation
Stereotypien	Häufig	Selten
Blickkontakt	Oft fehlend; wenn vorhanden, sehr flüchtig oder ausweichend	Flüchtig, aber vorhanden

Hörstörungen sowie Deprivationssyndromen. Beim **Mutismus** kommt es im Unterschied zu autistischen Syndromen bei bestehendem Sprachvermögen zu einer Sprechverweigerung. Dabei ist im Unterschied zum Autismus die nonverbale Kommunikation und Interaktion unauffällig.

Therapie

Schwerpunkte der Therapie der autistischen Syndrome liegen in einer **frühestmöglichen ärztlichen Versorgung, spezifischer pädagogischer Betreuung, familiärer Unterstützung, verhaltenstherapeutischen Hilfen** sowie in der **Behandlung von Begleitstörungen**. Psychodynamisch orientierte psychotherapeutische Ansätze haben sich als weitgehend ineffektiv erwiesen. Eine Psychopharmakotherapie (z. B. atypische und klassische Neuroleptika) kommt zur Behandlung von Begleitstörungen wie Selbstverletzungen, Fremdaggression, Ess- und Ausscheidungsstörung, Schlafstörung und Angstsyndromen in Betracht.

Kasuistik

Der 6-jährige Oliver hat von Anfang an eine auffällige Entwicklung gezeigt. So berichtet die Mutter, dass er sie als Säugling nie angelächelt und z. B. auch nie die Hände ausgestreckt habe, um aufgenommen zu werden, wenn sie ans Bett hingetreten sei. Auch im Weiteren habe er wenig Körperkontakt zugelassen und sich z. B. kaum streicheln oder küssen lassen. Von Anfang an hätten ihn Dinge, die man in Bewegung versetzen konnte, besonders fasziniert. Sein Lieblingsspielzeug sei ein Flugzeug mit einem Holzpropeller gewesen, den er stundenlang gedreht habe. Für andere Kinder habe er sich nie interessiert. Er sei in der gesamten Entwicklung deutlich verzögert gewesen und habe anfangs überhaupt nicht gesprochen. Auch jetzt zeige er eine kaum verstehbare Sprache, und nur Bezugspersonen, die ihn sehr gut kennen, könnten diese Sprache verstehen. Aufgrund dieser vielen Schwierigkeiten habe er Frühförderung erhalten, es sei jedoch nicht möglich gewesen, ihn auf eine Regelschule einzuschulen. Oliver besuche mittlerweile die Schule; dies helfe ihm im Alltag dabei, Probleme der individuellen Lebensführung zu bewältigen.
Diagnose: frühkindlicher Autismus nach Kanner.

12.4.2 Rett-Syndrom

Beim Rett-Syndrom liegt der Krankheitsbeginn meist zwischen dem siebten und 24. Lebensmonat. Es kommt zu einem teilweisen oder vollständigen Verlust des bereits erworbenen Sprachvermögens und der Handgeschicklichkeit. Die Bewegungen werden zunehmend ungezielt (ataktisch). **Charakteristisch sind stereotyp windende Handbewegungen** (so genannte Waschbewegungen). Im mittleren Kindesalter entwickeln sich Rumpfataxie, Skoliose und choreatiforme Bewegungen. Das Kopfwachstum verlangsamt sich, und es stellt sich ein **demenzieller Prozess** ein. Bei diesem **seltenen** Krankheitsbild stehen ätiologisch genetische Faktoren im Vordergrund. Das Krankheitsbild wird **nahezu ausschließlich bei Mädchen** beobachtet. Die Erkrankung ist progredient und kann nicht entscheidend positiv beeinflusst werden.

12.5 Aktivitäts- und Aufmerksamkeitsstörung (ADHS)

Vergleiche auch Kap. 9.4.

Synonyme Begriffe für die Aktivitäts- und Aufmerksamkeitsstörung sind ADHS (Aufmerksamkeitsdefizit-Hyperaktivitäts-Syndrom) oder hyperkinetische Störung. Die Störung ist gekennzeichnet durch eine anlagebedingte, **situationsübergreifende, extreme motorische Unruhe** und Getriebenheit sowie Störung der **Aufmerksamkeit** und **Impulskontrolle**. Die ICD-10 unterscheidet eine einfache Aktivitäts- und Aufmerksamkeitsstörung (F90.0) von einer hyperkinetischen Störung des Sozialverhaltens (F90.1). Kennzeichnend ist, dass die Symptome situationsübergreifend (z. B. in der Schule, im Freundeskreis und in der Familie) auftreten, während der ersten fünf Lebensjahre begonnen haben und zeitlich überdauernd sind. Dabei zeigt sich bei ca. einem Drittel bis zu der Hälfte der Betroffenen eine Persistenz bis ins Erwachsenenalter.

Epidemiologie

Die Prävalenz des ADHS liegt bei 3–5% im Kindesalter. Dabei sind Jungen etwa 3–8-mal häufiger betroffen als Mädchen.

Ätiologie

Die Vorstellung, dass das hyperkinetische Syndrom immer auf einer „minimalen zerebralen Dysfunktion" (MCD) oder sonstigen Hirnfunktionsstörungen ohne eindeutiges neuropathologischen Korrelat basiert, hat sich nicht bestätigt. Die Genese des hyperkinetischen Syndroms ist als **multikausal** anzusehen. Dabei spielen **genetische**, aber auch weitere **neurobiologische Erklärungsansätze** eine wichtige Rolle. Für die Annahme genetischer Wirkfaktoren sprechen die Ergebnisse von Familien- und Zwillingsstudien sowie z. B. auch das deutliche Überwiegen des männlichen Geschlechts. **Neuroanatomische und neurophysiologische Auffälligkeiten** finden sich im Bereich des Frontalhirns und der Basalganglien. Die Wirksamkeit einer Behandlung mit Psychostimulanzien hat unterschiedliche neurochemische Hypothesen nahe gelegt. Gegenwärtig sprechen Befunde für eine **Dysregulation** der Konzentrations- oder Aktivierungsverhältnisse verschiedener **Neurotransmittersysteme**. Weitere Erklärungsansätze sind **perinatale Intoxikationen** (z. B. mit Blei, aber auch mit Alkohol und besonders mit Nikotin). Gerade Adoptionsstudien haben aufgezeigt, dass **Erziehung** und **Umwelt** die Ausprägung der Symptomatik und den Verlauf beeinflussen, jedoch nicht als kausal für das Störungsbild anzusehen sind.

Symptomatik

Die Symptomatik wird bestimmt durch die **Symptomtrias:**

- Hyperaktivität,
- Aufmerksamkeitsstörung,
- Impulsivität.

Die **Hyperaktivität** zeigt sich in einer exzessiven Ruhelosigkeit mit Herumlaufen, Nicht-Sitzen-können, ständigem Reden und Lärmen, einer ziellosen Aktivität mit häufigem Wackeln oder Zappeln. Die **Aufmerksamkeitsstörung** zeigt sich darin, dass Tätigkeiten vorzeitig abgebrochen werden, es kommt zum häufigen abrupten Wechsel von Aktivitäten bei geringer Konzentrationsfähigkeit, hochgradiger Ablenkbarkeit und geringer Ausdauer. Die erhöhte **Impulsivität** äußert sich in einer mangelnden Impulskontrolle, besonders im Handlungsstil, und einer niedrigen Frustrationstoleranz. Schon im **Säuglingsalter** kann man bei 60% der später betroffenen Kinder eine ausgeprägte Unruhe und leichte Irritierbarkeit beobachten. Im **Kleinkindalter** fällt bei den Kindern zusätzlich eine deutliche „Gefahrenblindheit" auf, und es kommt zu gehäuften Verletzungen und Gefährdungen, auch im Straßenverkehr. Aufgrund der Symptomatik kommt es im **Schulalter** zu Konflikten mit Mitschülern und Lehrern und es kann sich sekundär zusätzlich eine Störung im Sozialverhalten entwickeln. Im **Jugendalter** gehen die Symptome der motorischen Unruhe meistens zurück, die erhöhte Impulsivität und die verminderte Aufmerksamkeit bleiben jedoch häufig bestehen und die Jugendlichen haben ein erhöhtes Risiko, z. B. Drogen zu konsumieren, Verkehrsunfälle zu verursachen oder eine dissoziale Entwicklung zu nehmen.

Diagnose

Die Diagnose wird gesichert durch eine sorgfältige Anamneseerhebung, die körperliche neurologische Untersuchung, durch die Ableitung eines EEG, den Laborstatus und neuropsychologische Testverfahren. Bewährt haben sich auch in der Diagnostik standardisierte Symptomskalen wie z. B. die Conners Rating Scales.

Differentialdiagnostisch müssen Störungen des Sozialverhaltens, Intelligenzminderungen, hirnorganische Psychosyndrome, Seh-Hör-Störungen und epileptische Psychosyndrome ausgeschlossen werden.

Komorbid finden sich häufig Ticstörungen, Störungen des Sozialverhaltens, Lese-Rechtschreib-Störungen, Angststörungen und Sprech- und Sprachstörungen.

Therapie

Therapeutisch bedarf es einer **mehrdimensionalen Therapie**, die auf der Beratung des Kindes und der Bezugspersonen fußt. Des Weiteren kommen psychotherapeutische, vor allem **verhaltenstherapeutische Maßnahmen** sowie eine spezifische Pädagogik und eine Pharmakotherapie mit Psychostimulanzien zum Einsatz.

In der **Psychotherapie** haben sich bei Kindern verhaltenstherapeutische Programme wie Kontingenzprogramme, Selbstinstruktionstrainings und Selbstmanagementverfahren bewährt. Dabei lernt das Kind problematisches Verhalten zu erkennen und sein Spiel- und Arbeitsverhalten zu modifizieren. Eltern- und familienzentrierte Verfahren wie z. B. das Elterntraining zielen auf eine Reduktion problematischer Verhaltensweisen in der Familie und auf eine Verbesserung der Eltern-Kind-Interaktion ab.

Medikamente erster Wahl sind **Psychostimulanzien** und hier besonders Methylphenidat, welches mittlerweile auch in einer retardierten Form vorliegt, sowie alternativ D-L-Amphetamin. Die Dosierung von Methylphenidat sollte in der Regel nicht mehr als 1 mg pro Kilogramm Körpergewicht betragen. In Verlaufsuntersuchungen hat sich die medikamentöse Therapie mit Psychostimulanzien als die effektivste Behandlungsmethode erwiesen. Gerade im Hinblick auf die **komorbiden Störungen** ist eine Kombination von Verhaltenstherapie und Pharmakotherapie sinnvoll; dabei sollten die Eltern helfend mit einbezogen werden. Gelegentlich kann es bei der Behandlung mit Psychostimulanzien zu Übelkeit, Einschlafstörungen und Appetitminderung kommen. Sehr selten treten Symptome wie Kopfschmerzen, Schwindel oder Dysphorie auf, die nach kurzer Behandlungsdauer allerdings wieder verschwinden.

Neben den psychotherapeutischen und pharmakologischen Maßnahmen spielen **schulische Maßnahmen** (z.B. Aufklärung und Beratung des Lehrkörpers), aber auch **heilpädagogische Behandlungen** eine große Rolle. **Diätetische Maßnahmen** (z.B. keine Konservierungsmittel, Verzicht auf Phosphat etc.) sind nur bei einem ganz kleinen Teil der Betroffenen effektiv.

Kasuistik

Der 7-jährige Uwe wird von seiner Mutter vorgestellt, da ihm der Schulausschluss droht. Uwe gehe in die erste Klasse, er könne nicht an seinem Platz bleiben, stehe ständig auf, laufe in der Klasse umher und störe den Unterricht. Melden könne er sich ganz schlecht, rufe häufig dazwischen, schwätze in der Klasse viel und müsse deshalb auch alleine sitzen. Die Lehrerin habe gesagt, dass Uwe in der Schule über Tische und Bänke gehe. In den Pausen habe Uwe häufig Auseinandersetzungen mit Mitschülern, gerate in Schlägereien, und es habe seinetwegen schon zwei Elternabende gegeben. Auch zu Hause sei Uwe unruhig, impulsiv und aufmerksamkeitsgestört. Die Hausaufgaben seien ein echtes Drama. Manchmal sei Uwe innerhalb von einer viertel Stunde fertig (besonders dann, wenn er etwas anderes vorhabe, auf das er sich freue). Manchmal dauere es aber auch drei bis vier Stunden, und dies gehe dann mit Schreiereien und Zerstören von Gegenständen einher. Die Mutter berichtet, dass Uwe schon im Mutterleib unruhig gewesen sei. Er habe später ganz schlecht getrunken und als Säugling eigentlich nie richtig geschlafen. Richtig schwierig sei es jedoch geworden, als Uwe laufen gelernt habe. Seitdem sei er ständig in Bewegung und sie sei als Mutter mittlerweile am Ende ihrer Nerven.

Diagnose: einfache Aktivitäts- und Aufmerksamkeitsstörung (hyperkinetisches Syndrom mit beginnender Störung im Sozialverhalten).

12.6 Störung des Sozialverhaltens

Nach der **Definition** der ICD-10 ist die Störung des Sozialverhaltens (F91) durch ein sich wiederholendes, andauerndes Muster dissozialen, aggressiven oder aufsässigen Verhaltens charakterisiert. Synonyme Begriffe sind **Dissozialität** oder **antisoziales Verhalten**. Der Begriff der **Delinquenz** ist hingegen ein juristischer Begriff, der feststellt, dass es sich um Straftaten handelt oder ein kriminelles Vergehen vorliegt, welches juristisch verfolgt wird.

Epidemiologie

Epidemiologische Studien zeigen, dass 2–10% aller Kinder und Jugendlichen Störungen im Sozialverhalten haben, die mit aggressiven Verhaltensweisen einhergehen. Dabei sind Jungen sehr viel häufiger betroffen, und sie zeigen auch häufiger körperlich aggressive Verhaltensweisen.

Ätiologie

Die Ätiologie der Störung des Sozialverhaltens im Kindes- und Jugendalter ist nur **multifaktoriell** zu verstehen. Dabei sind biologische, psychosoziale und soziologische Faktoren zu berücksichtigen. Im Hinblick auf die **biologischen Faktoren** spielen genetische Aspekte sowie neurohormonale und neurophysiologische Aspekte eine Rolle (Abb. 12-2). Negative **psychosoziale Bedingungen** sind z.B. familiäre Interaktionsstörungen, chronische Streitigkeiten zwischen den Elternteilen, ein geringer sozioökonomischer Status der Eltern, die häufig selbst psychisch krank sind und bei denen eine aggressive bis kriminelle Entwicklungsgeschichte vorliegt. Bezüglich der **sozialen Faktoren** sind sicherlich die situativen Verhältnisse zu nennen wie beengte Verhältnisse, Arbeitslosigkeit und eine negative „Peergroup".

Symptomatik

In der Symptomatik der Störung des Sozialverhaltens finden sich bestimmte **Leitsymptome** wie:

- Wutausbrüche,
- häufiges Streiten,
- aggressive Ablehnung und Zurückweisung der Bezugspersonen,
- gezieltes Lügen sowie das Brechen von Vereinbarungen,
- im sozialen Umgang eine Gehässigkeit oder Rachsucht,
- aggressive körperliche Auseinandersetzung wie körperliche Grausamkeit gegen andere und Tierquälerei,
- Zerstörung fremdem Eigentums, absichtliches Feuerlegen, Entwenden von Gegenständen und Geld,
- problematischer Schulbesuch mit „Schulschwänzen" und Ungehorsam.

Bei Störungen im Sozialverhalten finden sich häufig in Koexistenz eine Reihe von Störungen wie

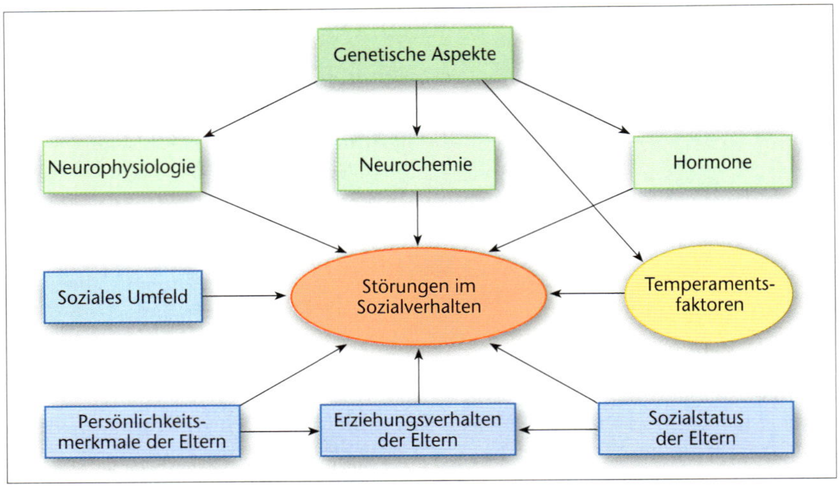

Abb. 12-2 Entstehungsmodell der Störung im Sozialverhalten

z. B. hyperkinetische Störung, organische Psychosyndrome, umschriebene Entwicklungsstörung, Anpassungsstörung und Drogenmissbrauch, in seltenen Fällen auch psychotische Symptomatiken.

Diagnose

Diagnostisch bedarf es einer ausführlichen Anamnese und Fremdanamnese, einer Psychodiagnostik sowie einer neurologischen und internistischen Untersuchung einschließlich Ableitung eines EEG. Besondere Bedeutung kommt der Erhebung des sozialen Umfelds zu.

Therapie

Ziel aller therapeutischen Interventionsmaßnahmen bei der Störung im Sozialverhalten ist es, die **Kernsymptomatik einzudämmen** und insbesondere einer **drohenden Delinquenz vorzubeugen.** Therapeutische Maßnahmen kann man in drei Gruppen zusammenfassen:

- kind- oder adoleszenzorientierte Verfahren (z. B. verhaltenstherapeutische Programme),
- familienzentrierte Verfahren (z. B. Erziehungsbeistandschaft),
- kommunale bzw. lebensumfeldnahe Maßnahmen (z. B. Integration in Jugendgruppen).

Die Stabilität der Störung im Sozialverhalten ist sehr hoch. Besonders wenn die Kinder schon im jungen Alter aggressive Auffälligkeiten zeigen, ist davon auszugehen, dass 40% dieser Grundschüler noch Störungen des Sozialverhaltens im Erwachsenenalter zeigen.

In einzelnen Fällen wie beim Vorliegen schwerer impulsiver aggressiver Verhaltensweisen können **Medikamente** wie z. B. Lithium oder Carbamazepin mit Erfolg eingesetzt werden.

Psychosoziale Präventionsmaßnahmen sind zweifellos die entscheidenden Kriterien zur Verbesserung des Schicksals der Kinder.

12.7 Emotionale Störungen

Emotionale Störungen gehören zu den häufigsten psychischen Krankheiten im Kindesalter. Dabei stehen **Ängste** und **depressive Syndrome** im Vordergrund.

12.7.1 Angststörungen

Vergleiche auch Kap. 8.2.

Definition

Bei den Ängsten finden wir in erster Linie Trennungsängste und phobische Ängste. **Trennungsängste** liegen dann vor, wenn die Furcht vor Trennung außergewöhnlich schwerwiegend ist, über die typische Altersstufe (6–8 Lebensmonate) hinausgeht und die Trennungsängste so gravierend sind, dass soziale Funktionen stark beeinträchtigt sind. **Phobische Ängste** beziehen sich auf bestimmte Objekte und Situationen. Sie liegen dann pathologisch vor, wenn die Ängste altersunangemessen und exzessiv erlebt werden sowie auch hier die Befindlichkeit und Handlungsfreiheit gravierend eingeschränkt ist.

Epidemiologie

3,5–5% aller Kinder leiden unter Trennungsängsten und 2–9% aller Kinder unter phobischen Ängsten.

Ätiologie

Ätiologisch können bei Ängsten im Kindes- und Jugendalter lerntheoretische Modelle wie die **klassische Konditionierung**, das **operante Lernen** und **Modelllernen** als ausschlaggebend für die Entwicklung von Vermeidungs- bzw. Fluchtverhalten angenommen werden. Sehr wahrscheinlich spielt auch eine **genetische Disposition** eine wichtige Rolle. Gerade bei der Trennungsangst sind ätiologisch auch symbiotische Beziehungen ein problematischer Faktor.

Tab. 12-6 Unterscheidung von Trennungsangst (sog. Schulphobie) und Schulangst

	Trennungsangst	Schulangst
Entstehungsfaktoren	z. B. Mutter-Kind-Symbiose, ungelöste Konflikte in der Familie, begründete Angst vor Verlassenwerden	z. B. Lernschwächen, Überforderung, körperliche Auffälligkeiten, Hänseleien oder Bedrohung durch Mitschüler, Konflikte mit Lehrern
Symptomgenese	Angst vor Trennung von den Bezugspersonen	Vermeidung von negativen Erfahrungen in der Schule (Leistungs- und soziale Ängste)

Symptomatik

Tabelle 12-6 beschreibt die Unterschiede zwischen einer **Trennungsangst** (Schulphobie), bei der die Kinder die Schule nicht mehr besuchen können, und einer **Schulangst**. Weiterhin finden sich symptomatisch bei Trennungsangst und phobischen Ängsten negative Begleiterscheinungen der Angst (wie z. B. abdominelle Beschwerden, Herzklopfen, Schwitzen, Atemnot) oder extremes Vermeidungsverhalten gegenüber dem gefürchteten Objekt oder der Situation. Ist das Kind dann mit den angstbesetzten Situationen konfrontiert, tritt eine extreme Form der Angst auf. **Panikstörungen** hingegen finden sich bei Kindern kaum.

Merke
Schulangst und Trennungsangst zeigen die gleiche Symptomatik (Schulverweigerung) bei unterschiedlichen ätiologischen Zusammenhängen.

Diagnose

Die diagnostische Einteilung der Angststörungen erfolgt aufgrund der Anamnese und der sorgfältigen Beobachtung und Beschreibung der klinischen Symptomatik durch den Patienten und die Eltern. Ergänzend haben sich in der Diagnostik standardisierte Selbst- und Fremdratingskalen zu den verschiedenen Angststörungen bewährt.

Therapie

Die Therapie von **Angststörungen** kann im Kindes- und Jugendalter überwiegend **ambulant** durchgeführt werden. Gerade bei ausgeprägten **Trennungsängsten** empfiehlt es sich aber häufig, eine **stationäre** Behandlung durchzuführen. Ein wesentlicher Punkt in der Behandlung ist die **Einbeziehung und Entlastung der Eltern**. Bei Angststörungen stehen verhaltenstherapeutisch orientierte Behandlungsprogramme im Vordergrund.

Kasuistik
Die 10-jährige Heike fehlt nun schon seit zehn Wochen in der Schule. Begonnen hat es damit, dass Heike morgens vor der Schule immer über massive Bauchschmerzen geklagt hat. In der Folgezeit wurde Heike mehrfach untersucht. Zuletzt wurde sie stationär in der Kinderklinik aufgenommen und es wurde sogar eine Gastroskopie durchgeführt. Alle Untersuchungen erbrachten organisch einen unauffälligen Befund. Zur Anamnese gab die Mutter an, dass Heike schon immer sich sehr schwer von ihr getrennt habe. Schon der Kindergartenbesuch sei daran gescheitert, dass Heike sich nicht habe von ihr trennen können. Auch zu Hause sei Heike sehr eng an sie gebunden, schlafe nur im elterlichen Bett und besuche auch keine Freundinnen. Zu der Schulverweigerung sei es jetzt gekommen, da Heike aus der Schule nach Hause gekommen und ihre Mutter nicht zu Hause gewesen sei, weil sie eine Autopanne gehabt habe. Seit dieser Zeit mache Heike sich große Sorgen, dass ihrer Mutter etwas passieren könne.
Diagnose: ausgeprägte Trennungsangst

12.7.2 Depressive Störungen

Vergleiche auch Kap. 5.3.1.

Definition

Auch bei Kindern und Jugendlichen finden sich die Kardinalsymptome depressiver Störungen wie niedergeschlagene und traurige Grundstimmung, Interessenverlust mit Antriebsstörungen sowie erhöhte Ermüdbarkeit bei bestehenden Schlafstörungen. Gerade bei Kindern stehen Konzentrationsstörungen, Appetitstörungen, vermindertes Selbstwertgefühl und Spielfähigkeit sowie diffuse Ängste im Vordergrund.

Epidemiologie

Kinder können wie Erwachsene an Depressionen erkranken. Ca. 2% aller Kinder und 4–5% aller Jugendlichen leiden unter depressiven Störungen.

Ätiologie

Bei den depressiven Störungen spielen eine genetische Disposition, biologische und auch psychosoziale Wirkfaktoren eine entscheidende Rolle.

Symptomatik

Die Symptomatik der Depression im Kindes- und Jugendalter ist **häufig maskiert** und wird leicht übersehen. Die Kinder sind z.B. sozial zurückgezogen, still und fallen nicht als störend auf.

Diagnose

Da die Eltern depressive Symptome häufig nicht wahrnehmen, sollten die diagnostischen Kriterien bei Verdacht auf eine Depression **aktiv überprüft** (z.B. durch Befragen der Kinder und durch den Einsatz von Depressionsinventaren) und nicht nur durch Befragung der Eltern erhoben werden.

Merke

Bei Kindern mit einer Depression stehen symptomatisch häufig somatische Symptome wie Schlaf- und Appetitstörungen und psychomotorische Hemmungen mit einem Verlust an Spielfreude im Vordergrund.

Therapie

Die Therapie von depressiven Störungen kann im Kindes- und Jugendalter überwiegend **ambulant** durchgeführt werden. Häufig ist zusätzlich zur Verhaltenstherapie auch ein **psychodynamisches Vorgehen** (z.B. in Form einer Spieltherapie) sinnvoll. Bei ausgeprägten depressiven Symptomatiken sollte auch eine **Pharmakotherapie** mit Antidepressiva durchgeführt werden.

Kasuistik

Die 12-jährige Andrea wird beim Kinderarzt wegen Einschlaf- und Durchschlafstörungen vorgestellt. Die Mutter beklagt bei Andrea auch einen Gewichtsverlust. Andrea habe auf nichts mehr Lust und esse somit weniger. Eine durchgeführte pädiatrische Untersuchung ergibt jedoch keinen pathologischen Befund. Im Gespräch zeigt sich Andrea introvertiert, schüchtern und ängstlich. Auf Nachfrage beklagt sie ihre schlechter gewordenen schulischen Noten und berichtet, dass sie sich so schlecht konzentrieren könne und schnell müde werde. Sie habe keine Lust, mit ihren Freundinnen zu spielen, ziehe sich zurück und sei meistens eher traurig. Nichts bereite ihr eigentlich noch Spaß.
Diagnose: depressive Episode

12.8 Psychosen bei Kindern und Jugendlichen

Vergleiche auch Kap. 6.1.

Schizophrene Psychosen lassen sich im Kindesalter sehr viel **schwerer diagnostizieren**, da die Symptomatik nicht so eindeutig „psychotisch" ist wie im Erwachsenenbereich. Im Jugendalter nähert sich die Symptomatik sehr stark der im Erwachsenenalter an. Aber auch im Kindes- und Jugendalter lassen sich zwei unterschiedliche Verlaufsformen unterscheiden: ein eher schleichender **Hebephrenie-ähnlicher Verlauf** und eine akut einsetzende **schubartige Symptomatik**, bei der gelegentlich auch katatone Zustandsbilder auftreten können.

Epidemiologie

Nur etwa 1% aller Schizophrenien treten vor dem zehnten Lebensjahr auf; diese Zahl vervierfacht sich, wenn man Kinder und Jugendliche bis zum 15. Lebensjahr mit einbezieht. Etwa ein Zehntel aller schizophrenen Psychosen treten zwischen dem 14. und 20. Lebensjahr auf. Im Kindes- und Jugendalter kommt die Störung etwas häufiger bei Jungen vor.

Ätiologie

Die **ätiologischen** Faktoren sind denen im Erwachsenenalter sehr ähnlich.

Symptomatik

Je nach Alter und Entwicklungsstand ist die Symptomatik im Kindesalter anders ausgeprägt. Dabei kommt so genannten **Prodromalsymptomen** eine besondere Bedeutung zu. Hierzu gehören Störungen von Konzentration, Aufmerksamkeit, Antrieb und Motivation, des Weiteren Schlafstörungen, Ängste, sozialer Rückzug, Misstrauen, ein Leistungsknick in Schule und Beruf und insgesamt eine emotionale Irritabilität.

Therapie

Die Therapie der Psychosen im Kindes- und Jugendalter kann man in verschiedene **Phasen** unterteilen:

- in eine akute **Behandlungsphase**, die meistens stationär klinisch verläuft, und
- in eine sich anschließende **Remissionsphase**.

In der **medikamentösen Therapie** haben atypische Neuroleptika eine besondere Bedeutung, da kindliche schizophrene Patienten sehr viel häufiger mit einer extrapyramidalmotorischen Symptomatik reagieren und somit die Compliance bei Gabe von atypischen Neuroleptika günstiger ist. Darüber hinaus wirken sie besser bei der so genannten Minussymptomatik (z.B. Antriebsschwäche, kognitive Einbußen, affektive Nivellierung), die im Kindes- und Jugendalter sehr häufig ist. Ein weiterer Vorteil atypischer Neuroleptika, gerade im Kinder- und Jugendbereich, ist die geringere Gefahr von Spätdyskinesien. Da die **Prognose** der kindlichen Schizophrenie (unter 14 Jahren) sehr ungünstig ist, bedarf es häufig einer **Rehabilitationsphase**, die mit einer Betreuung in einer spezialisierten Heimeinrichtung (mit integrierter Schule) beginnt und häufig in einer betreuten Wohnform endet.

12.9 Ticstörung

Definition

Tics sind **plötzliche, unwillkürliche Muskelbewegungen oder Lautäußerungen**, die unvermutet abrupt einschießend auftreten und nur kurz andauern. Dabei sind sie **nicht zielgerichtet**, sie werden als unwillkürlich und subjektiv als bedeutungslos erlebt. Es besteht jedoch die Möglichkeit, sie für eine bestimmte Zeit willkürlich zu unterdrücken. Dabei werden sie in **einfache und komplex-motorische Tics** unterteilt (Tab. 12-7). Des Weiteren werden Ticstörungen auch nach ihrer **Verlaufsform** klassifiziert (Tab. 12-8).

Epidemiologie

Zur Epidemiologie ist festzustellen, dass ca. 4–12% der Kinder im Grundschulalter an einer vorübergehenden Ticstörung leiden. 3–4% leiden unter einer chronischen Ticstörung und 0,05–3% unter einem Gilles-de-la-Tourette-Syndrom. Dabei sind **Kinder und Jugendliche ca. zehnmal häufiger betroffen als Erwachsene**. Jungen haben die Störung deutlich häufiger als Mädchen; das Verhältnis liegt bei 3–5 : 1.

Ätiologie

Ätiologisch werden genetische, neurobiologische und psychologische Wirkmechanismen diskutiert. Dabei stehen besonders bei den vorübergehenden Ticstörungen emotionale Probleme und Konflikte, bei den chronischen Ticstörungen und beim Gilles-de-la-Tourette-Syndrom jedoch sehr viel stärker biologische Mechanismen im Vordergrund.

Symptomatik

In der Symptomatik finden sich gerade bei den chronischen Ticstörungen sowie beim Gilles-de-la-Tourette-Syndrom komplexe vokale oder motorische Tics in Form z. B. einer **Echolalie**, einer **Palilalie** (Wiederholung eigener Worte) und **Koprolalie** (Ausstoßen von obszönen Worten). Das Gleiche findet sich für die komplex-motorischen Tics in der Form von **Echopraxie** oder **Kopropraxie** (Wiederholen unwillkürlicher Bewegungen oder obszöner Gesten oder Handlungen). **Komorbid** treten bei den Ticstörungen häufig in der Vorgeschichte das hyperkinetische Syndrom sowie im weiteren Verlauf Zwangsstörungen auf. Nicht wenige der betroffenen Kinder entwickeln zusätzlich auch Angst oder depressive Störungen.

Tab. 12-7 Unterteilung motorischer und vokaler Tics

	Einfache Tics	Komplexe Tics
Motorische Tics	Blinzeln, periorale Zuckungen (um den Mund herum), Hals- und Schulterzucken	Springen, Berühren, Beriechen, Aufstampfen, komplexe Gesten
Vokale Tics	Räuspern, Glucksen, Pfeifen, Bellen, Schnüffeln, Grunzen	Ganze Wörter oder Sätze werden ticartig ausgestoßen

Therapie

Es kommen sowohl **verhaltenstherapeutische Techniken** wie Wahrnehmungstraining, Training motorisch inkompatibler Reaktionen und Entspannungsverfahren zum Einsatz als auch eine **Pharmakotherapie** mit Tiaprid, Risperidon, Pimozid oder Haloperidol. Gerade die chronischen Tics wie das Gilles-de-la-Tourette-Syndrom haben eine eher ungünstige Prognose und können lebenslang andauern.

12.10 Essstörungen

Bei den Essstörungen stehen die **Adipositas**, die **Anorexia nervosa** sowie die **Bulimia nervosa** im Vordergrund. Diese sind in Kapitel 11.2 ausführlich beschrieben. In diesem Kapitel soll daher vorwiegend auf die Epidemiologie bei Kindern eingegangen werden.

12.10.1 Adipositas

Ätiologie

Bei der Adipositas spielen **genetische Faktoren** und die **psychosoziale Konstellation** eine entscheidende Rolle. Sehr häufig sind Eltern adipöser Kinder ebenfalls adipös, so dass hier **lerntheoretische Aspekte** wie z. B. Lernen am Modell von Bedeutung sind. Wichtige Umweltfaktoren sind die deutlich erhöhte Energieaufnahme (dichte schmackhafte Speisen, „Fastfood“) und der verringerte Energieverbrauch

Tab. 12-8 Einteilung der Verlaufsformen von Ticstörungen nach ICD-10

Einteilung	Symptomatik und Verlauf
Vorübergehende Ticstörung des Kindesalters (F95.0)	Meist nur einfache motorische Tics, Tics dauern nicht länger als ein Jahr an
Chronische motorische oder vokale Ticstörung (F95.1)	Einfache und/oder komplex motorische oder einfache oder komplexe vokale Tics, die länger als ein Jahr anhalten
Kombinierte vokale und multiple motorische Tics = **Gilles-de-la-Tourette-Syndrom**	Einfache und/oder komplexe motorische und einfache und/oder vokale Tics, die länger als ein Jahr anhalten

(sitzende Tätigkeiten, wenig Bewegung, Video, PC, Fernsehen).

Epidemiologie

In den letzten Jahren **stieg** der **Anteil adipöser Grundschulkinder** kontinuierlich. Zum Beispiel hat sich bei Jenaer Schulkindern im Alter von 7 bis 14 Jahren die Adipositasprävalenz zwischen 1975 und 1995 fast verdoppelt. Dabei sind Kinder und Jugendliche aus niedrigeren sozialen Schichten stärker betroffen.

Therapie

Therapeutisch kommt der ambulanten Behandlung in Form von **Umstellung der Ernährungsgewohnheiten** sowie einer stärkeren **Bewegung** die größte Bedeutung zu. Stationär durchgeführte Kurzzeittherapien (sechs bis acht Wochen) führen zu einer kurzfristigen Gewichtsverminderung, häufig kommt es jedoch zu einem so genannten **Jojo-Effekt**, und das Gewicht steigt nach diesen Kuren noch einmal an.

12.10.2 Anorexia nervosa (Magersucht)

Epidemiologie

Die Anorexia nervosa ist ein **häufiges** Krankheitsbild, die Prävalenzrate schwankt zwischen 0,3 und 1,5%. Dabei sind so genannte Risikogruppen, z.B. Ballett-Tänzerinnen, Turnerinnen, Eisläuferinnen oder Models, sehr viel häufiger (bis 25%) betroffen. Mädchen sind sehr viel stärker betroffen, das Verhältnis liegt bei zehn bis zwölf betroffene Mädchen auf einen erkrankten Jungen.

Therapie

In neueren Verlaufsuntersuchungen zur Anorexia nervosa im Kindes- und Jugendalter zeigt sich, dass 70–80% die Symptomatik überwinden können. Bei ca. 20% besteht ein chronifizierter Verlauf. Die mittlere **Mortalitätsrate** liegt bei ca. 2%.

12.10.3 Bulimia nervosa

Epidemiologie

Die Prävalenz der Bulimia nervosa liegt zwischen 1 und 4%. Dabei sind Jungen sehr viel seltener betroffen als Mädchen. Insgesamt kann von einer hohen Dunkelziffer ausgegangen werden, weil das Krankheitsbild häufig verheimlicht und verleugnet wird.

12.11 Ausscheidungsstörungen

Ausscheidungsstörungen umfassen die **Enuresis** (F98.0) und die **Enkopresis** (F98.1).

12.11.1 Enuresis

Definition

Nach der Definition der ICD-10 liegt eine Enuresis vor, wenn ab einem Lebens- bzw. Entwicklungsalter von fünf Jahren ein **unwillkürlicher Harnabgang** vorliegt, wobei organische Ursachen für die Inkontinenz ausgeschlossen sein müssen. Dabei wird eine primäre Enuresis von einer sekundären Enuresis unterschieden. Die **primäre Enuresis** bezeichnet das Andauern der infantilen Inkontinenz. Bei der **sekundären Enuresis** kommt es nach einer Periode bereits erworbener Blasenkontrolle zum erneuten Einnässen. Des Weiteren wird unterschieden zwischen einer **Enuresis diurna (Einnässen am Tag)** und einer **Enuresis nocturna (nächtliches Einnässen)**.

Epidemiologie

Epidemiologische Studien zeigen, dass im Alter von drei Jahren noch ca. 63% der Kinder, mit fünf Jahren noch ca. 11%, mit sieben Jahren ungefähr 5% und mit acht Jahren noch 3% der Kinder einnässen. Dabei sind Jungen gegenüber den Mädchen häufiger von einer Enuresis betroffen. Dies gilt besonders für die Enuresis nocturna. Bei der sehr viel seltener auftretenden Enuresis diurna tritt die Störung tendenziell häufiger bei Mädchen auf.

Tabelle 12-9 gibt einen Überblick über die genaue Einteilung der Enuresis nocturna und diurna in ihre Untergruppen.

Ätiologie

Ätiologisch spielen biologische sowie psychosoziale Faktoren eine Rolle. Bei den biologischen Faktoren geht es insbesondere um **genetische Aspekte**. 60–70% der Eltern eines Kindes mit Enuresis hatten in ihrer Kindheit ebenfalls Probleme mit der Blasenkontrolle. Bei der Genese der primär isolierten Enuresis nocturna scheint ein autosomal-dominanter Erbgang von Bedeutung zu sein. Des Weiteren müssen ätiologisch morphologische und funktionelle Auffälligkeiten berücksichtigt werden (wie z.B. die Blasenkapazität, Schlaftiefe sowie der Detrusor- und Sphinkterapparat). Natürlich spielen **soziale Belastungsfaktoren** eine wichtige Rolle. So sind Kinder, die emotional belastende Ereignisse erlebt haben, deutlich häufiger betroffen.

Diagnose

Diagnostisch muss bei primärer Enuresis (zusätzlich zur allgemeinen kinderpsychiatrischen Diagnostik) eine **organische Abklärung** erfolgen. Dazu gehören die klinische Untersuchung, eine Ultraschalluntersuchung bei gefüllter und entleerter Blase sowie eine Uroflowmetrie. Zur Basisdiagnostik gehören auch ein 24-Stunden-Miktionsprotokoll und ein Urinstatus.

Tab. 12-9 Untergruppen der Enuresis

Untergruppe	Symptomatik
Primäre isolierte Enuresis nocturna	• hohe Einnässfrequenz • tiefer Schlaf mit schwerer Erweckbarkeit • Polyurie • unauffällige Urodynamik
Idiopathische Dranginkontinenz	• ungewollter Harnabgang mit überstarkem Harndrang am Tag • Pollakisurie • verminderte Blasenkapazität • Einsatz von „Haltemanövern" • Detrusorinstabilität mit ununterdrückbaren Detrusorkontraktionen
Harninkontinenz bei Miktionsaufschub	• psychogene Verweigerungshaltung • Miktion wird hinausgezögert • trotz Einsatz von Haltemanövern kommt es zum Einnässen tagsüber
Detrusor-Sphinkter-Dyskoordination	• urodynamisch definiert • fehlende Relaxation und unkoordinierte Kontraktion des Sphincter externus während der Miktion • stakkatoartige oder fraktionierte Miktion mit inkompletter Blasenentleerung

Therapie

In der Therapie der Enuresis hat sich ein **gestuftes Vorgehen** bewährt. Im Vordergrund stehen zu Beginn der Behandlung Diagnoseerklärung und Beratung. Dabei ist es von großer Bedeutung, gemeinsam mit dem Kind das Einnässen zu protokollieren.

Im weiteren Behandlungsverlauf werden **verhaltenstherapeutische Programme** wie Verstärker- und Belohnerpläne mit gutem Erfolg eingesetzt. Die erfolgreichste Therapie, besonders bei der häufigen **Enuresis nocturna,** ist der **Einsatz von Weckgeräten**. Hier werden die Kinder durch einen Klingel- oder Vibrationston geweckt, wenn es zum Einnässen kommt.

Pharmakologisch werden beim Vorliegen einer besonderen Schlaftiefe trizyklische Antidepressiva wie das Imipramin mit gutem Erfolg eingesetzt. Vereinzelt besteht auch die Indikation für Desmopressin; hier handelt es sich um eine synthetische Form des antidiuretischen Hormons Vasopressin.

12.11.2 Enkopresis

Definition

Definitionsgemäß spricht man von einer Enkopresis, wenn es zu einem wiederholten unwillkürlichen oder willkürlichen **Absetzen von Stuhl** in Kleidung oder an dafür nicht vorgesehene Stellen kommt.

Epidemiologie

In epidemiologischen Studien liegt die Prävalenz der Enkopresis für 7–8-jährige Schulkinder bei 1,5 bis ca. 3%. Sie tritt bei Jungen nahezu doppelt so häufig auf wie bei Mädchen.

Ätiologie

Als Ursachen werden wie bei der Enkopresis **biologische Faktoren** und **psychosoziale Bedingungen** in Betracht gezogen. So finden sich bei der Enkopresis mit Obstipation deutliche Hinweise auf eine genetische Komponente. Des Weiteren konnten verschiedene Studien periphere funktionelle Störungen im Zusammenhang mit der muskulären Koordination der Stuhlentleerung aufzeigen. Wichtige ätiologische Faktoren sind außerdem für das Kind belastende Lebensereignisse, aber auch somatische Auslöser wie z. B. eine schmerzhafte Defäkation.

Symptomatik

Symptomatisch gilt es, zu entscheiden, ob bei der Enkopresis eine **Obstipation** vorliegt oder nicht. Kinder, die zusätzlich unter einer Obstipation leiden, haben selten Stuhlgang und setzen besonders tagsüber große Mengen von z.T. hartem Stuhl in die Hose ab. Dabei bestehen Bauchschmerzen und es lassen sich auch Kotballen (sog. Skyballa) tasten. Gerade eine schmerzhafte Defäkation kann dabei zur Retention des Stuhls führen.

Diagnose

Diagnostisch bedarf es einer ausführlichen kinderpsychiatrischen, jedoch auch einer organischen Abklärung. Dabei gilt es besonders Einkoten infolge einer **organischen Erkrankung** auszuschließen (wie z. B. ein Megacolon congenitum oder eine Spina bifida sowie die Obstipation mit Stuhlblockade und nachfolgender „Überlaufenkopresis" von flüssigem oder halbflüssigem Stuhl).

Komorbid sind die Kinder mit Enkopresis stark belastet. Im Vordergrund stehen dabei spezifische emotionale Störungen, das hyperkinetische Syndrom und Störungen des Sozialverhaltens. Nicht wenige Kinder leiden auch bei einer sehr ausgeprägten Enkopresis zusätzlich unter einer Enuresis.

Therapie

Therapeutisch hat sich bei der Enkopresis ein **gestuftes, kombiniertes Vorgehen** bewährt. Nach Aufklärung und Diagnostik kommt insbesondere beim Vorliegen von Obstipation abführenden Maßnahmen (z.B. Laxanziengabe) und psychotherapeutischen Hilfen eine große Bedeutung zu.

12.12 Schlafstörungen

Leitsymptome der Schlafstörungen sind **ungenügende Dauer und/oder Qualität des Schlafs**, eine übertriebene Beschäftigung mit der Schlafstörung tagsüber sowie erhöhte Angst und Anspannung in der Einschlafsituation. Unterschieden werden die Schlafstörungen zusätzlich in Schlafwandeln, in so genannte Alpträume und in den Pavor nocturnus.

Die Schlafstörungen sind in Kapitel 11.1 ausführlich beschrieben.

12.12.1 Schlafwandeln

Schlafwandeln tritt meistens im ersten Drittel des Nachtschlafs auf. Es kommt aus dem Schlaf heraus zu einem **Umhergehen**, bei dem die betreffende Person eine intensive Mimik zeigt und nur schwer geweckt werden kann. Wenn das Schlafzimmer verlassen wird, kann es zu beträchtlichen Verletzungen kommen. Für das Schlafwandeln besteht nach dem Aufwachen eine **Amnesie**.

12.12.2 Pavor nocturnus

Nach einem **Panikschrei oder gleichzeitigem Aufsetzen und Aufstehen aus dem Schlaf** heraus werden die Betroffenen einmalig oder mehrmalig plötzlich wach. Dabei kommt es zu einer vegetativen Erregung mit Zeichen intensiver Angst, Desorientiertheit und perseverierenden Bewegungen. Die Symptomatik ist durch Beruhigungsversuche kaum zu beeinflussen. Die betreffende Person lässt sich nur schwer aufwecken; wenn dies gelingt, schläft sie meist sofort wieder ein.

12.12.3 Alpträume

Bei Alpträumen hingegen kommt es zum Aufwachen aus dem Schlaf mit lebhafter und detailreicher **Erinnerung an heftige Träume**. Nach dem Aufwachen kommt es zur raschen Orientierung; die Alpträume treten im Gegensatz zum Schlafwandeln und beim Pavor nocturnus meist in der zweiten Nachthälfte auf.

12.13 Vernachlässigung, Misshandlung, sexueller Missbrauch

12.13.1 Vernachlässigung

Man kann eine **körperliche** von einer **emotionalen** Vernachlässigung unterscheiden. Bei der körperlichen Vernachlässigung besteht eine unzureichende Versorgung und Gesundheitsfürsorge, die zu ausgeprägten **Gedeih- und Entwicklungsstörungen** führen kann, bis hin zum **psychosozialen Minderwuchs**. Bei der emotionalen Vernachlässigung, auch **Deprivation** genannt, besteht ein unzureichendes oder ständig wechselndes und dadurch nicht ausreichendes emotionales Beziehungsangebot an das Kind. Eine besonders ausgeprägte körperliche und emotionale Vernachlässigung besteht beim so genannten **psychischen Hospitalismus**. Hier kommt es zum Verlust jeglicher emotionaler Bezugspersonen. Die Reaktionen des betroffenen Kindes kann man in die in Abbildung 12-3 dargestellten Phasen unterteilen.

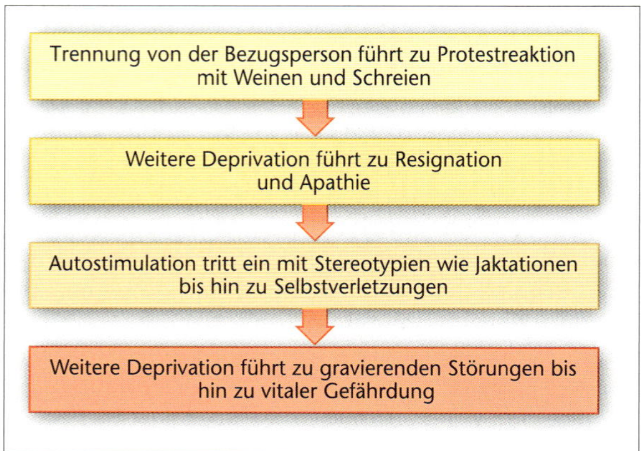

Abb. 12-3 Phasen bei massiver emotionaler und körperlicher Deprivation

12.13.2 Kindesmisshandlung

Bei körperlicher Kindesmisshandlung geht es per definitionem um eine direkte Gewalteinwirkung auf das Kind, z.B. durch Schlagen, Verbrennen oder Schütteln. Verletzungen an typischen und untypischen Stellen sowie auffällige Verletzungsmuster (z.B. kreisrunde Zigarettennarben, Abdruckmale auf der Hand oder auf weiteren Hautflächen) sprechen symptomatisch für körperliche Misshandlungen. Psychisch zeigen misshandelte Kinder häufig Verhaltensauffälligkeiten (z.B. in Form einer Distanzstörung).

Eine Sonderform ist das **Münchhausen-by-proxy-Syndrom**. Hier handelt es sich um die Vorspiegelung falscher Krankheitssymptome beim Kind durch Bezugspersonen. Dabei können auch tatsächlich

Symptome auftreten, wenn die Bezugspersonen diese z. B. durch toxische Substanzen oder nicht verordnete Medikamente induzieren. In erster Linie werden jedoch Symptome durch die Eltern angegeben, die nicht vorhanden sind. Im Einzelfall kann das zu einer gravierenden Belastung und Schädigung der Kinder führen, die dadurch zahlreiche diagnostische und therapeutische Interventionen aushalten müssen.

12.13.3 Sexueller Missbrauch, sexuelle Misshandlung

Definition

Sexueller Missbrauch wird definiert als die Einbeziehung von Kindern und Jugendlichen in Sexualaktivitäten, die sie an Funktion und Tragweite nicht überschauen können.

Sexuelle Misshandlung liegt vor, wenn es zur Gewaltanwendung kommt und die sexuellen Aktivitäten gegen den Willen der Kinder herbeigeführt werden. Eine häufige Form des Missbrauchs ist der Inzest, wo es zur Ausübung des Geschlechtsverkehrs zwischen Familienangehörigen kommt. Die Täter sind besonders häufig im näheren Bekanntenkreis und sozialen Umfeld des betroffenen Kindes zu finden.

Epidemiologie

Aus in den USA durchgeführten epidemiologischen Studien weiß man, dass 5–10% der erwachsenen Frauen über sexuelle Missbrauchserlebnisse berichten.

Diagnostik

Hinweise auf einen sexuellen Missbrauch finden sich durch **Aussagen der Kinder** und/oder durch plötzlich auftretendes auffälliges, dem Alter unangemessenes **Sexualverhalten** der Betroffenen. Dabei ist zu beachten, dass sexueller Missbrauch zu vielerlei psychischen Auffälligkeiten beim Kind führen kann. Bei der Interpretation von Spielverhalten und Kinderzeichnungen sollte man eher vorsichtig sein.

Merke
Bei Misshandlungen und Missbrauch gilt es, das Kindeswohl in den Vordergrund zu stellen. Dabei ist es sinnvoll, frühzeitig das Jugendamt einzuschalten.

12.14 Organische Psychosyndrome

Definition

Bei den organischen Psychosyndromen handelt es sich um unterschiedliche psychische Symptome bzw. Symptomkonstellationen, die in engem Zusammenhang mit einer **Schädigung des zentralen Nervensystems** entstehen. Es lassen sich **akute** von **chronischen** organischen Psychosyndromen unterscheiden (Tab. 12-10).

Tab. 12-10 Einteilung der organischen Psychosyndrome

Akute organische Psychosyndrome	Chronische organische Psychosyndrome
Entzündungen (Meningitis, Enzephalitis)	Postenzephalitische Wesensänderung
Schädel-Hirn-Trauma	Posttraumatische Wesensänderung
Intoxikationen Tumore Endokrinopathien	

Klassifikatorisch kann man die **leichten frühkindlich erworbenen Hirnfunktionsstörungen** zu den organischen Psychosyndromen rechnen. Synonym gebrauchte Begriffe sind „leichter frühkindlicher Hirnschaden", „frühkindliches exogenes Psychosyndrom", „minimal brain damage" oder „minimal brain dysfunction" (MCD). Bei diesem Erklärungsmodell ist man davon ausgegangen, dass es sich bei den frühkindlich entstandenen Hirnfunktionsstörungen um geringgradige Schädigungen handelt, ohne dass morphologische Korrelate im Hirn gefunden werden.

Symptomatik

In der Symptomatik führen organische Psychosyndrome häufig zu **Bewusstseinsstörungen**, zur **Störung der Orientierung** sowie zur Beeinträchtigung der **Intelligenzfunktionen**. Darüber hinaus sind gerade bei akuten Psychosyndromen auch **Wahrnehmungs- und Gedächtnisstörungen** zu verzeichnen. **Psychisch** finden sich Störungen im Denken, im Antrieb und in der Affektivität. Nicht selten zeigen sich darüber hinaus neurologische Auffälligkeiten wie z. B. zerebrale Anfälle oder Lähmungen.

Auch bei den **chronischen organischen Psychosyndromen** finden sich Störungen der Aufmerksamkeit, der Konzentration, der Merkfähigkeit, der Intelligenzfunktionen sowie häufig Störungen der Informationsverarbeitung.

Des Weiteren können auch bei chronisch-organischen Psychosyndromen Störungen des Antriebs und der Affektivität sowie neurologische Auffälligkeiten, besonders in Form von „soft signs" (z. B. koordinative Schwächen oder Tonus- und Haltungsschwächen), auftreten.

13 Psychosomatik

Stefan Brunnhuber

Psychosomatik ist die Lehre von körperlich in Erscheinung tretenden Krankheiten, welche psychisch ausgelöst, bedingt oder wesentlich mitbedingt sind. Die Psychosomatik im Allgemeinen ist zunächst eine ärztliche Grundhaltung, welche neben dem somatischen Befund den sozialen und psychischen Faktoren Rechnung trägt (eigentlich der Grundgedanke des „klassischen Hausarztmodells"). Im Speziellen bezieht sich die Psychosomatik auf das Verständnis der sozialen und psychischen Faktoren bei einzelnen Krankheitsbildern. In den neueren Klassifikationssystemen wird auf den Begriff „Psychosomatik" verzichtet. Im engeren Sinne werden heute darunter Erkrankungen verstanden, bei welchen psychische Faktoren und Verhaltenseinflüsse für die Auslösung, den Verlauf und den Schweregrad wesentlich mitverantwortlich sind. Früher wurde zwischen den klassischen psychosomatischen Erkrankungen mit organischem Korrelat und funktionellen Somatisierungen unterschieden. Diese Einteilung findet heute keine Verwendung mehr. Damit wird der Begriff Psychosomatik erheblich erweitert, da er nicht einzelne Krankheitsbilder beschreibt, sondern als interdisziplinäres Fachgebiet bei zahlreichen Erkrankungen an Bedeutung gewinnt. Ein großer Teil dieser Erkrankungen sind bereits in anderen Kapiteln beschrieben worden. Über 20 % der Patienten in der ärztlichen Primärversorgung weisen keine organische Krankheitsursache auf. Abbildung 13-1 gibt einen Überblick.

Von **F. Alexander** stammt die Unterscheidung der **„holy seven"** der Psychosomatik: Asthma bronchiale, Colitis ulcerosa, essentielle Hypertonie, chronische Polyarthritis, Neurodermitis, Ulcus duodeni sowie Hyperthyreose. Bei all diesen Krankheitsbildern sollten ursprünglich spezifische psychische Faktoren für das Zustandekommen der somatischen Erkrankungen verantwortlich gemacht werden. Diese Vorstellung ließ sich in dieser Form nicht aufrechterhalten. Die empirische Forschung hat keine spezifischen Persönlichkeitsmerkmale oder Konflikte für spezifische psychosomatische Erkrankungen aufzeigen können. Dennoch lassen sich bei einer Reihe von (vor allem) internistischen Erkrankungen psychische Faktoren als Mit-Ursache nennen. So kann man beispielsweise beim Ulcus duodeni einen Zusammenhang zwischen fehlendem Ausdruck von Angst oder Aggression und einer gesteigerten Sekretionsaktivität im Magen nachweisen. Bei Colitis ulcerosa und M. Crohn spielt die Krankheitsbewältigung eine große Rolle im Hinblick auf den Schweregrad und den Verlauf der Erkrankung. Bei zwei Drittel der Patienten mit Asthma bronchiale werden psychische Auslöser gefunden. Die essentielle Hypertonie findet man vorrangig in industrialisierten Ländern. Immigranten aus Entwicklungsländern haben mit der Zeit eine ähnliche Inzidenz. Dies weist auf die besondere Bedeutung des psychosozialen Kontextes hin. Die koronare Herzerkrankung Typ A beschreibt eine Verhaltensauffälligkeit der be-

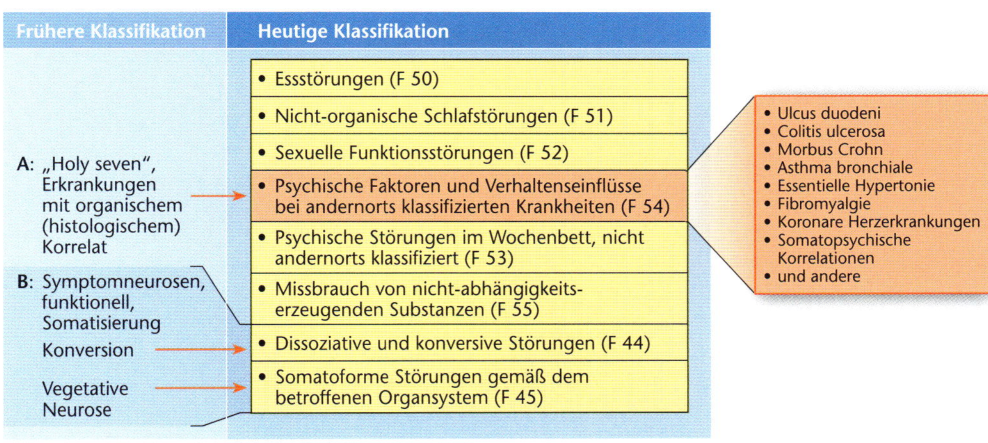

Abb. 13-1 Systematik psychosomatischer Erkrankungen

troffenen Patienten, die durch Feindseligkeit, Wettbewerbsverhalten und ständigen Zeitdruck charakterisiert ist. Bei der rheumatoiden Arthritis kann Stress zu einer veränderten Entzündungsaktivität führen. Diese Beispiele zeigen, dass auch bei zahlreichen organischen Erkrankungen psychosoziale Faktoren eine Rolle spielen. Bei vielen chronischen körperlichen Erkrankungen werden **somato-psychische Wechselwirkungen** gefunden. Dabei geht es vor allem um die individuelle Krankheitsbewältigung wie etwa Verleugnung, Noncompliance, verstärkte Selbstbeschäftigung („sekundäre Hypochondrie"). Vor allem Angst und Depression wirken sich negativ auf den Krankheitsverlauf aus. Für das Verständnis von Somatisierungsstörungen treten an Stelle einzelner Ursachen eine Reihe von Risikofaktoren, welche auf die Symptombildung Einfluss nehmen (Abb. 13-2).

Merke
Die psychosomatische Betrachtungsweise ist komplementär zur somatischen Medizin. Sie ersetzt jene nicht, sondern ergänzt sie und legt dabei besonderen Wert auf individualbiographische Faktoren. Das heißt, somatische und psychische Faktoren kommen bei unterschiedlichen Erkrankungen in unterschiedlicher Gewichtung zum Tragen.

Neben der Beschreibung des äußeren Verhaltens spielt die Charakterstruktur für das Verständnis eine zunehmende Rolle. Dabei handelt es sich um zeitüberdauernde Persönlichkeitsmerkmale oder **„Strukturmerkmale"**, welche das Zustandekommen, den Verlauf und die Ausprägung „psycho-somatischer" Beschwerden beeinflussen. Historisch ist man der Einteilung von S. Freud gefolgt und hat dabei eine orale, anale, hysterische, depressive oder zwanghafte Struktur unterschieden. Mittlerweile wurden die Strukturdiagnosen operationalisiert und formalisiert und man unterscheidet mittels verschiedener Items (Selbst-, Objektwahrnehmung, Bindungsfähigkeit etc.) je nach klinischem Schweregrad Patienten von „gut integriert" bis „desintegriert". Dies entspricht in etwa der Einteilung „unauffällig, „neurotisch", „narzisstisch oder bordeline" und „präpsychotisch". Dadurch ist eine empirische Überprüfung der Strukturmerkmale möglich (↗ Kap. 2.6.1).

Nicht selten schildern die Patienten mehrere Symptome aus verschiedenen Körperregionen **(polymorph-polytop).** Hinzu kommt häufig ein Symptomwechsel im Krankheitsverlauf **(Syndromshift)j.** Die Arzt-Patienten-Beziehung ist vor allem charakterisiert durch wiederholte diagnostische Untersuchungen, vermehrten Arztwechsel, Weigerung der Annahme psychosozialer Aspekte im Krankheitsgeschehen sowie eine Chronifizierungstendenz mit Einschränkungen der Lebensqualität und vermehrten Krankschreibungen. Zu den häufigsten Beschwerden, welche Patienten zum Arzt führen und wofür in den meisten Fällen keine organische Ursache gefunden wird, zählen:

- Brustschmerzen
- Kopfschmerzen
- Müdigkeit
- Schlafstörungen
- Schwindel
- Rückenschmerzen
- Atemnot
- Bauchschmerzen.

Das Verständnis psychosomatischer Symptome ist dabei erheblich durch die theoretischen Vorannahmen bestimmt **(theoriesensitiv).** Das heißt, ändert man die Theorie, ändern sich hiermit auch die Befunderhebung und das Behandlungskonzept. Historisch betrachtet standen **generalistische** Ansätze („Alles ist psychosomatisch") sowie **psychogenetische** Ansätze („Organische Erkrankungen haben eindeutige psychische Ursachen") im Vordergrund.

biologisch	Genetische Disposition (erhöhte psychophysiologische Erregbarkeit, erniedrigte Schmerzschwelle), muskuläre Verspannungen
emotional	Depressivität, Angst, chronischer Stress am Arbeitsplatz oder in der Familie
kognitiv	Selektive Aufmerksamkeit, verstärkte Wahrnehmung harmloser Körperempfindungen, Katastrophisierung, enger Gesundheitsbegriff als völlige Beschwerdefreiheit, negatives Selbstbild („schwach", „nicht belastbar")
sozial	Sekundärer Krankheitsgewinn, iatrogene Fixierung, verstärkte Krankschreibungen, Rentenbegehren
biographisch	Traumatisierungen, Deprivationen, Krankheitsmodelle in der Familie

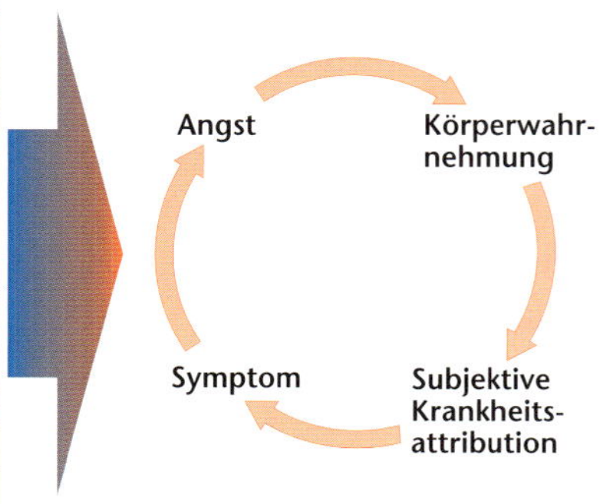

Abb. 13-2 Risikofaktoren und Kreismodell der Symptomwahrnehmung

Heute spielen das allgemeine biopsychosoziale Modell von T. v. Uexküll, neurobiologische Stressmodelle sowie lerntheoretische Konzepte die wichtigste Rolle. Hinzu kommt, dass insbesondere die Ergebnisse der Neuroimmunologie (Neuromodulatoren, Antikörper) für das Verständnis vieler heute noch als funktionell bezeichneter Störungen an Bedeutung gewinnen. Dabei wird davon ausgegangen, dass immunologische und hormonelle Faktoren selbst einer stressinduzierten Veränderung und damit einer individuellen Lerngeschichte unterliegen. Frühkindliche Traumatisierungen, emotionale Deprivationen, das Bindungsverhalten zur Bezugsperson sowie chronische Kommunikationsstörungen können so zentralnervöse Reifungsvorgänge verhindern oder hemmen. Dies führt zu einer lebenslangen Vulnerabilität/Disposition für vegetative Dysregulationen, emotionaler Labilität (Angst, Depression), einer erniedrigten Schmerzschwelle oder auch zu inadäquaten Copingstrategien (Katastrophisierung, verstärkte Selbstbeobachtung).

Verschiedene Erklärungsmodelle psychosomatischer Erkrankungen

Konversionsmodell (S. Freud)
Unbewusste Konflikte werden dem Bewusstsein durch Verdrängung fern gehalten und stellen sich dann im Körperlichen wieder dar. Das körperliche Symptom bekommt damit einen individuellen Ausdrucks- und Symbolcharakter (sog. Konversionsstörungen, ↗ Kap. 8.4). Etwa: Ein Manager entwickelt einen Schwindel nach einem unerwarteten Karrieresprung, ihm ist „schwindlig von der verstärkten Verantwortung“. Betroffen sind vorrangig die Willkürmotorik (z. B. psychogene Lähmungen) und die Sinnesorgane (z. B. psychogene Blindheit). Während S. Freud davon ausging, dass Konversionsstörungen nur in der ödipalen Situation auftreten, zeigte sich klinisch, dass sie bei unterschiedlichen Dispositionen (z. B. narzisstische Störungen) und Ereignissen (Trauma) auftreten können.

De-Resomatisierung (M. Schur)
Der normale Entwicklungsvorgang des Menschen wird hier als zunehmende Desomatisierung beschrieben. An Stelle körperlicher Reaktionsformen treten die Denk- und Phantasietätigkeit sowie die Ausbildung von Ich-Funktionen. Unter Belastungssituationen kann ein Rückfall in frühkindliche Verhaltensmuster (Regression) eingeleitet werden. Dabei werden dann jene Organe „ausgewählt“, welche in der Biographie des Patienten besonders vulnerabel waren (Bereitstellungsreaktion).

Die psychosomatischen Erkrankungen entstehen dadurch, dass eine neurotische Ersatzbildung ohne körperliches Symptom in einer ersten Phase nicht mehr ausreicht und stattdessen in einer zweiten Phase körperliche Symptome zur Konfliktbewältigung mit herangezogen werden.

Spezifitätsthese (F. Alexander)
Zwischen physiologischen Vorgängen und psychischen Konflikten besteht ein spezifischer Zusammenhang. Im Mittelpunkt steht das Affektsystem, welches im Körperlichen wie im Psychischen seinen Niederschlag findet. So können „orale“ Bedürfnisse in ein Magengeschwür, „anale“ Wünsche in eine Obstipation oder der Ambivalenzkonflikt von Autonomie und Abhängigkeit in eine asthmatoide Reaktion führen.

Theorie nach G. L. Engel und A. G. Schmale
Grundgedanke ist, dass der Ort der Symptomwahl und der Zeitpunkt des Auftretens durch die individuelle Lerngeschichte bestimmt werden (z. B. Atmung), während die körperliche Symptomatik selbst (Dyspnoe, Spastik) nach rein naturwissenschaftlichen, pathophysiologischen Gesichtspunkten abläuft. Das Gefühl von Hilflosigkeit/Hoffnungslosigkeit spielt bei Ausbruch der Symptomatik eine entscheidende Rolle („given-up-giving-up“).

Alexithymie (P. Marty et al.)
Man spricht auch von einem „emotionalen Analphabetentum“ oder der „psychosomatischen Struktur“. Sie beinhaltet die Unfähigkeit, Gefühle auszudrücken, ein stereotypes mechanisches Denken sowie Phantasiearmut. Hinzu kommen ein symbiotisches Abhängigkeitsverhältnis und hohe soziale Angepasstheit. Das Konzept diente dazu, die typische Charakterstruktur von Patienten mit psychosomatischen Erkrankungen zu beschreiben.

Lerntheorie (M. Seligman)
Zahlreiche körperliche Vorgänge (vom Erbrechen bis hin zur Immunsuppression) lassen sich durch Lernvorgänge konditionieren und damit erklären. Fehlgeleitete Lern- und Konditionierungsvorgänge stellen dabei die Grundlage für Verhaltensmodifikationen dar (erlernte Hilflosigkeit [Abb. 13-3], Verstärkerverlust). Das heißt, früher als nicht beeinflussbar erlebte Faktoren werden auch in der aktuellen Situation als übermächtig und unkorrigierbar erlebt und münden in einen Circulus vitiosus.

Stresstheorie (H. Selye)
Stresssituationen (körperliche, psychische und Umgebungsfaktoren) führen zu einer Störung des inneren Gleichgewichts (Homöostase), welche schließlich in ein Adaptationssyndrom mündet. Am Anfang steht dabei eine Alarmreaktion (Sympathikusaktivität). Es folgen eine Widerstands- und schließlich eine Erschöpfungsphase, welche entweder zum Tod des Organismus oder zu psychosomatischen Erkrankungen führt.

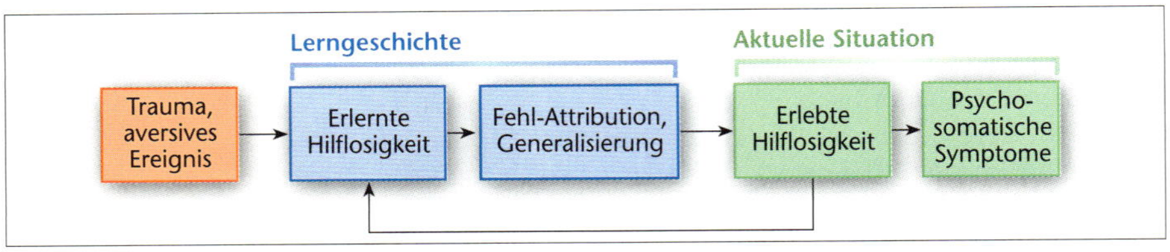

Abb. 13-3 Erlernte Hilflosigkeit

Situationskreis (T. v. Uexküll)

Der Situationskreis (Abb. 13-4) stellt ein allgemeines biopsychosoziales Modell dar. Es hat die Beziehung von Individuum und Umwelt zum Gegenstand und gilt sowohl für Krankheit als auch für Gesundheit. Jedes Lebewesen hat seinen individuellen und spezifischen Kontext und sucht hier nach Problemlösungen. Charakteristisch für den Menschen ist, dass er innerhalb seines Situationskreises (rezeptiver Anteil) durch inneres Probehandeln, Phantasietätigkeit und Bedeutungserteilung eigene Verhaltensformen vorwegnehmen und erproben kann, bevor sie in die Außenwelt verhaltensrelevant entlassen werden (effektorischer Anteil).

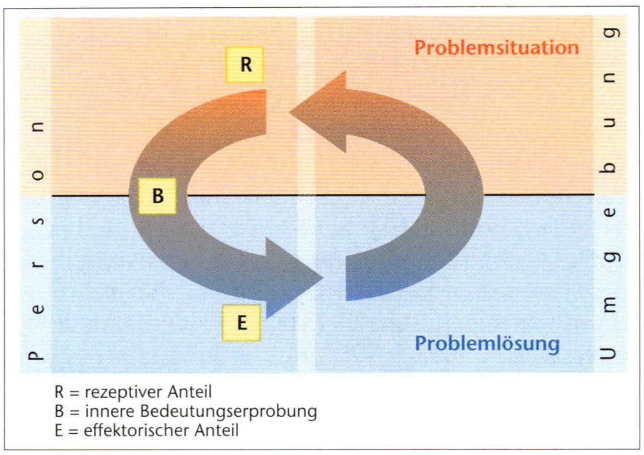

Abb. 13-4 Situationskreismodell nach T. v. Uexküll

Wichtig ist die Abgrenzung zur **Psychophysiologie,** die auf die Stresstheorie von H. Selye oder das Copingkonzept von R. S. Lazarus zurückgeht. In der Psychophysiologie geht es um überindividuelle Reiz-Reaktions-Muster, so etwa physiologische Parameter bei Angstzuständen. Die Psychosomatik dagegen beschäftigt sich stärker mit den subjektiven Vorstellungen (Repräsentanzen) des Somatischen im Psychischen. Man spricht auch von einer **„subjektiven oder individuellen Biologie".**

Die Psychosomatik ist mittlerweile ein eigenständiges medizinisches Fach- und Forschungsgebiet mit einer eigenen Facharztausbildung. Neben eigenständigen ambulanten und stationären Einrichtungen haben sich vor allem psychosomatische Konsiliardienste (anfrageabhängig) und Liaisondienste (anfrageunabhängige, regelmäßige Präsenz eines Psychosomatikers) etabliert. Angesichts der hohen Prävalenz und Inzidenz psychosomatischer Krankheitsbilder im klinischen Alltag sowie ihrer immensen gesundheitsökonomischen Bedeutung (hohe Kosten bis zur richtigen Diagnosestellung) spielen entsprechend ausgebildete Ärzte in der Patientenversorgung eine immer wichtigere Rolle.

14 Suizidalität

Stefan Brunnhuber

Suizidalität gibt es in allen Kulturen und zu allen Zeiten, ihre Bewertung ist jedoch unterschiedlich und reicht von der Anerkennung vollständiger menschlicher Freiheit bis hin zur maximalen Einengung des menschlichen Lebens. Suizidalität ist medizinisch keine eigenständige Krankheitseinheit, sondern nur als multifaktorielles Geschehen zu verstehen, welches jedem Menschen grundsätzlich als Möglichkeit offen steht. Häufig stehen dabei psychiatrische Grunderkrankungen im Hintergrund.

Definitionen

Unter **Suizidalität** versteht man die Summe aller Kräfte eines Menschen, die in Richtung Selbstvernichtung gehen. Eine **suizidale Handlung** ist eine bewusste, selbst durchgeführte und beabsichtigte Tat, die die Selbsttötung anstrebt bzw. zum Tode führt. Eine suizidale Handlung kann in den vollendeten Suizid oder in einen **Suizidversuch** münden. **Parasuizidale Handlungen** sind angelegt wie suizidale Handlungen, jedoch mit dem Wissen, dass sie nicht zum Tode führen, und mit der Absicht, im Leben Veränderungen zu erzielen. Sie haben meist einen appellativen und manipulativen Charakter. **Suizidideen** benennen die gedankliche Auseinandersetzung mit der Selbsttötungsmöglichkeit von der Erwägung (Todeswünsche) bis zum Entschluss.

Es gibt Überschneidungen mit Störungen der Impulskontrolle ohne suizidalen Charakter – etwa bei pathologischer Brandstiftung, pathologischem Stehlen oder Trichotillomanie – oder auch mit primär nicht-suizidalen autoaggressiven Verhaltensweisen, z.B. chronischen Selbstverletzungen (Abb. 14-1). Diese so genannten artifiziellen Störungen werden in Kapitel 9 besprochen. Außerdem bestehen Beziehungen zum Freizeitrisikoverhalten wie auch zu Borderlinestörung und Essstörungen. Suizidalität ist meist **Ausdruck einer Einengung** durch objektiv oder subjektiv erlebte Belastungssituationen sowie durch körperliche und psychische Störungen des Erlebens und des Empfindens.

Formen der Suizidalität

Man unterscheidet verschiedene Formen der **Suizidalität:**

- **Gemeinsamer Suizid:** Zwei oder mehrere Personen begehen in Einwilligung Suizid.
- **Erweiterter Suizid:** Neben der Selbsttötung werden andere Personen gegen ihren Willen in die Tötung mit einbezogen. Man spricht auch von **Mitnahmesuizid:** Nicht selten bei Müttern mit affektiven Störungen oder Schizophrenien, welche ihre Kinder mit in den Tod nehmen.
- **Bilanzsuizid:** Rational durchgeplante und überlegte Handlung, die in einer aussichtslos erlebten Situation zum Suizid führt.
- **Kindersuizide:** Sie sind selten. Oft lassen sie sich nicht von Unfällen abgrenzen. Ab dem 6.–7. Lebensjahr können Kinder den Tod in seiner Bedeutung verstehen. Die Angst, nicht akzeptiert zu sein, steht im Vordergrund der Motivation.
- **Protrahierter Suizid (Menninger):** Chronisch selbstschädigendes Verhalten, zum Beispiel Essstörungen, Suchterkrankungen.
- **Chronischer Suizid:** Häufig oder auch konstant anhaltende suizidale Krisen (mindestens zwei Suizidversuche bzw. anhaltende Suizidankündigungen). Die Patienten sind meist jünger. Häufig findet man Persönlichkeitsstörungen und Suchterkrankungen.

Epidemiologie

Die WHO schätzt weltweit ca. 1 Million Suizide pro Jahr. Die Selbsttötung tritt in Industrieländern häufiger auf als in Entwicklungsländern. In der BRD rechnet man mit ca. 12 000 Suiziden pro Jahr. Das heißt, alle 45 Minuten wird in der BRD ein Selbstmord verübt. Männer begehen öfter einen **Suizid** als Frauen, wobei Frauen häufiger **Suizidversuche**

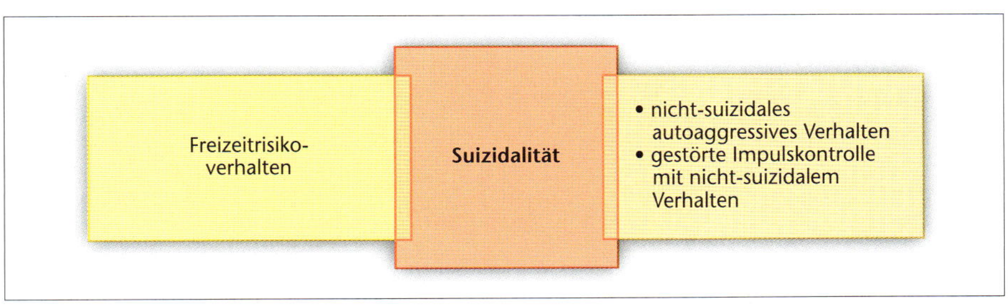

Abb. 14-1 Überschneidungen anderer Störungsbilder mit Suizidalität

unternehmen. Insgesamt sind Suizidversuche ca. 10–100-mal höher als Suizide. Für junge Erwachsene stellt der Suizid die häufigste Todesursache dar. Die höchsten und niedrigsten sozialen Schichten haben ein höheres Suizidrisiko. Ebenfalls geht eine schnelle Änderung des sozialen Status (Auf- oder Abstieg) mit einem erhöhten Risiko einher. In Kriegszeiten ist das Risiko für einen Suizid am geringsten. Das Risiko, Selbstmord zu begehen, steigt mit dem Lebensalter, vor allem nach dem 60. Lebensjahr. Suizidversuche dagegen nehmen mit dem Alter ab. Insgesamt ist die Suizidrate in den letzten Jahren leicht rückläufig. In den Städten ist der Suizid häufiger als auf dem Land. Suizide sind zudem im Frühjahr und Sommer häufiger. In katholischen Ländern sind Suizide und Suizidversuche niedriger. Ca. 30% der Bevölkerung beschäftigen sich mindestens einmal in ihrem Leben mit Suizidgedanken. 2% führen zumindest einmal in ihrem Leben einen Suizidversuch durch. Damit ist Selbsttötung etwa so häufig wie der Tod durch Verkehrsunfall.

Man unterscheidet zwischen **harten** (Erhängen, Erschießen, Ertränken, Öffnen der Pulsadern, Sturz aus großer Höhe) und **weichen Methoden** (Medikamente). Männer suizidieren sich vor allem durch Erhängen. Patienten mit Psychosen verwenden häufiger harte Methoden.

Die häufigsten **Methoden beim Selbstmordversuch** sind Vergiftungen (64%), gefolgt von Schnitt- und Stichverletzungen (16%), Erhängen und Hinunterstürzen (je 4%), absichtlich verursachten Verkehrsunfällen (6%) und Sonstigen (6%). Im Rahmen der Intoxikationen steht die Einnahme von Hypnotika, Sedativa und Psychopharmaka an erster Stelle. In fast 50% der Fälle ist diese „Überdosierung" mit starkem Alkoholkonsum verbunden. In gleicher Häufigkeit kommt es zu Mischintoxikationen.

Bei ca. 90% aller Suizide liegen psychische Erkrankungen im engeren Sinne vor. Davon sind 40–60% Depressionen, 20% Alkoholismus und 10% Schizophrenien, ca. 5% Persönlichkeitsstörungen und 5% Angsterkrankungen. Bei Psychotikern kommen Suizide häufiger vor als Suizidversuche. Das **Suizidrisiko liegt bei psychischen Erkrankungen** 15–30-mal höher als in der Allgemeinbevölkerung, bei psychiatrischen Patienten 1–2-mal höher als bei rein körperlich erkrankten Patienten. Die Darstellung von Suiziden in den Massenmedien kann sich verstärkend auf die Durchführung von Suizidhandlungen auswirken.

Nicht selten geht dem Suizid bzw. dem Suizidversuch ein **Arztbesuch** voraus. Die Zeit zwischen der Ambivalenzphase (s. u.) und dem Entschluss liegt im Mittel bei 60 Stunden. 80% der Patienten kündigen ihren Suizid vorher an, und 70% begehen ihn innerhalb einer Zeitspanne von 24 Stunden nach dem Entschluss.

In den ersten 12 Monaten nach einem Suizidversuch ist das Risiko für einen **erneuten Suizidversuch** besonders hoch: Etwa 35–50% aller Patienten unternehmen einen weiteren Suizidversuch, 10% sterben am wiederholten Suizid. Man rechnet mit ca. 1% Wiederholungsrisiko pro Jahr, dies entspricht einer Rezidivquote von 5% nach 5 Jahren (zu den epidemiologischen Daten vgl. auch Abb. 14-2 und Tab. 14-1).

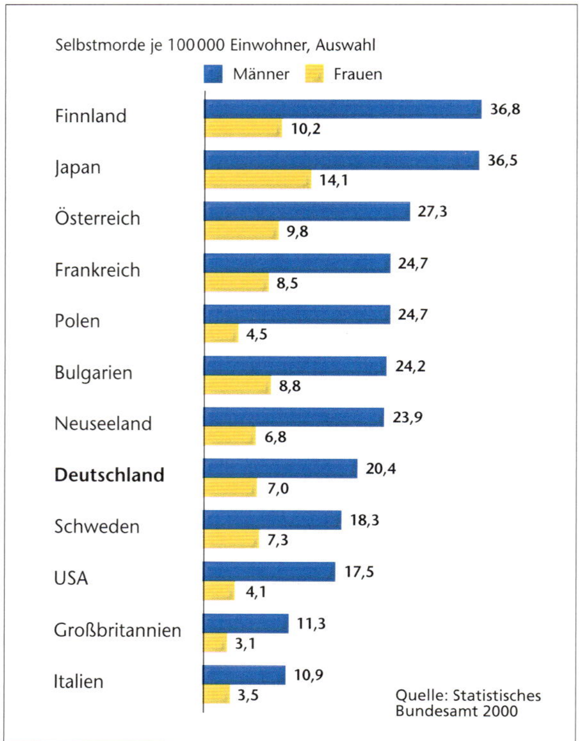

Abb. 14-2 Suizidalität im internationalen Vergleich

Tab. 14-1 Zusammenfassung der wichtigsten epidemiologischen Daten zur Suizidalität

- Weltweit ca. 1 Mio. Suizide im Jahr. In der BRD ca. 12 000 Suizide. Deutschland liegt im internationalen Vergleich im Mittelfeld.
- Männer suizidieren sich 4–5-mal häufiger als Frauen.
- Frauen führen ca. 3-mal häufiger einen Suizidversuch durch als Männer.
- Suizide nehmen im Alter zu, Suizidversuche im Alter dagegen ab.
- Patienten mit Psychosen wählen eher harte Methoden (Erhängen, Erschießen).
- Bei 90% der Suizidanten liegen psychische Störungen (vor allem Depressionen, Schizophrenie und Alkoholismus) vor.
- Über ⅔ der Patienten kündigen ihren Suizid an.
- 35–50% der Patienten begehen einen erneuten Suizid(-versuch).
- Das Wiederholungsrisiko liegt bei ca. 1% pro Jahr.
- Bei den 12–24-Jährigen ist der Suizid die zweithäufigste Todesursache nach Unfällen.

Einflussfaktoren

Besonders gefährdete Personengruppen

Zu den hauptsächlich gefährdeten Personengruppen zählen **sozial isolierte, arbeitslose** und **existentiell bedrohte Menschen** sowie chronisch bzw. **unheilbar Kranke** und Suchtkranke. Auch Ledige, geschiedene Kinderlose, alte Menschen und politisch Verfolgte sind besonders gefährdet.

Am höchsten ist jedoch **statistisch** gesehen die Suizidgefährdung bei Patienten mit psychischen Störungen. Hierzu zählen vor allem Patienten mit Depressionen – etwa 15% aller mindestens einmal hospitalisierten depressiven Patienten versterben durch Suizid –, aber auch mit Schizophrenie und Suchtkrankheit.

Ein **erheblicher Anteil** an der Gesamtzahl der suizidalen Handlungen betrifft dagegen nicht psychisch oder organisch Kranke, sondern Menschen, die auf eine akute Belastungssituation („Krise"), die als unerträglich und unentrinnbar verarbeitet wird, mit einer Kurzschlusshandlung reagieren. Es sind Menschen, die in schwierigen Situationen nicht über ausreichende Coping-Mechanismen verfügen, sondern mit einer **„depressiven Bewältigungsstrategie"** reagieren.

Erklärungsmodelle suizidalen Verhaltens

Soziale Isolation, zermürbende und zerrüttete **Partnerschaften**, aber auch **Versagen im Beruf** oder Studium können zu einer suizidalen Handlung führen. Auch bei psychotisch Erkrankten sind Wahn und Depression meist nicht unmittelbar auslösend, sondern eher das Gefühl, nicht mehr weiterleben oder das Leben nicht meistern zu können. Jedoch findet man bei psychisch Kranken auch krankheitsbedingte Motivationen, z. B. Versündigungs- und Schuldwahn bei depressiven Patienten, Kontrollverluste bei Intoxikationen. Im Allgemeinen handelt es sich um eine affektiv-überschießende Kurzschlussreaktion. Der geplante, „nüchterne" Bilanzselbstmord ist eher selten.

Mittelpunkt für ein besseres Verständnis der Suizidalität ist nicht der tödliche Ausgang oder die jeweils gewählte Methode (Intoxikation, Erhängen). Aus der Sicht des behandelnden Arztes entscheiden auch **weiterführende Faktoren** wie etwa **raptusartiger Beginn** oder **psychotische Verarbeitung** nicht über „suizidal" oder „nicht-suizidal". Ausschlaggebend sind **die Intentionen**, das heißt die inneren Beweggründe des Betroffenen. Hierzu zählen vor allem vier Aspekte: Autoaggression (Selbstbestrafung und Selbsthass), Fremdaggression (Vorwürfe, Rache), appellativ-manipulative Gründe (Hilfeschrei, Verzweiflung) und Fluchtmotive (unerträgliche Situation, Wunsch nach Ruhe, Hoffnungslosigkeit). Die Gewichtung der einzelnen Beweggründe entscheidet häufig über die Art und den Verlauf des suizidalen Verhaltens. Dabei unterscheidet man ätiologische Modelle und Entwicklungsmodelle:

- Bei den **ätiologischen Modellen** werden ein Krisenmodell und ein Krankheitsmodell der Suizidalität unterschieden.
  - Das **Krisenmodell** beschreibt, dass eine zunächst unauffällige Persönlichkeit durch ein Lebensereignis in einen inneren Spannungszustand versetzt wird, der in der Folge zu Symptomen führt. Dabei spielen bisherige lebensgeschichtliche Konfliktbewältigungen eine wichtige Rolle, z. B. Neigung zur Selbstentwertung, Imitationseffekte sowie depressiver Attributionsstil („Ich schaffe es ja sowieso nicht", „Ich verliere immer"). Eine gestörte Selbstwertentwicklung führt zu einer entsprechenden Berufs- und Partnerwahl mit dem Ziel einer Stabilisierung des eigenen Selbstwerts. Bei Zuspitzung der belastenden Situation kann es durch Verlust oder Ablehnung von Personen zu Enttäuschungen, Kränkungen bis hin zu Hassgefühlen kommen, welche schließlich gegen die eigene Person gewendet werden und dann in einen Suizid münden können.
  - Das **Krankheitsmodell** ist ein psycho-biologisches Modell, das den Zusammenhang von psychischen Erkrankungen (vor allem Depression, Alkoholismus, Schizophrenie) und suizidalem Verhalten erklären soll. Neben psychopathologischen Kennzeichen, wie Hoffnungslosigkeit, innerer Unruhe, quälenden Schuldgefühlen, Impulskontrollverlust und reduzierter Anpassungsleistung, spielen biologische Ergebnisse aus der Genetik sowie psycho-physiologische Parameter (Messungen der elektrodermalen Aktivität oder auch die psychophysische Hyporeagibilität) eine wichtige Rolle. In diesem Zusammenhang wird die „Serotoninmangel-Hypothese" bei Suizidalität genannt.
- Bei den **Entwicklungsmodellen** werden der dynamische Aspekt bzw. unterschiedliche Stadien der Suizidalität betont (Abb. 14-3 und 14-4).
  - Beim **Anomiekonzept** (Durkheim) stehen soziologische Faktoren, z. B. fehlende gesellschaftliche Wertesysteme, Autoritätsverlust oder Wertewandel, für die Entwicklung der Suizidalität im Vordergrund. Man spricht dann von einem anomischen Suizid.
  - Die **lerntheoretischen Ansätze** (Linehan, Schmidtke) betonen, dass durch eine selektive Wahrnehmung und einseitige kognitive Verarbeitung (Verallgemeinerungen, Rationalisierungen) eigene Verhaltensmuster bestätigt werden. Dadurch bleibt der Circulus vitiosus zwischen Scheitern im persönlichen, psychosozialen Bereich und eigenem Erleben in Gang (erlernte Hilflosigkeit).
  - **Phänomenologische Betrachtungen** (Ringel, Pöldinger) unterstreichen besonders die situative Einengung, die verzerrte Wahrnehmung der Realität und die sozialen Rückzugstenden-

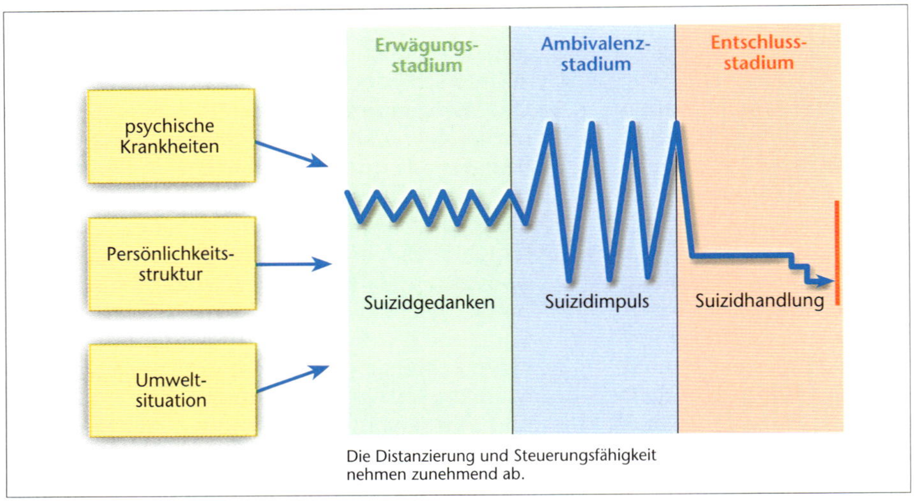

Abb. 14-3 Ursachen und Entwicklung der Suizidalität (frei nach Pöldinger)

zen, welche schließlich in den Suizid führen können.

Prävention

Hinweise auf Suizidgefahr

Wie lassen sich suizidale Handlungen vermeiden oder besser vorhersehen (Tab 14.2)? Die Suizidgefahr ist im Allgemeinen **schwierig zu beurteilen**. Schwere depressive Verstimmungen, Wahnsymptome mit Schuld, Versündigungs- oder Bestrafungsideen dienen als Hinweise auf eine drohende Suizidgefahr. Familiäre Häufungen von Suiziden, vorangegangene Selbstmordversuche und direkt oder indirekt ausgesprochene Suiziddrohungen sind meist erste Hinweise **(„Hilfeschrei)"**. Das **Verletzungsmuster** kann zur Rekonstruktion des Tathergangs dienen. Die Patienten äußern konkrete Vorstellungen über die Durchführung oder Vorbereitung der Tat. Oft erscheinen die Patienten nach dem Entschluss, sich umzubringen, paradox gelöst und entspannt („Ruhe vor dem Sturm"). Schlafstörungen sowie ein Affekt- oder Aggressionsstau (Autoaggression) in der Anamnese können ebenfalls einen Hinweis liefern.

Der Suizidhandlung geht meist eine dynamische Einengung der Wahrnehmung voraus in Verbindung mit **eingeschränkten Bewältigungsmechanismen** und **Verlust von Werten und Normen.** Selbsttötungsphantasien sind in der Regel anfänglich eher aktiv intendiert, geplant und durchdacht. Später können sie sich dem Patienten passiv aufdrängen. Die Steuerungs- und Kontrollfähigkeit nimmt ab. Die Patienten befinden sich in einer psychischen Ausnahmesituation, welche eine eigenständige Einschätzung der realen Situation oft nicht ermöglicht. Die Selbstverfügbarkeit ist eingeschränkt.

Eine **vorübergehende Unterbringung in einer geschützten/geschlossenen Station** kann unter Umständen auch gegen den Willen des Patienten notwendig werden. Erst nach einer erfolgreichen Behandlung der Grunderkrankung (z. B. einer Depression) tritt eine normale Steuerungsfunktion wieder ein, die Suizidgedanken schwinden, und die Einengung weicht einer realitätsgerechteren Einschätzung der Gesamtsituation.

Eher gegen eine Suizidgefahr sprechen konkrete Bemerkungen und Wertschätzungen über die eigene Person oder über das eigene soziale Umfeld wie z. B.: „Ich werde es nicht tun wegen meiner Familie" oder „Meine Familie braucht mich doch".

Der Weg hin zu einer realisierten Suizidhandlung verläuft häufig nach einem ähnlichen Muster und kann erfragt werden.

In diesem Zusammenhang ist das **präsuizidale Syndrom (Ringel)** zu nennen. Es geht einer Suizidhandlung voraus. Gewalttätige Handgreiflichkeiten gegen nahe Bezugspersonen sind dabei nicht cha-

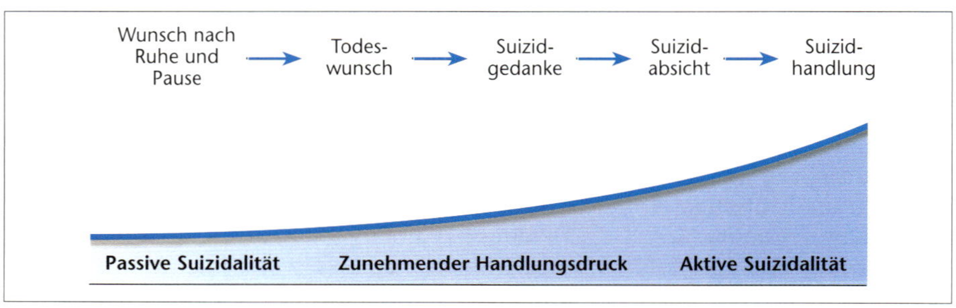

Abb. 14-4 Entwicklung des Suizids

Tab. 14-2 Einschätzung suizidalen Verhaltens (nach Wolfersdorf, 2000)

1. Umstände des Suizidversuches (Methode, Vorbereitungen)
2. Symptomatik (Depression, Hoffnungslosigkeit, Suizidideen)
3. Psychische Erkrankungen (frühere Versuche, Alkoholismus, Demenz)
4. Psychosoziales Umfeld (getrennt, allein, arbeitslos)
5. Persönlichkeit (Selbstwert, Impulsivität, Negativismus)

rakteristisch. Das präsuizidale Syndrom setzt sich aus **drei Komponenten** zusammen (Abb. 14-5).

Falsch ist mit Sicherheit folgender Satz: **„Wer vom Suizid spricht, vollbringt ihn nicht."** Ganz im Gegenteil sind ausgesprochene und formulierte Suizidgedanken oft erste Hinweise auf die Ernsthaftigkeit der Todesphantasien.

Neben anamnestischen und klinischen Hinweisen können auch **testpsychologische Ergebnisse** zur Beurteilung des Suizidrisikos herangezogen werden, z.B. projektive Tests, TAT, Gießen-Test, Taylor-Angstskala, Selbsteinschätzungsskala und Risikolisten. Sie dienen jedoch in erster Linie wissenschaftlichen Zwecken und ersetzen nicht die klinische Beurteilung des akuten Suizidrisikos.

Folgende Fragen sind für den klinischen Alltag sinnvoll:
- Haben Sie in der letzten Zeit schon einmal den Gedanken gehabt, sich das Leben zu nehmen? (frühere suizidale Krisen)
- Was würden Sie tun, haben Sie konkrete Vorstellungen? (In welcher Form?)
- Haben Sie bereits mit jemandem darüber gesprochen? (Faktoren, die im Leben halten?)
- Drängen sich Ihnen die Todesphantasien immer wieder auf, auch wenn Sie es nicht wollen? (Handlungsdruck?)
- Haben sich Ihre sozialen Kontakte, Ihre Interessen und Bedürfnisse in letzter Zeit verringert oder eingeschränkt? (Hoffnungslosigkeit?)
- Haben Sie Aggressionen gegen jemanden, die Sie nicht ausleben, artikulieren oder anbringen können?
- Haben Sie Pläne für die Zukunft in Beruf und Familie? (Zukunftsperspektive?)

Mit diesen wenigen Fragen ist in der Regel eine erste klinische Einschätzung des Suizidrisikos möglich. Darüber hinaus entlasten die Fragen den Patienten von seinem Leidensdruck.

Möglichkeiten der Prävention

Von ärztlicher Seite ist ein **engmaschiger therapeutischer Kontakt** wichtig. Aber auch die Mithilfe Dritter (Seelsorger, Sozialarbeiter, Beratungsstellen,

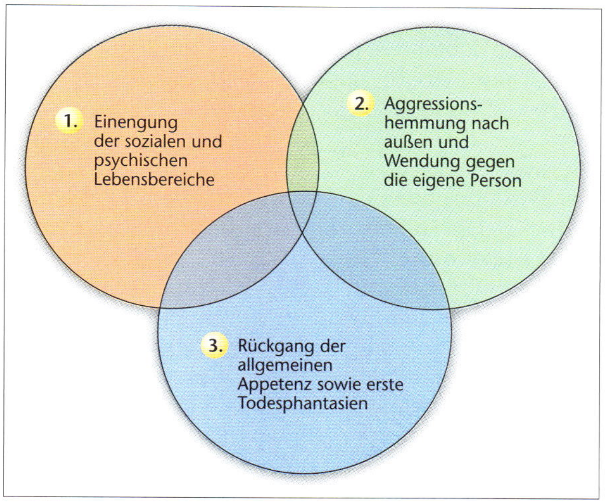

Abb. 14-5 Präsuizidales Syndrom nach Ringel

Telefonseelsorge, Selbsthilfegruppen) sollte nicht unterschätzt werden. Vorbeugende Maßnahmen sind häufig erschwert, da spontan geäußerte Suizidabsichten fehlen können. Die Suizidhandlung dient häufig als vordergründige und inadäquate **Problemlösung tiefer liegender Konflikte**. Deshalb **immer fragen!** Weiterhin wichtig sind die diagnostische Abklärung der Krise bzw. einer vorliegenden psychischen Erkrankung, des aktuellen Suizidrisikos und der stationären bzw. ambulanten Behandlungsbedürftigkeit sowie die Entscheidung über eine medikamentöse Begleittherapie. Neben der Behandlung der Basiserkrankung können vor allem niederpotente Neuroleptika und Benzodiazepine einen sedierenden, anxiolytischen und emotional-distanzierenden Effekt haben. Wichtig ist das aktive Vorgehen (Ansprechen) des Therapeuten. Man spricht auch von „sichernder Fürsorge".

Merke
Folgende Aspekt werden gerne übersehen:
(4-mal S) Sex, Suizid, Sucht und Spirit (= Alkohol) sind häufige allgemeine Tabuthemen, welche anamnestisch wichtige Hinweise für psychiatrische Grunderkrankungen geben können.

Therapeutisches Handeln nach Suizidversuchen

Abschätzung des Wiederholungsrisikos

Durch eine detaillierte Exploration der Vorgeschichte – Vorbereitung und Motivation sowie Durchführung des Suizidversuchs, Reaktionen des Patienten und seiner Umgebung nach der Tat – kann es gelingen, die Intensität der selbstdestruktiven Tendenzen nach dem erfolgten Suizidversuch abzuschätzen.

Die **Rückfallquote** ist innerhalb der **ersten zwölf Monate am höchsten** und beträgt **über 35%.** Niemals darf man daher vergessen, den Patienten nach weiteren Suizidabsichten zu befragen. Hilfreich kann auch eine subjektive Selbsteinschätzung des Patienten auf einer Analogskala von 0 (keine Gefährdung) bis 100 (maximale Gefährdung) sein.

Therapie
Im Vordergrund des therapeutischen Vorgehens steht das **Herstellen einer tragfähigen therapeutischen Beziehung**. Die größte Therapiebereitschaft des Patienten besteht in der Zeit unmittelbar nach dem Suizidversuch. Nach einem Suizidversuch neigen die Patienten häufig zur **Bagatellisierung**. Auch ein appellativ-demonstrativer Selbstmordversuch mit z. B. 2 Tabletten Diazepam ist ein Suizidversuch und muss ernst genommen werden.

Merke
Es gibt keine spezifische Pharmakotherapie der Suizidalität. Die medikamentöse Behandlung ist syndrom- bzw. krankheitsspezifisch.

Der Suizidalität können, wie bereits erwähnt, unterschiedliche Krankheitsbilder zugrunde liegen. Nach einem Suizidversuch ist neben einer ergänzenden **Labordiagnostik** eine **körperliche Untersuchung** zum Ausschluss organischer Mitbeteiligungen (Intoxikationen, Verletzungen) unerlässlich. Bei akuten oder chronischen seelischen Konflikten ist eine Anxiolyse mit 5–10 mg Valium® sinnvoll. Bei depressiven Zustandsbildern kann die Gabe von 50 mg Aponal® oder Saroten® hilfreich sein. Es gibt Hinweise, dass Lithium, neben seiner bekannten phasenprophylaktischen Wirkung bei „endogenen" Depressionen, auch einen suizidprophylaktischen Effekt hat. Die Kombination von Antidepressiva und Benzodiazepinen ist einer Monotherapie von Antidepressiva vorzuziehen. Bei schizophrenen Psychosen ist eine initiale neuroleptische Medikation mit 5–10 mg Haldol® oder 100 mg Taxilan® angebracht. In jedem Fall gilt, dass nicht die Suizidalität selbst, sondern das ihr zugrunde liegende Krankheitsbild behandelt wird und in der Regel dann die Suizidalität verschwindet. Bei psychosozialen Konfliktsituationen ist nach erfolgreicher Abwendung der Suizidalität eine weiterführende psychotherapeutische Behandlung bzw. Beratung der Lebensumstände notwendig.

Gesprächstechnisch sollten folgende Aspekte beachtet werden:
- Offenes und direktes Ansprechen auf Suizidgedanken, denn durch die Verbalisierung wird eine Entlastung erreicht (aktive Grundhaltung).
- Stärkung des Selbstwertgefühls des Patienten durch wertfreie Akzeptanz seiner Person und seiner Situation.
- Versuch eines Gesprächs über die Suizidart und -intensität, um eine Distanz zur Tat aufzubauen.
- Der Therapeut soll sich selbst einbringen (empathisches Verstehen) und stellvertretend Hoffnungen äußern.
- Ansprechen von Therapie- und Hilfsmöglichkeiten und Bearbeitung der gescheiterten Bewältigungsversuche.
- Festlegung der nächsten Schritte, Kontakte und Termine, eventuell ein so genannter **Antisuizid-Vertrag,** bei welchem der Patient das Versprechen abgibt, sich über einen bestimmten Zeitraum nichts anzutun.
- Zusätzliche Bindung an positiv erlebte Begleit- und Bezugspersonen

Über Gruppentherapien, Selbsthilfegruppen und Beratungsstellen sollte der Kontakt zum Patienten aufrechterhalten und so ein tragfähiges Netz geschaffen werden.

Rechtlicher Aspekt:
Ein Suizidversuch aus freiem Willen ist nach deutschem Recht **nicht strafbar**. Er wird juristisch als „Unglücksfall" eingestuft. Jeder, der Zeuge einer suizidalen Handlung wird, ist zur Hilfe verpflichtet und kann sonst je nach den Umständen wegen „unterlassener Hilfeleistung" angeklagt werden. Für den Arzt ergeben sich hieraus zivilrechtliche Schadenersatzansprüche der Angehörigen. Bei Fehlen der Krankheitseinsicht in die Behandlungsnotwendigkeit können Zwangsmaßnahmen mit einer stationärer Einweisung, Eilbetreuung, Zwangsmedikation oder auch eine vorübergehende körperliche Fixierung notwendig werden. Eine besondere Bedeutung kommt hier der Dokumentation zu.

Kasuistik
Um 23.30 Uhr wurde dem Dienst habenden Psychiater über die chirurgische Pforte eine 25-jährige Patientin angemeldet, die sich in suizidaler Absicht vor einen LKW geworfen hatte. Während der chirurgischen Primärversorgung, bei der keine Frakturen festgestellt wurden, fielen dem Kollegen eine „verworrene" Sprache sowie eine veränderte Bewusstseinslage auf. Außerdem war das Gangbild der Patientin ataktisch verändert, und sie hatte optische Halluzinationen.

Der Aufnahmebefund zeigte eine verwahrloste Patientin mit somnolenter Bewusstseinslage. Neben einem Foetor alcoholicus und dem ataktischen Gangbild fiel eine dysarthrische Sprache auf. Außerdem äußerte die Patientin, dass sie Figuren an der Wand sehe, die sie bedrohen würden.

Aufnahmediagnose: Suizidversuch durch Sturz vor Auto sowie Alkohol- und Medikamentenintoxikation. Die Laborbefunde ergaben einen Alkoholspiegel von 2,9‰, außerdem Benzodiazepine und Cannabis im toxischen Bereich.

Therapie und Verlauf: Nach Abklingen der Akutsymptomatik ergab die weitere Exploration, dass die Patientin seit mehreren Jahren Cannabis in hohen Dosen zu sich nahm. Weiterhin berichtete die Patientin, seit mehreren Jahren Stimmen zu hören, die ihr sagen würden, sie solle sich umbringen. Durch die Einnahme von Cannabis und Benzodiazepinen seien die Stimmen erträglicher geworden. Beide Substanzen waren im weiteren stationären Verlauf urintoxikologisch nicht mehr nachweisbar. Es entwickelten sich keine Entzugssymptome. Die optischen Halluzinationen traten ebenfalls nicht mehr auf, jedoch kamen kommentierende Stimmen sowie ein zerfahrener Gedankengang zur Darstellung. Bei der Patientin wurde eine schizophrene Psychose diagnostiziert. Anstelle des „Selbstbehandlungsversuches" mit Cannabis und Benzodiazepinen begann man eine neuroleptische Behandlung mit Fluphenazin. Die Patientin ist seit der Entlassung weiterhin in ambulanter Betreuung.

15 Psychiatrische Notfälle

Stefan Brunnhuber

Psychiatrische Notfälle gehören mit zu den **häufigsten Notfällen** in der Medizin. Im präklinischen Bereich stellen sie je nach Einsatzgebiet bis zu 15–20% der Notarzteinsätze dar. Neben der intensivmedizinischen Überwachung und der Kontrolle der Vitalfunktionen gibt es einige spezifische Regeln für den psychiatrischen Notfall.

Bei der Inanspruchnahme des psychiatrischen Notfalldienstes sind die häufigsten **Diagnosen**:

- Alkohol- und Drogenprobleme (je 20%)
- Belastungsreaktionen (25%)
- Schizophrenien (15%)
- Affektive Störungen (15%)
- Organische Psychosen (5%).

Die Zahlen differieren jedoch sehr stark durch regionale und soziokulturelle Gegebenheiten. Die **Diagnose** wie auch die **Therapie** sind vorrangig **symptomorientiert**. Hinzu kommt, dass im präklinischen Bereich der Beobachtung des Umfeldes eine wichtige Bedeutung zukommt (etwa Spritzenbesteck). Eine eventuell notwendige **medikamentöse Behandlung** ist durch eine **intravenöse Therapie** in der Regel besser steuerbar als durch intramuskuläre Injektionen. Als Faustregel kann gelten, dass bei **geriatrischen Notfällen** sowie bei körperlichen Erkrankungen die Medikamentendosis häufig halbiert werden muss. Nicht selten liegen die Ursachen der psychischen Symptome jedoch außerhalb des psychiatrischen Fachgebietes, so dass eine internistische, radiologische und neurologische Zusatzdiagnostik notwendig ist. Gleichzeitig müssen immer eine Reihe von **Differentialdiagnosen** berücksichtigt werden.

Da in der Akutsituation oft eine eindeutige Diagnose nicht zu stellen ist, können häufig nur **Syndrome** genannt werden. Zu den sieben wichtigsten zählen:

- Suizidalität
- akute Angst- und Erregungszustände
- akute Psychosen
- Intoxikationen
- delirante Syndrome
- Verwirrtheitszustände
- katatone Syndrome.

Merke
Bei allen psychiatrischen Notfällen ist zu beachten:
Gesprächstechnische Elemente (Krisenintervention):

- Geschützten Rahmen schaffen
- Echtheit, positive Wertschätzung und Transparenz vermitteln
- Fremdgefährdung und Suizidalität abklären
- Psychotische Symptome abklären
- Mögliche Kränkungserlebnisse ansprechen
- „Gemeinsame Basis" herstellen
- Weitere Schritte besprechen
- Gegebenenfalls „talk down"
- Gegebenenfalls Abstand halten.

Verschiedene Punkte müssen bei der Statuserhebung bei psychiatrischen Notfällen **unbedingt geprüft** und immer **dokumentiert** werden (Tab. 15-1).

Tab. 15-1 Checkliste zur Statuserhebung bei psychiatrischen Notfällen

Bewusstsein	klar	verändert
Motorik	gesteigert	vermindert
Suizidalität	nicht vorhanden	vorhanden
Fremdgefährdung	nicht vorhanden	vorhanden
Krankheitseinsicht	nicht vorhanden	vorhanden
Produktive Symptome	nicht vorhanden	vorhanden

Die **akute Notfalldiagnostik** orientiert sich zum einen am **Bewusstseinszustand**, zum anderen am **Antrieb** (Abb. 15-1).

15.1 Suizidalität

Symptomatik (vgl. auch Kap. 5 und Kap. 14)

Selbstmordphantasien (frühere Suizidversuche, familiäre Häufung!), ängstlich-agitiertes Verhalten, aber auch „unheimliche Ruhe", verstärkte Schuld- oder Insuffizienzgefühle, situative Einengung, Hoffnungslosigkeit, Verzweiflung, fehlende Realitätskontrolle und Krankheitseinsicht, Gefahr der Bagatellisierung von Suizidversuchen und Suizidabsichten.

Häufig machen Patienten Suizidandrohungen, um beispielsweise eine verstärkte Aufmerksamkeit zu erreichen. Es besteht die Gefahr, solche Patienten nicht hinreichend ernst zu nehmen. Auch solche **Suizidandrohungen** sind als akute Eigengefährdung einzustufen und gelten als Notfälle.

(Organische) Differentialdiagnosen

AIDS, Cortison-Psychose, Demenz, Hepatitis, Hirntumor, Hypo- und Hyperthyreose, Hypokaliämie, Intoxikationen, Virusinfektion, Medikamenteneffekt bei Antihypertensiva, Amphetamin- oder Kokainmissbrauch.

Therapie

- „Vier-Augen"-Gespräch
- Patienten nicht allein lassen
- Auf Suizidabsichten ansprechen
- Mögliche Kränkungserlebnisse ansprechen
- Therapie einer häufig vorliegenden psychiatrischen/anderen Grunderkrankung (Psychose, Depression, Sucht, Tumor) medikamentöse Anxiolyse → Diazepam (10 mg) oder Lorazepam (2 mg), bei Bedarf wiederholen oder auch Promethazin (25–50 mg oral)
- Suizidalität immer dokumentieren (!)
- Einweisung in eine geschützte psychiatrische Abteilung.

15.2 Akute Angst- und Erregungszustände

Symptomatik

Agitiertheit, innere Unruhe, Aggressivität, vegetative Symptome wie Zittern, Tachykardie, Dyspnoe, Schweißausbrüche, multiple körperliche Beschwerden.

Vorkommen

Vor allem bei Panikattacken, schizophrenen und manischen Psychosen, Intoxikationen, organischen Psychosen, posttraumatische Belastungsstörung, aber auch bei ängstlich-agitierten Depressionen.

(Organische) Differentialdiagnosen

Enzephalitiden, Epilepsie, Hypertension, Hyperthyreose, Hyperventilation, Hypoglykämie, Hypokaliämie, Hypokalzämie, Lungenembolie, Herzinfarkt, Phäochromozytom, postkontusionelles Syndrom, intrazerebrale Blutungen, zerebrale Durchblutungsstörungen, Entzugsdelir.

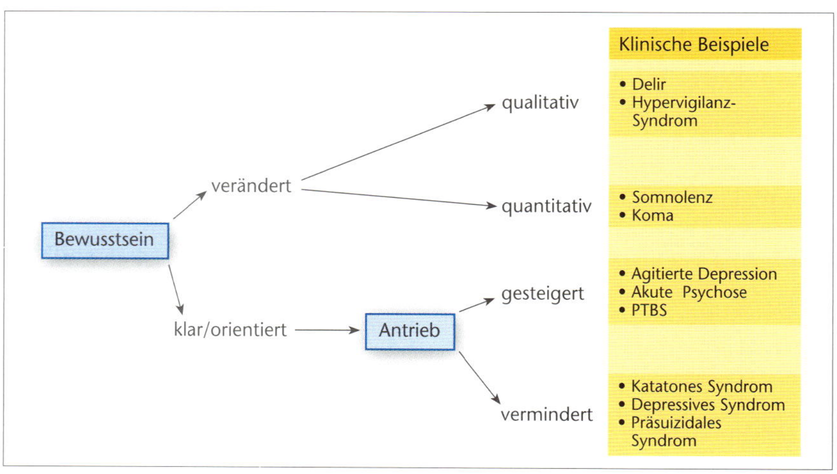

Abb. 15-1 Symptomorientierter diagnostischer Entscheidungsbaum bei psychiatrischen Notfällen

Therapie

- reaktive Belastungssituationen und Panikattacke → Diazepam (10 mg), ggf. wiederholen oder Lorazepam (2 mg)
- akute schizophrene oder manische Psychosen → Haloperidol (5–10 mg) evtl. mit Promethazin (50–100 mg) und Diazepam (5–10 mg), bei Bedarf wiederholen
- organische Psychosen → Dosierung nach klinischem Zustandsbild mit Haloperidol (5–10 mg), Diazepam (5–10 mg); im gerontopsychiatrischen Bereich → Haloperidol (1–3 mg) oder Pipamperon (40 mg),
- Intoxikationen mit Alkohol oder Schlafmitteln → evtl. Haloperidol (5–10 mg).

Merke
Bei akuten Angst- und Erregungsstörungen ohne bekannte Ätiologie ist die Behandlung symptomatisch. Das heißt, Dosis und Medikamentenauswahl richten sich nach dem klinisch führenden Syndrom: Diazepam oder Lorazepam eher zur Anxiolyse, Haldol® vor allem bei gesteigerten Antrieb, bei verstärkter Unruhe eher niederpotente Neuroleptika.

Kasuistik
Der Notarzt wird zu einem Volksfest gerufen und findet einen 28-jährigen Mann vor, welcher wirr durcheinander spricht und schreit, er habe Schmerzen am ganzen Körper. Außer einer verstärkten Schweißneigung, einem gesteigerten Antrieb und fehlender Krankheitseinsicht kann zunächst nichts festgestellt werden. Die Verdachtsdiagnose einer akuten Psychose wird gestellt. Der Patient wird mit Hilfe der Sanitäter in den Rettungswagen gebracht. Nach wenigen Minuten wird der Patient zunächst ruhiger, trübt jedoch ein. Ein durchgeführter Blutzuckertest zeigt eine extreme Hypoglykämie. Nach intravenöser Gabe von hoch dosierter Glukoselösung klart der Patient rasch auf und ist schnell vollständig symptomfrei. Er berichtet, dass er seit vielen Jahren Diabetiker sei. Arbeitslosigkeit und Probleme mit der Lebensgefährtin hätten zuletzt zu einer unregelmäßigen Insulin- und Nahrungsaufnahme geführt.

15.3 Akute Psychosen

Symptomatik

Gesteigerte motorische Unruhe, verstärkte Ängste und unmotiviertes Lachen, Schreien oder Weinen, Hypervigilanz mit verringerter sensorischer Selektionsfähigkeit, optische und akustische Halluzinationen, Wahn, zerfahrener Gedankengang

(Organische) Differentialdiagnosen

Alkoholrausch, Schädel-Hirn-Trauma, Hirntumor, Parkinson-Syndrom, Demenz, Epilepsie, Migräne, Medikamenteneffekt, Hyperthyreose, AIDS, Hypoglykämie.

Therapie

- Behandlung der internistischen/neurologischen Grunderkrankung
- Schizophrenien und Manie → Mischinfusion mit Haloperidol (5–10 mg), Promethazin (50–100 mg) und Diazepam (5–10 mg); bei Bedarf wiederholen oder Zuclopenthixol (Ciatyl-Z-Acuphase®) i.m.
- Eventuell Fixierung, regelmäßige Kreislaufüberwachung, Blutzuckerkontrollen.

15.4 Intoxikationen

Bei Intoxikationen mit psychotropen Substanzen muss grundsätzlich nach den Regeln der internistischen Notfalltherapie vorgegangen werden. Bei den im Folgenden einzeln genannten Intoxikationen werden nur die spezifisch psychiatrischen Maßnahmen besprochen. Oft handelt es sich um Mischintoxikationen.

15.4.1 Alkohol

Symptomatik

Verwaschene Sprache, eingeschränktes Urteilsvermögen, aggressives, unkontrolliertes Verhalten, Foetor alcoholicus, Ataxie, orthostatische Dysregulation, Vigilanzstörungen.

Komplikationen

Zerebrale Krampfanfälle, Atemstillstand, Hypoglykämie.

Therapie

- Bei Erregungszuständen → evtl. 5–10 mg Haloperidol, Vorsicht mit dämpfenden Psychopharmaka
- Therapie evtl. vorliegender Komorbiditäten.

15.4.2 Tranquilizer und Hypnotika

Symptomatik

Somnolenz bis Koma, Areflexie, Ataxie, Nystagmus.

Komplikationen

Atemstillstand.

Therapie

Evtl. Flumazenil (Anexate®) 0,2–0,3 mg i.v., bei Bedarf wiederholen bis 1 mg Gesamtdosis.

15.4.3 Trizyklische Antidepressiva

Symptomatik

Anticholinerge Wirkung mit trockener Haut, Harnverhalt, Tachykardien und lebensbedrohlichen Arrhythmien, Hyperthermie, psychomotorische Unruhe sowie Krampfneigung und Delir.

Therapie

Evtl. Physostigmin (Anticholium®) 1–4 mg i.v., langsam spritzen.

15.4.4 Lithium

Symptomatik

(ab 2,0 mmol/l im Blut): Ataxie, Schwindel, Bewusstseinstrübung, grobschlägiger Tremor, Diarrhö, gesteigerte Reflexe, Dysarthrie, Polyurie, Durst.

Komplikationen

Bradyarrhythmien.

Therapie

Eine Lithiumintoxikation ist meist durch Dehydratation bzw. Kochsalzmangel bedingt, deshalb ausreichende Flüssigkeitszufuhr, evtl. Dialyse.

15.4.5 Opiate

Symptomatik

Parasympathikotone Reaktion mit Miosis, Hypotonie, Bradykardie, Hypothermie, Hyporeflexie, Atemstillstand, Koma.

Komplikationen

Atemlähmung.

Therapie

Naloxon (Narcanti®) fraktioniert 0,4–2,0 mg i.v.

15.4.6 Kokain und Amphetamine

Symptomatik

Sympathikotone Reaktion mit Mydriasis, Hyperthermie, Tachykardie, gesteigerte Spontanmotorik, Krämpfe, optische und akustische Halluzinationen, gesteigerter Rededrang, Arrhythmien, Herzversagen, evtl. Nasenschleimhautentzündung/-atrophie, Koma.

Komplikationen

Atemdepression, Kreislaufversagen, Hirnblutungen.

Therapie

Diazepam, Haloperidol nach klinischem Zustand.

15.4.7 Cannabis/Halluzinogene

Symptomatik

Dienzephales Erregungssyndrom mit Mydriasis, Tachykardie, Hyperthermie, gesteigerter Spontanmotorik, Panikattacken, geröteten Konjunktiven, optischen und akustischen Halluzinationen.

Komplikationen

Kreislaufversagen.

Therapie

- „Talk-down“
- Diazepam, evtl. Haloperidol (Dosis nach klinischer Symptomatik).

15.5 Delirante Syndrome

Symptomatik

Desorientiertheit mit wechselnder Bewusstseinslage, motorische Unruhe bzw. hochgradige Erregung, abrupter Stimmungswechsel, erhöhte Suggestibilität (Fadentest!), Sinnestäuschungen (v.a. optische Halluzinationen und illusionäre Verkennungen), Wahn, vegetative Symptome.

Vorkommen

Vor allem als Alkohol- oder Medikamentenentzugsdelir.

(Organische) Differentialdiagnosen

Medikamenteneffekte, CO-Intoxikationen, Nieren-Leber-Herz-Insuffizienz, Enzephalitiden, Sepsis, Hypertonie, Hydrozephalus, Vit.-B_1-, -B_6-, -B_{12}-, Folsäuremangel, Insult, degenerative Erkrankungen, Hypoglykämie.

Therapie

- Behandlung der internistischen/neurologischen Grunderkrankung
- Alkoholentzugsdelir → sofortiger Entzug, Clomethiazol, evtl. Haloperidol, Diazepam (Dosis nach klinischer Symptomatik).

Kasuistik

Ein 54-jähriger Bauarbeiter wird notfallmäßig stationär aufgenommen. Er gibt an, dass er seit dem Vortag verstärkt schwitze und zittere. Der klinische Befund zeigt zudem eine produktiv-psychotische Symptomatik mit optischen Halluzinationen, verstärkte Unruhe sowie eine qualitative Bewusstseinsstörung mit verstärkter Suggestibilität. Der neurologische Befund ist unauffällig. Fremdanamnestisch ist ein mehrjähriger Alkoholmissbrauch bekannt. Diagnostisch handelt es sich um ein Alkoholdelir. Therapeutisch kommen Clonidin bzw. Clomethiazol über mehrere Tage bis zum Abklingen der Symptomatik zum Einsatz. Für eine weiterführende stationäre Suchtbehandlung war der Patient zu dem Zeitpunkt nicht zu bewegen. Er nimmt jedoch ambulant an einer Selbsthilfegruppe teil.

15.6 Verwirrtheitszustände

Symptomatik

Desorientiertheit, ratlos-unsicheres, oft dysphorisch-gereiztes Verhalten, evtl. Erregungszustände, Verlangsamung des Auffassungsvermögens und des Gedankengangs, ungesteuerte und agitierte Psychomotorik.

(Organische) Differentialdiagnosen

Medikamenteneffekt, Epilepsien, Thiaminmangel, hypertensive Krise, vaskuläre Enzephalopathie, intrakranielle Blutungen, Hypoglykämien, Hirntumor, Lues, Intoxikationen, Exsikkose, Arrhythmien, Enzephalitis, Demenz.

Therapie

- Behandlung der internistischen/neurologischen Grunderkrankung
- Symptomatische Behandlung gerontopsychiatrischer Patienten → Haloperidol (1–3 mg) oder Pipamperon (bis 80 mg).

15.7 Katatone Syndrome

Symptomatik

Erregungszustände und/oder wechselnd mit Mutismus, Haltungsstereotypien und Stupor. Manchmal assoziiert mit vegetativer Dysregulation und Fieber. Klassischerweise bei der katatonen Schizophrenie und als depressiver Stupor.

(Organische) Differentialdiagnosen

Demenz, malignes Neuroleptika-Syndrom, Urämie, hepatische Enzephalopathie, Drogenmissbrauch, Enzephalitis, Locked-in-Syndrom, Epilepsie, dissoziative Störungen.

Therapie

Behandlung der internistischen/neurologischen Grunderkrankung
Lorazepam (2–6 mg), Haloperidol (5–10 mg), EKT.

Unterscheide: **perniziöse Katatonie** und **malignes neuroleptisches Syndrom** (Tab. 15-2).

15.8 Medikamente und deren Dosierung zur Behandlung psychiatrischer Akutsituationen

- **Amitriptylin (Saroten®)** → 50 mg oral, in den ersten 24 Stunden nicht mehr als 150 mg
- **Biperiden (Akineton®)** → 2,5–5 mg i.v. oder i.m.; Vorsicht bei i.v-Injektion mit euphorisierender und kreislaufdepressiver Wirkung – langsame Injektion!
- **Clomethiazol (Distraneurin®)** → initial 2–4 Kapseln, weitere Gabe nach 30 min., bis die Sedierung eintritt; maximal 20 Kapseln in 24 Stunden.
  Bei schweren Delirien auch Dauerinfusion einer 0,8%igen-Lösung – nur in der Klinik und nur mit Monitoring, da Gefahr des Atemstillstands! Keine Kombination mit anderen dämpfenden Psychopharmaka
- **Diazepam (Valium®)** → 10 mg oral, i.v., i.m., 1-2-mal wiederholbar im Abstand von 30 min., Maximaldosis in den ersten 24 Stunden 40–60 mg i.v. – Injektionen immer sehr langsam (Atemdepression)
- **Doxepin (Aponal®)** → 50 mg oral, in den ersten 24 Stunden nicht mehr als 150 mg
- **Flumazenil (Anexate®)** → initial 0,2–0,3 mg i.v., maximal 1 mg
- **Haloperidol (Haldol®)** → 5–10 mg i.v. oder i.m., wiederholbar im Abstand von 30 min., Maximaldosis in den ersten 24 Stunden 50 mg i.m. oder 100 mg oral.
  In schweren Fällen **Kombination** mit Atosil® 100 mg + Valium® 10 mg als Mischinfusion
- **Levomepromazin (Neurocil®)** → 25–50 mg i.m. oder oral, Maximaldosis in den ersten 24 Stunden 150 mg, Vorsicht: Kreislaufdepression
- **Lorazepam (Tavor®)** → 1–2,5 mg Tavor-Expidet® (ein lyophilisiertes Plättchen, das sich in wenigen Sekunden auf der Zunge auflöst) oder 2 mg i.v. verdünnt (1:10)

Tab. 15-2 Perniziöse Katatonie und malignes neuroleptisches Syndrom

Perniziöse (febrile) Katatonie	Malignes neuroleptisches Syndrom
1. Lebensgefährliche Form der Katatonie, einer Störung des Antriebs und der Motorik mit Stupor, Katalepsie, psychomotorischer Erregung und Stereotypien 2. Therapie der Wahl ist die Elektrokrampftherapie, evtl. auch die hoch dosierte Gabe des Neuroleptikums Benperidol	1. Lebensbedrohliche Nebenwirkung der Neuroleptika 2. Das Nebenwirkungsprofil der Neuroleptika tritt in Extremform auf 3. Akinese, Rigor 4. Fakultativ: CK-, Transaminasenerhöhung, Leukozytose 5. Das klinische Bild ähnelt dem der perniziösen Katatonie 6. Therapie der Wahl: Absetzen der Neuroleptika, Gabe von Dopaminagonisten (Dantrolen, Lisurid)
Weitere gemeinsame Symptome: Fieber, Exsikkose, vegetative Dysfunktionen (Kreislaufstörungen), Elektrolytstörungen	

- **Naloxon (Narcanti®)** → initial 0,1 mg, fraktioniert im Minutenabstand wiederholen bis 2 mg i.v.
- **Pipamperon (Dipiperon®)** → 20–40–80 mg oral, vor allem in der Gerontopsychiatrie
- **Promethazin (Atosil®)** → 25–100 mg oral oder i.v.
- **Physostigmin (Anticholium®)** → 2 mg i.v. verdünnt, Monitorkontrolle wegen Gefahr letaler vagalreflektorischer Zwischenfälle
- **Zuclopenthixol (Ciatyl-Z-Acuphase®)** → 50–150 mg i.m. alle 2–3 Tage.

16 Forensische Psychiatrie und Begutachtung

Klaus Lieb

Die forensischen Psychiatrie (von lateinisch forum = Markt, Gerichtsplatz) umfasst einerseits den Aufgabenbereich, in dem der Psychiater gegenüber Behörden und Gerichten juristische Aspekte psychischer Störungen für deren Entscheidungsfindung und Beschlussfassung zu verdeutlichen hat (z. B. Verurteilung eines straffällig gewordenen schizophrenen Patienten und Beurteilung der Schuldunfähigkeit). Andererseits umfasst sie die Behandlung psychisch kranker Straftäter, wenn diese in spezialisierten Kliniken für forensische Psychiatrie therapiert und rehabilitiert werden.

Folgende Gesetzesparagraphen sind für die forensische Psychiatrie von besonderer Bedeutung:

- Strafrecht (Strafgesetzbuch, StGB)
  - § 20: Schuldunfähigkeit
  - § 21: Verminderte Schuldfähigkeit
  - § 63: Unterbringung in einem psychiatrischen Krankenhaus (psychisch kranke Rechtsbrecher)
  - § 64: Unterbringung in einer Entziehungsanstalt
- Jugendrecht (Jugendgerichtsgesetz, JGG)
  - § 3: Verantwortlichkeit
- Bürgerliches Recht oder Zivilrecht (Bürgerliches Gesetzbuch, BGB)
  - § 104: Geschäftsunfähigkeit
  - § 105: Nichtigkeit der Willenserklärung
  - § 2229: Testierfähigkeit (Errichtung eines Testaments)
  - §§ 1896–1906: Betreuungsgesetz
- Unterbringung in einem psychiatrischen Krankenhaus nach dem Unterbringungsgesetz (UBG, länderspezifisch).

Aufgabe des Psychiaters als **medizinischer Sachverständiger** ist es, dem Gericht durch seine Sachkunde die richtige Auswertung und Beurteilung der festgestellten Tatsachen zu ermöglichen.

Begeht z. B. ein Patient mit einer schweren Depression eine Straftat, so wird vom Gericht ein Psychiater als Sachverständiger bestellt, der ein **schriftliches Gutachten** zu erstellen hat, das im Rahmen des Strafrechtes im Wesentlichen auf folgende Punkte eingehen sollte:

- Psychischer und somatischer Zustand des Täters zum Untersuchungszeitpunkt,
- Versuch, aus dem Zustand zum Untersuchungszeitpunkt auf den Zustand zur Zeit der Tat zu schließen,
- Erörterung, ob zum Tatzeitpunkt einer der vier in § 20 (s. u.) genannten Zustände vorlag, und
- als Kernstück des Gutachtens: Beurteilung, ob dadurch die Schuldfähigkeit aufgehoben oder erheblich vermindert ist.

Das schriftliche Gutachten dient der Vorbereitung der Hauptverhandlung und ist nur als vorläufiges Gutachten gedacht. Während der Hauptverhandlung hat der Sachverständige ein **mündliches Gutachten** zu erstellen und, gegebenenfalls unter Berücksichtigung neuer Tatsachen, auf die Fragen der verschiedenen Prozessbeteiligten zu antworten. Enthält das Gutachten Widersprüche oder ist die Sachkunde des Gutachters zweifelhaft, kann das Gericht auf Antrag der Prozessbeteiligten einen weiteren Gutachter hinzuziehen.

Der Sachverständige unterliegt nicht der Schweigepflicht. Um ihm bekannte Krankenunterlagen verwenden zu können, muss er die Einwilligung des zu Begutachtenden einholen. Weitere Ermittlungen – z. B. die Anforderung weiterer ärztlicher Befundberichte – bedürfen der Einwilligung des Gerichtes oder sind diesem zu überlassen. Den Gutachtenauftrag kann ein Psychiater aus Befangenheit ablehnen, z. B. als behandelnder Arzt des zu Begutachtenden.

16.1 Schuldfähigkeit

Während das Gericht über Schuld oder Nichtschuld entscheidet, muss sich der psychiatrische Sachverständige in seinem Gutachten zur Schuldfähigkeit oder Einschränkung derselben äußern.

§ 20 StGB (Strafgesetzbuch) regelt die Schuldunfähigkeit, § 21 StGB die erheblich verminderte Schuldfähigkeit wegen seelischer Störungen.

16.1.1 Schuldunfähigkeit und verminderte Schuldfähigkeit (§§ 20 und 21 StGB)

§ 20 StGB – Schuldunfähigkeit: *„Ohne Schuld handelt, wer bei Begehung der Tat wegen einer krankhaften seelischen Störung, wegen einer tief greifenden Bewusstseinsstörung oder wegen Schwachsinns oder einer schweren anderen seelischen Abartigkeit unfähig ist, das Unrecht der Tat einzusehen oder nach dieser Einsicht zu handeln“.*

§ 21 StGB – Verminderte Schuldfähigkeit: *„Ist die Fähigkeit des Täters, das Unrecht der Tat einzusehen oder nach dieser Einsicht zu handeln, aus einem der in § 20 bezeichneten Gründe bei Begehung der Tat erheblich vermindert, so kann die Strafe nach § 49 Abs. 1 gemildert werden“.*

Dabei werden unter den genannten Zuständen folgende Krankheiten subsumiert:

- **krankhafte seelische Störung:**
  - Organische psychische Störung, z. B. Alzheimer-Demenz
  - Suchterkrankungen (Intoxikation, Delir, psychotische Störung, Korsakow-Syndrom, Restzustände)
  - Schizophrenie und wahnhafte Störung
  - Affektive Störungen (nur schwere Formen, also v. a. rezidivierende depressive Störung und bipolare affektive Störung)
- **tief greifende Bewusstseinsstörung:**
  - Akute Belastungsreaktion/hochgradige affektive Erregung/„Affektstörung“ (Affektdelikte)
  - Dissoziative Störung (wenn ein Ausmaß erreicht wird, dass die Kriterien eines Dämmerzustandes mit Amnesie und wesensfremden Handlungen erfüllt werden)
- **Schwachsinn:**
  - Erbliche Intelligenzminderung
- **Schwere andere seelische Abartigkeiten:**
  - Schwere Abhängigkeit von psychotropen Substanzen
  - Schizotype Störung
  - Anhaltende affektive Störung
  - Neurotische, Belastungs- und somatoforme Störungen
  - Schwere Persönlichkeits- und Verhaltensstörungen
  - Sexuelle Perversionen.

Im Gutachten stellt der Sachverständige zunächst fest, ob eine seelische Störung vorliegt, darüber hinaus aber auch, ob aufgrund dieser Störung eine Unfähigkeit oder erheblich geminderte Fähigkeit zur Einsicht oder zu einsichtsgemäßem Handeln vorliegt. Was **„erheblich“** bedeutet, ist vom Gesetzgeber nicht genau definiert.

In der Praxis hat sich gezeigt, dass psychotische Patienten in der Regel schuldunfähig, die meisten nichtpsychotischen Delinquenten jedoch schuldfähig oder in selteneren Fällen vermindert schuldfähig sind.

Folgende **Straftatbestände dominieren** in der Begutachtungspraxis:

- Alkoholstraftaten
- Affektdelikte
- Sexualdelinquenz
- Diebstähle.

Affektdelikte

Für ein **Affektdelikt** sprechen unter anderem folgende Fakten:

- spezifische Vorgeschichte (z. B. lange konflikthafte Täter-Opfer-Beziehung)
- affektive Ausgangssituation
- kurzer und abrupter Tatablauf

- Tatkonstellierung durch das Opfer (z. B. Tat nach Beleidigung durch das Opfer)
- starke Einengung des Bewusstseins des Täters.

Dagegen sprechen z. B. Ankündigung der Tat, zielgerichtete Gestaltung des Tatablaufs, Konstellierung des Tatablaufs durch den Täter sowie ein fehlender Zusammenhang zwischen Provokation, Erregung und Tat.

Alkoholstraftaten

Für die Beurteilung von Delikten im **Alkoholrausch** gilt die Faustregel, dass eine Blutalkoholkonzentration von über 2 ‰ die Fähigkeit zum einsichtsgemäßen Handeln erheblich einschränkt, während bei mehr als 3 ‰ dieselbe aufgehoben ist.

Wird ein Süchtiger nach § 20 StGB schuldunfähig gesprochen, kann er trotzdem nach § 323a StGB bestraft werden, wenn er sich vorsätzlich oder fahrlässig durch alkoholische Getränke oder andere berauschende Mittel in einen die Schuldfähigkeit ausschließenden Rauschzustand versetzt und in diesem Zustand eine rechtswidrige Tat begeht.

16.1.2 Jugendgerichtsgesetz (JGG)

Im rechtlichen Sinne ist der Mensch
- bis zum 14. Lebensjahr strafunmündig,
- vom 14. bis 18. Lebensjahr Jugendlicher und damit unter den in § 3 JGG festgelegten Voraussetzungen (bedingt) strafmündig,
- vom 19. bis 21. Lebensjahr Heranwachsender und damit bei Vorliegen von Reifungs- und Entwicklungsrückständen Jugendlichen rechtlich gleichgestellt,
- ab dem 21. Lebensjahr Erwachsener und damit nach dem Erwachsenenstrafrecht (StGB) voll strafmündig.

§ 3 JGG – Verantwortlichkeit: *„Ein Jugendlicher ist strafrechtlich verantwortlich, wenn er zur Zeit der Tat nach seiner sittlichen und geistigen Entwicklung reif genug ist, das Unrecht der Tat einzusehen und nach dieser Einsicht zu handeln. Zur Erziehung eines Jugendlichen, der mangels Reife strafrechtlich nicht verantwortlich ist, kann der Richter dieselben Maßnahmen anordnen wie der Vormundschaftsrichter."*

§ 3 JGG fragt nach dem **Reifegrad,** d. h. nach dem Entwicklungsstand des Jugendlichen, für dessen Beurteilung keine allgemein gültigen Kriterien angegeben werden können. Daher stellen solche Gutachten hohe Anforderungen an den Sachverständigen. Die Gutachten sollen über den Entwicklungsstand und die Schuldfähigkeit des Jugendlichen ebenso eine Aussage machen wie über die Prognose und geeignete Mittel und Wege für seine soziale Wiedereingliederung („Maßnahmen").

Kann der Jugendliche **mangels Reife** nicht für seine Tat verantwortlich gemacht werden, können vom Gericht folgende Maßnahmen veranlasst werden:

- Erziehungsmaßregeln
  - Weisungen bezüglich des Aufenthaltes in Familie, Heim, Arbeitsstätte
  - heilerzieherische Behandlung
  - Schutzaufsicht
  - Fürsorgeerziehung
- Zuchtmittel
  - Verwarnung
  - Auferlegung von Pflichten zur Wiedergutmachung
  - Jugendarrest (z. B. Wochenendarrest, Kurzarrest für max. 6 Tage, Dauerarrest für max. 4 Wochen)
- Jugendstrafe
  - in besonderen Jugendstrafanstalten für mindestens 6 Monate bis max. 5 Jahre (in schwersten Fällen bis 10 Jahre).

16.2 Maßregelvollzug

Falls die §§ 20 oder 21 StGB zur Anwendung kommen, kann das Gericht **Maßregeln zur Besserung und Sicherung** erlassen, wobei einerseits der Besserungsgedanke mit dem Ziel der Wiedereingliederung des Täters verfolgt werden sollte, andererseits aber auch der Grundsatz der Verhältnismäßigkeit (§ 62 StGB) beachtet werden muss. In Frage kommen die Unterbringung in einem psychiatrischen Krankenhaus (§ 63 StGB) oder einer Entziehungsanstalt (§ 64 StGB).

16.2.1 Grundsatz der Verhältnismäßigkeit (§ 62 StGB)

§ 62 StGB: *„Eine Maßregel der Besserung und Sicherung darf nicht angeordnet werden, wenn sie zur Bedeutung der vom Täter begangenen oder zu erwartenden Taten sowie zu dem Grad der von ihm ausgehenden Gefahr außer Verhältnis steht."*

Das Verhältnismäßigkeitsprinzip bei der Anwendung der §§ 63 und 64 besagt, dass das Interesse der Allgemeinheit schwerer wiegen muss als die Freiheitsbeschränkung für den Betroffenen und dass weniger einschneidende Maßnahmen wie ambulante psychiatrische Behandlung oder Unterbringung nach den Ländergesetzen nicht ausreichen dürfen.

16.2.2 Unterbringung in einer psychiatrischen Krankenanstalt (§ 63 StGB)

§ 63 StGB: *„Hat jemand eine rechtswidrige Tat im Zustand der Schuldunfähigkeit (§ 20) oder der verminderten Schuldfähigkeit (§ 21) begangen, so ordnet das Gericht die Unterbringung in einer psychiatrischen Krankenanstalt an, wenn die Gesamtwürdigung des Täters und seiner Tat ergibt, dass von ihm infolge seines Zustandes erhebliche rechtswidrige Taten zu erwarten sind und er deshalb für die Allgemeinheit gefährlich ist."*

Da der § 65 StGB, nach dem Täter mit schweren Persönlichkeitsstörungen oder Triebanomalien in sozialtherapeutischen Anstalten untergebracht werden sollten, weggefallen ist, werden solche Täter heute alle in forensischen Abteilungen psychiatrischer Krankenhäuser untergebracht.

16.2.3 Unterbringung in einer Entziehungsanstalt (§ 64 StGB)

§ 64 StGB: *(1) „Hat jemand den Hang, alkoholische Getränke oder andere Rauschmittel im Übermaß zu sich zu nehmen, und wird er wegen einer rechtswidrigen Tat, die er im Rausch begangen hat oder die auf seinen Hang zurückgeht, verurteilt oder nur deswegen nicht verurteilt, weil seine Schuldunfähigkeit erwiesen oder nicht auszuschließen ist, so ordnet das Gericht die Unterbringung in einer Entziehungsanstalt an, wenn die Gefahr besteht, dass er infolge seines Hanges erhebliche rechtswidrige Taten begehen wird.*

(2) Die Anordnung unterbleibt, wenn eine Entziehungskur von vornherein aussichtslos erscheint.“

Voraussetzungen für die Anwendung des § 64 StGB sind die Feststellung des ursächlichen Zusammenhangs einer süchtigen Abhängigkeit mit der Tat und die Gefahr, dass deswegen weiterhin erhebliche rechtswidrige Taten zu erwarten sind. Außerdem muss beurteilt werden, ob eine Entwöhnungsbehandlung Erfolgschancen hat oder von vornherein aussichtslos erscheint.

16.2.4 Einstweilige Unterbringung (§ 126a StPO)

§ 126a Strafprozessordnung (StPO): *„Sind dringende Gründe für die Annahme vorhanden, dass jemand eine rechtswidrige Tat im Zustand der Schuldunfähigkeit oder verminderten Schuldfähigkeit begangen hat und dass seine Unterbringung in einem psychiatrischen Krankenhaus oder Entziehungsanstalt angeordnet werden wird, so kann das Gericht durch Unterbringungsbefehl die einstweilige Unterbringung in einer dieser Anstalten anordnen, wenn die öffentliche Sicherheit es erfordert“.*

16.2.5 Kriterien für die gutachterliche Sozialprognosebeurteilung

Folgende Kriterien können für die Beurteilung der Sozialprognose von psychisch kranken Straftätern wichtig sein:

- **Ausgangsdelikt**
  - Rückfallwahrscheinlichkeit
  - Delikt und situativer Kontext
  - Kontext Delikt und psychiatrische Erkrankung
  - Kontext Delikt und Persönlichkeitsstruktur
  - Motivationszusammenhänge
- **Prädeliktische Persönlichkeitsentwicklung**
  - Biographie und Persönlichkeitsentwicklung
  - Soziale Integrationsfaktoren (Ressourcen für soziale Kompetenz)
  - bisherige Copingstrategien in Belastungssituationen
  - Entwicklung von Persönlichkeitsauffälligkeiten
- **Postdeliktische Persönlichkeitsentwicklung** (Verhaltensbeobachtung)
- **Schwere andere seelische Abartigkeit**
  - Copingstrategien bzgl. bisheriger Delinquenz
  - Persistieren deliktischer Persönlichkeitszüge und Konfliktbereitschaft
  - Entwicklung sozialer Anpassungsleistungen
  - Entwicklung von Institutionalisierungs-/Hospitalisierungssyndrom
  - Persönlichkeits- und Verhaltensstörung
- **Soziales Umfeld bei Entlassung**
  - Arbeit, Unterkunft, soziales Beziehungsfeld, soziale Kontrollmöglichkeiten.

16.3 Unterbringung psychisch Kranker im psychiatrischen Krankenhaus

Ein **rechtliches wie ethisches Problem** stellt die Einweisung und Unterbringung psychisch Kranker in einem psychiatrischen Krankenhaus dar, die im Interesse des Patienten selbst (z. B. bei drohender Suizidgefahr) oder im Interesse der Allgemeinheit (z. B. bei Gefahr der Fremdaggressivität) **gegen den Willen** des Patienten erfolgen muss.

Dabei kann eine **Unterbringung nach folgenden Gesetzen** angeordnet werden:

- den **Landesunterbringungsgesetzen und Psychisch-Kranken-Gesetzen (Psych-KG)**, bei denen der Richter des zuständigen Amtsgerichts über Zulässigkeit und Dauer der Unterbringung entscheidet
- **§ 63 StGB** als Maßregel zur Besserung und Sicherung, nachdem eine Straftat im Zustand einer seelischen Störung verübt wurde (↗ 16.2.2)
- **§ 1906 BGB** als Unterbringung eines Betreuten durch seinen Betreuer (↗ 16.6).

Die Unterbringungsgesetze sind auf Länderebene geregelt, ein einheitliches Bundesgesetz gibt es nicht. Verfahrensrechtlich unterscheiden sie sich in einzelnen Punkten: So ist z. B. in Bayern nur eine fürsorgliche Zurückhaltung bis um 12 Uhr des auf die Aufnahme folgenden Tages möglich, während in Baden-Württemberg Patienten bis zum dritten Tag zurückgehalten werden dürfen.

Die folgenden Ausführungen lehnen sich an das **Unterbringungsgesetz des Landes Baden-Württemberg** an, dessen Neufassung am 2.12.1991 verabschiedet wurde:

Nach dem **Unterbringungsgesetz** können psychisch Kranke gegen ihren Willen in einem psychiatrischen Krankenhaus untergebracht werden, wenn sie infolge ihrer Krankheit ihr Leben oder ihre Gesundheit erheblich gefährden oder eine erhebliche gegenwärtige Gefahr für Rechtsgüter anderer darstellen und wenn die Gefährdung oder Gefahr nicht auf andere Weise abgewendet werden kann.

Psychisch Kranke im Sinne dieses Gesetzes sind Personen, bei denen eine geistige oder seelische Krankheit, Behinderung oder Störung von erheblichem Ausmaß vorliegt, einschließlich einer physischen oder psychischen Abhängigkeit von Rauschmitteln oder Medikamenten.

Die Unterbringung kann nur auf **schriftlichen Antrag** hin angeordnet werden. Antragsberechtigt sind die untere Verwaltungsbehörde sowie die psychiatrischen Krankenhäuser, wenn sich der Betroffene bereits dort befindet. Dem Antrag muss ein ärztliches Gutachten des Gesundheitsamtes oder des Krankenhauses beigelegt werden.

Im Notfall kann jeder Arzt ein Zeugnis ausstellen, aus dem die dringliche Notwendigkeit der stationären Aufnahme des Patienten wegen Gefahr für sich selbst oder andere hervorgehen muss. Der untergebrachte Patient muss in der psychiatrischen Klinik sofort von einem Arzt untersucht werden. Bestätigen sich dabei die Voraussetzungen für eine Unterbringung nicht, ist der Patient sofort zu entlassen. Bleibt eine Unterbringung gegen den Willen des Betroffenen weiterhin erforderlich, muss der Antrag auf richterliche Anordnung der Unterbringung unverzüglich, spätestens jedoch bis zum Ablauf des dritten Tages nach der Aufnahme gestellt werden. Der Patient wird dann von einem Richter des Amtsgerichts angehört, der auf der Basis der Anhörung und des ärztlichen Zeugnisses über die Unterbringung und deren Dauer entscheidet.

Ein Patient kann ebenfalls in einer psychiatrischen Klinik aufgrund der oben genannten Kriterien **fürsorglich zurückgehalten** werden, wenn er sich bereits in der Klinik befindet oder sich während der Behandlung Gründe für eine Unterbringung ergeben. Auch hier gilt, dass der Antrag auf Anordnung der Unterbringung spätestens am dritten Tag gestellt werden muss.

Eine Unterbringung nach dem **Betreuungsgesetz** ist nur bei Vorliegen einer Selbstgefährdung zulässig, nicht jedoch bei Fremdgefährdung (↗ 16.6).

Die **Entlassung aus der Unterbringung** erfolgt durch gerichtliche Anordnung, wenn die Voraussetzungen für eine Unterbringung nicht mehr vorliegen. Das Ende der Voraussetzungen (es liegt also keine akute Fremd- oder Eigengefährdung mehr vor) muss dem Gericht vom behandelnden Arzt im Krankenhaus schriftlich mitgeteilt werden.

Bei **Minderjährigen** muss bei geschlossener Unterbringung immer eine richterliche Genehmigung nach § 1631b BGB erfolgen (Familiengericht, nicht Vormundschaftsgericht!). Bei Eigen- oder Fremdgefährdung ist die Unterbringung ohne vorherige Genehmigung möglich, diese muss aber unverzüglich nachgeholt werden.

Merke

Eine Unterbringung nach den Unterbringungsgesetzen der Länder kann erfolgen, wenn eine akute Eigen- oder Fremdgefährdung aufgrund einer psychischen Störung vorliegt und die Gefahr nicht anders abgewendet werden kann. Die Unterbringung kann dabei erfolgen:

- über die Verwaltungsbehörde (langer Weg)
- über die Polizei (schnell im Notfall)
- durch Zurückhalten in der Klinik (z. B. nach ambulanter Vorstellung).

Kasuistik

Der folgende Brief stellt ein Beispiel dar, wie ein ärztliches Unterbringungszeugnis (Land Baden-Württemberg) aussehen kann. Das Zeugnis wurde durch die behandelnden Klinikärzte für einen Patienten ausgestellt, der wegen akuter Suizidalität am Vortag aufgenommen worden war und nicht freiwillig in der Klinik bleiben wollte. Es wurde direkt an das Amtsgericht gefaxt. Eine Anhörung durch den zuständigen Amtsrichter erfolgte am darauf folgenden Tag. Der Richter ordnete bei weiter bestehender Suizidalität eine Unterbringung für zunächst 6 Wochen an.

Brief an das Amtsgericht XX

Betr.: Unterbringung von Herrn X.X.; geb. am xx.xx.xxxx
wh.: X-Str., XXXX
stationär seit dem xx.xx.xxxx auf der Aufnahmestation der Klinik für Psychiatrie und Psychotherapie

Hiermit beantrage ich die richterliche Unterbringung des o.g. Patienten, der z.Zt. fürsorglich zurückgehalten wird.
Herr X hat sich mit dem weiteren Aufenthalt und der Behandlung in unserer Klinik nicht einverstanden erklärt. Im beigefügten ärztlichen Zeugnis vom xx.xx.xxxx sind die Voraussetzungen zur Unterbringung erläutert. Die Unterbringung wird gemäß § 3 des UBG für einen Zeitraum von 6 Wochen beantragt.

X.X.
Ärztlicher Direktor

Ärztliches Zeugnis

Herr X leidet ca. seit seinem 18. Lebensjahr an einer bipolaren affektiven Erkrankung. Vor ca. 4 Wochen kam es zu einer erneuten Exazerbation mit Unruhe, Schlaflosigkeit, Logorrhö und einem gereizten Zustandsbild. Vor 5 Tagen war die bestehende manische Episode in ein schweres depressives Syndrom umgeschlagen. Daraufhin war Herr X. am Tag der Aufnahme in suizidaler Absicht zum Bahnhof gegangen, wo er sich durch Sprung von der Bahnhofsbrücke auf die Gleise suizidieren wollte. Die Ehefrau des Patienten, die er durch einen Abschiedsbrief in Kenntnis gesetzt hatte und die den Brief zufällig fand, weil sie früher vom Einkaufen heimgekommen war, hatte die Polizei verständigt, die ihren Mann am Bahnhof aufgriff und in die Klinik brachte. Die Ehefrau berichtete, dass die letzten 5 Tage furchtbar gewesen seien, da ihr Mann erst alle Familienmitglieder in der Manie tyrannisiert und bedroht habe und jetzt in der Depression nur noch von Suizidgedanken gesprochen habe. Einer freiwilligen Behandlung habe er sich immer widersetzt. In der Klinik bietet Herr X. weiter ein schwer depressives Zustandbild mit Suizidalität. Herr X. ist mit seinem Aufenthalt in der Klinik nicht einverstanden und möchte gerne mit einem Richter sprechen.
Bei Herrn X. besteht infolge seiner Erkrankung zurzeit erhebliche Eigengefährdung, die nur durch Unterbringung auf einer geschützten psychiatrischen Station und entsprechende medikamentöse Behandlung abzuwenden ist. Wir beantragen daher die richterliche Unterbringung für die Dauer von 6 Wochen. Eine Anhörung des Patienten ist jederzeit möglich.

X.X.	X.X.
Oberärztin	Assistenzarzt

16.4 Geschäftsfähigkeit

Im rechtlichen Sinne ist der Mensch
- bis zum 7. Lebensjahr geschäftsunfähig,
- bis zum 18. Lebensjahr minderjährig und damit nur beschränkt geschäftsfähig,
- ab dem 18. Lebensjahr voll geschäftsfähig.

Die **Testierfähigkeit** kann als Sonderform der Geschäftsfähigkeit angesehen werden.

16.4.1 Geschäftsunfähigkeit (§ 104 BGB)

Besteht eine psychische Störung von längerer Dauer und erheblichem Ausprägungsgrad, kann **Geschäftsunfähigkeit** vorliegen. Diese muss mit an Sicherheit grenzender Wahrscheinlichkeit positiv bewiesen werden, ansonsten ist, anders als bei der Schuldfähigkeit, der Patient als geschäftsfähig anzusehen. Abstufungen im Sinne einer verminderten Geschäftsfähigkeit gibt es nicht.

§ 104 BGB – Geschäftsunfähigkeit: *„Geschäftsunfähig ist*

(2) wer sich in einem die freie Willensbestimmung ausschließenden Zustand krankhafter Störung der Geistestätigkeit befindet, sofern nicht der Zustand seiner Natur nach ein vorübergehender ist."

Der psychiatrische Gutachter muss also 2 Sachverhalte beurteilen:
1. Leidet der Patient an einer krankhaften seelischen Störung (diese entsprechen den im Kapitel 16.1 Schuldfähigkeit genannten) und, wenn ja, sind
2. diese Störungen ausgeprägt genug, um die freie Willensbestimmung auszuschließen?

16.4.2 Nichtigkeit der Willenserklärung (§ 105 BGB)

§ 105 BGB – Nichtigkeit der Willenserklärung:

(1) „Die Willenserklärung eines Geschäftsunfähigen ist nichtig.

(2) Nichtig ist auch eine Willenserklärung, die im Zustande der Bewusstlosigkeit oder vorübergehenden Störung der Geistestätigkeit abgegeben wird."

Mit dem Begriff „Bewusstlosigkeit" ist hier die Bewusstseinstrübung gemeint. Unter den Begriff „vorübergehende Störung der Geistestätigkeit" fallen (zeitlich begrenzte) Phasen „endogener" Psychosen, kurze Episoden symptomatischer Psychosen, Delirien, Dämmerzustände und Rauschzustände.

Alle länger dauernden „endogenen" und „exogenen" Psychosen dagegen erfüllen die Voraussetzungen des § 104 Abs. 2 BGB, womit die Willenserklärung ebenfalls nichtig ist.

16.4.3 Testierfähigkeit (§ 2229 BGB)

§ 2229 Abs. 4 BGB – Testierfähigkeit: *„Wer wegen krankhafter Störung der Geistestätigkeit, wegen Geistesschwäche oder wegen Bewusstseinsstörung nicht in der Lage ist, die Bedeutung einer von ihm abgegebenen Willenserklärung einzusehen und nach dieser Einsicht zu handeln, kann ein **Testament** nicht errichten."*

Auch hier ist ein mit an Sicherheit grenzender Wahrscheinlichkeit bestehender positiver Nachweis notwendig, Zweifel an der Testierfähigkeit reichen nicht aus.

16.5 Einwilligungsfähigkeit für medizinische Untersuchungen und Behandlungen

Um medizinische Untersuchungen oder Behandlungen durchführen zu können, ist bei Volljährigen grundsätzlich die Einwilligung des Betroffenen erforderlich. Dazu muss die **natürliche Einwilligungsfähigkeit**, jedoch nicht unbedingt Geschäftsfähigkeit vorliegen. Unter Einwilligungsfähigkeit wird dabei verstanden, dass der Betroffene in der Lage sein muss, die Tragweite eines ärztlichen Eingriffs und seine Auswirkungen zu ermessen. Er muss selbstverantwortlich entscheiden können, ob er sich dieser Untersuchung und/oder Behandlung unterzieht oder nicht. Nur bei Verlust dieser Einwilligungsfähigkeit, also nicht bei Verlust der Geschäftsfähigkeit, ist vor Eingriffen die Einrichtung einer Betreuung bzw. die Zustimmung und Genehmigung durch den Betreuer/das Vormundschaftsgericht erforderlich.

Kasuistik
Aus der Medizinischen Klinik wird ein psychiatrisches Konsil mit der Frage der Geschäftsfähigkeit eines Patienten angefordert. Ein Patient mit schizophrener Psychose soll einer Magenspiegelung unterzogen werden und der behandelnde Internist hat Zweifel an der Geschäftsfähigkeit des Patienten geäußert. Der hinzugezogene Psychiater stellt fest, dass der Patient unter einer chronischen floriden Psychose leidet, die auch unter suffizienter Behandlung mit Clozapin seit Monaten stabil ist. Auf Nachfragen berichtet der Patient, dass er seit Jahren rezidivierende Duodenalulzera habe und sich mehrfach Magenspiegelungen unterzogen habe. Er ist in der Lage, die Tragweite des ärztlichen Eingriffs und seine Auswirkungen zu ermessen. So kann er z. B. die Risiken benennen, die der Eingriff potentiell mit sich bringt, und kann einsehen, dass die diagnostischen Maßnahmen für die folgende Therapie der Erkrankung erforderlich sind.

Der Psychiater bescheinigt dem Patienten somit die Einwilligungsfähigkeit, so dass der Eingriff nach Unterzeichnung des Aufklärungsbogens durch den Patienten durchgeführt werden kann. Den behandelnden Kollegen klärt er über den Unterschied zwischen Einwilligungsfähigkeit und Geschäftsfähigkeit auf. Trotz schwerer psychischer Erkrankung ist bei diesem Patienten bei gegebener Einwilligungsfähigkeit die Einrichtung einer Betreuung nicht notwendig.

16.6 Betreuungsgesetz (§§ 1896–1908 BGB)

Das seit dem 1.1.1992 gültige **Betreuungsgesetz** (§§ 1896–1908 BGB) löst unter anderem folgende Paragraphen ab: § 6 BGB (Entmündigung), § 114 BGB (beschränkte Geschäftsfähigkeit Entmündigter), § 1906 (vorläufige Vormundschaft) und § 1910 (Pflegschaft).

Mit dem Begriff **„Betreuung"** will diese Neuregelung unterstreichen, dass der Patient nicht völlig entmündigt oder bevormundet wird, sondern ihm durch einen betreuenden Beistand die Möglichkeit offen gehalten wird, im Rahmen seiner Fähigkeiten sein Leben nach seinen eigenen Wünschen und Vorstellungen zu gestalten.

Für die **Einrichtung einer Betreuung** muss das Gericht den Betroffenen selbst anhören. Außerdem ist ein ärztliches Gutachten erforderlich, das Angaben über die Notwendigkeit der Betreuung, die voraussichtliche Dauer der Betreuungsbedürftigkeit und den Umfang des Aufgabenkreises enthalten muss. Zu den typischerweise betreuten Aufgabenkreisen gehören die Vermögenssorge, die Gesundheitsfürsorge und die Aufenthaltsbestimmung, wobei in besonderen Fällen auch andere Aufgabenkreise definiert werden können.

Einen **Antrag auf Betreuung** kann der Betroffene selbst stellen. Ansonsten ist nicht klar geregelt, wer antragsberechtigt ist. Häufig sind Ehepartner, Verwandte, Ärzte oder Staatsanwälte Antragsteller.

Eine Betreuung darf nur so lange durchgeführt werden, wie sie erforderlich ist. Spätestens nach 5 Jahren, bei Unterbringungen nach 1 Jahr, sind ihre Voraussetzungen zu überprüfen.

Geschäftsfähigkeit und **Betreuungsvoraussetzungen** sind **voneinander getrennt**. So kann, unabhängig von einer Betreuung, eine Person dauerhaft oder vorübergehend geschäftsunfähig sein, oder umgekehrt kann eine betreute Person geschäftsfähig sein. Somit kann auch bei einer voll geschäftsfähigen Person eine Betreuung angeordnet werden. Die Person handelt dann eigenständig, kann aber vom Betreuer bei den Inhalten der Aufgabenkreise vertreten werden.

Die wichtigsten Inhalte des Betreuungsgesetzes werden in den folgenden Abschnitten vorgestellt.

16.6.1 Voraussetzungen der Betreuung (§ 1896 BGB)

Die Voraussetzungen zur Einrichtung einer Betreuung sind in § 1896 BGB geregelt.

§ 1896 BGB – Voraussetzungen der Betreuung:
(1) „Kann ein Volljähriger auf Grund einer psychischen Krankheit oder einer körperlichen, geistigen oder seelischen Behinderung seine Angelegenheiten ganz oder teilweise nicht besorgen, so bestellt das Vormundschaftsgericht auf seinen Antrag oder von Amts wegen für ihn einen Betreuer. Den Antrag kann auch ein Geschäftsunfähiger stellen. (...)

(2) Ein Betreuer darf nur für Aufgabenkreise bestellt werden, in denen die Betreuung erforderlich

ist. Die Betreuung ist nicht erforderlich, soweit die Angelegenheiten des Volljährigen durch einen Bevollmächtigten oder durch andere Hilfen, bei denen kein gesetzlicher Vertreter bestellt wird, ebenso gut wie durch einen Betreuer besorgt werden können.“

16.6.2 Pflichten des Betreuers (§ 1901 BGB)

Die Pflichten des Betreuers sind in § 1901 BGB geregelt.

§ 1901 BGB – Pflichten des Betreuers:
(1) „Der Betreuer hat die Angelegenheiten des Betreuten so zu besorgen, wie es dessen Wohl entspricht. Zum Wohl des Betreuten gehört auch die Möglichkeit, im Rahmen seiner Fähigkeiten sein Leben nach seinen eigenen Wünschen und Vorstellungen zu gestalten.

(2) Der Betreuer hat Wünschen des Betreuten zu entsprechen, soweit dies dessen Wohl nicht zuwiderläuft und dem Betreuer zuzumuten ist. (...) Ehe der Betreuer wichtige Angelegenheiten erledigt, bespricht er sie mit dem Betreuten, sofern dies dessen Wohl nicht zuwiderläuft.

(3) Innerhalb seines Aufgabenkreises hat der Betreuer dazu beizutragen, dass Möglichkeiten genutzt werden, die Krankheit oder Behinderung des Betreuten zu beseitigen, zu bessern, ihre Verschlimmerung zu verhüten oder ihre Folgen zu mindern.“

(4) (...)

16.6.3 Einwilligungsvorbehalt (§ 1903 BGB)

§ 1903 BGB – Einwilligungsvorbehalt:
(1) „Soweit dies zur Abwendung einer erheblichen Gefahr für die Person oder das Vermögen des Betreuten erforderlich ist, ordnet das Vormundschaftsgericht an, dass der Betreute zu einer Willenserklärung, die den Aufgabenkreis des Betreuers betrifft, dessen Einwilligung bedarf (Einwilligungsvorbehalt)“.

Somit sind also beim Einwilligungsvorbehalt **Willenserklärungen** des Betreuten ohne Zustimmung des Betreuers **in definierten Bereichen nicht wirksam**, wenn dies zur Abwendung einer erheblichen Gefahr für die Person oder das Vermögen des Betroffenen erforderlich ist. D.h., ein Patient kann dann z.B. gegen seinen Willen behandelt werden oder Geldgeschäfte nicht abschließen. Wird der Einwilligungsvorbehalt vom Vormundschaftsgericht angeordnet, ähnelt die Betreuung der alten Pflegschaft bzw. Entmündigung.

16.6.4 Ärztliche Maßnahmen (§ 1904 BGB)

§ 1904 BGB – Ärztliche Maßnahmen:
*„Die Einwilligung des Betreuers in eine Untersuchung des Gesundheitszustandes, eine Heilbehandlung oder einen ärztlichen Eingriff bedarf der Genehmigung des Vormundschaftsgerichts, wenn die begründete Gefahr besteht, dass der Betreute auf Grund der Maßnahme stirbt oder einen schweren **und** länger dauernden gesundheitlichen Schaden erleidet. Ohne die Genehmigung darf die Maßnahme nur durchgeführt werden, wenn mit dem Aufschub Gefahr verbunden ist.“*

16.6.5 Unterbringung (§ 1906 BGB)

§ 1906 BGB – Unterbringung
(1) Eine Unterbringung des Betreuten durch den Betreuer, die mit Freiheitsentziehung verbunden ist, ist nur zulässig, solange sie zum Wohl des Betreuten erforderlich ist, weil 1. auf Grund einer psychischen Krankheit oder geistigen oder seelischen Behinderung des Betreuten die Gefahr besteht, dass er sich selbst tötet oder erheblichen gesundheitlichen Schaden zufügt, oder

2. eine Untersuchung des Gesundheitszustandes, eine Heilbehandlung oder ein ärztlicher Eingriff notwendig ist, die ohne die Unterbringung des Betreuten nicht durchgeführt werden kann, und der Betreute auf Grund einer psychischen Krankheit oder geistigen oder seelischen Behinderung die Notwendigkeit der Unterbringung nicht erkennen oder nicht nach dieser Einsicht handeln kann.

(2) Die Unterbringung ist nur mit Genehmigung des Vormundschaftsgerichts zulässig. Ohne die Genehmigung ist die Unterbringung nur zulässig, wenn mit dem Aufschub Gefahr verbunden ist: die Genehmigung ist unverzüglich nachzuholen.

(3) Der Betreuer hat die Unterbringung zu beenden, wenn ihre Voraussetzungen wegfallen. Er hat die Beendigung der Unterbringung dem Vormundschaftsgericht anzuzeigen.

(4) Die Absätze 1 bis 3 gelten entsprechend, wenn dem Betreuten, der sich in einer Anstalt, einem Heim oder einer sonstigen Einrichtung aufhält, ohne untergebracht zu sein, durch mechanische Vorrichtungen, Medikamente oder auf andere Weise über einen längeren Zeitraum oder regelmäßig die Freiheit entzogen werden soll.

Im Rahmen einer Betreuung kann also eine Behandlung oder Unterbringung **gegen den Willen** des Patienten erfolgen, wenn entweder Selbstgefährdung aufgrund einer psychischen Erkrankung vorliegt oder Untersuchungs- bzw. Behandlungsbedürftigkeit, die eine Unterbringung erforderlich macht, weil der Betreute nicht die Notwendigkeit der stationären Krankenhausbehandlung erkennt oder nicht nach dieser Einsicht handeln kann. Dies bedarf der **gerichtlichen Genehmigung**. Eine Unterbringung nach dem Betreuungsgesetz bei Fremdgefährdung ist nicht möglich, hier müssen die Unterbringungsgesetze angewandt werden (↗ 16.3).

Merke
Eine Unterbringung nach dem Betreuungsgesetz kann nur bei Eigengefährdung und bei Untersuchungs- bzw. Behandlungsbedürftigkeit erfolgen, nicht jedoch bei Fremdgefährdung. Hier müssen die Unterbringungsgesetze angewandt werden.

16.6.6 Aufhebung oder Änderung der Betreuung (§ 1908d BGB)

§ 1908d BGB – Aufhebung oder Änderung der Betreuung:
(1) Die Betreuung ist aufzuheben, wenn ihre Voraussetzungen wegfallen. Fallen diese Voraussetzungen nur für einen Teil der Aufgaben des Betreuers weg, so ist dessen Aufgabenkreis einzuschränken.

(2) Ist der Betreuer auf Antrag des Betreuten bestellt, so ist die Betreuung auf dessen Antrag aufzuheben, es sei denn, dass eine Betreuung von Amts wegen erforderlich ist. Den Antrag kann auch ein Geschäftsunfähiger stellen. (…)

(3) Der Aufgabenkreis des Betreuers ist zu erweitern, wenn dies erforderlich wird. (…)

(4) (…)

16.7 Berufs- und Erwerbsunfähigkeit (§§ 43 und 44 SGBIV)

Als Folge psychischer Erkrankungen können Patienten berufs- bzw. erwerbsunfähig werden. Die Voraussetzungen dafür sind im **Sozialversicherungsrecht** geregelt.

Als **berufsunfähig** gilt ein Versicherter, wenn *„dessen Erwerbsfähigkeit infolge von Krankheit oder anderen Gebrechen oder Schwäche seiner körperlichen oder geistigen Kräfte auf **weniger als die Hälfte** derjenigen eines körperlich und geistig gesunden Versicherten mit ähnlicher Ausbildung und gleichwertigen Kenntnissen und Fähigkeiten herabgesunken ist“ (§ 43 Abs. 2 Sozialgesetzbuch VI).*

Erwerbsunfähig ist ein Versicherter, *„der infolge von Krankheit oder anderen Gebrechen oder von Schwäche seiner körperlichen oder geistigen Kräfte auf nicht absehbare Zeit eine Erwerbstätigkeit in gewisser Regelmäßigkeit nicht mehr ausüben oder nicht mehr als nur geringfügige Einkünfte durch Erwerbstätigkeit erzielen kann“ (§ 44 Abs. 2 Sozialgesetzbuch VI).*

Die Feststellung der Berufsunfähigkeit führt zum Anspruch auf **Berufsunfähigkeitsrente**, die $^{2}/_{3}$ der Erwerbsunfähigkeitsrente entspricht. Bei Feststellung der Erwerbsunfähigkeit besteht Anspruch auf eine **Erwerbsunfähigkeitsrente**. Seit 2001 ersetzt bei neuen Fällen die Rente wegen Erwerbsminderung die Erwebsunfähigkeits- und Berufsunfähigkeitsrente. Volle Erwerbsminderungsrente erhält, wer weniger als 3 Std. täglich arbeiten kann, eine halbe Erwerbsminderungsrente erhält, wer 3–6 Std. arbeiten kann.

Die Entscheidung über eine Erwerbs-, Berufs- oder Dienstunfähigkeit ist eine **gerichtliche oder behördliche Entscheidung**, der psychiatrische Sachverständige nimmt nur Stellung, ob ein Patient regelmäßig arbeiten kann, welche Tätigkeiten er verrichten kann und in welchem Umfang ohne Schädigung für seine Gesundheit.

Um die Erwerbsfähigkeit wiederherzustellen und die Wiedereingliederung psychiatrischer Patienten zu fördern, werden durch die Rentenversicherungsträger, das Arbeitsförderungsgesetz und das Bundessozialhilfegesetz **rehabilitative Maßnahmen** finanziert, denn auch für psychiatrische Patienten gilt: Rehabilitation geht vor Rente. Um eine Erwerbsunfähigkeit festzustellen, wird ein psychiatrischer Gutachter herangezogen, der nicht nur die Leistungsminderung im Erwerbsleben, sondern auch die Rehabilitationschancen beurteilen muss.

Besondere Möglichkeiten sozialpsychiatrischer Hilfe für psychisch Kranke bieten das **Bundessozialhilfegesetz (BSHG)** und das **Arbeitsförderungsgesetz (AFG)**. Nach § 39 BSHG **muss** psychisch Behinderten „Eingliederungshilfe“ gewährt werden, wenn sich dafür keine anderen Versicherungsträger finden lassen (Subsidiaritätsprinzip). Dies kann besonders dann von entscheidender Bedeutung sein, wenn Patienten keinen Anspruch auf gesetzliche Kranken- und Rentenversicherung besitzen, weil sie noch nie ein versicherungspflichtiges Arbeitsverhältnis eingegangen sind.

16.8 Schweigepflicht (§ 203 StGB)

Die Schweigepflicht wird im § 203 StGB sowie im Berufsrecht der Ärzte geregelt.
§ 203 StGB: *„(1) Wer unbefugt ein fremdes Geheimnis…, offenbart, das ihm als 1. Arzt, Zahnarzt, Tierarzt, Apotheker oder Angehöriger eines anderen Heilberufes…, anvertraut worden oder sonst bekannt geworden ist, wird mit Freiheitsstrafe bis zu einem Jahr oder mit Geldstrafe bestraft.“*

Die Schweigepflicht sollte im Bereich der Psychiatrie und Psychotherapie besonders ernst genommen werden. So sind z. B. folgende Aspekte der Schweigepflicht zu beachten:

- Für ein Gespräch mit Angehörigen muss immer das Einverständnis des Patienten eingeholt werden.
- Medizinische Informationen dürfen an andere Ärzte nur weitergegeben werden, wenn eine Schweigepflichtsentbindung durch den Patienten vorliegt. So werden beispielsweise Arztbriefe über Voraufenthalte nur an niedergelassene Ärzte verschickt, wenn der Patient die Klinik schriftlich von der Schweigepflicht entbunden hat.

16.9 Fahrtauglichkeit

Psychische Störungen und die **Einnahme von Psychopharmaka** können die Eignung zum Führen von Kraftfahrzeugen aller Klassen beeinträchtigen. Vom Bundesministerium für Verkehr und Ministerium für Gesundheit gibt es Begutachtungsleitlinien zur Kraftfahreignung, die unter anderem Folgendes regeln:

- Bei **„akuten Psychosen"** (Schizophrenien und andere psychotische Störungen, schwere affektive Störungen, schwere organische psychische Störungen) dürfen **Kraftfahrzeuge** aller Klassen **nicht geführt** werden.
- **Nach Abklingen einer „akuten Psychose"** ist die Fahreignung dann wieder anzunehmen, wenn sich keine das Realitätsurteil erheblich beeinträchtigenden Störungen (Wahn, Halluzinationen, schwere kognitive Störungen) mehr nachweisen lassen bzw. die Symptome einer schweren Depression oder Manie nicht mehr vorhanden sind und mit einem Wiederauftreten, ggf. unter entsprechender Medikation, nicht zu rechnen ist.
- Bei **akuter oder Dauerbehandlung mit Psychopharmaka** dürfen diese **keine zentralnervösen Nebenwirkungen** zeigen. Langzeitbehandlungen schließen jedoch eine positive Beurteilung bezüglich der Fahreignung nicht aus, sondern können sogar Voraussetzung dafür sein.
- Bei **rezidivierenden affektiven Störungen** bzw. Schizophrenien mit wiederholten Episoden muss zur positiven Beurteilung der Fahreignung die Krankheitsaktivität geringer geworden sein und mit einem beschriebenen schweren Verlauf darf nicht mehr gerechnet werden. Dies muss durch regelmäßige psychiatrische Kontrollen belegbar sein.
- Bei **Suchterkrankungen** muss zur positiven Beurteilung der Fahreignung ein Abstinenznachweis geführt werden. Hierzu sind in der Regel eine Entwöhnungsbehandlung und eine einjährige Abstinenz mit geeigneten Laborkontrollen nach der Entgiftung zu den Entwöhnungszeiten nachzuweisen.

Literatur

Allgemeine Literaturangaben

American Psychiatric Association (APA): DSM-IV-TR. Dt. Bearbeitung von Saß, H.; Wittchen, H.-U.; Zaudig, M.; Houben, I. Hogrefe 2003.

Berger, M. (Hrsg.): Psychische Erkrankungen. 2. Auflage, Urban & Fischer 2004.

Ebert, D.: Psychiatrie systematisch. 5. Auflage, UNI-MED 2003.

Freyberger H. J.; Schneider W.; Stieglitz R.-D. (Hrsg.): Kompendium Psychiatrie, Psychotherapie, Psychosomatische Medizin. 11. Auflage, Karger, 2002.

Kaplan, H.I.; Sadock, B.J. (Hrsg.): Comprehensive textbook of psychiatry. 6. Auflage, Lippincott Williams & Wilkins 1995.

Lieb, K.; Heßlinger, B.: 25 Fälle Psychiatrie. Urban & Fischer 2003.

Margraf, J. (Hrsg.): Lehrbuch der Verhaltenstherapie. Band 2: Störungen, Glossar. 2. Auflage, Springer 2000.

Möller H.-J. (Hrsg.): Therapie psychiatrischer Erkrankungen. 2. Auflage, Thieme 2000.

Weltgesundheitsorganisation (WHO): Internationale Klassifikation psychischer Störungen ICD-10 (Forschungskriterien). Hans Huber 1994.

Spezielle Literaturangaben

Kapitel 2

Scharfetter, C: Allgemeine Psychopathologie. Thieme, 3. Auflage 1991

Stieglitz, R.D., Freyberger, H.J.: Psychiatrische Untersuchung und Befunderhebung. In: Berger M. (Hrsg.): Psychische Erkrankungen. Elsevier Urban & Fischer 2004. S. 17–46.

Stieglitz, R.D.; Baumann, U.; Freyberger, H.J. (Hrsg.): Psychodiagnostik in klinischer Psychologie, Psychiatrie, Psychotherapie. 2. Auflage, Thieme 2001.

Ulrich, G: Psychiatrische Enzephalographie. Gustav Fischer 1994.

Weltgesundheitsorganisation: Internationale Klassifikation psychischer Störungen. ICD-10 Kap. V (F). Klinisch-diagnostische Leitlinien. 2. Auflage, Hans Huber 1993.

Kapitel 3

Badura, H.-O.: Psychotherapie. Eine Einführung für Psychologen und Mediziner. Kohlhammer, 1982.

Bazire, S.: Psychotropic Drug Directory 2003/2004. Fivepin Publishers, Salisbury, UK, 2003.

Beck, J.S.: Cognitive therapy: basics and beyond. The Guilford Press, 1995.

Benkert, O.; Hippius, H.: Kompendium der psychiatrischen Pharmakotherapie. 4. Auflage, Springer 2003.

Cozza, K.L., Armstrong, S.C.: The Cytochrome P450 System. Drug interaction principles for medical practice. American Psychiatric Publishing, Inc., Washington, London, 2001.

Deutsche Gesellschaft für Verhaltenstherapie (Hrsg.): Verhaltenstherapie – Theorien und Methoden. Forum für Verhaltenstherapie und psychosoziale Praxis, Bd. 11. 8. Auflage, DGVT, 1996.

Grawe, K.; Donati, R.; Bernauer, F.: Psychotherapie im Wandel. Von der Konfession zur Profession. Hogrefe, 1994.

Hohagen, F.; Stieglitz, R.-D.; Bohus, M.; Caspar, F.; Berger, M.: Psychotherapie. In: Berger, M. (Hrsg.): Psychische Erkrankungen. 2. Auflage, Elsevier Urban & Fischer, 2004.

Kaplan, H.I.; Sadock, B.J. (Hrsg.): Comprehensive textbook of psychiatry. 6. Auflage, Lippincott Williams & Wilkins 1995.

Klußmann, R.: Psychotherapie. 3. Auflage, Springer, 2000.

König, F; Kaschka, W.P. (Hrsg.): Interaktionen und Wirkmechanismen ausgewählter Psychopharmaka. 2. Auflage, Thieme 2003.

Lang, H. (Hrsg.): Wirkfaktoren der Psychotherapie. 3. Auflage, Königshauen und Neumann, 2003.

Lang, H.; Faller, H.: Medizinische Psychologie und Soziologie, Springer, 1998.

Luderer, H.-J.; Stieglitz, R.-D.: (2002). Gesprächspsychotherapie. In: Freyberger, H.J.; Schneider, W.; Stieglitz, R.-D. (Hrsg.): Kompendium Psychiatrie, Psychotherapie, Psychosomatische Medizin. 11. Auflage, Karger, 2002.

Nestler, E.J.; Hyman, S.E., Malenka, M.C.: Molecular Neuropharmacology. McGraw Hill 2001.

Priebe, S.; Hoffmann, K.: Soziotherapie. In: Freyberger, H.J.; Schneider, W.; Stieglitz, R.-D. (Hrsg.): Kompendium Psychiatrie, Psychotherapie, Psychosomatische Medizin. 11. Auflage, Karger, 2002.

Priebe, S.; Hoffmann, K.: Sozialpsychiatrie und gemeindenahe Versorgung. In: Freyberger, H.J.; Schneider, W.; Stieglitz, R.-D. (Hrsg.): Kompendium Psychiatrie, Psychotherapie, Psychosomatische Medizin. 11. Auflage, Karger, 2002.

Reinecker H.: Grundlagen der Verhaltenstherapie. 2. Auflage, Beltz/PVU 1994.

Sachse, R.: Lehrbuch der Gesprächspsychotherapie. Hogrefe, 1999.

Schatzberg, A.F.; Nemeroff C.B.: Textbook of Psychopharmacology. American Psychiatric Publishing, New York, 2004.

Schindler, L.; Hahlweg, K.; Revenstorf, D.: Partnerschaftsprobleme: Diagnose und Therapie. 2. Auflage, Springer, 1998.

Schneider, W.: Psychoanalytische und andere tiefenpsychologische Verfahren. In: Freyberger, H.J.; Schneider, W.; Stieglitz, R.-D. (Hrsg.): Kompendium Psychiatrie, Psychotherapie, Psychosomatische Medizin. 11. Auflage, Karger, 2002.

Schramm, E.: Interpersonelle Psychotherapie bei Depressionen und anderen psychischen Störungen. Schattauer, 1998.

Shiloh, R.; Nutt, D.; Weizman, A: Atlas of Psychiatric Pharmacotherapy. Martin Dunitz, London, 1999.

Stahl, S.M.: Psychopharmakologie der Antidepressiva. Martin Dunitz, London, 1999.

Tausch, R.: Gesprächspsychotherapie. 5. Auflage, Hogrefe, 1973.

Wirsching, M.; Scheib, P. (Hrsg.): Paar- und Familientherapie. Springer, 2002.

Kapitel 4

Brandt, T.; Dichgans, J.; Diener, H.C. (Hrsg.): Therapie und Verlauf neurologischer Erkrankungen. 4. Auflage, Kohlhammer 2003.

Förstl, H.; Hüll, M.: Organische (und symptomatische) psychische Störungen. In: Berger, M. (Hrsg.): Psychische Erkrankungen. Elsevier Urban & Fischer 2004. S. 301–388.

Hufschmidt, A.; Lücking, C.H.: Neurologie compact. 3. Auflage, Thieme 2002.

Kapitel 5

Benkert, O.; Hippius, H.: Kompendium der psychiatrischen Pharmakotherapie. 4. Auflage, Springer 2003.

Berger, M.; van Calker, D.: Affektive Störungen. In: Berger M. (Hrsg.): Psychische Erkrankungen. Elsevier Urban & Fischer 2004. S. 541–636.

Kaplan, H.I.; Sadock, B.J. (Hrsg.): Comprehensive textbook of psychiatry. 6. Auflage, Lippincott Williams & Wilkins 1995.

Schatzberg, A.F.; Nemeroff C.B.: Textbook of Psychopharmacology. American Psychiatric Publishing, New York, 2004.

Schramm, E. (Hrsg.): Interpersonelle Psychotherapie bei Depressionen und anderen psychischen Störungen. Schattauer 1998.

Stahl, S.M.: Psychopharmakologie der Antidepressiva. Martin Dunitz, London, 1999.

Kapitel 6

American Psychiatric Association: Practice guidelines for the treatment of patients with schizophrenia. Am J Psychiatry 154 (Suppl) (1997) 1–63.

Benkert, O.; Hippius, H.: Kompendium der psychiatrischen Pharmakotherapie. 4. Auflage, Springer 2003.

Huber, G.: Psychiatrie. Schattauer 1994.

Olbrich, H.M.; Leucht, S.; Fritze, J.; Lanczik, M.H.; Vauth, R.: Schizophrenien und andere psychotische Störungen. In: Berger, M. (Hrsg.): Psychische Erkrankungen. Elsevier Urban & Fischer 2004. S. 453–540.

Scharfetter, C.: Allgemeine Psychopathologie. Thieme 1991.

Schatzberg, A.F.; Nemeroff, C.B.: Textbook of Psychopharmacology. American Psychiatric Publishing, New York, 2004.

Kapitel 7

Batra, A.: Tabakabhängigkeit – Biologische und psychosoziale Entstehungsbedingungen und Therapiemöglichkeiten. Steinkopff 2000.

Bundesärztekammer: Richtlinien der Bundesärztekammer zur Durchführung der substitutionsgestützten Behandlung Opiatabhängiger. Dt. Ärzteblatt 99 (2002) A1458–1461.

Mann, K.; Gann, H.; Günthner, A.: Suchterkrankungen. In: Berger, M. (Hrsg.): Psychische Erkrankungen. Klinik und Therapie. Urban & Fischer 2004. S. 1099–1133.

Kapitel 8

Angststörungen

Angenendt, J.; Bassler, M. et al.: Leitlinien zur Diagnostik und Therapie von Angsterkrankungen. In: Dengler, W.; Selbmann H.-K. (Hrsg.): Praxisleitlinien in Psychiatrie und Psychotherapie, Band 2. Steinkopff 2000.

Angenendt, J.; Frommberger, U.; Berger, M.: Angststörungen. In: Berger, M. (Hrsg.): Psychische Erkrankungen. Elsevier Urban & Fischer 2004.

Mathews, A.; Gelder, M.; Johnston, D.: Platzangst. Ein Übungsprogramm für Betroffene und Angehörige (dt. Bearbeitung von I. Hand und C. Fisser-Wilke). Karger 1994.

Margraf, J.; Schneider S.: Panik. Angstanfälle und ihre Behandlung. Springer 1989.

Zwangsstörungen

Baer L.: Alles unter Kontrolle. Zwangsgedanken und Zwangshandlungen überwinden. Hans Huber 1995.

Goodman, W.; Rasmussen, S.; Price, L.; Mazure, L.; Heninger, G.; Charney, D.: Yale-Brown Obsessive Compulsive Scale (Y-BOCS). Verhaltenstherapie (1991) 226–233.

Hand, I.; Büttner-Westphal, H.: Die Yale-Brown Obsessive Compulsive Scale (Y-BOCS): Ein halbstrukturiertes Interview zur Beurteilung des Schweregrades von Denk- und Handlungszwängen. Verhaltenstherapie 1 (1991) 223–225.

Kanfer, F.H.; Reinecker, H.; Schmelzer D.: Selbstmanagement-Therapie. 2. Auflage, Springer 1996.

Margraf, J.; Schneider, S.; Ehlers, A.: DIPS – Diagnostisches Interview bei psychischen Störungen.2. Auflage, Springer 1994.

Rapoport, J.L.: (1993). Der Junge, der sich immer waschen musste: wenn Zwänge den Tag beherrschen. MMV Medizin Verlag 1993.

Reinecker, H.S.: Zwänge. Diagnose, Theorien und Behandlung. 2. Auflage, Hans Huber 1994.

Reaktionen auf schwere Belastungen

Ehlers, A.: Posttraumatische Belastungsstörung. Fortschritte der Psychotherapie, Band 8. Hans Huber 1999.

Foa, E.B.; Rothbaum, B.O.; Maercker, A.: Posttraumatische Belastungsstörungen. In Margraf J. (Hrsg.): Lehrbuch der Verhaltenstherapie. Band 2: Störungen, Glossar. 2. Auflage, Springer 2000.

Herman, J.L.: Die Narben der Gewalt. Traumatische Erfahrungen verstehen und überwinden. Kindler 1994.

Herman, J.L.: Complex PTS: A syndrome in survivors of prolonged and repeated trauma. J. of Traumatic Stress 5 (1993) 377–391.

Horowitz, M.; Field, N.M.; Classen, C.C.: Stress response syndromes and their treatment. In: Goldberger, L.; Breznitz, S. (Eds.): Handbook of stress: theoretical and clinical aspects. The Free Press, Macmillan Inc. 1993. S. 757–773.

Maercker, A.: Therapie der posttraumatischen Belastungsstörungen. 2. Auflage, Springer 2003.

Dissoziative und somatoforme Störungen

Fiedler, P.: Dissoziative Störungen. Fortschritte der Psychotherapie, Band 17. Hans Huber 2002.

Hiller, W.; Rief, W.: Somatoforme Störungen. In: Berger, M. (Hrsg.): Psychische Erkrankungen. 2. Auflage, Urban & Fischer 2004. S. 769–787.

Rief, W.; Hiller, W.: Somatisierungsstörung und Hypochondrie. Fortschritte der Psychotherapie, Band 1. Hans Huber 1998.

Kapitel 9

Persönlichkeitsstörungen

Beck A.T.; Freemann A.: Kognitive Therapie der Persönlichkeitsstörungen. Psychologie Verlags Union 1999.

Bohus, M.: Borderline-Störung. Fortschritte der Psychotherapie, Bd. 14. Hogrefe 2002.
Bohus, M.; Stieglitz, R.-D.; Fiedler, P.; Hecht, H.; Berger, M.: Persönlichkeitsstörungen. In: Berger, M. (Hrsg.): Psychische Erkrankungen. 2. Auflage, Elsevier Urban & Fischer 2004.
Fiedler, P.: Integrative Therapie der Persönlichkeitsstörungen. 2. Auflage. Hogrefe 2003.
Fiedler, P.: Persönlichkeitsstörungen. 4. Auflage, Psychologie Verlags Union 1998.
Leichsenring, F.: Borderline-Persönlichkeits-Inventar. Hogrefe 1997.
Lieb, K.; Zanarini, M.C.; Schmahl, C.; Linehan, M.M.; Bohus, M.: Borderline Personality Disorder. Lancet 364 (2004) 453–461.
Richter, H.; Lieb, K.: Borderline-Persönlichkeitsstörung: Diagnostik und evidenzbasierte Therapie. INFO Neurologie & Psychiatrie 5(6) (2003) 35.
Zanarini, M.C.; Gunderson, J.G.; Frankenburg, F.R.; Chauncey D.L.: The Revised Diagnostic Interview for Borderlines. J. Person. Disord. 3 (1989) 10–18.

Impulskontrollstörungen und ADHS des Erwachsenenalters

Fiedler, P.: Dissoziative, vorgetäuschte und Impulskontrollstörungen. In: Margraf, J. (Hrsg.): Lehrbuch der Verhaltenstherapie. Band 2: Störungen, Glossar. 2. Auflage, Springer 2000.
Hallowell, E.M.; Ratey, J.: Zwanghaft zerstreut oder die Unfähigkeit, aufmerksam zu sein. Rowohlt 1999.
Heßlinger, B.; Philipsen, A.; Richter, H.: Psychotherapie der ADHS im Erwachsenenalter – ein Arbeitsbuch. Hogrefe 2004.
Heßlinger, B.; Tebartz van Elst, L.; Nyberg, E.; Dykierek, P.; Richter, H.; Berner, M.; Ebert, D.: Psychotherapy of attention deficit disorder in adults – a pilot study using a structured skills training program. Eur. Arch. Psychiatry Clin. Neurosci. 252 (2002) 177–184.
Krause, J.; Krause, K.H.: ADHS im Erwachsenenalter. Schattauer 2002.
Ward, M.F.; Wender, P.H.; Reimherr, F.W.: The Wender Utah Rating Scale: an aid in the retrospective diagnosis of childhood attention deficit hyperactivity disorder. Am. J. Psychiatry 150 (1993) 885–890.

Kapitel 10

Sigusch, V. (Hrsg.): Sexuelle Störungen und ihre Behandlung. Thieme 2001.
Schorsch, E.: Sexuelle Perversionen. MMG 10 (1985) 253–260.
Masters, W.H.; Johnson, V.E.: Human sexual inadequacy. Little Brown, 1970. (Deutsch: Impotenz und Anorgasmie. Goverts, Krüger und Strahlberg, 1973.)
Morgenthaler, F.: Homosexualität – Heterosexualität – Perversion. Fischer 1987.

Kapitel 11

Schlafstörungen

American Sleep Disorders Association: ICSD-R – International classification of sleep disorders: Diagnostic and coding manual. Diagnostic Classification Steering Committee, Chairman M.J. Thorpy. Rochester, Minnesota 1997.
Backhaus, J.; Riemann, D.: Schlafstörungen. Hogrefe 1999.
Fischer, J.; Mayer, G.; Peter, J.H.; Riemann, D., Sitter, H. (Hrsg.): Nicht-erholsamer Schlaf. Leitlinie S2 der DGSM. Blackwell Wissenschafts-Verlag 2002.
Riemann, D.; Backhaus, J.: Behandlung von Schlafstörungen. Ein psychologisches Gruppenprogramm. PVU 1996.
Riemann, D.; Backhaus, J.: Schlafstörungen bewältigen. Informationen und Anleitungen zur Selbsthilfe. PVU 1996.
Steinberg, R.: Schlafmedizin – Grundlagen und Praxis. UNI-MED 2000.

Essstörungen

Bruch, H.: Eating Disorders. Obesity, anorexia nervosa, and the person within. Basic Books Inc. Publishers 1973.
Bruch, H.: Der goldene Käfig. Das Rätsel der Magersucht. Fischer 1980.
Bruch, H.: Eßstörungen. Fischer 1991.
Fichter, M.: Anorektische und bulimische Eßstörungen. In Berger, M. (Hrsg.): Psychische Erkrankungen. 2. Auflage, Elsevier Urban & Fischer 2004.
Fichter, M.; Schweiger, U., Krieg, C.; Pirke, K.-M.; Ploog, D.; Remschmidt, H.: Behandlungsleitlinie Eßstörungen. In Deutsche Gesellschaft für Psychiatrie, Psychotherapie und Nervenheilkunde (Hrsg.): Praxisleitlinien in Psychiatrie und Psychotherapie, Band 4. Steinkopff 2000.
Gerlinghoff, M.; Backmund, H.; Mai, N.: Magersucht und Bulimie verstehen und bewältigen. Beltz 1999.
Laessle et al.: In Margraf (Hrsg.): Lehrbuch der Verhaltenstherapie. Springer 1999.
Lehrke, S.; Laessle, R.: Adipositas. In Ehler U. (Hrsg.): Verhaltensmedizin. Springer 2003.

Kapitel 12

Herpetz-Dahlmann, B.; Resch, F.; Schulte-Markwort, M.; Warnke, A.: Entwicklungspsychiatrie. Schattauer 2003.
Eggers, Ch.; Fegert, J.M.; Resch, F.: Psychiatrie und Psychotherapie des Kindes- und Jugendalters. Springer 2004.

Kapitel 13

Egle, T.U.: Fibromyalgie als Störung der zentralen Schmerz- und Stressverarbeitung. Ein neues biopsychosozialer Krankheitsmodell. PPmP 35 (2003) 1–11.
Hoffmann, S.O.; Hochapfel G.: Einführung in die Neurosenlehre und psychosomatische Medizin. Schattauer 1991.
Lang, H. (Hrsg.): Wirkfaktoren der Psychotherapie. Springer 2003.
OPD, Operationalisierte Psychodynamische Diagnostik. Grundlagen und Manual. Huber 1996.
Rief, W.; Hiller, W.: Somatoforme Störungen. Körperliche Symptome ohne organische Ursache. Huber 1992.
Uexküll, T. von: Psychosomatische Medizin. Modelle ärztlichen Denkens und Handelns. Urban & Fischer 2003.

Kapitel 14

Haenel, T.: Suizidhandlungen. Neue Aspekte der Suizidologie. Springer 1989.
Henseler, H.: Narzißtische Krisen. Rowohlt 1974.
Kind, J.: Suizidalität. Vandenhoeck und Rupprecht 1992.
Pöldinger, W.: Die Abschätzung der Suizidalität. Huber 1968.
Ringel, E.: Der Selbstmord. Abschluß einer krankhaften psychischen Entwicklung. Mandrich, Wien 1954.
Schmidtke, A.; Bille-Brahe, U.; Deleo, D. et al.: Attempted suicide in Europe: rate, trends and soziodemographic

characteristics of suicide attempters during the period 1989–1992. Results of the WHO/Euro-Multicentre-Study on Parasuicide. Acta psychiatr. Scand. 93 (1996) 372–378.
Wolfersdorf, M.: Der suizidale Patient in Klinik und Praxis. Wissenschaftliche Verlagsgesellschaft, 2000.

Kapitel 15

Hewer, W.; Rössler, W. (Hrsg.): Das Notfall Psychiatrie-Buch. Urban & Schwarzenberg 1998.
Müller-Spahn, F.; Hoffmann-Richter, U.: Psychiatrische Notfälle. Kohlhammer 2000.

Kapitel 16

Venzlaff; U.; Förster K.: Psychiatrische Begutachtung. Ein praktisches Handbuch für Ärzte und Juristen. 4. Auflage, Elsevier Urban & Fischer 2004.
Warnke, A.; Trott G.E., Remschmidt H.: Forensische Kinder- und Jugendpsychiatrie. Ein Handbuch für Klinik und Praxis. Huber 1997.
Kindt, H.: Forensische Begutachtung und Sachverständigen-Tätigkeit. In: Berger, M. (Hrsg.): Psychische Erkrankungen. 2. Auflage, Elsevier Urban & Fischer 2004. S. 1099–1133.

Abbildungs- und Tabellennachweis

[1] Wittchen, H.U.; Jacobi, F.; Hoyer, J.: Die Epidemiologie psychischer Störungen in Deutschland. Vortrag im Rahmen des Kongress: Psychosoziale Versorgung in der Medizin, Hamburg, 28.–30.9.2003.
[2] Wittchen, H.U.; Jacobi, F.: Die Versorgungssituation psychischer Störungen in Deutschland – Eine klinisch-epidemiologische Abschätzung anhand des Bundesgesundheitssurveys '98. Bundesgesundheitsblatt 44 (2001) 993–1000.
[3] The World Health Report 2001. Mental Health: New Understanding, New Hope. World Health Organization, Geneve.
[4] Üstün, T.B.; Sartorius, N.: Mental illness in general health care: an international study. John Wiley & Sons on behalf of the World Health Organization 1995.
[5] Deetjen, P.; Speckmann, E.-J.: Physiologie. 2. Auflage, Urban & Schwarzenberg 1994.
[6] Schirmer, M.: Neurochirurgie. 10. Auflage, Elsevier Urban & Fischer 2004.
[7] Anderson, I.M.: SSRIS versus tricyclic antidepressants in depressed in-patients: a meta-analysis of efficacy and tolerability. Depress Anxiety 7 (1998) (Suppl 1) 11–7.
[8] Berger, M. (Hrsg.): Psychische Erkrankungen. 2. Auflage, Urban & Fischer 2004.
[9] Möller, H.-J.; Schmauß, M.: Arzneimitteltherapie in der Psychiatrie. Wiss. Verlagsgesellschaft 1996.
[10] Reinecker, H.: Grundlagen der Verhaltenstherapie. 2. Auflage, Beltz/PVU 1994.
[11] Beck, J.S.: Cognitive therapy: basics and beyond. The Guilford Press 1995.
[12] Freyberger H.J.; Schneider W.; Stieglitz R.-D. (Hrsg.): Kompendium Psychiatrie, Psychotherapie, Psychosomatische Medizin. 11. Auflage, Karger 2002.
[13] Angenendt, J.; Stieglitz, R.-D.: Psychoedukation, Patientenratgeber und Selbsthilfemanuale. In: Berger,M. (Hrsg.): Psychische Erkrankungen. Klinik und Therapie. 2. Auflage, Elsevier Urban & Fischer 2004.
[14] Folstein, M.F.; Folstein, S.E.; McHugh, P.R.: „Minimental state". A practical method for grading the cognitive state of patients for the clinician. J. Psychiatr. Res. 12(3) (1975) 189–198.
[15] Lieb, K.; Heßlinger, B.: 25 Fälle Psychiatrie. Urban & Fischer 2003.
[16] Hachinski, V.C.; Iliff, L.D.; Zilhka, E.; Du Boulay, G.H.; McAllister, v. L.: Marshall, J.: Russell, R.W.; Symon, L.: Cerebral bloodflow in dementia. Arch. Neurol. 32 (1975) 632–637.
[17] Duman, R.S.; Malberg, J.; Thome, J.: Neural plasticity to stress and antidepressant treatment. Biological Psychiatry 46 (1999) 1181–1191.
[18] Gottesmann, I.I.: Schizophrenie. Spektrum 1993.
[19] Gaebel, W.; Falkai, P.: Praxisleitlinien in Psychiatrie und Psychotherapie. Band 1 Behandlungsleitlinie Schizophrenie. Steinkopff 1998.
[20] Böcker, W.; Denk, H.; Heitz, Ph.U. (Hrsg.): Pathologie. 3. Auflage, Elsevier Urban & Fischer 2004.
[21] Margraf, J.; Schneider S.: Panik. Angstanfälle und ihre Behandlung. Springer 1989.
[22] Angenendt, J.; Frommberger, U.; Berger, M.: Angststörungen. In: Berger, M. (Hrsg.): Psychische Erkrankungen. Elsevier Urban & Fischer 2004.
[23] Margraf, J.; Schneider, S.; Ehlers, A.: DIPS – Diagnostisches Interview bei psychischen Störungen. 2. Auflage, Springer 1994.
[24] Hohagen, F.; Kordon, A.: Zwangsstörungen. In: Berger, M. (Hrsg.): Psychische Erkrankungen. Elsevier Urban & Fischer 2004.
[25] Ebert, D.: Psychiatrie systematisch. 5. Auflage, UNI-MED 2003.
[26] Margraf, J. (Hrsg.): Lehrbuch der Verhaltenstherapie. Band 2: Störungen, Glossar. 2. Auflage, Springer 2000.
[27] Hiller, W.; Rief, W.: Somatoforme Störungen. In: Berger, M. (Hrsg.): Psychische Erkrankungen. 2. Auflage, Urban & Fischer 2004. S. 769–787.
[28] Bohus, M.; Stieglitz, R.-D.; Fiedler, P.; Hecht, H.; Berger, M.: Persönlichkeitsstörungen. In: Berger, M. (Hrsg.): Psychische Erkrankungen. 2. Auflage, Elsevier Urban & Fischer 2004.
[29] Richter, H.; Lieb, K.: Borderline-Persönlichkeitsstörung: Diagnostik und evidenzbasierte Therapie. INFO Neurologie & Psychiatrie 5(6) (2003) 35.
[30] Ebe, M.; Homma, I.: Leitfaden für die EEG-Praxis. 3. Auflage, Urban & Fischer 2002.
[31] Fischer, J.; Mayer, G.; Peter, J.H.; Riemann, D., Sitter, H. (Hrsg.): Nicht-erholsamer Schlaf. Leitlinie S2 der DGSM. Blackwell Wissenschafts-Verlag 2002.
[32] Allen, R.P.; Picchietti, D.; Hening, W.A.; Trenkwalder, C.; Walters, A.S.; Montplaisir, J.: Restless legs syndrome: diagnostic criteria, special considerations and epidemiology. A report from the restless legs syndrome diagnosis and epidemiology workshop at the National Institute of Health. Sleep Medicine 4 (2003) 101–119.
[33] Fichter, M.; Schweiger, U., Krieg, C.; Pirke, K.-M.; Ploog, D.; Remschmidt, H.: Behandlungsleitlinie Eßstörungen. In Deutsche Gesellschaft für Psychiatrie, Psychotherapie und Nervenheilkunde (Hrsg.): Praxisleitlinien in Psychiatrie und Psychotherapie, Band 4. Steinkopff 2000.
[34] Beisel, S.; Schweiger, U: Essstörungen – spezifische Behandlungstechniken und Umgang mit Komorbidität. Unveröffentlichtes Manuskript (1998).
[35] Lehrke, S.; Laessle, R.: Adipositas. In Ehler, U. (Hrsg.): Verhaltensmedizin. Springer 2003.
[36] Horowitz, M.; Field, N. M.; Classen, C. C.: Stress response syndromes and their treatment. In: Goldberger, L.; Breznitz, S. (Eds.): Handbook of stress: theoretical and clinical aspects. The Free Press, Macmillan Inc. 1993.
[37] Kompetenznetz Depression, www.kompetenznetz-depression.de

Register

A

B

C

D

E

F

G

H

I

N

Q

R

S

T

U

V

W

X

Y

Z